N. Schmidt, E. Schmidt

**Mikronährstoff-Therapie**

Nathalie Schmidt, Edmund Schmidt

# Mikronährstoff-Therapie

1. Auflage

**Unter Mitarbeit von**
Prof. em. Dr. Manfred Hoffmann (Kap. 1.5)
PD Dr. med. habil Wilfried P. Bieger (Kap. 3, Kap. 5)

ELSEVIER

Elsevier GmbH, Bernhard-Wicki-Str. 5, 80636 München, Deutschland
Wir freuen uns über Ihr Feedback und Ihre Anregungen an kundendienst@elsevier.com

ISBN 978-3-437-56541-0
eISBN 978-3-437-06226-1



**Wichtiger Hinweis für den Benutzer**
Die medizinischen Wissenschaften unterliegen einem sehr schnellen Wissenszuwachs. Der stetige Wandel von Methoden, Wirkstoffen und Erkenntnissen ist allen an diesem Werk Beteiligten bewusst. Sowohl der Verlag als auch die Autorinnen und Autoren und alle, die an der Entstehung dieses Werkes beteiligt waren, haben große Sorgfalt darauf verwandt, dass die Angaben zu Methoden, Anweisungen, Produkten, Anwendungen oder Konzepten dem aktuellen Wissensstand zum Zeitpunkt der Fertigstellung des Werkes entsprechen.
Der Verlag kann jedoch keine Gewähr für Angaben zu Dosierung und Applikationsformen übernehmen. Es sollte stets eine unabhängige und sorgfältige Überprüfung von Diagnosen und Arzneimitteldosierungen sowie möglicher Kontraindikationen erfolgen. Jede Dosierung oder Applikation liegt in der Verantwortung der Anwenderin oder des Anwenders. Die Elsevier GmbH, die Autorinnen und Autoren und alle, die an der Entstehung des Werkes mitgewirkt haben, können keinerlei Haftung in Bezug auf jegliche Verletzung und/oder Schäden an Personen oder Eigentum, im Rahmen von Produkthaftung, Fahrlässigkeit oder anderweitig übernehmen.

**Für die Vollständigkeit und Auswahl der aufgeführten Medikamente übernimmt der Verlag keine Gewähr.**
Geschützte Warennamen (Warenzeichen) werden in der Regel besonders kenntlich gemacht (®). Aus dem Fehlen eines solchen Hinweises kann jedoch nicht automatisch geschlossen werden, dass es sich um einen freien Warennamen handelt.

**Bibliografische Information der Deutschen Nationalbibliothek**
Die Deutsche Nationalbibliothek verzeichnet diese Publikation in der Deutschen Nationalbibliografie; detaillierte bibliografische Daten sind im Internet über https://www.dnb.de abrufbar.

22 23 24 25 26 5 4 3 2 1



In ihren Veröffentlichungen verfolgt die Elsevier GmbH das Ziel, genderneutrale Formulierungen für Personengruppen zu verwenden. Um jedoch den Textfluss nicht zu stören sowie die gestalterische Freiheit nicht einzuschränken, wurden bisweilen Kompromisse eingegangen. Selbstverständlich sind **immer alle Geschlechter** gemeint.

Planung: Ingrid Puchner
Projektmanagement: Sabine Hennhöfer
Redaktion: Dr. rer. nat. Claudia Deigele, München
Herstellung: Steffen Zimmermann, München
Satz: Thomson Digital, Noida/Indien
Druck und Bindung: Drukarnia Dimograf Sp. z o. o., Bielsko-Biała/Polen
Umschlaggestaltung: SpieszDesign, Neu-Ulm
Titelbild: © istock.com/Eoneren

Aktuelle Informationen finden Sie im Internet unter **www.elsevier.de.**

# Vorwort

Ernährung ist die Basis für Gesundheit, Vitalität und ein positives Leben von der Geburt bis ins hohe Lebensalter. Wichtige Stützpfeiler sind dabei die Bausubstrate Kohlenhydrate, Proteine und Fette. Doch eine gesunde Nahrung beinhaltet viel mehr als diese drei Pfeiler. Unser Organismus benötigt jede Menge Mikronährstoffe, um seine zahlreichen Funktionen erfüllen zu können. Vitamine, Mineralstoffe, Spurenelemente, Aminosäuren, Fettsäuren, vitaminähnliche Substanzen sowie Pflanzenbegleitstoffe wirken wie Schlüssel für die zahlreichen Bereiche des Körpers. Sie sind wie kleine Helfer, die nur in einem kleinen Bereich tätig sind, doch wenn einer von ihnen fehlt, wirkt sich dies auch auf die Nachbarbereiche aus. Jeder einzelne Mikronährstoff scheint für sich gesehen nicht so entscheidend für unser Überleben zu sein, schließlich ist unser menschlicher Körper in der Lage viel auszuhalten. Doch in der Summe können wir ohne Mikronährstoffe nicht leben. Wir sind auf diese vielen verschiedenen Wirkstoffe angewiesen, damit unser Körper vital und gesund bleibt, und auch unser psychisches Wohlbefinden hängt von ihnen ab.

Unsere Ernährung hat sich sehr gewandelt. Wir können mittlerweile in jedem Supermarkt exotisches Obst und Gemüse bekommen und die Auswahl an Produkten aus fernen Ländern ist riesig und abwechslungsreich. Fleisch gibt es fertig gewürzt und verpackt und Milchprodukte werden in jeder erdenklichen Form und Art angeboten. Auch Fisch ist im Landesinneren jetzt leichter erhältlich. Wir können an jeder Ecke Snacks, zubereitetes Essen und Fast Food holen oder uns in eines der vielen verschiedenartigen Restaurants setzen und speisen.

Doch ist dadurch unsere Ernährung besser, gesünder und reicher an Mikronährstoffen geworden? Leider nein. Unreifes Ernten, lange Transportwege und das Haltbarmachen und Verarbeiten von Lebensmitteln reduzieren den Gehalt an Mikronährstoffen in der Nahrung enorm. Wir meinen also, uns abwechslungsreicher zu ernähren, doch gleichzeitig nehmen wir weniger Mikronährstoffe auf. Viele Menschen leiden daher unter latenten Vitalstoffmängeln, ohne die Ursache zu kennen.

Andererseits nehmen gesundheitsbewusste Menschen oft wahllos verschiedene Nahrungsergänzungsprodukte ein, zum Teil in viel zu hohen Dosierungen – ganz nach dem Motto *viel hilft viel.* Der Markt ist voll mit verschiedenen Marken und Angeboten, doch nicht jedes der Produkte bietet eine hohe Qualität und wurde in Studien im Hinblick auf die Bioverfügbarkeit der Nährstoffe und das Preis-Leistungs-Verhältnis ausreichend getestet.

Als Basis dieses Buches diente der Leitfaden Mikronährstoffe aus dem Jahr 2004, der komplett neu überarbeitet und wesentlich ergänzt wurde. Es soll Ärztinnen und Ärzten, Apothekerinnen und Apothekern, Heilpraktikerinnen und Heilpraktikern sowie weiteren Angehörigen in Heilberufen helfen, ihren Patientinnen und Patienten Gesundheit, Vitalität und Wohlbefinden bis ins hohe Alter zu ermöglichen. Es beinhaltet viele neue Erkenntnisse und Studien und dient zur Information, als Ratgeber und als Nachschlagewerk im Bereich der Orthomolekularen Medizin.

Wir wünschen Ihnen viel Freude beim Lesen, Blättern und Nachschlagen rund um das lebensnotwendige und vielfältige Gebiet der Mikronährstoffe und freuen uns, dass Sie bereits Teil der Orthomolekularen Medizin sind oder dass Sie es werden.

*Nathalie Schmidt*
*Edmund Schmidt*
*Ottobrunn, Januar 2022*

# Abkürzungen

| | |
|---|---|
| ADH | Antidiuretisches Hormon |
| ADHS | Aufmerksamkeitsdefizit-/Hyperaktivitätsstörung |
| ADP | Adenosindiphosphat |
| AMD | altersdedingte Makuladegeneration |
| AMP | Adenosinmonophosphat |
| ApoE | Apolipoprotein E |
| ATP | Adenosintriphosphat |
| BAT-Wert | Biologischer Arbeitsplatz-Toleranz-Wert |
| BCAA | verzweigtkettige Aminosäuren (branched chain amino acids) |
| BfArM | Bundesinstitut für Arzneimittel und Medizinprodukte |
| BfR | Bundesinstitut für Risikobewertung |
| $Ca^{2+}$ | Kalzium-Ionen |
| cAMP | zyklisches Adenosinmonophosphat |
| CED | chronisch-entzündliche Darmerkrankungen |
| CFS | chronisches Fatigue-Syndrom |
| $Cl^-$ | Chlorid-Ionen |
| CM-Remnants | Chylomikronen-Remnants |
| $CO_2$ | Kohlendioxid |
| CoA | Coenzym A |
| $CoQ_{10}$ | Coenzym $Q_{10}$ |
| COX | Cyclooxygenase |
| CRBP | zelluläres Retinol bindendes Protein |
| CYP | Cytochrom P450 |
| DGE | Deutsche Gesellschaft für Ernährung e. V. |
| DHA | Docosahexaensäure |
| DNA | Desoxyribonukleinsäure |
| DOPA | Dihydroxyphenylalanin |
| EDTA | Ethylendiamintetraacetat |
| EFSA | Europäische Behörde für Lebensmittelsicherheit |
| EGF | epidermaler Wachstumsfaktor |
| EIA | Enzymimmunoassay |
| eNOS | endotheliale Stickstoffmonoxidsynthase |
| EPA | Eicosapentaensäure |
| ER | endoplasmatisches Retikulum |
| FAD ($FAD^+$/FADH) | Flavin-Adenin-Dinukleotid |
| FAO | Food and Agriculture Ogranization of the United Nations |
| FDA | U. S. Food and Drug Administration (US-Behörde für Lebens- und Arzneimittel) |
| FEV1 | Einsekundenkapazität |
| FG | Frischgewicht |
| $FI_{mean}$ | mittlere Fluoreszenzintensität |
| FMN | Flavinmononukleotid |
| FSH | Follikelstimulierendes Hormon |
| GABA | Gamma-Aminobuttersäure |
| GC | Gaschromatographie |
| GC-MS | GC mit Massenspektrometrie |
| GlcNAc | N-Acetylgucosamin |
| GTF | Glucosetoleranzfaktor |
| HbA | Hämoglobin A |
| HIV | humanes Immundefizienz-Virus |
| HDL | high density lipoprotein |
| HPLC | Hochdruckflüssigkeitschromatografie |
| IDL | intermediate density lipoprotein |
| IE | Internationale Einheit |
| Ig | Immunglobulin |
| IF | Intrinsischer Faktor |
| IFN | Interferon |
| IGF | insulinähnlicher Wachstumsfaktor (insulin-like growth factor) |
| IL | Interleukin |
| i. m. | intramuskulär |
| inkl. | inklusive |
| IUPAC | International Union of Pure and Applied Chemistry |
| i. v. | intravenös |
| $K^+$ | Kalium-Ionen |
| KG | Körpergewicht |
| KHK | koronare Herzkrankheit |
| LDL | low density lipoprotein |
| Lp(a) | Lipoprotein(a) |
| MK | Menachinon |
| mRNA | Boten-mRNA (messenger RNA) |
| MTHF, MTHFR | Methylentetrahydrofolat, MTHF-Reduktase |
| $Na^+$ | Natrium-Ionen |

| | |
|---|---|
| NAD ($NAD^+$/NADH) | Nicotinamind-Adenin-Dinukleotid |
| NADP ($NADP^+$/NADPH) | Nicotinamind-Adenin-Dinukleotid-Phosphat |
| NF-κB | nuclear factor kappa B |
| NGF | Nervenwachstumsfaktor |
| NK-Zellen | Natürliche Killerzellen |
| NO, $NO_2$ | Stickstoffmonoxid, Stickstoffdioxid |
| NOAEL | no observed adverse effect level |
| NRV | nutrient reference value |
| NSAR | nichtsteroidale Antirheumatika |
| $O_2$ | Sauerstoff |
| $1,25(OH)_2D_3$ | 1,25-Dihydroxy-Cholecalciferol (Calcitriol) |
| $25(OH)D_3$ | 25-Hydroxy-Cholecalciferol (Calcidiol) |
| ORAC | oxygen-radical absorbance capacity |
| PG | Prostaglandin |
| PMS | prämenstruelles Syndrom |
| RBP | Retinol bindendes Protein |
| RDA | recommended daily allowences |
| RNA | Ribonukleinsäure |
| RNS | reaktive Stickstoffverbindungen |
| ROS | reaktive Sauerstoffverbindungen |
| SAM | S-Adenosylmethionin |
| $SO_2$ | Schwefeldioxid |
| SOD | Superoxiddismutase |
| TGF | transforming growth factor |
| TH-Zelle | T-Helferzelle |
| THC | Tetrahydrocannabinol |
| TMP | Thiaminmonophosphat |
| TNF-α | Tumornekrosefaktor α |
| TPP | Thiaminpyrophosphat |
| TTP | Thiamintriphosphat |
| U | Unit (Maßeinheit der Ezymaktivität) |
| UL | tolerable upper intake level |
| VDBP | Vitamin D bindendes Protein |
| VLDL | very low density lipoprotein |
| WHO | Weltgesundheitsorganisation |
| ZNS | zentrales Nervensystem |

# Abbildungsnachweis

Der Verweis auf die jeweilige Abbildungsquelle befindet sich bei den Abbildungen im Werk am Ende des Legendentextes in eckigen Klammern.

**E437** Salvo S. Mosby's Pathology for massage therapists. 2. A. St. Louis: Elsevier Mosby, 2009.

**G1107** Dari Bull TR. Color Atlas of ENT Diagnosis. 3rd edn. London: Mosby–Wolfe; 1995.

**H245-001** Fernández-Vega et al. Coenzyme Q10 treatment improved visual field after homonymous quadrantanopia caused by occipital lobe infarction. Am J Ophthalmol Case Rep. 2018; 13:70–75.

**J787** Colourbox.com/cynoclub

**L141** Stefan Elsberger, Planegg

**L253** Dr. Wolfgang Zettlmeier, Barbing

**P1081** Edmund Schmidt, Ottobrunn

**R285** Böcker, W./et al.: Pathologie. Elsevier/Urban & Fischer, 5. Aufl. 2012.

**T1199** MPI f. Biophysik/von Bülow, Sikora, Hummer

**V574** Habemus Dito Design Agentur GmbH, München

**W245** Deutsche Gesellschaft für Ernährung e. V., Bonn

**W1169** Kyberg Vital GmbH, Oberhaching

# Inhaltsverzeichnis

# Fehler gefunden?

An unsere Inhalte haben wir sehr hohe Ansprüche. Trotz aller Sorgfalt kann es jedoch passieren, dass sich ein Fehler einschleicht oder fachlich-inhaltliche Aktualisierungen notwendig geworden sind.
Sobald ein relevanter Fehler entdeckt wird, stellen wir eine Korrektur zur Verfügung. Mit diesem QR-Code gelingt der schnelle Zugriff.

https://else4.de/978-3-437-56541-0

Wir sind dankbar für jeden Hinweis, der uns hilft, dieses Werk zu verbessern. Bitte richten Sie Ihre Anregungen, Lob und Kritik an folgende E-Mail-Adresse: kundendienst@elsevier.com

KAPITEL

# 1 Vitalstofftherapie – Grundlagen und Konzepte



## 1.1 Die „Medizin der richtigen Moleküle": Einführung

Die Möglichkeiten der Vorbeugung und Therapie von Krankheiten mit Vitalstoffen oder Mikronährstoffen werden in unserer Gesellschaft stark unterschätzt. Dies liegt im Wesentlichen daran, dass Therapeuten im Rahmen ihrer Ausbildung kaum bis keine Informationen zum Thema Vitalstoffe bekommen. Doch gerade in der heutigen Zeit, in der Nebenwirkungen von Medikamenten immer mehr hinterfragt werden und zum Beispiel Resistenzen von Bakterien gegen Antibiotika immer häufiger auftreten, gewinnen wirksame Alternativen immer mehr an Bedeutung. Die Coronapandemie hat gezeigt, wie wichtig Vitalstoffe für das Immunsystem sind. Medizinische Therapeuten sollten daher über die Möglichkeiten der Vitalstofftherapie gute Kenntnisse haben, um den Medikamentenverbrauch nach Möglichkeit zu reduzieren und/oder die Gesundheit und Leistungsfähigkeit zu fördern. Nur so können unseriöse Akteure auf diesem Gebiet ausgedünnt und die Patienten vor Schaden bewahrt werden. In der Ernährungsmedizin gelten Kohlenhydrate, Fette und Proteine als „Bausubstrate" und werden entsprechend besprochen. Die Vitalstoffe gelten als „Wirksubstrate" und werden meist vernachlässigt. Dies zu ändern ist eine wesentliche Aufgabe dieses Buches. Ein typisches Beispiel ist die Covid-19-Therapie (Coronavirus SARS-CoV-2). Seit 2013 ist bekannt, dass Natriumselenit Disulfidbrücken im Zellkern des Virus löst [329]. Dadurch wird die Bildung der Spikes unterdrückt. Diese Spikes sind für das Andocken des Virus an menschlichen Zellen unerlässlich. Wenn also durch die Gabe von Selen die Spikebildung reduziert wird, sinkt die Viruslast im menschlichen Körper stark ab und die Ansteckung kann verhindert bzw. eine bestehende Krankheit kann der Heilung zugeführt werden.

### Exkurs: Das Konzept von Linus Pauling

Der Begriff „Orthomolekulare Medizin", wörtlich übersetzt die „Medizin der richtigen Moleküle", geht auf den Biochemiker, Nobelpreisträger und „Vitamin-C-Papst" Linus Pauling (1901–1994) zurück. Sein im Jahr 1968 entwickeltes Konzept beruht auf der Annahme, dass umweltbedingt bei keinem Menschen die etwa 45 für ihn lebensnotwendigen Vitalstoffe –

Vitamine, Mineralstoffe, Spurenelemente, Fettsäuren, Aminosäuren und Enzyme – in der richtigen Menge und im richtigen Verhältnis zueinander im Organismus vorhanden sind.

### Konventionelle Nährstoffsubstituierung und Mikronährstofftherapie

Der in sich schlüssige Begriff impliziert jedoch Missverständnisse. Denn er unterstellt zum einen die Einführung einer „neuen" Medizinrichtung als Ersatz für konventionelle Therapien und stellt zum anderen den bereits praktizierten therapeutischen Einsatz von Mikronährstoffen als Novum dar. Dabei hat die therapiebegleitende Verabreichung orthomolekularer Substanzen, wie z. B. Eisen, Jod, Magnesium und Kalzium, auch in der konventionellen Schulmedizin ihren fest umrissenen Stellenwert. Im Rahmen der Orthomolekularen Medizin rücken lediglich der **prophylaktische und systemische Einsatz** von Mikronährstoffen sowie die Therapie mit neu erkannten essenziellen Substanzen in den Vordergrund. Die Prophylaxe gilt als eigentliche Domäne orthomolekularer Strategien, auch wenn im Krankheitsfall durch therapiebegleitende Verabreichung von Mikronährstoffen sehr gute Erfolge erzielt werden können.

Die Bedeutung der Mikronährstoffe wurde in den letzten Jahrzehnten immer mehr in den Hintergrund gedrängt und letztlich darauf reduziert, „7-mal täglich frisches Obst und Gemüse zu essen". Diese Forderung macht bei der heutigen Lebensmittelqualität (➤ Kap. 1.4.3, ➤ Kap. 1.4.4) jedoch wenig Sinn und kann zudem von den wenigsten Menschen eingelöst werden – Schwangere müssten z. B. mindestens 13- bis 20-mal täglich frisches Obst und Gemüse zu sich nehmen. Wer sich ausschließlich an dieser „Formel" orientieren würde, ließe die Möglichkeit ungenutzt, die mannigfaltigen und prophylaktischen Wirkungen von Mikronährstoffen zur Gesunderhaltung einzusetzen.

### Voraussetzungen für eine effektive Therapie mit Vitalstoffen

Wie in ➤ Kap. 1.6 beschrieben, sollten die verwendeten Produkte nach dem Arzneimittelrecht hergestellt sein. Oft werden von Herstellern Produkte empfohlen, die als besonders natürlich deklariert werden. Natürliche Quellen sind sicher eine gute Basis und Laien vermuten dahinter optimale Resorption und Wirkung. Für ein gutes Nahrungsergänzungsmittel ist aber wichtig, dass der zu ergänzende Vitalstoff möglichst rein (und daher nicht unbedingt natürlich) und vor allem gut bioverfügbar ist. Gute Anbieter können hierzu entsprechende unabhängige Studien vorlegen. Diese Studien betreffen die Ausgangssubstanz, den Verarbeitungsprozess und das Endprodukt und werden – wenn der Hersteller nach Arzneimittelrecht handelt – unabhängig vom Hersteller erstellt.

Vor einer Vitalstofftherapie müssen die Patienten untersucht und eine valide Diagnose gestellt werden. Zu Beginn der Therapie sollten die Patienten nicht überfordert werden. Die Compliance ist am besten, wenn die Therapie langsam gesteigert wird. Auch sollten die Patienten regelmäßig einbestellt und die Therapie überprüft werden (➤ Kap. 1.3.1, ➤ Kap. 6.1).

**Hochdosistherapie:** Linus Pauling, der Begründer der Orthomolekularen Medizin, trat zeit seines Lebens für die Einnahme extrem hoher Dosen ein und legte damit den Grundstein für die automatische Gleichsetzung „Orthomolekulare Medizin = Hochdosistherapie". Heute gilt vor allem für die Vitalstofftherapie, dass übermäßige Dosierungen schädlich oder zumindest nutzlos und für den Patienten unnötig teuer sein können. Die Erforschung der Mikronährstoffe zeigt eindeutig, dass die physiologischen Dosen der Vitalstoffe wirksam und ausreichend sind. Allein die richtige Kombination der Vitalstoffe ist entscheidend.

**GEFAHR**

Obwohl die Hochdosis-Vitalstofftherapie oft angewendet wird, fehlen dazu valide Studien. Viele Vitalstoffe kehren ihre positive Wirkung um und können toxisch werden. Auch besteht der hinreichende Verdacht, dass Hochdosis-Vitalstofftherapien Medikamente an ihrer Wirkung am Zielorgan hemmen können. Alles in allem ist aufgrund eigener Erfahrungen eine Hochdosistherapie nicht zielführend und tendenziell toxisch.

## 1.2 Entwicklung und geschichtlicher Hintergrund

### Nährstoffe in der Medizin

Die „Medizin der richtigen Moleküle" ist eng mit der Ernährungsmedizin verbunden. Jahrhundertelang traten – teilweise epidemisch – nährstoffbedingte Mangelkrankheiten auf, deren Ursachen noch unbekannt waren und die zum Tod führten. Die Menschen starben an Pellagra, Beriberi, perniziöser Anämie und Skorbut. Skorbut war die häufigste Todesursache bei Seeleuten, bis 1747 der britische Marinearzt James Lind herausfand, dass sie sich durch den Verzehr von Zitronen und Orangen vermeiden ließ. 1830 stellten britische Forscher fest, dass die Entwicklung der Rachitis durch die Gabe von Lebertran und Butter verhindert werden konnte, und 1887 konnte der holländische Forscher Christian Eijkmann zeigen, dass bei Ernährung mit Naturreis (statt poliertem Reis) keine Beriberi auftritt.

Alle diese Ergebnisse wurden empirisch erzielt, die Hintergründe blieben zur damaligen Zeit verborgen. Erst im 20. Jahrhundert wurden orthomolekulare Substanzen als solche erkannt und definiert. 1912 isolierte der britische Biochemiker Sir Frederick Gowland Hopkins erstmals Nahrungsmittelsubstrate, die er als „zusätzliche Ernährungsfaktoren" bezeichnete.

Die Mikronährstoffe wurden bei der Erforschung der ihnen zugrunde liegenden Mangelerkrankungen entdeckt und ihre Entdecker fast alle mit dem Nobelpreis geehrt. Spurenelemente und Mineralstoffe wurden im Rahmen von Forschungen zu den Metallen entdeckt. Ihre Bedeutung für die Medizin wurde z. T. erst in der zweiten Hälfte des 20. Jahrhunderts bekannt (➤ Tab. 1.1). Der Begriff **Vitamin** geht auf den polnischen Wissenschaftler Casimir Funk zurück und leitet sich von „vitalen Aminen" her. Obwohl es sich dabei keineswegs, wie der Begriff vorgibt, nur um Stickstoffverbindungen handelt, wurde die Bezeichnung Vitamine beibehalten. Die fortlaufende Bezeichnung mit Buchstaben wurde von dem amerikanischen Wissenschaftler J. C. Drummond eingeführt.

**Tab. 1.1** Die Entdeckung einzelner Nährstoffe im Überblick

| | |
|---|---|
| Selen | 1817 |
| Vitamin A | 1913 |
| Vitamin D | 1922 |
| Vitamin E | 1922 |
| Zink | 1926 |
| Vitamin $B_1$ (Thiamin) | 1926 |
| Vitamin C | 1928 |
| Vitamin K | 1929 |
| Pantothensäure | 1931 |
| Vitamin $B_2$ (Riboflavin) | 1932/33 |
| Niacin | 1937 |
| Vitamin E | 1938 |
| Biotin | 1940 |
| Folsäure | 1941 |
| Vitamin $B_{12}$ (Cobalamin) | 1948 |
| Coenzym $Q_{10}$ | 1957 |

### Mikronährstofftherapie

Deutsche Wissenschaftler befassten sich bereits 1936 (wenn auch wenig beachtet) mit dem Thema Mikronährstoffe. Wilhelm Stepp, Direktor der I. Medizinischen Universitätsklinik München, begründete 1937 das weltweit erste orthomolekulare Therapiebuch „Die Vitamine und ihre klinische Anwendung". Es enthielt bereits Darstellungen zu Interaktionen und netzartigen Verbindungen zwischen einzelnen Nährstoffen und empfahl Vitamin C als Therapie bei Erkältungen. Fast unbeachtet blieb auch, dass der berühmte Chirurg Ferdinand Sauerbruch – aufgrund der Erfahrungen des Bielefelder Internisten Max Gerson – Patienten mit Hauttuberkulose eine kochsalzfreie, aber vitalstoffreiche Diät unter wochenlangen stationären Bedingungen verordnete und so bis zu 80 % der Patienten heilen konnte.

In den USA wurden 1941 erstmals wissenschaftlich begründete Regeln zur Einnahme von Mikronährstoffen aufgestellt. 1953 therapierte Abram Hoffer, ein kanadischer Neurologe, Schizophreniepatienten mit Niacin. Hoffer gilt mit seinem Partner Humphrey Osmond als der Begründer der Mikronährstofftherapie, doch ihr bekanntester Vertreter ist der zweimalige Nobelpreisträger Linus Pauling.

## 1.3 Therapeutische Strategien

### 1.3.1 Basiskonzept

Wesentliche Grundlage der Mikronährstofftherapie ist, Monotherapien zu vermeiden. Mikronährstoffe sind nur **im Verbund** wirksam und können (wie im Fall der Antioxidanzien) allein gegeben zum gesundheitlichen Risiko werden.

Ein individuelles, mehrstufiges Vorgehen dient zur Ausschaltung bestehender ernährungsmedizinischer „Störfaktoren" (z. B. zu viele trans-Fettsäuren in Kombination mit den falschen Kohlenhydraten) sowie der Gewährleistung einer Basisversorgung mit Mikronährstoffen und sollte folgende Faktoren berücksichtigen:

- Optimierung der **Ernährung,** soweit möglich
- Optimierung der **Flüssigkeitszufuhr** auf täglich 30–35 ml Wasser pro kg KG
- **Vermeidung** von Noxen
- **Basisversorgung** mit Mikronährstoffen und individuelle Ergänzung je nach Gesundheitszustand
- **Verlaufskontrolle** und ggf. Therapiekorrekturen

In der Regel werden die Patienten immer **oral,** d. h. mit Pillen, Kapseln oder Pulvern behandelt. Nur in Ausnahmefällen ist eine parenterale Therapie erforderlich.

#### Orale Supplementierung

Basis der Vitalstofftherapie sollte in der Regel ein **orales Multivitaminpräparat** sein. Es sollte die wichtigsten wasserlöslichen und fettlöslichen Vitalstoffe enthalten sowie eine Auswahl an Spurenelementen, Aminosäuren und Mineralstoffen. Damit ist zum einen die **Grundversorgung** mit Vitalstoffen in der Regel gewährleistet und zum anderen sind alle Reaktionspartner für **Vitalstoffinteraktionen** vorhanden. Zum Beispiel funktioniert Selen als Antioxidans im Rahmen der Glutathionperoxidase am besten, wenn zur Regenerierung Niacin (Vitamin $B_3$) und Aminosäuren vorhanden sind. Dies wäre durch das Multivitaminpräparat abgedeckt, ohne dass der Laie darüber nachdenken muss.

Als nächstes gilt es die Beschwerden oder Krankheiten des Patienten zu hinterfragen und den Patienten **klinisch zu untersuchen** bzw. diese Untersuchungen zu veranlassen. Dieser Schritt ist für eine seriöse Vitalstofftherapie essenziell. Nur so kann erkannt werden, dass zum Beispiel hinter einem chronischen Erschöpfungssyndrom (CFS) ein Malignom steckt, welches eventuell übersehen werden könnte.

Sind alle Beschwerden geklärt, wird ein **Therapieplan** mit Vitalstoffen erstellt. Hier gilt am Anfang die Regel **„Weniger ist mehr".** Zunächst sollten die wichtigsten Vitalstoffe zum Einsatz kommen. Wenn sich eine positive Wirkung einstellt, wird der Patient von sich aus einer Erweiterung der Therapie anfragen. Dieser Weg hat sich bewährt und hat die höchste **Compliance** bei der Einnahme der Vitalstoffe. Werden zum Beginn der Therapie sehr viele Vitalstoffe empfohlen, überfordert das die Patienten in der Regel schnell und die Einnahmeempfehlungen werden nicht eingehalten bzw. die Therapie wird abgebrochen.

Wesentlich ist die **regelmäßige Kontrolle** des Befindens bzw. der Beschwerden. Die Patienten sollten alle 3–4 Wochen einbestellt werden, um die Wirksamkeit der Vitalstofftherapie zu überprüfen. Eventuell muss/kann die Therapie erweitert werden oder aber eine Umstellung ist nötig. Auch Therapieversager kommen wie überall in einer seriösen Medizin vor. Hier sollte der Fall von Grund auf neu untersucht werden, um den Fehler zu finden. Die regelmäßigen Besprechungen und Untersuchungen sind für den Behandlungserfolg wesentlich. Die oft durchgeführten Einmalgaben von Vitalstoffen sind in der Regel sinnlos und damit teuer. Eine Betreuung von Patienten über das Internet oder in Shops ist für eine seriöse Therapie nicht ausreichend.

#### Infusionstherapie

Eine Infusionstherapie mit Vitalstoffen ist immer dann nötig, wenn **schnell höhere Wirkspiegel** erreicht werden müssen. So ist zum Beispiel organisches Selen wesentlich besser bioverfügbar als anorganisches, wirkt jedoch erst nach kompletter Verstoffwechslung, d. h. mit einer Wirklatenz. Hier sind Infusionen eine gute Alternative. So haben Tumor- oder Schockpatienten einen sofortigen Wirkeintritt. Dies gilt auch für alle anderen Vitalstoffe, die parenteral verabreicht werden können. Wie beschrieben sind Hochdosistherapien mit Vitalstoffen nicht zielführend und potenziell sogar gesundheitsgefährdend und sollten daher obsolet sein.

Auch Krankheiten wir Morbus Crohn, Colitis ulcerosa oder Stoffwechselkrankheiten, die die Resorptionsfähigkeit des Darmes massiv reduzieren, können gelegentlich eine Infusionstherapie zur Behandlung mit Vitalstoffen notwendig machen. Hier muss jedoch im Einzelfall immer die Notwendigkeit einer Infusionstherapie abgewogen werden.

## 1.3.2 Gesellschaftlicher und gesundheitspolitischer Stellenwert

Die Mikronährstofftherapie bzw. die Orthomolekulare Medizin gewinnt zunehmend an Bedeutung, auch ablesbar an dem wachsenden Markt für Nährstoffpräparate sowie mit Nährstoffen angereicherte Produkte, wie z. B. Fertiggerichte, Pflegecremes und Haarshampoos.

Obwohl mit Mikronährstoffen **angereicherte Lebensmittel** bis auf wenige Ausnahmen aus biochemischer Sicht **nicht sinnvoll** sind, werden sie von den Kunden in der Hoffnung, etwas Gutes für ihre Gesundheit zu tun, teuer gekauft. So haben z. B. mit Omega-3-Fettsäuren angereicherte Brötchen keine Wirkung, da die Resorption verglichen mit Omega-3-Fettsäuren aus Lachs minimal ist und niemand täglich 10–20 Brötchen essen würde, um den Bedarf an Omega-3-Fettsäuren zu decken. Angesichts dieser Tatsachen wären sicher viele Menschen dankbar für einen individuellen, orthomolekularen Therapieplan. Unter fachkundiger Anleitung ließen sich Kosten für überflüssige Nährstoffe sparen, nicht wirksame Produkte vermeiden und ein guter Prophylaxeeffekt erzielen.

Speziell die **prophylaktische Wirkung** orthomolekularer Therapiemaßnahmen kann nicht hoch genug bewertet werden. Dem Gesundheitssystem würden zum Teil immense Kosten erspart werden, wenn die Patienten seltener krank wären. Laut WHO würde sich z. B. die Zahl der kolorektalen Karzinome durch eine optimierte Ernährung (mit qualitativ hochwertigen Nährstoffen und einer ausreichenden Menge an Ballaststoffen) um bis zu 50 % reduzieren lassen. Eine zusätzliche Verbesserung wäre durch Verzicht auf übermäßigen Alkoholkonsum und auf inhalatives Rauchen zu erreichen. Eine Reduzierung der Kolonkarzinome um 50 % bedeutet: jährlich Tausende Tumorschicksale weniger und finanzielle Einsparungen in Milliardenhöhe.

Auch zu beachten ist das Auftreten von **Arzneimittelinteraktionen.** Damit werden nicht Nebenwirkungen der Arzneimittel beschrieben, sondern ungewollte und in der Regel negative Ereignisse, die sich durch die Kombination verschiedener Arzneimittel ergeben. Diese Interaktionen sind individuell und nicht vorhersehbar und addieren sich zu den möglichen Nebenwirkungen.

**Berechnung**

Anzahl der Interaktionen (I) = Anzahl der Medikamente (N) im Quadrat minus Anzahl der Medikamente, geteilt durch 2:

$I = (N^2 - N) : 2$

Nach dieser Formel muss ein Patient, der z. B. 10 Medikamente einnimmt, mit 45 Interaktionen rechnen: $(10^2 - 10) : 2 = 45$.

Daher ist es für die Patienten wichtig, Medikamente – wo möglich – einzusparen, um die beschriebenen Interaktionen, aber auch Nebenwirkungen zu vermeiden. Gerade hochbetagte und/oder kranke Menschen nehmen oft viele Medikamente zur Behandlung ein. Bei der Betrachtung der Nebenwirkungen von Medikamenten wird immer übersehen, dass diese eben nicht anhand der Zielgruppe (in der Regel kranke und/oder ältere Menschen) erhoben wurden, sondern mit gesunden Probanden im Alber von 30–40 Jahren.

## 1.3.3 Studien mit negativer Aussage: ATBC- und CARET-Studie

Besonders 2 Studien aus dem Jahr 1993 werden – trotz Ablehnung der Studien durch die finnische Ethikkommission – immer noch als Beleg für die Gefährlichkeit der Mikronährstofftherapie herangezogen und sind für über 80 % der negativen Artikel verantwortlich: die **ATBC-Studie** [549] und die **CARET-Studie** [1047]. Beide postulieren eine Zunahme der Lungenkarzinominzidenz unter gesteigerter Zufuhr von β-Carotin bzw. Vitamin A. Dabei war jedoch das Studiendesign mangelhaft und biochemisch relevante Zusammenhänge wurden nicht beachtet, so dass das Ergebnis nicht verwundert.

- **Auswahl der Probanden:** Als Testpersonen wurden ausschließlich langjährige Raucher und/oder

Menschen mit Asbestexposition herangezogen. Es sollte allgemein bekannt sein, dass keine Ernährungsform und auch nicht die Substituierung mit Mikronährstoffen in der Lage sind, ein Lungenkarzinom durch inhalatives Rauchen zu verhindern. Einzig der Verzicht aufs Rauchen bzw. der Schutz vor einer Asbestexposition sind dazu geeignet.

- **Therapiestudie:** Beide Studien wurden als Therapiestudien angelegt. Mikronährstoffe entfalten ihre Wirkung aber in der Prophylaxe oder als unterstützende bzw. begleitende Therapie. Natürlich hatten die Probanden bei ihrer Aufnahme in die Studie noch kein Lungenkarzinom. Allerdings weiß niemand, wann die Tumorinitiation stattfindet. Da die Probanden mindestens 20 Jahre lang 20 Zigaretten am Tag geraucht haben, ist hier eine bereits vorhandene Tumorinitiation wahrscheinlich.

Die **ATBC-Studie** wurde in Finnland durchgeführt, das im Vergleich zu anderen Ländern eine 4fach höhere KHK-Mortalität hat und weltweit führend in der Inzidenz und Mortalität von Tumorerkrankungen ist. Bei diesen Zahlen drängt sich ein Zusammenhang mit Mikronährstoffmängeln geradezu auf.

- Bereits 1993 wurde festgestellt, dass es in Finnland erhebliche saisonale Schwankungen bei den Vitamin-E- und β-Carotin-Plasmaspiegeln gibt [1125]. Tatsächlich hatten in der ATBC-Studie Probanden mit den eingangs höchsten β-Carotin- und Vitamin-E-Plasmaspiegeln die niedrigste Tumorinzidenz. Leider ist dies den Kritikern entweder nicht bekannt oder wird aus taktischen Gründen verschwiegen.
- In der ATBC-Studie wurden isolierte Mikronährstoffe verwendet. Doch es ist seit Jahrzehnten bekannt, dass Mikronährstoffe nur im Verbund wirksam sind und einzeln entweder keine Wirkung zeigen oder sich negativ auswirken können.

Die **CARET-Studie** aus den USA kam zu einem ähnlichen Ergebnis, nur dass hier zusätzlich Vitamin A als Retinylester in einer Dosierung von 25.000 IE verabreicht wurde. Auch hier gilt: Durch Gabe eines einzelnen Antioxidans bzw. Provitamins lassen sich die Folgen langjährigen inhalativen Rauchens nicht vermeiden. Gerade bei Rauchern ist das Gleichgewicht zwischen Antioxidanzien und Oxidanzien derart gestört, dass mit einzelnen Vitaminen bzw. Provitaminen nichts zu erreichen ist.

**Fazit:** β-Carotin als Monosubstanz eignet sich nicht als Interventionspräparat zur Vermeidung des Lungenkarzinomrisikos. Dies hätte den für die Studie Verantwortlichen durch die einschlägige Literatur schon vorher bekannt sein müssen. Die von Kritikern entfachte Angst vor β-Carotin ist unbegründet.

## 1.4 Sicherung des Nährstoffbedarfs durch die Ernährung

### 1.4.1 Probleme moderner Ernährung

Bedingt durch die Entwicklung zu einer sog. „Wohlstandsgesellschaft" haben sich die Ernährungsgewohnheiten verändert. Die heutige Ernährung in den westlichen Industriegesellschaften ist als „nicht bedarfsgerecht" zu bezeichnen. Mit dieser Entwicklung entstehen sog. **ernährungsabhängige Erkrankungen.**

- Annähernd 1 Drittel aller Kosten im Gesundheitswesen werden durch ungesunde Ernährung verursacht.
- 80 % der Erkrankungen werden gemäß WHO als ernährungsbedingt eingestuft und entwickeln sich infolge einer denaturierten, einseitigen, zu fetten und kalorienreichen Kost und eines zu hohen Fleischverzehrs.
- Die Zunahme an sog. Zivilisationskrankheiten ist ein deutlicher Hinweis auf eine unzureichende Nährstoffzufuhr trotz eines Überangebots und einer Vielzahl an Nahrungsmitteln.

Neben den weit verbreiteten ungesunden Ernährungsgewohnheiten in den westlichen Industrienationen spielen weitere Faktoren beim Entstehen von Nährstoffmängeln und ernährungsbedingten Krankheiten eine Rolle.

#### Ernährungssituation früher und heute

Der moderne Mensch ist genetisch immer noch der Ernährung von Jägern und Sammlern angepasst. Deren Nahrung bestand aus Früchten, Pflanzen, Wurzeln, Samen, Nüssen, Wild, Fisch und Eiern und war zu 50–80 % pflanzlichen und nur zu 20–50 %

tierischen Ursprungs. Heutzutage besteht die Durchschnittsnahrung des Bundesbürgers zu über 60 % aus tierischen Produkten aus domestizierter Aufzucht. Auch hinsichtlich der **Nahrungsqualität** zeigen sich beträchtliche Unterschiede:

- **Fleisch:** Tierisches Protein wurde vor allem durch den Verzehr von pflanzenfressenden Wildtieren aufgenommen. Diese enthalten ca. 4–5 % Fett, das aufgrund ihrer Ernährung mit Moosen und Farnen vor allem aus mehrfach ungesättigten Fettsäuren mit einem sehr hohen Anteil an Omega-3-Fettsäuren (EPA) besteht (➤ Kap. 2.7.4). Das Fleisch modern domestizierter Tiere besteht aus über 30 % Fett, Omega-3-Fettsäuren sind keine enthalten.
- **Pflanzliche Nahrung** (Früchte, Wurzeln, Samen, Nüsse) war wesentlich vielseitiger als heute. Sie enthielt viel Protein, Stärke, Vitamine, Mineralstoffe, Ballaststoffe und qualitativ hochwertige Fette. Salz und Zucker in reiner Form sowie Milch und Getreide fehlten weitgehend.

In den westlichen Industrieländern besteht die Ernährung im Wesentlichen aus 4 Grundnahrungsmittelgruppen: Fleisch und Fisch; Gemüse und Früchte; Milch und Milchprodukte; Getreide und Getreideprodukte.

Die **Hauptunterschiede** zwischen der Ernährung einst und jetzt sind:

- Die **Fettaufnahme** ist heute ca. doppelt so hoch, die Qualität schlechter. Früher wurden mehr Omega-3-Fettsäuren und andere mehrfach ungesättigte Fettsäuren zugeführt.
- Der **Zuckerverbrauch** (v. a. Mono- und Disaccharide) ist bis zum 10fachen angestiegen, auch der Fructoseanteil ist deutlich gestiegen. Die Aufnahme von Natrium beträgt heute das 5fache als früher.
- Die **Aufnahme an Vitaminen** (v. a. Vitamine A, C, E, Folsäure) und Mineralstoffen (Kalium, Kalzium) war früher sehr viel höher (➤ Abb. 1.1).
- Die **Ballaststoffzufuhr** ist heute im Mittel um 60 % zu gering, bezogen auf die täglich erforderliche Zufuhr (➤ Tab. 1.2).

## Charakteristika moderner Ernährung

- Energie wird zunehmend durch Fett, niedermolekulare Kohlenhydrate, tierisches Eiweiß und Alkohol zugeführt. Dadurch ist die Energiebilanz häufig positiv, das heißt, es wird mehr Energie aufgenommen als der Körper benötigt.
- Die Diskrepanz zwischen empfohlener und zugeführter Energiemenge wird mit zunehmendem Lebensalter größer.
- Der Verzehr von Fett (v. a. tierischem Fett) und Eiweiß liegt deutlich über den Empfehlungen.
- Der durchschnittliche Verzehr von (langkettigen) Kohlenhydraten liegt deutlich unter den Empfehlungen; der hohe Verzehr von kurzkettigen Kohlenhydraten (Zucker) bei Jugendlichen ist als besonders ungünstig zu bewerten.
- Der Verzehr an veränderten Lebensmitteln hat zugenommen, ca. 70 % der Lebensmittel, die konsumiert werden, sind
  - industriell weiterverarbeitet,
  - sterilisiert, pasteurisiert, raffiniert,
  - gewaschen, geschält, gekocht und
  - enthalten Zusatzstoffe, Farbstoffe, Konservierungsmittel, pH-Wert-Stabilisatoren.
- Eine besondere Risikogruppe für Mangel- und Fehlernährung sind junge Frauen zwischen 15 und 35 Jahren.

Derzeit sind in Deutschland etwa 30 % der Erwachsenen, etwa 20 % der Kinder und Jugendlichen sowie fast 10 % der Säuglinge übergewichtig, Tendenz steigend. Laut Diabetologenverband wird der Typ-2-Diabetes bis 2030 die häufigste somatische Erkrankung in Deutschland sein.

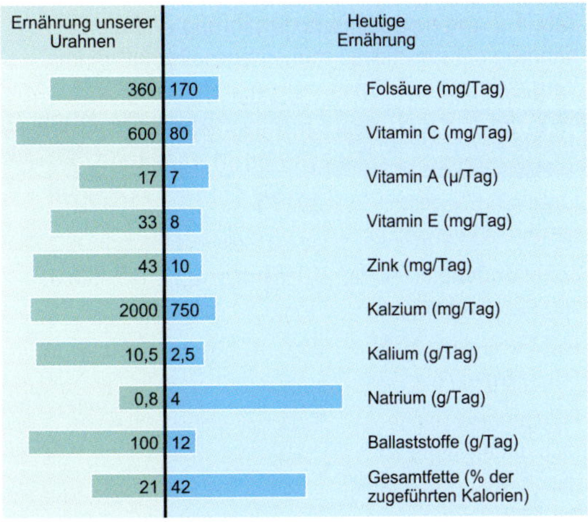


**Abb. 1.1** Ernährung unserer Urahnen und heutige Ernährung. (Nach [344]; [L141])

**Tab. 1.2** Die paläolithische Ernährung und die Ernährung der westlichen Industriegesellschaften im Vergleich (nach [325])

| Art des Nährstoffs | Zufuhr im Paläolithikum | Zufuhr heute |
|---|---|---|
| Protein (in % der zugeführten Energie) | 20–35 | 10–20 |
| Kohlenhydrate (in % der zugeführten Energie) | 40–50 | 40–50 |
| Fett (in % der zugeführten Energie) | 20 | 40 |
| P/S-Quotient (mehrfach ungesättigte zu gesättigten Fettsäuren, ➤ Kap. 2.7.4) | 1,5 | 0,4 |
| Anteil an Omega-3-Fettsäuren (als EPA) | hoch (ca. 1–1,5 g/Tag) | niedrig (0,1–0,2 g/Tag) |
| Verhältnis Omega-6- zu Omega-3-Fettsäuren | niedrig (ca. 2–4) | hoch (ca. 20–50) |
| Gesamtzucker (in g/Tag) | 10–20 | 80–100 |
| Davon Fructose (in g/Tag) | 5–10 g | ca. 40–50 g |
| Cholesterin (in mg/Tag) | 600 | ca. 600 |
| Ascorbinsäure (Vitamin C) (in mg/Tag) | 400 | 80 |
| Vitamin E (in mg/Tag) | 50 | 10 |
| Ballaststoffe (in g/Tag) | 45 | 20 |
| Anteil sonstiger Vitamine | hoch | niedrig |
| Natrium (in mg/Tag) | 700 | 3.000 |
| Kalzium (in mg/Tag) | 1.500 | 700 |

### Ernährungsabhängige Erkrankungen

Die schlechte Qualität der modernen Ernährung bedingt die Zunahme sog. Zivilisationskrankheiten wie z. B. chronische Erkrankungen (Rheuma), Allergien, vor allem bei Kindern, Tumorerkrankungen, KHK, Hypertonie, Apoplex, Gedächtnisstörungen und Sehschwäche im Alter. Gemäß dem Bundesministerium für Gesundheit wird von ernährungsabhängigen Erkrankungen gesprochen, wenn eines oder mehrere der folgenden **Kriterien** erfüllt sind [34]:

- (Mit-)Verursachung durch Ernährungsgewohnheiten bzw. mögliche Prävention durch Vermeidung von Fehlernährung (z. B. Adipositas, Herz-Kreislauf-Erkrankungen, bösartige Tumoren)
- Beeinflussbarkeit des Verlaufs bei bereits bestehender Erkrankung durch Einhaltung einer Diät (z. B. Niereninsuffizienz)
- Behandelbarkeit einer Erkrankung durch Ernährungsmaßnahmen (z. B. Phenylketonurie)
- Durch vollwertige Ernährung mögliche Deckung des physiologischen Bedarfs bzw. Vermeidung von Mangelerkrankungen (z. B. Struma)
- Verursachung durch Nahrungszusatzstoffe oder -kontamination (z. B. Lebensmittelinfektionen)

## 1.4.2 Probleme besonderer Ernährungsformen

**Vegetarische** und vor allem **vegane Ernährung** erfreut sich immer größerer Beliebtheit. Generell ist dagegen nichts einzuwenden, allerdings müssen Vegetarier und Veganer einige ernährungsmedizinische Grundsätze beachten, um gesund zu bleiben.

- **B-Vitamine:** Langjähriger Veganismus führt immer zu einem erheblichen Defizit an B-Vitaminen. Vor allem das Vitamin $B_{12}$ kann zum Problem werden, denn nach ca. 1–2 Jahren verminderter Zufuhr kann der Organismus die Fähigkeit zur Resorption von Vitamin $B_{12}$ verlieren. Dies würde die Notwendigkeit einer lebenslangen parenteralen Versorgung mit Vitamin $B_{12}$ nach sich ziehen.
- **Vitamin D und Mineralstoffe:** Auch eine Unterversorgung mit Vitamin D, Jod, Zink, Eisen, Kalzium und Selen ist bei rein veganer Lebensweise oft anzutreffen. Vor allem ältere Menschen, Kinder, Schwangere und stillende Frauen sind häufig betroffen.
- **Energiestoffwechsel und Proteine:** Vegetarische und vor allem vegane Ernährung kann den Energiepool im Körper reduzieren. Die Bildung von Adenosintriphosphat (ATP) als universellem Energieträger geschieht in den Körperzellen in den Mitochondrien. Über den Citratzyklus werden die dafür notwendigen Protonen bereitgestellt. Damit das in einem ausreichenden Maß geschieht, ist der Citratzyklus auf eine optimale Zufuhr von Kohlenhydraten, Fetten und Proteinen angewiesen (➤ Abb. 2.22). Dieses emp-

findliche Gleichgewicht kann bei vegetarischer oder veganer Ernährung massiv gestört werden. In der Folge sinkt die Energiebereitstellung und die Betroffenen werden schnell adynam und krank.

All dies muss nicht geschehen, wenn die mangelnden Vitalstoffe oral supplementiert werden. Dies ist problemlos möglich, denn alle infrage kommenden Vitalstoffe können mittlerweile über vegane Supplemente ergänzt werden. Erst durch die Supplementierung überwiegen die Vorteile der vegetarischen oder veganen Ernährung, wie hohe Zufuhr an Ballaststoffen, kaum Zufuhr von gesättigten Fettsäuren mit Reduzierung der schädlichen Arachidonsäure.

### 1.4.3 Nährstoffversorgung: Beeinflussende Faktoren

Ausgeprägte Mangelerkrankungen kommen in den westlichen Industrienationen nur äußerst selten vor. Marginale Nährstoffmängel, die durch moderne Analysemethoden nicht erfasst werden können, sind trotz des Überflusses an Nahrungsmitteln weit verbreitet und betreffen z. B. folgende Nährstoffe:

- **Vitamine:** Provitamin A (Carotinoide), Vitamin $B_1$ (Thiamin), Vitamin $B_6$ (Pyridoxin), Vitamin $B_{12}$ (Cobalamin), Folsäure (in der Gesamtbevölkerung deutlich zu niedrig), Vitamin C, Vitamin E
- **Mineralstoffe und Spurenelemente:** Eisen (fast alle Frauen im gebärfähigen Alter), Kalzium (Männer und Frauen fast aller Altersgruppen), Magnesium (Männer und Frauen fast aller Altersgruppen), Jod, Fluor, Zink, Selen.

#### Diagnostik

**Analysemethoden** Die Versorgungssituation lässt sich bei vielen Nährstoffen durch moderne Analysemethoden oft nicht exakt darstellen. So sind z. B. 50 % des Körperbestands an Magnesium in den Knochen gespeichert. Um den Blut- und Gewebsspiegel konstant zu halten, wird zur Kompensation des Defizits Magnesium aus dem Skelettsystem freigesetzt. Bei gleichbleibenden Parametern (Serum-Mg, Mg in den Erythrozyten) kommt es zu einer massiven Entleerung des Skelettspeichers. Allerdings tritt bei Reduzierung der zellulären Magnesiumversorgung um ¼ bereits eine Aktivitätseinschränkung der magnesiumabhängigen Enzyme (über 300) um 50 % auf, die mit gesundheitlichen Einschränkungen einhergeht. Die folgende Einteilung der Vitaminmangel-Stadien [184] kann auch auf Mineralstoff- und Spurenelementdefizite übertragen werden (➤ Abb. 1.2).

- **Stufen 0 und 1:** Minimale physiologische Schwankungen, die durch eine abwechslungsreiche Ernährung entstehen und vom Körper gut ausgeglichen werden können.
- **Stufen 1–3:** Länger dauernde oder stärkere Defizite, die zu einer Einschränkung zellulärer Enzyme (z. B. für Radikal- und Peroxidneutralisierung, Glucoseverwertung, Mitochondrienaktivität) führen. Krankheitssymptome oder Blutbildveränderungen sind noch nicht zu beobachten, doch die körperliche Leistungsfähigkeit ist ein-

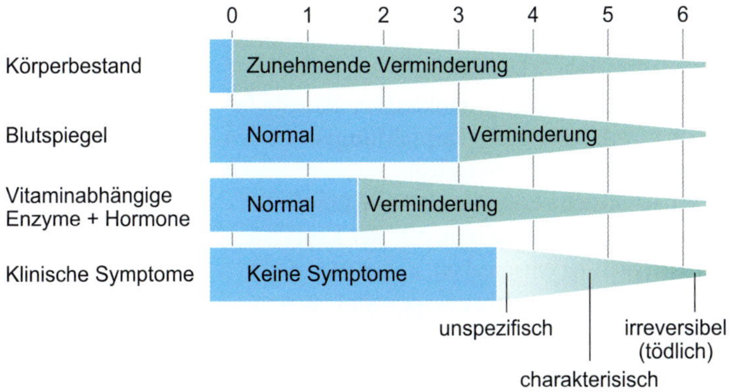


**Abb. 1.2** Die Stufen des Vitaminmangels. (Nach [184]; [L141])

geschränkt (Lern- und Konzentrationsstörungen, Müdigkeit, Nervosität).

- **Stufen 3–4:** Durch lang anhaltende Mängel treten unspezifische Allgemeinsymptome und veränderte Laborparameter auf (z. B. Erhöhung der Lebertransaminasen und Veränderungen im Blutbild und der Blutgerinnung). Oft ist dies der Zeitpunkt, zu dem der Betreffende medizinischen Rat sucht. Hier ist eine gute Anamnese gefragt, um die Symptome als nährstoffmangelbedingt zu klassifizieren.
- **Stufe 5:** Charakteristische Mangelsymptome treten auf. Stufe 5 kommt in unserer Region selten vor.

**Erstattungspraxis** Die Untersuchungen zur Feststellung eines Nährstoffdefizits werden von den gesetzlichen Kassen nicht übernommen (Ausnahme: Verdacht auf Mangelerkrankung wie z. B. Skorbut). Der Therapeut sollte in jedem Fall eine Kosten-Nutzen-Rechnung für den Patienten machen, zumal dem Betroffenen bei einem positiven Ergebnis weitere Kosten für die Therapie entstehen, da die Kassen die Kosten für Supplemente in der Regel ebenfalls nicht übernehmen (Ausnahme: Jod).

**Gewichtung und Einordnung der Symptome** Da die Symptome eines marginalen Nährstoffdefizits zunächst unspezifisch sind (Müdigkeit, Erschöpfbarkeit, Reizbarkeit, fehlender Appetit) und im Zusammenhang mit vielen Erkrankungen auftreten können, werden sie häufig nicht als nährstoffbedingt erkannt. Daher empfiehlt sich die Beratung bei einem erfahrenen Therapeuten.

## Richtwerte

Der Bedarf an Mikronährstoffen ist eine komplexe Größe, die starken Schwankungen unterliegt (z. B. Geschlecht, bestehende Erkrankungen, aktuelle Lebenssituation). Die **Zufuhrempfehlungen** werden nachfolgenden Kriterien festgelegt:

- **Gesellschaftliche Komponente:** Die Empfehlungen müssen realisierbar sein, d. h. der Kaufkraft der Bevölkerung entsprechen, und dürfen nicht zu den langjährigen Nahrungsgewohnheiten im Widerspruch stehen.
- **Standardisierung zur Norm:** Die Empfehlungen beziehen sich ausschließlich auf gesunde Menschen, und zwar meist auf männliche Erwachsene mit einem KG von 70 kg. Für ältere Menschen oder Kinder gibt es nur Hochrechnungen. Nicht beachtet werden z. B. Rauchen, Alkoholmissbrauch, Medikamenteneinnahme, Älterwerden, Erkrankungen, Resorptions-, Verwertungs- und Depotbildungsstörungen.
- **Keine Prävention:** Klinisch relevante Mängel sollen vermieden werden; latente Defizite, die sich evtl. erst nach Jahren äußern, werden (definitionsgemäß) nicht berücksichtigt, ebenso wenig protektive und präventivmedizinische Wirkungen.
- **Variationsbreite:** Die Empfehlungen sind von Land zu Land verschieden und schwanken um den Faktor 4–100. Für einige Nährstoffe gibt es nur Schätzwerte (Pantothensäure, Biotin, Natrium, Chlorid, Kalium, Selen, Kupfer, Mangan, Chrom, Molybdän) oder Richtwerte (Fluorid).

Die Zufuhrempfehlungen basieren auf der Vitalstoffmenge, die mit einer durchschnittlichen deutschen Kost aufgenommen wird. Auf dieser Grundlage wurde berechnet, wie viel von dem jeweiligen Nährstoff die Bevölkerung durchschnittlich braucht, um gesund zu bleiben (= **Bedarf**). Dann kam zum Bedarf ein „großzügiger“ Sicherheitszuschlag hinzu (= **empfohlene Zufuhr**). Dieser Mittelwert bezieht sich allerdings nur auf eine breite Bevölkerungsgruppe.

## Bioverfügbarkeit der Nährstoffe

Die Bioverfügbarkeit zeigt an, wie viel Prozent der mit der Nahrung zugeführten Nährstoffe vom Körper aufgenommen und verwertet werden können. Sie hängt von folgenden Faktoren ab:

- Es gibt **schlecht resorbierbare Nährstoffe** in Nahrungsmitteln; z. B. ist das β-Carotin der Karotte in eine stark kristalline Struktur eingebettet. Aus der rohen Karotte wird nur ca. 1 % des Provitamin A resorbiert, bei Zerkleinerung und Zugabe von Fett steigt die Bioverfügbarkeit auf ca. 50 % (➤ Kap. 2.1.2).
- **Andere Inhaltsstoffe** in Nahrungsmitteln können die Nährstoffresorption blockieren, so behindert z. B. Kalzium die Phosphorresorption und umgekehrt.
- Fettlösliche Nährstoffe sind auf gleichzeitige **Fettzufuhr** angewiesen. Daher sollten fettlösliche

Nährstoffsupplemente auch nicht nüchtern eingenommen werden.
- Ein hoher Anteil an **Ballaststoffen** in der Nahrung hemmt die Vitaminresorption (Bindung der Vitamine).
- Pyridoxin an **Zucker gebunden** (der schlecht spaltbar ist) senkt die Bioverfügbarkeit.

### Ernährungsgewohnheiten und Qualität der Nahrungsmittel

Falsche Ernährungsgewohnheiten (zu viel Energie, zu viele „leere" Kohlenhydrate und gesättigte Fette, zu wenig frisches Obst und Gemüse, zu wenig Vollkornprodukte und Ballaststoffe) beeinflussen die Nährstoffversorgung. Die Mikronährstoffzufuhr ist durch leere Kalorien um 80 % gesunken [698].

Das reichhaltige Angebot an Nahrungsmitteln aus allen Ländern der Welt suggeriert eine gesunde, abwechslungsreiche Ernährung. Doch diese Vielfalt geht nicht mit einem vielfältigen Angebot an Mikronährstoffen einher, denn importierte Obst- und Gemüsesorten aus Neuseeland, Südamerika oder Südeuropa enthalten nur einen Bruchteil der Mikronährstoffe einheimischer, frisch geernteter Sorten. Die Ernte unreifer Früchte, bei denen die Bildung nutritiver Inhaltsstoffe noch nicht abgeschlossen ist, sowie die langen Transportwege bedeuten zusätzliche Nährstoffverluste.

**Chemische Zusatzstoffe** Früchte werden poliert und gewachst, damit sie schön glänzen, und in Beutel mit Äthylengasen verpackt, damit sie nachreifen bzw. lange frisch aussehen. Gemüse und Obst aus den Niederlanden, Belgien, Italien und Frankreich wird zur Erhöhung der Haltbarkeit bestrahlt. Dies bedeutet einen Verlust an Vitaminen (A, E, $B_1$, C). Lange Haltbarkeit und frisches Aussehen von Wurstwaren garantieren Nitritverbindungen, die im Körper zu Nitrosaminen (krebserzeugende Substanzen) umgewandelt und vor allem durch Vitamin C abgebaut werden.

**GEFAHR**
Schön aussehende und makellose Nahrungsmittel enthalten kaum Mikronährstoffe, dafür aber jede Menge chemischer Zusatzstoffe. Um die Schadstoffe aus der Nahrung zu eliminieren, benötigt der Organismus ein Mehr an Mikronährstoffen, vor allem an Antioxidanzien.

Getreide wird mit Nitrogasen, Nikotingasen oder anderen Stoffen (zur Herabsetzung der Keimfähigkeit und zum Schutz vor Motten) in Silos gelagert. In der Backindustrie werden Treibmittel, Steifmacher, Konservierungs- und Farbstoffe verwendet, die unseren Körper belasten und mit zusätzlichen, in der Nahrung kaum vorhandenen Antioxidanzien neutralisiert werden müssen. Viele Nahrungsmittel werden in Folien mit Plastikweichmachern verpackt, der in die Nahrung diffundiert und den Körper ebenfalls belastet. Durch den hohen Gehalt an Giftstoffen steigt der Bedarf an Mikronährstoffen.

**PRAXISTIPP**
Nahrungsmittel nicht in weichen Plastik- oder Aluminiumfolien aufbewahren. Plastikweichmacher und Aluminium diffundieren in die Nahrung und gelangen in den menschlichen Organismus.

**Pestizide und Kunstdünger im Anbau** Pestizide sind genverändernd, krebserregend und wirken als Neurotoxine. Ende des 20. Jahrhunderts verwendete Pestizide führten zusätzlich zu verminderter Fruchtbarkeit und angeborenen kindlichen Defekten. Der Kontakt mit Pestiziden kann Erkrankungen hervorrufen (Depressionen, Parkinson, Asthma, Migräne). Die Unbedenklichkeitsgrenze wird immer wieder überschritten: 1994 wurde bei Karotten eine 25fache Überschreitung gefunden und 1995 lagen bei 10 % der untersuchten Salatköpfe die festgestellten Pestizidmengen über dem Grenzwert [597]. Unabhängig von den festgelegten Werten ist zu prüfen, welche Auswirkungen die in fast allen Lebensmitteln vorhandenen Spuren an Pestiziden für die Gesundheit haben.

**GEFAHR**
Der Durchschnittsbürger nimmt pro Jahr 4,5 Liter Pestizide durch Obst und Gemüse zu sich [597]. Als Fungizid eingesetzte Propionsäure zerstört 90 % des Vitamin-E-Gehalts in Getreide [263].

**PRAXISTIPP**
Niacin hat entgiftende Effekte auf PCB und Pestizide.

Je nach Bewirtschaftung der Böden schwankt der Nährstoffgehalt in den einzelnen Nahrungsmitteln.

Kunstdünger und Pestizide binden die im Boden vorhandenen Mineralien, daher kann die Pflanze sie nicht aufnehmen. Trotz Nährstoffmangel im Boden wächst die Pflanze mithilfe des eingesetzten Düngers (Phosphat, Stickstoff, Kalium) weiter; allerdings können aufgrund des Defizits nicht mehr ausreichend Vitamine hergestellt werden. Das Mikronährstoffdefizit der Pflanze betrifft auch den Menschen am Ende der Nahrungskette.

**Fleischaufzucht** Tiere werden mit erheblichen Mengen an ungesunden Substanzen gemästet und sind durch Einschränkung ihres Bewegungsdrangs in der Massentierhaltung verstärkt anfällig für Infekte. Zudem fördern Antibiotika, Wachstumshormone sowie Cortison und Betablocker, die durch den Konsum von Fleisch in unseren Organismus gelangen, neben dem Nährstoffmangel Resistenzen und Allergien. In Europa wurde 2014 mehr als die Hälfte der gesamten Antibiotikaproduktion in der Viehzucht eingesetzt [47].

**Nahrung vom Biobauern** Obwohl der Begriff „Bio" immer noch nicht ausreichend geschützt ist, sind echte Bioprodukte vergleichsweise geringer belastet als Produkte aus konventionellem Anbau und lebensmitteltechnischer Fertigung. Zu bedenken ist trotzdem neben der hohen Halbwertszeit von Pestiziden und Herbiziden auch die generelle Schadstoffbelastung der Luft, des Wassers, des Bodens und der Futterstoffe.

## 1.4.4 Nährstoffverluste in Lebensmitteln

Zu den bereits genannten Gründen für Nährstoffverluste in Nahrungsmitteln (➤ Kap. 1.4.3) kommen ausgelaugte Böden, lange Transportwege und Lagerzeiten, die industrielle Verarbeitung von Lebensmitteln und veränderte Essgewohnheiten hinzu (vgl. ➤ Kap. 1.4.1).

### Ausgelaugte Böden

Laut US Department of Agriculture enthalten viele Nahrungsmittel nur noch 40 % Mineralstoffe, bezogen auf die Werte, die vor 30 Jahren gemessen wurden. Untersuchungen im Schwarzwaldsanatorium Obertal ergaben ähnliche Ergebnisse (➤ Tab. 1.3). Die Ursache ist eine Auslaugung der Böden. In Deutschland sind z. B. viele Mineralien durch die Eiszeit (Ausschwemmung) kaum noch vorhanden. Betroffen sind Jod, Zink, Selen (➤ Abb. 2.37) und Chrom.

### Verluste durch Lagerung und industrielle Verarbeitung

Vitamin-, Mineralstoff- und Spurenelementverluste treten auch auf, wenn Teile des Lebensmittels entfernt werden oder eine Auslaugung durch Waschen, Wässern oder Kochen erfolgt. Doch Vitamine gehen nicht nur verloren, sondern werden zusätzlich durch physikalische Faktoren wie Licht und Hitze abgebaut.

**Lagerung:** Ein frisch geernteter Apfel enthält 100 mg Vitamin C pro 100 g, nach 11 Wochen Lagerung bei 3 °C nur noch 50 mg/100 g. Spinat verliert nach 3 Tagen (bei Raumtemperatur) 70 % der

**Tab. 1.3** Obst und Gemüse gestern und heute (auf Basis von Daten aus dem Schwarzwaldsanatorium Obertal)

| | Nährstoffe | 1985 Gehalt in mg/100 g | 1996 Gehalt in mg/100 g | Differenz |
|---|---|---|---|---|
| Bananen | Kalzium | 8 | 7 | −12 % |
| | Folsäure | 23 | 3 | −84 % |
| | Magnesium | 31 | 27 | −13 % |
| | Vitamin $B_6$ | 330 | 22 | −92 % |
| Bohnen | Kalzium | 56 | 34 | −38 % |
| | Folsäure | 39 | 34 | −12 % |
| | Magnesium | 26 | 22 | −15 % |
| | Vitamin $B_6$ | 140 | 55 | −61 % |
| Brokkoli | Kalzium | 103 | 33 | −68 % |
| | Folsäure | 47 | 23 | −52 % |
| | Magnesium | 24 | 18 | −25 % |
| Erdbeeren | Kalzium | 21 | 18 | −14 % |
| | Magnesium | 12 | 13 | +8 % |
| | Vitamin C | 60 | 13 | −67 % |
| Karotten | Kalzium | 37 | 31 | −17 % |
| | Magnesium | 21 | 9 | −57 % |
| Kartoffeln | Kalzium | 14 | 4 | −70 % |
| | Magnesium | 27 | 18 | −33 % |
| | Vitamin C | 20 | 25 | +25 % |
| Spinat | Magnesium | 62 | 19 | −68 % |
| | Vitamin $B_6$ | 200 | 82 | −59 % |
| | Vitamin C | 51 | 21 | −58 % |

**Tab. 1.4** Vitamin-C-Verlust im Spinat [263]

| Temperatur | Nach 24 Stunden | Nach 48 Stunden |
|---|---|---|
| 4 °C | ↓ 22 % | ↓ 34 % |
| 12 °C | ↓ 26 % | ↓ 40 % |
| 20 °C | ↓ 36 % | ↓ 52 % |

Folsäure. Selbst bei 4 °C sind nach 2 Tagen nur noch 34 % des Vitamin C vorhanden (➤ Tab. 1.4). Neben Zeit und Temperatur sind die Lagerungsverluste von der Atmosphäre und der relativen Luftfeuchtigkeit abhängig.

**Industrielle Verarbeitung:**

- **Fertigprodukte** belasten den Organismus mit zugesetzten Stabilisatoren und Emulgatoren. Mikronährstoffe sind kaum vorhanden (und künstlich zugesetzte haben keinen Einfluss auf die Gesundheit). Außerdem verfügen diese Produkte über ein hohes allergenes Potenzial.
- **Weißmehlprodukte** verlieren bei der Ausmahlung viele Nährstoffe (➤ Tab. 1.5, ➤ Tab. 1.6), dadurch ist z. B. die Vitamin-B-Aufnahme in Deutschland um 75 % gesunken.

**Kochen:** Beim Kochen gehen zum Teil beträchtliche Mengen der bereits rar enthaltenen Mikronährstoffe verloren (➤ Tab. 1.7).

- Spinat verliert bei 2 Minuten Kochen 80 % der Folsäure.
- Beim Blanchieren von Tiefkühlgemüse gehen 95 % Vitamin C, 60 % Vitamin $B_1$ und 40 % Vitamin $B_2$ verloren.

Auch sog. „haltbare" Lebensmittel haben Mikronährstoffverluste. So verlieren z. B. pro Monat: Konserven 1 %, Tiefkühlware 3 %, vorgefertigte Speisen 5 %, nicht blanchiertes Gemüse 17 %.

**Tab. 1.6** Mikronährstoffverluste bei der Herstellung von weißem Auszugsmehl Type 405 [175, 1222]

| Nährstoff | Verlust in % |
|---|---|
| Carotin | 74 % |
| Chrom | 40 % |
| Cobalt | 89 % |
| Eisen | 76 % |
| Kalium | 77 % |
| Kalzium | 60 % |
| Kupfer | 68 % |
| Magnesium | 85 % |
| Mangan | 86 % |
| Molybdän | 48 % |
| Pantothensäure | 82 % |
| Phosphor | 71 % |
| Selen | 70 % |
| Vitamin $B_1$ | 88 % |
| Vitamin $B_2$ | 79 % |
| Vitamin $B_3$ | 86 % |
| Vitamin $B_6$ | 59 % |
| Zink | 78 % |

## Veränderte Essgewohnheiten

Aufgrund von **Stress und Zeitmangel** essen viele Menschen in Schnellimbissen und Kantinen oder greifen auf andere vorgefertigte und warmgehaltene Nahrung zurück. Beispiele für Nährstoffverluste:

**Tab. 1.5** Mikronährstoffverluste im Rahmen der Mehlproduktion

| Element | Tagesbedarf für Erwachsene (DGE 1991) | Gehalt in 100 g Vollkorn-Weizenmehl | Gehalt in 100 g Weißmehl | Verlust durch Raffinierung |
|---|---|---|---|---|
| Chrom | 50–200 µg | 175 µg | 23 µg | 87 % |
| Eisen | 10–12 mg | 0,8–3,1 mg | 0,35–0,91 mg | 81 % |
| Kupfer | 1,5–3 mg | 0,18–0,62 mg | 0,062–0,063 mg | 70–90 % |
| Mangan | 2–5 mg | 2,4–3,7 mg | 0,21–0,35 mg | 91 % |
| Molybdän | 75–250 µg | 30–66 µg | 16–39 µg | 50 % |
| Selen | 20–100 µg | 4–71 µg | 1–63 µg | 11–75 % |
| Zink | 12–15 mg | 2,1–6,3 mg | 0,39–1,05 mg | 83 % |

**Tab. 1.7** Verlust von Nährstoffen durch Herstellungsverfahren, Lagerung und Verarbeitung [122, 716]

| Lebensmittel | Verarbeitung | Nährstoffe | Verlust |
|---|---|---|---|
| Aprikosen | Tiefgekühlt | Vitamin C | 25 % |
| Brot | Gebacken und für 3 Tage gelagert | Vitamine $B_1$, $B_6$ | 25 % |
| Erdbeeren | Tiefgekühlt | Vitamin C | 45 % |
| Fisch | Konserve | B-Vitamine | 70 % |
| Gemüse | Gekocht | Vitamine $B_1$, $B_2$, C, Folsäure | 50–75 % |
| Gemüse | Gedämpft | Vitamine $B_1$, C, Folsäure | 30–40 % |
| | Gekocht | Carotinoide | 20–35 % |
| | Konserve | Vitamin A | 20–30 % |
| Gemüse (z. B. Spinat, Blumenkohl, Lauch) | Gekocht | Magnesium, Zink, Kalzium | 25–40 % |
| Hähnchen | Tiefgekühlt | Vitamine $B_1$, $B_2$, Niacin | 20–40 % |
| Hülsenfrüchte | Gekocht | B-Vitamine | 35–50 % |
| Hülsenfrüchte (z. B. Bohnen, Linsen) | Gekocht | Kupfer, Eisen, Zink | 15–30 % |
| Milch | Pasteurisiert | Vitamin C, B-Vitamine | 10–25 % |
| | Ultrahomogenisiert | Vitamin C, Folsäure | 15–30 % |
| Pflanzenöle (z. B. Sonnenblumenöl, Sojaöl) | Raffiniert | Vitamin E | 70 % |
| | Lichtexposition über mehrere Monate | Vitamin E | 30–60 % |
| Reis, poliert | Gekocht | Vitamine $B_1$, $B_2$, $B_6$ | 50 % |
| Rindfleisch | Gebraten | Vitamine $B_1$, $B_6$, Pantothensäure | 35–60 % |
| Schweinefleisch | Gebraten | Kalium, Magnesium | 25–30 % |
| Vollkornteigwaren | Gekocht | Eisen, Magnesium, Kalium | 25–40 % |
| Weizenmehl, Reis | Raffiniert | Vitamin E, B-Vitamine, die meisten Mineralstoffe und Spurenelemente | 50–95 % |

Aufgeschnittene Tomaten verlieren pro Stunde 50 % Lycopin, geputzter Salat und zerkleinertes Gemüse verlieren durch Kontakt mit Licht und Sauerstoff pro Stunde 30 % Vitamine.

Besonders mangelgefährdet sind **kranke und ältere Menschen.** Oft sind sie auf das Essen in Krankenhäusern oder Altenheimen angewiesen. Die lange gekochte und häufig pürierte Nahrung enthält kaum Nährstoffe.

**STUDIEN**

**Krankenhauskost:** In einer Studie zur englischen Krankenhauskost enthielten 100 g Erbsen beim Auftauen 20,5 mg Vitamin C, nach dem Kochen 8,1 mg, nach 1 Stunde im Warmhaltewagen 3,7 mg und auf dem Teller des Patienten nur noch 1,1 mg [285]. In einer Freiburger Studie zur Qualitätssicherung im Krankenhaus zeigte sich, dass der Mikronährstoffgehalt der Nahrung kaum ausreicht, die wichtigsten Mangelerscheinungen zu vermeiden [439].

**Ältere Patienten:** 1987 und 1988 wurden in der BRD die Vitaminversorgung bei Personen in Privathaushalten und bei relativ hochbetagten und multimorbiden Personen in zwei Altersheimen und einem geriatrischen Krankenhaus mit klinisch-chemischen Methoden untersucht. Der Vergleich ergab bei multimorbiden, hochbetagten Menschen eine weit verbreitete Unterversorgung an Vitaminen, vor allem A und C. Bei 37 % dieser Patienten waren die Vitamin-C-Plasmakonzentrationen als niedrig einzustufen (< 30 µmol/l), mehr als 5 % der geriatrischen Patienten hatten Plasmaspiegel (< 10 µmol/l), die auf eine Skorbutgefährdung hindeuten. 9 % der multimorbiden Patienten hatten Vitamin-A-Plasmakonzentrationen, die einen Mangel anzeigen (< 0,70 µmol/l), und bei 37 % waren die Spiegel zu niedrig (marginaler Vitamin-A-Mangel) [575, 1423, 1424].

**Genussmittel:** Die gestiegene Aufnahme von Kaffee, Tee, Nikotin, chininhaltiger Limonade und weißem Zucker führt zu einer Verarmung an Vitaminen der B-Gruppe, Folsäure, Vitamin C, Vitamin E und Vitamin K.

- **Alkohol:** Exzessiver Alkoholgenuss ist gesundheitsschädlich und ein nicht zu unterschätzender Faktor in der Pathogenese von Erkrankungen (z. B. Adipositas, Hyperlipidämien, Gicht, Diabetes, Tumorerkrankungen). Außerdem ist der Bedarf an Mikronährstoffen (Vitamine A, C, K, B-Vitamine, Pantothensäure, Eisen, Kalzium, Magnesium, Mangan, Zink, Cholin bzw. Lecithin) erheblich erhöht.
- **Rauchen:** Rauchen verbraucht die Vitamine A, $B_6$, $B_{12}$, C, Folsäure, Kupfer und Selen. Das Alter hat zusätzlich Einfluss: Die Vitamin-C-Plasmaspiegel älterer männlicher Raucher sind um 50 % schlechter als die Plasmaspiegel jüngerer Raucher (➤ Abb. 1.3) [122].

## 1.4.5 Studien zur Nährstoffversorgung

Aufgrund der Nährstoffverluste in Lebensmitteln wissen wir nicht, wie viele Vitamine wir uns mit der Nahrung zuführen. Zudem ist unser Bedarf durch Genussmittel, Medikamente, Stress und besondere Lebenssituationen starken Schwankungen unterworfen.

Alle im Folgenden aufgeführten Studien weisen erhebliche Mängel an Mikronährstoffen nach. Besonders bedenklich sind Folsäureverluste bei Frauen im gebärfähigen Alter (➤ Kap. 2.3.7: Versorgungssituation), der Mangel an Pyridoxin bei Kindern (➤ Kap. 4.2.4) sowie an den Mineralstoffen Kalzium und Magnesium im Hinblick auf die frühzeitige Initiation einer Osteoporose (➤ Kap. 6.11.3).

**STUDIEN**

**Nationale Verzehrsstudien:** Wie die Nationale Verzehrsstudie II (2005–2006) mit über 15.000 Teilnehmern zeigte, erreichen in Deutschland z. B. Frauen im Altern von 19–24 Jahren die Referenzwerte folgender Nährstoffe nicht:

- **Vitamin C:** 34 % der Frauen
- **Vitamin $B_{12}$:** 33 % der Frauen
- **Folsäure:** 80 % der Frauen
- **Eisen:** 83 % der Frauen

Kaum ein Bundesbürger kommt an die (niedrigen) Empfehlungswerte der DGE für Folsäure, Jod, Kalzium, Vitamin A, Vitamin D und Ballaststoffe heran [919].

**ESVITAF (1986), Verzehrsstudie in Burgund (1986), Studie in Val sur Marne (1991):** Die gemeinsame Auswertung von 3 großen französischen Studien ergab vor allem Defizite an den Vitaminn E, D und Folsäure sowie an Zink und Magnesium (➤ Tab. 1.8) [1288 a].

**US-Landwirtschaftsministerium (1981, 1986):** In einer amerikanischen Studie wurden über 37.700 Menschen untersucht und die Aufnahme von 11 essenziellen Nährstoffen analysiert. Demnach nahmen viele US-Bürger weniger Nährstoffe zu sich als die RDA empfahl, bei Magnesium und Vitamin $B_6$ erreichten 3 Viertel der Teilnehmer die Empfehlungen nicht. In einer späteren Studie erreichte kaum einer der 21.500 Teilnehmer die von der FDA empfohlenen Minimalwerte für die Vitamine A, $B_1$, $B_2$, $B_6$, $B_{12}$, Kalzium und Eisen [1394, 1395].

**PRAXISTIPP**

Viele Menschen leiden unter einem latenten Mikronährstoffmangel, obwohl sie übergewichtig sind.

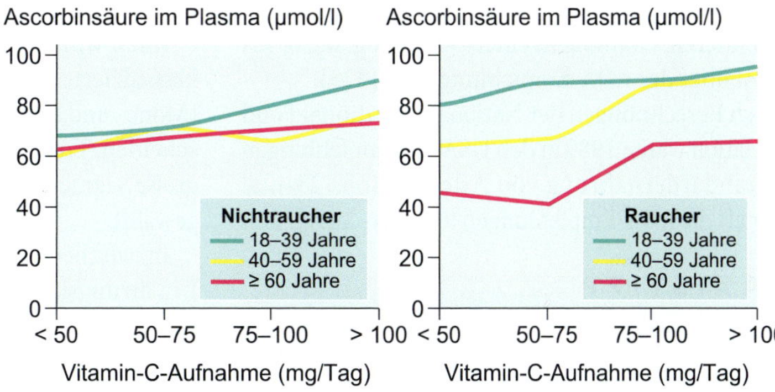


**Abb. 1.3** Vitamin-C-Plasmakonzentrationen bei Männern (Nichtraucher und Raucher) in Abhängigkeit von der Vitamin-C-Aufnahme und vom Alter. (Nach [122]; [L141])

**Tab. 1.8** Anteil der französischen Bevölkerung, bei dem die empfohlenen Minimalwerte nicht durch die Ernährung gedeckt werden

| Nährstoffmangel | Männer | Frauen |
|---|---|---|
| Eisen | 5 % | 55–90 % |
| Folsäure | 40–90 % | 50–90 % |
| Kalzium | 20 % | 30 % |
| Magnesium | 60 % | 80 % |
| Niacin | 49,5 % | 49,3 % |
| Vitamin A | 12–60 % | 9–50 % |
| Vitamin $B_1$ | 43–80 % | 69–80 % |
| Vitamin $B_2$ | 27–60 % | 24,6–60 % |
| Vitamin $B_6$ | 67,5–80 % | 90–92 % |
| Vitamin C | 25–60 % | 15–60 % |
| Vitamin D | 90–98 % | 90–98,6 % |
| Vitamin E | 40–100 % | 75–100 % |
| Zink | 80 % | 90 % |

## 1.4.6 Ernährungstherapeutische Grundsätze

### Zufuhrempfehlungen

Früher zielten Zufuhrempfehlungen darauf ab, Mangelerkrankungen zu vermeiden. Aufgrund neuerer wissenschaftlicher Erkenntnisse stehen nun jedoch die Prävention und die begleitende Behandlung chronischer Erkrankungen im Vordergrund. Demzufolge wurden bzw. werden die Werte z. T. deutlich nach oben korrigiert. Da es in der Praxis zunehmend schwieriger wird, die Zufuhrempfehlungen ausschließlich durch den Verzehr der verfügbaren Lebensmittel zu erreichen, halten immer mehr Ernährungswissenschaftler eine Supplementierung von Nährstoffen für sinnvoll. Die meisten Ernährungsexperten in den USA supplementieren Vitamine in einer Dosierung, die 6- bis 10-mal über der RDA-Empfehlung liegt [325].

Nach Berechnungen der National Nutritional Food Association waren 1989 in den USA die Empfehlungen zur Standardernährung von Affen in Zoos 23-mal höher als die RDA-Empfehlungen für Menschen [703].

**PRAXISTIPP**

Wichtig ist es, den Patienten zu vermitteln, dass der Einsatz von Nährstoffpräparaten keine „Ersatzlösung" für schlechtes Ernährungsverhalten sein sollte.

### Ernährungskreis und Ernährungspyramide

Die DGE entwickelte den sog. Ernährungskreis (➤ Abb. 1.4) und in den USA entwarfen Wissenschaftler des U. S. Departments of Agriculture (USDA) die Ernährungspyramide, in denen die Gesamtheit der Lebensmittel in verschiedene Gruppen eingeteilt wird. Beide Modelle propagieren eine abwechslungsreiche Ernährung, kein Lebensmittel ist kategorisch verboten.

Der Ernährungskreis der Deutschen Gesellschaft für Ernährung e. V. (DGE) ist ein Beispiel für eine vollwertige Ernährung. Er teilt das reichhaltige Lebensmittelangebot in 7 Gruppen ein und erleichtert so die tägliche Lebensmittelauswahl. Getränke bilden mit einer täglichen Trinkmenge von 1,5 Litern mengenmäßig die größte Lebensmittelgruppe. Je größer ein Segment des Kreises ist, desto größere Mengen sollten aus der Gruppe verzehrt werden. Lebensmittel aus kleinen Segmenten sollten dagegen sparsam verwendet werden. Für eine abwechslungsreiche Ernährung sollte die Lebensmittelvielfalt der einzelnen Gruppen genutzt werden.

Beide Modelle entstanden unter der Prämisse, das zunehmende Problem „Übergewicht" anzugehen. Hauptverantwortlich schien eine zu hohe Fettzufuhr zu sein, die infolgedessen minimiert werden sollte (auf unter 30 %). Zur Veranschaulichung bewertete man Fett pauschal als „schlecht" und wählte in beiden Modellen sehr kleine Segmente für Fette und Öle (entsprechend einer geringen Verzehrsmenge). Dabei wurde nicht berücksichtigt, dass pflanzliche Öle im Gegensatz zu tierischen Fetten einen hohen Anteil an einfach und mehrfach ungesättigten Fettsäuren enthalten und unterschiedliche Wirkungen auf den Stoffwechsel der Lipoproteine im Blut (Cholesterin und Triglyceride) haben.

Auch wurden Kohlenhydrate pauschal als „gut" klassifiziert, ohne zwischen „leeren" Kohlenhydraten (Mono- und Disacchariden) und komplexen zu unterscheiden. Entsprechend wurden in beiden Modellen große Segmente für Getreideprodukte und Kartoffeln gewählt.

Inzwischen verweisen Wissenschaftler darauf, dass Ernährungskreis bzw. -pyramide in ihrer bisherigen Form komplexe Zusammenhänge zu vereinfacht darstellen und dadurch z. T. falsche Empfehlungen transportieren.

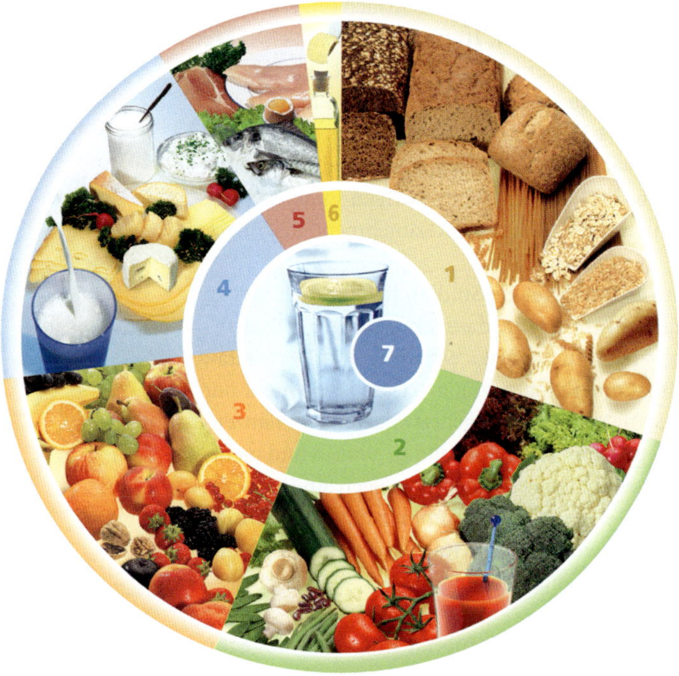


© DGE

**Abb. 1.4** DGE-Ernährungskreis®. 1: Getreide, Getreideprodukte, Kartoffeln; 2: Gemüse, Salat; 3: Obst; 4: Milch und Milchprodukte; 5: Fleisch, Wurst, Fisch; 6: Öle, Fette; 7: Getränke. (©: Deutsche Gesellschaft für Ernährung e.V., Bonn, [W245])

## Praktische Umsetzung – neue Ansätze

Der von Wissenschaftlern der Harvard School of Public Health mittlerweile aufgestellte „gesunde Teller" betont die im Folgenden aufgeführten Ernährungsprinzipien [635].

### Fett ist nicht nur schlecht

Die Empfehlung der DGE, nur ca. 30 % der Nahrungsenergie in Form von Fett aufzunehmen, war auf den wichtigsten Risikofaktor für Herz-Kreislauf-Erkrankungen ausgerichtet, das zunehmende „Übergewicht". Dass dieser Zusammenhang falsch ist, lässt sich anhand der Ernährung der Kreter aufzeigen. Sie decken 40 % ihrer Gesamtenergiezufuhr mit Fetten und weisen trotzdem ein sehr niedriges Herzinfarktrisiko auf. Dies ist auf den hohen Anteil an einfach (Olivenöl) und mehrfach (v. a. Omega-3-Fettsäuren in Fisch) ungesättigten Fettsäuren zurückzuführen.

**PRAXISTIPP**

Übergewicht lässt sich am besten durch Beschränkung der Gesamtenergiezufuhr vermeiden, nicht durch eine pauschale Einsparung von „Fettkalorien".

**Beispiel Nüsse** Bis in die 1990er Jahre galten Nüsse mit ihrem relativ hohen Fettgehalt als „Kalorienbomben". Daher wurde empfohlen, sie nur in geringem Umfang zu verzehren. Epidemiologische Studien aus den USA zeigen jedoch, dass ein häufiger Verzehr von Nüssen sogar das Herzinfarktrisiko senken kann.

**STUDIEN**

Die Nurses' Health Study wird seit 1976 mit etwa 122.000 (Kohorte 1) bzw. seit 1989 mit etwa 117.000 (Kohorte 2) US-amerikanischen Krankenpflegerinnen durchgeführt [262]. Sie zeigte, dass bei häufigem Nussverzehr (≥ 140 g pro Woche) das relative Risiko von tödlichen Herzinfarkten um 39 % und von nicht-tödlichen um 32 % gesenkt wird [655].

Verschiedene klinische Studien bestätigen einen positiven Einfluss von Nussölen auf den Cholesterin-Serumspiegel. Zurückgeführt wird dies auf den hohen Anteil an einfach und mehrfach ungesättigten Fettsäuren im Nussöl. Hinzu kommt, dass Nüsse sekundäre Pflanzenstoffe (Carotinoide, Flavonoide und Isoflavone [➤ Kap. 2.1.2] sowie Phytosterine [➤ Kap. 2.1.3]) enthalten, die ihrerseits cholesterinsenkend wirken. Auch die Beteiligung anderer Inhaltsstoffe an den beobachteten positiven Effekten (z. B. Vitamin E oder Folsäure) wird zunehmend diskutiert.

**Tumorrisiko** Neuere Studien liefern auch keinen Anhaltspunkt dafür, dass eine hohe Fettzufuhr pauschal das Tumorrisiko erhöht (v. a. für Prostata-, Mamma- und Kolonkarzinom). Das gilt vielmehr nur für gesättigte Fette. Im Gegensatz dazu wird Pflanzenölen wegen ihres hohen Gehalts an einfach und mehrfach ungesättigten Fettsäuren in einigen Studien sogar eine leichte Senkung des Tumorrisikos bescheinigt. Allerdings bedarf es zur Bekräftigung dieser Befunde noch weiterer Untersuchungen.

**Trans-Fettsäuren** Einig ist man sich dagegen über die negative Wirkung von trans-Fettsäuren (➤ Kap. 2.7.1), die u. a. bei der Fetthärtung durch partielle Hydrogenierung entstehen. Sie sind z. B. in Margarine, Backwaren, gebratenen und frittierten Lebensmitteln zu finden und verursachen eine Erstarrung der Zellmembranen (➤ Abb. 1.5). In der Folge können keine Transport- oder Funktionsproteine in die Zellmembran eingebaut werden. Eine Arbeitsgruppe an der Universität Saarland konnte diesen Zusammenhang inzwischen bestätigen (➤ Kap. 2.7.1: Bedeutung von Fettsäuren in Membranen) [940, 1393].

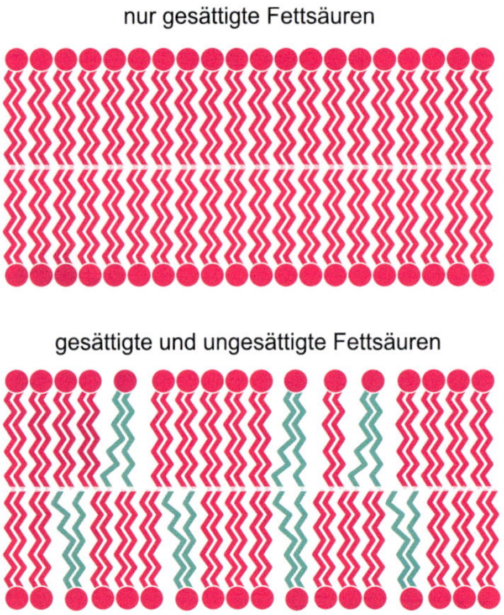


**Abb. 1.5** Schematischer Aufbau einer Zellmembran mit gesättigten bzw. einfach ungesättigten Fettsäuren. [L141]

## Der Irrtum mit den Kohlenhydraten

Im Gegenzug zu der Empfehlung, die Fettzufuhr auf 30 % zu reduzieren, musste entweder der Eiweiß- oder der Kohlenhydratanteil an der Energiezufuhr erhöht werden. Eine erhöhte Eiweißzufuhr wurde ausgeschlossen, da sie meist mit einer hohen Zufuhr von gesättigten Fettsäuren verbunden ist (z. B. in rotem Fleisch). Doch auch die daraufhin gegebene Empfehlung, die Kohlenhydratzufuhr auf 55 % der Nahrungsenergie zu erhöhen, stellte sich später als Irrtum heraus.

Eine derartige Umstellung der Nährstoffzusammensetzung (von Fett auf Kohlenhydrate) wirkt sich negativ auf den Cholesterinspiegel aus und erhöht das Risiko für Herz-Kreislauf-Erkrankungen, wie kontrollierte Verzehrsstudien ergaben: Werden gesättigte Fettkalorien durch Kohlenhydratkalorien ersetzt, sinkt zwar der Gesamtcholesterinspiegel, allerdings auch der HDL-Spiegel. Zudem steigt der Triglyceridspiegel an. Noch schlechter wirkt sich die Umstellung von einfach und mehrfach ungesättigten Fettsäuren auf Kohlenhydrate aus: Die LDL-Werte steigen bei gleichzeitiger Abnahme der HDL-Werte, so dass sich das Verhältnis von LDL zu HDL verschlechtert.

Um die Wirkungen der Kohlenhydratzufuhr auf den Organismus zu betrachten, empfiehlt es sich, die Kohlenhydrate in 3 Gruppen einzuteilen:

- **Einfache Kohlenhydrate (Mono- und Disaccharide),** auch als „leere Kohlenhydrate" bezeichnet, liefern zwar Energie, aber keine begleitenden Vitamine und Mineralstoffe. Sie sind zu meiden.
- **Stärke aus raffinierten Kohlenhydraten und Kartoffeln:** Durch Raffinierungsprozesse werden Vitamine und Mineralstoffe entfernt, daher sind z. B. Weißmehl oder weißer Reis keine wertvolle Kohlenhydratquelle. Die schnelle Resorption erhöht den Blutzuckerspiegel und die Insulinproduktion. Hohe Blutzucker- und Insulinspiegel führen außerdem zu einem Triglyceridanstieg im Serum und zu einer HDL-Senkung. In ver-

schiedenen Studien wurde ein erhöhtes Risiko für Herz-Kreislauf-Erkrankungen und für Typ-2-Diabetes durch eine hohe Zufuhr von Stärke aus raffinierten Kohlenhydraten und Kartoffeln. Dagegen sank das Risiko für diese Krankheiten durch eine hohe Zufuhr von Ballaststoffen.

**STUDIEN**

Studien ermittelten neben einem erhöhten Risiko für Herz-Kreislauf-Erkrankungen [848] ein erhöhtes Risiko für Typ-2-Diabetes [17, 588] durch eine hohe Zufuhr von Stärke aus raffinierten Kohlenhydraten und Kartoffeln. Dagegen sank das Risiko für diese Krankheiten durch eine hohe Zufuhr von Ballaststoffen.

- **Komplexe Kohlenhydrate** sind neben wertvollen Vitaminen und Mineralstoffen in Vollkornprodukten enthalten. Die Ballaststoffe verlangsamen die Glucoseresorption und damit den Anstieg des Blutzuckerspiegels.

**PRAXISTIPP**

Immer wieder wird eine Reduzierung der Kohlenhydratzufuhr als „gesund" empfohlen. Damit sollen das Gewicht reduziert und der Blutzucker gesenkt werden. Für einen kurzen Zeitraum bis maximal 6 Monate ist dies machbar, aber dann überwiegen die zum Teil erheblichen Probleme. In einer Studie mit 25.000 Teilnehmern kam es zu folgenden Ergebnissen [922]:

- Zunahme des gesamten Mortalitätsrisikos um 32 %
- Zunahme des KHK-Risikos um 51 %
- Zunahme des Schlaganfallrisikos um 50 %
- Zunahme des Risikos für ein Malignom um 35 %

Bei Patienten mit einem BMI > 30 kg/m² sind die Zahlen um 10 % höher.

Zudem steigert eine kohlenhydratreiche Ernährung den Serotoninspiegel im Gehirn, da die Insulinfreisetzung den Abbau von BCAA (Valin, Leucin, Isoleucin) fördert und diese an der Blut-Hirn-Schranke nicht mit Tryptophan konkurrieren (➤ Kap. 2.6.2). Dies ist eine mögliche Erklärung für vermehrte Depressionen bei kohlenhydratarmer Ernährung.

### Alkohol in geringen Mengen ist unbedenklich

Das „Gläschen in Ehren" erlebt eine Renaissance, da Studien auf positive Wirkungen geringer Alkoholmengen auf den Organismus hindeuten [273, 772]. Dass geringe Mengen an Alkohol gesundheitsförderlich sein sollen, ist allerdings umstritten.

**PRAXISTIPP**

Aufgrund der Schädlichkeit von Alkohol sollte wenn möglich kein Alkohol konsumiert werden. Gelegentliche geringe Mengen an Alkohol sind aber sicher unbedenklich, sofern keine Erkrankung der Leber oder des Pankreas vorliegt (➤ Kap. 6.7.1, ➤ Kap. 6.7.3). Der hohe Energiegehalt (7 kcal/g), und das beim Abbau entstehende Acetaldehyd, das Leber, Pankreas, Myokard, Magen-Darm-Trakt und Zentralnervensystem schädigen kann, sollten immer beachtet werden. Außerdem ist das Suchtpotenzial erheblich.

### Milchprodukte nicht im Übermaß

Auch bei Milchprodukten findet ein Umdenkungsprozess statt. Bisher wurde eine hohe Zufuhr empfohlen, um zur Osteoporoseprävention auf die empfohlene Kalziummenge von 1.000 mg/Tag zu kommen. Allerdings ergaben groß angelegte Prospektivstudien keine Senkung des Osteoporoserisikos durch erhöhten Konsum von Milchprodukten. Eine abschließende Bewertung steht noch aus.

Bei dem erhöhten Kalziumbedarf während und nach der Menopause könnte zur Osteoporoseprophylaxe eine Kalziumsupplementierung eine gute Alternative darstellen. Allerdings werden Supplementierungen mit Kalzium heute kritisch beurteilt. Bei dem oft bestehenden Mangel am Vitamin D, Magnesium und Vitamin K kann können sie das Kalzium kumulieren lassen. Dies kann dann Auslöser für eine Atherosklerose und/oder Nierensteine sein.

### Hauptsächlich Nahrung mit hoher Nährstoffdichte essen

Die Nährstoffdichte bezeichnet den Nährstoffgehalt eines Lebensmittels im Verhältnis zu seinem Energiegehalt. Günstig ist sie bei Obst, Gemüse und Vollkornprodukten. Weißmehl-, Zucker- sowie Fertigprodukte enthalten dagegen kaum essenzielle Nährstoffe und haben somit nur eine geringe Nährstoffdichte. Eine gesund erhaltende Ernährung sollte also aus pflanzlichen, ballaststoffreichen Nahrungsmitteln mit hoher Nährstoffdichte (Vollkornprodukte; Gemüse, Obst) bestehen.

**10 neue Regeln für eine gesund erhaltende Ernährung**

1. Abwechslungsreich, aber nicht zu viel essen. Häufiger kleine Mahlzeiten.
2. „Gesunde" einfach bis mehrfach ungesättigte Fette in Form von Pflanzenölen, Ölsaaten und Nüssen bevorzugen.
3. Zucker und Weißmehlprodukte meiden, dafür „gesunde" Kohlenhydrate in Form von Vollkornprodukten verzehren.
4. Gemüse und Obst sind unbegrenzt erlaubt.
5. Weniger rotes Fleisch, dafür mehr Geflügel und Fisch essen.
6. Nicht zu viele Milchprodukte konsumieren.
7. Alkohol ist in moderaten Mengen, aber nicht täglich, möglich.
8. Lieber mit Kräutern anstatt mit Salz würzen.
9. Möglichst frisch (alternativ: Tiefkühlprodukte) und schonend zubereiten.
10. Bevorzugt Produkte der Saison und der Region wählen.

## 1.5 Elektrochemische Aspekte in der Ernährungstherapie

Die Lebensmittelchemie stellt mit hoher Präzision die Inhaltsstoffe eines Lebensmittels fest und liefert entscheidende Aussagen zur Qualität von Lebensmitteln. Will man die „Mittel zum Leben" allerdings in einer ganzheitlichen Weise betrachten, muss das „Lebendige" im Lebensmittel ebenfalls in die Qualitätsdiskussion eingehen, denn der Biochemiker Erwin Chargaff (1905–2002) stellte fest: „Leben ist das, was im Reagenzglas verschwindet". Und der Lebensmittelchemiker Josef Schormüller (1903–1974) betonte: „Die Beurteilung der Lebensmittel erfolgt oft rein **statisch** aufgrund arithmetischer Summierungen aller gefundenen Bestandteile. Diese historisch verständliche Einseitigkeit darf aber nicht darüber hinwegtäuschen, dass wir damit nur einen Teil der Eigentümlichkeit unserer Lebensmittel erfassen. So ergibt sich die zweite Seite unserer Wissenschaft, die zunehmende Bedeutung erlangt und über Gesichtspunkte alter Prägung hinausreicht, indem sie **dynamische** Aspekte berücksichtigt." [1215]

Zur Ergänzung der Chemoanalyse sind mindestens 2 praxisrelevante Wege vorstellbar:

- **Auswertung von Bioindikatoren:** z. B. das Futterwahlverhalten von Tieren: Tiere wählen instinktiv das jeweils optimalere Nahrungsangebot.
- **Redoxpotenzialmessungen:** z. B. die Neutralisierungskapazität für freie Radikale (➤ Kap. 3.1).

### 1.5.1 Elektrochemische Grundlagen

#### Redoxreaktionen im Stoffwechsel

Viele Teilschritte im Stoffwechsel vollziehen sich als elektrochemische Redoxreaktionen mit einem Übergang von Elektronen:

- Ein Stoff kann Elektronen erhalten (und wird dadurch reduziert) oder Elektronen abgeben (und wird dadurch oxidiert).
- Bei korrespondierenden Redoxpaaren fungiert der eine Partner als Elektronenspender (Donator), der andere als Elektronenfänger (Akzeptor).
- Die Elektronen wandern nur bei entsprechendem Potenzialunterschied (messbar in mV) vom Donator zum Akzeptor.

Mit der täglichen Ernährung nehmen wir elektronenreiche Stoffe auf, die dem Körper im Rahmen von Energie abbauenden Kaskaden (➤ Abb. 1.6) Elektronen zur Neutralisierung von freien Radikalen zur Verfügung stellen.

Damit nimmt der Körper „negative Systeme" (gekennzeichnet durch niedrige Redoxmesswerte) auf und scheidet nach deren elektronenenergetischem Abbau „positive Systeme" (hohe Redoxmesswerte) wieder aus.

Das gesamte Spannungspotenzial zwischen aufgenommener Nahrung und Ausscheidung beträgt etwa **1,3 V.** Die einzelnen Abbaustufen müssen sich naturgemäß im mV-Bereich bewegen. Je größer die Spannungsdifferenzen zwischen ihnen sind, desto größer ist die „Reduktionskraft", die dem Körper zur Verfügung gestellt wird. Theoretisch bedeuten **18 mV jeweils eine Verdoppelung bzw. Verminderung** dieser „Reduktionskraft" z. B. zur Neutralisierung freier Radikale.

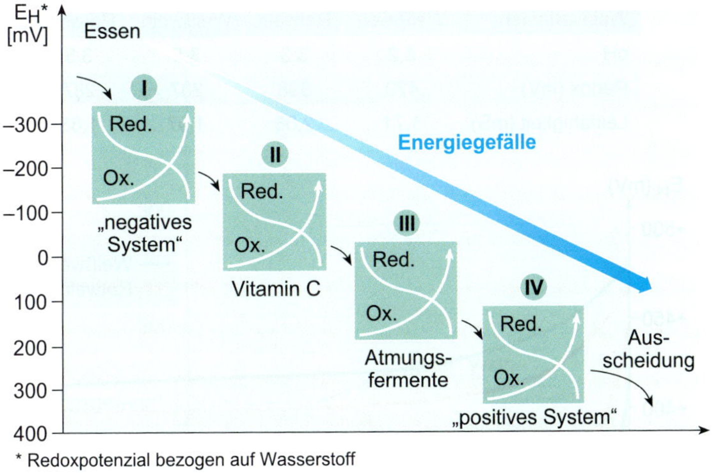


**Abb. 1.6** Energie abbauende Redoxkaskaden. [L141]

## Qualität von Lebensmitteln

### Redoxmessungen

Lebensmittel besitzen chemische Verbindungen mit Redoxpaaren unterschiedlicher mV-Messwerte und Potenzialdifferenzen. Diese elektrochemischen Merkmale können heute über spezielle Elektroden in empfindlichen Messvorrichtungen festgestellt werden. Potenziale bauen sich auf, weil eine „chemische Triebkraft“ zur Redoxreaktion, also zum Elektronentransfer, existiert. Je größer diese Kraft ist, desto größer ist die zu beobachtende Spannung, die sogenannte elektromotorische Kraft. Diese verhält sich direkt proportional zur Abnahme der freien Enthalpie des reagierenden Systems. Das hat aus thermodynamischer Sicht Konsequenzen für den Körper im Hinblick auf die Enthalpie, den **„Ordnungsgewinn“** durch Lebensmittel (s. unten).

**PRAXISTIPP**

Je stärker das Bestreben in einem Lebensmittel ist, seine Elektronen an einen Reaktionspartner abzugeben, desto niedriger ist der Wert seines Redoxpotenzials (in mV) und desto stärker ist seine antioxidative Kraft.

#### Exkurs: Ausgangspunkt Wasserqualität

Auf der Suche nach einer Qualitätsdefinition, die auch das „Lebendige in Lebensmitteln“ erfasst, erwies sich die von dem französischen Hydrologen L. C. Vincent in den 1950er Jahren entwickelte dreidimensionale Methode zur Beurteilung der Wasserqualität als zielführend, die auf 3 Parametern basiert: pH-Wert, Redoxpotenzial und elektrischer Widerstand. 1952 hatte der ungarische Biomathematiker J. G. Kemeny festgestellt, dass sich mit ihnen biologisches Terrain komplett beschreiben lasse, da diese 3 Parameter das **„Leben in seiner Gesamtheit“** erfassen.

Damit wurde das gesundheitlich relevante Redoxpotenzial, das als Mischpotenzial gemessen wird, in die Diskussion eingeführt und für die Lebensmittelbeurteilung zugänglich gemacht [591, 592]. Zuvor waren Redoxmessungen lediglich auf die mikrobiologische Lebensmittelüberwachung oder Abwassertechnik beschränkt gewesen.

### „Ordnungsfunktion“ von Lebensmitteln

Dass Lebensmittel thermodynamisch begründbare „Ordnungsfunktionen“ ausüben, bringt der Physiker und Nobelpreisträger Erwin Schrödinger (1887–1961) in die Diskussion ein, wenn er behauptet: **„Der Körper ernährt sich von negativer Entropie.“** (Entropie = Unordnung; negative Entropie = Ordnung).

Zur Konkretisierung des thermodynamischen Zusammenhangs sei Wein als praktisches Beispiel angeführt. Anhand der elektrochemisch ermittelten Qualitäten von 2 Bio-Weinen (EQC-Labor Bernhard Staller, Kelheim) können bereits einige praxisrelevante Schlüsse gezogen werden (➤ Abb. 1.7):

kolorektalen Karzinomen oder Divertikulose größere Wertschätzung, und seit ca. 20 Jahren stehen die sog. **bioaktiven oder sekundären Pflanzenwirkstoffe** in pflanzlichen Lebensmitteln im Zentrum wissenschaftlichen Interesses. Letztere verhalfen auch dazu, Erklärungsnotstände zwischen den klassischen Ernährungsempfehlungen und der Empirie zu überwinden.

**PRAXISTIPP**

Mit einer vielseitigen Kost nehmen wir täglich ca. 1,5 g an sekundären Pflanzenwirkstoffen auf.

Die sekundären Pflanzenstoffe sichern nicht nur das Überleben der Pflanze, sondern entfalten auch eine gesundheitsförderliche Wirkung im menschlichen Körper. Allerdings stehen diese Substanzen dem Menschen (als Konsument innerhalb der Nahrungskette) nur in begrenztem Maß zur Verfügung: Je höher der Verbrauch an diesen Stoffen in der Pflanze selbst ist oder je schlechter ihre laufende Nachbildung, desto geringer ist die Verfügbarkeit für den Menschen.

**PRAXISTIPP**

Je stressärmer, d. h. je artgerechter die Pflanzenproduktion erfolgt, desto mehr sekundäre Pflanzenwirkstoffe können für die Ernährung aus der Pflanze gewonnen werden.

Als sekundäre Pflanzenwirkstoffe werden sehr unterschiedliche Stoffgruppen bezeichnet, die aus etwa 5.000–10.000 verschiedenen Substanzen bestehen (➤ Kap. 2.1.1). So sind z. B. im Weißkohl, dem schon immer ein hoher gesundheitlicher Wert beigemessen wurde, 49 sekundäre Pflanzenwirkstoffe nachweisbar. Die weltweite Erforschung sekundärer Pflanzenstoffe steht jedoch noch am Anfang:

- Anzahl sekundärer Pflanzenstoffe: geschätzt 400.000,
- davon ca. 100.000 bekannt,
- davon ca. 10.000 bioaktive Verbindungen in Lebensmitteln weltweit vermutet,
- davon ca. 5.000 näher bekannt,
- davon ca. 200–250 in deutschen Lebensmitteln,
- davon ca. 80–125 näher untersucht.

Die einzelnen sekundären Pflanzenwirkstoffe lassen sich mit chemoanalytischen Methoden (ORAC, FRAP, ZEAC) nachweisen, vorausgesetzt, man weiß, wonach zu suchen ist, und verfügt über eine entsprechende Nachweismethode. Solange also keine Nachweismethode vorhanden ist, kann chemoanalytisch kein bioaktiver Stoff gefunden werden, während über das **Redoxpotenzial immer die gesamte Reduktionskraft einer Probe,** z. B. zur Neutralisierung freier Radikale, festgestellt werden kann.

Durch Messung der Redoxpotenziale ist es möglich, die „relative Vorzüglichkeit" der einzelnen Lebensmittelproben schnell und kostengünstig quantitativ zu beurteilen. Denn je **niedriger** der gemessene mV-Wert ist, desto reduzierter, d. h. **elektronenreicher** ist die Probe.

## Lebensmittelqualität und Anbaumethode

Zahlreiche chemoanalytische und elektrochemische Messungen weisen auf einen Zusammenhang zwischen der Anbaumethode der Pflanzen und dem Gehalt an sekundären Pflanzenwirkstoffen bzw. dem Redoxpotenzial hin. So ergab eine 3-jährige Untersuchung am Institut für Ökologischen Landbau (FIBL) in der Schweiz, dass bei der Apfelsorte Golden Delicious ökologisch angebaute Äpfel 18,6 % mehr Phenole und 22 % mehr Flavonoide enthielten als konventionell angebaute.

Untersuchungen am Institut für Obstbau der TU München zeigten ebenfalls, dass zwischen der Stickstoffdüngung einerseits und der Polyphenolproduktion und dem Schorfbefall bei Äpfeln andererseits ein Zusammenhang besteht (➤ Abb. 1.9). Je „triebiger" das Wachstum der Blätter, z. B. durch zu starke Stickstoffdüngung, desto niedriger der Gehalt an Polyphenolen und desto höher der Schorfbefall an Äpfeln [822, 1164].

Einfluss auf die elektrochemische Lebensmittelqualität haben aufgrund eigener Messungen:

- Unausgewogene Düngung (Über- und Unterversorgung)
- Unkraut- und Schädlingsbekämpfungsmittel
- Produktionsmethoden mit verkürzten Vegetationsperioden
- Nicht ortsangepasste Sorten
- Längere Transportzeiten
- Technologische Rohstoffaufbereitung zu „modernen" Nahrungsmitteln.

Ähnliche Beobachtungen gibt es auch bei Tieren: Je stressärmer die Haltung, desto niedriger sind die Redoxwerte im Fleisch.

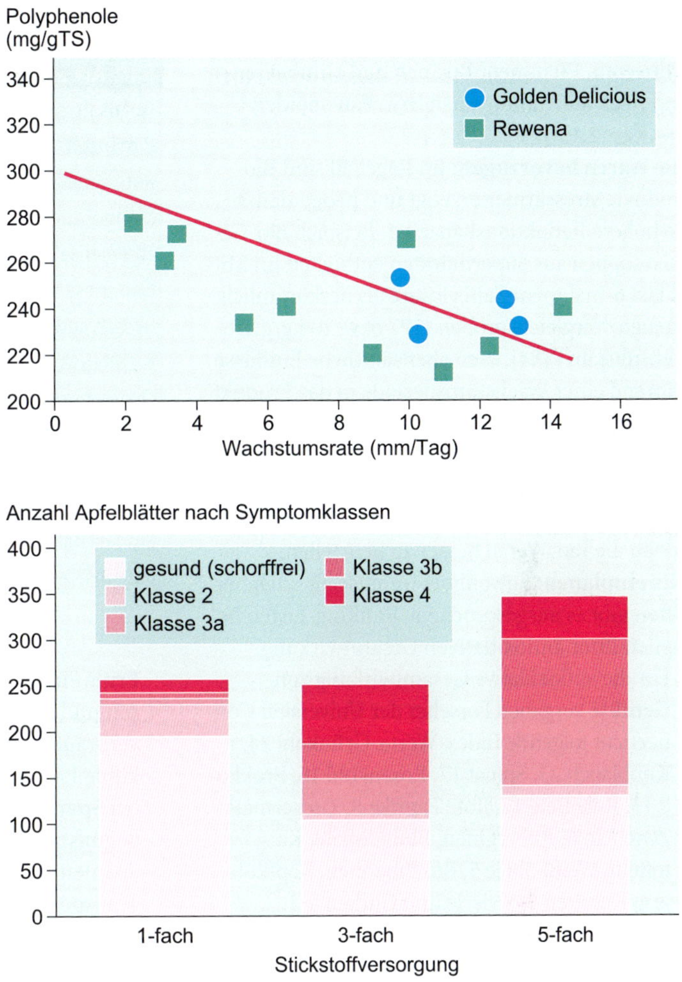


**Abb. 1.9** Einfluss der N-Versorgung von Apfelbäumen auf das Wachstum der Blätter und den Schorfbefall. [L141]

## 1.5.2 Angewandte Elektrochemie

Mit folgenden Maßnahmen lassen sich die dargestellten elektrochemischen Zusammenhänge im Alltag umsetzen.

### Lebensmitteleinkauf

- **Mit allen Sinnen einkaufen:** Die sekundären Pflanzenwirkstoffe konzentrieren sich in Farb- und Aromastoffen. Deswegen können Aussehen und Geruch der Lebensmittel bereits Hinweise geben. Auch die Reife (meist zu tasten) spielt eine herausragende Rolle.
- **Sich eine Mindest-Warenkunde aneignen** – sonst lässt sich ein optimierter Lebensmittelkauf nicht realisieren. Beispiele:
  - Bei **Eiern** wirkt sich die Hühnerhaltung schon innerhalb eines halben Jahres auf die elektrochemische Qualität aus. Sie verschlechterte sich bei Käfighaltung während der Legeperiode wesentlich stärker als bei Boden- und Freilaufhaltung.
  - Bei **Äpfeln** schwankt der durchschnittliche Vitamin-C-Gehalt sortenabhängig zwischen 0–5 mg/100 g Fruchtgewicht (Morgenduft, Starking) und 30–40 mg/100 g Fruchtgewicht (Bohnapfel, Boskoop, Berlepsch, Ontario).
- **„Farbig" einkaufen:** Da sich in den Farbstoffen die sekundären Pflanzenwirkstoffe konzentrieren,

sollte man immer die farbigeren Varianten wählen. Insbesondere Heidelbeeren, Preiselbeeren, Erdbeeren, Pflaumen, Rosinen und Himbeeren sind reich an Anthocyanen bzw. Flavonoiden (➤ Kap. 2.1.8).

- **Bio-Waren bevorzugen:** Im Regelfall sind Bio-Produkte stressärmer erzeugt und haben damit die höhere Reduktionskapazität. Beispiel: Bio-Gemüsesuppen aus Supermärkten enthielten im Mittel fast 6-mal mehr Salicylsäure als herkömmlich erzeugte Vergleichsproben (177 bzw. 20 ng/g Trockensubstanz) [84]. Weil aber sämtliche Einflüsse während einer Wachstumsperiode in das Produkt eingehen, kann es in der Praxis Überlappungen zwischen schlechteren Bio-Waren und den besten konventionell erzeugten geben, die eine Verallgemeinerung nicht erlauben. In der Tendenz sind jedoch die Bio-Waren besser zu beurteilen.
- **Hits einplanen:** Sowohl bei Gemüse als auch bei Säften gibt es ausgesprochene Ranking-Listen bezüglich ihrer antioxidativen Gesamtwirkung.
  - Für die antioxidative Gesamtwirkung von **Gemüse** vergaben Forscher der Universität Connecticut folgende Index-Werte: Grünkohl 24, Knoblauch 23, Spinat 17, Rosenkohl 16, Brokkoli 13, Rote Bete 12, Rote Paprika 8, Zuckermais 7, Zwiebeln 6, Auberginen, Blumenkohl, Kartoffeln, Weißkohl je 5, Buschbohnen, Kopfkohl je 4, Karotten 3, Sellerie und Gurken je 1.
  - Für **Säfte** könnte eine Zusammenstellung von Messergebnissen (EQC-Labor Bernhard Staller, Kelheim) eine erste Orientierung liefern (➤ Tab. 1.9). Daraus lässt sich die große Streubreite im Marktangebot auf das Produkt ablesen.

**PRAXISTIPP**

Nach Forschungen des Umweltmediziners Kuklinski sind Redoxwerte > 420°mV für den Körper prooxidativ [780]. Dies bedeutet z. B., dass die schlechteren Apfelsäfte dem Körper mehr Elektronen bei ihrer Verstoffwechslung „rauben", als sie selbst einbringen. Diese Apfelsäfte sind also schlechte Geschenke beim Krankenbesuch.

**Tab. 1.9** Übersicht über elektrochemische Saftqualitäten

| Saft-Art | Probenzahl | Redoxwert (mV) |
|---|---|---|
| Apfelsaft | 52 | 150–433 |
| Birnensaft | 3 | 195–331 |
| Rote-Bete-Saft | 5 | 211–257 |
| Mangosaft | 1 | 220 |
| Tomatensaft | 4 | 232–252 |
| Gemüsesaft | 3 | 239–271 |
| Sauerkrautsaft | 3 | 241–568 |
| Karottensaft | 4 | 266–323 |
| Orangensaft | 3 | 285–349 |
| Traubensaft rot | 2 | 287–352 |
| Apfel-Holunder-Saft | 2 | 325–379 |
| Traubensaft weiß | 2 | 399–413 |
| Bio-Shii-Take | 1 | 517 |

Datenquelle: EQC-Labor Bernhard Staller, Kelheim.

## Küchentechnik

- **Frischwaren bevorzugen:** Lebensmittel sind lebendige Produkte, die noch lange nach der Ernte einen regen Atmungsstoffwechsel aufweisen und in dieser Stresssituation bioaktive Stoffe verbrauchen. Deshalb kurze Lagerzeiten und kühle Lagerung einplanen. Beispiel: Messungen bei **Spargel** ergaben für die an sich klimatisch begünstigten Lieferungen aus Griechenland und Spanien wegen der häufig verhältnismäßig langen Transportzeiten deutlich schlechtere Redoxpotenziale als für deutsche Ware mit sehr kurzen Lagerzeiten. Regionale Produkte zu bevorzugen ist also begründet.
- **Gefriergut wählen:** Die Tiefkühlkette ist elektrochemisch gesehen eine günstige Konservierungsvariante. In der Regel werden dabei qualitativ hochwertige Rohwaren mit schonenden und kurzzeitigen Technologien so stressarm aufbereitet, dass sie Frischwaren gegenüber elektrochemisch gleichwertig sind.
- **Oxidationen vermeiden:** Bei der Zubereitung des Essens gilt es, auf kurze Standzeiten zu achten, also nicht „vorkochen und aufwärmen". Beim Kauf von Küchenmaschinen – insbesondere Entsaftern – auf geringe Luftkontakte achten. Leiten Sie Säfte auf möglichst kurzem Weg (z. B. durch eine Schlauchverlängerung am Entsafterauslauf) in das Auffanggefäß.

### Esskultur

- **Möglichst mit „Naturverpackung" essen:** Die Fruchtschale ist der natürliche Schutz vor Oxidationen. Sie sollten sich dessen auch bei der Ernährung bedienen und entweder die Schale mitessen oder sie erst kurz vor dem Essen entfernen. Das Wachstum von Leber- und Darmtumorzellen wird durch einen mit Schale gegessenen kleinen Apfel von 100 g genauso verzögert wie durch 1,5 g synthetische Ascorbinsäure, obwohl der Apfel selbst nur 6 mg davon enthält [345].
- **Die Mischung bringt's:** Die sog. Mittelmeer- oder Kreta-Diät (➤ Kap. 2.1.8: „Französisches Paradoxon") wird empfohlen, weil in diesen Gebieten entweder eine überdurchschnittlich alte und vitale Bevölkerung anzutreffen ist und/oder die Rate der Herz-Kreislauf-Erkrankungen wider Erwarten niedrig ist. Diese positiven Wirkungen sind zumindest 2 Ursachen zuzuschreiben: der günstigen Speisenkombination und dem gesundheitsförderlichen Ambiente.

**STUDIEN**

In einer Untersuchung zur „mediterranen Diät" an 600 Patienten, die bereits einen Herzinfarkt hatten, wurde in der Versuchsgruppe jegliches Öl durch Olivenöl ersetzt, Rübsamenmargarine verwendet und weniger Fleisch gegessen, dafür mehr Gemüse und Früchte. Bereits 2 Monate später zeigten sich positive Veränderungen. Zum Abschluss der Untersuchungen waren 73 % weniger Herzprobleme als in der Kontrollgruppe aufgetreten, die Sterblichkeit lag um 70 % niedriger und plötzliche Todesfälle gab es nicht [1134].

- **Tomaten lieber kochen:** Während man im Allgemeinen Rohkost bevorzugen sollte, gibt es offenbar auch Ausnahmen. Das in Tomaten reichlich vorhandene Lycopin ist für den Körper erst nach dem Kochen – optimal nach 15 Minuten – gut verfügbar. Tomatensuppen und -saucen, Ketchup und Pizzas sind also durchaus empfehlenswert, sofern sie von guter Qualität sind und nicht zu viel Zusatzstoffe enthalten.
- **Mehrmals täglich „Elektronenduschen" nehmen:** Aus elektrochemischer Sicht kann die Empfehlung, 5-mal täglich in kleinen Portionen abwechselnd Obst und Gemüse zu verzehren, nur unterstrichen werden, handelt es sich doch um mehrmalige kleine „Elektronenduschen", die für den Körper effizienter sind als 1 × täglich ein großes „Elektronenbad".

## 1.6 Nahrungsergänzungsmittel: Worauf zu achten ist

Die Fülle der angebotenen Nahrungsergänzungsmittel ist riesig und sehr unübersichtlich. Nicht nur der Laie hat Probleme, **qualitativ hochwertige Produkte** von solchen minderer Qualität zu unterscheiden. Therapeuten im Bereich der Vitalstofftherapie sind in besonderer Weise auf qualitativ hochwertige Produkte angewiesen, da Misserfolge und/oder ungenügende Wirkung immer ihnen angelastet werden; dies umso mehr, als die Vitalstoffe von den Patienten in der Regel selbst zu bezahlen sind. Daher sollen in diesem Abschnitt Qualitätskriterien für gute Nahrungsergänzungen herausgearbeitet werden, um die Patienten, aber auch die Therapeuten zufrieden zu stellen.

Generell wird bei Nahrungsergänzungsmitteln unterschieden zwischen solchen, die nach Lebensmittelrecht, und solchen, die nach Arzneimittelrecht hergestellt werden. Die Voraussetzungen nach Lebensmittelrecht sind für eine suffiziente Therapie mit Nahrungsergänzungen nicht ausreichend. Dies hat folgende Gründe:

Nahrungsergänzungen nach **Lebensmittelrecht** sollen (nicht zwingend) die Ernährung des Menschen unterstützen, um ihn gesund zu erhalten. Das Lebensmittelrecht verlangt keine Genehmigung der Nahrungsergänzungen nach vorheriger Prüfung der Wirksamkeit und es müssen keine wissenschaftliche Wirkstudien für das Supplement vorgelegt werden. Weder die Grundprodukte noch das fertige Nahrungsergänzungsmittel müssen analysiert werden. Nahrungsergänzungen nach dem Lebensmittelrecht dürfen für sich keine physiologische Wirkung haben. Weder Patient noch Therapeut können bei diesen Produkten wissen, was genau und welche Menge im Supplement ist.

Ganz anders ist dies bei Nahrungsergänzungen, die nach dem **Arzneimittelrecht** hergestellt werden. Hierbei handelt es sich um Substanzen, die kranke

Menschen gesund machen sollen, indem sie einen anormalen Zustand verhindern oder behandeln. Um diesen Ansprüchen zu genügen, gelten für Nahrungsergänzungen, die nach Arzneimittelrecht hergestellt werden, hohe Zulassungsvoraussetzungen:

- Zulassung durch die zuständige Arzneimittelbehörde.
- Zulassung nur, wenn Humanstudien mit positiver Wirkung vorliegen.
- Herstellung und Bezug der Grundsubstanzen nur von zertifizierten Herstellern.
- Analyse der Rohstoffe und des Endproduktes zwingend vorgeschrieben.
- Alle Inhaltstoffe müssen dem Arzneimittelrecht entsprechen.
- Das Endprodukt muss physiologische Wirkung haben.

**PRAXISTIPP**

Alles in allem sollten daher Hersteller, die Nahrungsergänzungsmittel nach Arzneimittelrecht herstellen, bevorzugt werden. Nur so ist gewährleistet, dass der Patient ein Qualitätsprodukt erhält und der Therapeut sicher sein kann, dass eine Therapieanpassung nicht aufgrund eines minderwertigen Produktes erforderlich wird.

Oft wird damit geworben, dass das Endprodukt aus **qualitativ sehr guten Quellen** stammt. Hersteller, die dies behaupten, müssen in der Lage sein, dies bei Bedarf schriftlich zu bestätigen. Im nächsten Schritt ist es aber auch wichtig, die Grundsubstanz für den Körper **bioverfügbar** zu machen. Dies ist weit komplizierter, als man gemeinhin annehmen möchte. Nur wenn die Regeln des Arzneimittelrechtes eingehalten werden müssen, haben Patienten und Therapeuten die Gewissheit, dass Produkte eine gute Bioverfügbarkeit besitzen.

Exemplarisch sei hier das Coenzym $Q_{10}$ (Ubichinon) genannt (➤ Kap. 2.4.1). Ubichinon liegt als Kristall vor und es ist sehr aufwendig, es so aufzubereiten, dass der Körper es im Rahmen eines Nahrungsergänzungsmittels in nennenswerten Mengen aufnehmen kann. Gerne wird zum Beispiel Ubichinon als Pulver in eine Zellulosekapsel verpackt und zum Verkauf angeboten, obwohl der Wirkungsgrad hier gegen Null geht. Bei Präparaten mit einer relevanten Bioverfügbarkeit wird das Ubichinon so weit erhitzt, dass seine kristalline Struktur aufgelöst wird und es in eine homogene, resorbierbare Struktur übergeführt wird (➤ Kap. 2.4.1: Nahrungsmittel mit $CoQ_{10}$: Was ist zu beachten?). Wie unterschiedlich die Bioverfügbarkeit von verschiedenen Coenzym-$Q_{10}$-Formulierungen sein kann, zeigt ➤ Abb. 1.10. Die „Testsieger" Myoqinon und Ubiquinol OH sind beides Coenzym-$Q_{10}$-Supplemente, die nach Arzneimittelrichtlinien hergestellt wurden [863].

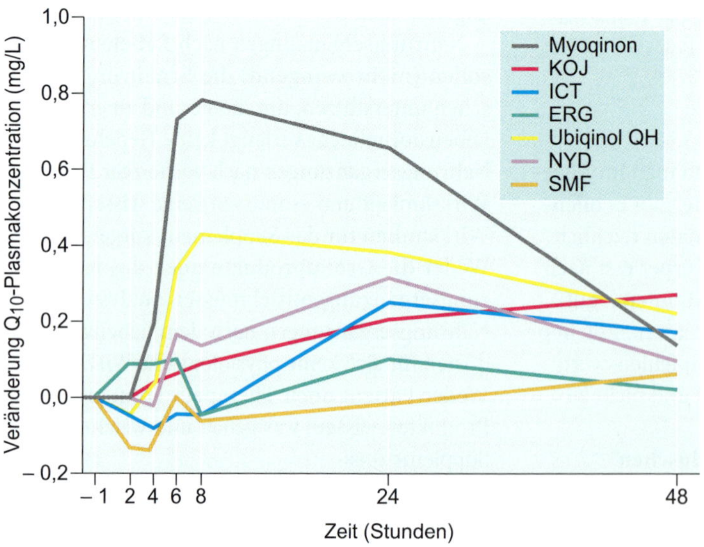


**Abb. 1.10** Veränderungen der mittleren Plasma-Coenzym-$Q_{10}$-Konzentrationen über 48 Stunden nach Verabreichung von 7 $CoQ_{10}$-Fomulierungen. (Nach [863]; [L141])

**Tab. 1.10** Vergleichende Übersicht von Arzneimitteln und Nahrungsergänzungsmitteln (modifiziert nach [292])

| Merkmal | Arzneimittel | Nahrungsergänzungsmittel |
|---|---|---|
| Zweck | Krankheiten, Leiden, Körperschäden oder krankhafte Beschwerden heilen, lindern, verhüten bzw. erkennen | Ernährung von gesunden Personen ergänzen, Gesundheit fördern |
| Rechtliche Grundlage, Inverkehrbringung | Arzneimittelrecht | Lebensmittelrecht |
| | Zulassung durch zuständige Bundesoberbehörde (BfArM, PEI, BVL) bzw. EMA* | Registrierung beim BVL* |
| | Die Erfüllung strenger Vorgaben muss für jede produzierte Charge geprüft werden | Prüfung jeder produzierten Charge durch den Hersteller ist nicht vorgesehen |
| Nachweis der Wirksamkeit | Nachweis der Qualität, Wirksamkeit und Unbedenklichkeit im Zulassungsverfahren erforderlich | Kein Vorabnachweis der Wirksamkeit oder Sicherheit gegenüber einer Behörde erforderlich; Hersteller ist für die Sicherheit verantwortlich |
| Überwachung | Systematische Überwachung durch Behörden und pharmazeutische Unternehmer (Pharmakovigilanz- bzw. Risikomanagementsystem) | Behördliche Kontrollen auf Verdacht bzw. Aufforderung durch die Lebensmittelüberwachungsbehörden der Länder |
| Mengenangaben | Mengenangaben auf der Verpackung dürfen höchstens um5 % von der tatsächlichen Dosierung der Wirkstoffe abweichen | Mengenangaben auf der Packung können bis zu 50 % von der tatsächlichen Menge im Produkt abweichen |
| Angaben zu Wirk-/Inhaltsstoffen und Mengen | Zusammensetzung nach Wirkstoffen (qualitativ und quantitativ) und sonstigen Bestandteilen (qualitativ) für jede Darreichungsform | Verzeichnis der Zutaten; bei Vitaminen und Mineralstoffen: Nährstoffangabe pro Tablette (Tagesportion) in Prozent des empfohlenen Tagesbedarfs |
| | Menge: Gewicht, Volumen, Stückzahl für jede Darreichungsform | Mengenangabe nicht erforderlich; Brennwerte (kcal/kJ): Eiweiß, Fett, Kohlenhydrate |
| | Bei pflanzlichen Arzneimitteln zusätzlich: Extraktionsmittel, Droge-Extrakt-Verhältnis (DEVnativ) | Bei pflanzlichen Arzneimitteln: Droge-Extrakt-Verhältnis meist nicht angegeben |

* BfArM: Bundesinstitut für Arzneimittel und Medizinprodukte; PEI: Paul-Ehrlich-Institut – Bundesinstitut für Impfstoffe und biomedizinische Arzneimittel; BVL: Bundesamt für Verbraucherschutz und Lebensmittelsicherheit; EMA: Europäische Arzneimittel-Agentur (European Medicines Agency)

➤ Tab. 1.10 fasst das bisher Gesagte zusammen. Bedenklich ist vor allem, dass nach Lebensmittelrecht die **tatsächlich enthaltenen Mengen** um bis 50 % von der angegebenen Menge abweichen können, sowohl bei einer Minderung als auch bei einer Mehrung. Im ersten Moment mag eine Mehrung nicht so schlimm erscheinen. Vitalstoffe mit einer engen therapeutischen Breite wie Vitamin A oder einer relativ engen therapeutischen Breite wie das Spurenelement Selen können jedoch zu Überdosierungen und Intoxikationen führen. Auch bei der Behandlung von onkologischen Patienten ist es wichtig, dass die Supplemente den angestrebten Dosierungen entsprechen. Darüber hinaus gilt zu beachten, dass die Mengenangabe nichts über die Bioverfügbarkeit aussagt (vgl. ➤ Abb. 1.10).

Folgende Untersuchungen zeigen, wie stark die Mengenangaben – legal – vom tatsächlichen Inhalt abweichen können, wenn nach Lebensmittelrecht gearbeitet wird:

- In einer polnischen Arbeit wurde der Selengehalt von verschiedenen Produkten mit den Herstellerangaben abgeglichen (➤ Abb. 1.11) [1021]:
  - Bei 38 von 86 analysierten Produkten (44 %) lag der ermittelte Selengehalt innerhalb der Grenzwerte (70–130 %) des deklarierten Wertes.
  - Bei 60 Produkten (70 %) lag er zwischen 50 und 150 % des deklarierten Wertes.
  - Bei 8 Produkten (9 %) lag er bei mehr als 150 % des deklarierten Wertes.
  - Bei 18 Produkten (21 %) lag er bei weniger als 50 % des deklarierten Wertes.
- Ein ähnliches Bild zeigt sich für Coenzym-$Q_{10}$-Supplemente (➤ Abb. 1.12) [1095].

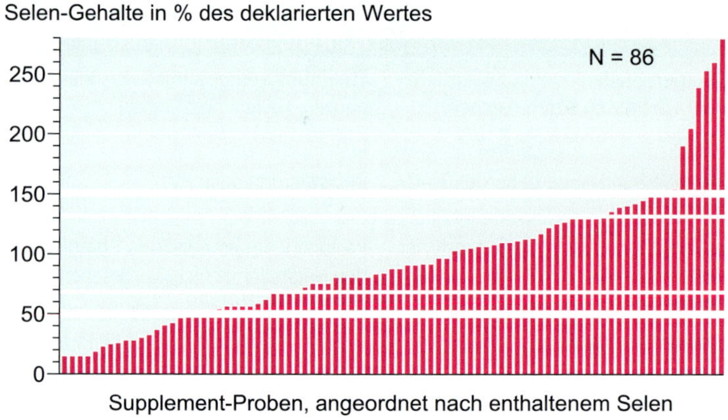


**Abb. 1.11** Selengehalt von 86 Proben in Prozent der deklarierten Werte. (Nach [1021]; [L141])

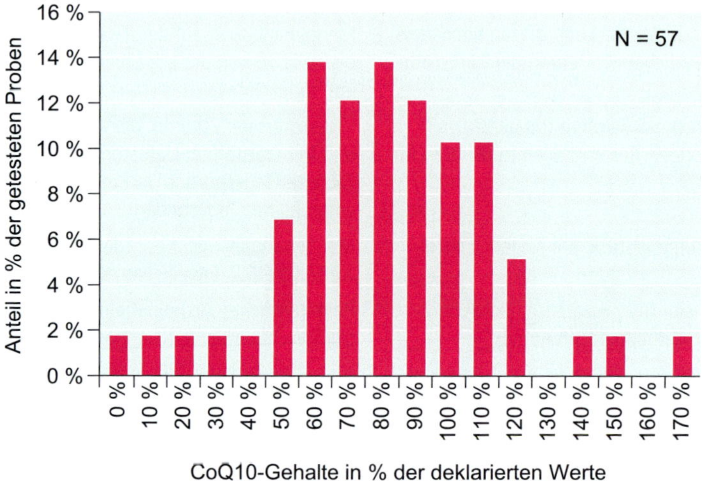


**Abb. 1.12** Relative Anteile der getesteten Proben nach ihren Coenzym-$Q_{10}$-Werten in Prozent der deklarierten Werte. (Nach [1095]; [L141])

Fazit:
Das Auffinden qualitativ hochwertiger Nahrungsergänzungsmittel ist für den Laien, aber auch für den Therapeuten oft sehr schwierig. Wenn Supplemente nach dem Arzneimittelrecht hergestellt werden oder zumindest die dort geltenden Standards eingehalten werden, besteht die Gewissheit, dass die angegebene Menge an Supplement in sehr engen Rahmen auch enthalten ist und dass aufgrund der engmaschigen Kontrollen eine Wirkung vorhanden sein muss.

KAPITEL

# 2 Nährstoffe, Substanzgruppen und therapeutische Grundkonzepte



## 2.1 Bioaktive Substanzen

### 2.1.1 Überblick

Bioaktive Substanzen sind Inhaltsstoffe von Pflanzen, die für den Menschen zwar keinen Nährstoffcharakter haben, aber **pharmakologische Effekte** ausüben und damit **gesundheitsfördernd** wirken können. Damit sind Pflanzenbegleitstoffe in der Lage, Medikamente zu ersetzen oder zumindest die Zufuhr von Medikamenten und damit das Auftreten von Nebenwirkungen zu reduzieren.

**Begriffe**

Bioaktive Substanzen = Phytofaktoren, Pflanzenbegleitstoffe.
Sekundäre Pflanzenstoffe (Sekundärmetaboliten) = sekundäre Pflanzeninhaltsstoffe (engl.: phytochemicals, phytoprotectants), Phytochemikalien; in der Naturheilkunde auch als Phytamine bekannt.

Bei bioaktiven Substanzen handelt es sich um spezifische chemische Verbindungen, die von Pflanzen weder im aufbauenden (anabolen) noch im abbauenden (katabolen) Stoffwechsel produziert werden. Sie werden in speziellen Pflanzenzellen hergestellt und sind für die Pflanze nicht lebensnotwendig. Aus diesem Grund gehört zum Beispiel das für die Pflanze essenzielle Chlorophyll nicht zu den bioaktiven Substanzen.

Die Bezeichnung sekundär bedeutet jedoch nicht, dass Pflanzenbegleitstoffe nur eine Nebenrolle spielen; vielmehr drückt der Begriff aus, dass Pflanzenbegleitstoffe im **Sekundärmetabolismus der Pflanze** entstehen. Bioaktive Substanzen dienen in der Pflanze vor allem dem Schutz vor schädigenden UV-Strahlen, Schädlingen, Verletzungen und Krankheiten. Auch wenn der Vergleicht hinkt, handelt es sich bei ihnen wohl um die ständig vorhandene „Apotheke" der Pflanze, um sich bei Erkrankungen heilen zu können.

Sekundäre Pflanzenstoffe wirken in Pflanzen vor allem als:

- Wachstumsregulatoren
- Abwehrstoffe gegen Schädlinge (Bakterien, Pilze)
- Farbstoffe zur Photosynthese
- Duftstoffe, Aromastoffe, Geschmacksstoffe, Lockstoffe (zur Arterhaltung)
- Fraßgifte (zur Arterhaltung)
- Schutzstoffe (gegen UV-Strahlung)

**PRAXISTIPP**

Sekundäre Pflanzenbegleitstoffe ergänzen optimal die Wirkung von essenziellen Vitalstoffen und haben daher eine große Bedeutung für die Gesundheit des Organismus. Wie bei den essenziellen Vitalstoffen ist der menschliche Körper auf die externe Zufuhr über pflanzliche Nahrungsmittel angewiesen, da er selbst keine sekundären Pflanzenstoffe synthetisieren kann. In Deutschland ist die Versorgungssituation mit sekundären Pflanzenbegleitstoffen nicht immer optimal (Beispiel β-Carotin) [333].

## Einteilung

Es sind immer noch nicht alle sekundären Pflanzenstoffe der Natur entschlüsselt worden. Mittlerweile sind 100.000 unterschiedliche Stoffe bekannt. Bei den **bioaktiven Substanzen** unterscheidet man chemisch (➤ Tab. 2.1):

**Phenolische Verbindungen:** Verbindungen, die aus einem aromatischen Ring und einer oder mehreren daran gebundener Hydroxygruppen bestehen. Sie werden durch Anhängen der Nachsilbe -ol oder durch Voranstellen der Vorsilbe Hydroxy- bezeichnet. Beispiele: Phenole, Polyphenole, Xanthone, Phenylpropanoide sowie Stilbene und ihre Glykoside.

**Isoprenoide Verbindungen:** Organische Verbindungen, die sich vom Isopren ableiten lassen. Sie gehören zu den Lipiden. Isoprenoide umfassen sowohl reine Kohlenwasserstoffverbindungen als auch Moleküle mit sauerstoffhaltigen funktionellen Gruppen. Von ihnen leiten sich viele pflanzliche und tierische Lipide ab. Beispiele: Terpene, Terpenoide und Steroide sowie davon abgeleitete Glykoside, Carotinoide und Speicherlipide.

**Alkaloide:** Natürlich vorkommende, chemisch heterogene, meist alkalische, stickstoffhaltige organische Verbindungen des Sekundärmetabolismus. Beispiele: Coffein und Nicotin.

**Aminosäuren** (Aminocarbonsäuren, Amidosäuren): chemische Verbindungen mit einer Aminogruppe (enthält Stickstoff) und einer Carbonsäuregruppe. Sie kommen in allen Lebewesen vor. Beispiele: Alliin und Canavanin.

**Pflanzliche Amine:** Entstehen meist durch Decarboxylierung von Aminosäuren oder durch Aldehydtransaminierung. Aliphatische Amine werden während der Fruchtkörperbildung bestimmter Pilze oder der Blütenentfaltung gebildet, sie dienen als Lockstoff für Insekten. Beispiel: Indol-3-Essigsäure.

**Tab. 2.1** Einteilung der bioaktiven Substanzen nach ihren chemischen Grundbausteinen

| Gruppe | Grundbausteine | Substanzklasse |
|---|---|---|
| Phenolische Verbindungen | Shikimisäure | Polyphenole |
| | Phenylalanin | Einfache Phenole<br>Phenylpropanderivate |
| | Phenylalanin + Polyketid | Flavonoide, Stilbene |
| Isoprenoide Verbindungen | „Aktives Isopren" ($C_5$) | Hemiterpene ($C_5$), Monoterpene ($C_{10}$), Sesquiterpene ($C_{15}$), Diterpene ($C_{20}$), Triterpene ($C_{30}$), Tetraterpene ($C_{40}$), Polyterpene |
| Pseudoalkaloide | Terpenoide, Polyketid | Terpenoid-Alkaloide<br>Einige Piperidin-Alkaloide |
| „Echte" Alkaloide | Aspartat | Tabak-Alkaloide |
| | Lysin | Lupinen-Alkaloide |
| | Ornithin, Arginin | Pyrrolizidin-Alkaloide<br>Tropan-Alkaloide |
| | Tyrosin | Benzylisochinolin-Alkaloide |
| | Tryptophan | Indol-Alkaloide |
| | Glycin | Purin-Alkaloide |

Aus ernährungsphysiologischer Sicht sind bioaktive Substanzen neben **nutritiven** (Kohlenhydrate, Fette, Proteine) und **essenziellen** (Vitamine, Spurenelemente, Mineralstoffe) Substanzen ein wichtiger Bestandteil der Pflanzen. Sie werden in sekundäre Pflanzenstoffe, Ballaststoffe und Substanzen in fermentierten Lebensmitteln (z. B. Milchsäure) unterteilt (➤ Tab. 2.2).

**Tab. 2.2** Einteilung der bioaktiven Substanzen aus ernährungsphysiologischer Sicht

| Gruppen | Untergruppen | Vertreter (Beispiele) |
|---|---|---|
| Sekundäre Pflanzenstoffe | | |
| Carotinoide (➤ Kap. 2.1.2) | Sauerstofffreie | β-Carotin, Lycopin, α-Carotin |
| | Sauerstoffhaltige (Xanthophylle) | Lutein, Zeaxanthin, β-Kryptoxanthin, Astaxanthin |
| Phytosterine (➤ Kap. 2.1.3) | | β-Sitosterin |
| Saponine (➤ Kap. 2.1.4) | | Glycyrrhizin |
| Glucosinolate (➤ Kap. 2.1.5) | Nitrile | |
| | Thiocyanate | |
| | Isothiocyanate („Senföle") | Indol-3-Carbinol |
| Polyphenole: Phenolsäuren (➤ Kap. 2.1.7) | Hydroxyzimtsäuren | Cumarine, Ferulasäure (Curcuminoide, Gingerole), Kaffeesäure |
| | Hydroxybenzoesäuren | Gallussäure, Ellagsäure, Salicylsäure, Vanillinsäure |
| Polyphenole: Flavonoide (➤ Kap. 2.1.8) | Anthocyane | Anthocyanidine (Aurantinidin, Capensinidin, Cyanidin, Delphinidin, Malvidin) |
| | Proanthocyane | Tannine |
| | Flavanole | Catechin, Epicatechin, Epicatechingallate, Gallocatechin, Epigallocatechin, Proanthocyanidine |
| | Flavanone | Eriodictyol, Hesperitin, Naringenin |
| | Flavone | Acacetin, Apigenin, Chrysetin, Luteolin |
| | Flavonole | Fisetin, Kaempferol, Morin, Myricetin, Quercetin |
| | Isoflavonoide | Biochanin A, Coumestrol, Daidzein, Genistein, Glycitein |
| | Lignane | Matairesinol, Secoisolariciresinol |
| | Lignine | |
| Terpene (➤ Kap. 2.1.9) | | Limonen, Carvon, Carvacrol |
| Phytoöstrogene (➤ Kap. 2.1.10) | Isoflavonoide | Biochanin A, Coumestrol, Daidzein, Genistein, Glycitein |
| | Lignane | Matairesinol, Secoisolariciresinol |
| Sulfide (➤ Kap. 2.1.11) | | Alliin, Allicin, Diallydisulfid, Ajoen |
| Protease-Inhibitoren (➤ Kap. 2.1.12) | | α-1-Antitrypsin |
| Sonstige (➤ Kap. 2.1.15) | | Phytinsäure |
| Ballaststoffe (➤ Kap. 2.1.13) | | |
| | Unlösliche | Cellulose, Hemicellulose (teilweise löslich), Lignin, resistente Stärke |
| | Lösliche | Pektin, Inulin, β-Glucan, Guar, Psyllium |
| Substanzen in fermentierten Lebensmitteln (➤ Kap. 2.1.14) | | |
| | | Milchsäure |

## Gesundheitliche Relevanz

Mit einer normalen Mischkost werden täglich bis zu 1,5 g sekundäre Pflanzenstoffe aufgenommen, bei Vegetariern und Veganern liegt der Anteil deutlich höher [1443]. Bioaktive Substanzen können unsere Gesundheit fördern und sollten deshalb auch zahlreich zugeführt werden. Vor allem der Anteil an Ballaststoffe sollte höher sein als die Menge, die durchschnittlich zugeführt wird. Je höher dieser Anteil ist, desto länger fühlt man sich satt. Experimentelle Untersuchungen mit isolierten bioaktiven Substanzen in vitro und an Tieren sowie die Zufuhr einzelner Lebensmittel, die besonders reich an bestimmten sekundären Pflanzenstoffen sind, bei Menschen zeigten, dass diese Stoffe das Risiko für Herz-Kreislauf- und Krebserkrankungen senken können. Ein erhöhter Verzehr an sekundären Pflanzenstoffen durch viel Obst und Gemüse reduziert ebenfalls das Auftreten dieser Erkrankungen [142, 1316].

**PRAXISTIPP**

Pflanzenbegleitstoffe sind sehr anfällig für Zerstörung durch falsche Zubereitung (➤ Kap. 1.4.4), daher sollten die Lebensmittel nur schonend behandelt werden.

Die Anzahl an sekundären Pflanzenstoffen in der Natur liegt schätzungsweise bei 400.000; etwa 5.000–10.000 liegen in unserer Nahrung vor. Zwar gibt es auch einige toxische sekundäre Pflanzenstoffe, unter normalen Verzehrbedingungen ist ihre Aufnahme jedoch so gering, dass keine Vergiftungserscheinungen auftreten [525].

Sekundäre Pflanzenbegleitstoffe wirken:

- **Antikarzinogen** (Polyphenole, Carotinoide, Phytosterine, Phytoöstrogene, Saponine, Glucosinolate, Monoterpene, Protease-Inhibitoren, Sulfide, Phytinsäure, Ballaststoffe, fermentierte Lebensmittel)
- **Antioxidativ** (Carotinoide, Polyphenole, Sulfide, Protease-Inhibitoren, Phytoöstrogene, Phytinsäure)
- **Immunmodulierend** (Carotinoide, Saponine, Polyphenole, Sulfide, Phytinsäure, Ballaststoffe, fermentierte Lebensmittel)
- **Entzündungshemmend** (Polyphenole, Sulfide)
- **Antithrombotisch** (Polyphenole, Sulfide)
- **Antimikrobiell** (Glucosinolate, Polyphenole, Saponine, Sulfide, fermentierte Lebensmittel)
- **Cholesterinsenkend** (Carotinoide, Phytosterine, Polyphenole, Glucosinolate, Saponine, Sulfide, Ballaststoffe, fermentierte Lebensmittel)
- **Blutzuckersenkend** (Polyphenole, Phytinsäure, Ballaststoffe)
- **Blutdrucksenkend** (Phytosterine)

### Exkurs: Bioaktive Substanzen – der kleine Unterschied

„Man hat lange Zeit in Schubladen gedacht – nach der *Regel: Arzneipflanzen sind kurativ und Nahrungspflanzen sind dazu da, um sich den Bauch vollzuschlagen. Man hat nicht überlegt, dass es da womöglich ein Kontinuum gibt.*" [Prof. Hamburger, Jena]

Der gesundheitliche Nutzen einer vorwiegend pflanzlichen Kost gilt heute durch zahlreiche Studien als gesichert. Es mehren sich Hinweise, dass das protektive Potenzial von Obst und Gemüse neben Vitaminen, Mineralstoffen und Spurenelementen ganz wesentlich von den „bioaktiven Substanzen" ausgeht. Dies lässt sich beispielhaft am Zusammenhang zwischen Ernährung und der Inzidenz hormonabhängiger Karzinome aufzeigen.

**Beispiel Prostatakarzinom:** Während die **Prävalenz** (subklinische Erkrankung) des Prostatakarzinoms weltweit mit ca. 35 % etwa gleich ist, differiert die **Inzidenz** (manifeste Erkrankung) länderspezifisch erheblich. In ostasiatischen Ländern (China, Japan) tritt das PCA etwa um den Faktor 10 seltener auf als in den USA. Die Erkrankung wird nach heutigem Wissen nur zu ca. 9 % genetisch determiniert. Epidemiologische und Migrationsstudien zeigten, dass die beobachteten Unterschiede zu einem wesentlichen Teil ernährungsbedingt sind. So weisen z. B. die Siebenten-Tags-Adventisten (eine aus den USA stammende religiöse Gemeinschaft), die sich streng vegetarisch ernähren, deutlich niedrigere Raten an PCA auf. Bei in die USA emigrierten Japanern ist nach Adaptation an die landesübliche Kost bereits nach 1–2 Generationen die Inzidenz des Gastlandes zu verzeichnen.

Die unterschiedliche Ernährungsweise lässt sich in groben Zügen folgendermaßen charakterisieren:

- Die asiatische Ernährung ist **arm an tierischen Fetten,** dafür reich an **Früchten** und **Gemüsen** (Vitamine, bioaktive Substanzen).
- In Asien wird erheblich mehr **Fisch** verzehrt (mehrfach ungesättigte Fettsäuren).

- **Soja** ist ein Grundnahrungsmittel der asiatischen Küche (Phytoöstrogene, Protease-Inhibitoren).

Eine Analyse der Inhaltsstoffe dieser Nahrungsmittel zeigt, dass im Wesentlichen der unterschiedliche Gehalt an **bioaktiven Substanzen** für die beobachteten Effekte verantwortlich ist. Die genannten Charakteristika der asiatischen Ernährung sind (mit Ausnahme von Soja) übrigens auch typisch für die bekanntermaßen gesunde **mediterrane Kost** (z. B. in Spanien, Frankreich, Italien; ➤ Kap. 2.1.8: „Französisches Paradoxon").

Sehr bedeutend für die Gesundheit ist die Tatsache, dass Pflanzenbegleitstoffe das Risiko für Krebserkrankungen reduzieren (➤ Tab. 2.3). Dabei nehmen sie bei der **Karzinogenese** auf allen 3 Ebenen (Initiation, Promotion, Progression) positiven Einfluss. Die verschiedenen Gruppen der bioaktiven Substanzen hemmen die Krebsentstehung auf unterschiedliche Weise, so dass eine abwechslungsreiche Zufuhr notwendig ist [1443].

Eine Zeitlang wurden sekundären Pflanzenstoffe als „Vitamine des 21. Jahrhunderts" bezeichnet, da sie wichtig für die Gesundheit sind und über sehr viele unterschiedliche, medikamentenähnliche Wirkungen verfügen. Obwohl wissenschaftliche Studien zahlreiche chemopräventive Wirkungen sekundärer Pflanzenstoffe nachgewiesen haben, fin-

**Tab. 2.3** Mechanismen der Hemmung der Tumorentstehung durch sekundäre Pflanzenbegleitstoffe [301, 1199]

| Sek. Pflanzenstoffe | Initiation (extrazellulär) | Initiation (intrazellulär) | Promotion (und Progression) |
|---|---|---|---|
| Polyphenole | Verminderung der endogenen Bildung von Karzinogenen | Hemmung der Aktivierung von Prokarzinogenen; Induktion von Entgiftungsenzymen; Schutz der Erbsubstanz vor Bindung von Karzinogenen | Abfangen freier Radikale |
| Carotinoide | Inaktivierung von Karzinogenen | Hemmung der Aktivierung von Prokarzinogenen und der Zellvermehrung; Schutz der Erbsubstanz vor Bindung von Karzinogenen | Hemmung der Zellvermehrung und -differenzierung (Stimulierung der interzellulären Kommunikation über Gap Junctions); Abfangen von freien Radikalen und Singulett-Sauerstoff |
| Sulfide | Inaktivierung von Karzinogenen im Magen-Darm-Trakt | Hemmung der Aktivierung von Prokarzinogenen; Induktion von Entgiftungsenzymen | Hemmung des Zellwachstums; Induktion des Zelltods; Beeinflussung der Immunantwort |
| Phytoöstrogene | Verminderung der Bildung von primären und somit sekundären Gallensäuren | Hemmung der Aktivierung von Prokarzinogenen | Anti-Östrogenwirkung; Hemmung der Blutgefäßbildung |
| Protease-Inhibitoren | | Hemmung fehlerhafter Reparatur der Erbsubstanz | Hemmung der Bildung von Sauerstoffradikalen |
| Saponine | Verminderung der Bildung von sekundären Gallensäuren und Cholesterinabbauprodukten im Darm | | |
| Glucosinolate | | Hemmung der Aktivierung von Prokarzinogenen; Induktion von Entgiftungsenzymen | |
| Phytosterine | Verminderung der Bildung von sekundären Gallensäuren und Cholesterinabbauprodukten im Darm | | |
| Monoterpene | | Hemmung der Aktivierung von Prokarzinogenen; Induktion von Entgiftungsenzymen | |

den sie immer noch zu wenig Beachtung in der Vitalstofftherapie – und das, obwohl sie die positiven Wirkungen anderer Vitalstoffe verstärken können. Möchte man ganzheitliche Gesundheit herstellen, dürfen sie nicht fehlen.

## 2.1.2 Carotinoide

Carotinoide sind in Pflanzen weit verbreitete, fettlösliche Farbpigmente. In den Chromoplasten sind sie für die gelbe, orange, rote oder violette Farbe vieler Blüten und Früchte verantwortlich, in den Chloroplasten grüner Pflanzen wird ihre Farbe dagegen vom Grün des Chlorophylls überdeckt. Bei der Photosynthese sind sie an der Absorption von Licht und der Übertragung von dessen Energie auf Chlorophyll beteiligt. Sie erweitern auf diese Weise in Photosynthese betreibenden Organismen das Absorptionsspektrum im blaugrünen Spektralbereich. Carotinoide schützen als wichtige Antioxidanzien die Chlorophyllmoleküle der Pflanzen vor photooxidativen Schäden und sie schützen Tiere, die sich carotinreich ernähren, vor dem Einfluss aggressiver Sauerstoffspezies und daher vor oxidativem Stress. Etwa 10 % der zugeführten Carotinoide können in Vitamin A (Retinol) umgewandelt werden, das ausschließlich in tierischen Organismen vorkommt. Die wichtigste Vorstufe für Vitamin A ist hierbei das β-Carotin.

Etwa 700 Arten von Carotinoiden sind derzeit bekannt. Für den Menschen sind sie zwar nicht essenziell, wirken aber gesundheitsfördernd. In der Regel finden sich im Serum des Menschen 40 verschiedene Carotinoide, wobei folgende zu den Hauptgruppen zählen:

| | | | |
|---|---|---|---|
| α-Carotin | β-Carotin | Lutein | Lycopin |
| Astaxanthin | Zeaxanthin | α-Kryptoxanthin | β-Kryptoxanthin |

**PRAXISTIPP**

β-Carotin macht etwa 15–30 % aller Carotinoide im Plasma aus [352 d].

Nach neuen Erkenntnissen werden Carotinoide nicht nur in pflanzlichen Organismen synthetisiert. Es konnte nachgewiesen werden, dass auch Tiere (Laus) über eine endogene Synthesemöglichkeit verfügen [630].

### Chemie und Eigenschaften

Chemisch betrachtet sind die Carotinoide **überwiegend Tetraterpene,** die aus je **8 Isopreneinheiten** aufgebaut sind. Sie bestehen aus einer Kohlenwasserstoffkette mit **konjugierten Doppelbindungen,** die an beiden Enden verschiedene Substituenten haben kann. Nach ihrer chemischen Struktur lassen sie sich in sauerstofffreie (bestehen nur aus Wasserstoff und Kohlenstoff) und sauerstoffhaltige Carotinoide unterteilen.

**Sauerstofffreie Carotinoide:**

- β-Carotin: bekanntester Vertreter der Carotinoide. Hauptsächlich in gelben, roten und orangefarbenen Obst- und Gemüsesorten enthalten, z. B. in Karotten, Aprikosen, Kürbis, Paprika oder Tomaten. β-Carotin repräsentiert ca. 15–30 % der im Serum nachweisbaren Carotinoide.
- Lycopin: der rote Farbstoff der Tomate. Etwa 85 % des aufgenommenen Lycopins stammen aus Tomaten oder Tomatenprodukten (Tomatenmark, Ketchup, Tomatensoße, Tomatensaft).
- α-Carotin.

**Sauerstoffhaltige Carotinoide (Xanthophylle):** vorwiegend in grünem Gemüse (z. B. Grünkohl, Spinat, Brokkoli, Salat, Erbsen).

- β-Kryptoxanthin
- Lutein
- Zeaxanthin

**PRAXISTIPP**

In grünem Gemüse finden sich vor allem Xanthophylle (60–80 %), in gelben, roten und orangenen Obst- und Gemüsesorten sind hauptsächlich Carotine enthalten [1448 a]. β-Carotin ist am meisten verbreitet, allerdings ist der Gehalt an Lycopin in Tomaten viel höher, ebenso der Gehalt an Lutein in Spinat und Kohlsorten [718 a].

### Resorption und Verteilung

Die Freisetzung der Carotinoide aus der pflanzlichen Zellmatrix ist abhängig von der Art der Zubereitung, der mechanischen Zerkleinerung und dem pH-Wert des Magens.

**PRAXISTIPP**

- **Erhitzen:** β-Carotin und Lutein sind relativ hitzestabil. Dagegen werden Xanthophylle durch Erhitzen überwiegend zerstört.
- Carotinoide sind fettlöslich, deshalb ermöglicht erst der **Zusatz von Fett** (z. B. Salatöl) eine ausreichende Bioverfügbarkeit.
- β-Carotin aus rohen Karotten wird nur zu ca. 1 % resorbiert, da es in der Pflanzenzelle von einer festen unverdaulichen Cellulosematrix umschlossen ist. Erst die **Verarbeitung mit Hitze** und die **Zerkleinerung** (z. B. bei der Herstellung von Tomatensaft, Ketchup, gekochte Karotten) bringt eine deutlich höhere Verfügbarkeit der Carotinoide.

Die vom Plasmaspiegel abhängige Aufnahme der Carotinoide erfolgt durch die Dünndarmzellen über die gleichen Wege wie bei Fetten. Für eine optimale Absorption müssen Fett und Gallensäuren vorhanden sein. Zusammen mit anderen fettlöslichen Nährstoffen werden Carotinoide unter Einfluss der Gallensäuren in Mizellen verpackt und in die Epithelzellen der Dünndarmmukosa transportiert. Aus den Vitamin-A-wirksamen Carotinoiden (α- und β-Carotin sowie β-Kryptoxanthin) entsteht durch oxidative Spaltung durch das Enzym Dioxygenase das Aldehyd **Retinal.** Dieser Prozess findet hauptsächlich in den Dünndarmzellen statt, kann jedoch zu einem geringeren Teil auch in Gewebszellen der Leber, Niere und Lunge ablaufen [122 d, 352 d]. Aus β-Carotin können 2 Moleküle Retinal gebildet werden. Zur Aufrechterhaltung und Aktivität der Dioxygenase benötigt der Organismus Sauerstoff und ein Metall-Ion, vermutlich Eisen.

Durch die Alkoholdehydrogenase wird das Retinal in das eigentliche **Vitamin A (Retinol)** umgewandelt. Anschließend werden die Retinolmoleküle mit Palmitin-, Stearin-, Öl- oder Linolensäure verestert, dadurch kommt es zur Synthese der **Retinylester.** Carotinoide werden in Chylomikronen verpackt in die Lymphgefäße abgegeben und gelangen so zur Leber. Dort werden ca. 17 % des β-Carotins zu Vitamin A (Retinol) metabolisiert.

**PRAXISTIPP**

Die Umwandlung in Vitamin A ist von der Höhe der zugeführten Carotinoide, der Protein- und Fettzufuhr, von Eisen und den fettlöslichen Vitaminen A, D, E, K abhängig [352 d].

Nach Abgabe aus der Leber werden Carotinoide nach einem bestimmten Verteilungsmuster in Lipoproteinen transportiert und in verschiedenen Geweben gespeichert, beim Menschen offenbar überwiegend im Fettgewebe und in der Leber. Carotinoide verweilen ca. 5–10 Tage im Körper. Von den ca. 700 verschiedenen Carotinoiden werden ca. 40–50 vom Menschen resorbiert und metabolisiert.

**PRAXISTIPP**

Die Resorptionsrate der Carotinoide ist insgesamt sehr gering, sie liegt zwischen 1 und 50 %. Mit steigender Carotinoidaufnahme über die Nahrung sinkt die Absorptionsrate. Ballaststoffe und Pektine reduzieren die Resorption.

Gesättigte Fettsäuren verbessern die Carotinoidresorption weitaus mehr als mehrfach ungesättigte. Dies liegt an mehreren Eigenschaften der mehrfach ungesättigten Fettsäuren:

- Die Größe der Mizellen wird erhöht, dadurch sinkt die Diffusionsgeschwindigkeit.
- Die Ladung der mizellaren Oberfläche wird verändert, dadurch sinkt die Affinität zu den Enterozyten.
- Sie beanspruchen mehr Raum in Lipoproteinen und begrenzen daher den Raum für die lipophilen Carotinoide.
- Besonders Omega-3-Fettsäuren hemmen die Synthese von Lipoproteinen, die für den Transport lipophiler Substanzen verantwortlich sind.

## Transport und Speicherung

Entstehende Retinylester, unverestertes Retinol, Carotine sowie Xanthophylle werden in der Dünndarmmukosa in **Chylomikronen** eingelagert. Diese Lipoproteine geben die fettlöslichen Substanzen von den Epithelzellen des Dünndarms in die Lymphe ab und transportieren sie im Serum zur Leber oder ins periphere Gewebe. Ein geringer Teil der Carotinoide und Retinylester wird im extrahepatischen Gewebe aufgenommen und in Vitamin A umgewandelt. Der größere Anteil wird auf dem Weg zur Leber von beladenen Chylomikronen enzymatisch zu **Chylomikronen-Remnants** (CM-Remnants) abgebaut, so dass diese in die Parenchymzellen der Leber gelangen können. Auch hier werden Retinylester und Carotinoide zu Vitamin A umgewandelt. Das gebildete Retinol wird anschließend zu den Sternzellen der Leber transportiert und erneut verestert.

**PRAXISTIPP**

Mehr als 80 % des synthetisierten Retinols werden in den hepatischen Sternzellen gespeichert.

Bei Bedarf wird das Retinol aus der Leber abgegeben und, an das **Retinol bindende Protein II (CRBPII)** gebunden, zu den Zielzellen transportiert. Carotinoide werden nach der Abgabe aus der Leber auf alle Lipoproteinfraktionen verteilt (VLDL, LDL, HDL) und im Blutplasma transportiert. Mehr als die Hälfte der Gesamt-Carotinoide lagert sich an LDL an.

Carotinoide finden sich in sämtlichen menschlichen Organen. Die höchsten Konzentrationen finden sich in der Leber (Hauptspeicherorgan), Nebennieren, Testes und Corpus luteum. Organe mit geringen Carotinoiden sind Niere, Lunge, Muskeln, Herz, Gehirn und Haut [122 d]. Etwa 65 % der Carotinoide sind im Fettgewebe lokalisiert [1306].

## Biochemische Funktionen

### Provitamin-A-Aktivität

Ca. 10 % der bekannten Carotinoide haben eine Provitamin-A-Funktion, die von der Existenz des β-Iononrings und der Isoprenoidkette abhängig ist. Carotinoide mit dieser Eigenschaft sind als Vorstufe von Vitamin A an wichtigen Funktionen wie dem **Sehprozess** und der **Embryonalentwicklung** (➤ Kap. 2.2.1) beteiligt.

**PRAXISTIPP**

β-Carotin (all-trans- und 13-cis-Isomer) hat die höchste Vitamin-A-Aktivität, gefolgt von all-trans-α-Carotin, all-trans-β-Kryptoxanthin und 8'-β-Apocarotinal. Aus β-Carotin können 2 Moleküle Retinal gebildet werden.

Für die Berechnung der Provitamin-A-Funktion gilt folgende Umrechnungsformel:

**Umrechnung**

**1 Retinolaktivitätsäquivalent (RAE)** ≅ 1 µg Retinol ≅ 12 µg β-Carotin ≅ 24 µg anderer Carotinoide mit Provitamin-A-Wirkung [319].

In einigen Nachschlagewerken findet sich noch die ursprüngliche Angabe in RE:
**1 Retinoläquivalent (RE)** ≅ 1 µg Retinol ≅ 6 µg β-Carotin ≅ 12 µg anderer Carotinoide mit Provitamin-A-Wirkung [513, 1087].
**1 IE Vitamin A** entspricht 0,3 µg Retinol.

**PRAXISTIPP**

Der besondere Vorteil des „Umwegs" bei der Vitamin-A-Synthese aus Carotinoiden gegenüber der direkten Vitamin-A-Aufnahme aus tierischen Lebensmitteln liegt darin, dass Überdosierungen mit unerwünschten Nebenwirkungen ausgeschlossen sind.

### Antioxidans

Pflanzen schützen sich mit den Farbpigmenten der Carotinoide gegen die schädliche Wirkung freier Radikale, die z. B. durch die **UV-Strahlung des Sonnenlichts** entstehen. Die starke antioxidative Kapazität der Carotinoide beruht auf ihrer Fähigkeit, Elektronen abzugeben. Carotinoide sind die wirksamsten natürlichen sogenannten **Quencher,** das heißt, sie inaktivieren hochreaktiven Singulettsauerstoff, gehen dabei vorübergehend in einen angeregten Triplettzustand über und erreichen unter Wärmeabgabe wieder den Ausgangszustand. Bei vermehrter Aufnahme natürlicher Carotinoide über die Nahrung ließ sich ein erhöhter **Schutz vor Lipidperoxidation** (➤ Kap. 2.2.3: Biochemische Funktion) und **oxidativen DNA-Schäden** feststellen.

Die hier skizzierte Neutralisierung der Peroxylradikale hängt erheblich vom Sauerstoffpartialdruck ab. Carotinoide wirken nur bei normalen bis niedrigen Sauerstoffkonzentrationen antioxidativ, bei hohem Sauerstoffpartialdruck dagegen prooxidativ.

**GEFAHR**

Manche Antioxidanzien (Vitamin C, Vitamin E, Zink) können einzeln, hochdosiert in synthetischer Form, selbst oxidativen Stress auslösen und ihre Wirkung umkehren. Dazu gehören auch einige Carotinoide, wie β-Carotin, Lycopin und Zeaxanthin [906].

Durch die Neutralisierung des Singulettsauerstoffs und der Peroxylradikale wird die Kettenreaktion der Lipidperoxidation unterbrochen und die Oxidation des LDL-Cholesterins unterbleibt. Heutzutage ist unstrittig, dass nur oxidiertes LDL-Cholesterin als

Risikofaktor für die Atheroskleroseentstehung zu werten ist.

Diese Effekte waren durch eine alleinige Supplementierung mit Carotinoiden allerdings nicht zu erreichen, obwohl der Plasmaspiegel durch β-Carotin-Supplemente 5-mal höher steigt als durch β-Carotin aus Karotten – eine Bestätigung dafür, dass die Supplementierung mit Monopräparaten sinnlos ist. Denn erst die Kombination von Carotinoiden mit Vitamin E und Glutathion führt zu einem signifikantem antioxidativen Schutz.

**PRAXISTIPP**

Carotinoide wirken als Zwischenträger der Energie beim Quenching. β-Carotin, Lycopin, Lutein und Canthaxanthin sind bei der Entgiftung von Singulettsauerstoff und Peroxylradikalen beteiligt.

Carotinoide vermindern durch ihre antioxidative Wirkung die Entstehung zahlreicher Erkrankungen:

- Herz-Kreislauf-Erkrankungen, wie Myokardinfarkt
- Tumorerkrankungen, vor allem Lungen-, Magen- und Prostatakarzinome
- Augenerkrankungen, wie altersbedingte Makuladegeneration (AMD), Katarakt
- Photodermatosen, wie Pigmentstörungen, lichtinduzierte Tumore

### Hemmung der Karzinogenese

Prospektive Studien zeigten ein erhöhtes karzinogenes Risiko für verschiedene Tumorarten bei einer niedrigen Plasmakonzentration von Carotinoiden bzw. β-Carotin (bis 0,28 μmol/l), während Konzentrationen von 0,28–0,37 μmol/l mit einem geringeren Risiko assoziiert waren. Carotinoide schützen besonders vor Lungen-, Ösophagus-, Magen-, kolorektale Karzinome, Prostata-, Zervix-/Kollum-, Mamma- und Hautkrebs.

**STUDIEN**

Die meisten Studien (Tierexperimente, epidemiologische Studien und Interventionsstudien) belegen diese antikarzinogene Wirkung [143, 268, 445, 770, 920, 958, 1053, 1141, 1246, 1302, 1319, 1529]. Allerdings kamen 2 interventionelle Studien (CARET/ATBC-Studie), von großem Medienecho begleitet, zu gegenteiligen Ergebnissen. Diese Studien wiesen allerdings erhebliche Mängel auf (➤ Kap. 1.3.3).

Im Drei-Stufen-Modell der Karzinogenese setzen die Carotinoide nach heutigem Wissen überwiegend bei der Initiation und Promotion an (➤ Tab. 2.3).

- **Initiationsphase:** Hemmung von Phase-I-Enzymen, Schutz der nukleophilen Stellen der DNA.
- **Promotionsphase:** Induktion der Zelldifferenzierung, antioxidative Wirkung.
- **Progressionsphase:** Immunmodulation, Stimulierung der Zellkommunikation über Gap Junctions. Gap Junctions sind wichtig für den Zellkontakt und den Signalaustausch, so verhindern sie ein unkontrolliertes Wachstum. Tumorzellen haben einen sehr niedrigen Signalaustausch, dadurch kann es zu einem unkontrollierten Wachstum kommen. Vitamin-A-wirksame Carotinoide, aber auch Carotinoide ohne Vitamin-A-Wirkung, wie Canthaxanthin oder Lycopin, verstärken die Zellkommunikation und hemmen das Wachstum und die Vermehrung von Tumorzellen. Die Carotinoide Astaxanthin und Canthaxanthin können zusätzlich in die Phase der Initiation eingreifen. Sie hemmen spezielle Phase-I-Enzyme, vor allem die Cytochrom-P450-abhängige Monooxygenasen, wie CYP1A1 oder CYPA2, die entscheidend für die Entwicklung von Karzinogenen sind. Auch für einige Phase-II-Enzyme haben Astaxanthin und Canthaxanthin ähnliche Effekte [470].

**STUDIEN**

- Der protektive Effekt von Carotinoiden (v.a. Lycopin und Lutein) zeigte sich besonders deutlich bei **Lungenkrebs** [1141, 1302]. – Dies trotz der Daten aus der CARET-Studie (➤ Kap. 1.3.3)
- Auch für das **Prostatakarzinom** zeigten Studien eine starke Schutzwirkung von β-Carotin [951] und Lycopin [458]. In der „Physicians Health Study" des National Cancer Institute senkte β-Carotin (in einer Dosis von 50 mg jeden 2. Tag) das Prostatakarzinomrisiko statistisch signifikant [271].
- Eine Metaanalyse der Zusammenhänge zwischen **Brustkrebs** und Carotinoidaufnahme zeigte ein reduziertes Risiko bei hoher β-Carotin-Aufnahme [620].
- Carotinoide besitzen außerdem eine protektive Wirkung gegenüber **Gebärmutterhals-, Speiseröhren-, Magen- und Dickdarmkrebs** [1275].
- β-Carotin wurde auch zur Prävention der oralen Leukoplakie **(Präkarzinose der Mundschleimhaut)** eingesetzt [445, 920].

**PRAXISTIPP**

Studien belegen eine stärkere antikarzinogene Wirkung von unerhitztem Gemüse. Dies weist auf die besondere Funktion der hitzelabilen Xanthophylle in grünblättrigem Gemüse hin.

### Schutz der Macula lutea vor altersbedingter Degeneration

Die Macula lutea (gelber Fleck) gehört zur Retina und ist der Bereich des schärfsten Sehens. Hier reichern sich vor allem die Carotinoide Lutein und Zeaxanthin an. Eine Ernährung, die besonders viel von diesen beiden Carotinoiden enthält, schützt nach epidemiologischen Studien von dem Risiko einer AMD [794], da diese Carotinoide als spezifische Lichtfilter und Antioxidanzien fungieren [122 d]. AMD ist eine häufige Ursache für Sehstörungen im Alter und kann zur Blindheit führen.

### Sonnenschutz

Carotinoide schützen die Haut aufgrund ihrer antioxidativen Eigenschaften. Besonders β-Carotin hebt den Carotinoidgehalt der Haut stark an. Bei Einnahme von mehr als 20 mg/Tag über 12 Wochen kam es zu einer eindeutigen Verminderung einer UV-induzierten Erythembildung im Vergleich zur Placebogruppe [1308].

### Weitere Wirkungen

- Besonders für β-Carotin wurde eine **immunstimulierende** Wirkung nachgewiesen.
- Lycopin wurde aufgrund seiner antioxidativen Wirkung nach epidemiologischen Studien auch ein **kardioprotektiver** Effekt zugeschrieben.
- Unter Lycopinsupplementierung (60 mg/Tag) konnte der **LDL-Cholesterinspiegel** um 14 % gesenkt werden.
- Eine vermehrte Zufuhr von Carotinoiden reduziert das Risiko für **AMD** und **Katarakt.**
- Bei **Photodermatosen** und **Pigmentstörungen** wurden positive Erfahrungen mit Carotinoiden gemacht.

## Täglicher Bedarf und Versorgungssituation

Der tägliche Bedarf an Carotinoiden ist noch nicht definitiv geklärt. Als Richtwert für einen optimal präventiven Plasmaspiegel wurden für β-Carotin > 0,4 µmol/l angegeben. Studien liefern zahlreiche Hinweise auf die schützende Wirkung bei einer erhöhten Carotinoidzufuhr vor Gefäßveränderungen, metabolischen Syndrom und Krebserkrankungen [1446].

Gemäß dem Ernährungsbericht 2004 der DGE liegt die Carotinoidzufuhr über eine normale Mischkost (ohne Supplemente) bei 5–6 mg/Tag. Laut der Einschätzung des Ernährungsberichts 2008 hat die Zufuhr an Carotinoiden zugenommen [1445, 1446, 1450]. Die Bioverfügbarkeit von Carotinoiden aus unerhitzten Nahrungsmitteln ist niedrig und liegt unter 3 % [1446, 1450].

**GEFAHR**

Die Versorgungssituation mit β-Carotin für Männer und Frauen in Deutschland ist nicht optimal [333].

In der Schwangerschaft steigt der Vitamin-A-Bedarf auf 1,1 mg an, dies entspricht einer Zufuhr von 13,2 mg Provitamin-A-Carotinoide (ohne β-Carotin). In der Stillzeit erhöht sich der Vitamin-A-Bedarf auf 1,5 mg, dies entspricht 18 mg Provitamin-A-Carotinoide (ohne β-Carotin) täglich [629].

## Toxizität

Bei chronischer Zufuhr von >30 mg Carotinoiden pro Tag kommt es zu einer harmlosen, reversiblen Gelbverfärbung der Haut **(Karotinodermia).** Weder bei erhöhter Aufnahme über die Ernährung noch bei Langzeitsupplementierung oder therapeutischen Dosen (von 180 mg/Tag) wurden toxische Nebenwirkungen beobachtet. Selbst bei Personen mit adäquatem Vitamin-A-Status entwickelte sich durch zusätzliche Gabe von Carotinoiden keine Hypervitaminose A (d. h. kein Anstieg der Retinolkonzentration im Serum). Auch tierexperimentell liegen keine Hinweise auf teratogene, mutagene oder karzinogene Effekte von Carotinoiden vor.

## Anwendungsgebiete

- Carotinoide fungieren u. a. als **Provitamin A.** Vitamin A (Retinol) ist ein Schutzstoff für das gesamte Ektoderm. Die normale Struktur aller epithelialen Gewebe ist Vitamin-A-abhängig (➤ Kap. 2.2.1). Daher kommt den Carotinoiden auch eine Rolle beim Erhalt der Integrität und Funktion von Haut, Kornea, Schleimhäuten des Respirations-, Digestions- und Urogenitaltrakts zu.
- Vitamin A wird ausschließlich über tierische Produkte aufgenommen. **Vegetarier/Veganer** weisen daher einen latenten Vitamin-A-Mangel auf. Durch erhöhte Aufnahme von Carotinoiden (Provitamin A) kann der Vitamin-A-Spiegel angehoben werden.
- Carotinoide können als starke Antioxidanzien **oxidativem Stress** mit allen potenziellen Folgen entgegenwirken.
- Ein gewisser **Lichtschutzeffekt** von Carotinoiden wird angenommen. Allerdings kann die Einnahme von Carotinoiden nur eine additive prophylaktische Maßnahme gegen lichtinduzierte Hautschäden sein. Der regelmäßige Einsatz von Sonnenschutzcremes bietet kombiniert mit Carotinoiden und weiteren lichtschützenden Vitalstoffen den besten Hautschutz.
- Da ein erhöhtes Krebsrisiko für verschiedene **Tumorarten** bei niedrigen Plasmakonzentrationen der Carotinoide nachgewiesen wurde, wird allgemein eine ausreichende Zufuhr von Carotinoiden über die tägliche Nahrung empfohlen. Dies gilt insbesondere auch für Lycopin (Reduktion des **Prostatakarzinomrisikos**).
- Nach den Ergebnissen epidemiologischer Studien ist durch vermehrte Zufuhr von Carotinoiden auch ein vermindertes Risiko für **kardiovaskuläre Erkrankungen** zu erwarten.

## Interaktionen

Zu Interaktionen mit Medikamenten ➤ Tab. 2.7 und anderen Mikronährstoffen ➤ Tab. 2.8.

## Vorkommen in Nahrungsmitteln

Während gelb-orangefarbenes Gemüse vorwiegend sauerstofffreie Carotinoide (bis 11,5 mg/100 g) enthält, sind in grünblättrigem Gemüse ca. 80 % der Carotinoide sauerstoffhaltige Xanthophylle, bis zu einer Konzentration von 21,9 mg/100 mg (➤ Tab. 2.4, ➤ Tab. 2.5).

## β-Carotin

### Struktur und Eigenschaften

β-Carotin ist das bekannteste und mengenmäßig wichtigste natürliche Carotinoid. Es verfügt über eine symmetrische, mehrfach ungesättigte Polyenstruktur aus 8 Isopreneinheiten und 11 konjugierten Doppelbindungen. An den beiden Enden der Isoprenoidkette ist jeweils ein β-Iononring (Trimethylcyclohexen-Ring) gebunden. Dieses Strukturelement kommt im Retinol (Vitamin A) vor und sorgt für die Vitamin-A-Wirkung des Pflanzenbegleitstoffs. Die konjugierten Doppelbindungen sorgen für die orange-rote bis rote Farbe und für die physikochemischen Eigenschaften [1045]. β-Carotin liegt in verschiedenen geometrischen Formen vor (cis-/trans-Isomere), die ineinander überführbar sind. Pflanzen, Algen und Bakterien, die zur Photosynthese fähig sind, synthetisieren β-Carotin. Der Hauptanteil in Pflanzen ist mit etwa 98 % ein stabiles all-trans-Isomer.

**PRAXISTIPP**

- Etwa 60 der identifizierten Carotinoide können im menschlichen Organismus in Retinol umgewandelt werden, wobei β-Carotin die höchste Vitamin-A-Aktivität aufweist und vor allem bei Vegetariern die Vitamin-A-Zufuhr ersetzen kann.
- β-Carotin sollte vor übermäßiger Hitzezufuhr geschützt werden, um eine Isomerisierung zu vermeiden. Bei länger dauernder und hoher Hitzezufuhr kann es zu einem Aktivitätsverlust von über 30 % kommen.
- β-Carotin ist das am häufigsten vorkommenden Carotinoid in der Natur. Sein Gehalt variiert je nach Sorte, Jahreszeit, Reifegrad, Wachstums-, Ernte- und Lagerungsbedingungen und in den unterschiedlichen Teilen der Pflanze [626].

**Tab. 2.4** Carotinoide und ihr Vorkommen und Gehalt (in mg/100 g FG) in Lebensmitteln [755], modifiziert

| Carotinoid | Vorkommen und Gehalt |
|---|---|
| α-Carotin | Gelbe und orangene Früchte und Gemüse<br>• Rotes Palmöl bis 30 mg<br>• Kürbis bis 10 mg<br>• Karotten 7 mg<br>• Süßkartoffeln 7 mg |
| β-Carotin | Grünes Blattgemüse, gelbes und orangenes Obst und Gemüse<br>• Rotes Palmöl bis 50 mg<br>• Karotten, Aprikosen, Spinat, Süßkartoffeln, Kürbis, Pfeffer, Kohl, Cantaloupe-Melone 1–9 mg |
| Lycopin | Reifes Obst und Gemüse, wie Guave, Wassermelone, Aprikose, Pfirsich, Hagebutten, Oliven [889]. Höhere Mengen finden sich in der Olivensorte *Elaegnus umbellata* [414].<br>• Tomatenmark bis 10 mg<br>• Guave 5,4 mg<br>• Wassermelone 4,1 mg<br>• Rote Grapefruit 3,3 mg<br>• Tomate 3,1 mg |
| β-Kryptoxanthin | Früchte wie Mandarinen, Orangen, Papayas, etc.<br>• Mais, Erbsen, Eigelb 0,05–0,5 mg |
| Lutein (stets von Zeaxanthin begleitet) | Dunkelgrünes Blattgemüse, wie Grünkohl, Spinat, Petersilie<br>• Spinat und Kohl etwa 20 mg<br>• Rote Paprika, Mais, Getreide, Tomaten und Eigelb 0,02–0,5 mg |
| Zeaxanthin (stets von Lutein begleitet) | Dunkelgrünes Blattgemüse, wie Kohl, Grünkohl, Spinat, Salat, Petersilie<br>• Mais 0,0015 mg |

**Tab. 2.5** Gehalt an Carotinoiden in Lebensmitteln (in µg/100 g)

| Lebensmittel | β-Carotin | α-Carotin | Lycopin | Lutein und Zeaxanthin |
|---|---|---|---|---|
| Aprikose | 3.500 | 0 | 5 | 0 |
| Brokkoli | 700 | 1 | 0 | 1.900 |
| Erbse | 350 | 16 | 0 | 1.700 |
| Grapefruit (rot) | 1.130 | 0 | 3.362 | 0 |
| Grünkohl | 4.700 | 0 | 0 | 21.900 |
| Guave | 812 | 0 | 5.400 | 0 |
| Karotte | 7.900 | 3.600 | 0 | 260 |
| Kopfsalat | 1.200 | 1 | 0 | 1.800 |
| Kürbis | 3.100 | 3.800 | 0 | 1.500 |
| Rosenkohl | 480 | 6 | 0 | 1.300 |
| Spinat | 4.100 | 0 | 0 | 10.200 |
| Tomate | 520 | 0 | 3.100 | 100 |

Im pflanzlichen Organismus wird β-Carotin in den Chromoplasten und Chloroplasten in eine komplexe Matrix aus Proteinen, Lipiden und Kohlenhydraten eingebunden. Gemeinsam mit anderen Carotinoiden dient es dort als Schutz vor photooxidativen Schäden.

### Resorption von β-Carotin und Umwandlung zu Retinol

β-Carotin ist lipophil und wird im Rahmen der Fettverdauung im oberen Dünndarm resorbiert. Nahrungsfette dienen als Transportmittel, Gallensäuren zur Solubilisierung und Mizellenbildung und Esterasen zur Spaltung von verestertem β-Carotin und zur Verbesserung der Resorptionsrate. Nach der Freisetzung aus der Nahrungsmatrix mischt sich das β-Carotin im Dünndarm mit anderen lipophilen Substanzen und Gallensäuren zu gemischten Mizellen, die über passive Diffusion in die Enterozyten des Duodenums und Jejunums gelangen.

**PRAXISTIPP**

Bei gleichzeitiger Zufuhr von Fetten liegt die Resorptionsrate von 1–3 mg β-Carotin zwischen 30 und 60 %. Gesättigte Fettsäuren fördern die Aufnahme effektiver als mehrfach ungesättigte Fettsäuren [352].

Weiteren Einfluss auf die Absorptionsmenge haben das Kauen durch die Zähne, der pH-Wert des Magens und der Gallenfluss. Genetische Faktoren spielen ebenfalls eine Rolle bei der Aufnahme.

**GEFAHR**

Ein verminderter Gallenfluss senkt die Bioverfügbarkeit von β-Carotin aufgrund der reduzierten Mizellenbildung.

In seiner all-trans-Konfiguration wird β-Carotin besser resorbiert als in der cis-Form. β-Carotin aus Supplementen ist in seiner isolierten Form besser verfügbar als der Pflanzenbegleitstoff in Obst und Gemüse. Mit steigender Dosis nimmt jedoch auch die relative Bioverfügbarkeit von isoliertem β-Carotin ab. β-Carotin in verarbeitetem Gemüse (zerkleinert, erhitzt) ist leichter resorbierbar (> 15 %) als aus rohen Nahrungsmitteln (< 3 %), da es dort kristallin eingebunden ist und von einer unverdaulichen, festen Cellulosematrix umschlossen ist.

Im Zytosol des Jejunums wird ein Teil des β-Carotins in Retinol umgewandelt. Dabei wird das Carotinoid entweder an der zentralen oder an einer der dezentralen (exzentrischen) Doppelbindungen durch das zytosolische, nicht membrangebundene Enzym β-Carotin-15,15'-Dioxygenase gespalten. Dabei bildet die zentrale Spaltung von β-Carotin den vorherrschenden Mechanismus, bei der 2 Moleküle Retinal entstehen. Bei der dezentralen Spaltung des Carotinoids wird je nach Zerlegung 8'-, 10'- oder 12'-β-Apocarotinal durch weiteren Abbau bzw. durch Kettenverkürzung zu einem Molekül Retinal umgewandelt. Durch die Alkoholdehydrogenase wird das Retinal zum biologisch aktiven Retinol reduziert. Dabei handelt es sich um einen reversiblen Prozess. Retinol wird an das zelluläre Retinol bindende Protein II (CRBPII) gebunden und bei physiologischen Konzentrationen durch Lecithin-Retinol-Acyltransferase bzw. bei hohen Konzentrationen durch die Acyl-CoA-Retinol-Acyltransferase mit Fettsäuren (v. a. Palmitinsäure) zu Retinylester verestert. Neben diesem Hauptumwandlungsweg kann Retinal in einem irreversiblen Prozess auch zur Retinsäure oxidiert werden.

**PRAXISTIPP**

Die Umwandlung von β-Carotin zu Retinol im Zytosol der Enterozyten wird auf 17 % geschätzt. Zusätzlich kann die Konversion auch im Zytosol der Leber-, Lungen-, Nieren- und Muskelzellen stattfinden [352, 1087].

Damit die 15,15'-Dioxygenase ihre Aktivität aufrechterhalten kann, sind einerseits Sauerstoff und andererseits ein Metall-Ion, vermutlich Eisen, notwendig [352]. Die Umwandlung von β-Carotin zu Retinol ist darüber hinaus von bestimmten Faktoren abhängig:

- Genetische Veranlagung
- Ernährung: Lebensmittelmatrix, Fettgehalt der zugeführten Nahrung, Alkoholkonsum
- Versorgungsstatus: Proteine, Vitamin A, Vitamin E
- Zufuhrmenge an β-Carotin (➤ Tab. 2.6)

**PRAXISTIPP**

Be einem guten Vitamin-A-Status oder bei gleichzeitiger Zufuhr von β-Carotin und Retinol sinkt die Aktivität der 15,15'-Dioxygenase in den Dünndarmzellen ab. Dadurch sinkt die Konversionsrate und der Anteil an nichtgespaltenem β-Carotin steigt an. Diese Funktion führt dazu, dass selbst bei sehr hohen Dosen an β-Carotin keine Hypervitaminose A entstehen kann.

### Transport, Verteilung und Ausscheidung von β-Carotin

Der Anteil an β-Carotin, der in den Mukosazellen des Dünndarms nicht zu Retinol verstoffwechselt wird, wird zusammen mit den Retinylestern und anderen lipophilen Substanzen in **Chylomikronen** (fettreiche Lipoproteine) eingebaut. Diese gelangen durch Exozytose in die Zwischenräume der Enterozyten, werden über das Lymphsystem abtransportiert und gelangen

**Tab. 2.6** Einfluss der gleichzeitig zugeführten Lebensmittel und Fette auf die enterozytäre Konversion von β-Carotin zu Retinol [626]

| Für 1 µg all-trans-Retinol werden benötigt: | Umwandlungsverhältnis |
|---|---|
| 2 µg β-Carotin in Milch | 2 : 1 |
| 4 µg β-Carotin in Fetten | 4 : 1 |
| 8 µg β-Carotin in mit Fett zubereiteten, homogenisierten Möhren bzw. gekochtem grünblättrigem Gemüse | 8 : 1 |
| 12 µg β-Carotin in gekochten, passierten Möhren | 12 : 1 |
| 26 µg β-Carotin in gekochtem grünblättrigem Gemüse | 26 : 1 |

anschließend durch die Pumpkraft in den peripheren Blutkreislauf. Chylomikronen haben lediglich eine Halbwertszeit von etwa 30 Minuten und werden auf dem Weg zur Leber zu fettarmen Restpartikeln, den **CM-Remnants,** abgebaut.

- Die Lipoproteinlipase (LPL) befindet sich auf der Oberfläche von Endothelzellen der Blutkapillaren. Sie spaltet Lipide zur Aufnahme freier Fettsäuren und kleiner Mengen an β-Carotin und Retinylester in verschiedene Gewebe, wie Muskel-, Fettgewebe und Milchdrüsen.
- Ein größerer Anteil an β-Carotin und der veresterten Retinolmoleküle verbleibt in den CM-Remnants, bindet in der Leber an spezifische Rezeptoren und wird durch rezeptorvermittelte Endozytose in die Parenchymzellen der Leber aufgenommen. Das Retinylester folgt dem Stoffwechselweg des Vitamin A (➤ Kap. 2.2.1), β-Carotin wird in den Leberzellen teilweise zu Retinol metabolisiert und gespeichert, teilweise wird es direkt gespeichert.
- Der restliche Teil an β-Carotin wird in VLDL eingelagert und in extrahepatische Gewebe transportiert [352, 513, 718]. Das im Blut zirkulierende VLDL bindet an periphere Zellen, die Lipide werden durch die LPL gespalten. Die dabei freiwerdenden fettlöslichen Substanzen, wie auch das β-Carotin, werden durch passive Diffusion aufgenommen. Dadurch katabolisiert das VLDL zu IDL. Die IDL-Partikel werden entweder in der Leber rezeptorvermittelt aufgenommen und abgebaut oder im Blutplasma durch eine Triglyceridlipase zum LDL, die reich an Cholesterin sind, metabolisiert. Das an LDL gebundene β-Carotin wird durch rezeptorvermittelte Endozytose in Leber und extrahepatisches Gewebe aufgenommen oder auf HDL übertragen und so zusammen mit Cholesterin und anderen lipophilen Substanzen zurück zur Leber transportiert [626].

**Speicherung:** β-Carotin kommt in höheren Konzentrationen in Leber, Nebennieren, Testes und Ovarien vor, hier vor allem im Corpus luteum. Ein geringer Teil kommt auch in Lunge, Gehirn, Herz, Skelettmuskulatur, Haut und anderen Organen vor. Der Gesamtkörperbestand liegt bei etwa 100–150 mg. Gespeichert wird β-Carotin zu 80–85 % im subkutanen Fettgewebe und zu einem geringen Teil (8–12 %) in der Leber. Beim Transport im Blut ist das β-Carotin zu 58–73 % an LDL, zu 17–26 % an HDL und zu 10–16 % an VLDL gebunden.

**PRAXISTIPP**

Zwischen der oralen Zufuhr von β-Carotin und Gewebsspeicherung gibt es einen direkten, aber nicht linearen Zusammenhang. Nach dem Absetzen der Zufuhr wird das gespeicherte β-Carotin nur sehr langsam über mehrere Wochen freigesetzt [1087].

Das im Serum nachgewiesene β-Carotin macht etwa 15–30 % der Gesamt-Carotinoide aus [352, 1023]. Im Serum kommt vorrangig die all-trans-Form von Provitamin A vor, in den Gewebsspeichern ist die cis-Form (9-cis-β-Carotin) ständig vorhanden [1087]. β-Carotin ist plazentagängig und geht in die Muttermilch über [333].

**Ausscheidung:** Das nicht resorbierte β-Carotin wird über den Fäzes ausgeschieden; Apocarotinale und andere β-Carotin-Metabolite werden über den Urin eliminiert. Bevor die Metabolite ausgeschieden werden können, müssen sie umgewandelt werden. Dies geschieht in der Leber und in vielen anderen Geweben [718, 1087]. In Phase I werden die Metabolite zur besseren Löslichkeit durch das CYP-System hydroxyliert. In Phase II wird auf die eingefügte OH-Gruppe mithilfe der Glucuronyltransferase Glucuronsäure übertragen. Viele Metabolite sind noch nicht aufgeklärt, die meisten davon sind glucuronidierte Formen [718, 1087]. Eine einmalige Gabe an β-Carotin verweilt im Organismus zwischen 5 und 10 Tagen [1087].

### Biochemische Funktionen von β-Carotin

Für Lebewesen, die keine tierischen Nahrungsmittel zu sich nehmen, ist β-Carotin essenziell. Nach neueren Untersuchungen wird das Carotinoid auch vom Menschen in unveränderter Form resorbiert und entfaltet eigene Wirkungen. Daher sollte es für Menschen ebenfalls als essenziell angesehen werden.

**Antioxidative Wirkungen** β-Carotin wirkt zusätzlich zur Provitamin-A-Wirkung (➤ Kap. 2.2.1) als Antioxidans. Die Inaktivierung reaktiver Sauerstoffverbindungen **(Quenching)** betrifft Peroxylradikale, Superoxidradikale, Singulettsauerstoff, Wasserstoffperoxid, Hydroxyl- und Nitrosylradikale. Dies schützt die Lipide, vor allem die mehrfach ungesättigten Fettsäuren, Cholesterin, Proteine, Nukleinsäuren und Kohlenhydrate vor Modifizierung und Zerstörung.

**Interaktion mit Peroxylradikalen:** β-Carotin kann als Elektronenakzeptor Peroxylradikale binden und so die Kettenreaktion bei der **Lipidperoxidation** unterbrechen. Auf diese Weise fungiert es als Radikalfänger (radical scavenger) und verhindert die Bildung freier Radikale. Auch die Zerstörung der mehrfach ungesättigten Fettsäuren, wie Omega-3-Fettsäuren (α-Linolensäure, EPA, DHA) und Omega-6-Fettsäuren (Linolsäure, γ-Linolensäure, Arachidonsäure) im Gewebe, in den Zellen und Zellorganellen sowie in artifiziellen Systemen wird verhindert. Dadurch werden Membranlipide, Lipoproteine und Depotfette geschützt. Durch die Unterbrechung der Lipidperoxidation ergänzt β-Carotin als Antioxidans die Superoxiddismutasen (zink-, mangan- und kupferabhängige Enzyme), die Katalasen (eisenabhängige Enzyme) und die Glutathionperoxidasen (selenabhängige Enzyme) sowie exogene Antioxidanzien (Vitamine A, C, E, Coenzym $Q_{10}$, Glutathion, Liponsäure, Flavonoide) [123 b]. Während dieses Quenching-Prozesses unterliegt β-Carotin der **Autoxidation,** daher wird es zerstört. Bisher sind keine Mechanismen zur Regeneration von β-Carotin bekannt, wie man es von Vitamin E kennt (➤ Kap. 2.2.3: Biochemische Funktionen) [122 e].

Die Inaktivierung von Peroxylradikalen hängt vom Sauerstoffpartialdruck ab. Bei niedrigen Sauerstoffkonzentrationen kann β-Carotin seine antioxidative Wirkung optimal entfalten.

**GEFAHR**

Unter hohen Sauerstoffkonzentrationen wirkt β-Carotin prooxidativ [122 e, 123 b, 512 b].

**Interaktion mit Singulettsauerstoff:** Singulettsauerstoff wird in lichtabhängigen Reaktionen gebildet und gehört zu den aggressivsten Radikalen. Bei der Deaktivierung von Singulettsauerstoff dient das β-Carotin als Zwischenträger der Energie. Es entzieht dem Radikal bei Lichteinwirkung in der Reaktionsfolge die Energie und es bildet sich ein angeregtes β-Carotin. Dieses gibt in Wechselwirkung mit der Umgebung die Energie in Form von Wärme wieder ab **(physikalisches Quenching).** Auf diese Weise macht β-Carotin freie Sauerstoffradikale unschädlich und schützt Zellstrukturen, besonders in lichtexponierten Geweben (Augen und Haut), vor oxidativen Schäden.

**PRAXISTIPP**

Die Möglichkeit des Quenchens ist abhängig von der Anzahl der Doppelbindungen eines Carotinoids. β-Carotin weist mit seinen 11 konjungierten Doppelbindungen zusammen mit Lycopin die stärkste Quenching-Aktivität auf.

**GEFAHR**

Oxidativer Stress entsteht bei einem Mangel an antioxidativen Substanzen oder beim vermehrten Auftreten von freien Radikalen. So entsteht ein Ungleichgewicht zwischen Antioxidanzien und Prooxidanzien, mit denen der Organismus nicht fertig wird [1263]. In der Folge kommt es zu einer Stressanfälligkeit sowie vermehrt zu Erkrankungen [122 e].

**Immunsystem** β-Carotin steigert die Proliferation der T- und B-Zellen, die Anzahl der TH-Zellen sowie die Aktivität der NK-Zellen.

**STUDIEN**

β-Carotin kann in Dosierungen bis 25 mg täglich bei Männern über 65 Jahren die Aktivität von NK-Zellen erhöhen. Bei Männern zwischen 51 und 64 Jahren war die Expression von Adhäsionsmolekülen sowie die Sekretion von TNF-α erhöht [85, 1447].

**Zellkommunikation** β-Carotin kann die interzelluläre Kommunikation über die Gap Junctions stimulieren. Die kanalartigen Verbindungen zwischen benachbarten Zellen, die aus einem Protein (Connexin) bestehen, sind für den Austausch niedermolekularer Signal-, Nähr- und Vitalstoffe notwendig [466] sowie für die Regulation von Wachstums- und Entwicklungsprozessen der Zellen.

**PRAXISTIPP**

β-Carotin wirkt tumorpräventiv [1447]. Die Kommunikation von Tumorzellen mit den benachbarten Zellen ist gering, da sie über Tumorpromotoren verfügen, die die Kommunikation über Gap Junctions beeinträchtigen [107]. Carotinoide fördern den Zellkontakt über die Gap Junctions, indem sie die Expression der mRNA für Connexin erhöhen [108, 1307]. So werden das unkontrollierte Wachstum und die Entartung von Zellen unterdrückt [615].

**Hautschutz** Vermehrt zugeführtes β-Carotin wird vorrangig in der Epidermis und Subkutis der Haut akkumuliert. Es schützt aufgrund seiner antioxidativen Eigenschaften vor den schädlichen Auswirkungen von UV-Strahlen (UV-A und UV-B), indem es freie Radikale bindet und die Lipidperoxidation unterbricht (s. oben).

**PRAXISTIPP**

β-Carotin kann Zellschäden der Haut vermindern und eine Erythembildung reduzieren. Bei einer Dosierung von mehr als 20 mg/Tag für 12 Wochen konnte eine UV-Licht-induzierte Erythembildung deutlich vermindert werden [464, 808, 1308].

β-Carotin erhöht insgesamt den Grundschutz der Haut. Außerdem verhindert es Pigmentstörungen und eine Verdunklung der Haut durch Hyperpigmentierung. Das Carotinoid gleicht Pigmente aus, so dass schwach pigmentierte Regionen vermehrt Farbe bekommen und überpigmentierte Areale vermehrt vor Sonnenstrahlen geschützt werden [122 e, 512 b].

**Augenschutz** UV-Strahlen können über Oxidationsprozesse auch die empfindliche Augenlinse schädigen, so dass es zur Trübung und schließlich zum Katarakt (Grauer Star) kommen kann.

**PRAXISTIPP**

β-Carotin schützt zusammen mit anderen antioxidativen Vitalstoffen vor diesen Oxidationsprozessen und reduziert das Kataraktrisiko signifikant. Studien in China zeigten, dass Carotinoide zusammen mit Selen und Vitamin E die Katarakthäufigkeit um bis zu 40 % reduzieren können [828, 1293].

## Normwerte und Bestimmung von β-Carotin

Aufgrund der unterschiedlichen Lipidresorption (manche Menschen resorbieren Fette schnell und effizient, andere nicht) lässt sich nur sehr bedingt aus der Höhe des Plasmaspiegels auf die individuelle Versorgung schließen.

Bei normaler Mischkost liegt die Serumkonzentration von β-Carotin bei 20–40 μg/dl (0,4–0,75 μmol/l). Frauen haben einen durchschnittlich 40 % höheren Wert als Männer. Einen weiteren Einfluss auf die Serumkonzentration haben das biologische Alter, der Gesundheitszustand, die Körperfettmasse und der Konsum von Alkohol und Zigaretten [333].

**Werte**

**Normbereich:** Plasma-β-Carotin: 20–40 μg/dl bzw. 0,2–0,5 μmol/l.
Gesamt-Carotinoide im Serum: Werte ≤ 50 μmol/l zeigen einen **niedrigen Status** an.
**Mangel:** Serumkonzentrationen < 0,3 μmol/l zeigen ein β-Carotin-Defizit an [119, 352].

## Versorgungssituation für β-Carotin

Die tägliche Zufuhr über die Nahrung ist abhängig vom durchschnittlichen Jahresverbrauch an Obst und Gemüse (s. Vorkommen) und von Verlusten bei der Zubereitung und beim Erhitzen. Die DGE empfiehlt mittlerweile 2–4 mg β-Carotin am Tag (Schätzwert für eine angemessene Zufuhr), nach neueren Erkenntnissen sind für eine **optimale Versorgung** zur Gesunderhaltung 15 mg β-Carotin (im Verbund mit anderen wichtigen Carotinoiden) erforderlich. Gemäß Erhebungen zum Zusammenhang zwischen Tumorerkrankungen (und Mortalität) und Ernährung sollte die tägliche β-Carotin-Zufuhr 2–4 mg nicht unterschreiten.

**GEFAHR**

β-Carotin-Mangel (kombiniert mit anderen Nährstoffmängeln) gilt als entscheidender Risikofaktor für eine ischämische Herzerkrankung, während Cholesterin, Rauchen und Blutdruck geringeren Einfluss haben.

**STUDIEN**

In **Deutschland** liegt der Median der β-Carotin-Zufuhr für Männer bei 4,3 mg und für Frauen bei 4,4 mg täglich. Dennoch erreichen etwa 10 % der deutschen Erwachsenen die tägliche Mindestzufuhr von 2 mg β-Carotin nicht. In der Schwangerschaft steigt der Vitamin-A-Bedarf auf 1,1 mg an, dies entspricht einer Zufuhr von 6,6 mg all-trans-β-Carotin. In der Stillzeit erhöht sich der Vitamin-A-Bedarf auf 1,5 mg, dies entspricht 9 mg all-trans-β-Carotin täglich [919].

In **Österreich** wird der empfohlene Schätzwertbereich von knapp 2 Dritteln der Erwachsenen erreicht (Frauen mit durchschnittlich 4,4 mg/Tag, Männer mit 4,1 mg/Tag). Gut 1 Drittel der Teilnehmerinnen und Teilnehmer erreichen den Schätzwertbereich für β-Carotin nicht [1167].

## Klinische Symptomatik

**Mangelsymptome** Ein klinisch symptomatischer β-Carotin-Mangel wurde bisher nicht beschrieben. Dies bedeutet allerdings nicht, dass es keinen Mangel gibt.

**Symptome bei Überdosierung** Selbst in höchsten Konzentrationen wurden keine toxischen Nebenwirkungen beobachtet. Bei übermäßiger Zufuhr von β-Carotin (> 30 mg/Tag) kann es zu einer reversiblen Gelbverfärbung der Haut kommen, v. a. im Bereich der Nasolabialfalten sowie der Palmarseiten der Hände und Füße.

**STUDIEN**

Es existieren zwei Studien, die ATBS und die CARET-Studie, bei denen die Zufuhr von isoliertem β-Carotin aus Nahrungsergänzungsmitteln zu einer Zunahme an Krebserkrankungen (Bronchialkarzinom) geführt hat. Bei den Teilnehmern handelte es sich jedoch um starke Raucher, ehemalige Raucher oder ehemalige Asbestarbeiter (➤ Kap. 1.3.3). Sowohl Rauchen als auch Asbestexposition sind für sich selbst schon krebserregend. Die Studien zeigen daher, dass β-Carotin nicht die gesundheitsschädlichen Wirkungen anderer Substanzen neutralisieren kann. Außerdem wirken Vitalstoffe – auch die Antioxidanzien – immer im Verbund mit ihren Interaktionspartnern. Hier die beiden (nicht repräsentativen) Studien:

- ATBC-Studie (The Alpha-Tocopherol, Beta-Carotene Cancer Prevention Trial): Die 29.133 Teilnehmer nahmen täglich, für 5–8 Jahre, 20 mg β-Carotin ein. Dennoch kam es zu einer Zunahme der Bronchialkarzinomrate um 18 % [549].
- CARET-Studie (The Beta-Carotene Cancer and Retinol Efficiency Trial): Die 18.314 Teilnehmer nahmen täglich 30 mg β-Carotin für 21 Monate ein. Die Rate für Bronchialkarzinome stieg um 28 % gegenüber der Placebogruppe an [1047].

Es gibt jedoch zwei neuere große Studien, bei der vergleichbare Mengen an β-Carotin bei Rauchern keine negativen Effekte zeigten:

- Physicians Health-Study: In der Studie mit 22.071 Teilnehmern waren 11 % Raucher und 39 % entwöhnte Raucher. Die Teilnehmer bekamen alle 2 Tage 50 mg β-Carotin über einen Zeitraum von 13 Jahren. Die allgemeine Tumorrate und die Rate für Bronchialkarzinome änderten sich nicht [556].
- Heart Protection Study: Hier wurde den 20.536 Teilnehmern täglich 20 mg β-Carotin für 5 Jahre gegeben, auch hier konnten keine negativen Effekte festgestellt werden [546].

Möglicherweise hängt die Unbedenklichkeit von β-Carotin mit dem **Blutplasmawert** für das Carotinoid zusammen. Wenn der β-Carotin-Plasmaspiegel nicht über 3 µmol/l steigt, scheint es keine negativen Effekte zu erzielen. In der ATBC- und der CARET-Studie wurden diese Werte überschritten; in den beiden anderen Studien lag der Blutspiegel darunter [333].

2003 wurde durch ein britisches Expertengremium für Vitamine und Mineralstoffe zuletzt eine **Sicherheitsbewertung** für Vitalstoffe festgelegt. Die sichere tägliche Höchstmenge für β-Carotin liegt demnach bei 7 mg [413]. Das entspricht dem 1,75- bis 3,5fachen der täglichen DGE-Empfehlung und gilt nur für Nichtraucher sowie bei der isolierten Aufnahme von β-Carotin zusätzlich zu dem β-Carotin in der Nahrung.

Bei gesunden Nichtrauchern hat sogar die tägliche Zufuhr von 300 mg β-Carotin über mehrere Jahre, als hochdosiertes Medikament bei der erythropoetischen Protoporphorphyrie (EPP) eingenommen, keine negativen Effekte gezeigt [413].

**PRAXISTIPP**

Eine hohe β-Carotin-Zufuhr führt nicht zu einer Vitamin-A-Intoxikation, da der Organismus bei Bedarf nur so viel β-Carotin in Vitamin A umwandelt, wie er benötigt.

**GEFAHR**

Aus Sicherheitsgründen sollte man starken Rauchern keine höheren Dosen von β-Carotin empfehlen. Physiologische Dosen (2–4 mg) sind normalerweise unbedenklich, da der Blutspiegel nicht über 3 µmol/l steigt.

## Anwendungsgebiete

### Erhöhter Bedarf

- Neugeborene (v. a. Frühgeburten), Kinder und Jugendliche
- Schwangerschaft und Stillzeit
- Rein vegetarische Ernährung
- Malabsorption von Fetten
- Rezidivierende Infekte mit Beteiligung von Schleimhäuten
- Genuss- und andere Gifte: Nikotin- und chronischer Alkoholabusus, Luftverschmutzung, toxische Metalle (Cadmium)
- Spezielle Therapiemaßnahmen, z. B. Dauertherapie mit Laxanzien, cholesterinsenkenden Mitteln, Orlistat (s. Medikamenteninteraktion)

### Indikationen

β-Carotin sollte vor allem in der Prophylaxe eingesetzt werden. Aufgrund der unzureichenden Aufnahme über die Nahrung empfiehlt sich eine Substituierung mit einem Carotinoidkomplex zusätzlich zur Basisversorgung mit Mikronährstoffen. Indikationen sind:

- Lichtempfindlichkeit bei EPP; Pigmentstörungen, vor allem bei akraler Vitiligo; polymorphe Lichtdermatosen
- Prophylaxe von Tumoren und Atherosklerose; Katarakt-Prävention
- Rezidivierende Infekte

**PRAXISTIPP**

Für einen optimalen **Sonnenschutz** sollten bereits ab dem Frühjahr täglich 30 mg β-Carotin (in einem natürlichen Carotinoidgemisch) substituiert und bis zum Ende der Sonnenperiode eingenommen werden. Dies empfiehlt sich auch für kleine Kinder, deren Haut sehr empfindlich ist und die im Sommerurlaub die meiste Zeit am Wasser spielen.

## Interaktionen von β-Carotin

### Medikamente

Die Interaktionen mit Medikamenten (➤ Tab. 2.7) sind ähnlich wie bei Vitamin A. An erster Stelle sind Medikamente zu nennen, die zu einer erhöhten Fettausscheidung führen.

### Nährstoffe

Carotinoidgemische mit Glutathion (Selen) und Vitamin E (Tocopherol) haben eine verstärkte antioxidative Wirkung (➤ Tab. 2.8).

Bei der Zufuhr hoher Dosen β-Carotin in Nahrungsmitteln konkurriert dieses in der Absorption mit Lutein und Lycopin innerhalb einer Mahlzeit. Eine hohe β-Carotin-Zufuhr hat jedoch keine nachteiligen Auswirkungen auf den Carotinoid-Serumspiegel.

**Tab. 2.7** Interaktionen zwischen Medikamenten und Carotin (modifiziert nach [202])

| Medikament | Interaktion |
|---|---|
| Clofibrat | β-Carotin-Resorption (↓) |
| Colchicin | β-Carotin-Resorption (↓) |
| Colestyramin | β-Carotin-Resorption (↓) |
| Fasern (z. B. Metamucil®) | β-Carotin-Resorption (↓) |
| Kontrazeptiva, orale | Umwandlung von Carotinoiden zu Vitamin A (↑), daher weniger unveränderte Carotinoide im Körper |
| Laxanzien | β-Carotin-Resorption (↓) |
| Mineralöl (Laxanzien) | β-Carotin-Resorption (↓) |
| Neomycin | β-Carotin-Resorption (↓) |
| Orlistat | β-Carotin-Resorption (↓) |
| Paraffinöl | β-Carotin-Resorption (↓) |

**Tab. 2.8** Interaktionen zwischen β-Carotin und speziellen Nährstoffen

| Nährstoffe | Interaktion |
|---|---|
| Ballaststoffe | Bildung schwer löslicher Komplexe mit β-Carotin, daher β-Carotin-Resorption (↓) |
| Fette | Fördern die Resorption von β-Carotin |
| Glutathion (Selen) | Synergistische Wirkung mit β-Carotin und anderen Carotinoiden |
| Carotinoid-Mischungen | Mischung aus β-Carotin, Lycopin, Lutein kann die β-Carotin-Resorption sowohl fördern als auch hemmen<br>Zahlreiche Studien bestätigen Interaktionen der Carotinoide untereinander und mit anderen Mikronährstoffen; synergistische antioxidative Wirkung |
| Olestra (synthetischer Fettersatzstoff) | Kann nicht durch Lipase gespalten werden, β-Carotin-Resorption (↓) |
| Pektine | Bildung schwer löslicher Komplexe mit β-Carotin, daher β-Carotin-Resorption (↓) |
| Phytosterine, Phytostanole | Ähnlich der Struktur von Cholesterin, β-Carotin-Resorption (↓) |
| Proteine | β-Carotin-Resorption (↑) |
| Vitamin A | Eine gute Versorgungslage mit Vitamin A hemmt die Resorption von β-Carotin |
| Vitamin E (Tocopherol) | β-Carotin-Resorption (↑); synergistische Wirkung mit β-Carotin und anderen Carotinoiden |

**GEFAHR**

Bei regelmäßigem Konsum von Margarine mit pflanzlichem Sterol (Membranlipide) kann es zur Abnahme des Carotinoid-Serumspiegels um 10–20 % kommen.
Bei einem täglichen Konsum von 18 g des Fettersatzstoffes Olestra (Saccharose-Polyester) kam es nach 3 Wochen zur Abnahme des Carotinoid-Serumspiegels um 27 %. Bei Personen die nur 2 g Olestra täglich zugeführt haben, verringerte sich der Carotinoid-Serumspiegel immer noch um 15 % [626].

## Täglicher Bedarf an β-Carotin

Genaue Angaben zum β-Carotin-Bedarf werden nicht gemacht, da es als nicht-essenziell gilt. Das National Cancer Institute in den USA empfiehlt ein Verhältnis von 9 : 1 von β-Carotin zu Vitamin A in der Nahrung, um der eigenständigen Antioxidans-Wirkung von β-Carotin Rechnung zu tragen.

Eine optimale Zufuhr liegt bei ca. 15–30 mg täglich. Der Schätzwert der DGE für eine angemessene Zufuhr liegt bei 2–4 mg am Tag (➤ Kap. 2.2.1: Täglicher Bedarf).

**Einnahmeempfehlung**

Einnahme am besten zu den Mahlzeiten.

## Vorkommen von β-Carotin in Nahrungsmitteln

Bei gleichen Nahrungsmitteln gibt es – je nach Herkunftsgebiet – erhebliche Konzentrationsunterschiede. In Obstsorten sind zwischen 2 und 10 mg/kg enthalten, in Gemüsesorten zwischen 20 und 60 mg/kg. In den äußeren Blättern eines Kohlkopfes ist 200-mal mehr β-Carotin enthalten als in den inneren. Gelborangefarbenes Obst und Gemüse sowie dunkelgrüne Blattgemüse sind besonders reich an β-Carotin. Beispiele: Karotten, Kürbis, Spinat, Wirsing, Grünkohl, Feldsalat, Chicorée, Paprika, Süßkartoffeln, Melone. Besonders carotinoidreich sind Algen wie die mexikanische *Spirulina* oder die australische *Dunaliella salina* sowie Palmfrüchte. Zum Gehalt heimischer Pflanzen an β-Carotin ➤ Tab. 2.9.

In Deutschland wird etwa 5 % der Lebensmittel β-Carotin (synthetisch oder extrahiert) wegen der Farbe zugegeben (Farbstoff E 160 oder E 160a). Beispiele: Butter, Margarine, Süßwaren, Limonaden [626].

**PRAXISTIPP**

Gereinigte Carotinoide in Öl, wie sie in Nahrungsergänzungsmitteln enthalten sind, haben eine höhere Bioverfügbarkeit als Carotinoide in Lebensmitteln. Die Bioverfügbarkeit aus Spinat liegt gegenüber der Verfügbarkeit aus gereinigtem β-Carotin in Öl nur bei 14 %.

**Tab. 2.9** β-Carotin-Gehalt ausgewählter Lebensmittel (in mg/100 g) [121]

| Lebensmittel | β-Carotin (mg/100 g) |
|---|---|
| Minze | 11 |
| Petersilie | 8 |
| Karotten | 7 |
| Spinat, gekocht | 6 |
| Rote Beete, gekocht | 5 |
| Grünkohl, gekocht | 5 |
| Aprikosen, getrocknet | 3,6 |
| Kresse | 3 |
| Brokkoli, gekocht | 2,5 |
| Endiviensalat | 2 |
| Melonen | 2 |
| Aprikosen, frisch | 1,5 |

Carotinoide in Lebensmitteln sind fest mit den Proteinen in den Chromoplasten und Chloroplasten der Pflanzenzellen verbunden. Zerkleinern, Homogenisieren und Kochen lösen die pflanzliche Matrix und verbessern dadurch die Bioverfügbarkeit von Carotinoiden. Bereits eine kleine Menge an Fett (3–5 g) pro Mahlzeit verbessert die Absorption der Carotinoide [626].

## Lutein

### Struktur und Eigenschaften

Lutein verleiht den pflanzlichen Organismen die gelbe bis rötliche Farbe. Es hat die Summenformel $C_{40}H_{56}O_2$. Zusammen mit Zeaxanthin und β-Kryptoxanthin gehört Lutein zu den Xanthophyllen, die neben Kohlenstoff und Wasserstoff funktionelle Sauerstoffgruppen in Form von Hydroxygruppen (OH) enthalten. Lutein bestehet aus 8 Isopreneinheiten mit 11 Doppelbindungen, davon sind 10 konjugiert. An beiden Enden befindet sich je ein Trimethylcyclohexen-Ring (ein α- und ein β-Iononring), an dem je eine OH-Gruppe gebunden ist. Für die gelborange Farbe und die physikochemischen Eigenschaften des Luteins sind die 10 konjugierten Doppelbindungen verantwortlich [1045]. Trotz der polaren OH-Gruppe an dem α- und β-Iononring ist Lutein stark fettlöslich, wodurch Resorption und Verteilung im Organismus beeinflusst werden [122].

Lutein kommt in verschiedenen geometrischen Formen vor, die ineinander umwandelbar sind [173]:

- All-trans-Lutein (all-trans-3R, 3'R, 6'R-Lutein)
- 9-cis-Lutein, 9'-cis-Lutein
- 13-cis-Lutein, 13'-cis-Lutein

In den Pflanzen kommt vorrangig (zu etwa 98 %) das stabile all-trans-Isomer vor. Im menschlichen Organismus kommen verschiedene isomere Formen nebeneinander vor. Lutein wird von Hitze und Licht beeinflusst und kann dadurch seine Konfiguration in Lebensmitteln ändern [173].

**PRAXISTIPP**

Die cis-Isomere von Lutein verfügen über eine bessere Löslichkeit, eine höhere Absorptionsrate sowie einen schnelleren intra- und extrazellulären Transport als die all-trans-Isomere [173].

Lutein hat keine Vitamin-A-Wirkung, da beide Ringsysteme OH-Gruppen tragen.

**PRAXISTIPP**

Lutein und Zeaxanthin kommen immer gemeinsam vor.

### Biosynthese von Lutein

Die Produktion von Carotinoiden in der Natur wird pro Jahr auf 108 Tonnen geschätzt, wobei sich der Hauptanteil auf Lutein und Fucoxanthin in Algen sowie Violaxanthin und Neoxanthin in Pflanzen verteilt. Carotinoide, vor allem die Xanthophylle, wurden in allen bisher untersuchten Blattteilen entdeckt. Lutein kommt in freier und veresterter Form in zahlreichen Pflanzenarten und -gattungen vor, es ist wohl das wichtigste Carotinoid für die Funktionalität pflanzlicher Organismen.

Die Biosynthese von Lutein erfolgt aus α-Carotin durch Hydroxylierung beider Iononringe mithilfe spezifischer Hydroxylasen. In den Pflanzenzellen wird das Lutein in den Chromoplasten und Chloroplasten in eine komplexe Matrix eingebunden, bestehend aus Proteinen, Lipiden und/oder Kohlenhydraten. In den Chromoplasten dient Lutein der Anlockung von Tieren zur Pollenübertragung und Samenverteilung, in den Chloroplasten der Pflanzenblätter schützt es vor photooxidativen Schäden. Aufgrund seiner 11 Doppelbindungen weist Lutein eine hohe Quenching-Aktivität auf (➤ Kap. 2.1.2: Biochemische Funktionen).

In den Herbstmonaten kommt es in den Chloroplasten zum Abbau von Chlorophyll sowie der Carotinoide Neoxanthin und β-Carotin. Der Luteingehalt verringert sich hingegen nicht, so dass das Gelb von Lutein sichtbarer wird [1045].

## Resorption von Lutein

Lutein wird wie die anderen Carotinoide im Rahmen der Fettverdauung im oberen Dünndarm resorbiert. Dafür ist die Anwesenheit von 3–5 g Nahrungsfetten pro Mahlzeit, von Gallensäuren zur Mizellenbildung und von Esterasen von Vorteil (➤ Kap. 2.1.2: Resorption). Die Absorptionsrate von Lutein aus pflanzlichen Lebensmitteln ist sehr unterschiedlich und liegt bei gleichzeitiger Zufuhr von Fetten bei 30–60 %. Auch in diesem Fall sind gesättigte Fettsäuren hilfreicher als mehrfach ungesättigte (➤ Kap. 2.1.2: Resorption). Die Resorptionsrate ist von exogenen und endogenen Faktoren abhängig:

- **Menge** an alimentär zugeführtem Lutein: Mit steigender Dosis nimmt die relative Bioverfügbarkeit ab.
- **Isomere Form:** Lutein wird in seiner cis-Form besser resorbiert als in der all-trans-Form. Hitze fördert die Umwandlung von der all-trans- zur cis-Form [122, 173].
- **Nahrungsquelle:** Lutein ist in isolierter Form in öliger Lösung, frei oder mit Fettsäuren verestert (Supplemente), besser verfügbar als aus pflanzlichen Nahrungsmitteln. Aus tierischen Lebensmitteln (z. B. Eier) ist die Absorptionsrate höher als aus pflanzlichen oder sogar aus Supplementen [251].
- **Lebensmittelmatrix:** Verarbeitetes Gemüse (zerkleinert, gekocht, homogenisiert) verbessert die Resorptionsrate von Lutein deutlich (> 15 %). In rohen Lebensmitteln liegt sie bei < 3 %, da Lutein hier in kristalliner Form vorliegt und in einer festen, schwer resorbierbaren Cellulose- und/oder Proteinmatrix verankert ist [1400, 1498]. Lutein ist hitzeempfindlich, daher sollten Lebensmittel nur schonend gegart werden.
- **Interaktionen:** Andere Nahrungsbestandteile spielen ebenfalls eine Rolle bei der Resorption (s. Interaktionen)
- **Individuelle Verdauungsleistung:** Mechanische Zerkleinerung, niedriger pH-Wert des Magens und Gallenfluss (Mizellenbildung) fördern die Freisetzung von gebundenem bzw. verestertem Lutein und erhöhen damit die Resorptionsrate.
- **Versorgungsstatus:** Bei einer Unterversorgung steigt die Resorptionsrate an.
- **Genetische Faktoren.**

## Transport, Verteilung und Ausscheidung von Lutein

Lutein wird in den Enterozyten des oberen Dünndarms zusammen mit den anderen Carotinoiden und lipophilen Substanzen, wie Triglyceride, Phospholipide und Cholesterin, in Chylomikronen eingebaut und transportiert (s. β-Carotin: Transport und Verteilung). Die Chylomikronen lagern bevorzugt Lutein und Zeaxanthin ein, vermutlich aufgrund der höheren Polarität von Xanthophyllen im Vergleich zu α- und β-Carotin. Der Transport im Blut findet durch Lipoproteine statt, dabei ist Lutein zu 75–80 % an LDL, zu 10–25 % an HDL und zu 5–20 % an VLDL gebunden.

Im menschlichen Gewebe und in Organen finden sich komplexe Mischungen aus Carotinoiden, mit starken individuellen Schwankungen qualitativer und quantitativer Art [732, 1306]. Lutein, Zeaxanthin, α- und β-Carotin, Lycopin sowie α- und β-Kryptoxanthin machen etwa 80 % des Gesamtgehalts aus [122]. Lutein kommt in sämtlichen Geweben und Organen vor, allerdings in großen Konzentrationsunterschieden. Leber, Nebennieren, Testes und Ovarien (v. a. Corpus luteum) und die Macula lutea (gelber Fleck) enthalten viel Lutein. Die **Makula** enthält neben Lutein nur noch Zeaxanthin an Carotinoiden. Beide kombiniert spielen eine wichtige Rolle im Sehprozess. Sie können mit hoher Effizienz blaues Licht absorbieren und daher die Netzhautzellen vor photooxidativen Schäden schützen. Dieser Umstand ist wichtig zur Verhinderung einer AMD [1087].

Auch in der **Augenlinse** kommen nur Lutein und Zeaxanthin vor. Hier wirken beide protektiv zur Vermeidung bzw. Verlangsamung des Katarakts (Grauer Star, Trübung der Augenlinse). Die Aufnahme lutein- und zeaxanthinreicher Lebensmittel kann die Wahrscheinlichkeit der Entwicklung eines Katarakts um 18–50 % senken [626].

Lutein ist größtenteils im Fettgewebe (etwa 65 %) und in der Leber lokalisiert. Ein geringerer Anteil findet sich in Lunge, Gehirn, Herz, Skelettmuskulatur und Haut. Nach Aussetzen der Zufuhr wird das gespeicherte Lutein nur sehr langsam, über mehrere Wochen wieder freigesetzt [1087].

Nicht resorbiertes Lutein wird über den Stuhl eliminiert. Die Metabolite werden über den Urin ausgeschieden, dafür werden sie biotransformiert (s. β-Carotin: Ausscheidung).

### Biochemische Funktionen von Lutein

In Pflanzen ist Lutein ein wesentlicher Bestandteil der Photosysteme (Lichtsammelsystem, Photoprotektion).

**Antioxidans** Lutein wirkt antioxidativ und dient daher dem essenziellen Schutz für pflanzliche und tierische Zellen. Es fängt reaktiven Singulettsauerstoff ab und verhindert so die Modifizierung oder Zerstörung von Lipiden, Cholesterin, Proteinen, Kohlenhydraten, Nukleinsäuren und DNA [86]. Dabei wirkt Lutein als Zwischenträger der Energie (Quenching, s. β-Carotin) [324, 962].

**Augenerkrankungen** Lutein und Zeaxanthin schützen vor verschiedenen Augenerkrankungen, die zur Sehbehinderung oder Erblindung führen können.

**STUDIEN**

Eine tägliche Supplementatierung mit 10 mg Lutein, allein oder in Kombination mit Antioxidanzien, Vitaminen und Mineralstoffen, kann die Sehfunktion (Schärfe und Kontrast) bei Patienten mit atrophischer AMD verbessern [103, 513, 1138].
Auch eine Verbesserung der mittleren Sehschärfe und des mittleren Sehfelds bei Patienten mit Retinitis pigmentosa und anderen degenerativen Retinopathien konnte durch die Einnahme von 40 mg Lutein täglich erreicht werden [288].

**Altersbedingte Makuladegeneration (AMD):** Der Fleck des schärfsten Sehens (Fovea centralis) in der Macula lutea enthält einen hohen Anteil an Lutein und Zeaxanthin, damit die empfindlichen Zapfen nicht zerstört werden. In der Retina wurde zusätzlich meso-Zeaxanthin nachgewiesen, vermutlich ein Umwandlungsprodukt von Lutein [149], das durch reaktive Verbindungen in der Fovea centralis zu Oxolutein oxidiert und in der Folge zu Zeaxanthin und meso-Zeaxanthin umgewandelt wird. Bisher sind die erforderlichen Umwandlungsenzyme noch nicht identifiziert worden [730]. Die Retina von Kindern enthält im Vergleich zu der von Erwachsenen mehr Lutein und weniger meso-Zeaxanthin, daher scheint dieser Umwandlungsmechanismus vermehrt im Alter eine Rolle zu spielen [150].

**PRAXISTIPP**

Lutein fungiert in der Retina auch als Lichtfilter. Durch Absorption von polarisiertem Licht aus bestimmten Winkeln kann es Glanz- und Blendeffekte vermindern [395]. Es verbessert vor allem die Sehschärfe im kurzwelligen Bereich.

Ein hoher Gehalt an Lutein und Zeaxanthin in der Retina reduziert das Risiko einer AMD um 82 % [151]. Durch eine hohe Aufnahme der beiden Carotinoide steigt auch deren Gehalt in der Macula lutea an und beide korrelieren mit deren Serumspiegeln. Nachdem die Anreicherung mehrere Monate benötigt, sollte eine erhöhte Zufuhr der Xanthophylle langfristig erfolgen [501]. In Studien gab es noch keinen signifikanten Anstieg nach einem Monat der Substitution [793].

Bei Patienten mit **kogenitaler Retinadegeneration** verbessert eine erhöhte Luteinzufuhr den Kontrast, die Farbwahrnehmung und vermindert Blendeffekte [288].

**PRAXISTIPP**

Eine hohe Aufnahme von Lutein führt zu keinen Nebenwirkungen (wie Hyperkarotinemie, Karotindermie) oder Veränderungen bei hämatologischen oder biochemischen Prozessen [1044].

**Katarakt:** Lutein wirkt ebenfalls prophylaktisch für die Entstehung eines Katarakts. Durch die antioxidative Wirkung verhindert es die photochemische Bildung reaktiver Sauerstoffspezies im Auge.

**GEFAHR**

Sauerstoffradikale führen zur Modifizierung der Linsenproteine, zur Ansammlung von Glykoproteinen, Oxidationsprodukten der Aminosäure Tryptophan sowie zahlreicher fluoreszierender Moleküle endogener und exogener Quellen. Diese Sensibilisatoren führen schließlich zur Eintrübung der Linse und fördern die Kataraktentstehung [182, 522].

Durch eine langfristige und regelmäßige oder eine hohe Zufuhr an luteinreichen Lebensmitteln sinkt das Kataraktrisiko um bis zu 50 %, durch Reduzierung der schädigenden Einflüsse von Licht und Sauerstoff. Lutein wirkt synergistisch mit den anderen Antioxidanzien (z. B. Glutathionperoxidase, Superoxiddismutase und Katalase).

**PRAXISTIPP**

Eine hohe Konzentration an Lutein und Zeaxanthin korreliert mit transparenten Linsen [518].

**STUDIEN**

Epidemiologische Studien zeigten, dass eine verstärkte Aufnahme von Lutein und Zeaxanthin mit einem deutlich verminderten Risiko für eine Kataraktoperation einhergeht. Dies trifft jedoch nicht auf die anderen Carotinoide oder Vitamin A selbst zu [182, 237].
Lutein verbessert das Sehvermögen bei Kataraktpatienten, es kommt zum Rückgang der Blendeempfindlichkeit und zu einem Anstieg der Sehschärfe [1044].

### Normwert von Lutein

Bei normaler Mischkost liegt der Lutein-Serumspiegel zwischen 128 und 628 µg/l (0,1–1,23 µmol/l). Er variiert je nach Geschlecht, Alter, Gesundheitszustand, Körperfettmasse, Alkohol- und Tabakkonsum.

### Interaktionen von Lutein

Bisher sind keine Nebenwirkungen zu Medikamenten bekannt. Zu Interaktionen mit anderen Nährstoffen ➤ Tab. 2.10.

**GEFAHR**

Bei einer täglichen Zufuhr von 18 g Olestra über 3 Wochen kann es zum Abfall des Carotinoid-Serumspiegels um 27 % kommen [762], da körpereigene Lipasen den synthetischen Fettersatzstoff nicht spalten können.

### Bedarf an Lutein

Der genaue Bedarf an Lutein ist nicht bekannt. Die akzeptable tägliche Dosis an Lutein wurde von der EFSA auf 1 mg/kg KG festgelegt. Der Wert, bei dem keinerlei Nebenwirkungen durch Lutein auftreten, liegt bei 1000 mg/kg KG bzw. 538 mg Lutein-Äquivalente/kg KG [374].

**STUDIEN**

Die Aufnahme von bis zu 10 mg Lutein über 3 Monate bewirkte keine Nebenwirkungen bei Personen von mindestens 60 Jahren. Die Konzentration anderer antioxidativer Vitamine änderte sich nicht [1159].

### Vorkommen von Lutein in Nahrungsmitteln

Neben α-Carotin, β-Carotin, β-Kryptoxanthin, Lycopin und Zeaxanthin ist Lutein weit verbreitet in pflanzlichen Nahrungsmitteln (➤ Tab. 2.11).

**Tab. 2.10** Interaktionen zwischen Lutein und anderen Nährstoffen

| Nährstoff | Interaktion |
|---|---|
| Ballaststoffe | Ballaststoffe wie Pektine reduzieren die Resorption von Lutein, da sie schwerlösliche Komplexe eingehen. |
| β-Carotin | Hohe Dosen an β-Carotin konkurrieren mit der Absorption von Lutein, wenn diese gleichzeitig zugeführt werden.<br>Lutein kann die Umwandlung von β-Carotin zu Retinal verhindern [501]. |
| Carotinoid-Mischungen | Bei gleichzeitiger Zufuhr von Mischungen aus Lutein, β-Carotin, Kryptoxanthin und Lycopin kann die intestinale Resorption von Lutein sowohl gehemmt als auch gefördert werden. |
| Olestra | Lutein-Resorption (↓) |
| Phytosterine und -stanole | Sie ähneln der Struktur von Cholesterin und hemmen deren Absorption kompetitiv. Lutein-Resorption (↓) |
| Proteine | Lutein-Resorption (↑) [1023] |
| Vitamin E | Lutein-Resorption (↑) [1023] |

**Tab. 2.11** Luteingehalt in ausgewählten Lebensmitteln (in µg/100 g) [626]

| Lebensmittel | Lutein (µg/100 g) |
|---|---|
| Spinat, gekocht | 7.410 |
| Lattich | 1.611 |
| Mais | 522 |
| Paprika (rot) | 503 |
| Aprikosen | 101 |
| Mandarinen | 50 |
| Papayas | 8 |

**PRAXISTIPP**

Lutein und Zeaxanthin kommen immer gemeinsam vor und sind vorwiegend in grünem Blattgemüse enthalten, wie Grünkohl, Spinat, Rübstiel und Petersilie. Dabei variiert der Gehalt je nach Sorte, Jahreszeit, Reifegrad, Wachstums-, Ernte- und Lagerbedingungen sowie in den unterschiedlichen Teilen der Pflanze. Am meisten ist in den äußeren Blättern enthalten, im Kohl etwa 150-mal mehr als in den inneren Blättern [814, 1025].

In den tierischen Organismus gelang Lutein durch pflanzliche Futtermittel, dort reichert es sich in Blut, Haut oder Gefieder an und dient als Lock- oder Warnstoff beziehungsweise als Tarnung. Die gelbe Farbe der Schenkel und Krallen von Hühnern, Gänsen und Enten ist auf Lutein zurückzuführen. Auch die gelbliche Farbe des Eigelbs liegt an der Anwesenheit der Xanthophylle Lutein und Zeaxanthin (Verhältnis 4 : 1). Im Eidotter liegt der Anteil des Luteins bei 70 %.

**PRAXISTIPP**

Die Bioverfügbarkeit von Lutein aus Hühnereiern ist signifikant höher als aus pflanzlichen Lebensmitteln (z. B. Spinat) oder aus Luteinsupplementen [251].

Lutein wird aus Pflanzen extrahiert und als Lebensmittelfarbstoff (E 161b) verwendet. Auch in der Futtermittelherstellung findet es Zusatz zur Färbung tierischer Produkte. Beispielsweise wird es dem Hühnerfutter zur Intensivierung der Eigelbfarbe zugesetzt [346]. Viele Lebensmittel bekommen ihre gelborange Farbe durch Lutein: Getränke, Desserts, Süß- und Backwaren, Gewürze [10]. Lutein ist ebenfalls ein wichtiger Vorläufer von Aromastoffen. Aus dem Carotinoid entstehen Carbonylverbindungen mit niedriger Geruchsschwelle [1474].

## Zeaxanthin

### Struktur und Eigenschaften

Der Name Zeaxanthin leitet sich von zea (*Zea mays* = Mais) und griechisch xanthós (sandgelb, blond) ab. Zeaxanthin gehört zu den Hauptcarotinoiden. Als Xanthophyll enthält es neben C- und H-Atomen zusätzlich Sauerstoff (O). Das Carotinoid weist eine symmetrische Polyenstruktur auf, bestehend aus 8 Isopreneinheiten und 11 konjugierten Doppelbindungen. An den beiden Enden ist je ein β-Iononring (Trimethylcyclohexen-Ring) gebunden, der eine OH-Gruppe trägt. Die konjugierten Doppelbindungen verleihen Zeaxanthin die gelborange Farbe, seine physikochemischen Eigenschaften und seine biologischen Wirkungen [1045]. Das Carotinoid ist stark fettlöslich, trotz der polaren OH-Gruppe an den beiden Ringsystemen. Die Struktur von Zeaxanthin ist der von Lutein sehr ähnlich, beide sind dizyklische Xanthophylle mit der Summenformel $C_{40}H_{56}O_2$ und einer molaren Masse von 568,8 g/mol. Sie unterscheiden sich nur in der Lage einer Doppelbindung in einem der beiden Iononringe. Zeaxanthin und Lutein sind in ihren Funktionen eng verwandte Isomere und kommen im Organismus stets gemeinsam vor.

Zeaxanthin kommt in verschiedenen geometrischen Formen vor, die ineinander umwandelbar sind: cis-Isomere, trans-Isomere, R- und S-Konfiguration. In Pflanzen kommt es vorrangig (zu 98 %) als stabiles (R)-all-trans-Isomer vor (3R,3'R-all-trans-Zeaxanthin). Im menschlichen Organismus kommen unterschiedliche isomere Formen nebeneinander vor, wie cis-/trans-, (3R,3'R)-, (3S,3'S)- und meso-(3R,3'S)- bzw. (3S,3'R)-Zeaxanthin.

**GEFAHR**

Hitze und Licht können die Konfiguration des Carotinoids in Lebensmittel verändern [173].

Die cis-Isomere weisen im Gegensatz zu den all-trans-Isomeren eine geringere Tendenz zur Kristallisation und Aggregation, eine bessere Löslichkeit, eine höhere Absorptionsrate sowie einen schnelleren intra- und extrazellulären Transport auf [173]. Zeaxanthin verfügt über keine Vitamin-A-Wirkung.

## Biosynthese von Zeaxanthin

Die Biosynthese von Zeaxanthin erfolgt aus β-Kryptoxanthin durch Hydroxylierung (enzymatische Einführung einer OH-Gruppe) des β-Iononrings mithilfe der β-Carotin-Hydroxylase [745]. In Pflanzenzellen wird Zeaxanthin in den Chromoplasten (Blütenblätter, Früchte) und Chloroplasten (Grünalgen, grüne Pflanzenteile) in eine komplexe Matrix aus Proteinen, Lipiden und/oder Kohlenhydraten eingebunden und eingelagert. In Blütenblättern dient das Carotinoid der Anlockung von Tieren für die Pollenübertragung und Samenverteilung, in den Chloroplasten schützt Zeaxanthin vor photooxidativen Schäden. Durch seine 11 Doppelbindungen verfügt es über eine hohe Quenching-Aktivität (s. β-Carotin: Biochemische Funktionen).

## Resorption von Zeaxanthin

Zeaxanthin wird im Rahmen der Fettverdauung im oberen Dünndarm resorbiert. Die Anwesenheit von 3–5 g Nahrungsfetten, Gallensäuren und Esterasen verbessern die Aufnahme (s. Lutein: Resorption).

Die Absorptionsrate von Zeaxanthin aus pflanzlichen Lebensmitteln ist individuell sehr unterschiedlich. Je nach gleichzeitiger Zufuhr von Fetten beträgt der resorbierte Anteil 30–60 %. Verbessert wird die Resorption unter den gleichen Bedingungen wie Lutein.

## Transport, Verteilung und Ausscheidung von Zeaxanthin

Auch Transport und Verteilung von Zeaxanthin gleichen der von Lutein (s. dort).

Nicht resorbiertes Zeaxanthin wird über den Fäzes ausgeschieden, die Metabolite werden über den Urin eliminiert. Wie bei β-Carotin und Lutein werden sie zuvor biotransformiert (s. β-Carotin: Ausscheidung). Viele der dabei auftretenden Metabolite von Zeaxanthin sind noch nicht aufgeklärt, es handelt sich aber wahrscheinlich um glucuronidierte Moleküle [718, 1087].

Carotinoide verweilen nach einmaliger Gabe etwa 5–10 Tage im Organismus.

## Biochemische Funktionen von Zeaxanthin

Zeaxanthin wirkt antioxidativ und schützt die Zellen vor oxidativen Stress, indem es selbst oxidiert wird. Besondere Bedeutung hat Zeaxanthin zusammen mit Lutein zum Oxidationsschutz der Macula lutea (gelber Fleck) in der Retina (s. Lutein: Biochemische Funktionen).

## Interaktionen von Zeaxanthin

Bisher sind keine Nebenwirkungen mit Medikamenten bekannt.

Zu den Interaktionen mit anderen Nährstoffen ➤ Tab. 2.12. Der regelmäßige Gebrauch von Margarine mit pflanzlichem Sterol führt zu einer Abnahme des Carotinoid-Serumspiegels um 10–20 %. Der Fettersatzstoff Olestra führt nach 3 Wochen täglicher Einnahme zur Abnahme des Carotinoidspiegels um 27 %.

## Bedarf an Zeaxanthin

Der genaue Bedarf an Zeaxanthin ist nicht bekannt. Die EFSA veröffentlichte einen NOAEL für Zeaxanthin von täglich 150 mg/kg KG. Bei dieser Dosis sind keine Nebenwirkungen aufgetreten und es wurde ein Sicherheitsfaktor von 200 berücksichtigt.

**Tab. 2.12** Interaktionen zwischen Zeaxanthin und anderen Nährstoffen

| Nährstoff | Interaktion |
|---|---|
| Ballaststoffe | Ballaststoffe wie Pektine reduzieren die Resorption von Zeaxanthin, da sie schwerlösliche Komplexe eingehen. |
| β-Carotin | Hohe Dosen β-Carotin konkurrieren mit der Absorption von Zeaxanthin, wenn diese gleichzeitig zugeführt werden. |
| Carotinoid-Mischungen | Bei gleichzeitiger Zufuhr von Mischungen aus Lutein, β-Carotin, Kryptoxanthin und Lycopin kann die intestinale Resorption von Zeaxanthin sowohl gehemmt als auch gefördert werden. |
| Olestra | Zeaxanthin-Resorption (↓) |
| Phytosterine und -stanole | Sie ähneln der Struktur von Cholesterin und hemmen deren Absorption kompetitiv. Zeaxanthin-Resorption (↓) |

**PRAXISTIPP**

Ein täglicher Aufnahmewert von 0,75 mg synthetisches Zeaxanthin je kg KG wurde als sicher eingestuft und als Acceptable daily intake (ADI) bezeichnet [372].

### Vorkommen von Zeaxanthin

Zeaxanthin ist wie Lutein weit in der Natur verbreitet und kommt vorwiegend in dunkelgrünem Blattgemüse vor. Der Gehalt variiert je nach Sorte, Jahreszeit, Reifegrad, Wachstums-, Ernte- und Lagerbedingungen sowie in unterschiedlichen Teilen der Pflanze stark. Besonders reich sind die äußeren Blätter, die vermehrt Angriffen von oxidativen Schäden ausgesetzt sind. Im Mais ist Zeaxanthin das primäre gelbe Pigment. Ebenso wie Paprika und Safran hat er einen sehr hohen Gehalt an Zeaxanthin (➤ Tab. 2.13). Durch pflanzliche Futtermittel gelangt Zeaxanthin in den tierischen Organismus und reichert sich in Blut, Haut und Gefieder als Lock-, Warn-, oder Tarnstoff an (s. Lutein).

Arznei- und Nahrungsergänzungsmitteln sowie Lebens- und Futtermitteln wird es als Lebensmittelfarbstoff (E 161h) zugesetzt. Zeaxanthin wird synthetisch hergestellt oder aus zeaxanthinhaltigen Algen und Pflanzenteilen gewonnen.

## Lycopin

### Struktur und Eigenschaften

Der Name Lycopin leitet sich vom wissenschaftlichen Namen für Tomate *Solanum lycopersicum* ab. Das Carotinoid mit der Summenformel $C_{40}H_{56}$ besteht aus einer mehrfach ungesättigten Polyenstruktur aus 8 Isopreneinheiten und 13 Doppelbindungen, davon 11 konjugiert. Durch die konjugierten Doppelbindungen kann Lycopin sichtbares Licht im höheren Wellenlängenbereich absorbieren. Dadurch erhält das Carotin seine rote Farbe [516, 1122]. Die Polyenstruktur ist für die physikochemischen Eigenschaften verantwortlich und dadurch ebenfalls für das antioxidative Potenzial von Lycopin [1045, 1122]. Im Gegensatz zu den anderen Carotinoiden (α-, β-Carotin, β-Kryptoxanthin, Lutein, Zeaxanthin) trägt Lycopin keinen Trimethylcyclohexen-Ring an den Enden der Isoprenoidkette, es weist dadurch eine azyklische Struktur auf. Auch besteht Lycopin nur aus Kohlenstoff und Wasserstoff und ist daher stark lipophil.

**Tab. 2.13** Zeaxanthingehalt in ausgewählten Lebensmitteln (in µg/100 g) [626]

| Lebensmittel | Zeaxanthin (µg/100 g) |
|---|---|
| Paprika (rot) | 1.608 |
| Mais | 437 |
| Lattich | 187 |
| Spinat, gekocht | 179 |
| Mandarinen | 142 |
| Aprikosen | 31 |
| Papayas | 9 |

**PRAXISTIPP**

Lycopin hat die höchste Quenching-Aktivität aufgrund seiner vielen Doppelbindungen.

Die verschiedenen Lycopinformen können ineinander umgewandelt werden:

| | | | |
|---|---|---|---|
| All-trans-Lycopin | 5-cis-Lycopin | 7-cis-Lycopin | 9-cis-Lycopin |
| 11-cis-Lycopin | 13-cis-Lycopin | 15-cis-Lycopin | |

In Pflanzen kommt das all-trans-Isomer (79–91 %) am häufigsten vor, im menschlichen Organismus liegt mehr als die Hälfte in der cis-Form vor. Das über pflanzliche Nahrung zugeführte all-trans-Lycopin wird durch exogene Einflüsse (Hitze und Licht) sowie durch den sauren Magensaft zum Teil in die cis-Formen umgewandelt. Die cis-Formen kristallisieren und aggregieren weniger, haben dadurch eine bessere Löslichkeit und eine höhere Absorptionsrate und werden in und außerhalb der Zellen schneller transportiert als die all-trans-Isomeren [173, 1127, 1305].

**PRAXISTIPP**

Die all-trans-Form von Lycopin ist wesentlich stabiler als die cis-Isomeren. Höchste Stabilität weist 5-cis auf, gefolgt von all-trans, 9-cis, 13-cis, 15-cis, 7-cis und 11-cis, das am wenigsten stabil ist [238].

Einige Carotinoide besitzen Provitamin-A-Wirkung. Lycopin gehört aufgrund seiner azyklischen Struktur nicht dazu.

### Biosynthese von Lycopin

Alle Pflanzen, Algen und Bakterien, die zur Photosynthese fähig sind, können all-trans-Lycopin synthetisieren. Dabei bildet Mevalonsäure, eine Hydroxyfettsäure, die Ausgangssubstanz, die über Mevalonatphosphat, Mevalonatpyrophosphat und Isopentenyl-pyrophosphat (IPP) zu Dimethylallylpyrophosphat (DMAPP) umgewandelt wird. Aus Kondensation von DMAPP mit 3 Molekülen seines Isomers IPP geht Geranylgeranylpyrophosphat (GGPP) hervor. Die Kondensation von 2 GGPP-Molekülen führt zur Synthese von Phytoen, einer zentralen Substanz in der Carotinoidsynthese. Durch Einfügen mehrerer Doppelbindungen (Desaturierungen) wird aus einer gesättigten eine ungesättigte Verbindung, dadurch wird Phytoen zu all-trans-Lycopin.

**PRAXISTIPP**
Lycopin ist Ausgangssubstanz für alle anderen Carotinoide.

Durch den Ringschluss (Zyklisierung) der 2 terminalen Isoprengruppen von Lycopin wird β-Carotin gebildet, das durch Hydroxylierung zu den sauerstoffhaltigen Xanthophyllen transformiert werden kann [626].

In Pflanzenzellen ist all-trans-Lycopin in den Membranen, Lipidtropfen oder als Kristall im Zytoplasma lokalisiert. In Chromoplasten und Chloroplasten ist das Carotinoid in eine komplexe Matrix aus Proteinen, Lipiden und/oder Kohlenhydraten eingelagert.

**PRAXISTIPP**
In frischen Tomaten können erst die mechanische Zerkleinerung und eine kurze mäßige thermische Behandlung das Lycopin freisetzen und bioverfügbar machen.

**GEFAHR**
Starke und lange Hitzeeinwirkung führt zur Oxidation, Zyklisierung (Ringschluss) und/oder cis-Isomerisierung des all-trans-Lycopins, so dass es zu Aktivitätsverlusten von über 30 % kommen kann [731].

In den Pflanzen dient Lycopin den gleichen Funktionen wie die anderen Carotinoide (siehe dort).

### Resorption von Lycopin

Lycopin ist stark fettlöslich, daher wird auch dieses Carotinoid im Rahmen der Fettverdauung im oberen Dünndarm resorbiert (➤ Kap. 2.1.2: Resorption).

Je nach Anteil der gleichzeitig zugeführten Nahrungsfette liegt die Absorptionsrate von Lycopin zwischen 30 und 60 %.

### Transport, Verteilung und Ausscheidung von Lycopin

➤ Kap. 2.1.2: Transport und Verteilung.

Im Gewebe und den Organen befindet sich eine komplexe Mischung aus Carotinoiden mit Unterschieden in Qualität und Quantität. Neben β-Carotin ist Lycopin das am meisten vorkommende Carotinoid im Blut und Gewebe des menschlichen Organismus. Besonders hoch ist die Konzentration von Lycopin in Nebennieren, Testes, Prostata und Leber. Lungen und Nieren verfügen über etwa gleiche Mengen an Lycopin und β-Carotin. Durch seine hohe Fettlöslichkeit kommt es auch in Haut und Fettgewebe vor. Das Carotinoid ist Bestandteil der Zellmembranen und beeinflusst deren Dicke, Stärke, Fluidität, Permeabilität und Effektivität [173, 501, 962, 1045].

**PRAXISTIPP**
Aufgrund seiner besonders starken antioxidativen Eigenschaften und da es bevorzugt in der Prostata eingelagert wird, spielt Lycopin beim Schutz vor Prostatakarzinom eine wichtige Rolle [458, 623, 734, 1087, 1502].

Der Transport von Lycopin findet durch Lipoproteine statt (s. β-Carotin: Transport und Verteilung). Es ist zu 75–80 % an LDL, zu 10–25 % an HDL und zu 5–10 % an VLDL gebunden.

Nicht resorbiertes Lycopin wird über den Fäzes ausgeschieden, resorbiertes wird in Form von Metaboliten über den Urin eliminiert. Abgebaut wird Lycopin durch die β-Carotin-Dioxygenase-2 [738], die es zu Pseudojonon, Geranial und 2-Methyl-2-hepten-6-on spaltet [693]. Wie alle anderen fettlöslichen Substanzen muss Lycopin vor der Ausscheidung biotransformiert werden. Diese Umwandlung findet in vielen Geweben und vor allem in der Leber statt [513, 1087] (s. β-Carotin). Die Verweildauer der Carotinoide beträgt zwischen 5 und 10 Tagen nach einer einmaligen Gabe.

## Biochemische Funktionen von Lycopin

**Carotinoidsynthese** Lycopin ist zentrale Substanz bei der Biosynthese der Carotinoide. Es kann durch Zyklisierung, Hydroxylierung und andere Reaktionen in alle anderen Carotinoide umgewandelt werden [501].

**Antioxidans** Lycopin ist durch seine 13 konjugierten Doppelbindungen den anderen Carotinoiden beim Schutz vor freien Radikalen überlegen [501]. Vor oxidativen Schäden durch reaktive Sauerstoff- und Stickstoffverbindungen **(ROS, RNS)** [148, 867] schützt es doppelt so effektiv wie β-Carotin. Besonders gut ist auch der Schutz vor Peroxylradikalen (Peroxynitrit) und Singulettsauerstoff. Im **Quenching**-Prozess weist Lycopin eine höhere Geschwindigkeitskonstante als β-Carotin und Vitamin E auf [1057]. Es schützt Zellen und deren Bestandteile besser vor oxidativen Schäden durch Wasserstoffperoxid und Stickstoffdioxid als β-Carotin [148, 867]. Diesen protektiven Schutz bietet Lycopin sowohl für lipophile als auch auf hydrophile Kompartimente und Organe. Zum Schutz im wässrigen Milieu benötigt es Proteine als Transportmedium. Dabei bindet das Carotinoid an den hydrophoben Bereich des Proteins oder an die Lipidkomponenten von Lipoproteinen. Dadurch wird Lycopin stabilisiert und fixiert und behält seine Funktionen auch im wässrigen Milieu [626].

**PRAXISTIPP**
Lycopin schützt Lipide, mehrfach ungesättigte Fettsäuren, Cholesterin, Proteine, Enzyme, Nukleinsäuren, Kohlenhydrate und DNA vor oxidativen Schäden.

**Zellmembranen** Lycopin ist wesentlicher Bestandteil der Zellmembranen und beeinflusst deren Dicke, Stärke, Fluidität, Permeabilität und Funktion. Es bietet bereits in niedrigen Konzentrationen eine effektive Schutzbarriere gegen freie Radikale und verhindert radikalische Angriffe auf die Phospholipide der Biomembranen [501, 962].

**GEFAHR**
In hohen Konzentrationen kann Lycopin selbst zu einem Radikal werden. Dann kommt es zu Anhäufung oxidativer Spaltprodukte des Carotinoids, vor allem von Epoxiden und Apocarotinoiden. Diese Spaltprodukte können die Zellmembranen und Zellbestandteile oxidativ verändern, vor allem die DNA, und zu oxidativem Stress führen [626]. Durch hohe Lycopinkonzentrationen (Spaltprodukte) erhöht sich auch die Durchlässigkeit der Zellmembranen für Schadstoffe [1497].

**Tumorprävention** Carotinoide und hier vor allem das Lycopin haben eine potenziell schützende Wirkung vor Tumorerkrankungen [457].

**PRAXISTIPP**
Lycopin wirkt antikarzinogen in allen 3 Phasen einer Tumorentstehung [102, 457].

- **Initiationsphase:** durch antioxidative Wirkung werden freie Radikale abgefangen und Zell- bzw. DNA-Schäden verhindert.
- **Promotionsphase:** Stimulierung der Kommunikation zwischen den Zellen über Gap Junctions (➤ Kap. 2.1.2: Biochemische Funktionen). Dadurch können gesunde Zellen das Wachstum von präkarzinogenen Zellen kontrollieren.
- **Progressionsphase:** Hemmung der Differenzierung und Vermehrung von Tumorzellen.

Eindeutige Hinweise auf die chemopräventive Wirkung von Lycopin gibt es bei Magen-, Lungen- und Prostatakarzinom. Weniger wirksam ist Lycopin bei Pankreas-, Zervix-/Kollum-, Ösophagus-, oralem und kolorektalem Karzinom, Rektum- und Mammakarzinomen.

**STUDIEN [457]**
Eine vermehrte Lycopinaufnahme durch Nahrungsmittel senkt das Risiko, an kolorektalen Karzinomen zu erkranken, um fast 60 %.
Ein hoher Tomatenkonsum halbiert das Risiko für orale Karzinome.
Das Risiko für Speiseröhrenkarzinom bei Männern sinkt bei hohem Tomatenkonsum um 39 %.
Bei einer randomisierten klinischen Phase-2-Studie mit Lycopingaben vor einer vollständigen Prostataexzision wurde ein geringeres Tumorwachstum, eine Konzentrationsabnahme des Prostata-spezifischen Antigens (PSA, Marker für Prostatagröße) und eine ausgeprägte Synthese von Connexin 43 (Regulationsprotein der Gap Junctions) beobachtet [776, 1520].

Lycopin unterdrückt die Proliferation von Endometrium-, Brustdrüsen-, Lungen- und Prostatakarzinomzellen in Modell- und Tierversuchen. Zum Teil konnte Lycopin die Apoptose auslösen [1121].

**PRAXISTIPP**

Lycopin schützt vor endogenen und exogenen Karzinogenen. Es fängt mindestens 2-mal so effektiv Stickstoffdioxidradikale ab wie β-Carotin [148].

Der Zellwachstumsfaktor IGF-1 (Insulin-like Growth Factor 1) ist in hoher Konzentration ein Risikofaktor für Mamma- und Prostatakarzinome. Vermutlich kann Lycopin in den mitotischen Wirkungskreis des IGF-1 eingreifen und dadurch den Zellzyklus verlangsamen [1244]. Lycopin steigert die Synthese eines membrangebundenen Proteins, das zur Herabregulierung der Aktivität des IGF bindenden Rezeptors führt. So kann IGF-1 zwar immer noch an den Rezeptor binden, aber die Signaltransduktionskaskade wird unterbrochen [715]. Auch eine Herabregulierung der Aktivität von cyclinabhängigen Kinasen (cdk) im Zellzyklus durch Lycopin wird diskutiert [1006].

**Kardiovaskuläre Erkrankungen** Lycopin kann durch seine antioxidative Funktion das LDL-Cholesterin vor der Oxidation durch reaktive Sauerstoffradikale schützen und dadurch die Entstehung einer Atherosklerose reduzieren.

**PRAXISTIPP**

Erhöhte Lycopin-Serumspiegel gehen mit einem verringerten Risiko für Atherosklerose einher [754].

Lycopin vermindert zusätzlich die Expression von Adhäsionsmolekülen auf der Zelloberfläche an den Gefäßwänden und reduziert die IL-1β-stimulierte sowie die spontane Adhäsion von HAEC an Monozyten [907].

**PRAXISTIPP**

Lycopin kann Ablagerungen (Thromben, Blutfette, Bindegewebe, Kalk) in den Gefäßwänden verhindern und beugt so einer Atherosklerose vor. Dadurch wirkt es präventiv vor Herz-Kreislauf-Erkrankungen [722].

**Hautschutz** Bei einer lycopinreichen Ernährung steigt der dermale Lycopingehalt an und das Carotinoid findet sich vermehrt in den Fibroblasten (spezifischen Bindegewebszellen) der Haut. Dort wird es aufgrund seiner Lipophilie horizontal und daher quer zur Ausrichtung der Phospholipide im Inneren der Zellmembran eingelagert. Lycopin schützt dadurch viele Membranmoleküle (Lipide, Proteine) der dermalen Fibroblasten vor oxidativen Schäden durch UV-Strahlung bzw. UV-induzierter Lipidperoxidation [122 f., 501, 1448 a]. Fibroblasten (Zellen) kommen in allen Bindegeweben des Körpers vor und spielen eine wichtige Rolle bei der Synthese der Kollagene und Proteoglykane, die wesentliche Bestandteile der extrazellulären Matrix des Bindegewebes sind.

**STUDIEN**

Lycopin schützt die dermalen Fibroblasten bereits bei 6- bis 8fach geringerem Gehalt als β-Carotin oder Lutein vor aggressiver UV-Strahlung [962, 1448 a, 1508].

**Immunsystem** Lycopin und die Zufuhr von Tomatensaft stärken das Immunsystem bei unausgewogener Ernährung.

**Hypertonie** Studien zufolge schützt Lycopin vor Bluthochdruck [1061]. In einer Studie konnten sowohl der systolische (144 auf 135 mmHg) als auch der diastolische (91 auf 84 mmHg) Blutdruck bei Hypertonikern Grad I durch 15 mg Lycopin täglich signifikant gesenkt werden [1061].

**Asthma bronchiale** Protektiv wirkt Lycopin auch gegen Asthma bronchiale [1018].

**Cholesterinsenkung** Verarbeitete Tomaten zeigten eine höhere antioxidative Aktivität als frische [803]. Olivenöl verbessert diesen Effekt signifikant [807], nicht aber Sonnenblumenöl. Darüber hinaus wirkt Lycopin synergistisch mit Vitamin E, dem Flavonoid Glabridin, Rosmarinsäure, Carnosinsäure und Knoblauchextrakt gegen die Oxidation von LDL [426], dem Risikofaktor für eine Atherosklerose. In vitro konnte Lycopin in Kombination mit Knoblauchextrakt, mit Sojaextrakt und mit Vitamin E eine durch Kupfer-Ionen ausgelöste LDL-Oxidation um bis zu 39 % verzögern. Lycopin kann die zelluläre Cholesterinsynthese in Makrophagen um 73 % verringern [424].

**STUDIEN**

Die tägliche Supplementierung mit 60 mg Lycopin für 3 Monate führte zu einer signifikanten Abnahme der Plasma-LDL-Cholesterinkonzentration um 14 %.
Hohe Dosen Lycopin (> 40 mg täglich) reduzieren die Oxidation von LDL bei Nichtrauchern, bei Rauchern zeigte sich dieser Effekt nicht [248].
Erhöhte Lycopinspiegel gehen bei Rauchern und Nichtrauchern mit einem verminderten Risiko für Atherosklerose einher. Andere Carotinoide (α-, β-Carotin, Lutein, Zeaxanthin) zeigten diesen Effekt nicht [754].

## Bestimmung und Normwert von Lycopin

Die Serumkonzentration von Lycopin liegt je nach den Ernährungsgewohnheiten zwischen 0,05 und 1,05 µmol/l und variiert je nach Alter, Geschlecht, Gesundheitszustand, Körperfettmasse und je nach Konsum an Noxen (Alkohol und Tabak).

## Interaktionen von Lycopin

Bisher sind keine Nebenwirkungen zu Medikamenten bekannt.

Zu den Interaktionen mit anderen Nährstoffen ➤ Tab. 2.14. Der regelmäßige Gebrauch von Margarine mit pflanzlichem Sterol führt zu einer Abnahme des Carotinoid-Serumspiegels von 10–20 %. Der Fettersatzstoff Olestra führt nach 3 Wochen täglicher Einnahme zur Abnahme des Carotinoidspiegels von 27 %.

**GEFAHR**

Lycopin und β-Carotin scheinen um die gleichen Transport- und Absorptionsmechanismen zu konkurrieren, so dass sie sich gegenseitig behindern können [438, 501].
Die enzymatische Oxidation von β-Carotin zu Retinal scheint durch Lycopin um 50–70 % vermindert zu werden [366].

## Bedarf an Lycopin

Der genaue Bedarf für Lycopin ist nicht bekannt. Die Dosierung, bei der keine Nebenwirkungen zu erwarten sind (NOAEL), liegt für Lycopin bei 50 mg/kg KG. Die akzeptable tägliche Dosierung wurde auf 0,5 mg/kg KG definiert [369]. Die sichere tägliche Aufnahme (observed safe level) liegt bei 75 mg [1241].

## Vorkommen von Lycopin

Lycopin ist in der Pflanzen- und Tierwelt weniger weit verbreitet als Lutein und Zeaxanthin. Hauptlieferanten sind reife Früchte und Gemüse, allerdings variiert der Gehalt je nach Sorte, Jahreszeit, Reifegrad, Standort-, Wachstums-, Ernte- und Lagerbedingungen beträchtlich. Auch der Gehalt an Lycopin in den Teilen der Pflanze ist unterschiedlich. Im wässrigen Milieu aggregiert und kristallisiert Lycopin aufgrund seiner starken Lipophilie schnell.

Tomaten und Tomatenprodukte (Mark, Sauce, Saft, Ketchup) sind der Hauptlieferant an Lycopin. Aber auch andere reife Früchte und Gemüse wie rote Grape-

**Tab. 2.14** Interaktionen zwischen Lycopin und anderen Nährstoffen

| Nährstoff | Interaktion |
|---|---|
| Ballaststoffe | Ballaststoffe wie Pektine, Guar, Alginat, Cellulose und Weizenkleie reduzieren die Resorption von Lycopin, da sie schwerlösliche Komplexe eingehen [501]. |
| β-Carotin | Hohe Dosen β-Carotin konkurrieren mit der Absorption von Lycopin, wenn diese gleichzeitig zugeführt werden. |
| Canthaxanthin | Antagonistische Wirkung mit Lycopin bezüglich Resorption und Verteilung in der Leber [136]. |
| Carotinoid-Mischungen | Bei gleichzeitiger Zufuhr von Mischungen aus Lutein, β-Carotin, Kryptoxanthin und Lycopin kann die intestinale Resorption von Lycopin sowohl gehemmt als auch gefördert werden. |
| Olestra | Lycopinresorption (↓) |
| Phytosterine und -stanole | Sie ähneln der Struktur von Cholesterin und hemmen deren Absorption kompetitiv. Lycopinresorption (↓) |
| Proteine | Lycopinresorption (↑) [1023] |
| Vitamin E | Lycopinresorption (↑) [1023], Vitamin E potenziert den protektiven Effekt von Lycopin auf Atherosklerose [425]. |

**Tab. 2.15** Lycopingehalt in ausgewählten Lebensmitteln (in µg/100 g) [626]

| Lebensmittel | Lycopin (µg/100 g) |
|---|---|
| Tomatensaft | 8.500 |
| Guave | 5.400 |
| Wassermelone | 4.100 (2.300–7.200) |
| Papaya | 3.700 |
| Rote Grapefruit | 3.400 |
| Pampelmuse | 3.362 |
| Tomaten, roh | 3.100 (900–4200) |
| Aprikosen, getrocknet | 864 |
| Aprikosen, frisch | 5 |

fruit, Guave, Wassermelone, Papaya, Hagebutte und bestimmte Olivenarten (*Elaeagnus umbellata*) enthalten viel Lycopin (➤ Tab. 2.15).

**PRAXISTIPP**

In Tomaten und Tomatenprodukten ist die Konzentration von Lycopin 9-mal höher als die von β-Carotin. In verarbeiteten Tomatenprodukten ist der Lycopingehalt deutlich höher als in frischen Tomaten.
Lycopin ist relativ lagerungs- und hitzestabil, so dass es durch Verarbeitung und Kochen kaum zu Verlusten kommt [10].

Vereinzelt kommt Lycopin in einigen Schwämmen, Insekten und phototrophen Bakterien vor.

In der Lebensmittelindustrie wird Lycopin aus Tomatenkonzentraten mittels organischer Lösungsmittel extrahiert oder synthetisch hergestellt. Als Lebensmittelfarbstoff (E 160d) ist es Bestandteil von Suppen, Saucen, Desserts, Gewürzen, Süß- und Backwaren und aromatisierten Getränken [10]. Lycopin ist auch ein wichtiger Vorläufer von Aromastoffen. Durch die Reaktion mit ROS und unter thermischen Belastungen wird Lycopin mithilfe von Lipoxygenasen gespalten. Dadurch entstehen Carbonylverbindungen mit niedriger Geruchsschwelle, die bei der Verarbeitung von Tomaten und Tomatenprodukten eine wichtige Rolle spielen [1474].

**PRAXISTIPP**

Gereinigte Carotinoide in Öl als Nahrungsergänzung haben im Allgemeinen eine höhere Bioverfügbarkeit als Carotinoide in Lebensmitteln.

**STUDIEN**

Der Anteil der Lycopin-cis-Isomere in rohen Tomaten und verarbeiteten Tomatenprodukten liegt bei 5–10 %. Durch Erhitzen eines Tomatensaftes für 60 Minuten unter Zugabe von 10 % Maiskeimöl konnte er auf 30 % gesteigert werden [10].

## Astaxanthin

### Struktur und Eigenschaften

Astaxanthin ist ein rötlich-violetter Farbstoff mit der Summenformel $C_{40}H_{52}O_4$. Die Iononringe an beiden Enden der Isoprenoidkette sind jeweils mit einer Hydroxy- und einer Ketogruppe substituiert (–OH, =O). Das Carotinoid weist keine Vitamin-A-Wirkung auf. Der Farbstoff wurde früher als Haematochrom bezeichnet.

### Biosynthese von Astaxanthin

Astaxanthin wird vor allem in Grünalgen gebildet, z. B. in *Spirulina* oder in *Haematococcus pluvialis,* die für den sogenannten Blutregen verantwortlich ist und aus der es auch industriell hergestellt wird. Durch den Verzehr der Mikroalgen gelangt Astaxanthin in tierische Organismen und färbt dort den Panzer von Krustentieren oder das Gefieder der Vögel rötlich-orange.

**PRAXISTIPP**

Astaxanthinreiche Algen überleben lange Zeit unter schwierigen Lebensbedingungen und Stresssituationen (Wassermangel, starke UV-Strahlung, große Hitze oder Kälte), indem sie alle anderen metabolischen Vorgänge (z. B. Chlorophyllsynthese) einstellen und sich durch Anreicherung von Astaxanthin rot färben. So können sie mithilfe von Astaxanthin jahrzehntelang ohne Wasser und Nahrung überleben. Diese Funktion lässt sich jedoch nicht auf den Menschen übertragen [637].

### Resorption, Verteilung und Ausscheidung von Astaxanthin

Astaxanthin ist lipophil und unterliegt den gleichen Absorptions- und Verteilungswegen wie die anderen Carotinoide. Verstoffwechselt wird es in der Leber mithilfe verschiedener Enzyme. Die Metabolite werden über die Galle mit den Fäzes ausgeschieden.

## Biochemische Funktionen von Astaxanthin

Astaxanthin weist besonders antioxidative und entzündungshemmende Wirkungen auf. Es soll die Blut-Hirn-Schranke überwinden können.

**Antioxidans** Astaxanthin verhindert Zellschäden, die durch ROS oder durch UV-Strahlung entstehen können. Es beugt oxidativen Stress vor und wirkt tumorprotektiv. Astaxanthin lagert sich in den Mitochondrien ein und schützt diese vor der Zerstörung durch Lipidperoxidation. Das Carotinoid aktiviert endogene antioxidative Enzyme, die die Lipide vor Peroxidation und dadurch auch die Körperzellen schützen [810].

**STUDIEN**

Astaxanthin neutralisiert aktiven und reaktionsfreudigen Singulettsauerstoff 550-mal effektiver als Vitamin E [1253], 11-mal effektiver als β-Carotin und 3-mal effektiver als Lutein.
In einer weiteren Studie wurden verschiedene Antioxidanzien (Vitamin E, Vitamin C, β-Carotin und Astaxanthin) getestet. Dabei schnitt Astaxanthin 20-mal besser ab als Vitamin E, 50-mal besser als β-Carotin und über 60-mal besser als Vitamin C [61].

**Diabetes mellitus** Das Carotinoid schützt die Insulin produzierenden Betazellen der Pankreas vor oxidativem Stress und vermindert so das Risiko für Nephropathien [1008]. Mäuse mit Diabetes wiesen nach 12 Wochen Behandlung mit Astaxanthin einen niedrigeren Blutzuckerspiegel auf als die nicht diabetische Kontrollgruppe [1388].

**STUDIEN**

Patienten mit metabolischem Syndrom bekamen 12 Wochen lang täglich entweder Astaxanthin oder ein Placebo. Astaxanthin konnte sowohl den Glucosespiegel im oralen Glucose-Toleranztest (OGTT) als auch den Langzeitblutzucker senken. In einer weiteren Studie bekamen Patienten mit Typ-2-Diabetes für 8 Wochen täglich 8 mg Astaxanthin oder ein Placebo. Es kam zu einer verbesserten Insulinwirkung und zu sinkenden Blutzucker-, Blutdruck- und Cholesterinwerten [653].

**Herz-Kreislauf-Erkrankungen** Astaxanthin senkt einen hohen Blutdruck durch Vasodilatation der Gefäße. Zusätzlich verringert es den nachteiligen Umbau des Herzens, der zur Funktionseinschränkung führen kann und Ursache vieler kardialer Erkrankungen ist. Der Bildung atherosklerotischer Plaques wird vorgebeugt und vorhandene werden stabilisiert. Dadurch reduziert sich das Risiko von Thrombosen und Embolien.

**Augengesundheit** Astaxanthin reduziert das Risiko für UV-Schäden an der Retina. Dies betrifft Glaukom, Katarakt, AMD und diabetische Retinopathie

**PRAXISTIPP**

Astaxanthin kann bei Einnahme von 6 mg/Tag nach 4 Wochen Augenschmerzen und Trockenheit im Auge reduzieren [1000, 1257].

**Muskelatrophie** Durch Bewegungsmangel, z. B. nach Operationen oder Verletzungen, kommt es zum Verlust der Muskelmasse. Dem wirken sogenannte Satellitenzellen entgegen. Diese Muskelstammzellen sind kaum ausdifferenziert und können sich, anders als ausentwickelte Myozyten, teilen. Dadurch können sich Muskelfasern regenerieren und wachsen. Mit zunehmendem Alter und mangelnder Beanspruchung der Muskulatur nimmt die Anzahl der Satellitenzellen ab. Bereits nach 2 Wochen Bettruhe kann es dadurch zum Verlust der Muskelmasse kommen. Als Alternativtherapie zur ausbleibenden Bewegung können die Satellitenzellen mit gezielter Wärmezufuhr aktiviert werden. Auch die Zufuhr von Antioxidanzien und hier speziell von Astaxanthin wirkt erfolgreich gegen Muskelatrophie. Im Tierversuch war besonders die Kombination von Hitzestress und Astaxanthin erfolgreich. Die hohe antioxidative Kapazität von Astaxanthin reduziert den oxidativen Stress, der zu einer verminderten Ausbildung der Satellitenzellen im Alter führen kann [1506].

**Immunsystem** Astaxanthin fördert die Synthese und Aktivität von NK-Zellen (➤ Kap. 6.10.1) [243]. Das Carotinoid hemmt spezielle Enzyme bzw. Reizweiterleitungen und reduziert dadurch Mikroentzündungen, aber auch chronische Entzündungen wie Rheuma, Atherosklerose sowie Entzündungen im Gehirn. Astaxanthin reduziert spezielle entzündungsfördernde Botenstoffe wie IL-6 und TNF-α [877].

**Körperliche Leistungsfähigkeit** Nachdem Astaxanthin die Mitochondrien der Zelle vor freien

Radikalen schützt, fördert es auch die körperliche Leistungsfähigkeit.

**Kognitive Leistung** In einer doppelblinden, placebokontrollierten Studie nahmen die Teilnehmer für 12 Wochen 6 bzw. 12 mg Astaxanthin ein. Kognitionstests ergaben, dass sich die mentale Genauigkeit bzw. das Arbeitsgedächtnis verbessert haben [719].

**Hautgesundheit** Astaxanthin schützt die Haut vor freien Radikalen. Bereits nach 2 Wochen Einnahme von täglich 6 mg Astaxanthin verbesserte sich das Hautbild. Nach 2 weiteren Wochen hatte sich der Feuchtigkeitsgehalt verbessert, es gab weniger kleine Falten, weniger Hautunreinheiten und einen gleichmäßigeren Fettgehalt. Subjektiv wurde die Elastizität verbessert und es traten weniger Schwellungen um die Augen herum auf. In der Kontrollgruppe konnten keine Verbesserungen festgestellt werden [1370, 1491].

**Spermienqualität**

**STUDIEN**

In einer placebokontrollierten Studie mit 20 Paaren, die seit mindestens 12 Monaten unter unerfülltem Kinderwunsch litten, wurde untersucht, ob Astaxanthin den oxidativen Stress der männlichen Samenzellen reduzieren kann. Der unerfüllte Kinderwunsch lag vor allem an der schlechten Samenqualität der Männer. Nach 3 Monaten Einnahme von täglich 16 mg Astaxanthin konnte sich die Hälfte der Paare über eine Schwangerschaft freuen. In der Astaxanthingruppe wurde eine niedrigere Oxidationsaktivität in den Spermien gemessen und Beweglichkeit, Geschwindigkeit und Morphologie der Spermien waren im Vergleich zur Placebogruppe verbessert [264, 265].

**Weitere Wirkungen** Gelenkschmerzen, Leistungssport, Haut, stille Entzündungen, Karpaltunnelsyndrom, Krebsvorbeugung, Regeneration nach Apoplex, Entgiftung. Bei Entgiftungsprozessen entstehen viele freie Radikale in der Leber. Besonders beim Abbau von Medikamenten, Umweltgiften, ungesunder Ernährung, Nikotin und Alkohol wird die Leber gefordert. In einer Untersuchung an Ratten verglich man die schützende Wirkung von Astaxanthin im Vergleich zu Vitamin E auf die Hepatozyten. Das stark antioxidative Carotinoid erwies sich als leistungsfähiger und sorgte zusätzlich für die Synthese bestimmter Enzyme durch die Leber, die vor Leberkrebs schützen können [471, 782].

## Bedarf an Astaxanthin

Der genaue Bedarf an Astaxanthin ist nicht bekannt. Personen ohne gesundheitliche Probleme profitieren von 4 mg Astaxanthin täglich. Es handelt sich um neuartige Zutaten, die vor der Zulassung eine Sicherheitsbewertung durch die EFSA durchlaufen haben. Dabei wurde eine sichere tägliche Höchstmenge von 8 mg Astaxanthin täglich ermittelt [377]. Bisher wurden keine Nebenwirkungen beim Verzehr von Astaxanthin beobachtet, allerdings gibt es bisher nur wenige Studien dazu. Möglich sind leicht orangefarbene Handinnenflächen und Fußsohlen, allerdings nur bei hohen Tagesdosen (> 12 mg). Astaxanthin wird in der Haut zum Schutz vor Sonnenstrahlen eingelagert; dies ist jedoch nur ein optisches Problem. In sehr seltenen Fällen kann es zu individuellen Unverträglichkeiten kommen, wie Magen-Darm-Beschwerden. Der Gabe von Kindern, Schwangeren und Stillenden wird abgeraten. Im Gegensatz zu den anderen Carotinoiden und antioxidativ wirkenden Vitaminen wirkt Astaxanthin auch bei hohen Einzeldosierungen nicht prooxidativ [110].

**PRAXISTIPP**

Eine sinnvolle Dosierung bei Erkrankungen liegt bei 4–8 mg, bei Entzündungen bei 4–12 mg/Tag. Bei Dosen > 4 mg/Tag sollte man die Einnahme auf 2 oder mehr Dosierungen aufteilen.

**GEFAHR**

Menschen mit einer Krustentierallergie sollten darauf achten, Astaxanthin aus anderen Quellen zu verwenden. Wird es aus Krill hergestellt, kann es zu allergischen Reaktionen kommen.

## Interaktionen von Astaxanthin

Bisher gibt es auch zu wenige Untersuchungen, um Aussagen über Interaktionen treffen zu können. Allerdings hatte Astaxanthin in Studien einen Anstieg der CYP-Enzyme verursacht, die dem Abbau von vielen Arzneimitteln dienen. In der Folge werden diese Medikamente schneller abgebaut und können daher in ihrer Wirkung beeinträchtigt werden.

#### Vorkommen von Astaxanthin

Besonders reich an Astaxanthin sind Algen (z. B. *Spirulina*) und Plankton, aber auch Pilze und Bakterien können das Carotinoid enthalten. Tiere, die besonders viel aufnehmen, bekommen eine rosa Färbung. Dazu gehören Lachs, Shrimps, Krabben, Hummer oder Flamingos. In der Futtermittelindustrie wird es als Zusatzstoff (E 161j) bei der Aquakultur zugelassen. Dadurch bekommt die weißfleischige Regenbogenforelle lachsrotes Fleisch und wird, wie die Meeresforelle, als „Lachsforelle" vermarktet.

**PRAXISTIPP**

Die tägliche Prophylaxedosis von 4 mg Astaxanthin kann man über 100 g Rotlachs aufnehmen. Diese Fischart enthält die höchsten Konzentrationen an dem Carotinoid. Um die gleiche Menge über Atlantischen Lachs zuzuführen, müsste man täglich ein Kilogramm verzehren [1384].

Lachse und „Lachsforellen" enthalten deutlich unter 1 mg Astaxanthin pro 100 g Fisch. Der Gehalt in Nahrungsergänzungsmitteln ist deutlich höher, zum Teil beträgt er 4–8 mg pro Kapsel, in manchen Produkten auch bis zu 18 mg pro Tagesdosis [645].

Im Gegensatz zu den anderen Carotinoiden ist Astaxanthin nicht als Zusatzstoff in Lebensmitteln, sondern lediglich als Nahrungsergänzungsmittel zugelassen. Dabei stammt das Carotinoid aus Mikroalgen, aus Krebstieren (z. B. Krill) oder aus Fischen. Die meisten Hersteller verwenden die Mikroalge *Haematococcus pluvialis,* um Astaxanthin als Monopräparat anzubieten. Andere Hersteller kombinieren das Carotinoid mit Omega-3-Fettsäuren (EPA, DHA) aus Krill-, Fisch- oder Perillaöl. In manchen Astaxanthinpräparaten sind weitere Carotinoide, wie Lutein oder Vitamin E, enthalten [645].

**PRAXISTIPP**

Präparate, die Astaxanthin mit einer bestimmten Menge an Omega-3-Fettsäuren kombiniert enthalten, dürfen die Verwendung der Health Claims Aussagen für die Omega-3-Fettsäuren verwenden, z. B. „trägt zu einer normalen Herzfunktion bzw. einem normalen Immunsystem bei".

## 2.1.3 Phytosterine

Bisher wurden 44 verschiedene Phytosterine isoliert. Die bekanntesten Vertreter sind β-Sitosterin dessen Anteil an den aufgenommenen Phytosterinen ca. 65 % ausmacht, Stigmasterin und Campesterin.

### Chemie und Eigenschaften

Phytosterine ähneln in ihrer chemischen Grundstruktur ($C_{27}$-Kohlenstoffgerüst) den tierischen Sterinen wie dem Cholesterin. Sie verfügen lediglich zusätzlich über eine Methyl- oder Ethylseitengruppe. Phytosterine sind essenzielle Bestandteile der pflanzlichen Zellmembranen, wie das analog beim Cholesterin im tierischen und menschlichen Organismus der Fall ist. Die Wirkweise unterscheidet sich jedoch deutlich vom Cholesterin.

### Resorption und Verteilung

Es werden nur etwa 5–10 % der aufgenommenen Phytosterine resorbiert, der größte Anteil wird mit den Fäzes ausgeschieden und schützt dadurch vor Darmkrebs.

Die absorbierten Phytosterine werden in Chylomikronen verpackt zur Leber transportiert. Anschließend werden sie in Form von Lipoproteinen (VLDL, LDL) ins Serum abgegeben, in Gallensäuren umgewandelt oder mit dem Gallensekret eliminiert.

Kurzzeitig können Phytosterine in der Leber sowie in den Nebennieren gespeichert werden.

### Biochemische Funktionen

#### Hemmung der Cholesterinresorption

Bereits seit den 1950er Jahren ist der cholesterinsenkende Effekt der Phytosterine bekannt und gilt als gesichert. Zur Senkung des Cholesterinspiegels wurden in Studien Phytosterine in Mengen bis zu 6 g täglich eingesetzt.

**PRAXISTIPP**

Bereits eine Zufuhr von 1–2 g Phytosterine täglich kann den Cholesterinspiegel um 10–30 % senken.

Schätzungsweise 1 mg β-Sitosterin kann die Aufnahme von 1 mg Cholesterin im Darm blockieren.

Folgende **Wirkprinzipien** werden angenommen:

- Hemmung der Cholesterinabsorption durch **Auskristallisierung** im Darm.
- Bedingt durch die cholesterinähnliche Struktur hemmen Phytosterine die Resorption von Cholesterin, wenn beides gleichzeitig zugeführt wird. Wahrscheinlich kommt es durch **kompetitive Hemmung** zu einer verminderten Cholesterinresorption und damit zu einer Senkung des Cholesterinspiegels im Blut. Es kommt vor allem zur Senkung des LDL-Cholesterinspiegels im Blut [1070].
- Es wird vermutet, dass Phytosterine die Bildung **sekundärer Gallensäuren** hemmen. Die primären Gallensäuren bestehen zu 80 % aus Cholesterin und werden zum Teil aus den unteren Darmabschnitten im Rahmen des enterohepatischen Kreislaufs rückresorbiert. So stehen sie dem Körper wieder zur Verfügung und werden teilweise im Darm zu sekundären Gallensäuren umgewandelt. Mit hoher Wahrscheinlichkeit sind sekundäre Gallensäuren an der Entstehung von Dickdarmkrebs beteiligt.

**PRAXISTIPP**

Eine mit Phytosterinestern angereicherte Margarine kann ebenfalls den Gesamt- und LDL-Cholesterinspiegel senken. Gleichzeitig sinkt jedoch auch die Konzentration an α- und β-Carotin [1462].

### Hemmung der Karzinogenese

Eine hohe Phytosterinaufnahme reduziert das Risiko einer Darmkrebserkrankung.

**STUDIEN**

In epidemiologischen Studien wurde festgestellt, dass es einen Zusammenhang zwischen einer hohen Zufuhr an Phytosterinen mit der Nahrung und einem erniedrigten Risiko für Kolonkarzinome gibt [583].

Es werden folgende **Wirkmechanismen** vermutet:

- Verminderung der Bildung von sekundären Gallensäuren.
- Effizientere DNA-Reparatur durch Hemmung des Zellzyklus der Dickdarmzellen (in S-Phase und Mitose).
- Verminderung bakterieller Abbauprodukte des Cholesterins im Darm (diese gelten als Promotoren bei der Entstehung von Darmkrebs).

### Weitere Wirkungen

- Phytosterine senken den **LDL-Cholesterinwert,** ohne dabei das HDL-Cholesterin zu verändern.
- Phytosterine können sowohl der Entwicklung einer **gutartigen Prostatavergrößerung** als auch der Entstehung eines **Prostatakarzinoms** vorbeugen. β-Sitosterin ist der Wirkstoff einiger Prostata-Phytopharmaka (z. B. Harzol®, Azuprostat®).

## Täglicher Bedarf und Versorgungssituation

Der genaue tägliche Bedarf ist bisher nicht bekannt. Ein indirekter Hinweis könnte die Beobachtung sein, dass sich in Studien mit einer täglichen Zufuhr von mehr als 3 g Phytosterinen keine weitere Senkung des Serum-Cholesteringehalts nachweisen ließ. Als gesichert gilt aber, dass eine Zufuhr, wie sie durch 5 Portionen Obst und Gemüse pro Tag erreicht werden könnte, zu empfehlen ist (➤ Kap. 1.4.6).

Die tägliche Phytosterinzufuhr mit einer gemischten Kost beträgt 100–500 mg pro Person. Bei Vegetariern mit einem hohen Verzehr von Nüssen, Saaten und Hülsenfrüchten ist die Zufuhr im Vergleich zur Allgemeinbevölkerung deutlich höher.

## Toxizität

Es gibt keine Hinweise, dass die tägliche Aufnahme phytosterinreicher bzw. -angereicherter Lebensmittel eine gesundheitsschädliche Wirkung haben könnte. Es kam zu keinen negativen Effekten bei einer Supplementierung von 10–15 g β-Sitosterin täglich über einen Zeitraum von 5 Jahren.

**PRAXISTIPP**

Da keine negativen Effekte beschrieben wurden, scheint die Gefahr eines latenten Mangels größer als das Risiko einer erhöhten Zufuhr.

## Anwendungsgebiete

- Phytosterine können zur Senkung eines erhöhten Gesamt- und LDL-**Cholesterinspiegels** beitragen.

- Durch die **kardioprotektive Wirkung** der Phytosterine lässt sich das Infarktrisiko erheblich senken.
- Phytosterine reduzieren die Gefahr der Entstehung von **Darmkrebserkrankungen.**
- Phytosterine können sowohl das Risiko für eine **gutartige Prostatavergrößerung** (benignes Prostatasyndrom, BPS) als auch für die Entstehung eines **Prostatakarzinoms** reduzieren.

### Interaktionen

Phytosterine zeigen eine additive Wirkung auf Statine und andere Cholesterinsenker. Möglicherweise beeinträchtigen Phytosterine die Resorption fettlöslicher Vitalstoffe. Es wurden zumindest erniedrigte Carotin-, Vitamin E- und Lycopinspiegel gemessen.

### Vorkommen in Nahrungsmitteln

Hohe Phytosterin-Gehalte finden sich in fettreichen Pflanzenteilen (z. B. Nüsse), aber auch in Pflanzensamen (Nüsse, Sojabohnen, Hülsenfrüchte), Getreide und naturbelassenen Pflanzenölen (➤ Tab. 2.16). Besonders reich an Sitosterin sind Erdnusscreme, Erdnussöl und kaltgepresstes Olivenöl [55].

**GEFAHR**

Bei der Raffination von Speiseölen werden die Phytosterine weitgehend zerstört. Daher sollten bevorzugt kaltgepresste Öle angewendet werden.

**Tab. 2.16** Phytosteringehalt in Lebensmitteln (in mg/100 g) (nach [1457])

| Lebensmittel | Phytosterine (mg/100 g) |
|---|---|
| Maiskeime, Maiskeimöl | 800–2.200 |
| Sesam | 714 |
| Saaten und Nüsse | 22–714 |
| Sonnenblumenkerne | 534 |
| Sojaöl (kaltgepresst) | 494 |
| Sonnenblumenöl | 240–460 |
| Getreide | 1–200 |
| Gemüse (auch Keimlinge) | 1–100 |
| Obst | 2–30 |

## 2.1.4 Saponine

Saponine sind oberflächenaktive Verbindungen, die bitter schmecken. Beim Kochen weisen sie in Wasser eine typische Schaumbildung auf (lat. sapo = Seife). Früher wurden sie wegen ihrer hämolytischen Teilwirkung als gesundheitsschädigend angesehen. Mittlerweile weiß man, dass sie gesundheitsfördernd wirken, da die aufgenommene Menge, bei üblicher Kost in Nahrungsmitteln, gering ist.

### Chemie und Eigenschaften

Saponine sind chemisch eine heterogene Stoffgruppe. Charakteristisch ist ein unpolares meist Triterpen- oder Steroidgerüst (Aglykon), an das verschiedene polare Glucosemoleküle gebunden sind, meist in Form von Ketten mehrerer Monosaccharide. Das Gerüst wird als **Sapogenin** bezeichnet. Durch die gleichzeitige Anwesenheit polarer und apolarer Gruppen (Zucker vs. Steroide bzw. Triterpene) kommt es zur typischen Wirkung der Saponine, wie ihre starke Oberflächenaktivität, die in wässrigen Lösungen eine starke Schaumbildung bewirkt. Das Saponin **Glycyrrhizin** aus Süßholz (in Lakritze konzentriert vorhanden) besitzt im Gegensatz zu den anderen Saponinen wegen seines spezifischen Zuckerrestes eine 50fach stärkere Süßkraft als Saccharose.

### Resorption und Verteilung

Die Resorption der Saponine findet nur in geringem Umfang (< 3 %) statt, daher wirken sie hauptsächlich im Magen-Darm-Trakt. Sie werden enzymatisch, bakteriell und über die intestinale Flora in Sapogenine und Glucose getrennt. Das aufgenommene Aglykon wird in eine wasserlösliche, über die Nieren ausscheidungsfähige Form umgewandelt.

**PRAXISTIPP**

Die Halbwertszeit für Glycyrrhizin nach i. v. Applikation von 120 mg beträgt 6 Stunden.

### Biochemische Funktionen

In vitro zeigen Saponine eine hämolytische Wirkung. Sie erhöhen die Durchlässigkeit der Zellmembranen, so dass Hämoglobin austritt. In vivo wirken Saponine vor allem im Magen-Darm-Trakt, da nur ein geringer Teil resorbiert werden kann. Sie können mit Membranlipiden der Enterozyten reagieren und dadurch zu Schädigungen des Darmepithels führen [1199]. Da die Darmoberfläche sehr großflächig ist und sich das Darmepithel permanent regeneriert, treten jedoch keine gesundheitsschädlichen Reaktionen auf [390, 415]. Einzelne Funktionen sind an spezifische chemische Strukturen gebunden und können nicht auf alle Vertreter der Saponine verallgemeinert werden. Einige Saponine verfügen wegen ihrer chemischen Struktur über folgende Effekte:

- Antikarzinogen
- Antimikrobiell
- Immunmodulierend
- Blutdrucksteigernd
- Cholesterinsenkend

### Hemmung der Karzinogenese

Saponine binden primäre Gallensäuren und vermindern so die Bildung sekundärer Gallensäuren, die als Tumorpromotoren wirken können. Auch Cholesterinabbauprodukte werden durch Saponine im Darm vermindert. Im Tierversuch wurde nachgewiesen, dass sie das Risiko für die Entstehung von Dickdarmkrebs reduzieren [949]. Außerdem hemmen sie die DNA-Synthese im Dickdarm und die Proliferationsrate verschiedenartiger Tumorzellen.

### Senkung des Cholesterinspiegels

Durch den Verzehr saponinreicher Nahrungsmittel wird vor allem der LDL-Cholesterin-Spiegel gesenkt.

- **Direkt:** Saponine binden Cholesterin unlösbar im Darm **(Saponin-Cholesterin-Komplex).** Dadurch wird die Resorption von Cholesterin reduziert und es wird vermehrt ausgeschieden.
- **Indirekt:** Saponine **binden primäre Gallensäuren,** so dass diese vermehrt mit dem Stuhl ausgeschieden werden. Für die Resynthese von primären Gallensäuren in der Leber wird dann körpereigenes Cholesterin verwendet, was dazu führt, dass der Cholesterinspiegel im Blut sinkt [978].

### Erhöhung des Blutdrucks

Das in der Süßholzwurzel vorkommende Saponin Glycyrrhizin wird im Organismus in Glycyrrhizinsäure umgewandelt. Glycyrrhetinsäure hemmt die 11β-Hydroxysteroiddehydrogenase (ein Schlüsselenzym des aldosterongesteuerten Mineralstoffhaushalts). Durch den mineralcorticoiden Effekt, fördert sie die Kalium- und hemmt die Natrium-Ausscheidung über die Nieren. Durch diese Ionenverschiebung kommt es zu einer leicht blutdrucksteigernden Wirkung von Lakritze. Bei regelmäßigem Lakritzeverzehr kann es deshalb sowohl zur verstärkten **Natriumanreicherung** als auch zur erhöhten **Kaliumausscheidung** kommen (mit Hypertonie als Folge). Die Häufigkeit dieses Effektes wird für Glycyrrhizin sowie für die anderen Saponine nur mit < 3 % angegeben.

**GEFAHR**

Hypertoniker sollten nicht mehr als 100 mg Glycyrrhizin täglich zuführen [196]. Diese Menge ist in weniger als 5 g Lakritze enthalten [1295].

### Immunmodulation

Die immunologischen Wirkungen von Saponinen erfolgen auf 2 Wegen:

- **Adjuvans-Wirkung:** In Gegenwart der Saponine kommt es zu einer stärkeren immunologischen Reaktion (Antikörperbildung) auf Antigene.
- **Immunstimulierende Wirkung:** Saponine wirken immunstimulierend durch Aktivierung von NK-Zellen und zytotoxischer T-Lymphozyten. Im Tierversuch zeigten Saponine eine verstärkte Immunantwort durch Stimulierung der T- als auch antikörperbildenden Lymphozyten [726]. Nach oraler Aufnahme von Saponinen wurde auch im Tierexperiment eine erhöhte Aktivität der Immunzellen der Milz sowie der mesenterialen Lymphknoten registriert.

### Weitere Wirkungen

Saponine wirken außerdem **antimikrobiell** (vorrangig fungizid), **virostatisch** (auch gegenüber HIV) und **entzündungshemmend.**

**PRAXISTIPP**

Saponine hemmen das Wachstum von Pilzen [1380].

### Täglicher Bedarf und Versorgungssituation

Der genaue tägliche Bedarf ist noch nicht geklärt. Als gesichert gilt derzeit aber, dass eine Zufuhr von 5 Portionen Obst und Gemüse pro Tag allgemein zu empfehlen ist (➤ Kap. 1.4.6).

Die bitter schmeckenden Saponine sind in pflanzlichen Lebensmitteln weit verbreitet. Die tägliche Aufnahme von Saponinen liegt schätzungsweise bei ca. 10–15 mg und ist bei Vegetariern mit ca. 110–240 mg wesentlich höher.

### Toxizität

Bei Aufnahme der Saponine durch Nahrungsmittel ist keine Toxizität zu befürchten. Hypertoniker sollten keine überhöhten Mengen an Glycyrrhizin (Süßholzwurzel) zu sich führen.

**GEFAHR**

Bei übermäßiger Zufuhr (Vegetarier) besteht das (geringe) Risiko einer Hämolyse.

### Anwendungsgebiete

- Reduzierung des Risikos von **Kolonkarzinomen.**
- **Hypercholesterinämie.**
- Verbesserung des **Immunsystems.**
- Saponine können antimikrobiell und entzündungshemmend wirken.
- Hypotonie.

### Interaktionen

Zu Interaktionen sind gegenwärtig noch keine Angaben verfügbar.

### Vorkommen in Nahrungsmitteln

Saponine sind in pflanzlichen Lebensmitteln weit verbreitet und kommen besonders reichlich in Hülsenfrüchten (Leguminosen) vor, wie Kichererbsen, grüne Bohnen, Linsen und Sojabohnen [1035] (➤ Tab. 2.17). Weitere saponinreiche Lebensmittel sind Getreide (Hafer), Zwiebelgemüse, Spinat und Spargel. Durch das Kochen geht nur ein geringer Teil der Saponine ins Wasser über oder wird zerstört [1165].

**Tab. 2.17** Saponingehalt in Lebensmitteln (in mg/100 g) [1035]

| Lebensmittel (verzehrfertig) | Saponine (mg/100 g) |
|---|---|
| Kichererbsen | 5 |
| Sojabohnen | 3,9 (5 verschiedene) |
| Bohnen | 1,8 |
| Grüne Bohnen | 1,6 |
| Spinat | 0,6 |
| Linsen | 0,4 |
| Haferflocken | 0,1 |
| Knoblauch | 0,1 |

**PRAXISTIPP**

Lakritze enthält erhebliche Mengen (bis zu 2 g/100 g) an Saponinen, vorherrschend ist hier das Glycyrrhizin.

Durch die starke Schaumbildung werden Saponine in einigen Ländern (Großbritannien, USA) als Lebensmittelzusatzstoff z. B. für Bier eingesetzt. In Deutschland ist dies verboten.

## 2.1.5 Glucosinolate

Brassicaceen (Kreuzblütler) bilden als Besonderheit organische Schwefelverbindungen als charakteristische Abwehrstoffe gegen Tierfraß oder Befall durch Mikroorganismen (Bakterien, Pilze, Viren). Diese Glucosinolate sind für den typischen Geschmack von Kohlgemüse (Rosenkohl, Rotkohl, Kohlrabi, Brokkoli) und scharf schmeckender Pflanzen wie Kresse und Rettich verantwortlich. Anfänglich galten sie ebenfalls als gesundheitsschädlich, da sie kropffördernd wirken. Mittlerweile ist man sich jedoch der gesundheitsfördernden Effekte bewusst.

## Chemie und Eigenschaften

Glucosinolate (Senfölglykoside) bestehen aus einer Glucoseeinheit, einer schwefel- und stickstoffhaltigen organischen Gruppierung mit einem Aglykonrest sowie einer Sulfatgruppe. In Brassicaceen kommen ca. 120 verschiedene Glucosinolate vor, die je nach ihrem Aglykonrest in Alkyl- Alkenyl-, Aryl- sowie Indolyl-Glucosinolate eingeteilt werden. Am besten erforscht ist das Glucobrassicin (3-Indolylmethyl-Glucosinolat), das vor allem in Raps, Rettich und Kohlgemüse vorkommt.

Kommt es zur mechanischen Beschädigung der Pflanzenzellen (z. B. durch Tierfraß bzw. durch die Nahrungszubereitung), wird das Enzym Myrosinase (eine Thioglucosidase) aktiv. Myrosinase wird in getrennten Zellkompartimenten gebildet und spaltet Glucosinolate unter Einwirkung von Sauerstoff rasch zu Glucose, Hydrogensulfat und einem der folgenden Aglykone: Isothiocyanat, Thiocyanat, Nitril oder auch Oxazolidin-2-thion. Die **Isothiocyanate („Senföle")** sind scharfwürzig und zersetzen sich leicht in verschiedene Indolverbindungen, wie beispielsweise Indol-3-Carbinol. In Brokkolisprossen kommen Isothiocyanate mit einer weiteren Thiogruppe vor, wie Sulforaphan, oder in Rettich- und Radieschensamen dessen olefinisches Derivat Sulforaphen.

**PRAXISTIPP**

Die Strukturvielfalt der Glucosinolate entsteht durch die Biosynthese des Aglykonrestes aus Aminosäuren. Vorstufen sind dabei proteinogene Aminosäuren, wie Phenylalanin, Tyrosin oder Methionin, aber auch die nichtproteinogenen Homoaminosäuren.

Durch die unterschiedliche Aminosäureverteilung in Pflanzen kommen in den glucosinolathaltigen Pflanzen unterschiedliche Mengen an diesen vor. Meist ist ein bestimmtes Glucosinolat Hauptbestandteil und charakteristisch für die jeweilige Sorte [953]. In Brassicaceen (Brokkoli, Kohlrabi, Kohlsorten, Rettich) sind darüber hinaus noch weitere Thioverbindungen enthalten, wie das S-Methyl-L-Cysteinsulfoxid (SMCSO). Dieses Sulfoxid bildet sich wahrscheinlich aus der Methylierung von Cystein durch Methionin und kommt auch in Bohnensorten (Stangenbohnen), Rüben und *Allium*-Arten vor [953].

**GEFAHR**

Der Gehalt an Glucosinolaten wird beim Erhitzen um mehr als 50 % verringert. Dies liegt zum einen an der thermischen Instabilität und zum anderen am Auslaugen [1155]. Der mechanische Aufschluss der Pflanzenzellen durch Zerkleinerung führt zum Abbau der Glucosinolate durch pflanzeneigene Enzyme.

## Resorption und Verteilung

Die Glucosinolatderivate werden über die Schleimhaut des oberen Gastrointestinaltrakts rasch resorbiert und in der Leber verstoffwechselt. Zum Teil können sie auch über den enterohepatischen Kreislauf dem Körper wieder zugeführt werden. Die Abbauprodukte der Glucosinolate (Thiocyanate, Isothiocyanate, Indole) sind gut resorbierbar und werden in konjugierter Form mit dem Urin ausgeschieden. Bereits nach 2 Stunden wird bei oraler Zufuhr die höchste Serumkonzentration und nach 2–4 Stunden eine maximale Urinausscheidung erzielt. Nach dem Verzehr unerhitzter Gemüsearten werden innerhalb von 24 Stunden 30–67 % Glucosinolat-Abbauprodukte beim Menschen ausgeschieden. Werden diese zuvor erhitzt, ist die Ausscheidungsrate mit 1–20 % deutlich geringer. Die höchstem Gewebskonzentrationen finden sich in Leber, Nieren und Dünndarmschleimhaut.

## Biochemische Funktionen

Die gesundheitsfördernden Wirkungen der Glucosinolate sind:

- Antikarzinogen
- Cholesterinsenkend
- Antimikrobiell

### Hemmung der Karzinogenese

Im Tierversuch hemmen Glucosinolate die Karzinogenese im Magen, Brust, Leber und Lunge [1408] auf dem Niveau der intrazellulären Initiation. Ihre Wirkung entfalten sie dabei über die Abbauprodukte Isothiocyanate und Thiocyanate. Die indolhaltigen Glucosinolate wirken besonders präventiv gegen hormonabhängige Tumore wie Mamma- und Prostatakarzinome. Das aus Brokkoli isolierte Sulforaphan

(Isothiocyanat) ist besonders wirksam gegen Mammakarzinome [1522]. Das Indol-3-Carbinol aus Brokkoli und Weißkohl hemmt ebenfalls Brustkrebs durch Beeinflussung des Östrogen-Metabolismus [957] und dessen Phytoöstrogenwirkung.

**PRAXISTIPP**

Es scheint eine inverse Korrelation zwischen der Aufnahme an Kohlgemüsearten und dem Risiko für Kolon- und andere Malignomen zu geben.

Die vom Zeitpunkt der Verabreichung abhängige Wirkung der Isothiocyanate lässt darauf schließen, dass sie die Karzinogenese hauptsächlich während der **Initiationsphase** beeinflussen. Folgende **Mechanismen** der Glucosinolate spielen hier eine protektive Rolle:

- Derzeit geht man davon aus, dass die Isothiocyanate die karzinogen aktivierenden CYP-Phase-I-Enzyme hemmen und die entgiftenden Phase-II-Enzyme fördern [953].
- Indole beeinflussen den Östrogenstoffwechsels und haben dadurch eine spezifische Schutzwirkung gegen östrogenabhängige Tumorarten.

### Antibiotische Wirkung

Die natürlichen antibiotischen Effekte der Senföle werden seit langem gegen Bakterien und Pilze eingesetzt. Sie werden in der Leber metabolisiert und über die Atem- und Harnwege ausgeschieden, dadurch sind die Metaboliten der Glucosinolate vor allem sehr wirksam bei **Harnwegs- und Atemwegsinfektionen.** Bereits eine Aufnahme von 10–40 g Kresseblättern oder Meerrettichwurzeln führt zu antimikrobiell wirksamen Konzentrationen an Glucosinolaten in den Harnwegen. Der Verzehr von nur etwa 10 g Kapuziner- oder Gartenkresse sowie Meerrettich verleiht dem Urin bakteriostatische und virostatische Eigenschaften.

**PRAXISTIPP**

Iso- bzw. Thiocyanate wirken im Harn antibiotisch gegen Bakterien, Pilze und Viren [1005]. Benzylsenföl wirkt noch in einer Verdünnung von 1 : 50.000 antimikrobiell gegen *Pseudomonas aeruginosa, Staphylococcus aureus* und *Proteus mirabilis.* Zusätzlich wirkt es virostatisch bei Dermatomykosen [953].

### Cholesterinsenkende Wirkung

In vitro hemmen Indole ein Enzym der Cholesterinsynthese. Im Tierversuch wurden sowohl das LDL-Cholesterin als auch das VLDL-Cholesterin durch Indol-3-Carbinol reduziert [341]. So gesehen beugen Glucosinolate auch einer Atherosklerose und Herz-Kreislauf-Erkrankungen vor.

## Täglicher Bedarf und Versorgungssituation

Der genaue tägliche Bedarf ist nicht bekannt. Der tägliche Verzehr von 2 Portionen Kohlgemüse soll das relative Risiko für bestimmte Tumorarten halbieren. Probanden, die sich normal ernährten, wiesen nach einer zusätzlichen einmaligen Dosis von 40 mg Isothiocyanat eine Serumkonzentration von 413 ± 193 nM Isothiocyanat auf.

Gesundheitsförderlich ist eine tägliche Zufuhr von 5 Portionen Obst und Gemüse pro Tag.

Bei einer durchschnittlichen täglichen Zufuhr von 32 g Weißkohlgemüse wird die Aufnahme an Glucosinolaten auf 43 mg geschätzt. Vegetarier und Veganer, die mehr Kohlgemüse verzehren, nehmen etwa 110 mg täglich auf.

**PRAXISTIPP**

Die Zufuhr an Glucosinolaten ist abhängig von der Jahreszeit und schwankt stark je nach untersuchter Bevölkerungsgruppe.

## Toxizität

Bestimmte Abbauprodukte der Glucosinolate (speziell z. B. Progoitrin) konkurrieren mit Jod um die Einlagerung in die Schilddrüse. Daher kann es zur negativen Wirkung mit einer Kropfbildung kommen, wenn gleichzeitig ein Jodmangel besteht.

**GEFAHR**

Bei monatelanger täglicher Zufuhr von mindestens 400 g Weißkohl (oder 2 kg Chinakohl bzw. 2,8 kg Rettich) ist eine Kropfentwicklung bei Jodmangel denkbar [682].

### Anwendungsgebiete

- Tumorprävention, vor allem **hormonell bedingter Karzinome** (Mamma- und Prostatakrebs)
- Prophylaxe und natürliche Therapie bei leichten **Infektionen der Atem- und Harnwege**
- **Hypercholesterinämie**

### Interaktionen

Ascorbinsäure aktiviert das Enzym Myrosinase, das Glucosinolate zu Isothiocyanaten (Senföle) spaltet [953]. Thiocyanate hemmen kompetitiv die Jodaufnahme in der Schilddrüse.

### Vorkommen in Nahrungsmitteln

Innerhalb der Brassicaceen sind Gartenkresse und Kohlgemüse (Kohlrabi, Brokkoli, Rosen-, Blumen-, Grün-, Rot- und Weißkohl) besonders reich an Glucosinolaten [783, 1283] (➤ Tab. 2.18). Der Gehalt an Glucosinolaten und SMCSO variiert innerhalb der Kohlgewächse erheblich. Rosenkohl hat mit 600–3.900 µg/g den höchsten Glucosinolatanteil unter den Brassicaceen [1320]. Raps enthält bei Dürre doppelt so viele Glucosinolate wie sonst [1031]. Glucosinolate sind auch für den typischen Geschmack von Senf und Meerrettich verantwortlich.

**GEFAHR**
Bei der Herstellung von Sauerkraut aus Weißkohl kommt es zur vollständigen Hydrolyse der Glucosinolate.

**Tab. 2.18** Glucosinolatgehalt in Brassicaceae (in mg/100 g FG) [1283]

| Lebensmittel | Glucosinolate (mg/100 g) | |
|---|---|---|
| | nicht erhitzt | erhitzt |
| Gartenkresse | 121 | 0 |
| Kohlrabi | 109 | 73 |
| Rosenkohl (gefroren) | 91 | 61 |
| Rotkohl | 67 | 55 |
| Brokkoli | 61 | 37 |
| Brokkoli (gefroren) | 51 | 21 |
| Blumenkohl (gefroren) | 41 | 28 |
| Rettich | 13 | 0 |

**GEFAHR**
Beim Erhitzen gehen epi-Progoitrin und Sinigrin verloren, alle anderen Glucosinolate reduzieren sich erheblich.

## 2.1.6 Polyphenole

Polyphenole sind ubiquitär und zählen zu den am weitesten verbreiteten sekundären Inhaltsstoffen in Obst und Gemüse. Sie kommen vor allem in den Randschichten der Pflanzen vor. Dort wirken sie als Antioxidanzien zum Schutz der Pflanze vor Sauerstoffradikalen. Sie sorgen für die Farbe und das Aroma von Gemüse. Die bunten Blütenfarbstoffe locken Insekten zur Bestäubung an und viele Verbindungen dienen ebenfalls der Abwehr gegen Schädlinge und Krankheiten.

### Chemie und Eigenschaften

Die Polyphenole basieren chemisch auf der Struktur des Phenolrings. Allen gemeinsam ist ein aromatisches Grundgerüst, an das Hydroxygruppen (OH-Gruppen) kondensiert sind. Die Anzahl der Ringe und die Positionen der Hydroxygruppen variieren, so dass es zu einer großen Vielfalt an Polyphenolen kommt, zudem sind sie oft mit organischen Säuren oder Glucose verestert (➤ Tab. 2.19). Neben Phenolsäuren (➤ Kap. 2.1.7) und Flavonoiden (➤ Kap. 2.1.8) und ihren Derivaten gehören auch Lignane (Phytoöstrogene ➤ Kap. 2.1.10), Lignine (Ballaststoffe) und Resveratrol (ein Phytoalexin) zu den Polyphenolen [1199].

Mittlerweile sind mehr als 6.500 verschiedene Strukturen bekannt. Mit der Nahrung nimmt der Mensch täglich ca. 1 g Polyphenole zu sich. Zur gesamten Phenolaufnahme tragen Phenolsäuren zu etwa 1 Drittel und Flavonoide zu etwa 2 Dritteln bei. Polyphenole wirken antikarzinogen, stark antioxidativ, antimikrobiell und antiviral, immunmodulatorisch, entzündungshemmend und vorbeugend gegen Herzinfarkt. Sie reduzieren Bakterien in Zahnbelägen und beugen daher auch Karies vor. Flavonoide und Anthocyane hemmen die Zelloxidation und verhindern dadurch eine Atherosklerose.

In In-vitro-Tests zeigten Flavonoide antioxidative Wirkung und einige hemmten die Thrombozytenaggregation. Bei den Koronararterien an Schweineherzen konnten Flavonoide aus Trauben eine endo-

**Tab. 2.19** Einteilung der Polyphenole

| | |
|---|---|
| Phenolsäuren, Gerbsäuren ➤ Kap. 2.1.7 | Hydroxyzimtsäuren (Kaffeesäure, p-Cumarsäure, Sinapinsäure, Ferulasäure), Curcuminoide (Curcumin) und Gingerole |
| | p-Hydroxybenzoesäuren (Gallussäure, Vanillinsäure, Protocatechusäure), Ellagsäure |
| Flavonoide ➤ Kap. 2.1.8 | Flavone (Acacetin, Apigenin, Chrysetin, Luteolin) |
| | Isoflavonoide (Genistein, Daidzein) |
| | Flavonole (Quercetin, Myricetin, Fisetin, Kaempferol, Morin) |
| | Flavanole (Catechine, Epicatechine, Gallocatechine, Epigallocatechine, Proanthocyanidine) |
| | Flavanone (Naringenin, Hesperidin, Citrifoliol, Eriodictyol) |
| | Anthocyanidine (Aglylon, Anthocyane, Aurantinidin, Capensinidin, Cyanidin, Delphinidin) |
| | Proanthocyane |
| Lignine | |
| Phytoöstrogene ➤ Kap. 2.1.10 | Lignane (Matairesinol, Secoisolariciresinol) |
| | Isoflavone (Biochanin A, Coumestrol, Daidzein, Genistein, Glycitein) |

thelabhängige Relaxation der Gefäße erwirken. Dabei stimulieren die Polyphenole die Endothelzellen zu einer vermehrten Synthese von Stickstoffmonoxid (NO) aus Arginin, das zu einer Entspannung der glatten Muskelzellen führt. Rotwein-Polyphenole können eine durch Angiotensin II künstlich induzierte Hypertonie bei Ratten verhindern, indem sie die durch Angiotensin II induzierte Expression von NADPH-Oxidase in den Aorten vermeiden. Dadurch wird die Bildung von ROS und damit oxidativer Stress verringert. Oxidativer Stress reduziert die Bildung von NO und erhöht dadurch den Blutdruck [596].

**PRAXISTIPP**

Polyphenole stellen aufgrund ihres breiten Wirkungsspektrums ein echtes Highlight der sekundären Pflanzenstoffe dar.

Durch Zusammenlagerung oder Reaktionen von Catechinen (unfermentierter Tee oder Kakao) mit anderen Polyphenolen, wie z. B. der Gallussäure, entstehen sogenannte **Gerbstoffe.** Diese sind vor allem für den adstringierenden Geschmack mancher Lebensmittel verantwortlich.

**PRAXISTIPP**

Je mehr Catechine sich zusammenlagern, desto stärker ist die Gerbstoffeigenschaft.

Die Anthocyanidine bilden blaue, violette und rote Farbstoffe und sorgen für die charakteristische Farbe von Blüten und Früchten, gelegentlich auch von Blättern. Es sind mittlerweile mehr als 100 natürliche Anthocyane isoliert und strukturell aufgeklärt worden. Preiselbeeren, Kirschen, Weintrauben, Pflaumen, Heidelbeeren und Mohn geben sie die Farbe.

## Biosynthese

Über den Shikimisäureweg entstehen aus Phosphoenolpyruvat und Erythrosephosphat (aus dem Kohlenhydratstoffwechsel) Shikimisäure, aus der in mehreren Reaktionsschritten die beiden aromatischen Aminosäuren Phenylalanin und Tyrosin gebildet werden. Aus Phenylalanin werden die Zimtsäure und die p-Cumarsäure synthetisiert. Durch weitere Hydroxylierung und Methylierung entstehen Kaffeesäure und Ferulasäure. Hydroxybenzoesäuren werden entweder aus den Hydroxyzimtsäurederivaten über den Mechanismus der β-Oxidation gebildet oder direkt aus der Shikimisäure (v. a. bei der Bildung der Gallussäure).

Der Schlüsselschritt bei der Flavonoidsynthese ist die Reaktion der an Coenzym A gebundenen p-Cumarsäure (p-Cumarsäure-CoA) mit Malonyl-CoA zu einem Chalkon. Katalysiert wird dieser Reaktionsschritt durch die Chalkonsynthase. Im Anschluss findet der Ringschluss zum Flavanon durch die Chalkonisomerase statt. Aus dem Flavanongrundgerüst entstehen durch verschiedene Reaktionen Isoflavone, Flavone, Flavonole, Flavanole, Catechine sowie Anthocyanidine [581].

## Vorkommen

Polyphenole kommen in allen Obst- und Gemüsesorten vor. Besonders reich sind sie in Kakao (3,5 g/100 g) und dunkler Schokolade (1,6 g/100 g) vorhanden. Nüsse enthalten 0,03–0,5 g/100 g, in Pekannüssen ist der Gehalt am höchsten. Bei den Beeren liegt der Gehalt bei 0,2–1,7 g/100 g, in Aroniabeeren ist er am höchsten und in Himbeeren am geringsten. Das Nelkengewürz ist mit 15,2 g pro 100 g sehr polyphenolreich, auch Sternanis und Pfefferminze sind gute Lieferanten. Pflaumen, Süßkirschen, Chicorée, Artischocken, rote Zwiebeln und Wein enthalten sehr viel Polyphenole. Allerdings ist die Bioverfügbarkeit der einzelnen Polyphenole sehr unterschiedlich.

**PRAXISTIPP**

Kaffee, schwarzer und grüner Tee sind gute Lieferanten, allerdings nur, wenn auf Milch verzichtet wird. Unter www.phenol-explorer.eu kann die Gehaltsangabe von 500 verschiedenen Substanzen in mehr als 400 Lebensmitteln nachgesehen werden [596].

## Interaktionen

Zu möglichen Interaktionen von Polyphenolen mit anderen Mikronährstoffen sind nur wenige Angaben verfügbar (➤ Tab. 2.20).

## Pycnogenol®, Oligomere Procyanidine (OPC)

Das hydrophile Pycnogenol® ist ein Extrakt aus der Rinde der Seekiefer (*Pinus pinaster*), der sehr viele Pflanzenbegleitstoffe enthält und vielfache gesundheitliche Wirkungen im Organismus entfaltet.

**Tab. 2.20** Interaktionen von Mikronährstoffen und Polyphenolen

| Mikronährstoff | Interaktion |
|---|---|
| Eisen | Phenole (in Tee, Kaffee und best. Getreiden) vermindern die Eisenresorption |
| Vitamin $B_1$ (Thiamin) | Polyphenole (z. B. in Tee und Kaffee): Deaktivierung von Thiamin im Darm |
| Zink | Kaffeesäure und Chlorogensäure zeigten im Tierversuch eine Beeinträchtigung der Zinkabsorption |

**Synonyme**

*Pinus pinaster*, syn.: *Pinus maritima* = Seekiefer, Meereskiefer.
Die Unterart *Pinus pinaster* subsp. *atlantica* kommt vor allem an der Atlantikküste Südfrankreichs und Portugals vor. Pycnogenol® wird aus der Rinde von Seekiefern gewonnen, die im Wald von Landes de Gascogne im Südwesten Frankreichs wachsen.

Bei Pycnogenol® handelt es sich um eine komplexe Mischung aus verschiedenen bioaktiven Substanzen. Es enthält vor allem Bioflavonoide mit vielen verschiedenen Verbindungen und Pigmenten. Bioflavonoide sind die häufigste Gruppe der Polyphenolverbindungen in der menschlichen Nahrung. Obwohl sie in allen Pflanzen vorkommen, ist ihr Anteil in der modernen Ernährung eher gering. Bioflavonoide dienen der Nährstoffversorgung und können bestimmte Gene aktivieren sowie deaktivieren. Sie reduzieren oxidativen Stress, Entzündungen und beugen chronischen, degenerativen Erkrankungen vor.

Der Name Pycnogenol setzt sich aus den Teilen „**Pycno**" griechisch für „dick" (flüssige Flavanole haben eine Tendenz, schnell zu verdicken) und „**gen**" für „Teile" zusammen, die Endung „**ol**" kommt von der Gruppenbezeichnung der Flavanole. In der Wissenschaft hat sich aber die Bezeichnung Proanthocyanidine bzw. **oligomere Proanthocyanidine (OPC)** durchgesetzt.

**PRAXISTIPP**

Die Hauptbestandteile von Pycnogenol® sind Biopolymere mit unterschiedlicher Struktur und Länge, die aus Catechin- und Epicatechineinheiten bestehen (Procyanidine). Auch diese sogenannten **oligomeren Procyanidine** werden als OPC bezeichnet.

Procyanidine kommen auch in anderen Pflanzen vor, z. B. in Erdbeeren, Bananen, Avocado und Hirse. Der Name stammt von dem natürlichen Farbstoff Cyanidin, dem Hauptbestandteil der blauen Kornblume. Procyanidine produzieren eine tiefrote Farbe, wenn sie mit Säuren erhitzt werden.

Außerdem sind neben Catechin (schwarzer und grüner Tee) und Epicatechinen (Kakao) weitere monomere Nährstoffe im Pycnogenol® enthalten, wie Taxifolin (Grapefruit, Orangen) und Phenolcarbonsäuren (p-Cumarsäure, Kaffeesäure und Ferulasäure).

### Exkurs

Ureinwohner Nordamerikas verwendeten seit mindestens dem Jahr 1500 einen Extrakt aus Kiefernrinde gegen Skorbut. 1948 isolierte der französische Pharmakologe Prof. Dr. Jacques Masquelier die OPC. Pycnogenol® selbst, ein von Horphag Research eingetragener Markenname, wurde 1953 als Nahrungsergänzungsmittel entwickelt. Das 1. Patent für Pycnogenol® wurde im Jahre 1987 erteilt.
Um die vielfältigen Wirkungen von Pycnogenol® zu untersuchen, wurden mittlerweile mehr als 70 Humanstudien mit über 5.000 Teilnehmern durchgeführt. Die meisten Studien sind mit dem Extrakt von *Pinus pinaster* der Marke Pycnogenol® durchgeführt worden.

## Bioverfügbarkeit von Pycnogenol®

Nach der Aufnahme von Pycnogenol® gelangen alle Bestandteile durch den Magen in den Darm, wo die kleinen Moleküle in den oberen Darmabschnitten resorbiert und im Blut freigesetzt werden. Dort werden sie an Proteine im Plasma gebunden und zum Teil durch Veresterung modifiziert. Innerhalb der ersten 6 Stunden werden die Monomere und Phenolsäuren über den Urin ausgeschieden.

Größere Moleküle werden in kleinere Einheiten, wie die Monomere Epicatechin, Catechin oder Taxifolin, aufgespalten und anschließend absorbiert oder durch die Darmflora in verschiedene Stoffwechselprodukte umgewandelt. Das dabei entstehende **Hauptstoffwechselprodukt M1** von Pycnogenol® ist ein Valerolacton, das aus den Catechinmolekülen synthetisiert wird. Es dauert daher wesentlich länger, bis M1 in der Blutbahn nachgewiesen werden kann. Dort bleibt es aber 24 Stunden nachweisbar, bis es ebenfalls hauptsächlich über den Urin ausgeschieden wird.

**PRAXISTIPP**

M1 hemmt Proteasen, die bei Entzündungen das Gewebe zerstören, wirksamer als Hydrocortison oder Pycnogenol® selbst und vernichtet freie Radikale effektiver als Vitamin C und Trolox (Vitamin-E-Derivat).
M1 wird in den Erythrozyten transportiert, so dass es alle Organe des Organismus, einschließlich des Gehirns, erreichen kann.

## Funktionen von Pycnogenol®

Pycnogenol® wirkt aufgrund seiner vielseitigen entzündungshemmenden Eigenschaften im gesamten Organismus.

- **Antiallergisch:** Bioflavonoide im Pycnogenol® hemmen die Ausschüttung von Histaminen durch Mastzellen.
- **Antiinflammatorisch:** Pycnogenol® reduziert akute und stille chronische Entzündungen. Letztere sind lediglich im Blut durch erhöhte Entzündungsmarker nachweisbar und eine Hauptursache für viele Erkrankungen (z. B. Arthritis, Asthma, Gingivitis, metabolisches Syndrom, Endometriose). Experimente an Zellkulturen zeigten, dass Pycnogenol® die Ausschüttung vieler Entzündungsmarker hemmt. Mit Pycnogenol® stimulierte Leukozyten schütten weniger NF-κB aus, den Hauptschalter für Entzündungen. Ebenfalls gehemmt werden COX-1 und COX-2, TNF-α, Interleukine, Prostaglandin $E_2$, CRP und Matrix-Metalloproteasen wie Elastase und Katalase.
- **Antioxidativ:** Pycnogenol® reduziert freie Radikale im Blut, und bekämpft ROS und RNS. Es unterstützt zusätzlich die Produktion antioxidativer Enzymsysteme und reduziert oxidativen Stress, der zur vorzeitigen Alterung führt. Besonders effektiv sind hier die Procyanidine und M1.
- **Schutz von Lipiden, DNA und Nervenzellen:** Die antioxidativen Eigenschaften von Pycnogenol® wirken stärker als das stärkste wasserlösliche Antioxidans, Vitamin C, und es ist aktiver als Vitamin E oder Traubenkernextrakt. Pycnogenol® hemmt die Oxidation ungesättigter Fettsäuren, die menschliche Nervenbahnen umgeben. Eine Nahrungsergänzung mit Pycnogenol® konnte DNA-Schäden bei hyperaktiven Kindern reduzieren, die einem hohen oxidativen Stress ausgesetzt sind.
- **Immunabwehr:** Pycnogenol® bindet nicht nur sehr effektiv freie Radikale, es stärkt auch die körpereigene Immunabwehr. Die antioxidative Leistung der Zellen wird durch Pycnogenol® verdoppelt, da es die Synthese der Superoxiddismutase, der Katalase und des Tripeptids Glutathion stimuliert.

**STUDIEN**

Bei 78 Rauchern, die über 8 Wochen 50 mg Pycnogenol® einnahmen, kam es zur relativen Erhöhung des biologischen Antioxidantionspotenzials (➤ Kap. 3.1) um 38 % [98].
Nach einer 6-wöchigen Einnahme von Pycnogenol® wurde die antioxidative Leistung des Plasmas (➤ Kap. 3.1: ORAC) bei 25 übergewichtigen gesunden Amerikanern um 40 % erhöht [313].
In Italien zeigte sich eine drastische Verringerung des oxidativen Stresses (➤ Kap. 3.1: FRAS) bei Studenten [871], Senioren [99], Sportlern [1419] und Frauen in der Menopause [365].
Auch die antioxidative Gesamtleistung (➤ Kap. 3.1: TAS) konnte bei taiwanesischen Frauen nach 6-monatiger Einnahme um 11 % erhöht werden [1495].

## Anwendungsgebiete von Pycnogenol®

**Herz-Kreislauf-System** Pycnogenol® senkt den **Blutdruck,** reduziert zu hohe **Cholesterinwerte** und verbessert die Funktion von Arterien und Venen. Zahlreiche Erkrankungen und Beschwerden entstehen durch eine gestörte Mikrozirkulation in den kleinsten Blutgefäßen, so dass Körperbereiche nicht mehr ausreichend mit Sauerstoff und wichtigen Nährstoffen versorgt werden können. Auch bei der KHK wird das Myokard nicht mehr ausreichend mit Sauerstoff versorgt, eine Hauptursache ist die **Atherosklerose** (➤ Kap. 2.6.10, ➤ Kap. 6.2.1) Häufig entsteht diese durch atheromatöse Plaques durch Einlagerung von Lipiden, Proteinen, Zellfragmenten und Cholesterin in die Intima. Pycnogenol® kann die Risikofaktoren für das Herz-Kreislauf-System deutlich minimieren, durch Verbesserung der Blutplättchenfunktion, Normalisierung des Blutdrucks, Reduzierung von Entzündungen in Arterien sowie durch Reduzierung von Blutzucker, Triglyceriden, LDL- und Gesamt-Cholesterin. Wenn chronische Entzündungen im Organismus reduziert werden, verringert sich auch das Risiko der Plaquebildung in den Arterien. Durch Hypertonie und Atherosklerose steigt die Gefahr der **Thrombenbildung,** die zu Lungenembolie, Myokardinfarkt oder Apoplex führen kann. Aus Studien ist bekannt, dass Procyanidine, die Hauptbestandteile von Pycnogenol®, die Synthese von Thromboxan unterbinden [234], welches die Entstehung von Thromben fördert. Durch Pycnogenol® kann der Thromboxanspiegel wieder in den Normbereich eines Nichtrauchers gebracht werden [35].

**STUDIEN**

Das Rauchen von 3 Zigaretten innerhalb von 30 Minuten aktiviert so viele Blutplättchen, dass es zu einer um 20 % stärkeren Verklumpung kommt, als dies normalerweise der Fall ist. Abhängig von der Dosis konnte Pycnogenol® die Verklumpung vollständig verhindern. Die Blutplättchen waren bis zu 6 Tage nach der Einnahme von Pycnogenol® weniger verklumpt [1109] (➤ Abb. 2.1).

**PRAXISTIPP**

Pycnogenol® vermeidet eine unerwünschte Aktivierung der Blutplättchen, ohne die Blutungszeit zu verlängern, wie dies bei Aspirin der Fall ist [1109].
Pycnogenol® reduziert das Thromboserisiko, ohne das Risiko einer Magenblutung zu erhöhen.

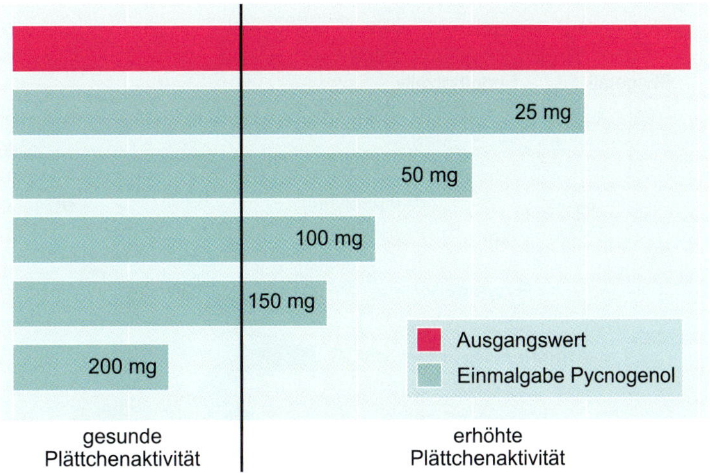


**Abb. 2.1** Pycnogenol®: Hemmung der Plättchenaggregation. (Modifiziert nach [1151]; [L141])

Die aktivierten Immunzellen bei **chronischen Entzündungen** produzieren viele reaktive Verbindungen, die körpereigene Zellen zerstören. Der Organismus interpretiert dies als Infektion und aktiviert weitere Immunzellen, die noch aggressiver gegen die Infektion vorgehen. Pycnogenol® durchbricht diesen Kreislauf und wirkt entzündungshemmend. Es reduziert die Aktivität von NF-κB in den Immunzellen um 15 % [482], was ausreicht, um die Immunantwort effektiv abzumildern. Dadurch gelingt es den Immunzellen, zwischen einer akuten (sinnvollen) und einer chronischen (unsinnigen) Entzündung zu unterscheiden.

**GEFAHR**

Chronische Entzündungen werden mittlerweile als wichtige Ursache für Herzerkrankungen anerkannt, weg vom Cholesterin [831].

Für die Herzgesundheit ist das **Endothel,** die innerste Zellschicht der Blutgefäße, enorm wichtig. Es reguliert den Blutfluss im gesamten Kreislaufsystem durch die Synthese von Substanzen, die die Blutgefäße verengen oder erweitern. Die Endothelzellen produzieren ständig Stickstoffmonoxid (NO) aus der Aminosäure L-Arginin (➤ Kap. 2.6.10). Das NO diffundiert durch die Gefäßwand, interagiert mit bestimmten Rezeptoren der Muskelzellen in den Arterien und entspannt dadurch die Gefäßmuskulatur. So wird das Blutgefäß geweitet, der Blutfluss verbessert und der Blutdruck normalisiert sich. Außerdem wirkt NO auf die Blutplättchen ein, reduziert ihre Aktivität und vermindert die Aggregation, so dass es zu weniger Verklumpungen kommt. Oxidativer Stress, Diabetes, hoher Cholesterinspiegel und Entzündungen schädigen das Endothel, so dass der Blutfluss behindert oder blockiert wird. Schädliche Folgen sind **Hypertonie, Atherosklerose und Thrombose.**

Pycnogenol® kann die Sekretion von NO und Prostacyclin fördern, die zur Entspannung der Blutgefäße führen, und dadurch vor Thrombosen schützen [852]. NO und Prostacyclin hemmen u. a. Endotheline, die die Blutgefäße verengen. Weiter wirkt Pycnogenol® im Endothel als Katalysator für die endotheliale Stickstoffmonoxidsynthase (eNOS), so dass effizienter NO aus Arginin hergestellt werden kann (➤ Abb. 2.2) [1442].

**GEFAHR**

Prostacyclin und Endothelin sollten im Gleichgewicht sein. Wird Letzteres überexprimiert, kommt es zu Hypertonie und Herzerkrankungen.

**STUDIEN**

Nach 2 Wochen Einnahme von Pycnogenol® produzierte das Endothel einen um 46 % gesteigerten Blutfluss im Unterarm [1026].
In der Schweiz konnte man in einer Doppelblindstudie nachweisen, dass Pycnogenol® auch bei Patienten mit koronarer Herzkrankheit die Gefäße signifikant weitet [359].
Die Einnahme von Pycnogenol® über 6 Wochen erhöhte bei gesunden amerikanischen Freiwilligen das HDL-Cholesterin deutlich, während das LDL-Cholesterin reduziert wurden. Diese Wirkung hielt bei HDL noch 4 Wochen nach dem Ende der Einnahme an [313].
Auch in einer deutschen Studie mit 40 Patienten mit einer schwerwiegenden Hypercholesterinämie senkte Pycnogenol® das LDL- und das Gesamt-Cholesterin signifikant, während das HDL-Cholesterin angehoben wurde [759].

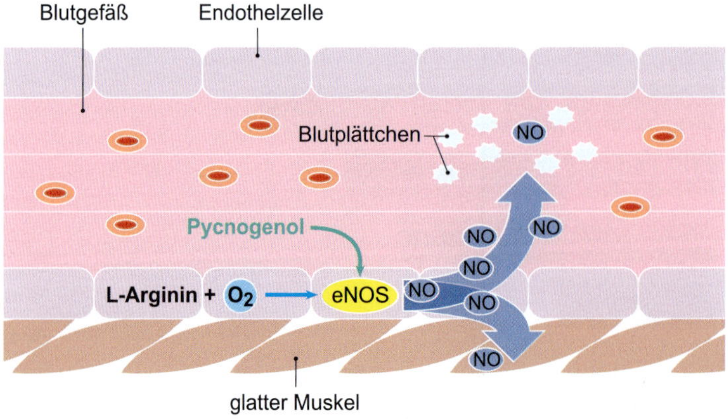


**Abb. 2.2** Pycnogenol®: Verbesserung der Endothelfunktion; eNOS: Stickstoffmonoxidsynthase. (Modifiziert nach [1151]; [L141])

Bei leichter Hypertonie senkte Pycnogenol® den Blutdruck nach 6 Wochen [617]. Auch gelingt es oft, die Anzahl an Medikamenten zur Blutdrucksenkung durch Einnahme von Pycnogenol® zu reduzieren.

**Knochen und Gelenke** Ein Knorpelverschleiß im Alter führt zu einer lokalen Gelenkentzündung mit Bewegungseinschränkung, Schmerzen und einer weiteren Gelenkdegeneration. Pycnogenol® hilft durch Stimulierung der Produktion von Kollagen und Hyaluronsäure, das schützende Knorpelgewebe zu ernähren. Außerdem werden weniger Enzyme freigesetzt, die das Knorpelgewebe schädigen. Auch wird weniger COX-1 und COX-2, die für die Schmerzen verantwortlich sind, ausgeschüttet.

**PRAXISTIPP**

Eine **Arthrose** (➤ Kap. 6.11.6) kann durch Pycnogenol® deutlich gebessert werden, allerdings benötigt der Organismus dafür mindestens 3 Monate. Gleichzeitig sollte eine Schmerzreduktion stattfinden, die dann im Laufe der Therapie reduziert werden kann. Pycnogenol® wirkt direkt auf die Entzündungsprozesse im Gelenk und beruhigt die Immunzellen, so dass sich der Knorpel langsam regenerieren kann.

**Metabolisches Syndrom und Diabetes mellitus**

Pycnogenol® unterstützt den Organismus dabei, den Glucose- und Insulinspiegel im Normbereich zu halten. Es verlangsamt die Verdauung raffinierter Kohlenhydrate und Glucose durch Hemmung der Glucosidase. Dadurch wird weniger Glucose im Darm zur Absorption bereitgestellt. Auch die Aufnahme von Glucose in die Zellen – sogar bei fehlendem Insulin – wird durch Pycnogenol® stimuliert. Weiterhin reduziert es erfolgreich die Risikofaktoren LDL-Cholesterin, Triglyceride und Hypertonie. Durch die verbesserte Mikrozirkulation wirkt es prophylaktisch und verbessernd bei den **Folgeerkrankungen eines Diabetes mellitus,** wie diabetische Retinopathie, diabetischer Katarakt, diabetische Neuropathie, diabetische Nephropathie und gegen diabetische Ulzera.

**STUDIEN**

In einer Studie mit 30 Typ-2-Diabetikern führte Pycnogenol® zu einem niedrigeren Blutzuckerspiegel und gesünderen Blutgefäßen. Bereits 50 mg Pycnogenol® täglich senkten den Blutzuckerspiegel. Eine Dosis von 100 mg senkte den Blutzucker weiter, höhere Dosen steigerten diesen Effekt nur unwesentlich [850].

In einer randomisierten, placebokontrollierten Doppelblindstudie bekamen 77 Diabetiker vom Typ 2 über 12 Wochen täglich 100 mg Pycnogenol®, zusätzlich zur üblichen Diabetesbehandlung. Im Vergleich zur Placebogruppe sank der Blutzuckerspiegel deutlich ab. Die Gruppe mit Pycnogenol® war zusätzlich vor **Thrombosen** geschützt, so dass sich ihre Herz-Kreislauf-Funktionen verbesserten. NO und Prostacyclin, beide gefäßerweiternd, wurden in höheren Konzentrationen im Plasma nachgewiesen, während das gefäßverengende Endothelin-1 reduziert wurde [851].

**PRAXISTIPP**

Pycnogenol® erhöht nicht die Insulinausschüttung.

Bei der **Retinopathie** gelangt Blut aus den Kapillargefäßen in die Retina (Netzhaut) des Auges. Das Blut zerstört dort die lichtempfindlichen Zellen und führt zu Sehverlust bis zur Erblindung. Mehr als die Hälfte der Diabetiker erkranken an einer Retinopathie. Ursache für die Durchlässigkeit der Blutgefäße ist der permanent erhöhte Blutzuckerspiegel, der die Kapillarwand schädigt. So gelangen Flüssigkeit, Lipide und schließlich das Blut in die empfindliche Netzhaut. Bei einer fortgeschrittenen Retinopathie werden die Kapillargefäße blockiert und es kommt zu nekrotischen Arealen. Pycnogenol® verbessert die Augengesundheit bei diabetischer Retinopathie und anderen Formen durch Abdichtung undichter Kapillaren im Auge, durch eine verbesserte Endothelfunktion der Kapillargefäße sowie durch eine verbesserte Mikrozirkulation.

**PRAXISTIPP**

Die Polyphenole in Pycnogenol® führen zu einer Abnahme der Blutgefäßdurchlässigkeit und reduzieren den hohen oxidativen Stress im Auge. Die Einnahme von Pycnogenol® über 6 Monate, zu Beginn 120 mg/Tag, nach 6 Tagen 80 mg/Tag, wirkt effektiver als täglich 1.000–1.500 mg Calciumdobesilat [1214].

Durch den permanent erhöhten Glucosespiegel bei Diabetikern werden auch die Kapillaren der Nieren geschädigt, so dass diese undicht werden und es zu **Nephropathien** kommt. Dadurch gelangen Proteine aus den Blutkapillaren in den Urin.

**Tab. 2.21** Änderung des täglich ausgeschiedenen Albumins bei Einnahme von Pycnogenol® [1151 a]

| | Placebogruppe | Pycnogenol® |
|---|---|---|
| Anfangswert: | 87 mg | 91 mg |
| Wert nach 6 Monaten: | 64 mg | 39 mg |
| Reduktion: | 26 % | 57 % |

**STUDIEN**

Eine klinische Untersuchung mit 48 Diabetikern in den USA ergab eine verbesserte Nierendurchblutung und eine verminderte Proteinurie [1527]. Eine italienische Studie bestätigte dieses Ergebnis (➤ Tab. 2.21) [1325].

**Hautgesundheit** Pycnogenol® hat eine hohe spezifische Affinität zu Kollagen und Elastin, beides wichtige Hautproteine. Es schützt diese vor freien Radikalen und zerstörerischen Enzymen wie Kollagenasen und Elastasen. Durch die Einnahme von Pycnogenol® werden diese Enzyme gehemmt und die Synthese neuer Fasern wird angeregt, so dass die Haut glatter, elastischer und faltenfreier wird. Auch die Synthese von **Hyaluronsäure** (➤ Kap. 2.8.3) wird durch Pycnogenol® angeregt. Hyaluronsäure ist ein Bestandteil des Bindegewebes. Sie ist wichtig für die Wasserspeicherung und Wundheilung und reduziert Falten. Hyaluronsäure reduziert auch das Dünnwerden der Haut im Alter, so dass die Haut widerstandsfähiger bleibt. Auch die **Mikrozirkulation der Haut** wird durch Pycnogenol® verbessert, so dass Nährstoffe und Sauerstoff vermehrt ins Gewebe gelangen und Giftstoffe aus der Haut abtransportiert werden können. Diese Funktion liegt an der vermehrten Produktion von endothelialem NO, so dass in den obersten Hautschichten 9,4 % weniger $CO_2$ und dafür 14,4 % mehr $O_2$ festgestellt werden konnten. Durch die verbesserte Hautdurchblutung kann auch die Wundheilung beschleunigt werden.

**STUDIEN**

An der Universität Düsseldorf wurde die Haut von Probandinnen im Alter von 55–68 Jahren untersucht. Den 20 Teilnehmerinnen wurde zu Beginn Haut aus dem Sitzbereich entnommen, da diese weniger Schäden durch die Sonne aufweist. Nach 12 Wochen Pycnogenoleinnahme ergaben erneute Biopsien eine signifikant erhöhte Zunahme (44 %) der mRNA, die die Hyaluronsäuresynthase exprimiert sowie eine erhöhte Exprimierung (29–41 %) der mRNA für die Neubildung von Kollagen. Die Hautfeuchtigkeit konnte durch Pycnogenol® um 21 % (Corneometer-Messungen) verbessert werden [898].

Untersuchungen zeigten, dass Pycnogenol® eine starke Anti-Tyrosinase-Aktivität aufweist und die Melaninbiosynthese unterdrückt. Darüber hinaus übt es durch seine antioxidativen Eigenschaften eine anti-melanogene Wirkung aus [747]. Dadurch wird die Haut vor **Sonnenbrand** geschützt. Ein weiterer Effekt davon ist, dass Pycnogenol® die Größe und Intensität von den sogenannten Melasmen (dunkle Hautflecken) reduzieren kann.

**PRAXISTIPP**

Sonnenbrand ist eine Entzündung, die durch freie Radikale verursacht wird. Sie entstehen durch die Wirkung des Sonnenlichts auf die Fettbestandteile der Haut. Pycnogenol® (bzw. die im Darm daraus gebildeten Stoffwechselprodukte) schützen vor Schäden durch freie Radikale und können so die Expositionsdauer bis zur Entwicklung eines Sonnenbrands deutlich erhöhen. Der Schutz erfolgt bei pycnogenolhaltigen Gelen von außen, aber auch bei oraler Einnahme. Natürlich sollte man sich dennoch mit einem Sonnenschutzmittel schützen oder im Schatten aufhalten, wenn die Haut sehr empfindlich auf Sonne reagiert.

**STUDIEN**

In einer Studie konnte die notwendige UV-Dosis für eine Hautrötung durch die Gabe von 1 mg Pycnogenol® pro kg KG um 60 % erhöht werden, bei 1,7 mg/kg KG sogar um 85 %, bevor eine Hautrötung gegenüber der Ausgangsdosis auftrat [1143].

Die tägliche Anwendung von pycnogenolhaltigen Cremes reduzierte das Auftreten von Hauttumoren in Vergleich zu unbehandelten, mit UV-Licht bestrahlten Albinomäusen um 85 % [1266].

Unbehaarte Mäuse in Griechenland bekamen täglich Pycnogenol® im Trinkwasser verabreicht. 2 Wochen nach Beginn der Gabe wurden sie mit UV-Licht bestrahlt. Bei den mit Pycnogenol® behandelten Tieren entwickelten sich Hauttumore 6 Wochen später als bei den nicht behandelten. 6 % der weiblichen Mäuse in der Placebogruppe bekamen Tumore, aber keine Maus in der Pycnogenolgruppe. Bei den männlichen, nicht behandelten Mäusen traten 3 Tumoren auf, bei den mit Pycnogenol® behandelten männlichen nur einer. Auch lebten die mit Pycnogenol® behandelten Mäuse länger als die nicht behandelten (22 % Lebensverlängerung bei den männlichen, 17 % bei den weiblichen Mäusen) [784].

**Wundheilung** Studien in Ungarn haben gezeigt, dass Wunden, die mit einem Gel ohne Pycnogenol® behandelt wurden, 15 Tage zum Heilen brauchten, während identische Wunden, bei denen das Gel Pycnogenol® enthielt, innerhalb von 12 Tagen abheilten. Auch der Durchmesser der entstandenen Narben halbierte sich von 4 auf weniger als 2 mm [138]. Bei der Absorption von Pycnogenol® über die Haut werden nur die kleineren Bestandteile aufgenommen. Die großen Procyanidine überwinden die Hautbarriere zwar nicht, verbinden sich aber fest mit den Hautproteinen und haften an der dermalen Oberfläche. So ziehen sie das Gewebe zusammen und fördern mit ihrer keimhemmenden Wirkung die Wundheilung.

**STUDIEN**

In einer Klinik in San Valentino schlossen sich die **venösen Ulzera** nach Einnahme von Pycnogenolkapseln erstaunlich schnell. Nach 6 Wochen Therapie betrug die Größe der Ulzera in der Pycnogenolgruppe nur noch 1 Drittel im Vergleich zur Kontrollgruppe [93]. Verbessert werden konnte die Heilung, indem Kapseln geöffnet wurden und ihr Inhalt zusätzlich auf die Wunde verteilt wurde. Nach 6 Wochen in der Kombination von äußerlicher und innerlicher Anwendung waren die Geschwüre abgeheilt. Bei diabetischen Geschwüren dauerte die Behandlung jedoch länger. Oral verbreichtes Pycnogenol® verringerte hier die Ulzera nach 6 Wochen um 10 %, lokal angewendeter Inhalt der Kapseln um weitere 10 %. Die Geschwürgröße konnte bei der kombinierten Behandlung um 68 % reduziert werden [94].

**Akute Infekte** Pycnogenol® kann bei akuten **Atemwegsinfekten** helfen, die Dauer der Erkältung zu verkürzen, die Symptome zu lindern und die Anzahl der rezeptfreien Medikamente zu reduzieren. Besonders effektiv ist die Kombination von Pycnogenol®, Vitamin C und Zink (➤ Abb. 2.3, ➤ Abb. 2.4) [97].

**Kognition** Pycnogenol® erhält die Hirnfunktionen, verzögert den Alterungsprozess und unterstützt die Selbständigkeit im Alter. Wirkmechanismus: Pycnogenol® neutralisiert freie Radikale und regt die Produktion antioxidativer und antiinflammatorischer Enzyme an. Die ersten Hinweise lieferten Gedächtnisstudien mit Mäusen. Senile Mäuse vergaßen nach einer kurzen Lernphase von 6 Tagen alles. Mäuse, die mit Pycnogenol® gefüttert wurden, meisterten ihre Aufgaben umso besser, je höher die Dosis war. 60 % der Mäuse gelang es, bei einer Dosis von 10 mg/kg KG die Tests 10 Tage lang zu absolvieren. Bei der Hälfte der Dosis gelang dies noch 50 % der Mäuse, bei jungen Mäusen erreichten 70 % das Ergebnis [843].

**STUDIEN**

Gesunde Berufstätige (35–55 Jahre) und Studenten (18–27 Jahre) wurden in Gruppen zu je 33–35 Teilnehmern aufgeteilt. Anhand mehrerer Tests wurden die kognitiven Fähigkeiten für Alltagsfunktionen geprüft. Nach Einnahme von 150 mg Pycnogenol® täglich über 3 Monate verbesserten sich bei den Berufstätigen das Gedächtnis und die Alltagsfunktionen deutlich. Ebenso stiegen Parameter wie Aufmerksamkeit, Stimmung und Zufriedenheit an. Sie fühl-

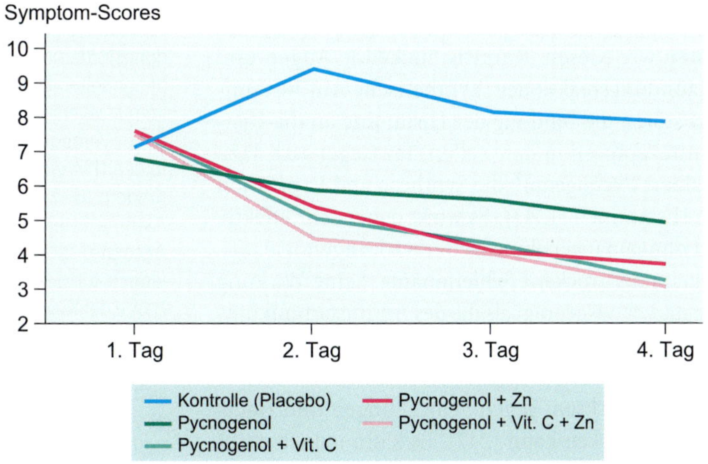


**Abb. 2.3** Pycnogenol®: Linderung der Symptome bei akuten Atemwegsinfektionen. (Nach [97]; [L141])

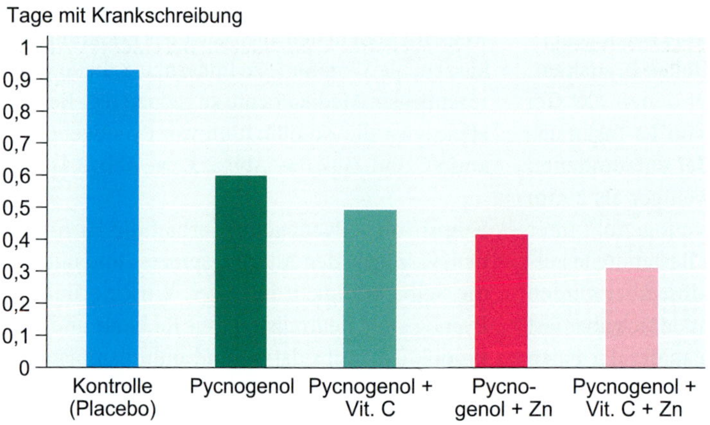


**Abb. 2.4** Pycnogenol®: Reduzierung der Anzahl der Tage mit Krankschreibung. (Nach [97]; [L141])

ten sich wesentlich weniger unruhig als die Placebogruppe [99]. Bei den Studenten, die 8 Wochen lang 100 mg Pycnogenol® einnahmen, waren die Prüfungsergebnisse an der Universität deutlich besser als bei der Kontrollgruppe. In Letzterer fielen 11 % der Teilnehmer durch die Prüfungen, in der Pycnogenolgruppe nur 6 % [871]. Auch für Frauen in den Wechseljahren galt das Ergebnis [1495].

**PRAXISTIPP**

Pycnogenol® unterstützt die Hirnfunktion in jedem Alter, bei beiden Geschlechtern und auch bei Gesunden.

**Allergien** Pycnogenol® wird bereits seit Jahren erfolgreich gegen allergische Symptome eingesetzt. Durch den Kontakt mit Allergenen schüttet der Körper Histamine aus den Mastzellen aus, um die vermeintlich schädliche Substanz zu bekämpfen. Dadurch kommt es zu typischen **allergischen Symptomen** wie Niesen, Rhinitis, juckende Augen und Entzündungsreaktionen. Synthetische Antihistaminika stören die Bindung der Histamine an die Histaminrezeptoren in den Zellen. Im Gegensatz dazu blockiert Pycnogenol® die Synthese und Expression von Histaminen [1243]. Es wirkt daher sehr effektiv und ohne unangenehme **Nebenwirkungen** wie Müdigkeit oder trockene Schleimhäute. Seine Wirkung war stärker ausgeprägt als die des Antihistaminikums Chromoglykat. Bei weiteren Untersuchungen wurde festgestellt, dass Pycnogenol® bei mastzellvermittelten Allergien wirksam gegen Schwellungen und Hautrötungen wirken kann [247]. Es kann jedoch nicht einen akuten allergischen Anfall abwehren [1151 b].

**PRAXISTIPP**

Für eine gute Linderung der Symptome muss das Pycnogenol® bereits vor Beginn des Pollenflugs eingenommen werden.

**Asthma bronchiale** Beim Asthma handelt es sich um eine chronische Entzündungserkrankung der Lunge. Pycnogenol® als wirksamer Entzündungshemmer ist hier effektiv wirksam.

**STUDIEN**

22 Patienten mit Asthma erhielten täglich 2 mg Pycnogenol®/kg KG. Die Atemfunktion wurde über den FEV1-Wert mithilfe eines Spirometers gemessen. Nach 4-wöchiger Behandlung mit Pycnogenol® konnten die Patienten 71 % des Lungenvolumens ausatmen, gegenüber 59 % zu Beginn der Behandlung. In der Placebogruppe wurden 63 % erreicht. Auch die Schwere der Symptome wurde in der Pycnogenolgruppe geringer angegeben. Durch die verbesserte Lungenfunktion reduzierten sich die entzündungsfördernden Leukotriene im Blut der mit Pycnogenol® behandelten Patienten [616]. Diese locken normalerweise Immunzellen in die Bronchien und aktivieren diese, so dass es zur Verengung der Bronchien kommt.

In den USA wurde eine placebokontrollierte Studie mit 60 Kindern (6–18 Jahre), die unter leichtem bis moderatem Asthma litten, durchgeführt. Wenige Kindern nahmen Accolate® (Zafirkulast) oral ein, alle Kinder benötigten jedoch für den Notfall Inhalatoren mit Salbutamol. Die Hälfte der Kinder bekam 2 mg Pycnogenol®/kg KG täglich. Bereits im 1. Monat kam es zu einer erleichterten Atmung (FEV1-Wert). Im Laufe der nächsten 2 Monate verbesserte sich die Atemfunktion weiter, in der Placebogruppe kam es zu keinen Besserungen. Die Schwere der Symptome (auf einer Skala von 1 bis 4) lag zu Beginn der Studie bei

2,3 (2: moderat, 3: schwer). Am Ende der Studie lag die Bewertung bei 0,2, d. h., die meisten Kinder waren symptomfrei. In der Placebogruppe blieb die Bewertung auch zum Ende bei > 2. Auch die Leukotrienausscheidung im Urin ging bereits nach einem Monat deutlich zurück. Die Kinder benötigten deutlich weniger Notfallinhalatoren, da praktisch keine schweren Asthmaanfälle vorkamen. Zum Ende hin konnten 18 der Kinder auf diese verzichten [799].

Pycnogenol® hilft auch, wenn Patienten Corticosteroide zum Inhalieren verwenden. Auch hier gingen die Anzahl der Asthmaanfälle um die Hälfte zurück.

**GEFAHR**

Pycnogenol® kann den Symptomen nur vorbeugen. Eine Bronchienverengung im akuten Asthmaanfall kann nicht durch Pycnogenol® gebessert werden.

**Chronisch obstruktive Lungenerkrankung (COPD)**
Auch Patienten mit einer COPD (➤ Kap. 6.3.2) leiden an einer chronischen Entzündung der Lunge, die zu einer Gewebszerstörung und einer systemischen Entzündung führt. Durch den hohen oxidativen Stress aufgrund von Rauchen oder anderen Umweltfaktoren werden Leukozyten angelockt, die Proteasen und andere entzündungsfördernde Substanzen freisetzen. Dadurch schreitet die Zerstörung des Lungengewebes immer weiter voran und auch die Atemmuskulatur wird betroffen. Mehrere Studien haben gezeigt, dass Pycnogenol® den oxidativen Stress reduziert, die Anzahl antioxidativer Enzyme in den Zellen erhöht und die Aktivität der Proteasen hemmt. Pycnogenol® verhindert Lungeninfektionen, die bei COPD häufig vorkommen.

**Gefäßsystem** Beinödeme treten bei vielen Erkrankungen auf, bei älteren Menschen werden sie meist durch eine **Veneninsuffizienz** verursacht. Durch den mangelnden Rückfluss zum Herzen steigt der Blutdruck in den unteren Extremitäten an. Durch den erhöhten Innendruck in den Gefäßen wird die Epithelschicht geschädigt und Flüssigkeit tritt in das umliegende Gewebe aus. Eine chronische Veneninsuffizienz erhöht den oxidativen Stress, mit Schädigung der Kapillargefäße und einer chronischen Venenentzündung. Die möglichen Folgen sind eine Gewebszerstörung, eine eingeschränkte Mikrozirkulation und das Auftreten von Thrombosen. Eine Veneninsuffizienz äußert sich in juckenden Beinen und Füßen, Schmerzen, Hautverfärbungen und Krampfadern. Bei einem Fortbestehen platzen winzige Kapillargefäße in der Haut, die zu bräunlicher Verfärbung und schlechter Wundheilung führen können. Da defekte Venenklappen nicht geheilt oder chirurgisch korrigiert werden können, sollte eine Behandlung frühzeitig einsetzen, um das Fortschreiten der Erkrankung aufzuhalten.

Pycnogenol® stärkt die Kapillargefäßwand macht sie dadurch druckresistenter, so dass weniger Flüssigkeit in das umliegende Gewebe austritt. Gleichzeitig verbessert es die Endothelfunktion, so dass mehr NO gebildet wird. Dies reduziert die Gefäßverengung und verbessert die Durchblutung. Pycnogenol® verbessert die Venenelastizität bei Krampfadern.

**STUDIEN**

Bei einer Vergleichsstudie konnte nachgewiesen werden, dass Pycnogenol® die Knöchelschwellungen und Symptome wirksamer bekämpfte als ein Rosskastanienextrakt (Venostatin) [759]. Auch gegenüber den Flavonoiden Diosmin und Hesperidin (Daflon), linderte Pycnogenol® die Symptome schneller und effektiver [231].
In einer Studie über 12 Monate mit 156 Patienten, die alle mindestens einmal eine tiefe Venenthrombose gehabt hatten, bekam Gruppe 1 elastische Kompressionsstrümpfe, Gruppe 2 nahm täglich 150 mg Pycnogenol® ein und Gruppe 3 trug elastische Kompressionsstrümpfe und nahm zusätzlich 150 mg Pycnogenol® am Tag ein. Bereits nach 6 Monaten waren die Ödeme bei allen 3 Gruppen deutlich reduziert. Die stärkere Abnahme der Ödeme durch Pycnogenol® war im Vergleich zu den Kompressionsstrümpfen auffällig. Am effektivsten war der Effekt in der Kombination beider Maßnahmen (➤ Tab. 2.22, ➤ Tab. 2.23) [364].

Pycnogenol® lindert auch schwerwiegende Venenbeschwerden sehr effektiv. Auch **Beinvenenthrombosen,** die besonders bei Langstreckenflügen vermehrt

**Tab. 2.22** Zeitlicher Verlauf der Knöchelschwellungen (Umfang in cm; 156 Patienten mit postthrombotischer Veneninsuffizienz) [1151 c]

| | Kompressionsstrümpfe | Pycnogenol® 150 mg | Pycnogenol® 150 mg + Strümpfe |
|---|---|---|---|
| Beginn | 28 | 27,5 | 27 |
| 6 Monate | 26,1 | 23,7 | 23 |
| 12 Monate | 26,1 | 23,1 | 22,9 |

**Tab. 2.23** Entwicklung der durchschnittlichen Bewertung der Ödemsymptome (156 Patienten mit postthrombotischer Veneninsuffizienz) [1151 c]

| | Kompressionsstrümpfe | Pycnogenol® 150 mg | Pycnogenol® 150 mg + Strümpfe |
|---|---|---|---|
| Beginn | 7,8 | 7,77 | 7,89 |
| 6 Monate | 5,9 | 4,1 | 3,3 |
| 12 Monate | 5,8 | 4,4 | 3,1 |

auftreten können, wurden durch Pycnogenol® effektiv vermindert.

**STUDIEN**

In einer Studie wurden 198 Passagiere vor einem 8-stündigen Flug untersucht. Eine Gruppe bekam ein Placebo, die andere erhielt 3 und 6 Stunden vor dem Flug 200 mg Pycnogenol® sowie einen Tag später erneut 100 mg. Nach dem Flug wurden die Passagiere erneut untersucht. In der Pycnogenolgruppe kam es zu einem Fall einer nichtthrombotischen Venenentzündung. In der Placebogruppe wurden 4 oberflächliche Thrombosen und eine tiefe Beinvenenthrombose entdeckt [92].

In einer weiteren Studie konnte die tägliche Einnahme von 150 mg Pycnogenol® eine Woche vor Beginn eines Langstreckenflugs deutlich die Jetlag-Symptome lindern. Statt 39 Stunden hielten diese nur 12 Stunden lang an.

**Hämorrhoiden** Auch schmerzhafte Hämorrhoiden profitieren in der Behandlung von Pycnogenol®. Die Symptome wie Schmerzen, Juckreiz und Blutungen werden deutlich reduziert. In diesem Fall ist eine Kombination von oraler Einnahme und Verwendung einer Pycnogenolcreme am effektivsten.

**Tinnitus, Morbus Menière** Pycnogenol® reduziert den Tinnitus, da es den Blutfluss im Innenohr verbessert. Eine tägliche Dosis von 150 mg war effektiver als 100 mg. Beim Morbus Menière kommt es aufgrund der Störung des Lymphflusses im Ohr neben dem Tinnitus zusätzlich zu Schwindel und einer Hörminderung. Der Blutfluss im Innenohr wird, gemessen über eine hochauflösende Sonde, deutlich durch die zusätzliche Gabe von 150 mg Pycnogenol® gebessert. Nach 3 Monaten Behandlung hatten 45 % der Patienten keine Symptome mehr. Die Patienten, die lediglich die Standardtherapie (Anticholinergika, Benzodiazepine, Antihistaminika, Corticosteroide, salzarme Ernährung sowie Vermeidung von Koffein, Alkohol etc.) bekamen, waren nur zu 23 % asymptomatisch. Nach 6 Monaten Behandlung mit Pycnogenol® wurden 87 % symptomfrei, in der Kontrollgruppe nur 35 % [870]. Neben dem Blutfluss verbessert Pycnogenol® auch den Druck im Innenohr.

**Hormonstörungen** Pycnogenol® ist für Frauen in jedem Lebensalter von Vorteil. Es verringert erfolgreich Dysmenorrhö, PMS, Endometriose, Schwangerschaftsschmerzen und klimakterische Beschwerden.

Besonders jugendliche Frauen leiden häufig an einer **schmerzhaften Regelblutung.** Durch die entzündungshemmende Wirkung, die Förderung der Wundheilung und durch Reduktion entzündungsfördernder Prostaglandine wirkt Pycnogenol® sehr effektiv dagegen. Bereits 30–60 mg täglich sind eine gute Alternative zu Hormonen und reduzieren die Notwendigkeit von Schmerzmitteln. Bei der **Endometriose** werden als Standardtherapie entzündungshemmende Medikamente eingesetzt sowie in schwerwiegenden Fällen chirurgische Eingriffe. Eine weitere Therapieoption ist eine Hormonbehandlung mit dem synthetischen Peptid Leuprorelin zur Blockade der Östrogenproduktion. Dieses Medikament wird unter die Haut injiziert und verhindert langfristig die Menstruation und eine Empfängnis. Eine Behandlung darf allerdings nur 6 Monate dauern, um eine Osteoporose und andere schwerwiegende Nebenwirkungen zu verhindern.

**STUDIEN**

In Japan wurden 58 Frauen mit Endometriose täglich mit Leuprorelin oder mit 60 mg Pycnogenol® behandelt. Das Medikament unterdrückte erfolgreich die Menstruation und linderte die Schmerzen während der Behandlungsdauer von 6 Monaten, allerdings nahmen diese in den 24 Wochen nach dem Absetzen wieder zu und wurden als mittelstark bis stark bewertet. Die Schmerzlinderung mit Pycnogenol® verlief langsamer und war nicht so stark wie mit dem Medikament, dafür hielt sie auch in den folgenden 24 Wochen weiter an. Durch Pycnogenol® wurden weder die Menstruation noch der Östrogenspiegel gestört. 6 Frauen, die Pycnogenol® einnahmen, verließen die Studie, da sie schwanger wurden. Auch die Messung eines spezifischen Antigens zeigte, dass die Absiedelungen des Endometriums durch Pycnogenol® verkleinert wurden [761].

In einer brasilianischen Studie wurde die Kombination von oralen Verhütungsmitteln und 100 mg Pycnogenol® bei Endometriose untersucht. Die oralen Verhütungsmittel lindern bereits die Schmerzen einer Endometriose, doch durch die Kombination mit Pycnogenol® hatten 54–57 % der Frauen gar keine Schmerzen mehr [880].

Die Untersuchung von Biopsien von Frauen mit Endometriose zeigte eine geringere Konzentration des Signalmoleküls Vascular Endothelial Growth Factor (VEGF) sowie von Aromatase im Endometriumgewebe, wenn die Patientinnen mit einer Kombination aus oralen Verhütungsmitteln und Pycnogenol® behandelt werden [881]. Sowohl VEGF als auch Aromatase fördern die Entstehung von Schmerzen.

Im letzten Trimester leiden viele **schwangere Frauen** unter Schmerzen in der Lendenwirbelregion, in den Hüftgelenken, im Becken oder unter Wadenkrämpfen. Im Rahmen einer Studie wurden 80 schwangeren Frauen bis zur Geburt täglich 30 mg Pycnogenol® verabreicht. Dadurch kam es bereits nach 2 Wochen zu einem deutlichen Rückgang aller Schmerzen. Es traten keine Nebenwirkungen auf. In der Kontrollgruppe blieben die Schmerzen gleich [760].

**GEFAHR**

Im Tierversuch traten keinerlei teratogene Wirkungen auf, dennoch sollten Frauen im 1. Trimester als Vorsichtsmaßnahme auf die Einnahme von Pycnogenol® verzichten.

Viele Frauen zwischen 45 und 60 Jahren leiden unter **klimakterischen Beschwerden,** von Hitzewallungen, nächtlichem Schwitzen, gynäkologischen Beschwerden bis Stimmungsschwankungen, Depressionen, Erschöpfung, Nervosität und Hyperaktivität. Auch Schlafstörungen oder Schmerzen werden häufig angegeben. 200 mg Pycnogenol® täglich konnten in einer taiwanesischen Studie jedes einzelne Symptom in den 6 Monaten nach und nach, aber dauerhaft lindern. Auch eine Hyperaktivität und Schlafstörungen gingen zurück [1495]. In einer ähnlichen Studie aus Italien gelang es bereits nach 8 Wochen Einnahme von täglich 100 mg Pycnogenol®, die Symptome zu reduzieren. Hier half Pycnogenol® auch erfolgreich gegen Verdauungsprobleme und Meteorismus. In einer Untersuchung an Mäusen konnte auch das Auftreten von Osteoporose durch Pycnogenol® reduziert werden.

**PRAXISTIPP**

Pycnogenol® ist eine gute Alternative zur Hormonersatztherapie in der Menopause, da keine unerwünschten Nebenwirkungen auftreten. Zusätzlich scheint es einer Osteoporose vorzubeugen und schützt vor Herz-Kreislauf-Erkrankungen.

**Erektile Dysfunktion und Spermienfunktion** Bei Paaren mit unerfülltem Kinderwunsch liegt der Grund in 60 % der Fälle an der Spermienqualität. Freie Radikale können für Schäden an den Spermien verantwortlich sein. Eine normale erektile Funktion ist abhängig von der Verfügbarkeit von NO (➤ Kap. 6.8.6). Da die Aminosäure L-Arginin die Ausgangssubstanz bei der NO-Synthese ist, empfiehlt sich eine kombinierte Gabe von Pycnogenol® und L-Arginin bei Männern mit einer geringen NO-Produktion.

**STUDIEN**

In einer amerikanischen Untersuchung nahmen Männer mit anormalen Spermien für 90 Tage täglich 200 mg Pycnogenol®. In 38 % der Fälle normalisierte sich die Spermienform und die Bindung der Spermien an die simulierte Oberfläche einer menschlichen Eizelle verbesserte sich in 19 % der Fälle [1158].

In einem bulgarischen Fortpflanzungslabor beteiligten sich 40 Männer im Alter von 25–45 Jahren, die keine organisch bedingte erektile Dysfunktion hatten, an einer Studie. Die Teilnehmer nahmen über 3 Monate täglich 1,7 g L-Arginin ein. Im 2. Monat bekamen sie zusätzlich täglich 40 mg Pycnogenol® und im 3. Monat wurde die tägliche Pycnogenoldosis auf 3 × 40 mg erhöht. Nach der alleinigen Einnahme von L-Arginin hatten nur 5 % der Teilnehmer eine normale Erektion. Im Folgemonat erhöhte sich die Anzahl durch die Kombination mit Pycnogenol® auf 80 %. Nach dem 3. Behandlungsmonat erreichten 92,5 % der Männer eine normale Erektion [1309].

Das Ergebnis dieser Studie konnte durch weitere Studien bestätigt werden. Bei einer Kombination von 60 mg Pycnogenol® mit 690 mg L-Arginin und 552 mg Asparaginsäure wurden nach 8 Wochen Einnahme eine Abnahme der Aspartat-Aminotransferase und der γ-Glutamyltranspeptidase sowie ein erhöhter Testosteronspiegel im Speichel nachgewiesen.

**PRAXISTIPP**

Pycnogenol® ist ein sicheres, wirksames Nahrungsergänzungsmittel bei leichter bis mittlerer erektiler Dysfunktion.

**Aufmerksamkeitsstörungen und ADHS** Aufmerksamkeitsdefizit- und Hyperaktivitätsstörungen (ADHS) sind eine Gruppe an Verhaltensstörungen, die früher als Hyperaktivität bezeichnet wurde. Sie zeichnen sich durch impulsive Verhaltensweisen und eine Unfähigkeit, sich auf einzelne Aufgaben zu konzentrieren, aus. Beides kann, muss aber nicht, mit einer Hyperaktivität kombiniert sein. Das Lernen und die Leistung können vermindert sein, obwohl die Betroffenen intellektuell dazu in der Lage wären. Die Ursache der Störungen sind nicht bekannt, diagnostisch werden strukturelle Anomalien ausgeschlossen. Die wahrscheinlichste Ursache sind Anomalien bei der Ausschüttung von Neurotransmittern, eventuell in Kombination mit einer reduzierten Aktivität oder Stimulierung des oberen Hirnstamms sowie des vorderen Mittelhirns. Mögliche Ursachen sind auch Toxine, Umweltgifte oder neurologische Unreife [1151]. Aufmerksamkeitsstörungen beginnen bereits im Alter von 4–7 Jahren, werden aber meist erst später ärztlich dokumentiert. Auch Jugendliche und Erwachsene können betroffen sein. Häufig werden die Beschwerden mit Stimulierung des ZNS behandelt, Methylphenidat oder Methylphenidathydrochlorid werden häufig verschrieben. Allerdings sind diese Medikamente mit zahlreichen Nebenwirkungen behaftet (➤ Kap. 6.13.2). Pycnogenol® ist hier eine sehr gute Alternative oder Ergänzung der Therapie, da es die Neurotransmitterwerte normalisiert und den oxidativen Stress reduziert [343].

**STUDIEN**

In Japan besserten sich die schulischen Leistungen von 40 ADHS-Kindern, wenn sie Pycnogenol® ergänzend einnahmen. Die Erfolgsrate lag bei 70 % [911].
In Bratislava wurde eine Studie mit 61 Kindern mit ADHS durchgeführt. Dabei stellte sich heraus, dass 1 mg Pycnogenol® pro kg KG am Tag die Hyperaktivität besser regulierte und die Aufmerksamkeit sowie die Koordination bei ADHS stärker verbesserte als ein Placebo [1376].

Die Daten der Studien zeigen, dass Pycnogenol® ADHS-Patienten hilft, die Symptome und ihre Aufgaben besser zu bewältigen. Bisher konnte das genaue Wirksystem nicht ermittelt werden. Vermutet wird, dass Pycnogenol® seine Wirkung entweder durch die Hemmung der Produktion von Stresshormonen oder über die Störung der Neurotransmittersysteme entfaltet.

**Sportliche Leistungssteigerung** Wenn bei starker körperlicher Anstrengung der Energiebedarf des Organismus stark ansteigt, wird die Oxidation von Nährstoffen massiv erhöht. Der erhöhte Sauerstoffverbrauch beim Sport führt zu einer erhöhten Herzleistung, das Blut wird vermehrt in die Muskulatur transportiert. Der Blutfluss ist wichtig für die Sauerstoffversorgung der Muskulatur, für den Abtransport von $CO_2$ in die Lunge sowie für die Versorgung der Leber mit Milchsäure. Nur wenn die Sauerstoffversorgung der Muskulatur gewährleistet ist, kommt es zum aeroben Energiestoffwechsel und eine anaerobe Ansammlung von Milchsäure wird vermieden. Pycnogenol® verbessert die Mikrozirkulation und dadurch die Durchblutung des gesamten Organismus, einschließlich der Muskulatur. Dadurch kann Pycnogenol® die körperliche Leistungsfähigkeit im Sport deutlich erhöhen. Auch Entzündungsprozesse, die bei starker körperlicher Bewegung in der Muskulatur entstehen können, werden durch Pycnogenol® vermindert. Es beschleunigt nachweislich die Heilung von beschädigtem Gewebe [93] und reduziert Krämpfe und Muskelschmerzen [1418].

**STUDIEN**

Im Rahmen einer Studie erhielten 32 männliche Teilnehmer täglich 150 mg Pycnogenol®, die 22 anderen erhielten keine Nahrungsergänzung. Die Athleten, die Pycnogenol® einnahmen, konnten den Triathlon (750 m Schwimmen im offenen Meer, 12 Meilen bzw. 19,3 km Radfahren und 5 km Laufen) durchschnittlich 10 Minuten schneller und 6 Minuten vor der Placebogruppe abschließen. Im Vergleich zum Beginn der Studie waren die Konzentrationen an freien Radikalen nach 4 Wochen in der Pycnogenolgruppe gesunken, in der Kontrollgruppe waren die Werte erhöht [1033].

**Weitere Anwendungsgebiete** Zahngesundheit, Augengesundheit, Depressionen, Prostatahyperplasie.

## Pycnogenol® in der Kombination

Pycnogenol® ist ein Nahrungsergänzungsmittel, das sehr gut in der Kombination mit anderen Vitalstoffen wirkt. **Antioxidative Vitamine** sind instabiler und oxidieren leichter an der Luft als Pycnogenol®. Dadurch verlieren sie ihre Fähigkeit, freie Radikale zu binden. Ascorbinsäure wird sehr schnell in Dehydroascorbinsäure umgewandelt, die nicht mehr wirken kann. Pycnogenol® kann Vitamin C wieder regenerieren und so dem Organismus wieder zuführen [277]. Auch Vitamin E wird durch Pycnogenol® vor Oxidation geschützt [1420]. Die Kombination von Vitamin C,

Trolox (Vitamin-E-Derivat) und Pycnogenol® schützt Plasmaproteine vor der Oxidation [1272].

Auch die Kombination von Pycnogenol® mit **Coenzym $Q_{10}$** wirkt synergistisch [244]. Lipide werden besser vor Peroxidation geschützt, wenn beide Substanzen miteinander kombiniert werden.

**STUDIEN**

Patienten mit leichter bis mittlere Herzinsuffizienz (NYHA II/III) wurden mit einer Kombination aus 105 mg Pycnogenol® und 350 mg Coenzym $Q_{10}$ oder einem Placebo behandelt, die verschriebenen Medikamente wurden weiter eingenommen. Die Patienten, die Pycnogenol® und Coenzym $Q_{10}$ einnahmen, konnten im Vergleich zur Kontrollgruppe die 3,3fache Distanz auf einem Laufband zurücklegen und der Lebensqualitätsindex stieg an. Die Ejektionsfraktion des Herzens erhöhte sich durch die kombinierte Gabe signifikant um 22 %. Herzfrequenz und Blutdruck sanken [96].

Zum Schutz der Lipide in der Retina sind zahlreiche Antioxidanzien notwendig. Japanische Wissenschaftler setzten die Retina oxidativem Stress aus, so dass es zur Lipidperoxidation kam. **Lutein** als Therapeutikum zeigte nur wenig Wirkung, Pycnogenol® hemmte die Peroxidation sehr deutlich. Am besten wirkte jedoch eine Kombination aus Lutein und Pycnogenol® [1011]. Dies liegt an der Kombination einer lipophilen mit einer hydrophilen antioxidativen Substanz.

### Täglicher Bedarf an Pycnogenol®

Der tägliche Bedarf an Pycnogenol® ist individuell, abhängig vom Alter und den Vorerkrankungen. In Rahmen von wissenschaftlichen Studien wurden tägliche Dosen von 50–300 mg verwendet.

**PRAXISTIPP**

Für eine allgemeine antioxidative Behandlung benötigt man mindestens 20 mg Pycnogenol® täglich.
Kinder zwischen 5 und 14 Jahren können zur Förderung ihrer Gesundheit 1 mg Pycnogenol® pro kg KG einnehmen.

Bei akuten Beschwerden, z. B. allergischen Beschwerden oder Hämorrhoiden, sind tägliche Dosen von 150–300 mg notwendig. Zur Prophylaxe und Behandlung leichter Symptome empfiehlt sich eine tägliche Dosis von 1 mg/kg KG.

In der Therapie von schweren Symptomen (ADHS, Gelenkschmerzen, Asthma, menopausale Beschwerden) ist es empfehlenswert, zu Beginn einer Behandlung die Dosis höher einzustellen (z. B. 200 mg) und wenn die Symptome nachlassen, die Dosis zu reduzieren.

**Dosierungsempfehlung**

Dosierungsempfehlungen bei verschiedensten Krankheitsbildern: https://www.pycnogenol.com/partners/clinical-dosage-calculator

### Nebenwirkungen von Pycnogenol®

Einmalige Überdosierungen sind nicht gefährlich. Einzeldosen von 3–5,4 g wurden gut vertragen. Bei den zahlreichen Studienteilnehmern gab es keinerlei starke Nebenwirkungen, die meisten berichteten über überhaupt keine Nebenwirkungen. In sehr seltenen Fällen traten Magenschmerzen, Übelkeit, Schwindel und Kopfschmerzen auf. Bei Magenbeschwerden sollte die Einnahme während oder nach einer Mahlzeit erfolgen.

**PRAXISTIPP**

Pycnogenol® ist ein sicheres Nahrungsergänzungsmittel mit einem breiten Wirkspektrum.

## 2.1.7 Phenolsäuren

### Chemie und Eigenschaften

Zur Chemie und Biosynthese von Phenolsäuren ➤ Kap. 2.1.6.

Phenolsäuren lassen sich je nach ihrem Kohlenstoffgrundgerüst in 2 Hauptgruppen einteilen: in Hydroxybenzoesäuren und in Hydroxyzimtsäuren (➤ Tab. 2.24).

Zu den bekannten Hydroxbenzoesäuren gehören die Gallussäure und die Ellagsäure. Zu den bekannten Hydroxyzimtsäuren gehören die Ferulasäure und die Kaffeesäure. Die Chlorogensäure ist ein Ester aus der Kaffeesäure und der Chinasäure.

Phenolsäuren sind in den **Randschichten** der Pflanzen konzentriert und sorgen für den herben und bitteren Geschmack von Lebensmitteln. Sie tragen zur Stabilität der Zellwände in den Schalen bei und

**Tab. 2.24** Einteilung der Phenolsäuren

| Hauptgruppen: | Untergruppen: | Davon abgeleitet: |
|---|---|---|
| Hydroxybenzoesäuren | Ellagsäure | |
| | Gallusäure | |
| | Salicylsäure (o-Hydroxybenzoesäure) | |
| | Vanillinsäure | |
| Hydroxyzimtsäuren | Cumarsäure | Cumarine, Curcurminoide |
| | Ferulasäure | Gingerole |
| | Kaffeesäure | |

dienen als Antioxidans. Durch Entfernen der äußeren Randschichten oder Schalen verringert sich somit der Gehalt an Phenolsäuren. Phenolsäuren.

## Resorption und Verteilung

Für die Resorption der Phenolsäuren ist es entscheidend, ob sie in freier oder veresterter Form vorliegen. Freie Hydroxyzimtsäuren können sowohl im Dünn- als auch im Dickdarm absorbiert werden und wirken systemisch. Die meisten Phenolsäuren sind jedoch β-glykosidisch mit organischen Säuren und Glucose verbunden und passieren den Magen und Dünndarm, ohne absorbiert zu werden. Die veresterten Hydroxyzimtsäuren können im Dünndarm nicht absorbiert werden, da dem menschlichen Körper die entsprechenden Enzyme (Esterasen, Xylanasen) fehlen. Daher gelingt es unserem Organismus nicht, die Kaffeesäure aus der Chlorogensäure freizusetzen. Dieser Prozess der Metabolisierung findet erst in der Dickdarmflora durch spezielle Mikroorganismen statt. Die Kolonbakterien verfügen über die Xylanasen und Esterasen, die z. B. die Chlorogensäure hydrolysieren können. Hierfür sind *E. coli, Bifidobacterium lactis* sowie *Lactobacillus gasseri* verantwortlich. Daher entfalten Phenolsäuren ihre Wirkung auch im Darmtrakt.

Die Bioverfügbarkeit der Phenolsäuren hängt von der Nahrungsmittel-Matrix ab, im mittleren Bereich liegt sie bei 3–15 %. Hydroxyzimtsäuren können nach Resorption im Darm in der Leber oxidiert bzw. methyliert und mit der Galle ausgeschieden werden. Nach dem Verzehr von Früchten sind Hydroxyzimtsäuren innerhalb von 8 Stunden im Urin nachweisbar. Die Ellagsäure liegt in Pflanzen meist als Glykosid oder Ester vor, daher ist die Bioverfügbarkeit eher gering. Sie wird nach der Absorption offenbar bevorzugt zur Lunge transportiert, die eine um den Faktor 10 höhere Konzentration als die Leber aufweist.

## Biochemische Funktionen

Die Wirkungen der Phenolsäuren sind vielfältig. In zahlreichen tierexperimentellen Untersuchungen konnte ihre protektive Wirkung auf die Gesundheit bestätigt werden. Dafür verantwortlich sind wahrscheinlich die phenolischen Hydroxygruppen. Sie wirken:

- Antikarzinogen
- Antimikrobiell
- Antioxidativ
- Antiinflammatorisch
- Antithrombotisch
- Blutzuckersenkend
- Blutdrucksenkend

### Hemmung der Karzinogenese

In vitro und in zahlreichen Tierversuchen wurden antikarzinogene Effekte gegenüber **Speiseröhren-, Magen-, Haut- und Lungenkrebs** nachgewiesen. Phenolsäuren wirken sowohl auf die Initiation als auch auf die Promotion der Karzinogenese. Folgende **Mechanismen** werden vermutet und sind z. T. bereits intensiv untersucht:

- Phenolsäuren inaktivieren direkt zahlreiche Umweltkarzinogene (z. B. polyzyklische aromatische Kohlenwasserstoffe, Mykotoxine, Nitrosamine). Ellagsäure schützt z. B. vor Aflatoxinen.
- Durch Hemmung von Phase-I-Enzymen wird die Aktivierung von Präkarzinogenen verhindert.
- Ellagsäure kann direkt mit einem aktivierten Karzinogen eine kovalente Bindung eingehen und es so inaktivieren.
- Induktion von Phase-II-Enzymen (z. B. steigert Ellagsäure die Synthese und Aktivität der Glutathion-S-Transferase und der Chinonreduktase).
- Wechselwirkung mit der DNA, so dass Bindungsstellen für die Karzinogene maskiert werden.
- Eliminierung freier Radikale.

**PRAXISTIPP**

Phenolsäuren (p-Cumarsäure, Chlorogensäure) im Tomatensaft hemmten in vitro die Nitrosaminbildung effektiver als Vitamin C.

Ferula-, Kaffee-, Chlorogen- und Ellagsäure reagieren direkt durch Bindung mit Karzinogenen wie polyzyklische aromatische Kohlenwasserstoffe. Hierdurch wird die Mutagenität je nach Dosis nahezu vollständig (> 90 %) aufgehoben. Es hat sich gezeigt, dass Ellagsäure eine um bis zu 300-mal stärkere detoxifizierende Wirkung hat als alle anderen Phenolsäuren.

#### Antioxidans

Bereits in geringen Konzentrationen weisen Phenolsäuren antioxidative Effekte auf. Da sie ubiquitär vorkommen, spielen vermutlich speziell Ferulasäure und Kaffeesäure mit ihrem hohen antioxidativen Potenzial dabei eine wichtige Rolle. In Tierstudien wirkten Phenolsäuren protektiv bei induziertem Hautkrebs durch Neutralisierung der freien Sauerstoffradikale und Hemmung der Tumorpromotion.

#### Antimikrobielle Eigenschaften

Hydroxyzimtsäuren hemmten in vitro das Wachstum **gramnegativer Bakterien** und zeigten auch eine teils starke **antivirale Wirkung.** Bei dieser Art der Wirkung spielt wohl ebenfalls der Grad der Hydroxylierung eine Rolle. Die Ellagsäure konnte in vitro das Wachstum von *Helicobacter pylori* hemmen. Fruchtextrakte mit einem hohen Anteil an Phenolsäuren (Gallus- und Chlorogensäure) wirkten effektiv gegen Viren. Allerdings könnten hier auch andere Polyphenole, die ebenfalls enthalten waren, an der Wirkung beteiligt gewesen sein.

#### Kardioprotektive Eigenschaften

Die Oxidation von LDL-Cholesterin wird durch Phenolsäuren verhindert.

#### Entzündungshemmung

Die in **Olivenöl** und **Wein** vorkommenden Phenolsäuren Tyrosol und Kaffeesäure zeigten schon bei niedriger Konzentration eine deutliche Entzündungshemmung (nachweisbare reduzierte Ausschüttung von Zytokinen wie IL-1β, IL-6 und TNF-α).

### Täglicher Bedarf und Versorgungssituation

Der tägliche Bedarf ist bisher unbekannt. Eine Zufuhr von 5 Portionen Obst und Gemüse gelten als gesundheitsförderlich in Bezug auf die Versorgung mit Phenolsäuren (➤ Kap. 1.4.6).

Die mittlere Zufuhr an Phenolsäuren betrug in der Nationalen Verzehrsstudie 222 mg/Tag mit einer erheblichen Schwankungsbreite (8,7–989 mg/Tag). Hydroxyzimtsäuren tragen mit 211 mg/Tag den größten Teil zur Gesamtaufnahme an Phenolsäuren bei. Dabei besteht die Hauptmenge mit 206 mg aus Kaffeesäure (einschließlich Chlorogensäure). Bei den Hydroxybenzoesäuren dominierte Ellagsäure mit 5,2 mg/Tag [1117].

**PRAXISTIPP**

92 % der Zufuhr an Kaffeesäure kommen über Kaffeekonsum zustande. Bei Kaffeetrinkern ist sie vermutlich der häufigste sekundäre Pflanzenstoff in der Nahrung. Pro Tasse Kaffee werden ca. 25–75 mg Kaffeesäure bzw. 50–150 mg Chlorogensäure zugeführt. Manche Kaffeetrinker nehmen bis zu 1 g dieser Säuren pro Tag auf.

### Toxizität

Bisher ist bei physiologischer Zufuhr keine Toxizität bekannt.

### Vorkommen in Nahrungsmitteln

Phenolsäuren sind reichlich enthalten in verschiedenen Kohlsorten, Radieschen und Weizenprodukten (➤ Tab. 2.25). Rotwein ist eine bessere Quelle für Phenolsäuren als Weißwein [147]. Die Ellagsäure findet sich vor allem in Walnüssen, Pekannüssen und frischen Beeren. Die Ferulasäure und Kaffeesäure sind die am weitesten verbreiteten Phenolsäuren in der Natur. Reich an Phenolverbindungen sind außerdem Tee (grüner und schwarzer; herber Geschmack durch Gerbsäuren) und Trauben.

**Tab. 2.25** Phenolsäuregehalt in Lebensmitteln (in mg/100 g FG) [565, 1236]

| Lebensmittel | Phenolsäuren (mg/100 g) |
|---|---|
| Grünkohl | 970–1.555 |
| Weizenvollkorn | 500 |
| Weißkohl | 105 |
| Radieschen | 75–100 |
| Weizenmehl (Type 405) | 71 |
| grüne Bohnen | 70 |
| Paprika | 29 |
| Kaffee | 7 mg/Tasse |
| Nüsse | 1 |

**GEFAHR**

Durch Lagerung geht der Gehalt an Phenolsäuren, die sehr oxidationsempfindlich sind, verloren. Auch das Entfernen der Randschichten reduziert den Gehalt, wogegen das Einfrieren von Beeren den Hydroxybenzoesäuregehalt nicht vermindert hat.

## 2.1.8 Flavonoide

Flavonoide (lat.: flavus = gelb) sind die in der Nahrung am häufigsten vorkommenden Polyphenole. Derzeit sind etwa 8.000 verschiedene Flavonoide entdeckt worden [497]. Sie sind in der Natur sehr weit verbreitet, kommen in zahlreichen Pflanzen vor und sind ein wichtiger Bestandteil unserer Nahrung. Das am häufigsten vorkommenden Flavonoid ist das Quercetin. Flavonoide sind für die rote, violette und blaue Farbe z. B. von Kirschen, Rotkohl und Trauben verantwortlich. Die wasserlöslichen sekundären Pflanzenstoffe sorgen auch für die Schärfe der Chilis und den bitteren Geschmack von Pampelmusen. Wie die Phenolsäuren kommen auch die Flavonoide vor allem in den Randschichten und Blättern der Pflanze vor.

**GEFAHR**

Das Schälen von Tomaten oder Äpfeln reduziert den Flavonoidgehalt erheblich. Bei der Saftherstellung aus Äpfeln bleiben nur 10 % der Flavonoide erhalten, der größte Anteil verbleibt in den Pressrückständen.

### Chemie und Eigenschaften

Zur Chemie und Biosynthese der Flavonoide ➤ Kap. 2.1.5.

Flavonoide bestehen aus einer Grundstruktur **(Flavan)** aus 2 Benzolringen mit einem O-heterozyklischen Pyranring in deren Mitte. Üblich ist eine Einteilung in 6 Gruppen anhand der strukturellen Unterschiede am heterozyklischen Ring (➤ Tab. 2.26). Bei den meisten Flavonoiden sind an die Flavangrundstruktur **(Aglykon)** Zuckereinheiten angehängt **(Flavonoidglykoside)** [514]. Nur die Flavanole und die Proanthocyanidine sind nicht an Zuckermoleküle gebunden. Die große Vielfalt der Flavonoide erklärt sich aus einer Vielzahl von Modifizierungen an dem Grundgerüst und aus den gebundenen Zuckern. Beispielhaft seien erwähnt [1449]:

- Durch Kondensation von Flavanolen (z. B. Reifung im Rotwein) entstehen Proanthocyanidine (Tannine), die dem Rotwein seinen adstringierenden Geschmack verleihen.
- Bei der Fermentierung von grünem Tee entstehen Theaflavine und Theorubigene, die für die oran-

**Tab. 2.26** Einteilung, Vorkommen und Eigenschaften der Flavonoide (nach [1449])

| Gruppe | Beispiele | Vorkommen | Eigenschaften |
|---|---|---|---|
| Anthocyane | Malvidin, Cyanidin, Aurantinidin, Capensinidin, Delphinidin | Blaue Trauben, Kirschen | Rote und blaue Farbpigmente |
| Flavanole | Catechin, Epicatechin, Gallocatechin, Epigallocatechin, Epigallocatechingallat; Proanthocyanidine | Rotwein, Äpfel, grüner Tee | Adstringierende Wirkung |
| Flavanone | Naringenin, Hesperidin, Eriodictyol | Grapefruit, Orangen | Bitterstoffe |
| Flavone | Acacetin, Apigenin, Chrysetin, Luteolin | Sellerie, Paprika | Hellgelbe Pigmente |
| Flavonole | Quercetin, Kaempferol, Fisetin, Morin, Myricetin | Zwiebeln, Endivie | Hellgelbe Pigmente |
| Isoflavonoide | Genistein, Daidzein, Glycitein | Sojabohnen | Phytoöstrogene |

gene Farbe und den adstringierenden Geschmack von schwarzem Tee verantwortlich sind.
- Das am häufigsten vorkommende Flavonoid ist das Flavonol Quercetin, von dem über 170 verschiedene Glykoside bekannt sind, darunter z. B. Quercetinglucorhamnosid (Rutin).
- Anthocyane sind zur Färbung von Lebensmitteln zugelassen (E 163). Auch sie bestehen aus einem Aglykon, den Anthocyanidinen, sowie glykosidisch daran gebundenen Zuckern.

**PRAXISTIPP**
Flavonoide sind die am häufigsten vorkommenden Polyphenole in der Nahrung.

Die Bioverfügbarkeit von Flavonoiden und anderen Polyphenolen in Nahrungsmitteln ist sehr unterschiedlich und von folgenden Faktoren abhängig:
- In **Freilandpflanzen** ist der Polyphenolgehalt höher als bei Pflanzen aus dem Gewächshaus.
- Bei der **Ernte im Herbst** ist der Flavonoidgehalt in Salaten 3- bis 5-mal höher als im Frühjahr.
- In verarbeiteten Lebensmitteln ist der Flavonoidgehalt um ca. 50 % geringer als in frischen, **unverarbeiteten** Lebensmitteln.
- Phenolsäuren sind oxidationsempfindlich, ihr Gehalt sinkt mit der Dauer der Lagerung. Auch der Flavonoidgehalt von Obst sinkt durch **Lagerung** kontinuierlich ab.
- Im Gegensatz zu Phenolsäuren sind viele Flavonoide **hitzestabil** oder entfalten ihre Wirkung erst nach dem Kochen (dies löst sie aus der Zellwand heraus).

**PRAXISTIPP**
Je farbintensiver eine Pflanze ist, desto mehr Flavonoide enthält sie. Nur in den Zitrusfrüchten befinden sich die Flavonoide in den weißen Bereichen zwischen Schale und Frucht.

## Wichtige Flavonoide

### Anthocyane

**Anthocyane** sind wasserlösliche Pflanzenfarbstoffe und geben Blüten und Früchten eine rote, violette oder blaue Färbung. Im Herbst sind sie für die rote Laubfärbung verantwortlich. Im Pflanzenreich sind sie weit verbreitet, in Tieren, Mikroorganismen und Wasserpflanzen kommen sie nicht vor. Es sind etwa 250 verschiedene Anthocyane bekannt. Wie die meisten Flavonoide bestehen Anthocyane aus zuckerfreien Aglykonen (den farbbestimmenden **Anthocyanidinen**) und daran gebundenen Zuckerresten. Die Zucker sind glykosidisch an den Heterozyklus (Pyranring) im Flavangrundgerüst gebunden.

**PRAXISTIPP**
Oligomere Proanthocyanidine (OPC) sind eine Vorstufe bei der Biosynthese der Anthocyane.

Häufig vorkommende Anthocyanidine (Aglykon) in der Natur sind:

| | | |
|---|---|---|
| Aurantinidin | Guibourtindin | Petunidin |
| Capensinidin | Hirsutidin | Pulchelidin |
| Cyanidin | 6-Hydroxydelphinidin | Quercetagetinidin |
| Delphinidin | Malvidin | Robinetinidin |
| Europinidin | Pelargonidin | Rosinidin |
| Fisetindin | Peonidin | |

Ihre Wirkung ist stark antioxidativ und effektiv gegen oxidativen Stress. Die Bioverfügbarkeit aus der Nahrung liegt bei nur 1 %.

In der Lebensmittelindustrie werden Anthocyane zum Färben von Süßwaren, Speiseeis, Marmelade etc. eingesetzt **(E 163).**

### Flavanole

**Flavanole (Flavan-3-ole)** besitzen ebenfalls Flavan als Grundstruktur (s. Flavonoide: Chemie und Eigenschaften). Das 2. und das 3. Kohlenstoffatom am Pyranring sind mittels Einfachbindung verbunden. Am 3. Kohlenstoff befindet sich zusätzlich eine Hydroxygruppe. Sie können in Monomere, Dimere und Polymere eingeteilt werden (➤ Tab. 2.27). Im Gegensatz zu den meisten anderen Flavonoiden ist bei den Flavanolen das Flavangrundgerüst nicht glykosyliert, d. h., sie liegen nur als Aglykon vor [514].

Flavanole finden sich vor allem in Tee, Kakao, Früchten und in daraus hergestellten Getränken. Pflanzliche Lebensmittel enthalten neben den monomeren auch oligomere Flavanole wie die Proanthocyanidine in Äpfeln, Rotwein und dunkler Schokolade.

**Tab. 2.27** Einteilung der Flavanole

| Monomere | Dimere und Polymere |
|---|---|
| Catechin | Theaflavine |
| Gallocatechin | Thearubigine |
| Epicatechin | (Oligomere) Proanthocyanidine |
| Epigallocatechin | |
| Epicatechingallat | |
| Epigallocatechingallat | |

Die Hälfte der Flavanole wird nach der Aufnahme aus dem schwarzen Tee bereits nach 1–6 Stunden wieder eliminiert. Im Vergleich zum Trinken von Grün- oder Schwarztee ist die Absorptionsrate von grünem Tee als Supplement höher [558]. Flavonole unterliegen einer starken Metabolisierung, nur 1–2 % der oral aufgenommenen Menge werden unverändert ausgeschieden.

**Catechine** sind farblose Flavanole. Die Summenformel von **Catechin** und **Epicatechin** lautet $C_{15}H_{14}O_6$. Die beiden Moleküle unterscheiden sich lediglich stereochemisch am 2. und 3. Kohlenstoff des Pyranrings: Bei Catechin stehen der Benzolring und die OH-Gruppe in trans-Konfiguration, bei Epicatechin in cis-Konfiguration. Zu ihrer Biosynthese ➤ Kap. 2.1.6.

**PRAXISTIPP**

Catechine bilden die monomeren Bausteine für Proanthocyanidine (farblose Bitterstoffe), die ebenfalls zu den Flavanolen gehören.

Synthetisiert werden Catechine nur von Pflanzen, sie befinden sich vor allem in den Randschichten und äußeren Blättern. Ihr Gehalt in pflanzlichen Lebensmitteln variiert je nach Anbau, Jahreszeit und Sorte. Im Grüntee sind etwa 17–40 % des Trockengewichts Catechine. Im schwarzen Tee sind es weniger als 10 %, da sich während der Oxidation (Fermentierung) aus den meisten Catechinen komplexe Polyphenole bilden, wie die Theaflavine, Theaflavinsäuren, Theaflagalline und Thearubigine. Catechine kommen auch in weißem und Oolong-Tee und in verschiedenen Obstsorten vor.

**PRAXISTIPP**

In frisch gebrühtem grünem Tee finden sich 4,47 mg Catechin je 100 g. In der dunklen Schokolade befinden sich 24,20 mg/100 g und Backkakaopulver hat den mengenmäßig bedeutendsten Anteil an Catechin mit 64,33 mg/100 g [113].
Epicatechin kommt in Schokolade und in der Apfelschale vor. In 100 g Backkakaopulver befinden sich 196,43 mg, dunkle Weintrauben enthalten 8,68 mg/100 g [113].

**Gallocatechin** unterscheidet sich vom Catechin (bzw. **Epigallocatechin** vom Epicatechin) in seiner chemischen Struktur nur durch eine weitere OH-Gruppe am ersten Benzolring. Die Summenformel von Gallocatechin und Epigallocatechin lautet entsprechend $C_{15}H_{14}O_7$.

Gallocatechin ist in Kakaobohnen, grünem und schwarzem Tee enthalten. Mengenmäßig verfügen 100 g Kakaobohnen mit 8,36 mg Gallocatechin über den bedeutendsten Anteil. Frisch gebrühter grüner Tee enthält 1,54 mg Gallocatechin pro 100 g [113].

Auch **Epigallocatechingallat** (EGCG) ist chemisch gesehen ein Carbonsäureester aus Epigallocatechin und Gallussäure (einer aromatischen Trihydroxybenzoesäure). Es gehört zu den farblosen monomeren Flavonolen. Entsprechend besteht die Grundstruktur aus 2 Benzolringen mit einem O-heterozyklischen Pyranring in deren Mitte, dessen OH-Gruppe mit der Gallussäure verestert (Summenformel $C_{22}H_{18}O_{11}$).

**PRAXISTIPP**

EGCG ist Hauptbestandteil sowie Hauptwirkstoff in grünem Tee [1468]. Weitere Inhaltsstoffe sind Catechin, Epicatechin, Epicatechingallat, Epigallocatechin sowie weitere Flavonoide wie Quercetin, Kaempferol und Myricetin [733]. Die gesundheitsfördernde Wirkung von grünem Tee hat mittlerweile auch wissenschaftliches Interesse erlangt.

Am besten ist der Gehalt im grünen Tee bei einer Temperatur des verwendeten Wassers zum Ziehen von 85 °C. Nach 3 Minuten ist der EGCG-Gehalt mit 50,69 mg/100 ml am höchsten [113]. Die Gehalte an Epicatechin, Epigallocatechin, Epicatechingallat und EGCG steigen innerhalb der ersten 3–5 Minuten Ziehzeit an.

Der Gehalt an EGCG sinkt mit der Dauer der Ziehzeit nach den ersten 5 Minuten kontinuierlich. Dagegen steigen die Gehalte an Catechin, Gallocatechin und Gallocatechingallat mit der Dauer der Ziehzeit an, so dass der Geschmack bitter wird [1176].

Wie die anderen Flavanole wird EGCG über die Pfortader zur Leber transportiert und dort konjugiert oder methyliert. Die Bioverfügbarkeit von EGCG im Plasma ist geringer als die der anderen Catechine [626]. Bei gesunden Probanden wurden nach Zufuhr von 697 mg grünem Tee im Plasma lediglich 0,07–0,2 % des EGCG-Gehaltes nachgewiesen [557].

**Proanthocyanidine** sind farblose Bitterstoffe, die ebenfalls zu den Flavanolen gehören. Sie sind meist Dimere oder Trimere von oligomeren Catechinen. Sie werden auch als oligomere Proanthocyanidine (OPC) bezeichnet, da es sich um Makromoleküle aus den Untereinheiten von Proanthocyanidinen handelt. Weitere Informationen ➤ Kap. 2.1.6: Pycnogenol®.

### Flavanone

Die Flavanone sind Bestandteil der sogenannten Zitrus-Bioflavonoiden. Dabei handelt es sich um einen Sammelbegriff für verschiedene Flavonoidarten, die vor allem in den Schalen von Zitrusfrüchten vorkommen. Sie sorgen für den Geruch und Geschmack der Früchte. Auch in diesem Fall gibt es Aglykone und Glykoside (➤ Tab. 2.28). Das Aglykon, oder Genin, enthält eine Ketogruppe (=O). Bei dem Glykosid ist eine der Alkoholgruppen (Hydroxygruppen) an einem der Benzolringe des Aglykons über eine glykosidische Bindung an einen Zucker gebunden.

**Tab. 2.28** Einteilung der Flavanone

| Glykoside | Aglykone |
|---|---|
| Didymin | Eriodictyol |
| Eriocitrin | Hesperitin |
| Hesperidin | Isoakuranetin |
| Liquiritin | Liquiritigenin |
| Naringin | Naringenin |
| Narirutin | |
| Neoeriocitrin | |
| Neohesperidin | |
| Poncirin | |

**Naringin** und **Hesperidin** liegen als **Zitrusextrakt** vor, sie werden dabei aus Grapefruits bzw. Orangen gewonnen. Durch den hohen Konsum an Orangen- oder Grapefruitsaft werden in der USA täglich durchschnittlich 20 mg Flavanone aufgenommen, davon 15 mg Hesperidin, 2,1 mg Naringin und 3,6 mg Narirutin [178]. Nach der Aufspaltung im Magen ist die Bioverfügbarkeit hoch, etwa 5 Stunden nach der Saftaufnahme wurden hohe Plasmakonzentrationen von 6 µM Naringenin und 2,2 µM Hesperitin nachgewiesen [626].

Naringenin ist für den bitteren Geschmack der Grapefruit verantwortlich. Es ist fettlöslich und befindet sich daher vor allem in den Zellmembranen. Dort wirkt es antioxidativ und neutralisiert aggressive Sauerstoffverbindungen oder -moleküle (Superoxid-, Hydroxylradikale). Es dient auch dem Schutz der Erbinformation (DNA) und regt die Produktion von Phase-II-Enzymen an. Diese wirken entgiftend gegen Toxine und Chemikalien.

Hesperidin bzw. das Aglykon Hesperitin sind ebenfalls fettlöslich und daher in den Zellmembranen zur Abwehr freier Radikale aus aggressiven Sauerstoffmolekülen bzw. -verbindungen verankert. Auch sie schützen die DNA und regen die Bildung von Phase-II-Enzymen an, die entgiftend gegen Toxine und Chemikalien wirken.

### Flavone

Bei den Flavonen handelt es sich um hellgelbe bis gelbe Pflanzenfarbstoffe, die in Doldengewächsen und Kräutern vorkommen. Zusammen mit den Anthocyanen sorgen sie für die Gelb- und Rotfärbung der Blüten.

Das Grundgerüst der Flavone ist das **Flavon.** Auch es besteht aus 2 Benzolringen und einem O-heterozyklischen Pyranring. Im Gegensatz zum Flavan (das Grundgerüst der bisher besprochenen Flavanole und Flavanone) sind das 2. und das 3. Kohlenstoffatom im Pyranring jedoch mit einer Doppelbindung verbunden. Die verschiedenen Flavone unterscheiden sich aufgrund der Anzahl und Stellung der Hydroxylreste und eventueller Methoxygruppen an den Benzolringen und aufgrund ihrer Zucker. Die meisten Flavone kommen als wasserlösliche Glykoside vor. In der Natur unterscheidet man mittlerweile 300 verschiedene Flavone. Zu den häufigsten gehören:

| | | |
|---|---|---|
| Acacetin | Diosmetin | Sinensetin |
| Apigenin | Eupatorin | Tectochrysin |
| Chrysetin | Genkwanin | Tricetin |
| Chrysin | Luteolin | Tricin |
| Chrysoeriol | Scutellarein | |

In Dahlien, Kamille und Sellerie ist das Flavon Apigenin enthalten. Luteolin ist für die Gelbfärbung der gelben Paprika und des gelben Fingerhutes verantwortlich [626].

### Flavonole

Bei den Flavonolen handelt es sich um gelbe bis farblose Pflanzenfarbstoffe, die antioxidativ wirken. In Form von Glykosiden kommen sie in den pflanzlichen Randschichten vor. Gute Lieferanten sind Zwiebeln, Beeren, Äpfeln, Brokkoli, Grünkohl, Tee und Rotwein. Wie die Flavone bestehen auch die Flavonole aus einem Flavongrundgerüst, am 3. Kohlenstoffatom des Pyranrings befindet sich jedoch eine zusätzliche Hydroxygruppe. Häufig vorkommende Flavonole sind:

| | | |
|---|---|---|
| Fisetin | Morin | Quercetin |
| Kaempferol | Myricetin | Rhamnetin |

Zwiebeln sind mit 35 mg/100 g besonders reich an Quercetin. Die Apfelschale enthält 14 mg/100 g, im Apfel selbst sind nur noch 2–3,6 mg/100 g enthalten. Weitere Lebensmittel mit Quercetin sind Grünkohl, Kopfsalat, grüne Bohnen, Brokkoli und Kirschen [564, 604].

**GEFAHR**
Lange Lagerungen und Erhitzen reduzieren den Quercetingehalt um mehr als 50 %. Bei der Produktion von Apfelsaft gehen etwa 90 % des Quercetins verloren [1398].

## Resorption und Verteilung

Bisher galt es als sicher, dass Polyphenole und damit auch Flavonoide nur als Aglykon in freier Form im Darm absorbiert werden können. Flavonoidglykoside unterliegen normalerweise keiner Spaltung durch die intestinale Hydrolase. Jedoch werden sie bereits im oberen Dünndarm durch die Mikroflora, in der reichlich Glykosidasen vorkommen, zum Aglykon und, durch Ringspaltung, zu weiteren Metaboliten abgebaut. Tierexperimentelle Untersuchungen ergaben, dass Flavonoidglykoside bei Fehlen von Darmbakterien unverändert mit den Fäzes ausgeschieden werden.

Neue Studien zeigen jedoch eine bessere Resorption als bisher angenommen. Peroral verabreichtes $^{14}C$-markiertes Quercetin wurde von Ratten zu 20 % resorbiert, 30 % wurden unverändert mit den Fäzes ausgeschieden und 50 % wurden zu Phenolsäuren und $CO_2$ metabolisiert. In einer Humanstudie zeigte sich ebenfalls eine bessere Resorption der Flavonoidglykoside als bisher angenommen [602]. Teilnehmer mit einem künstlichen Darmausgang bekamen entweder Röstzwiebeln oder Supplemente von Quercetin oder dessen Rutinosid standardisiert zum Frühstück. Dabei zeigte sich eine Quercetin-Resorptionsrate von 52 % aus den Röstzwiebeln, von 24 % aus dem Aglykon und von 17 % aus dem Rutinosid. Eine wichtige Rolle bei der Resorption spielt wohl der intestinale $Na^+$/Glucose-Cotransport.

Die absorbierten Flavonoide werden über die Pfortader zur Leber transportiert. In der Leber findet vor allem die Metabolisierung statt. Dort werden die Flavonoide intensiv methyliert, glucuronidiert oder sulfatiert. Konjugierte und 3’-O-methylierte Derivate gelangen in Urin und Galle und unterliegen dem enterohepatischen Kreislauf [952]. **Quercetin** z. B. ist im Plasma zu 99 % an Albumin gebunden. Etwa 0,5 % der resorbierten Quercetin-Dosis und seiner Metabolite werden mit dem Urin eliminiert [602].

**PRAXISTIPP**
Studien zeigen, dass Quercetin aus Zwiebeln nach 3,3 Stunden ein Maximum im Blut erreichen und die Eliminierung eine Halbwertszeit von 16,8 Stunden aufweist [603].

Die über die Nahrung zugeführten freien und glykosidisch gebundenen Flavonoide gelangen in den Dünndarm. Dort werden die Aglykane über passive Diffusion in die Enterozyten aufgenommen. Ein Teil der Flavonoidglykoside wird über dem $Na^+$/Glc-Cotransporter-1 (SGLT-1) absorbiert. Dabei werden die Natrium-Ionen zusammen mit der Glucose mittels gleichgerichteten Transportes (Symports) in die Zelle geschleust [514]. So gelangen die Favonoidglykoside intakt in das Mukosaepithel. Die nicht absorbierten Flavonoidglykoside werden durch Mikroorganismen des Kolons in freie Phenolsäuren und Flavonoidaglykane umgewandelt.

**PRAXISTIPP**

Ein Teil der Flavonoide gelangt passiv in das Kolonepithel, der andere Anteil wird durch die Mikroflora abgebaut und mit den Fäzes ausgeschieden.

Die Bioverfügbarkeit der Flavonoide liegt über 15 % und ist daher gut.

**GEFAHR**

Durch Zubereitung im Wasser können 50 % der wasserlöslichen Flavonoide verloren gehen.

Die Halbwertszeit für die Ausscheidung im Urin beträgt 23–28 Stunden. Offenbar können beträchtliche Mengen von Quercetin (23–81 %) über die Lunge abgeatmet werden. Obwohl Quercetin in der Retina nachzuweisen war, ist noch unklar, ob und wo Flavonoide im Körper gespeichert werden können.

### Biochemische Funktionen

Flavonoide haben zahlreiche gesundheitsfördernde Wirkungen und beeinflussen die Wirksamkeit von Arzneimitteln. Sie wirken:
- Antioxidativ
- Antikarzinogen
- Antigenotoxisch
- Antimikrobiell
- Antiviral
- Immunmodulierend
- Entzündungshemmend
- Antithrombotisch
- Blutdrucksenkend
- Blutzuckersenkend

#### Antioxidans

Wie alle Polyphenole sind Flavonoide hochwirksam als Antioxidans. Als sogenannte Scavenger inaktivieren sie hochreaktive, aggressive Sauerstoff-, Stickstoff- und Peroxylradikale, die Proteine, Lipide und die DNA oxidativ schädigen können (➤ Kap. 2.2.3: Biochemische Funktionen). Sie hemmen Enzyme, die freie Radikale bilden, und chelatisieren Metall-Ionen. Besonders ausgeprägt ist diese Wirkung bei Flavanolen, Flavonolen und einigen Flavonen [952].

**PRAXISTIPP**

Flavonoide sind neben Vitamin C und E die mengenmäßig häufigsten und wirksamsten antioxidativen Inhaltsstoffen pflanzlicher Nahrungsmittel.

Die antioxidative Aktivität vieler Polyphenole wird höher eingeschätzt als die der Vitamine E und C. Durch ihren stabilisierenden Einfluss sind sie in der Lage, Vitamin C und E einzusparen. Polyphenole in Rotwein weisen selbst in hoher Verdünnung eine stärkere antioxidative Wirkung als α-Tocopherol auf, wie In-vitro-Versuche zeigten. Der hohe Gehalt an Polyphenolen in Rotwein (140–330 mg/100 ml) gilt als Erklärung für das „französische Paradoxon".

**Exkurs: Das Französische Paradoxon**

Franzosen, die sich mediterran ernähren, leiden weniger häufig an Herz-Kreislauf-Erkrankungen als US-Amerikaner, obwohl sie genauso unter den typischen Risikofaktoren leiden wie Hypercholesterinämie, Hypertonie, Adipositas oder Rauchen [147]. Nachgewiesen wurde, dass die tägliche Aufnahme von 375 ml Rotwein über 2 Wochen die Lipid- bzw. LDL-Peroxidation im Blut senkt, während der Weißwein prooxidative Effekte zeigt [1024].
Die **mediterrane Ernährung** der Franzosen enthält reichlich Obst, Gemüse (Knoblauch), Olivenöl und Fisch sowie einige Gläser Rotwein zum Essen. Diese Kombination von Lebensmitteln enthält **reichlich bioaktive Pflanzenstoffe** (speziell Polyphenole).

Polyphenole schützen vor Lipid-(LDL)-Peroxidation, vor oxidativen Schäden an der DNA und dadurch vor Atherosklerose sowie vor oxidativen Schäden an der Augenlinse und vor Tumoren [1199].

### Hemmung der Karzinogenese

Eine hohe Zufuhr von Obst und Gemüse mit vielen Flavonoiden wirkt senkend auf das Risiko für Magen-, Kolon- und Mammakarzinome, wie epidemiologische Daten zeigten [1473]. Die krebshemmende Wirkung soll vor allem in der Initiationsphase stattfinden. In der Promotions- und Progressionsphase werden freie Radikale abgefangen.

Folgende **Mechanismen** sind für die antikarzinogene Wirkung verantwortlich [952]:

- Verminderung der endogenen Bildung von Karzinogenen in der extrazellulären Initiation.
- Hemmung der Aktivierung von Prokarzinogenen, Induktion von Entgiftungsenzymen, Schutz der DNA vor Karzinogenbindung in der intrazellulären Initiation.
- Hemmung von Phase-I-Enzymen und Induktion von Phase-II-Enzymen.
- Wechselwirkung mit der DNA. Flavonoide weisen strukturelle Ähnlichkeiten mit Nukleotiden auf und können daher Bindungsstellen für aktivierte Karzinogene maskieren.
- Als „Suppressing Agents" können Flavonoide das Wachstum DNA-geschädigter Zellen verhindern (im Tierversuch bei Brust- und Dickdarmkrebs).
- Flavonoide schützen Zellen vor Schäden durch Röntgen- oder Höhenstrahlung.
- Sie blockieren die Progression im Zellzyklus, hemmen Mutationen und blockieren die Prostaglandinsynthese.
- Quercetin, Rutin und Hesperidin hemmen das Wachstum von Kolon-, Magen- und Hautkrebs beim Tier sowie orale Krebsformen und die Anwachsrate und Invasion übertragener Mammatumoren.
- Flavanone und Flavone hemmen die Aktivierung von Aflatoxin B1 (AFB1) an humanen Lebermikrosomen und erhöhen den Metabolismus von AFB1 sowie anderer Tumorinduktoren wie Benzo(a)pyren oder DMBA.
- An Karzinomzelllinien glatter Muskulatur zeigte Quercetin in nur 3 Tagen einen deutlichen und dosisabhängigen antiproliferativen Effekt.
- Nobiletin und Tangeretin hemmen in niedriger Dosierung die Proliferation von Tumorzellen um bis zu 88 % durch die Verminderung der Polarität durch Methoxylierung, so dass eine bessere Membranaufnahme und höhere Wirksamkeit daraus resultieren.
- Hemmung von Enzymen und Inaktivierung der Thyroidperoxidase.
- Vor allem Flavone (z. B. Apigenin) erhöhen den intrazellulären Austausch über die Gap Junctions und hemmen an der Ratte die durch TNF-a induzierte Hochregulierung von interzellulärem Adhäsionsmolekül 1 (ICAM-1).
- Flavone und Flavonole aktivieren den Wildtyp des Tumor-Suppressor-Proteins p53 und darüber die Apoptose [1090] und hemmen die DNA-Topoisomerase (Topo).
- Die Flavonole Myricetin, Quercetin, Fisetin und Morin blockieren Topo-I und -II unspezifisch, das Chalkon Phloretin und das Flavonol Kaempferol blockieren Topo-II dagegen selektiv [269].

Rotwein scheint Krebserkrankungen besser vorzubeugen als grüner Tee und dieser ist wiederum effektiver als schwarzer Tee [1206]. Dennoch sollte regelmäßiger Alkoholkonsum vermieden werden.

### Antimikrobielle Wirkung

Flavonoide wirken antimikrobiell, vor allem das **Epigallocatechin** aus grünem Tee schützt vor bakterieller Gingivitis und Karies [1175]. In Zitrusfrüchten enthaltene methylierte Flavonoide wie **Nobiletin** und **Tangeretin** beugen viralen Infektionen vor [415]. Proanthocyanidine (Heidel- und Moosbeeren) wirken effektiv gegen bakterielle Zystitiden [1277].

**STUDIEN**

Eine placebokontrollierte Studie ergab, dass der Konsum von Moosbeerensaft (Cranberries) signifikant die bakterielle Adhärenz von *E. coli* an das Urothel unterdrückt. Die Gruppe, die regelmäßig Moosbeerensaft trank, hatte nach 6 Monaten ein um 58 % geringeres Risiko für Harnwegsinfektionen als die Kontrollgruppe. Für diese Wirkung wurden Tannine (Proanthocyane) verantwortlich gemacht.

### Antivirale Wirkung

Flavonoide wirken zum Teil antiviral, dies gilt für die Flavanone in Zitrusfrüchten sowie für **Tannine** aus Beerenextrakten. Als Ursache wird eine entgegengesetzte elektrostatische Ladung von Gerbsäuren und Virushüllen vermutet. Außer Moosbeeren enthalten auch Heidelbeeren, Himbeeren und Erdbeeren Tannine.

**Quercetin** (aus Äpfeln) sowie **Tangeretin** und **Nobiletin** wirken ebenfalls antiviral. Grüner Tee, der viele Flavonoide enthält, kann gegen einige Grippeviren wirken [420]. Die antivirale Wirkung liegt unter anderem an der Hemmung der reversen Transkriptase [952].

### Immunmodulierende und entzündungshemmende Wirkung

Die Flavonole Quercetin, Myricetin und Kaempferol blockieren in vitro die Histaminfreisetzung aus aktivierten Mastzellen und basophilen Granulozyten sowie die Synthese von Prostaglandinen und Leukotrienen aus Arachidonsäure [959]. Histamin löst allergische Reaktionen aus, Prostaglandine und Leukotriene sind Mediatoren bei allergischen und entzündlichen Reaktionen. In vitro konnte die entzündungshemmende Wirkung der Flavonoide belegt werden [1028]. Speziell Quercetin reduziert das Wachstum von Lymphozyten, die Bildung zytotoxischer T-Lymphozyten und die Prostaglandinsynthese.

### Antithrombotische Wirkung

Die Blutgerinnung wird durch Flavonoide indirekt verringert, da sie die Thromboxan-A2-Synthese und dadurch die Thrombozytenaggregation hemmen. Die Flavonoidzufuhr korreliert in epidemiologischen Studien invers mit der Mortalitätsrate für Herz-Kreislauf-Erkrankungen (Myokardinfarkt und Apoplex) [573].

**PRAXISTIPP**

Eine hohe Flavonoidzufuhr, vor allem von Anthocyanen, senkte in mehreren epidemiologischen Studien die Mortalitätsrate für Herz-Kreislauf-Erkrankungen um etwa 33 %.

### Blutdrucksenkende Wirkung

Isolierte Flavonoide aus dem schwarzen Tee senkten in Tierversuchen den Blutdruck [560]. Da der Schwarztee aber auch das blutdrucksteigernde Alkaloid Theophyllin enthält, ist der positive Effekt auf den Menschen nicht unbedingt übertragbar. Flavonoide modulieren breit gefächerter Enzyme wie Ornithindecarboxylase und Proteinkinase oder Calmodulin und verbessern oder verstärken die Vasodilatation [952].

### Blutzuckersenkende Wirkung

Im Tierversuch senkten Anthocyane den Blutzuckerspiegel [1075]. Das Flavonol Myricetin (schwarzer Tee, Beeren und Früchte) fördert die Aufnahme von Glucose aus dem Blut in Fettzellen [1048]. In vitro senkte auch Quercetin den Glucosespiegel, indem es die Sekretion von Insulin im Pankreas aktiviert [1075].

### Wirkung auf Medikamente

In Grapefruitsaft enthaltene Flavonoide erhöhen die Bioverfügbarkeit bestimmter Medikamente um 30–70 %, so dass es zu einer Wirkverstärkung kommt [593]:

- Antidepressiva
- Antihistaminika
- Lipidsenker
- Kalziumantagonisten
- Antiepileptika
- Immunsuppressiva

Dies liegt weniger am Einfluss der Flavanone auf die Isoenzyme der CYP-3A-Familie, sondern vielmehr an begleitenden Psoralenen (Furocumarine) sowie individuellen Konzentrationen der Darmenzyme [952].

**GEFAHR**

Menschen, die Arzneimittel wie Nifedipin, Felodipin, Terfenadin (Antihistaminika), Antidepressiva und ähnliche einnehmen, sollten Grapefruit(saft) vermeiden.

### Weitere Wirkungen

- Anthocyane festigen die kollagenen Bindegewebsfasern zusammen mit Vitamin C und Zink und tragen so zur Stärkung des kollagenen Bindegewebes bei.
- Quercetin und Kaempferol hemmen signifikant die CYP-450-Reduktase.
- Flavone hemmen die Aktivität der Aromatase, ein Enzym, das die Umwandlung von Androgenen zu Estrogenen steuert.
- Quercetin und andere Flavonoide modulieren die Eicosanoidbiosynthese und schützen LDL vor der Oxidation (Reduzierung atherosklerotischer Plaques [415]).
- Quercetin und andere Flavonoide wirken antihypertensiv und antiarrhythmisch durch Relaxation glatter Muskelzellen [952].

## Täglicher Bedarf und Versorgungssituation

Der genaue tägliche Bedarf ist nicht bekannt. Durch ihre vielfachen Wirkungen sollten Flavonoide jedoch über die Zufuhr von Obst und Gemüse mindestens 5-mal täglich zugeführt werden. Je mehr Flavonoide ein Lebensmittel enthält, desto gesünder ist es.

Die Zufuhr an sekundären Pflanzenstoffen liegt bei Personen, die sich von gemischter Kost ernähren, in Deutschland bei etwa 1,5 g/Tag, bei Vegetariern und Veganern deutlich höher. Die geschätzte durchschnittliche Zufuhr von Flavonoiden bei gemischter Kost ohne Supplemente beträgt 50–100 mg/Tag [320]. Im Jahr 2008 lag die Einschätzung durch die DGE für die tägliche Flavonoidzufuhr höher, nämlich zwischen 50–200 mg. Im Ernährungsbericht von 2012 wurden keine neuen Werte oder Schätzungen ermittelt [1445, 1446, 1450].

In der Nationalen Verzehrsstudie in Deutschland wurde eine Aufnahme von 54 mg **Flavonoiden** pro Tag festgestellt (mit einer Schwankungsbreite von 7–202 mg). Die durchschnittliche Aufnahme von Flavonolen betrug 12 mg/Tag, nach einer vergleichbaren Studie in den Niederlanden 23 mg/Tag. Wichtigste Lieferanten waren schwarzer Tee (48 %), Zwiebeln (28 %) und Äpfel (7 %) [837].

Die tägliche Aufnahme von **Anthocyanen** wird in Deutschland auf 2,7 mg geschätzt. Allerdings besteht eine starke interindividuelle Schwankungsbreite (0–76 mg) sowie eine ausgeprägte saisonale Abhängigkeit (entsprechend der Aufnahme von Beeren, Trauben, Steinobst) [837]. Mit einem Glas Rotwein (ca. 100 ml) werden jedoch bereits 24–35 mg aufgenommen [550].

### Exkurs: Bemerkenswertes für Weinfreunde

Selbstverständlich darf das **Suchtpotenzial** bei Alkohol nicht unterschätzt werden. Das Risiko für alkoholbedingte **Lebererkrankungen** steigt bei regelmäßigem, höherem Alkoholkonsum.

Aber: In Maßen zugeführtem Wein wird seit geraumer Zeit eine gesundheitsfördernde Wirkung zugeschrieben, vor allem aufgrund der Polyphenole **(Minderung des KHK- und Infarktrisikos).** Die Grenze zum „ungesunden Alkoholkonsum“ wird für Männer derzeit bei ca. 30–40 g/Tag gezogen. Das entspricht etwa 2–3 Gläsern Wein/Tag.

In Rotwein sind mehr Polyphenole, in Weißwein dagegen effektiver wirkende Polyphenole enthalten. Das nivelliert die Unterschiede zwischen beiden Weinsorten. Auch die „Mainzer Weinstudie“ fand keine relevanten Unterschiede, sondern annähernd identische kardioprotektive Effekte [550].

**GEFAHR**

Da sich die Flavonoide vor allem in der Schale oder direkt darunter befinden, gehen durch das Schälen von Obst und Gemüse ein Großteil von ihnen verloren.

## Toxizität

Eine Toxizität für Flavonoide ist bisher nicht bekannt und auch Nebenwirkungen sind unwahrscheinlich. Allerdings sind für einige Verbindungen in vitro mutagene und genotoxische Wirkungen festgestellt worden.

## Anwendungsgebiete

- Flavonoide sind wirksame **Antioxidanzien** bei jeder Form von oxidativem Stress und sollten zusammen mit den anderen antioxidativen Vitalstoffen zugeführt werden (Prophylaxe und Therapie vieler Erkrankungen, Sport).
- Prophylaxe für Herz-Kreislauf-Erkrankungen, Krebserkrankungen, Osteoporose, altersbedingte degenerative Erkrankungen.
- Prophylaxe und komplementären Therapie bei chronisch rezidivierenden Infekten (z. B. bei Harnwegs- oder Atemwegsinfektionen), da Flavonoide **antimikrobiell** und **antiviral** wirksam sind.
- Wirkverstärkung von Vitamin C und Coenzym $Q_{10}$.

## Interaktionen

Hohe Dosen von Bioflavonoiden fördern die Resorption und Retention von Vitamin C und Coenzym $Q_{10}$. Sie schützen Vitamin C vor Oxidation. Bioflavonoide binden Kupfer.

Aktive Bioflavonoide der Grapefruit hemmen Organo-Anion-Transporter (OATP) und können dadurch die orale Bioverfügbarkeit entsprechender Substrate (z. B. Fexofenadin) verringern. Einige, der in Grapefruit vorhandenen Flavonoide hemmen die Esterase.

Kaempferol und Naringenin weisen eine pharmakokinetische Wechselwirkung mit den meisten Kalziumkanalantagonisten und Statinen auf [632].

**GEFAHR**

Die in Grapefruits enthaltenen Flavonoide Naringin und Naringenin hemmen CYP3A4, ebenso die darin enthaltenen Furoncoumarine [62].

Die Hemmung durch Naringenin ist dabei reversibel, Furanocoumarine wiesen in vivo auch irreversible Hemmeffekte auf [507, 805].

### Vorkommen in Nahrungsmitteln

Flavonoide kommen **ubiquitär** in Obst und Gemüse vor (➤ Tab. 2.29). Besonders reich an Flavonoiden sind Zitrusfrüchte, rote Trauben (auch Rotwein), Kirschen, aber auch Beeren, Pflaumen, Äpfel, Zwiebeln, Tomaten, Auberginen, Rotkohl und viele Kräuter (z. B. Kamille, Mariendistel, Schwarztee).

Der Flavonoidgehalt hängt von der Sorte, der Anbauweise, der Jahreszeit und den Wuchsbedingungen ab. Die höchste Konzentration von Flavonoiden befindet sich direkt **in oder im Gewebe unter der Schale** (Apfelschale, weiße Haut der Orangen). Daher ist trüber Apfelsaft gesünder als klarer (➤ Kap. 1.5.2).

**GEFAHR**

Bei der Herstellung von klarem Apfelsaft verbleiben über 80 % der Flavonoide im Pressrückstand (Trester), nur ca. 10 % finden sich im Saft.

## 2.1.9 Terpene

Terpene stellen eine Untergruppe der Terpenoide dar. Sie gehören zu den Lipiden und sind sekundäre Pflanzenstoffe mit verschiedenen Wirkungen. Als pflanzliche Aromastoffe (griech. terpein = erfreuen)

**Tab. 2.29** Flavonoide in Lebensmitteln [626]

| Flavonoide | Lebensmittel |
|---|---|
| Anthocyane (Anthocyanidine) | Rote, blaue und violette Obst- und Gemüsesorten |
| Cyanidin | Beerenfrüchte, Kirschen; Rotkohl; Holundersaft |
| Delphinidin | Heidelbeeren, Johannisbeeren (schwarz); Auberginen |
| Malvidin | Blaue Trauben |
| Flavanole (Catechine) | |
| Catechin | Johannisbrotmehl; Brombeeren, Weintrauben (dunkel); dunkle Schokolade, Kakaopulver |
| Epicatechin | Äpfel, Süßkirschen, Weintrauben (dunkel); dunkle Schokolade, Kakaopulver |
| Epicatechingallate | Pekannüsse; grüner Tee, schwarzer Tee, weißer Tee |
| Gallocatechin | Johannisbeeren (rot); grüner Tee, schwarzer Tee; Kakaobohnen |
| oligomere Proanthocyanidine (OPC) | Äpfel, wilde Brombeeren; Traubenkerne (insbesondere rote Traubensorten), Traubenkernmehl; in den roten Häutchen der Erdnüsse; Rotwein (deutlich weniger finden sich in Weißwein) |
| Flavanone | |
| Hesperitin | Limetten, Mandarinen, Orangen, Zitronen; Blutorangen-, Mandarinen-, Orangen-, Zitronensaft |
| Naringenin | Grapefruit, Kumquats; Grapefruitsaft |
| Flavone | |
| Apigenin | Kumquats; Petersilie, Sellerieherzen |
| Luteolin | Artischocken, Chicorée, Paprika (grün), Sellerieherzen; Wacholderbeeren |
| Flavonole | |
| Kaempferol | Endivie |
| Myricetin | Johannisbeeren (schwarz), Preiselbeeren; Fenchel, Petersilie; Johannisbeersaft (schwarz) |
| Quercetin | Äpfel, Brombeeren, Preiselbeeren; Brokkoli, Grünkohl, Schnittlauch, Zwiebeln |

werden sie als Hauptbestandteil in ätherischen Ölen eingesetzt. Terpene sind vor allem pflanzlicher und seltener tierischer Herkunft.

Bekannt sind mittlerweile mehr als 8.000 Terpene und über 30.000 Terpenoide. Aufgrund der Größe und Vielfältigkeit dieser Gruppe gibt es mehrere Klassifikationen. β-Carotin gehört zu den Terpenen, die Vitamine A, E und K zu den Terpenoiden. Carotinoide sind Tetraterpene.

## Chemie und Eigenschaften

Terpene sind eine stark heterogene und sehr vielfältige Gruppe von chemischen Verbindungen, die sich von **Isopren**- bzw. von Isopentenyleinheiten ableiten. Die Einheiten setzen sich aus 5 Kohlenstoffatomen zusammen, ihre Biosynthese erfolgt über die aktivierten Formen, Dimethylallylpyrophosphat (DMAPP) und Isopentenylpyrophosphat (IPP). In der Natur kommen Terpene überwiegend als reine Kohlenwasserstoffe, Alkohole, Glykoside, Ether, Aldehyde, Ketone, Carbonsäuren und Ester vor. Sie sind Hauptbestandteil der in Pflanzen produzierten ätherischen Öle und dienen als umweltfreundliche Insektizide, indem sie diese in Pheromonfallen locken. Sie wirken antimikrobiell und werden als Geruchs- oder Geschmacksstoffe in kosmetischen Produkten und Parfums eingesetzt.

Terpene setzen sich aus je 2 Isoprenmolekülen zusammen: Ein Monoterpen besteht aus 2, ein Diterpen aus 4 Isoprenmolekülen. Die Bezeichnungen der Terpene leiten sich aus dem Griechischen ab (hemi = halb, mono = eins, sesqui = eineinhalb, di = zwei) (➤ Tab. 2.30). Die Isoprenbausteine sind ketten- oder ringförmig angeordnet. Je nach Anzahl der Ringe unterscheidet man azyklische, mono-, bi- und trizyklische Terpene. Unterschieden wird zudem, ob die Isopreneinheiten Kopf-Schwanz, Kopf Kopf oder Schwanz-Schwanz verbunden sind. Die Seite der Isopreneinheit, an der die Methylgruppe hängt, wird als Kopf, die Seite, an der die Ethylgruppe hängt, als Schwanz bezeichnet.

**Tab. 2.30** Einteilung der Terpene in Isopreneinheiten und ihr Vorkommen [686]

| Isopreneinheiten | Bezeichnung | Beispiele | Vorkommen |
|---|---|---|---|
| 1 | Hemiterpene ($C_5$) | Prenol | Orange, Hopfen |
| 2 | Monoterpene ($C_{10}$) | (+)-Valtrat | Baldrian |
| | | (–)-Oleuropin | Oliven |
| | | Cuminaldehyd | Curry |
| | | (–)-Menthol | Pfefferminzöl |
| 3 | Sesquiterpene ($C_{15}$) | Curcumene | Ingwer |
| | | Bisabolol | Kamille |
| | | Capsidiol | Paprika |
| 4 | Diterpene ($C_{20}$) | (–)-Taxol | Pazifische Eibe |
| | | Rosmanol | Rosmarin |
| | | Ginkgolide | Ginkgo |
| 5 | Sesterterpene ($C_{25}$) | (–)-Neomanoalidl | Meerschwamm |
| | | Ceriferol | Insekten |
| 6 | Triterpene ($C_{30}$) | Oleanolsäure | Nelken, Oliven, Mistel |
| | | Betulinsäure | Birken, Platanen |
| | | Betulin | Birken |
| | | Limonoide | Zitrusfrüchte |
| 8 | Tetraterpene ($C_{40}$) | Carotinoide | tiefgrünes Gemüse, orangefarbenes Obst |
| > 8 | Polyterpene (> $C_{40}$) | cis-Polyisopren | Heveakautschuk |
| | | trans-Polyisopren | Guttapercha |

Mittlerweile sind 900 **Monoterpene** bekannt. Das häufigste Monoterpen in Nahrungspflanzen ist Limonen. Zitrusöl besteht bis zu 95 % aus D-Limonen. L-Limonen kommt in Pfefferminz- und Baldrianölen vor. Für den bitteren Geschmack von Zitrusfrüchten sind Limonoide verantwortlich. D-Carvon ist Hauptbestandteil des Kümmelöls, das Gewürz enthält bis zu 3 % Carvon. Monoterpene werden vielfältig in der Lebensmittelindustrie als Aromastoffe in Getränken, Backwaren und Desserts eingesetzt. Monoterpene bzw. ätherische Öle sind licht- und oxidationsempfindlich.

## Resorption und Verteilung

Monoterpene zeigen beim Menschen eine hohe Bioverfügbarkeit. Bereits 20 Minuten nach oraler Aufnahme sind die Hauptmetaboliten des D-Limonens im Plasma nachweisbar, innerhalb von 48 Stunden werden 55–83 % über den Urin ausgeschieden.

Monoterpene besitzen eine erhöhte Affinität zu fettreichem Gewebe. Bestimmte Monoterpene scheinen im Tumorgewebe zu akkumulieren [550].

## Biochemische Funktionen [686]

Die Funktionen von Terpenen sind vielschichtig (➤ Tab. 2.31). Sie sind Phytoalexine, Hormone, Katalysatoren der Photosynthese, an der Membransynthese und an zentralen Schritten der Biosynthese beteiligt. Carotinoide, Aconitin, Digoxin, Inhaltsstoffe in Baldrian, Arnika und Teufelskralle gehören zu den Terpenen. Wie auch alle anderen sekundären Pflanzenstoffe verfügen Terpene über gesundheitsfördernde Wirkungen.

### Hemmung der Karzinogenese

Im Tierversuch hemmen Monoterpene die Bildung von Magen-, Brust- und Lungenkrebs [468, 587]. Die

**Tab. 2.31** Wirkungen der wichtigsten Terpene im Überblick [643]

| Terpene | Aroma | Vorkommen | Wirkung |
|---|---|---|---|
| Limonen (monozyklisches Monoterpen) | Nach Zitrone, Orange; zitrusartig | U. a. in Zitrusschalen, Pfefferminze, Baldrian | Stimmungsfördernd<br>Reduziert Stress, Angst, Depressionen<br>Wirkt fungizid<br>Reduziert Magenreflux |
| Myrcen (azyklisches Monoterpen) | Nach Moschus, Nelke; zitrusartig, herb | U. a. in Mangos, Hopfen, Eukalyptus, Zitronengras, Lorbeerblätter | Sedierend, entspannend<br>Verstärkt den psychoaktiven Effekt von THC<br>Entzündungshemmend<br>Wirkt antibakteriell und fungizid |
| Pinen (α-, β-Pinen) (bizyklisches Sesquiterpen) | Nach Kiefer; pikant, süßsauer | U. a. in Koniferennadeln, Dill, Fenchel | Steigert Merkfähigkeit und Wachsamkeit<br>Entzündungshemmend<br>Bronchodilatatorisch |
| Humulen (α-Caryophyllen) (monozyklisches Sesquiterpen) | Holzig, erdig | U. a. in Koriander, Hopfen Gewürznelken, Basilikum | Appetitzügelnd<br>Entzündungshemmend<br>Wirkt antibakteriell<br>Schmerzlindernd |
| β-Caryophyllen (bizyklisches Sesquiterpen) | Nach Pfeffer, Holz; würzig | U. a. in Pfeffer, Hopfen, Basilikum, Oregano, Sternanis, Zimt | Antioxidativ<br>Schlaffördernd<br>Entzündungshemmend<br>Schmerzlindernd<br>Wirkt Krämpfen entgegen |
| Linalool (azyklisches Monoterpen) | Zitrusartig, blumig, würzig | U. a. in Lavendel, Zitrusfrüchten, Lorbeer, Birke, Rosenholz, Hopfen | Schlaffördernd<br>Reduziert Stress, Angst und Depressionen<br>Schmerzlindernd<br>Wirkt Krämpfen entgegen |

**Sedierende Wirkung** Die Monoterpene Limonen, Citral und Myrcen weisen sedative und muskelrelaxierende Wirkungen auf. Bei Mäusen können hohe Dosen und auch das 1,8-Cineol die Phenobarbital-induzierte Schlafzeit verlängern. In der traditionellen Medizin vieler Kulturen werden die Wurzeln der Valerianaceen (Baldriangewächse; z. B. *Nardostachys*) als milde Sedativa und Tranquilizer für die Schlafinduktion eingesetzt. Das ätherische Öl von *Verbena officinalis* enthält Bornylacetat (Monoterpen) und vor allem Valerensäure und andere Sesquiterpene (z. B. Valeranone). Manche dieser Terpene haben eine direkte Wirkung auf die Amygdala (Mandelkern) des Gehirns.

**PRAXISTIPP**

Die im Kraut von Valerianaceen enthaltene Valepotriate (z. B. Valtrat und Isovaltrat) wirken bei Erregung sedierend und bei Ermüdung aktivierend. Valerensäure wirkt sedativ durch Hemmung des enzymatischen Abbaus von GABA.

**Neuroprotektive Wirkung** Das Diterpen Ginkgolid B besitzt plättchenaktivierende Faktoren (PAF-Antagonist). Sowohl Ginkgolid A als auch Ginkgolid B wirken zerebroprotektiv. Die im *Ginkgo biloba* enthaltenen Diterpene regen den Metabolismus im Gehirn an und verbessern kognitive Funktionen wie Gedächtnis und Konzentration. In der pharmakologischen Therapie bei Störungen des ZNS (z. B. Morbus Alzheimer) gelten die Sesterterpene 12-O-Desacetylfuroscalarol und 12-O-Desacetylscalarin als Leitsubstanzen.

**Antimikrobielle Wirkung** In höheren Konzentrationen wirken einige Monoterpene (z. B. Carvacrol aus dem Bohnenkraut) antimikrobiell [743]. Terpene sind aktiv gegen Bakterien, Pilze, Viren und Protozoen, wie in zahlreichen Studien bestätigt wurde (➤ Tab. 2.32) [686]. Die in ätherischen Ölen enthaltenen Terpene hemmen das Pilzwachstum zu etwa 60 % und das Bakterienwachstum zu etwa 30 %. Vermutlich stören die lipophilen Substanzen die Membranstrukturen.

**Antivirale Wirkung** Terpene (Diterpenlactone, phenolische Diterpene, Kauran- und Phorbol-Diterpene, Triterpenglykoside und weitere Triterpen-Subklassen) aus Pflanzen verfügen über Anti-HIV-Aktivität. Auch einige Ophioboline (Sesterterpene) hemmen HIV.

**Tab. 2.32** Auswahl an Terpenen mit antimikrobieller Wirkung [686]

| Klasse | Substanz | Wirkung gegen |
|---|---|---|
| Monoterpene | 1,8-Cineol<br>Menthol<br>α-Pinen | Bakterien<br>Bakterien<br>Bakterien |
| Sesquiterpene | Armillarin<br>Merulidial<br>Hirsutumsäure<br>Puupehenon | Pilze<br>Pilze, Bakterien<br>Bakterien<br>*Mycobacterium tuberculosis* |
| Diterpene | Aframodial<br>Trichorabdal A<br>Bolegrevilol<br>Agelasine B, C, E<br>Trihydroxy-16-kauren-15-on<br>Ergoriaen | Pilze<br>*Helicobacter pylori*<br>Bakterien<br>Bakterien<br>Bakterien<br><br>*Mycobacterium tuberculosis* |
| Sesterterpene | Ircinin I<br>Neomanoalid | Bakterien<br>Bakterien |
| Triterpene | Betulin<br>Betulinsäure | Bakterien<br>Gramnegative Bakterien |

**GEFAHR**

Das Sesterterpen Variabilin aus Meerschwämmen (Dictyoceratida) hemmt sehr effektiv Herpes-simplex-Viren, ist jedoch so zytotoxisch, dass es nicht beim Menschen angewendet werden kann.

**Leberschutz** In der Pathogenese von Leberschäden spielt NF-κB eine Rolle. Das Diterpen Triptolid reduziert durch Aktivitätshemmung von NF-κB Leberschäden. Das in der Medizin eingesetzte Silymarin bei toxischen und chronisch-entzündlichen Lebererkrankungen konnte durch die antioxidativ wirksame Urolsäure (Triterpen) bei Ratten ebenso wirksam eingesetzt werden. In China findet Oleanolsäure Anwendung bei der Behandlung von Hepatitiden.

**Knochenmetabolismus** Einige ätherische Öle aus Salbei, Rosmarin, Thymian und Eukalyptus aktivieren durch die enthaltenen Monoterpene in vitro und in Tiermodellen den Knochenmetabolismus. Borneol, Thymol und Campher schützten in In-Vivo-Osteoporose-Modellen direkt vor Verlusten der Knochensubstanz oder sie hemmen nach der Metabolisierung (α-Pinen und cis-Verbenol) in vitro die Osteoklastenaktivität. Bei der Ratte sind die Monoterpene (Eucalyptol, Campher, Borneol, Bornylacetat, Thymol, α- und β-Pinen, Menthol) effektive Inhibitoren der Knochenresorption.

**Herz-Kreislauf-System** Das Diterpen Forskolin (indische Buntnessel, *Coleus forskolii*) wirkt kardiostimulierend, gefäßerweiternd, blutdrucksenkend und positiv inotrop. Es stimuliert die Adenylatcyclase und wurde experimentell bei kongestiver Kardiomyopathie, Asthma und Glaukom eingesetzt. Das wasserlösliche Forskolinderivat Colforsin wirkt positiv inotrop, vasodilatatorisch und erweitert bei Gesunden die Bronchien nach intravenöser Injektion. Sie soll ebenfalls bei zerebralen Vasospasmen Wirkung zeigen.

**STUDIEN**

In einer prospektiven, placebokontrollierten, randomisierten Studie wurden Triterpenfraktionen, vor allem Asiatinsäure und Madecassinsäure (von *Centella asiatica*) bei Patienten mit venösem Bluthochdruck eingesetzt. Die Symptome gingen dabei dosisabhängig zurück.

**Blutzuckersenkend** Der methanolische Extrakt der Blätter von *Lagerstroemia speciosa,* mit 1 % Corolsäure (2α-Hydroxyurolsäure), wurde für 15 Tage oral bei Menschen mit Typ-2-Diabetes verabreicht. Bei 48 mg/Tag sank der Glucose-Blutspiegel um 30 % ab. Auch reine Corolsäure bei Menschen und Mäusen brachte positive Ergebnisse auf den Blutzuckerspiegel. Oleanolsäure und deren Derivate hemmen das Enzym α-Glucosidase, das in Lysosomen langkettige Polysaccharide zu Glucose abbaut.

**Magenschutz** Terpene (Linalool, Terpenin-4-ol, Elemol, Polygodial) schützen im Tierversuch vor der Bildung eines Magenulkus, da sie die Magensäuresekretion und die Pepsinaktivität hemmen.

**Steigerung der Libido** In arabischen Ländern wird Ambrein (grauer Ambra) zur Steigerung der Libido angewendet. Der trizyklische Triterpenalkohol erhöht im Tierversuch die Konzentration von Hormonen und Testosteron.

## Täglicher Bedarf und Versorgungssituation

Der tägliche Bedarf für Terpene ist nicht bekannt. Als gesichert gilt, dass eine Zufuhr von 5 Portionen Obst und Gemüse pro Tag allgemein zu empfehlen ist (➤ Kap. 1.4.6).

Bei üblicher Ernährungsweise wird die tägliche Aufnahme an D-Limonen auf 0,27 mg/kg KG (nach anderen Quellen auf insgesamt 170 mg) geschätzt. Bei erhöhtem Konsum von Zitrussäften kann die tägliche Aufnahme bis auf 2 mg/kg KG ansteigen [550].

## Toxizität

D-Limonen ist für seinen Einsatz als Aromastoff als unbedenklich (GRAS = generally recognized as safe) eingestuft. Die maximal tolerierbare Dosis wurde in klinischen Studien mit 8 g D-Limonen pro $m^2$ Hautoberfläche ermittelt und z. T. über 1 Jahr ohne Nebenwirkungen vertragen. Erst bei einer oralen Einzeldosis von 20 g D-Limonen waren eine reversible erhöhte Proteinausscheidung im Urin und Durchfall zu beobachten [550].

**GEFAHR**

Generell können Terpene in extrem hohen Dosierungen Einfluss auf ZNS, Leber und Nieren nehmen. Limonen ist Bestandteil von Lacken und Farben. Terpene können die Haut reizen und haben hohes allergisches Potenzial.

## Anwendungsgebiete

- Krebsprävention
- Senkung des Cholesterins
- Blutdrucksenkung
- Prophylaxe von Herz-Kreislauf-Erkrankungen
- Diabetes mellitus Typ 2
- Entzündungen (bakteriell, viral, Mykosen)
- Neurodegenerative Erkrankungen
- Malaria
- Pedikulose, Spulwürmerbefall
- Schmerzen, Krämpfe

## Interaktionen

Terpene interagieren mit den Rezeptoren des Endocannabinoidsystems und beeinflussen dessen Gesamtwirkung. Manche Terpene verstärken die Menge an THC, die durch die Blut-Hirn-Schranke gelangt, und beeinflussen die Dopamin- und Serotoninspiegel. Wenn Phytocannabinoide mit Terpenen interagieren, erhöht sich der therapeutische Effekt des Cannabis (Entourage-Effekt).

### Vorkommen in Nahrungsmitteln

Terpene sind in praktisch allen Pflanzen mit spezifischem Aroma und in ätherischen Ölen enthalten (➤ Tab. 2.30, ➤ Tab. 2.31), so u. a. in:

- Kümmel (Carvon)
- Zitrusfrüchte (Limonoide, z. B. in Zitrone, Orange, Grapefruit)
- Pfefferminze (Menthol)
- Muskat, Anis, Pfeffer
- Sellerie

In Orangen befinden sich besonders hohe Konzentrationen an Limonen und Myrcen (50–100 µg/100 g). Linalool kommt in Orangen, Weintrauben und Aprikosen vor, Geraniol in Himbeeren und Weintrauben (jeweils 10–50 µg/100 g) [658].

## 2.1.10 Phytoöstrogene

Phytoöstrogene ähneln strukturell den im Organismus synthetisierten steroidalen Östrogenen und weisen etwa 0,1 % östrogenartige Wirkungen auf. Die sekundären Pflanzenstoffe können an die gleichen Rezeptoren binden wie die körpereigenen Östrogene, dadurch haben sie sowohl östrogene als auch antiöstrogene Effekte. Aus diesem Grund werden sie als SERM (selective estrogen receptor modulator) klassifiziert.

Zu den wichtigsten Vertretern zählen **Lignane** und **Isoflavonoide** (z. B. Genistein, Daidzein) Weitere Substanzklassen mit östrogenen Wirkungen sind Flavonoide (Flavone, Flavonole, Flavonone, Isoflavone und Anthocyane), Coumestane, Stilbene und Dihydrochalkone [702].

### Chemie und Eigenschaften

Lignane und Isoflavonoide sowie Coumestane zählen chemisch zu den Polyphenolen, aufgrund ihrer spezifischen Wirkung werden sie jedoch als eigenständige Gruppe klassifiziert.

Weitere Substanzen mit östrogener Wirkung sind synthetische Substanzen, die **Xenoöstrogene** genannt werden [1475], Indolderivate und das Mykotoxin Zearalenon [779]. Auch Polyphenole können einen direkten Einfluss auf den Hormonhaushalt ausüben, wie das Curcumin (gelber Farbstoff aus der Curcumawurzel). Es hat eine hemmende Wirkung auf östrogenaktive Umweltgifte, z. B. Pestizide. Curcumin ist Hauptbestandteil von Curry-Gewürzen und wird als Farbstoff Lebensmitteln zugesetzt **(E 100).**

**Lignane** (z. B. Secoisolariciresinol) bilden die Ausgangssubstanz für die Synthese von Lignin, einem Bestandteil pflanzlicher Zellwände. Dabei handelt es sich um einen Nicht-Kohlenhydrat-Ballaststoff.

Das bedeutendste Coumestan ist **Coumestrol.** Seine östrogene Aktivität ist nur um den Faktor 10 geringer als die von 17-β-Östradiol [1195]. Es kommt in Alfalfa, Soja und Klee vor [1182].

### Resorption und Verteilung

Isoflavone kommen in Nahrungsmitteln oder Nahrungsergänzungsprodukten in freier Form oder an Glucose und deren Derivate gebunden vor. Der Anteil an freien Polyphenolen – Genine genannt – hängt von der Art des Lebensmittels bzw. Herstellungsprozesses ab. Nach oraler Zufuhr werden Isoflavonoide im Dünndarm sowohl in glykosylierter als auch in freier Form (Aglykon) resorbiert. In den Enterozyten werden die Glykoside gespalten. Die Absorption der freien Isoflavone erfolgt rascher als die der Glykoside [997, 1237].

Im Blut befinden sich Isoflavone vor allem in rekonjugierter Form als Glucuronide und Sulfate sowie, in Spuren, in freier Form [1163].

**PRAXISTIPP**

Biologisch aktiv sind nur die freien Isoflavone, da sie nur in dieser Form an die Hormonrezeptoren binden können.

Der größte Anteil der Isoflavone wird in der Leber glucuroniert und über den enterohepatischen Kreislauf wieder dem Darm zugeführt oder renal ausgeschieden. Ein Teil der oral zugeführten Isoflavone wird im oberen Kolon durch Darmbakterien metabolisiert. Daidzein und Formonotepin werden teilweise zu Equol metabolisiert, das eine besonders hohe hormonelle Aktivität besitzt. Menge und Ausmaß werden von der Darmflora bestimmt [702]. Die Resorptionsrate nach der bakteriellen Umwandlung durch die Darmflora liegt bei 15–40 % [1487]. Lignane werden vor der Resorption strukturell durch Darmbakterien modifiziert. Die maximale Plasmakonzentration wurde 6,5 Stunden nach der Aufnahme von Sojaprodukten erreicht, nach 24 Stunden waren praktisch keine Spiegel mehr nachweisbar.

Isoflavonoide aus Sojaprodukten werden über die Muttermilch an den Säugling weitergegeben.

## Biochemische Funktionen

Phytoöstrogene wirken klassisch über die Aktivierung der **Steroidhormonrezeptoren.** Dadurch entfalten sie eine hormonelle Wirkung entweder als Agonist oder als Antagonist. Der inaktive Steroidhormonrezeptor liegt als Proteinkomplex mit Hitzeschockproteinen vor. Wenn ein Hormon an den Rezeptor bindet, wandert er in den Zellkern und bindet als Dimer an das Hormon-Response-Element, das die Expression unterschiedlicher Gene kontrolliert. Diese Expression ist zell- bzw. gewebsspezifisch. Viele Isoflavone sowie andere Polyphenole können den Östrogenrezeptor, den Androgenrezeptor und den Progesteronrezeptor aktivieren. Dadurch verfügen sie über schwache Östrogen-, Androgen-, und Progestinwirkung [90]. Aufgrund dieser vielfältigen hormonellen Einflüsse lindern sie besonders erfolgreich Beschwerden in der Menopause.

**PRAXISTIPP**

Je nach Höhe des endogenen Östradiolspiegels wirken Phytoöstrogene **östrogen oder antiöstrogen.** Die antiöstrogene Wirkung entfalten sie durch ihre hormonähnliche chemische Struktur, die an den Rezeptor für 17-β-Östradiol bindet und diesen dadurch kompetitiv hemmt. Voraussetzung für die Östrogenaktivität ist eine phenolische Hydroxygruppe.

### Hemmung der Karzinogenese

Phytoöstrogene verfügen über antikarzinogene Wirkungen. Speziell **hormonabhängige Tumore** wie Mamma-, Endometrium- und Prostatakarzinom sprechen auf die schützende Wirkung dieser Pflanzenbegleitstoffe an. In Asien erkranken Frauen 5-mal seltener an Brustkrebs als Frauen aus Europa oder Amerika und auch asiatische Männer bekommen deutlich seltener Prostatakarzinome. Ursächlich für diese niedrigere Inzidenz für hormonabhängige Krebserkrankungen und deren Mortalität liegt an der **asiatischen Ernährung,** die einen hohen Anteil an Sojaprodukten, viel Fisch, viele Ballaststoffe und dafür wenig Fettanteile enthält.

**PRAXISTIPP**

Ein hoher Verzehr an Sojaprodukten liefert viele Phytoöstrogene und reduziert das Risiko für Prostatakrebs [950].

Die Phytoöstrogene (Lignane und Isoflavonoide) schützen auch vor hormonunabhängigen Tumorerkankungen, wie Kolonkarzinomen und Bronchialkarzinomen. Genistein wird auch eine Schutzfunktion vor **Hirntumoren** zugeschrieben.

**Beteiligte Mechanismen:**

- Hemmung der Karzinogenaktivierung.
- Einfluss auf den Gallensäuren- und Cholesterinstoffwechsel. Abbauprodukte der Phytoöstrogene hemmen die Synthese der primären Gallensäuren (Cholesterin-7α-Hydroxylase).
- Stimulierung der Synthese von Sexualhormonbindendem Globulin (SHBG) in der Leber. Dadurch kommt es zu einer Reduktion des freien, biologisch aktiven Hormonanteils. Die niedrigsten SHBG-Werte hatten Patientinnen mit Brustkrebs, die höchsten SHBG-Werte wurden bei Vegetarierinnen festgestellt.
- Hemmung des Steroidhormonstoffwechsels: Isoflavonoide hemmen z. B. das Enzym 5α-Reduktase, das zum Wachstum der Prostata beiträgt, in vitro um bis zu 80 %.
- Initiationsphase:
  - Verminderung der Bildung primärer und sekundärer Gallensäuren in der extrazellulären Initiation.
  - Hemmung der Aktivierung von Prokarzinogenen in der intrazellulären Initiation.
- Promotionsphase: Antiöstrogenwirkung, vor allem Genistein.
- Progressionsphase: Hemmung der Angiogenese.

**STUDIEN**

Epidemiologische Studien zeigen, dass Phytoöstrogene wirksam gegen Kolonkarzinome und hormonabhängige Krebserkrankungen (Mamma-, Endometrium-, Prostatakarzinome) sind [5]. Entscheidend dabei ist die Antiöstrogenwirkung während der Tumorpromotion.

### Antioxidative Wirkung

Phytoöstrogene und hier vor allem das Isoflavonoid Genistein wirken antioxidativ. Dadurch werden freie Radikale vermindert und oxidativer Stress reduziert, so dass es zu weniger Schäden an der DNA [1455] sowie zu einer verringerten Peroxidation von Triglyceriden [589] und LDL-Cholesterin [1364] kommt.

### Stimulierung der endothelialen NO-Synthase

Bei sojareicher Ernährung oder entsprechender Nahrungsergänzung mit Rotkleeextrakten ist eine blutdrucksenkende Wirkung bekannt. Bekannt ist ebenfalls, dass eine isoflavonreiche Nahrung vor kardiovaskulären Erkrankungen schützt [228]. Dies liegt an der stimulierenden Wirkung der Isoflavone auf das Protein eNOS. Dieser Effekt erfolgt über einen membranassoziierten Östrogenrezeptor (mER) oder auch durch den Östrogenrezeptor-β (ERβ). Der aktivierte mER stimuliert die eNOS über den Weg der Proteinkinase. Das gebildete NO ist für die Elastizität der Blutgefäße verantwortlich. Die Stimulierung der eNOS durch das Isoflavonoid Genistein oder durch Rotkleeextrakt wurde in In-vitro-Studien gut dokumentiert [1268]. Die Aktivierung bei Rotklee erfolgt über den ERβ. Zusätzlich unterstützt die antioxidative Wirkung der Phytoöstrogene den protektiven Effekt auf kardiovaskuläre Erkrankungen, da oxidierte Zellmembranen eine Plaquebildung befördern [702].

### Aromatase-Inhibitoren

Einige Flavone, Flavanone, Isoflavone, Isoflavonone und α-Naphtoflavone hemmen die humane Östrogensynthetase (Aromatase), ein Cytochrom-P450-Enzym, welches die Umwandlung von Androgenen in Östrogene katalysiert [6, 241, 711, 804, 820, 1189, 1452]. Bei Mammakarzinompatienten liegen viele dieser Substanzen und deren Metabolite in signifikant geringerer Konzentration vor als bei gesunden Mischkostlern oder Vegetariern.

**PRAXISTIPP**

Wahrscheinlich kommt es durch die Hemmung der Aromatase zu einem verringerten Brustkrebsrisiko. Die Metabolite der Lignane weisen eine hohe Potenz zur Aromastase-Hemmung auf.

Nach Aufnahme der pflanzlichen Lignane (Secoisolariciresinol und Matairesinol) durch die Nahrung werden sie durch fakultativ anaerobe Mikroorganismen im oberen Dickdarm in die eigentliche Wirkformen in unserem Organismus, in die tierischen Lignane Enterolacton und Enterodiol (Metabolite), umgewandelt. Eine ausgewogene, faserreiche Ernährung und eine intakte Dickdarmflora gehen mit einem reduzierten Risiko für Mammakarzinome einher [4]. Durch Lignan-Metabolite und Hemmung der Aromastase werden der endogene Östrogenspiegel gesenkt und das Wachstum der östrogenabhängigen Zellen reduziert [702].

### Hemmung der 5α-Reduktase

Die mikrosomale 5α-Reduktase katalysiert die Synthese von Dihydrotestosteron aus Testosteron, welches wesentlich potenter ist als das Testosteron selbst [819]. Durch erhöhte Zufuhr von Isoflavonoiden und Lignanen wird das Enzym gehemmt und senkt den Dihydrotestosteronspiegel. Die Synthese von Dihydrotestosteron findet nicht nur in den Testes statt, sondern auch in vielen peripheren Geweben. Auch im Gehirn wird das Enzym 5α-Reduktase exprimiert. Androgene sind Teil der Differenzierung des Gehirns, sie regulieren den Gemütszustand und die Libido [819]. Der exakte Mechanismus, den Isoflavonoide in diesem Fall beeinflussen, ist noch nicht geklärt. Bekannt ist aus Studien mit Rotkleeextrakten, dass Isoflavonoide den Gemütszustand verbessern [702].

### Genregulierung

Beim Quercetin (Polyphenol) ist der Zusammenhang zwischen hoher Zufuhr durch die Nahrung und der Reduktion des Prostatakrebsrisikos lange bekannt. In LNCaP-Prostatakrebszellen unterdrückt Quercetin die Expression des Androgenrezeptors und des prostataspezifischen Antigens (PSA) [1486].

Der hormonabhängige Tumor wird dadurch in seinem Wachstum gehemmt. Genistein unterdrückt das invasive Potenzial von humanen Mammakarzinomzellen durch Regulierung der Transkription von Metalloproteinasen und Gewebsinhibitoren [766]. Dieser Effekt verzögert vermutlich die Zellinvasion. Zusätzlich reguliert Genistein die Expression der Tyrosinkinase-regulierten Proteine, wie den EGF-Rezeptor, den IGF-Rezeptor und die mitogenaktivierten Proteinkinasen ERK 1 und 2, herunter. Dieser Mechanismus reduziert vermutlich das Prostatakrebsrisiko und erklärt den positiven Effekt von Genistein zur Prophylaxe [702].

### Weitere Wirkungen

- Phytoöstrogene besitzen **antibakterielle, antivirale** und **fungizide** Eigenschaften.
- Lignane aus Getreide können einem **Herzinfarkt** vorbeugen.

### Täglicher Bedarf und Versorgungssituation

Der genaue tägliche Bedarf ist nicht bekannt. Asiatische Länder haben eine höhere Zufuhr und deutlich weniger hormonabhängige Tumore, so dass diese Zufuhrempfehlung auf europäische Regionen zu übertragen wäre. Asiaten nehmen durchschnittlich 20–80 mg Phytoöstrogene pro Tag zu sich. Wegen des hohen Konsums von Sojaprodukten liegt die tägliche Aufnahme von Genistein in Japan bei 7,8–12,4 mg pro Kopf [550].

In Europa und den USA werden täglich durchschnittlich 2–3 mg Phytoöstrogene zugeführt, da der Sojaverbrauch niedriger ist. Daher muss in diesen Ländern von einem latenten Defizit ausgegangen werden und es stellt sich die Frage nach einer **Supplementierung.** Veganer nehmen meist mehr Sojaprodukte zu sich als Mischkostler.

### Toxizität

Im Tierversuch an Ratten wurden auch bei 10fach höheren Dosen von Phytoöstrogenen, als sie in der Nahrung vorkommen, keine nachteiligen Wirkungen für die Nachkommen festgestellt [305, 709, 827, 1147]. Allerdings kommt es oft zu Fehlinterpretationen dieser Studien, da bei 1.000facher Überdosierung Veränderungen im Gehirn, der Gameten oder Brustdrüsen festgestellt wurden.

**STUDIEN**

In klinischen Studien zeigte sich, dass beim Einsatz von Sojamilch als Kuhmilchersatz keine vorzeitige Pubertät und keine Gynäkomastie aufgetreten ist [449, 752, 947, 1169].

### Anwendungsgebiete

- **Prävention hormonabhängiger Malignome** (z. B. Brust- und Prostatakrebs): Vor allem aus den vorliegenden epidemiologischen Daten ergeben sich zwingende Hinweise auf eine wichtige Rolle der Phytoöstrogene.
- Phytoöstrogene können **oxidativen Stress** reduzieren.
- Durch ihre **antibakteriellen, antiviralen** und **fungiziden** Eigenschaften können sie zur Behandlung und Prophylaxe von Infektionskrankheiten eingesetzt werden.
- **Menopausenbeschwerden.**
- **Arterielle Hypertonie.**
- **Osteoporose.**

Zur Prophylaxe des Mammakarzinoms sollten Phytoöstrogene möglichst frühzeitig in höheren Mengen zugeführt werden. Sinnvoll ist die Zufuhr bereits präpubertär, spätestens in der frühen Adoleszenz. Dies zeigen ebenfalls Migrationsstudien: Bei asiatischen Frauen, die sich sehr phytoöstrogenreich ernähren, hielt der Schutz vor Krebserkrankungen an, auch nachdem sie in westliche Länder migriert waren. Ihre weiblichen Nachkommen, deren Nahrung deutlich weniger Phytoöstrogene enthielten, hatten diesen Schutz nicht mehr [1089].

**GEFAHR**

Während Frauen von einer hohen Zufuhr an Phytoöstrogenen bereits ab der Präpubertät profitieren, zeigten epidemiologische Studien, dass bei Männern mit hohem Tofukonsum die Gehirnalterung beschleunigt war [1465].

Derzeit werden Extrakte aus Rotklee und Soja mit einem hohen Gehalt an Isoflavonoiden (➤ Tab. 2.33) erfolgreich in der Therapie bei Menopausenbeschwerden eingesetzt [89, 90].

### Interaktionen

Bei gleichzeitiger Gabe von Tamoxifen und Genistein in vitro kam es zu relevanten Interaktionen beider Substanzen. Während Tamoxifen einen Zellzyklus-Stopp in der G1-Phase bewirkte, wirkten niedrige Dosen von Genistein auf den Tamoxifeneffekt antagonisierend [696]. In vivo zeigte sich, dass diätisches

**Tab. 2.33** Hauptgruppen der Phytoöstrogene und Vertreter in der Nahrung und in Nahrungsergänzungsmitteln [1081]

| Phytoöstrogene | Vertreter | Lebens- und Ergänzungsmittel | Anmerkungen |
|---|---|---|---|
| Isoflavone | Genistein, Daidzein | Soja, Bohnen, Linsen | Wichtigster Anteil in Nahrung |
| Lignane | Enterolacton, Enterodiol | Leinsamen | Zweitwichtigste Quelle an Phytoöstrogenen in der Nahrung |
| Coumestine | Coumestrol | Rotklee | Kapseln |
| Cimifugae racemosae rhizoma | | Wurzelstock der Trauben-Silberkerze *(Actaea racemosa)* | Tropfen oder Tabletten |
| Agnus castus | | Mönchspfeffer *(Vitex agnus-castus)* | Tropfen oder Kapseln |

Genistein die antikarzinogenen Effekte von Tamoxifen reduzieren oder sogar aufheben kann [700].

### Vorkommen in Nahrungsmitteln

**Lignane** sind in Pflanzen weit verbreitet und kommen besonders reichlich in Vollkornprodukten, Leinsamen (370 mg/100 g), Kürbiskernen (21 mg/100 g) [923], Weizen, Gerste, Sesam sowie in Getreidemehlen mit niedrigem Ausmahlungsgrad vor. Weitere Lieferanten sind Walnüsse, Gemüse (15,5 mg/kg), Obst und Salat.

**Isoflavonoide** sind dagegen ausschließlich in tropischen Hülsenfrüchten, wie Sojabohnen (128 mg/100 g), und in Sojaprodukten, wie Tofu (24 mg/100 g), enthalten [1133] (➤ Tab. 2.34).

Der Phytoöstrogengehalt der Lebensmittel ist abhängig von Sorte, Klima, Erntezeitpunkt und Fruchtreife.

**Tab. 2.34** Gehalt an Isoflavonoiden in pflanzlichen Lebensmitteln (in mg/100 g FG) [1133]

| Lebensmittel | Isoflavonoide (mg/100 g) | |
|---|---|---|
| | Genistein | Daidzein |
| Sojabohnen | 72,9 | 54,6 |
| Misopaste | 37,6 | 26,6 |
| Tempeh | 32 | 19 |
| Sojabohnenkeimlinge | 23 | 13,8 |
| Sojabohnenpaste | 17,1 | 15,9 |
| Tofu | 16,6 | 7,6 |
| Sojawürstchen | 13,9 | 4,9 |
| Sojamilch | 2,6 | 1,8 |
| Sojasoße | 0,5 | 0,8 |

**PRAXISTIPP**

Die Fermentierung von Lebensmitteln erhöht die Konzentration an Phytoöstrogenen in den Lebensmitteln und verbessert ihre Bioverfügbarkeit.

## 2.1.11 Sulfide

Sulfide sind flüchtige schwefelhaltige Substanzen, sie geben Zwiebeln, Schalotten, Knoblauch und Schnittlauch ihren intensiven Geschmack und nachhaltigen Geruch.

### Chemie und Eigenschaften

Liliengewächse wie Zwiebeln, Schalotten, Schnittlauch, Lauch und Knoblauch enthalten sulfidhaltige bzw. schwefelhaltige Inhaltsstoffe wie z. B. Diallyldisulfid, Diallyltrisulfid und Allylmethyldisulfid. Die Hauptwirksubstanz im Knoblauch ist die oxidierte Form des Diallyldisulfids, das Diallylthiosulfat, bekannt unter dem Wirkstoffnamen **Allicin.** Dabei handelt es sich um den wichtigsten Vertreter der Sulfide, der auch für den typischen Geruch verantwortlich ist. Primär ist im Knoblauch nur eine Vorstufe des Sulfids S-Allyl-L-cysteinsulfoxid **(Alliin)** enthalten (400 mg/100 g), aus der erst durch das Enzym Alliinase unter Abspaltung von Brenztraubensäure das wirksame Sulfid Allicin gebildet wird. In Zwiebelgewächsen kommt S-Alkyl-L-cysteinsulfoxid und in Kohlgewächsen das S-Methyl-cysteinsulfoxid vor, beide können jedoch nicht in Allicin umgewandelt werden [1199].

Im Knoblauch liegt Alliin in einer Konzentration von bis zu 1,8 % vor. Erst durch mechanische Schädigung der Knoblauchzehe kommt es in den Vakuolen zum Kontakt des enthaltenen Enzyms Alliinase mit dem zytosolischen Alliin, wodurch die Sulfide und das Allicin gebildet werden.

**PRAXISTIPP**

Das Allicin selbst ist in intakten Knoblauchzehen nur in geringen Spuren vorhanden. Die flüchtigen Verbindungen entstehen erst bei enzymatischer oder thermischer Zersetzung. Bei Kühllagerung erhöht sich der Allicingehalt im Knoblauch [1444].
Für die gesundheitsfördernde Wirkung der Sulfide müssen, wie auch bei den Glucosinolaten (Senfölglykosiden), erst pflanzeneigene Enzyme diese abbauen. Da Sulfide stark flüchtig und sehr hitzeempfindlich sind, sollten Liliengewächse und Knoblauch roh gegessen werden.

## Resorption und Verteilung

Die Aktivität der Alliinase wird im Magen durch die Magensäure irreversibel gehemmt, so dass der pH-Wert des Mageninhalts eine wichtige Rolle bei der Bildung von Allicin aus frischem Knoblauch spielt. Das Allicin zerfällt in der Magensäure, dabei werden die flüchtigen Sulfide freigesetzt.

Weder im Blut noch im Urin können die fettlöslichen Verbindungen (z. B. Diallylsulfid), Allicin oder das daraus gebildete Ajoen nachgewiesen werden. Wasserlösliche Verbindungen (z. B. S-Allylcystein) der Sulfide werden renal eliminiert.

## Biochemische Funktionen

Sulfide haben vielfältige Wirkungen. Sie wirken antikarzinogen, antioxidativ, immunmodulierend, entzündungshemmend, antimikrobiell sowie antithrombotisch und sie senken den Blutdruck, Lipide und das Cholesterin. Die Sulfidverbindung Ajoen regt die Verdauung an, da sie die Sekretion des Speichelflusses und des Magensaftes sowie die Darmperistaltik anregt.

**PRAXISTIPP**

Ajoen kann nur durch den Verzehr von frischem Knoblauch zugeführt werden. In Knoblauchöl oder Knoblauchpulver sowie in daraus hergestellten Kapseln oder Tabletten ist es nicht nachweisbar.

## Hemmung der Karzinogenese

Im Tierversuch, aber auch in Studien beim Menschen, wurden zahlreiche antikarzinogene Effekte beim Verzehr von Zwiebelgewächsen festgestellt. Dabei wurden positive Effekte auf Magen- [1507], Kolon- [363], Speiseröhren-, Mamma- und Lungentumore festgestellt. Die Sulfide schützen hauptsächlich auf der Stufe der intrazellulären Initiation und Promotion. Besonders protektiv wirkt das Diallyldisulfid durch Hemmung der Aktivierung von Prokarzinogenen und durch Hemmung der CYP-abhängigen Enzyme. Einige Allylsulfide zeigen Effekte über die Induktion von Glutathion-S-Transferase sowie über andere Phase-II-Enzyme. Sulfide aktivieren die Aktivität der NK-Zellen.

**Vermutete Mechanismen:**

- Intrazelluläre Initiation und Promotion.
- Hemmung von Phase-I-Enzymen.
- Bindung von Gallensäuren und Cholesterin.
- Aktivierung von Prokarzinogenen.
- Hemmung der CYP-abhängigen Enzyme.
- Aufgrund der antibakteriellen Wirkung wird auch das Bakterienwachstum im Magen gehemmt, so dass weniger Nitrat in Nitrit umgewandelt und weniger Nitrosamine gebildet werden. Sulfide schützen daher speziell vor Magenkrebs.
- Induktion von Glutathion-S-Transferase.
- Induktion von Phase-II-Enzymen.
- Induktion der Apoptose.
- Antioxidative Wirkung.
- Immunmodulatorische Wirkung mit Aktivierung von NK-Zellen und zytotoxischen T-Lymphozyten.

**PRAXISTIPP**

Je mehr Allylgruppen vorhanden sind, umso stärker wurde die induzierte Karzinogenese im Dickdarm gehemmt.

Dabei ist die protektive Wirkung von der Sulfidstruktur abhängig. In der Lunge waren Mono- und Disulfide wirksam, Trisulfide hatten keinen positiven Effekt [397].

## Antibiotische Wirkung

Sulfide wirken **stark antimikrobiell.** Besonders Allicin und das Ajoen des Knoblauchs unterdrücken im gastrointestinalen Trakt das Wachstum gesundheitsschädlicher Bakterien und Pilze [758]. Sulfide wirken besonders antimikrobiell auf **pathogene Darmkeime,** ohne Angriff auf die physiologische Darmflora. Speziell Knoblauch, aber auch anderes alliinreiches Gemüse, verfügt über ein breites antibiotisches Spektrum gegen grampositive und gramnegative Darmkeime. Selbst antibiotikaresistente Keime sprechen oft positiv auf Alliin an.

**PRAXISTIPP**

1 mg Allicin entspricht der antimikrobiellen Aktivität von 15 IE Penicillin.

### Weitere Wirkungen [1199]

**Antioxidans** Allyldi- sowie Allyltrisulfate wirken indirekt antioxidativ, indem sie die Synthese der Glutathionperoxidasen induzieren. Alliin wirkt direkt antioxidativ, es verzögert die Peroxidation von LDL-Cholesterin und schützt daher vor Atherosklerose [435].

**Immunmodulation** Beim täglichen Verzehr von 0,5 g frischem Knoblauch pro kg KG für 3 Wochen kommt es zur gesteigerten Aktivität der NK-Zellen [707].

**Entzündungshemmung** Sulfide in Knoblauch und Zwiebeln hemmen Entzündungen der Atemwege und der Lunge durch Hemmung der enzymatischen Umwandlung von Arachidonsäure in Prostaglandine und Leukotriene durch Alliin [758].

**Antithrombotisch** Die Thrombozytenaggregation wird durch Sulfide gehemmt und die Fibrolyse aktiviert, so dass sich die Blutgerinnungszeit verlängert. Diese Funktionen senken das Risiko für Apoplex und Myokardinfarkte. Die stärkste antithrombotische Wirkung in vitro weist Ajoen auf [31]. Allicin und Ajoen sind ähnlich wirksam wie Acetylsalicylsäure.

**Blutdrucksenkung** In geringem Maß wirkt Allicin blutdrucksenkend [1458]. Daher wirkt der regelmäßige Verzehr von frischem Knoblauch schützend vor Herz-Kreislauf-Erkrankungen.

**Lipidsenkung** Allicin und andere Sulfide hemmen Enzyme (HMG-CoA-Reduktase), die an der Cholesterinsynthese in der Leber beteiligt sind.

**STUDIEN**

Der tägliche Verzehr von 40 g frischem Knoblauch während einer Woche reduziert den Cholesterin- und Triglyceridspiegel im Blut [64].

### Täglicher Bedarf und Versorgungssituation

Der tägliche Bedarf an Sulfiden ist bisher nicht bekannt. Die tägliche Zufuhr von 5 Portionen Obst und Gemüse pro Tag gilt als förderlich für die Gesundheit (➤ Kap. 1.4.6).

Die Zufuhr an Sulfiden wurde bisher bei keinem der Ernährungsberichte der DGE erfasst.

**PRAXISTIPP**

Knoblauch enthält neben Sulfiden zahlreiche Vitamine (A, B und C), Kalium, Selen sowie Polyphenole. Der Anteil an Adenosin ist ebenfalls hoch. Allerdings müsste für die Wirkung der anderen Vitalstoffe sehr viel Knoblauch verzehrt werden, z. B. 800 g für den täglichen Vitamin-C-Bedarf.

### Toxizität

Sulfide führen bei schon vorhandenem Leberkrebs zur Bildung neuer Krebsgeschwüre in der Leber [397].

**GEFAHR**

Beim Verzehr sehr hoher Mengen kann es zu Magenverstimmung oder Diarrhö kommen.

### Anwendungsgebiete [550]

- Sulfide wurden auch als **„natürliche Antibiotika“** bezeichnet und hatten vor der Ära der synthetischen Antibiotika ihren festen Stellenwert bei der Behandlung und Prophylaxe von Infektionskrankheiten.
- Das auch bei Sulfiden festgestellte **antikarzinogene Potenzial** macht sie für die Risikoreduktion bei diversen Krebserkrankungen interessant.
- Sulfide dürften zum Schutz vor **Herz-Kreislauf-Erkrankungen** Bedeutung erlangen.
- Sie tragen zur Reduktion eines **erhöhten Cholesterinspiegels** bei.
- Sulfide können möglicherweise überschießende **Entzündungsreaktionen** günstig beeinflussen.

- Es gibt Hinweise darauf, dass Sulfide eine Art „natürliches **Antithrombotikum**“ darstellen könnten.

### Interaktionen

Bisher sind keine Interaktionen bekannt.

### Vorkommen in Nahrungsmitteln

Sulfide sind reichlich enthalten in **Knoblauch** (400 mg/100 g FG!), Zwiebeln, Lauchzwiebeln, Schnittlauch, Lauch, Spargel und Schalotten.

## 2.1.12 Protease-Inhibitoren

**Proteasen** (z. B. Trypsin, Chymotrypsin) sind Enzyme, die andere Enzyme, Proteine und Polypeptide hydrolytisch abbauen können. Sie werden auch als Peptidasen, Proteinasen oder proteolytische Enzyme bezeichnet. Dabei werden Proteine hydrolytisch in Aminosäuren gespalten und so deren Abbau katalysiert. Die Aktivität der ubiquitären Proteasen muss reguliert werden, um eine übermäßige oder gesundheitsschädliche Proteolyse zu verhindern. Daher verfügen Lebewesen über endogene spezifische **Protease-Inhibitoren,** um die physiologische Funktion von Proteasen zu kontrollieren. Dabei handelt es sich vor allem um Proteine, die der Körper z. T. selbst synthetisieren kann. Protease-Inhibitoren steuern z. B. die Proteolyse bei Entzündungen.

Anfänglich wurden Protease-Inhibitoren wegen ihrer **enzymhemmenden Wirkung** eher als gesundheitsschädlich eingestuft. Inzwischen stehen jedoch die gesundheitsfördernden Effekte der Protease-Inhibitoren im Vordergrund.

### Chemie und Eigenschaften

Protease-Inhibitoren bestehen aus Polypeptidketten, die aus 100–200 Aminosäuren zusammengesetzt sind. Verantwortlich für die inhibitorische Wirkung sind die zwischen den Polypeptidketten vorhandenen Disulfidbrücken. Protease-Inhibitoren hemmen die Aktivität von Enzymen im Dünndarm, z. B. Trypsin oder Chymotrypsin, die an der Aufspaltung von Nahrungsproteinen in einzelne Aminosäuren beteiligt sind. Dabei heften sie sich an diese Enzyme an und verhindern dadurch die Bindung der eigentlichen Substrate. In der Folge kommt es zu einer Abnahme der Aminosäurenverfügbarkeit [833].

**PRAXISTIPP**

Die Hemmung der Trypsinaktivität wird durch Erhitzen der Nahrungsmittel unterdrückt [1116].

Protease-Inhibitoren werden auch therapeutisch genutzt und finden Anwendung in der proteinbiochemischen Forschung und Industrie. Zu den wichtigsten Protease-Inhibitoren gehört α-1-Antitrypsin, welches im Blut den enzymatischen Abbau von Serumproteinen durch Trypsin verhindert.

### Resorption und Verteilung

Protease-Inhibitoren werden nur zu ca. 10 % resorbiert, der Großteil der Nahrungsmittel, die diese Pflanzenbegleitstoffe enthalten, wird kaum verdaut, daher verbleiben 90 % der Protease-Inhibitoren im Kolon [1116] und wirken daher hauptsächlich im **Magen-Darm-Trakt.** Bereits 1–6 Stunden nach oraler Aufnahme finden sich im Urin erhöhte Spiegel an Protease-Inhibitoren, nach 24 Stunden sind die Ausgangswerte wieder erreicht.

### Biochemische Funktionen

#### Hemmung der Karzinogenese

Im Tierversuch reduzierten Protease-Inhibitoren aus der Sojabohne das Risiko für Leber-, Magen-Darm-, Dünn- und Dickdarmkrebs [725, 1298]. Sie wirken intrazellulär auf die Tumorinitiation und auf die Promotionsphase. Das Risiko der Zellentartung vermindert sich wahrscheinlich durch Verhinderung fehlerhafter Reparaturprozesse der DNA durch Protease-Inhibitoren [81].

Vegetarier und Siebenten-Tags-Adventisten nehmen deutlich mehr Protease-Inhibitoren auf als die übrige Bevölkerung. Bei diesen speziellen Personengruppen wurden niedrigere Raten von Brust-, Dickdarm- und Prostatakrebs beobachtet, bedingt durch die antikarzinogene Wirkung von Protease-Inhibitoren. Eine gut untersuchte Gruppe von Inhibitoren aus Sojabohnen **(Bowman-Birk-Inhibitoren)** zeigte eine antikarzinogene Wirkung bei Tumoren von Dickdarm, Mundhöhle, Speiseröhre, Lunge und Leber.

Besonders gut schützen pflanzliche Protease-Inhibitoren vor malignen gastrointestinalen Tumoren (Ösophagus-, Kolon-, Pankreas-, Analtumore), Lungentumoren, Kopf-Hals-Tumoren sowie Mamma- und Zervixkarzinomen. Im Duodenum verbinden sich die Protease-Inhibitoren mit Chymotrypsin und/oder Trypsin, dadurch werden diese Proteasen gehemmt. Tumore benötigen Aminosäuren für ihr Wachstum, die dadurch wegen der mangelnden Proteinresorption und -aufspaltung nicht mehr zur Verfügung stehen.

**PRAXISTIPP**

Ein 70 kg schwerer Mann müsste täglich 216 mg Protease-Inhibitoren aus Sojabohnen aufnehmen, um sich vor Krebserkrankungen zu schützen. Das ist etwa doppelt so viel wie in der normalen westlichen Ernährung, entspricht aber der durchschnittlich in Japan verzehrten Menge an Protease-Inhibitoren aus Sojabohnen [550].

**Vermutete Mechanismen:**

- Intrazelluläre Initiation: Hemmung fehlerhafter Reparatur der DNA durch relativen Mangel an Aminosäuren: Im Tierversuch führte ein Mangel an Leucin, Phenylalanin und Tyrosin zu einem eingeschränkten Wachstum von Brust- und Lebertumoren.
- Promotion und Progression: Hemmung der Bildung von Sauerstoffradikalen.
- Kompetitive Hemmung von tumorspezifischen Proteasen (u. a. von Bedeutung bei der Metastasierung).
- Antioxidative Wirkung.

### Antioxidans

Für bestimmte Protease-Inhibitoren konnten antioxidative Wirkungen nachgewiesen werden. Die zeigten verschiedene Untersuchungen von Inhibitoren aus Soja- und Limabohnen sowie Kartoffeln. Besonders wirksam sind die Chymotrypsin-Inhibitoren, die auch stärker antioxidativ wirksam sind als Trypsin-Inhibitoren [421]. Verantwortlich für die antioxidative Wirkung sind vermutlich Schwefelatome, die sich an die Radikale binden und dadurch die Bildung des Superoxidanions und des Wasserstoffperoxids verhindern. Aufgrund ihrer geringen Resorptionsrate entfalten Protease-Inhibitoren ihre antioxidative Wirkung vor allem im gastrointestinalen Trakt.

**GEFAHR**

Durch Erhitzen und Auskeimen von Sprossen reduziert sich zumindest die Aktivität der Trypsin-Inhibitoren um bis zu 80 %.

## Täglicher Bedarf und Versorgungssituation

Der tägliche Bedarf ist noch nicht definitiv geklärt. Als gesichert gilt derzeit aber, dass eine Zufuhr, wie sie durch 5 Portionen Obst und Gemüse pro Tag theoretisch erreicht werden könnte, allgemein zu empfehlen ist (➤ Kap. 1.4.6).

Protease-Inhibitoren werden nicht nur über die Nahrung aufgenommen, sondern z. T. vom Körper selbst synthetisiert. Bei gemischter Kost stammt ca. 1 Drittel aus tierischen Lebensmitteln. Die durchschnittliche Aufnahme beträgt täglich etwa 295 mg Trypsin-Inhibitoren. Mit vegetarischer Kost werden deutlich mehr Protease-Inhibitoren aufgenommen.

## Toxizität und Interaktionen [404, 1439]

Protease-Inhibitoren werden zur medikamentösen Behandlung von HIV-Infektionen eingesetzt. Dabei sind zahlreiche Wechselwirkungen mit Inhibitoren und Induktoren von **CYP-Isoenzymen** bekannt. Viele CYP-Inhibitoren erhöhen die Plasmakonzentration der Protease-Inhibitoren um bis zu 300 %. Andererseits beschleunigen CYP-Induktoren die Clearance der Protease-Inhibitoren und verringern dadurch die Plasmakonzentration.

**GEFAHR**

Protease-Inhibitoren können die Pharmakokinetik anderer Arzneistoffe verändern, indem sie als Inhibitoren des CYP-Systems wirken.

Folgende Medikamente sollten **nicht zusammen** mit Protease-Inhibitoren eingesetzt werden: Rifampicin,

Terfenadin, Astemizol, Cisaprid, Ergotamine und Benzodiazepine, wie Midazolam oder Triazolam.

Die HIV-Protease-Inhibitoren Ritonavir und Nelfinavir wirken induzierend auf Leberenzyme. Sie senken zum Beispiel die Ethinylestradiol-Plasmakonzentration und sollten daher nicht zusammen mit kombinierten oralen Kontrazeptiva gegeben werden.

Alle Protease-Inhibitoren zeigen erhebliche **Nebenwirkungen** auf:

- Magen-Darm-Unverträglichkeiten (Übelkeit, Erbrechen, Diarrhoe, Bauchschmerzen)
- Hohe Leber-Transaminasen, aber nur selten Hepatitis
- Hyperlipidämie (Triglyceride)
- Glukoseintoleranz
- Abnorme Fettverteilung
- Blutungen bei Hämophilen
- Nierensteine zu Beginn einer Behandlung (Indinavir)
- Parästhesien perioral (25 % der Patienten), evtl. auch Extremitäten

### Anwendungsgebiete

Zahlreiche epidemiologische Daten zu Protease-Inhibitoren liefern starke Hinweise auf eine **Risikominderung für diverse Krebsarten.**

### Vorkommen in Nahrungsmitteln

Protease-Inhibitoren kommen in Samen von Hülsenfrüchten (bes. Sojabohnen, Mungbohnen, Erbsen, Erdnüsse) und Getreide reichlich vor. In Kartoffeln sind mindestens 6 verschiedene Inhibitoren (gegen Papain, Trypsin, Chymotrypsin, Carboxypeptidase B, Elastase und Kallikrein) enthalten [550]. Reis, Mais, Hafer und Weizen enthalten jeweils nur einen Trypsin-Inhibitor, dafür jedoch größere Mengen.

## 2.1.13 Ballaststoffe

Ballaststoffe sind Gerüst- und Stützsubstanzen der pflanzlichen Zellwände, die der Mensch über Nahrungsmittel aufnimmt. Sie werden auch als Faserstoffe, Rohfasern oder Pflanzenfasern bezeichnet. Dabei handelt es sich um Kohlenhydrate pflanzlicher Herkunft, die im Dünndarm nicht enzymatisch gespalten werden können, aber im Kolon ganz oder teilweise fermentiert werden. Neben den Gerüstsubstanzen, wie Cellulose und Lignin, gehören auch Pflanzengummen und -schleime zu den Ballaststoffen.

### Chemie und Eigenschaften

Die meisten Ballaststoffe sind hochmolekulare Polysaccharide und somit chemisch den Kohlenhydraten (Kohlenhydratpolymere) zuzuordnen (> Tab. 2.35). Es werden Abkömmlinge von Disacchariden, Oligosacchariden und Polysacchariden unterschieden. Bei den Polysacchariden unterscheidet man Nicht-Stärke-Polysaccharide von den Stärkeabkömmlingen. Die beiden Ausnahmen Lignin und Cutin stammen nicht von den Polysacchariden ab.

Unterschieden wird zwischen **unlöslichen** und **löslichen** Ballaststoffen (> Tab. 2.36). Unlösliche Ballaststoffe besitzen durch ihre Wasserbindungskapazität eine hohe Quellfähigkeit (> Tab. 2.37). Lösliche Ballaststoffe bilden viskose Lösungen und besitzen gegenüber den unlöslichen Ballaststoffen eine noch höhere Wasserbindungskapazität.

- Lösliche Ballaststoffe (Obst, Gemüse): Pektine, Inulin, β-Glucan, Psyllium und Guar, Pflanzengummen, Oligofructose, lösliche Hemicellulosen
- Unlösliche Ballaststoffe (Getreide, Hülsenfrüchte): Cellulose, Lignin, resistente Stärke, unlösliche Hemicellulose

### Resorption und Verteilung

Da die Verdauungssekrete Ballaststoffe im Dünndarm nicht spalten können, gelangen sie unverdaut in den Dickdarm und stehen dort der enzymatischen Verarbeitung durch die Darmflora zur Verfügung. Je nach Art der zugeführten Ballaststoffe können sich Wachstumsrate und Stoffwechselaktivität unterschiedlicher **Bakterienstämme** der Darmflora verbessern.

Lösliche Ballaststoffe dienen als Quellstoffe im Darm, da sie große Mengen an Flüssigkeit binden. Im Kolon werden sie von den vorhandenen Mikroorganismen zu kurzkettigen Fettsäuren und Gasen abgebaut. Dadurch wird der Stuhl weicher und sein

**Tab. 2.35** Einteilung der Ballaststoffe nach ihren chemischen Eigenschaften (aus: [1323], zusammengestellt nach [358, 869, 1377])

| Gruppe | Vertreter | Chemischer Aufbau | Herkunft |
|---|---|---|---|
| **Polysaccharide** | | | |
| Nicht-Stärke-Polysaccharide | Cellulose | Aus Glucosemolekülen, β-1,4-glykosidisch verknüpft<br>Polymerisationsgrad bis zu 10.000 Monomere<br>Langkettige, unverzweigte Struktur | Klassischer Faserstoff der Zellwände höherer Pflanzen<br>Verfügbar als reiner Ballaststoff (mikrokristalline Cellulose) in Pulverform |
| | Hemicellulose | Heterogene Polysaccharide aus Hexosen (Galactose, Glucose, Mannose) und Pentosen (Arabinose, Xylose) sowie Uronsäuren (Galacturon- und Glucuronsäuren)<br>Molekulargewicht um 500.000<br>Uneinheitliche Struktur mit variierender Verzweigung der Molekülketten | Als Begleitfaserstoff von Cellulose in Zellwänden höherer Pflanzen enthalten<br>Mit Ausnahme von Psyllium (s. u.) nicht als Isolat im Handel erhältlich |
| | Pektin | Unverzweigte Polysaccharide mit 85–100 % Galacturonsäuremonomeren und Resten von Pentosen und Hexosen<br>Veresterung der Carboxygruppen zu 20–80 %<br>Molekulargewicht um 100.000 | Gerüst- und Kittsubstanz der Zellwände<br>Als Apfel- und Zitruspektinpulver im Handel |
| | Betaglucan | Aus Glucosemonomeren, β-1,4- und β-1,3-glykosidisch verknüpft<br>Verzweigte Struktur | Endosperm von Hafer- und Gerstenkörnern<br>Im Handel nicht als Reinsubstanz erhältlich |
| | Guar | Mannosereste mit einzelnen abzweigenden Galactosemonomeren | Endosperm der indischen Bohnenart *Cyamopsis tetragonolobus*<br>Im Handel als Guarkernmehl erhältlich (enthält eine Beimengung von etwa 2,5 % Cellulose) |
| | Psyllium | Chemisch eine Hemicellulose, aber nicht aus der Zellwand stammend<br>Polysaccharid aus einem Xylangerüst mit Seitenketten von Arabinose, Rhamnose und Galacturonsäuren | Samenschalen von *Plantago*-Arten, meist aus der indischen *Plantago ovata* (Flohsamenschalen) gewonnen<br>Handelsübliche Präparate enthalten gemahlene Flohsamenschalen mit einer erheblichen Beimengung an Hemicellulosen |
| | Inulin | Polysaccharid aus Fructosemonomeren (bis zu 100 Einzelmoleküle), die β-1,2-glykosidisch verknüpft sind | Reservekohlenhydrat in einigen Pflanzen (Artischocke und Topinambur)<br>Als Pulver im Handel erhältlich |
| Resistente Stärke | Physikalisch resistente Stärke | Chemisch identisch mit der Nahrungsstärke<br>Aus Amylose (α-1,4-glykosidisch verknüpfte Glucosemonomere; Molekulargewicht > 60.000) und Amylopektin (α-1,4- und α-1,6-glykosidisch verknüpfte Glucosemonomere; Molekulargewicht > 300.000) | Große stärkehaltige Partikel erschweren den Zugang der Hydrolasen; Quellen: grob geschrotetes Getreide |
| | Resistente Stärkegranula | | Die kristalline Struktur der Stärkepartikel erschwert den enzymatischen Abbau; Quellen: unreife Bananen, unerhitzte Kartoffeln und Leguminosen |
| | Retrogradierte Stärke | | Entsteht nach der thermischen Behandlung von Stärken mit nachfolgender Abkühlung (Retrogradation); Quellen: Brot, gekochte und abgekühlte Kartoffeln |

**Tab. 2.35** Einteilung der Ballaststoffe nach ihren chemischen Eigenschaften (aus: [1323], zusammengestellt nach [358, 869, 1377]) *(Forts.)*

| Gruppe | Vertreter | Chemischer Aufbau | Herkunft |
|---|---|---|---|
| **Oligosaccharid-Ballaststoffe** | | | |
| Oligofructose (Fructooligosaccharide) | – | Aus Fructosemonomeren, die β-1,3-glykosidisch verbunden sind<br>Besteht aus < 10 Fructosemolekülen | In Form von Isolaten im Handel erhältlich<br>Zusatz in pre- und synbiotischen Lebensmitteln |
| Oligosaccharide der Raffinosefamilie | Raffinose, Stachyose | Raffinose: Trisaccharid aus Glucose, Galactose und Fructose<br>Stachyose resultiert aus der Verlängerung der Raffinosekette um eine Galactoseeinheit | In Zellwänden von Leguminosen |
| **Disaccharid-Ballaststoffe und deren Derivate** | | | |
| Disaccharide | Lactulose | Aufbau aus einem Galactose- und einem Fructosemonomer | Gebildet aus Lactose durch Isomerisierung; Quellen: geringe Konzentrationen in ultrahocherhitzter und sterilisierter Milch |
| Zuckeralkohole | Lactitol | Aufbau aus einem Galactose- und einem Sorbitolmonomer | Synthetisch gewonnen durch katalytische Hydrierung von Lactose<br>In Form von Lactit als Lebensmittelzusatzstoff zugelassen |
| **Nicht-Saccharid-Ballaststoffe** | | | |
| | Lignin | Phenylpropan-Makromolekül<br>Molekulargewicht um 5.000 | Zellwände von höheren Pflanzen<br>Als Isolat nicht im Handel erhältlich |
| | Kutin | Verestertes Heteropolymer | Wachsschicht vieler Pflanzen |

**Tab. 2.36** Ballaststoffe: Klassifizierung und Vorkommen [380]

| Klassifizierung | Vorkommen in Lebensmitteln |
|---|---|
| **Lösliche Ballaststoffe** | |
| Inulin | Artischocken, Chicorée, Pastinake, Topinambur, Schwarzwurzeln |
| Pektin | Apfel, Aprikosen, Karotten, Kirschen, Quitte |
| β-Glucan | Backhefe, Gerste- und Haferkörner sowie -flocken |
| Guar | Guarbohne |
| Psyllium | Flohsamen- und deren Schalen |
| Hemicellulose | Flohsamenschalen, Weizenkleie |
| **Unlösliche Ballaststoffe** | |
| Cellulose | Getreidevollkornmehl, Haferkleie, Weizenkleie |
| Lignin | Gerstenkörner, Haferflocken, Roggenkörner, Weizenkörner |
| Resistente Stärke | Hülsenfrüchte, kalte Kartoffeln, Mais, Reis |

**Tab. 2.37** Ballaststoffe: Klassifizierung und Eigenschaften ([380, 1324], modifiziert)

| Vertreter | Löslichkeit | Quellfähigkeit | Viskosität | Fermentierbarkeit |
|---|---|---|---|---|
| Polysaccharide | | | | |
| Cellulose | – | (+) | – | 10–30 % |
| Resistente Stärke | – | + | (+) | Etwa 100 % |
| Inulin | + | + | ++ | 100 % |
| Hemicellulose | 50 % –; 50 % + | ++ | + | 50–70 % |
| Pektin | + | +++ | +++ | Etwa 100 % |
| β-Glucan | + | ++++ | +++ | Etwa 100 % |
| Guar | + | ++++ | +++ | Etwa 100 % |
| Psyllium | + | + | ++ | 100 % |
| Nicht-Polysaccharide | | | | |
| Lignin | – | – | – | – |
| Kutin | – | – | – | – |

Volumen nimmt zu. Unlösliche Ballaststoffe binden weniger Flüssigkeit und werden von der Darmflora kaum abgebaut. Sie vergrößern daher besonders das Ausscheidungsvolumen die Fäzes.

## Biochemische Funktionen

Ihre Wirkung entfalten Ballaststoffe ausschließlich im Magen-Darm-Trakt (➤ Abb. 2.5). Durch die angeregte Bildung von Substanzen, die den gesamten Metabolismus beeinflussen können, wirken Pflanzenfasern indirekt systemisch. In der **Mundhöhle** bewirken sie eine verstärkte Kautätigkeit, so dass die Nahrung vermehrt eingespeichelt wird und sich die Säurelast durch Pufferung reduziert. Dieser Umstand verbessert die Zahngesundheit [25] ebenso wie der Umstand, dass die Glucose aus Ballaststoffen langsamer freigesetzt wird. Im **Magen** binden Ballaststoffe Flüssigkeit, wodurch sich das Volumen des Nahrungsbreis (Chymus) vergrößert. Manche Hemicellulosen und Pektin erhöhen im Magen zusätzlich die Viskosität des Nahrungsbreis. Die Folge ist eine verzögerte Magenentleerung und eine durch Dehnungsrezeptoren vermittelte Aktivierung anorektischer Signalmoleküle im Hypothalamus [1323]. Durch die Dehnung der Magenwand werden Sättigungssignale ausgelöst [771] und durch die höhere Verweildauer des Chymus hält das Sättigungsgefühl länger an [1074].

### Aktivierung der Darmfunktion

Aufgrund der zunehmenden Wasserbindung im **Dünndarm** erhöht sich das Volumen des Nahrungsbreis weiter, so dass die Peristaltik angeregt wird. Die wasserlöslichen Ballaststoffe verlängern die Transitzeit, die wasserunlöslichen verkürzen sie [1417]. Dadurch sinkt die Kontaktzeit mit Giftstoffen und Toxinen. Gallensäuren werden gebunden und ausgeschieden, es findet dadurch keine Rückresorption statt [506]. Aus diesem Grund wird unter anderem die Neubildung von sekundären Gallensäuren stimuliert, so dass Cholesterin abgebaut wird.

**GEFAHR**

Ballaststoffe binden im Dünndarm Mineralstoffe und Spurenelemente, so dass diese vermehr ausgeschieden werden [478]. Ein sehr hoher Konsum kann daher zu Mineralstoffmangel führen. Dies betrifft auch Veganer, die sich meist sehr ballaststoffreich ernähren.

Durch Ballaststoffe werden Kohlenhydratverbindungen schwerer für Enzyme angreifbar, so dass die Resorptionsrate und die Absorptionsgeschwindigkeit sinken. Dadurch verringert sich der Blutzuckeranstieg nach einer Nahrungsaufnahme. Am wirksamsten sind dabei wasserlösliche Substanzen, die eine Glucoseaufnahme durch die Ausbildung von Gelen stärker vermindern.

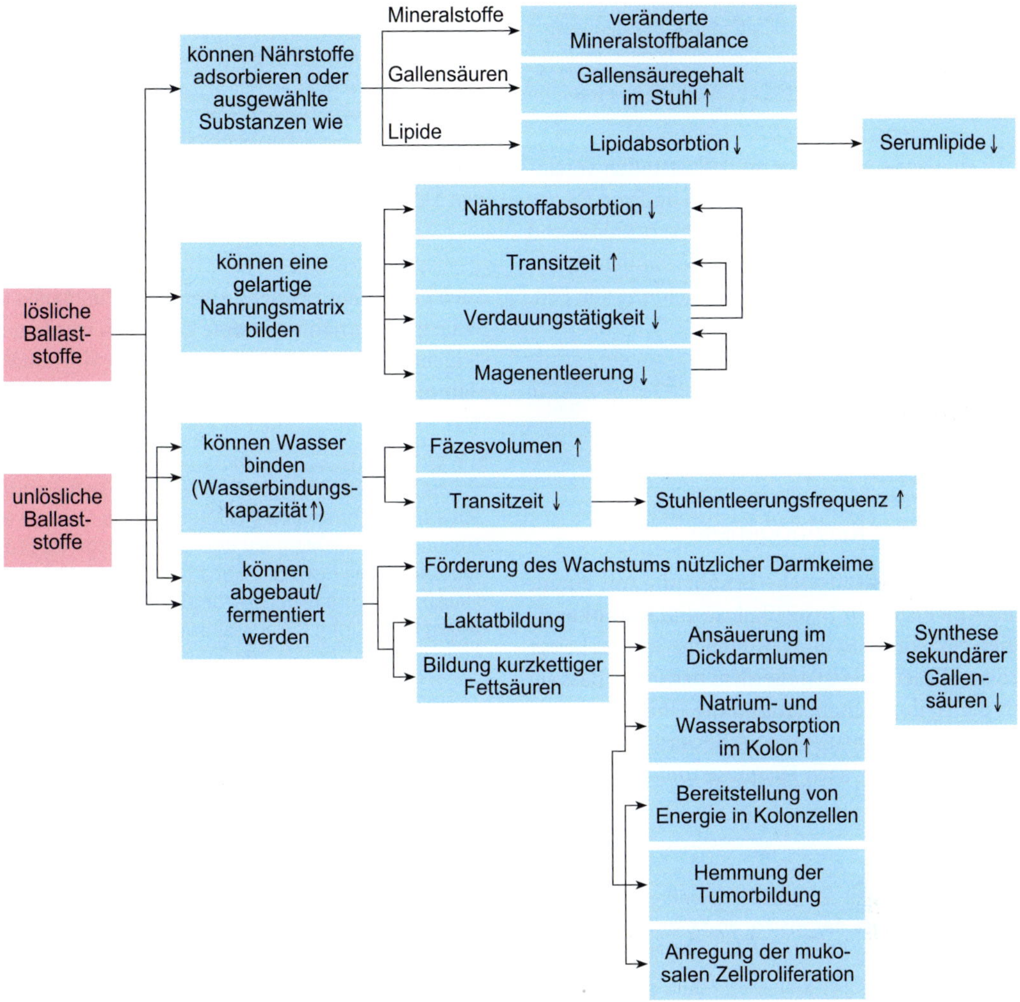


**Abb. 2.5** Übersicht zu den gastrointestinalen Effekten von Ballaststoffen und ihren Sekundärwirkungen; ↑: erhöht/verstärkt; ↓: senkt/vermindert. (Nach [1323]; [L141])

Im **Kolon** werden die Ballaststoffe durch physiologische Darmbakterien fermentiert. Es entstehen kurzkettige Fettsäuren, die vielfältige Wirkungen im Organismus entfalten [132]. Dies verringert beispielsweise den pH-Wert, so dass krankhafte Keime sich weniger ausbreiten können. Außerdem werden antimikrobiell wirkende Stoffe vermehrt gebildet. Auch eine erhöhte Mukusproduktion wurde beschrieben. Kurzkettige Fettsäuren versorgen die physiologischen Darmbakterien mit Energie und sorgen für Differenzierung und Wachstum der Darmschleimhautzellen [1371]. Die löslichen Ballaststoffe dienen der physiologischen Darmflora als Nahrung, so dass diese sich vermehren kann. So erhöht sich die Produktion von Bifidobakterien, die wiederum Immunparamater verbessern [380].

Durch die Erhöhung des Stuhlgewichts wird die Synthese von Verdauungsenzymen angeregt, wie die Amylase in der Pankreas, dadurch beschleunigt sich die Peristaltik und die Transitzeit des Stuhls im Darm verkürzt sich.

**GEFAHR**

Die löslichen Ballaststoffe sollten immer mit genügend Flüssigkeit zugeführt werden. Andernfalls können sie eine Obstipation fördern, anstatt sie zu verhindern.

Durch eine hohe Aufnahme an Ballaststoffen verringert sich das Risiko einer Obstipation und von Darmerkrankungen, wie Hämorrhoiden, Divertikulose und Appendizitis. Über verschiedene Mechanismen bewirken sie eine erhöhte fäkale Ausscheidung von Fett.

**PRAXISTIPP**

Ballaststoffe dienen der Vermehrung der natürlichen Darmflora und erhöhen auch auf diesem Weg das Stuhlvolumen, da etwa 60 % der Fäzes aus ausgeschiedenen Mikroorganismen besteht.

### Hemmung der Karzinogenese

Dass eine ballaststoffreiche Ernährung mit einem geringeren Risiko für Divertikulose und **Kolonkarzinomen** einhergeht, ist durch zahlreiche Studien belegt worden. Mittlerweile ist außerdem bewiesen, dass sie auch die Heilungschancen und die Überlebensrate bei Dickdarmkrebspatienten verbessert, selbst wenn die Ernährung erst nach Diagnose und Behandlung umgestellt wird.

**STUDIEN**

Eine Metaanalyse von 25 prospektiven Beobachtungsstudien zeigte, dass das Risiko, an Kolonkarzinom zu erkranken, pro 10 g Ballaststoffe um 10 % sinkt. Dies bedeutete ein signifikantes, um 22 % vermindertes Sterberisiko pro 5 g Ballaststoffe, die täglich mehr aufgenommen werden (Hazard Ratio 0,78; 0,65–0,93) [54]. Ausgewertet wurden dabei die Daten der Nurses' Health Study und der Health Professionals Follow-Up Study mit insgesamt 121.700 Krankenschwestern und 51.529 männlichen Angehörigen in Gesundheitsberufen.

Ursächlich hierfür ist wohl die Bindung der Karzinogene in der Nahrung durch unverdaute Pflanzenfasern sowie der beschleunigte Transit, durch den die Karzinogene nur kürzere Zeit wirken können. Die langsamere Resorption von Kohlenhydraten durch eine höhere Insulinsensibilität sowie die vermehrte Aufnahme von kurzkettigen Fettsäuren (Acetat, Butyrat, Propionat), die von im Darm fermentierten Ballaststoffen freigesetzt werden, scheinen ebenfalls tumorsuppressiv zu wirken [311].

**STUDIEN**

Fallkontrollstudien zeigten ein um etwa 40 % vermindertes Risiko für Darmkrebs bei Personen mit ballaststoffreicher Ernährung. Die Autoren der Metaanalyse leiten aus den Daten ab, dass sich durch eine generelle Erhöhung der Ballaststoffzufuhr auf 39 g/Tag das Risiko für Dickdarmkrebs in der amerikanischen und kanadischen Bevölkerung um 31 % senken ließe [621].

Auch ein Zusammenhang zwischen **Brustkrebs** und Ballaststoffaufnahme konnte gefunden werden. Mit steigender Ballaststoffzufuhr sinkt die Mortalität an Mammakarzinomen [813].

**STUDIEN**

Frauen hatten pro Aufnahme von täglich 10 g Ballaststoffen als junge Erwachsene (vor allem durch den Verzehr von Gemüse und Früchten) ein um 13 % verringertes Brustkrebsrisiko. Die Risikoreduktion lag bei 14 %, wenn die Frauen bereits in ihrer Kindes- und Wachstumsphase regelmäßig täglich 10 g Ballaststoffe verzehrt hatten [387].

Die Autoren nannten als mögliche Erklärung für die Wirksamkeit der Prävention die verbesserte Insulinsensitivität sowie die verringerte Menge an IGF. Weiterhin vermuteten Wissenschaftler, dass Ballaststoffe die Plasmaspiegel an Östrogen senken, indem die β-D-Glucuronidase-Aktivität vermindert wird und dadurch vermehrt Östrogen über den Fäzes eliminiert wird [526].

**Vermutete Mechanismen:**

- Bindung von Karzinogenen.
- Durch Erhöhung des Stuhlgewichts verdünnt sich die Konzentration aller Karzinogene und durch die kürzere Transitzeit verringert sich die Kontaktzeit der Karzinogene mit der Darmwand.
- Beim bakteriellen Abbau der Ballaststoffe entstehen kurzkettige Fettsäuren (z. B. Acetat, Butyrat, Propionat). Vor allem Buttersäure wirkt antikarzinogen.

### Weitere Wirkungen [380]

**Kardioprotektive Wirkung** Ballaststoffe schützen vor Herz-Kreislauf-Erkrankungen, wie arterieller Hypertonie und koronarer Herzkrankheit.

**STUDIEN**

In einer epidemiologischen Studie wies die Gruppe mit hoher Ballaststoffzufuhr (knapp 30 g/Tag) ein fast um die Hälfte niedrigeres Herzinfarktrisiko auf als die Gruppe mit der niedrigsten Ballaststoffzufuhr (12,4 g/ Tag) [1144].
Laut der Nurses Health Study und Health Professionals' Follow-up Study [654] mit insgesamt 115.000 Frauen und Männern, die über 14 bzw. 8 Jahre kontrolliert wurden, verminderte ein hoher Verzehr an Ballaststoffen das Risiko für einen Apoplex.
Außerdem konnte ein erhöhter Blutdruck durch einen gesteigerten Konsum an Ballaststoffen normalisieren. Nach mehr als 8 Wochen ballaststoffreicher Ernährung verringerte sich der systolische Druck allgemein um 1,2 mm Hg und der diastolische um 1,7 mm Hg. Bei Hypertonikern war der Effekt signifikanter: Reduktion systolisch 6,0 mm Hg, diastolisch 4,2 mm Hg [25].

Zudem verbessert sich der kardioprotektive Effekt der Ballaststoffe durch die Wirkung auf den Glucose- und Lipidmetabolismus sowie durch eine Gewichtsabnahme bei Adipositas.

**Reduktion des Körpergewichts** Ballaststoffreiche Lebensmittel sorgen für ein Sättigungsgefühl und beugen so Adipositas vor. So besitzen Äpfel ein weitaus höheres Sättigungspotenzial als Apfelsaft. Nach Entfernung der Ballaststoffe werden Kohlenhydrate schneller resorbiert, so dass es zu erhöhten postprandialen Glucose- und Plasmainsulinkonzentrationen kommt.

**Lipidstoffwechselstörungen** Wasserlösliche Ballaststoffe verbessern den Cholesterinspiegel, sowohl von Gesamt- als auch von LDL-Cholesterin (➤ Tab. 2.38) [25]. Die Mehrzahl der klinischen Studien belegt eine Senkung des Serumcholesterins um bis zu 25 %, sowohl bei Patienten mit Hypercholesterinämie als auch bei Stoffwechselgesunden. Verantwortlich für den cholesterinsenkenden Effekt sind β-Glucan, Pektin, Guar und Psyllium [1355]. Durch Leinsamen konnten sowohl Gesamt- als auch LDL-Cholesterin gesenkt werden, allerdings nur, wenn die Körner verzehrt wurden. Das Leinöl zeigte diesen positiven Effekt nicht [1056], das HDL-Cholesterin sowie die Triglyceride wurden nicht beeinflusst. Der Mechanismus bei der Beeinflussung des Cholesterinspiegels durch Ballaststoffe ist noch unklar. Wahrscheinlich beruht er auf der Bindung der Gallensäuren durch Nahrungsfasern im Dünndarm, so dass diese ausgeschieden werden. Dadurch produziert der Körper neue Gallensäuren, so dass sich der Cholesterinpool reduziert. Möglicherweise bilden Ballaststoffe durch die Wasserbindung eine Art hydrophobe Barriere, welche die Aufnahme der Mizellen – und dadurch von Lipiden, Cholesterin und Gallensäuren – im Dünndarm behindert. Ob die beim Abbau anfallenden kurzkettigen Fettsäuren ebenfalls eine lipidsenkende Wirkung haben, ist bisher noch nicht ausreichend untersucht worden.

**Gallensteine** Durch die mögliche Bindung der Gallensäuren durch Nahrungsfasern, so dass diese ohne Resorption ausgeschieden werden, kommt es zur Synthese neuer Gallensäure aus Cholesterin. Dadurch wird eine Anreicherung von Cholesterin in der Gallenblase, die zum Auslösen von Cholesterin-Gallensteinen führen kann, vermindert.

**Kohlenhydrattoleranz** Ballaststoffreiche Lebensmittel haben einen **niedrigeren glykämischen Index.**

**Tab. 2.38** Wirkung löslicher Ballaststoffe auf das LDL-Cholesterin (aus: [1323], nach [25])

| Ballaststoffart | Zahl der Studien | Zahl der Studienteilnehmer | Mittlere Ballaststoffzufuhr (g/Tag) | LDL-Cholesterin (Zeitpunkt t0; mmol/l) | Gewichtete mittlere Differenz (Verum minus Placebo; %) |
|---|---|---|---|---|---|
| Pektin | 5 | 71 | 15 | 3,9 | –13,0 |
| β-Glucan aus Gerste | 9 | 129 | 5 | 4,1 | –11,1 |
| Guaran (Guar gum) | 4 | 79 | 15 | 4,4 | –10,6 |
| Hydroxypropylmethylcellulose (MPMC) | 2 | 59 | 5 | 4,2 | –8,5 |
| Psyllium | 9 | 494 | 6 | 3,9 | –5,3 |
| β-Glucan aus Hafer | 13 | 457 | 6 | 4,0 | –5,3 |

Sie verbessern die Insulinantwort, verringern die Resorption von Glucose aus der Nahrung und senken das Risiko für einen Diabetes mellitus. Durch eine höhere Zufuhr an Ballaststoffen sank bei Diabetikern langfristig der HbA1c-Wert leicht ab.

**Divertikulose** Die Entstehung sogenannter Divertikel liegt unter anderem auch an einem erhöhten Innendruck im Kolon, bei langjährigem geringen Stuhlvolumen. Ballaststoffe sind in der Lage, das Stuhlvolumen sowohl direkt als auch indirekt deutlich zu erhöhen. Bereits bestehende Divertikel bilden sich durch eine vermehrte Ballaststoffzufuhr zwar nicht mehr zurück, jedoch wird deren Entzündung gehemmt. So wirken Ballaststoffe auch protektiv gegen eine Divertikulitis.

**Immunmodulierende Eigenschaften** Für einige Ballaststoffe (z. B. Hemicellulosen, Pektine) wird eine immunologische Aktivität diskutiert (Steigerung der unspezifischen und spezifischen Abwehrmechanismen).

**Obstipation** Die verlängerte intestinale Transitzeit bei der Obstipation liegt vor allem am geringeren Stuhlvolumen und Stuhlgewicht aufgrund einer geringen Ballaststoffzufuhr. In diesen Fällen lässt sich das Stuhlgewicht durch eine Umstellung der Nahrung mit einem höheren Ballaststoffanteil optimieren [938]. Beim bakteriellen Abbau von Ballaststoffen entstehen zusätzlich Substanzen, die die Darmperistaltik fördern, so dass der Stuhlgang zusätzlich angeregt wird.

**Reizdarmsyndrom und CED** Menschen, die sich ballaststoffarm ernähren, konsumieren in der Regel mehr Zucker- und Weißmehlprodukte und erkranken häufiger an einem Reizdarmsyndrom sowie an CED wie Morbus Crohn und Colitis ulcerosa. Ballaststoffe sorgen für eine verminderte Produktion an TNF-α sowie anderen Entzündungsmediatoren. Ballaststoffe nähren die physiologische Dickdarmflora und werden in kurzkettige Fettsäuren abgebaut. Sie hemmen die Freisetzung von Entzündungsmediatoren wie Interleukine (IL-6, IL-8).

**PRAXISTIPP**

Ballaststoffe aus Obst und Gemüse sind bei CED und Reizdarmsyndrom denen aus Vollkornprodukten vorzuziehen, da vor allem Weizenvollkornprodukte entzündliche Prozesse im Darm fördern können. Ebenfalls empfehlenswert sind Weizenkleie und Leinsamen, wenn sie mit ausreichend Flüssigkeit zugeführt werden.

**GEFAHR**

Die Flüssigkeitsaufnahme muss immer parallel zur Erhöhung der Ballaststoffzufuhr erhöht werden, da diese die Flüssigkeit zum Quellen benötigen. Bei zu geringer Flüssigkeitszufuhr können Ballaststoffe eine Obstipation verursachen.

## Täglicher Bedarf und Versorgungssituation

Der Bedarf ist individuell und abhängig von der Stoffwechselsituation. Evolutionsbedingt ist der Mensch an eine hohe Zufuhr angepasst, im Alter sinkt jedoch die Verträglichkeit [380]. Empfehlenswert ist eine tägliche Aufnahme von ca. 30–40 g Ballaststoffen. Die DGE-Empfehlung liegt bei einem Richtwert von 30 g, die WHO empfiehlt 25 g Ballastoffe pro Tag für Frauen und Männer. Anstelle mono- und disaccharidreicher Lebensmittel sollten vor allem polysaccharid- und ballaststoffreiche verzehrt werden, da sie mehr essenzielle Nährstoffe und sekundäre Pflanzenstoffe enthalten. Für Kinder fehlen Zufuhrempfehlungen.

**STUDIEN**

Die mediane Zufuhr an Ballaststoffen liegt bei Männern bei 25 g/Tag und bei Frauen bei 23 g/Tag. Etwa 68 % der Männer und 75 % der Frauen erreichen nicht den empfohlenen Richtwert für Ballaststoffe von 30 g/Tag. Bei Männern zwischen 19 und 24 Jahren erreichen 75 % und zwischen 35 und 64 Jahren 66 % den Richtwert nicht. Bei Frauen sind zwischen 19 und 24 Jahren 85 % und zwischen 51 und 64 Jahren 70 % von einer Unterversorgung betroffen [919].

Die größte Menge an Ballaststoffen nehmen beide Geschlechter über Brot, Obst und dessen Erzeugnisse sowie über Gemüse, Pilze und Hülsenfrüchte auf [919].

### Toxizität

Zur Toxizität unphysiologisch hoher bzw. pharmakologischer Dosen sind derzeit noch keine verlässlichen Angaben verfügbar. Im Gegenteil: Ballaststoffe binden Toxine und Giftstoffe, so dass diese nicht vom Körper aufgenommen werden.

### Anwendungsgebiete

- Verbesserung der Darmfunktion, Anregung des Stoffwechsels, Gewichtsreduktion
- Krebsprävention vor allem für Kolon- und Mammakarzinom
- Reduktion von Herz-Kreislauf-Erkrankungen
- Reduktion einer Hypercholesterinämie
- Glucosestoffwechsel: Verbesserung der Insulinwirkung, Reduktion des postprandialen Blutzuckerspiegels
- Verbesserung der Immunantwort
- Zahngesundheit
- Vorbeugung von gastrointestinalen Erkrankungen: Divertikulose, Divertikulitis, Reizdarmsyndrom, Gallensteine

### Interaktionen

Ballaststoffe binden Fett sowie andere Substanzen. Durch ihre negativ geladenen freien Carboxygruppen können Hemicellulosen und Pektine kationische Substanzen anlagern und so die Resorption verhindern. Positiv ist dieser Effekt bei den toxischen Schwermetallen (Blei, Cadmium, Aluminium, Quecksilber). Allerdings betrifft dieser Effekt auch Mineralstoffe und Spurenelemente wie Kalzium, Eisen und Zink, so dass deren Bioverfügbarkeit verringert wird. In Humanstudien bestätigte sich dieser Umstand nicht [478], insbesondere Inulin und Fructooligosaccharide verbesserten die Kalziumaufnahme [279, 1212]. Nach der Zufuhr von Getreideballaststoffen beobachtete man jedoch einen negativen Effekt, dieser liegt aber vermutlich an deren Begleitstoffen, wie z. B. Phytate [478].

**GEFAHR**
Eine sehr hohe Zufuhr an Ballaststoffen kann die Resorption von Mineralstoffen vermindern, indem sie diese binden.

Naturfasern beeinflussen auch die Resorption von Arzneimitteln, Medikamente werden zum Beispiel nur verzögert aufgenommen. Dies betrifft Schmerzmittel, Statine (Cholesterinsenker), L-Thyroxin und Herzglykoside (Digitalis). Zur Sicherheit sollte immer ein Abstand von mindestens 2 Stunden zwischen der Medikamenteneinnahme und der Nahrungsaufnahme liegen.

### Vorkommen in Nahrungsmitteln

Die wichtigsten Lieferanten für Ballaststoffe sind alle Getreideprodukte (v. a. Vollkornprodukte), Hülsenfrüchte, Gemüse (Salate, Sprossen), Obst und Nüsse (➤ Tab. 2.39).

Lebensmittel mit einem besonders hohen Gehalt (> 6 g/100 g) an Ballaststoffen zeigt ➤ Tab. 2.40 [380].

## 2.1.14 Produkte in fermentierten Lebensmitteln

Die Fermentierung ist ein natürlicher Gärprozess (lat. fermentare = gären machen, schwellen machen), bei

**Tab. 2.39** Ballaststoffgehalt in Lebensmitteln (in g/100 g)

| Lebensmittel | Ballaststoffe (g/100 g) |
|---|---|
| Weizenkleie | 48–50 |
| Leinsamen | 25,6 |
| Weizenkeime | 24,7 |
| Hülsenfrüchte | 17 |
| Ballaststoff-Müsli | 15 |
| Knäckebrot | 14 |
| Weizenvollkornmehl | 12,9 |
| Pumpernickel | 9,8 |
| Vollkornhaferflocken | 9,5 |
| Vollkornnudeln | 8 |
| Roggenvollkornbrot | 7,7 |
| grüne Erbsen | 5,2 |
| Sellerieknolle | 4,2 |
| Möhren | 3,4 |
| Naturreis | 2,9–4 |

**Tab. 2.40** Lebensmittel mit mehr als 6 g Ballaststoffen pro 100 g [380]

| Kategorie | Vorkommen |
|---|---|
| Gemüse | Meerrettich, Schwarzwurzel, Fenchelsamen, Weinblätter, Wasabi, Artischocke, Hülsenfrüchte (weiße Bohnen, Kidneybohnen, Linsen, Kichererbsen, Sojabohnen), Topinambur, getrocknete Pilze (Steinpilz, Trüffel, Morchel, Birkenpilz) |
| Obst | Trockenfrüchte (Bananen, Aprikose, Feige, Datteln), Mispel, Hagebutte, Datteln |
| Getreide | Vollkornmehl, Weizenkleie, Weizenkeime, Haferflocken, Getreidekörner |
| Brot, Backwaren, Reis, Pseudogetreide | Vollkornbrot und -brötchen, Roggenknäckebrot, Vollkornzwieback, Pumpernickel, Couscous, Bulgur, Quinoa, Wildreis, Hirse, Amaranth |
| Nüsse und Samen | Haselnuss, Erdnuss, Kürbiskern, Macadamia, Pistazie, Mandel, Chiasamen, Leinsamen, Flohsamenschalen, Kokosnuss, Kastanie, Pekannuss, Mohn |
| Eiererzeugnisse | Vollkorn-Eierteigwaren |

dem mithilfe von Bakterien, Edelschimmelpilzen oder Hefen Lebensmittel haltbarer und bekömmlicher gemacht werden, bei dem aber auch neue Lebensmittel entstehen können (z. B. Käse aus Rohmilch). Die Fermentierung ist eine der ältesten Konservierungsverfahren, sie wird auch als „Kochen ohne Feuer" oder „Niedrig-Temperatur-Garen" bezeichnet.

## Chemie und Eigenschaften

Während der Fermentierung werden Lebensmittel mithilfe von natürlichen Hefen und Bakterien metabolisiert und der pH-Wert wird reduziert. Je nach Fermentationsmethode spielen unterschiedliche Mikroben eine Rolle. Einen Überblick über die Mikroorganismen, die als Probiotika eingesetzt werden, zeigt ➤ Tab. 2.41.

Während die Lebensmittel fermentiert werden, wandeln die Bakterien und Hefen die enthaltenen Inhaltsstoffe in wichtige Nährstoffe um. Die pflanzlichen Inhaltsstoffe werden konzentriert und ihre Bioverfügbarkeit wird erhöht. Durch die Fermentierung ändert sich der pH-Wert ins Saure, so dass Mikroorganismen, die zum Verderben des Lebensmittels führen, sich nicht mehr ansiedeln können – dadurch bleibt das Lebensmittel haltbar.

**Tab. 2.41** Mikroorganismen, die als Probiotika eingesetzt werden; *L.: Lactobacillus, B.: Bifidobacterium* [304, 517, 811]

| Lactobazillen | Bifidobakterien | Sonstige |
|---|---|---|
| *L. acidophilus* | *B. adolescentis* | *Enterococcus faecalis* |
| *L. casei* | *B. animalis* | *Enterococcus faecium* |
| *L. crispatus* | *B. bifidum* | *Lactococcus lactis* |
| *L. delbrueckii subspecies bulgaricus* | *B. breve* | *Streptococcus thermophilus* |
| *L. delbrueckii subspecies lactis* | *B. infantis* | *Saccharomyces boulardii* |
| *L. gasseri* | *B. longum* | *Sporolactobacillus inulinus* |
| *L. helveticus* | | *Bacillus cereus toyoi* |
| *L. johnsonii* | | *Escherichia coli* |
| *L. lactis* | | |
| *L. paracasei* | | |
| *L. plantarum* | | |
| *L. reuteri* | | |
| *L. rhamnosus* | | |
| *L. salivarius* | | |

**PRAXISTIPP**

Fermentierte Lebensmittel sind einfacher zu verdauen und daher auch bekömmlicher für den Gastrointestinaltrakt. Sie entwickeln besondere Aromen und Geschmacksstoffe und Inhaltsstoffe, die die Darmgesundheit verbessern. Durch die enthaltenen Milchsäurebakterien werden sie zu probiotischen Lebensmitteln, da diese Bakterien bis zum Kolon vordringen können und dort das Mikrobiom verbessern.

In Mitteleuropa wird die Fermentierung praktisch ausschließlich zur **Herstellung von Milchprodukten** eingesetzt.

Alle **Sauermilchprodukte** werden nach dem gleichen Muster hergestellt:

- Milch enthält leicht verfügbare Kohlenhydrate (Lactose).

- Speziell zugesetzte Enzyme (Milchsäurebakterien) bauen ca. 30 % der Lactose zu Milchsäure ab.
- Diese Fermentation bewirkt eine Verminderung des pH-Werts, die Milch wird sauer und eingedickt.
- Je nach Art der Mikroorganismen, Fettgehalt und Fermentationsbedingungen entstehen verschiedene Endprodukte, z. B. Joghurt, Buttermilch, Kefir.

### Rechts- und linksdrehende Milchsäure

Milchsäure besteht aus 3 Kohlenstoff-, 6 Wasserstoff- und 3 Sauerstoffatomen ($C_3H_6O_3$). Die Bausteine können jedoch unterschiedlich miteinander verbunden sein, so dass man von Chiralität (Händigkeit) spricht (➤ Kap. 2.6.1). Die beiden Varianten der Milchsäure (Enantiomere) zeigen eine unterschiedliche optische Aktivität, d. h., das linear polarisierte Licht wird beim Durchtreten dieser Säuren unterschiedlich gedreht. Bei der linksdrehenden Milchsäure (S-Milchsäure, von lat. sinister) nach links, bei der rechtsdrehenden Milchsäure (R-Milchsäure, von lat. rectus) nach rechts. Wohlgemerkt: Nicht die Säuren drehen sich, sondern die Säuren drehen die Polarisationsrichtung von Licht.

**PRAXISTIPP**
Der menschliche Organismus kann die rechtsdrehende R-Milchsäure leichter resorbieren als die linksdrehende S-Milchsäure [812].

### Verwendete Mikroben

**Milchsäurebakterien** leben von Kohlenhydraten wie Glucose. Sie nehmen diese auf, gewinnen aus ihrem Abbau Energie und scheiden Milchsäure (Lactat) wieder aus. Es gibt Vertreter dieser heterogenen Gruppe, die neben der Milchsäure auch Alkohol, Essigsäure oder Kohlendioxid produzieren. Die wichtigsten Milchsäurebakterien sind **Lactobazillen,** die bei jeder Fermentierung mit dabei sind. Die kleinen Stäbchen oder Kokken bauen Kohlenhydrate in Lebensmitteln äußerst effizient in Milchsäure um. Weitere Bakteriengruppen, die bei der Fermentierung eine Rolle spielen, sind **Bifidobakterien,** die Glucose zu Essigsäure und Milchsäure im Verhältnis 3 : 2 abbauen, sowie Vertreter der **Streptokokken** und der **Enterokokken** (➤ Tab. 2.41).

Dabei kommt es darauf an, welche Bakterien in welcher Menge dem Lebensmittel zugesetzt werden, vor Ort vorhanden sind und welche Bedingungen herrschen (Temperatur, Luftfeuchtigkeit, Sauerstoffsättigung). Je nachdem bekommt eine bestimmte Bakteriengattung die Oberhand und breitet sich vermehrt aus. So haben bei der Fermentierung von Kraut unter Luftabschluss die Milchsäurebakterien Vorteile, wird dagegen permanent Sauerstoff dem Fermentationsprozess zugeführt fördert dies die Essigsäurebakterien. Je nach Umweltbedingungen, Lebensmittel und Fermentationsphase sind auch Hefen und Schimmelpilze beteiligt.

**PRAXISTIPP**
Für die faszinierende Vielfalt des Geschmacks fermentierter Lebensmittel ist eine Vielfalt an aktiven Mikroorganismen notwendig.

Für den Geschmack von Bier werden verschiedene **Hefestämme** zugesetzt, die jedoch auch unterschiedliche Temperaturen für ihre Entfaltung benötigen: Obergärige Hefestämme arbeiten bei 18–24 °C, untergärige bei 8–14 °C.

Neben der Temperatur spielt die Fermentationsdauer eine wichtige Rolle für den Geschmack des Lebensmittels. Lebensmittel, denen Essigsäurebakterien zugesetzt werden, werden immer saurer, je mehr von dem vorhandenen Zucker zur Energiegewinnung umgesetzt wird. Ebenso verändert sich die Konsistenz des Lebensmittels durch die Dauer der Fermentierung. Knackige und frische Lebensmittel werden weich oder matschig. Auch der Geruch ändert sich, je nachdem, welche Mikroorganismen aktiv sind [812].

## Resorption und Verteilung

Milchsäurebakterien kommen weit verbreitet in Nahrungsmitteln, aber auch im menschlichen Organismus vor, da sie zu den anaeroben Bakterien gehören. Im Körper wird fast ausschließlich rechtsdrehende Milchsäure gebildet und von der L(+)-Lactatdehydrogenase spezifisch metabolisiert. Linksdrehende Milchsäure wird hauptsächlich mit der Nahrung aufgenommen und im Körper durch unspezifische Enzyme langsamer abgebaut [550]. Milchsäurebakterien verändern ihre Umgebung, indem sie den pH-Wert senken. Sie sind in vielen Geweben und Organen vorhanden, wie im Darm, in der Vagina und in den Brustdrüsen während der Stillzeit.

**PRAXISTIPP**

Lactobazillen sind wichtiger Teil der Darmflora, sie produzieren in der nährstoffreichen Umgebung Säure, so dass sich pathogene Darmbakterien schlechter vermehren können.

## Biochemische Funktionen

Fermentierte Milchprodukte haben vielfältige gesundheitliche Wirkungen, die sowohl auf der **Milchsäure** als auch auf **Effekten vitaler Milchsäurebakterien** basieren. Deswegen wird global von „Produkten in fermentierten Lebensmitteln" gesprochen.

### Stabilisierung der Darmflora

Das Mikrobiom im Darm besteht vor allem aus *Bacteroides*-Gattungen, *Eubacterium, Escherichia coli,* Bifidobakterien, Enterokokken und Lactobazillen [687]. Die regelmäßige Aufnahme fermentierter Milchprodukte mit ausgewählten Milchsäurebakterienstämmen führt zu einer signifikanten **Zunahme physiologischer Darmkeime** im Stuhl, insbesondere der Gattungen *Lactobacillus* und *Bifidobacterium,* sowie zu einer **Reduktion potenziell pathogener Erreger** wie *Salmonella typhimurium, Clostridium perfringens* und *Staphylococcus aureus.* Milchsäurebakterien fördern ein gesundes Mikrobiom und haben einen positiven Einfluss auf die Verdauung. Weiter stärken sie eine intakte Darmbarriere und verhindern das Eindringen pathogener Erreger in die Blutbahn. Sie schützen vor Obstipation, Diarrhö sowie Erkrankungen wie Reizdarmsyndrom [551].

**PRAXISTIPP**

Zur Vorbeugung entzündlicher Darmerkrankungen müssen fermentierte Produkte längerfristig zugeführt werden, um einen Effekt zu bewirken. Auch können einzelne Produkte durch die individuelle Darmbesiedelung unterschiedlich effektiv sein [336].

Fermentierte Lebensmittel und Essenzen (Probiotika) können auch erfolgreich bei CED wirken. Allerdings sollte hier vorsichtig aufdosiert werden.

**STUDIEN**

In zahlreichen Studien konnten intestinale Infektionen durch fermentierte Milchprodukte positiv beeinflusst werden [392, 904, 1181, 1258].

**Definition**

- **Präbiotika** (Ballaststoffe) fördern das Wachstum physiologischer Darmbakterien, indem sie von den Bakterien als Energiequelle metabolisiert werden. Beispiele: Inulin, Oligofructose, Laktulose, Lactitol, Raffinose, Stachyose.
- **Probiotika** sind Lebensmittel, die lebende Milchsäurebakterien enthalten und die Darmflora kurzfristig verbessern. Beispiele: fermentiertes Gemüse, Joghurt.
- **Synbiotika** sind eine Mischung aus Prä- und Probiotika.

### Antimikrobielle Wirkung

Die antimikrobielle Wirkung der Milchsäurebakterien entfaltet sich nicht nur im Darm, sondern auch in anderen Kompartimenten des Körpers. Bei stillenden Frauen verhindern Milchsäurebakterien eine Mastitis durch Staphylokokken, da sie diese verdrängen. Auch pathogene Keime und *Candida*-Infektionen in der Vagina können durch natürliche Milchsäurebakterien verringert werden. Im Tierversuch konnten *E.-coli*-induzierte **Urogenitalinfektionen** verhindert werden.

**PRAXISTIPP**

Eine gesundes Mikrobiom ist Voraussetzung für ein intaktes Immunsystem.

### Hemmung der Karzinogenese

Eine gesunde und stabile Darmflora verringert die Bildung karzinogener Substanzen im Darm. Der regelmäßige Konsum fermentierter Lebensmittel oder Probiotika kann das Risiko für **Kolonkarzinom** verzögern bzw. unterbinden [1478]. Durch die Säurebildung der Bakterien kommt es zu einer Absenkung des pH-Werts im Kolon, dadurch wird die Umwandlung von primären in krebserregende sekundäre Gallensäuren unterdrückt [678]. Unerwünschte Mikroorganismen können sich nicht mehr vermehren [327]. Vitale probiotische Milchsäurebakterien haben dabei eine stärker antimutagene Wirkung als abgetötete.

Eine japanische Fallkontrollstudie zeigt, dass das Risiko, an einem **Harnblasentumor** zu erkranken, deutlich sinkt, je öfter pro Woche fermentierte Milchprodukte (z. B. Joghurt) verzehrt werden [1041, 1406]. Es wird vermutet, dass die protektive Wirkung fermentierter Milchprodukte auf der Stimulierung des Immunsystems über Zytokine (IL-2) beruht.

**Vermutete Mechanismen:**

- Direkte Bindung mutagener Substanzen in Lebensmitteln (z. B. Nitrit)
- Hemmung von Phase-I-Enzymen
- Drosselung der Umwandlung von primären in sekundäre Gallensäuren

### Immunsystem

Dass fermentierte Lebensmittel gesundheitsfördernde Wirkungen auf das Immunsystem haben, ist lange bekannt. Doch welcher Mechanismus hierfür verantwortlich ist, war bisher nicht klar. Wissenschaftler der Universität Leipzig haben nun herausgefunden, dass Menschen und Menschenaffen auf ihren Zellen eine 3. Art von Hydroxycarboxylsäure-Rezeptoren besitzen, den HCA3-Rezeptor. Die meisten anderen Säugetiere haben nur 2 dieser Proteine. Wenn zu wenig frisches Obst zur Verfügung stand, waren unsere menschlichen Vorfahren auf den Verzehr von herabgefallenen, fermentierten Früchten angewiesen. Der HCA3-Rezeptor wird durch eine Substanz, die in hoher Konzentration in fermentierten Lebensmitteln vorkommt, aktiviert und beeinflusst so das Immunsystem. Nach dem Genuss von Sauerkraut konnte D-Phenylmilchsäure im Blut nachgewiesen werden, die für die Stimulierung des HCA3-Rezeptors sorgt. Die meisten Menschen tragen Bakterienstämme in sich, die D-Phenylmilchsäure herstellen können. Der HCA3-Rezeptor scheint als Signalsystem erhalten geblieben zu sein, über ihn teilt D-Phenylmilchsäure dem Immunsystem und Fettszellen mit, dass Energie liefernde Fremdstoffe in den Organismus gelangt sind. Weitere Forschungen zum HCA3-Rezeptor stehen noch aus. Es scheint jedoch sicher zu sein, dass er für einige der positiven Effekte durch Milchsäurebakterien und fermentierte Nahrungsmittel verantwortlich ist [1079].

**PRAXISTIPP**

Durch Milchsäurebakterien in unerhitztem Joghurt kommt es beim Menschen zu einer Aktivierung des Immunsystems mit Zunahme von $\gamma$-**Interferon** und **NK-Zellen.**

### Weitere Wirkungen

- Verbesserung der **Verdaulichkeit** und **Bioverfügbarkeit** von Nährstoffen aus Lebensmitteln durch enzymatischen Aufschluss schwer verdaulicher Stoffe durch die Mikroorganismen [357].
- Fermentierte Milchprodukte können über diverse Mechanismen den **Cholesterinspiegel,** Fett und Blutzucker senken.
- In zahlreichen Studien konnten **intestinale Infektionen** durch fermentierte Milchprodukte positiv beeinflusst werden.
- **Antiallergische Eigenschaften** durch Regulierung des Immunsystems, keine überschießenden Reaktionen.
- **Antioxidative Wirkung** durch enthaltene Polyphenole und andere sekundäre Pflanzenstoffe.
- Regulierung eines physiologischen **Milieus** (Darmflora, Vaginal Flora, Brustdrüse).
- Eine **blutdrucksenkende Wirkung** konnte bei Zufuhr von probiotisch fermentierter Milch nachgewiesen werden [335]. Auch soll das Risiko für **kardiovaskuläre Erkrankungen** durch fermentierte Milch (Joghurt, Sauermilch) sinken [1284].
- Aktivierung der **Synthese ernährungsphysiologisch wichtiger Substanzen,** wie Aminosäuren (Phenylalanin, Tyrosin, Tryptophan, Histidin), Vitamine (Vitamin K2, Biotin, Vitamin $B_{12}$) und Vitaminoide (Coenzym $Q_{10}$) durch die Bakterienstämme
- **Abbau wertmindernder Stoffe** (Mykotoxine in Getreide oder Enzyminhibitoren in Hülsenfrüchten) [767].
- **Produktion von B-Vitaminen,** wie Riboflavin, Folsäure, Vitamin $B_{12}$ [1353].

**GEFAHR**

Fermentierte Lebensmittel allein können den Bedarf an Cobalamin nicht decken. Veganer benötigen zusätzlich eine Vitamin-$B_{12}$-Supplementierung.

### Täglicher Bedarf und Versorgungssituation

Der tägliche Bedarf ist bisher noch nicht bekannt. Fakt ist jedoch, dass viele Menschen zu wenig fermentierte Lebensmittel verzehren. Eine regelmäßige Zufuhr von fermentierten Lebensmitteln hat viele gesundheitsfördernde Effekte.

In Deutschland ist der Anteil an fermentierten Lebensmitteln, die verzehrt werden, eher gering. Vitamin $K_2$ (Menachinon) wird nur durch Bakterien gebildet. Sein über fermentierte Produkte zugeführter Anteil an der Vitamin-K-Versorgung liegt meist bei < 25 % [753]. Die Aufnahme an Milchsäure aus Milch und Milchprodukten lag in der Schweiz 2004 etwa bei ca. 370 g pro Kopf und Jahr, d. h. bei etwa 1 g/Tag [1440].

## Toxizität

Bei Kefir wurde in Studien das Vorkommen biogener Amine (Histamin, Tyramin, Putrescin, Cadaverin, Spermidin) festgestellt. Bei der Fermentierung wandeln die Mikroorganismen Proteine in Aminosäuren um, die der Körper leichter resorbieren kann. Diese wiederum werden in biogene Amine zerlegt. In großer Menge verzehrt können sie, vor allem bei Menschen mit einem schwachen Immunsystem, ungesund wirken. Ein sehr hoher Konsum von Kombucha kann bei manchen Menschen Bauchschmerzen, eine Stoffwechselazidose oder ein Säureanstieg im Blut bewirken. 1995 empfahl die FDA Personen mit einem geschwächten Immunsystem, auf das Getränk zu verzichten, nachdem 2 Vergiftungsfälle aufgetreten waren. Diese Empfehlung wurde 2009 durch Ärzte in Los Angeles wiederholt, nachdem ein junger HIV-positiver Mann ebenfalls eine Vergiftung durch Kambucha erlitten hatte [1339].

## Anwendungsgebiete

- Die Darmflora wird durch fermentierte Milchprodukte stabilisiert und die Darmfunktion optimiert. Dadurch sinkt das Risiko für **Darminfektionen.**
- Chronische Obstipation, Meteorismus, Reizdarm-Syndrom.
- Es gibt Hinweise, dass **Vaginal-** und **Urogenitalinfektionen** günstig beeinflusst werden.
- Produkte aus fermentierten Lebensmitteln senken das Risiko für **Darmkrebs,** möglicherweise auch für **Urothelkarzinome der Blase.**
- Die **Hypercholesterinämie** kann durch fermentierte Milchprodukte günstig beeinflusst werden.
- Diabetiker profitieren durch **Senkung des Blutzuckerspiegels.**
- **Arterielle Hypertonie** und **Herz-Kreislauf-Erkrankungen** durch Senkung des Blutdrucks sowie des Lipidgehalt im Blut.
- Das **Immunsystem** wird durch fermentierte Milchprodukte stabilisiert.
- **Nahrungsmittelallergien** werden bei langfristiger Zufuhr verringert.

**PRAXISTIPP**

Menschen, die unter chronischen Verdauungsbeschwerden wie Bauchschmerzen, Meteorismus, Diarrhoe oder Obstipationen leiden, profitieren von einer täglichen Zufuhr einer fermentierten Essenz aus verschiedenen Obst- und Gemüsesorten.

## Interaktionen

Fermentierte Lebensmittel interagieren mit dem Immunsystem über den HCA3-Rezeptor (s. Biochemische Funktionen).

## Vorkommen in Nahrungsmitteln

Milchsäure findet sich in fermentierten Milchprodukten, wie z. B. **Joghurt, Buttermilch, Kefir.** Fermentiertes Gemüse, wie Sauerkraut, Essiggurken und Mixed Pickles, werden häufiger verzehrt. Auch bei der Brotherstellung (Sauerteig) wird auf Fermentierung zurückgegriffen. In der asiatischen Küche werden aus Soja fermentierte Produkte hergestellt, wie Tofu, Miso, Tempeh, Sufu oder Natto. Die koreanische Küche bietet zahlreiche Salate aus fermentiertem Gemüse an, wie Kimchi. Auch Getränke und Genussmittel wie Tee, Kaffee, Kakao und Alkohol oder Ginger Beer gehen auf einen fermentativen Prozess zurück. Kombucha ist ein fermentiertes Getränk auf Basis von gesüßtem grünen oder schwarzen Tee, dem ein Kombucha-Tee-Pilz zugegeben wird. Auch einige Käsesorten sind probiotisch. Lebende Milchsäurebakterien enthalten Mozzarella, Gouda, Gruyère, Cheddar und Parmesan.

**PRAXISTIPP**

Je älter der Käse, desto mehr probiotische Bakterien sind in ihm vorhanden.

Auch Salami und Dry-Aged-Beef unterliegen bei ihrer Herstellung den Milchsäurebakterien, ebenso Apfelessig.

Als Nahrungsergänzung werden sogenannte fermentierte Essenzen angeboten. Dabei werden bestimmte Obst- und Gemüsesorten verwendet und diese anschließend fermentiert. Andere Hersteller verwenden Bio-Getreide und Natursauerteig. Viele Hersteller arbeiten mit eigenen patentierten Verfahren (z. B. Kaskadenfermentation, Propaferm-Verfahren). Wichtig ist ein möglichst langes Fermentieren von ökologisch angebauten Rohstoffen, so dass sich gut verträgliche Ballaststoffe, bioverfügbare molekulare Nährstoffe, Aminosäuren, sekundäre Pflanzenstoffe (β-Carotin, Polyphenole, Sulfide), Vitamine und rechtsdrehende L(+)-Milchsäure bilden. Die Produkte sollten auch frei von Zusatzstoffen sein. So können sie auch von Veganern verwendet werden und Menschen mit einer Gluten-, Laktose- oder Fruktoseintoleranz können sie problemlos anwenden.

### 2.1.15 Sonstige sekundäre Pflanzenstoffe

Das Spektrum der sekundären Pflanzenstoffe ist sehr vielfältig und es ist oftmals schwer, diese schematisch exakt zuzuordnen. So gehören die Anthocyanidine zu den Anthocyanen, einer Untergruppe der Flavonoide, die wiederum zu den Polyphenolen gehören. Auch die Phytoöstrogene sind eine Untergruppe der Polyphenole. Die starre Einteilung nach chemischen Strukturen in die 9 großen Substanzgruppen (➤ Tab. 2.2) ist daher zum Teil unübersichtlich und erfasst auch nicht alle sekundäre Pflanzenstoffe. Weitere sekundäre Pflanzenstoffe, die sich zum Großteil chemisch nicht zu diesen Substanzgruppen zuordnen lassen, sind [1199]:

**Phytinsäure** Bei der Phytinsäure handelt es sich um den Hexaphosphorsäureester des myo-Inositols. Der Pflanzenbegleitstoff findet sich in den Randschichten des Getreides sowie in Hülsenfrüchten und Ölsaaten (➤ Tab. 2.42). Phytinsäure kann 2-wertige Eisen- und Zink-Ionen binden. Früher wurde das ernährungsphysiologisch als negativ angesehen, heutzutage ist bekannt, dass bei einem hohen Anteil an vollwertiger Kost dieser Effekt den hohen Gehalt an Eisen und Zink kompensieren kann. Weitere Wirkungen:

**Tab. 2.42** Phytinsäuregehalt in besonders phytinsäurereichen Lebensmitteln (in mg/100 g) [1358]

| Lebensmittel | Phytinsäure (mg/100 g) |
|---|---|
| Erdnüsse | 1.335 |
| Sojabohnen | 1.250 |
| Gerste | 1.070 |
| Roggen | 970 |
| Mais | 940 |
| Weizen | 905 |
| Hafer | 900 |
| Reis, unpoliert | 890 |
| Weiße Bohnen, getrocknet | 630 |

- Antikarzinogen und antioxidativ: Phytinsäure soll vor Kolonkarzinomen schützen. Vermutlich bildet sie dort Chelate mit prooxidativ wirkenden Ionen, so dass die Entstehung von Hydroxylradikalen verhindert wird, die an der Karzinogenese beteiligt sind [472].
- Immunmodulierend: In vitro sowie im Tierversuch stimuliert Phytinsäure die Zytotoxizität von NK-Zellen [77].
- Blutzuckersenkend: Der regelmäßige Verzehr von phytinsäurehaltigem Brot führt bei gesunden Personen zu einem geringeren Anstieg des Glucosespiegels im Blut, als wenn dem Brot keine Phytinsäure zugesetzt wurde [1359]. Phytinsäure hemmt die katalytische Aktivität des stärkespaltenden Enzyms Amylase, wodurch die Verdaulichkeit der Stärke im Dünndarm beeinträchtigt wird. Die Folge ist eine verminderte Verfügbarkeit von Glucose, da sie schlechter resorbiert werden kann. Daher wird der Phytinsäure eine Schutzfunktion vor Typ-2-Diabetes zugesprochen.

**Lektine** Lektine sind komplexe Proteine oder Glykoproteine, die in größeren Mengen in Hülsenfrüchten sowie in Getreideprodukten und Pflanzensamen vorkommen. Sie binden spezifische Kohlenhydratstrukturen und sind dadurch in der Lage, sich spezifisch an Zellmembranen zu binden und von dort biochemische Reaktionen auszulösen. Sie verfügen jedoch über keine enzymatische Aktivität. Pflanzen bilden Lektine, um sich vor Fressfeinden zu schützen.

Nach dem Verzehr geringer Mengen kommt es zu Magenschmerzen oder Sodbrennen. Beim Verzehr roher Bohnen können Lektine durch die Bindung der Kohlenhydratstrukturen eine Art „Klebstoffreaktion" hervorrufen, so dass das Blut verklumpen kann. Lektine sind jedoch meist hitzeempfindlich, sie verändern beim Kochen ihre Struktur und werden dadurch ungefährlich. Bei unsachgerechter Zubereitung können Sie jedoch die Darmwand schädigen [1358] sowie zu Verdauungsstörungen und Meteorismus führen. Als positive Eigenschaft wirken sie blutzuckersenkend, indem sie die Verdaulichkeit von Stärke reduzieren. Durch die Erhitzung der Lebensmittel geht jedoch auch diese positive Eigenschaft verloren [1128].

**Resveratrol** Bei Resveratrol (trans-3,4',5-Trihydroxystilben) handelt es sich chemisch gesehen um eine polyphenolische Verbindung und funktionell um ein Phytoalexin. Phytoalexine sind Abwehrstoffe mit antimikrobiellen Eigenschaften, die nach einer mechanischen Schädigung bzw. nach einer Infektion von Pflanzen synthetisiert werden. Resveratrol wirkt [688]:

- Antikarzinogen: In vitro fördert Resveratrol die Apoptose von Tumorzellen [606].
- Antioxidativ, entzündungshemmend und antithrombotisch: Möglicherweise beugt Resveratrol kardiovaskuläre Erkrankungen vor, indem es die Entstehung von oxidiertem LDL-Cholesterin hemmt [100], entzündliche Prozesse in Blutgefäßen mildert [1281] und die Thrombozytenaggregation vermindert [1051].

Die Resorptionsrate von je 100 µg Resveratrol liegt bei 6 %. Diese Menge ist in 11–14 ml Rotwein, 100 ml Weißwein, 8 Tassen weißen bzw. blauen Trauben und 20 Erdnusskernen enthalten [1185, 1281].

**Capsaicin** Das natürlich vorkommende Alkaloid findet sich in verschiedenen Paprikaarten (Chili). Bei Säugetieren und dem Menschen wirkt es auf spezifische Rezeptoren durch einen Hitze- oder Schärfereiz. Damit verbunden kommt es zur Freisetzung von Neuropeptiden wie Substanz P. Capsaicin zählt zu den schärfsten Substanzen der Erde. Medizinisch wird es als Pflaster und Salbe gegen Muskel- und Nervenschmerzen eingesetzt. Es wirkt lokal durchblutungsfördernd (vasodilatatorisch) und entfaltet eine wärmende Wirkung. Lokal kann es zu starkem Juckreiz kommen. Im Magen soll es die Schleimhaut vor aggressiven Substanzen schützen.

**Chlorophyll** Das auch als Blattgrün bezeichnete Chlorophyll stellt eine Klasse natürlicher Farbstoffe dar, die von Organismen gebildet werden, die Photosynthese betreiben können. Das Farbpigment verleiht Pflanzen ihre grüne Farbe. Während der Photosynthese bauen grüne Pflanzenzellen aus $CO_2$ und Wasser unter Einwirkung des Sonnenlichts Kohlenhydrate auf. So gelingen Wachstum und Blütenbildung.

**PRAXISTIPP**

Je mehr Chlorophyll ein Lebensmittel enthält, desto höher ist der gesundheitliche Nutzen.

Chlorophyll entgiftet krebserregende Substanzen, fördert die Regeneration von Strahlenschäden, verbessert die Wundheilung und die Verdauung und fördert die Neubildung von Erythrozyten im Knochenmark. Es unterstützt die Ausleitung von Schwermetallen und Umweltgiften, wie Pestizide und Aflatoxine (Schimmelpilzgifte), durch Bindung an seinen Porphyrinring. In seinem Zentrum enthält Chlorophyll ein Magnesium-Ion, daher kann es auch dessen Versorgung positiv beeinflussen. Besonders chlorophyllreich sind grünes Blattgemüse, Kräuter, Weizengras, Gerstengras, Dinkelgras, *Moringa*-Blätter, Mikroalgen (*Spirulina, Chlorella*) und das Cyanobakterium *Aphanizomenon flos-aquae* („AFA-Alge").

**Reuterin** Kommt in Joghurt vor, antibiotische Wirkung. Wird von *Lactobacillus reuteri* gebildet.

**Sedanolide** Kommen in Sellerie vor, beruhigend.

**Theanine** Kommen in Blättern der Teepflanze vor, Wirkstoff in schwarzem und grünem Tee, beruhigend. L-Theanin ist eine nichtproteinogene Aminosäure (➤ Kap. 2.6.1).

**Cucurbitacine** Bitterstoffe, die vor allem in der Familie der Kürbisgewächse (z. B. Zucchini und Gurke) vorkommen. Cucurbitacine können Verdauungsbeschwerden auslösen wie Übelkeit, Erbrechen, Bauchkrämpfe, Diarrhö und Darmschäden. Selbstgezüchtete Sorten können besonders viel Cucurbitacine enthalten.

**Phthalide** Phthalidderivate kommen beispielsweise in den ätherischen Ölen von Sellerie und Liebstöckel vor, wo sie den typischen Geruch verursachen. Im Tierversuch konnte durch Phthalide die Aktivität des Entgiftungsenzyms Glutathion-S-Transferase in Leber und Dünndarmmukosa erhöht sowie das Wachstum chemisch induzierte Tumore gehemmt werden.

### 2.1.16 Kumulative Effekte bioaktiver Substanzen [550]

Pflanzenbegleitstoffe verfügen über vielfältige gesundheitliche Wirkungen, dennoch ist vieles noch nicht erforscht. Sie sollten einen festen Platz in der Vitalstofftherapie bekommen, da sie großen gesundheitlichen Nutzen bringen und ein wichtiger Bestandteil unserer pflanzlichen Nahrung sind (➤ Tab. 2.43) [1199]. Sie sind wichtige Begleitstoffe und unterstützen Vitamine, Mineralstoffe, Spurenelemente und Aminosäuren bei ihren Wirkungen (➤ Tab. 2.44). Durch ihren Einsatz können Medikamente reduziert oder eingespart und somit die Gefahr von Nebenwirkungen vermindert werden.

Als bedeutendste Eigenschaft bioaktiver Substanzen wurde (und wird) die **Verringerung des Risikos für Krebserkrankungen** untersucht. Folgende Effekte bioaktiver Substanzen auf die Karzinogenese sind bereits heute bekannt und teils gut dokumentiert:

**Initiation:**

- Direkte Bindung von Präkarzinogenen im Darm (z. B. durch Ballaststoffe und Milchsäure).
- Hemmung der Phase-I-Enzyme (bewirken die Umwandlung von Präkarzinogenen in Karzinogene).
- Aktivierung von Phase-II-Enzymen (bewirken die Inaktivierung und Ausscheidung von Karzinogenen).
- Verhinderung der Karzinogenkopplung an die DNA (z. B. Flavonoide).

**Promotion:**

- Wirkung an der modifizierten DNA: Hemmung fehlerhafter DNA-Reparatur (z. B. durch Protease-Inhibitoren) sowie Hemmung der DNA-Synthese und der Tumorzellproliferation (z. B. durch Saponine).
- Induktion der Zelldifferenzierung (z. B. durch Carotinoide).
- Induktion der Apoptose (z. B. durch Sulfide).
- Antioxidanzien und hormonaktive Substanzen verhindern das Wachstum DNA-geschädigter Zellen (als „suppressing agents", z. B. Flavonoide, Phytoöstrogene).

**Progression:**

- Direkte antitumorale Wirkung (z. B. von Protease-Inhibitoren).
- Immunaktivierung (z. B. durch Polyphenole).

Eine verstärkte Aufnahme bioaktiver Substanzen stellt keinen absoluten Schutz vor Krebserkrankungen dar, trägt aber zu einer **nachhaltigen Risikominderung** bei. Dies begründet den zunehmenden Stellenwert der bioaktiven Substanzen in der **Krebsprävention** [550].

#### Synergismus [550]

Wissenschaftliche Untersuchungen zu den Wirkungen bioaktiver Substanzen sind aus methodischen Gründen überwiegend mit **isolierten Substanzen** durchgeführt worden. Angesichts der vorliegenden detaillierten Erkenntnisse könnte der Eindruck entstehen, für die biologischen Effekte beim Menschen seien auch jeweils nur isolierte bioaktive Substanzen verantwortlich. Hier ist jedoch unbedingt zu berücksichtigen, dass es sich um einzelne Resultate der bisherigen Grundlagenforschung handelt. Die pharmakologischen Effekte beim Menschen beruhen nach derzeitigem Wissensstand keinesfalls auf der Wirkung isolierter Inhaltsstoffe. Einigen Studien zufolge hat bei bestimmten Stoffen die Zufuhr großer Mengen in isolierter Form sogar negative, toxische Effekte.

Es besteht breite Übereinstimmung darüber, dass für die positiven Gesundheitseffekte die Vielfalt an Inhaltsstoffen im natürlichen Verbund verantwortlich ist. Man muss also von einem Synergismus zwischen Vitaminen, Mineralstoffen, Spurenelementen, Ballaststoffen und sekundären Pflanzenstoffen ausgehen, auch wenn dieser gegenwärtig meist noch nicht exakt quantifiziert werden kann.

**PRAXISTIPP**

Nicht die einzelne Substanz, sondern die Vielfalt der Inhaltsstoffe im natürlichen Verbund ist für die positiven Gesundheitseffekte verantwortlich (Synergismus der Mikronährstoffe).

Aus den wissenschaftlichen Daten geht auch eindeutig hervor, dass sekundäre Pflanzenstoffe im Rahmen ei-

**Tab. 2.43** Vorkommen sekundärer Pflanzenstoffe in verschiedenen Lebensmitteln [1199]

| Lebensmittel | Polyphenole | Carotinoide | Sulfide | Phytoöstrogene | Protease-Inhibitoren | Saponine | Glucosinolate | Phytosterine | Monoterpene | Lektine | Phytinsäure | Resveratrol |
|---|---|---|---|---|---|---|---|---|---|---|---|---|
| Brokkoli, Grünkohl u. a. Kohlgemüse | × | × | × | | | | × | | | | | |
| Karotten, Tomaten, Spinat u. a. Wurzel-, Frucht- und Blattgemüse | × | × | | × | | | | | | | | |
| Trauben, Beeren, Aprikosen u. a. Obstsorten | × | × | | | | | | | × | | | × |
| Zitronen, Grapefruits u. a. Zitrusfrüchte | × | × | | | | | | | × | | | |
| Knoblauch u. a. Zwiebelgemüse | × | | × | | | × | | | | | | |
| Sojabohnen u. a. Hülsenfrüchte | × | | | × | × | × | | × | | × | × | |
| Weizen, Gerste u. a. Getreide | × | | | × | × | × | | × | | × | × | |
| Leinsamen, Erdnüsse, Oliven u. a. Ölsaaten | × | | | × | | | | × | | | × | × |

**Tab. 2.44** Wirkung bioaktiver Substanzen nach dem heutigen Kenntnisstand [1448]; A = antikarzinogen, B = antimikrobiell, C = antioxidativ, D = antithrombotisch, E = immunmodulierend, F = entzündungshemmend, G = blutdruckbeeinflussend, H = cholesterinsenkend, I = blutglucosebeeinflussend, J = verdauungsfördernd

| Bioaktive Substanzen | Hinweise für folgende Wirkungen | | | | | | | | | |
|---|---|---|---|---|---|---|---|---|---|---|
| | A | B | C | D | E | F | G | H | I | J |
| Carotinoide | × | | × | | × | | | × | | |
| Glucosinolate | × | × | | | | | | × | | |
| Monoterpene | × | × | | | | | | | | |
| Phytinsäure | × | | × | | × | | | | × | |
| Phytoöstrogene | × | | × | | | | | | | |
| Phytosterine | × | | | | | | | × | | |
| Polyphenole | × | × | × | × | × | × | × | | × | |
| Protease-Inhibitoren | × | | × | | | | | | | |
| Saponine | × | × | | | × | | | × | | |
| Sulfide | × | × | × | × | × | × | × | × | | × |
| Ballaststoffe | × | | | | × | | | × | × | × |
| Substanzen in fermentierten Lebensmitteln | × | × | | | × | | | × | | |

ner **gemischten Kost** keine gesundheitlichen Risiken darstellen.

## Praktische Umsetzung

Eine generelle Prävention mit bioaktiven Substanzen erscheint auf den ersten Blick relativ einfach umsetzbar: Der Anteil an Obst, Gemüse, Vollkorn- und fermentierten Milchprodukten im täglichen Ernährungsplan sollte erhöht werden. Anstatt täglich Fleisch mit einer Gemüsebeilage zu verzehren, sollte der Fleischkonsum auf 1- bis 2-mal die Woche reduziert werden. Außerdem sollte die Hauptmahlzeit Gemüse, Salat und andere pflanzliche Kost beinhalten und das Fleisch die Beilage bilden.

Die DGE hat bereits vor etlichen Jahren empfohlen, täglich mindestens 5 Portionen Obst und Gemüse zu verzehren, um die Versorgung breiter Schichten der Bevölkerung mit bioaktiven Substanzen zu verbessern.

**PRAXISTIPP**

**„5 am Tag":** Die DGE empfiehlt, täglich 5 Portionen Gemüse und Obst zu verzehren, in einer Menge von 400 g Gemüse und 250 g Obst.

Ein großer Teil der Bevölkerung schafft jedoch diese Empfehlung nicht, da im Beruf, im Studium und in der Schule das Essen oft zur Nebensache wird und viel mehr „schnelle" Nahrungsmittel angeboten werden. Die Fast-Food-Branche ist weit verbreitet und verlockt durch ihre Inhalts- und Geschmacksstoffe den Kunden.

**STUDIEN**

In **Deutschland** liegt gemäß der Nationalen Verzehrsstudie von 2008 der tägliche Verzehr von Gemüse, Pilzen und Hülsenfrüchten bei Frauen lediglich bei 129 g und bei Männern bei 112 g. Bis zum Alter von 51–64 Jahren nimmt er zwar zu, ist aber dennoch zu niedrig. 87,4 % der Befragten (88,5 % der Männer und 86,3 % der Frauen) unterschritten die Empfehlungen der DGE von 400 g/Tag. Beim Obst schaffen Frauen die Empfehlung von 250 g/Tag – sie verzehren durchschnittlich 270 g Obst täglich. Die Männer liegen mit 222 g/Tag jedoch durchschnittlich unter den Empfehlungen. Am wenigsten Obst verzehren Männer und Frauen im Alter von 19–24 Jahren. Die Mehrheit der Bevölkerung isst immer noch zu wenig Obst. 6 von 10 Befragten (59 % gesamt, 65 % der Männer und 54 % der Frauen) unterschreiten die DGE-Empfehlungen von 250 g Obst täglich. Auch wenn Obstsaft oder Nektar eingerechnet wird, liegen immer noch 43 % der Teilnehmer unterhalb der Empfehlungen [919].

In **Österreich** wird eine Einnahme von idealerweise 3 Portionen Gemüse und/oder Hülsenfrüchte und 2 Portionen Obst empfohlen. 1 Portion entspricht dabei 200–300 g bei gegartem Gemüse, 100–200 g bei Rohkost, 75–100 g bei Salat, etwa 150–200 g bei gekochten Hülsenfrüchten und 125–150 g bei Obst. Laut dem Österreichischen Ernährungsbericht 2017 erreichen im Durchschnitt Männer beim Obst 132–147 g und liegen damit unterhalb der Empfehlung von 250–300 g (entspricht 2 Portionen). Frauen nehmen zwar 150–220 g Obst täglich zu sich, aber auch sie liegen unterhalb der Empfehlungen. Die Situation ist ähnlich beim Gemüse: Der Konsum liegt bei den Frauen bei 206–215 g/Tag und bei den Männern bei 200–218 g/Tag, er entspricht daher nur 1 Drittel der Empfehlungen (3 Portionen) [1167].

In der **Schweiz** werden ebenfalls täglich 5 Portionen verschiedenfarbiges Obst (2 × 120 g) und Gemüse (3 × 120 g) empfohlen. Laut dem Sechsten Schweizer Ernährungsbericht von 2012 entspricht auch hier der Konsum an Früchten und Gemüsen nicht den Empfehlungen. Laut den Ergebnissen aus dem Jahr 2007 erreichten 87 % der Befragten weniger als die 3 empfohlenen Portionen Gemüse oder Gemüsesaft am Tag. Am besten war der Verzehr noch in der Westschweiz gegenüber den übrigen Regionen. 75 % der befragten Schweizer Frauen und Männer verzehrten maximal 2 Portionen Früchte oder Fruchtsaft pro Tag. Insgesamt verzehren Frauen etwas mehr Obst und Gemüse als die männlichen Schweizer. Lediglich 30 % der Schweizer Bevölkerung nimmt täglich 5 Portionen Obst und Gemüse zu sich. Bei den Frauen liegt der Anteil bei 38 %, bei den Männern lediglich bei 21 % [724].

Der erste Ansatz einer Vitalstofftherapie ist immer die Empfehlung zu einer **gesunden Ernährungsweise.** Nachdem dies für viele Menschen im Alltag schwer umzusetzen ist und viele Nahrungsmittel nicht mehr die Nährstoffe enthalten, die zur Gesunderhaltung und Wiederherstellung nach Krankheiten notwendig sind, ist eine Supplementierung als Ergänzung oft sinnvoll. Bioaktive Substanzen werden ebenso als Nahrungsergänzung angeboten wie Vitamine, Mineralstoffe, Spurenelemente und Aminosäuren.

**GEFAHR**

Unphysiologische Dosierungen von Mikronährstoffen sollten grundsätzlich vermieden werden. In Einzelfällen kann eine pharmakologische Dosierung gewünscht und sinnvoll sein. Von einer ungezielten Gabe von Megadosen wird aber allgemein abgeraten, da sie keine zusätzlichen Effekte haben. Pharmakologische Dosierungen bergen außerdem das Risiko unerwünschter Effekte.

## 2.2 Fettlösliche Vitamine

Zu den fettlöslichen Vitaminen gehören Vitamin A, Vitamin D, Vitamin E und Vitamin K.

### 2.2.1 Vitamin A und Retinoide

#### Chemie und Eigenschaften

Als Retinoide bzw. Vitamin A werden Verbindungen mit einer chemisch ähnlichen Struktur, jedoch teilweise sehr unterschiedlichen biologischen Wirksamkeit bezeichnet. Ihre Grundstruktur besteht aus 4 Isopreneinheiten, die an einen β-Iononring (Trimethylcyclohexen-Ring) gebunden sind. Aus der Doppelbindung in dem Ring und den 4 Isoprenoideinheiten ergeben sich 5 konjugierte Doppelbindungen. Das andere, freie Ende der Isoprenoidkette trägt eine funktionelle Gruppe, die im Organismus verändert werden kann [626]:

- Aldehyd: **Retinal;** kann mithilfe von NADH zu Retinol hydrogeniert (reduziert) werden (reversible Umwandlung).
- Alkohol: **Retinol (Vitamin A1);** entsteht aus Retinal und kann mithilfe von NAD wieder zu Retinal dehydrogeniert (oxidiert) werden (reversible Umwandlung).
- Ester: **Retinylester;** entstehen aus Retinol durch Veresterung der Alkoholgruppe (reversible Umwandlung).
- Säure: **Retinsäure;** entsteht durch Oxidation von Retinal (nicht reversibel).

In der gängigen einheitlichen Nomenklatur (➤ Tab. 2.45) wird zwischen Retinol, Retinal und Retinsäure unterschieden, Vitamin A wird lediglich als Überbegriff für Retinoide genannt, die die biologische Aktivität von all-trans-Retinol aufweisen [636].

Im Hinblick auf die orthomolekulare Wirkung empfiehlt sich jedoch eine Einteilung nach biologisch-medizinischen Aspekten (➤ Abb. 2.6). Ihr zufolge

**Tab. 2.45** Einteilung der Retinoide nach der chemischen Nomenklatur (IUPAC)

| Retinoide | | |
|---|---|---|
| Retinol (und Derivate, v. a. Retinylester) | Retinal (und Derivate) | Retinsäure (und Derivate) |

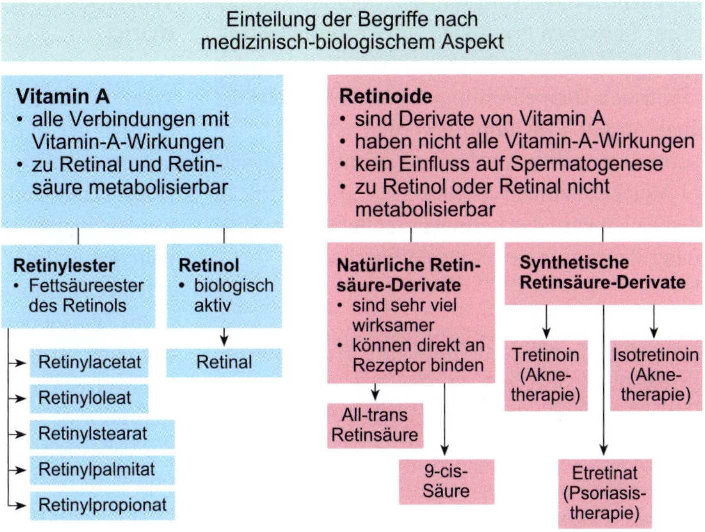


**Abb. 2.6** Einteilung von Vitamin A und Retinoiden nach biologisch-medizinischen Aspekten. [L141]

können Retinol und seine Ester als **biologisch aktive Vitamin-A-Gruppe** bezeichnet werden. Dieser stehen die Retinoide gegenüber, die nicht zu Retinol metabolisiert werden können und somit auch keine volle Vitamin-A-Wirkung entfalten können (vor allem Retinsäure und Derivate).

**Umrechnung**

Die biologische Aktivität von Vitamin A wird in IE (Internationale Einheiten) angegeben:

**1 IE Vitamin A** ≅ 0,3 µg Retinol, bzw.: 3.000 IE Vitamin A ≅ 1 mg Retinol.

Die Bioverfügbarkeit von Vitamin-A-aktiven Carotinoiden über die Nahrung und ihre enzymatische Umwandlung zu Retinol wurde bisher deutlich überschätzt. Nach neuen Erkenntnissen weisen Provitamin-A-Carotinoide lediglich 50 % der bisher angenommenen Retinolaktivität auf. Der bisher verwendete Umrechnungsfaktor von 6 für Retinoläquivalente (RE) wurde daher inzwischen nach oben korrigiert und durch den Faktor 12 für Retinolaktivitätsäquivalente (RAE) ersetzt [319, 671]:

**1 Retinolaktivitätsäquivalent (RAE)** ≅ 1 µg Retinol ≅ 12 µg β-Carotin ≅ 24 µg anderer Carotinoide mit Provitamin-A-Wirkung.

In einigen Nachschlagewerken findet sich noch die ursprüngliche Angabe in RE:

**1 Retinoläquivalent (RE)** ≅ 1 µg Retinol ≅ 6 µg β-Carotin ≅ 12 µg anderer Carotinoide mit Provitamin-A-Wirkung

**GEFAHR**

Durch die mehrfach ungesättigte Polyenstruktur reagiert Vitamin A sehr empfindlich auf Licht, Wärme und Luft bzw. Sauerstoff.

**PRAXISTIPP**

Retionol ist fettlöslich und sollte daher zusammen mit der Nahrung zugeführt werden. Die Retinylester sind stabiler als Retinol.

Der β-Iononring und die Isoprenoidkette sind molekulare Voraussetzungen für die Vitamin-A-Wirkung. Jede Veränderung am Ring oder der Seitenkette führen zu einer Aktivitätsminderung. Carotinoide mit einem sauerstofftragenden Ring oder ohne Ringstruktur besitzen keine Vitamin-A-Wirkung. Auch eine Umwandlung des all-trans-Retinols zu seinen cis-Isomeren führt zu einer Strukturveränderung und geht daher mit einer Verminderung der Vitamin-A-Aktivität einher [75, 513].

Die cis- und trans-Formen von Retinal, Retinol und Retinsäure können durch Isomerisierung jeweils ineinander umgewandelt werden.

## Resorption

Aus der Nahrung wird Vitamin A in Form des **Provitamins** aufgenommen, hauptsächlich als β-Carotin aus pflanzlichen Nahrungsmitteln oder als Retinylester aus tierischen Produkten (meist Retinylpalmitat). Aus β-Carotin entstehen nach oxidativer Spaltung der zentralen Doppelbindung im Darm 2 Moleküle Retinal. Andere Provitamine werden asymmetrisch (dezentral) gespalten werden und es entsteht jeweils nur 1 Molekül Retinal (➤ Kap. 2.1.2: β-Carotin). In beiden Fällen wird das Retinal anschließend zu Retinol oder Retinsäure weiter verstoffwechselt.

**PRAXISTIPP**

Die Umwandlung von β-Carotin und anderen Provitaminen A in Retinol ist von Merkmalen der Nahrung (Interaktionen anderer Bestandteile) abhängig und von der individuellen Vitamin-A-Versorgung. Eine hohe Bioverfügbarkeit hat β-Carotin aus Milch oder aus Fetten. β-Carotin in gekochten, passierten Karotten ergibt wesentlich weniger Retinol als β-Carotin in mit Fett zubereiteten Karotten (homogenisiert) oder Gemüse [75, 718, 1461].

Über die Nahrung aufgenommene Retinylester werden von der Pankreaslipase im Intestinallumen ebenfalls in **Retinol** gespalten. Wie alle fettlöslichen Vitamine wird auch Vitamin A (Retinol) im Rahmen der Fettverdauung im oberen Dünndarm resorbiert, unter Anwesenheit von Nahrungsfetten (Transportmittel) und Gallensäuren (zur Verbesserung der Löslichkeit) und unter Bildung von Mizellen.

Die Absorptionsrate liegt zwischen 70 und 90 % und hängt sehr stark von den gleichzeitig zugeführten Nahrungsfetten ab. Die Aufnahmerate von Retinol in physiologischen Konzentrationen erfolgt energieunabhängig nach einer Sättigungskinetik. In hohen Dosen wird es auch passiv durch Diffusion absorbiert [1087].

Nach der Resorption in die Mukosazellen wird Retinol an das zelluläre **Retinol bindende Protein II (CRBPII)** in Erythrozyten gebunden und durch die Enzyme Lecithin-Retinol-Acyltransferase (LRAT) und Acyl-CoA-Retinol-Ayltransferase (ARAT) mit Fettsäuren (Palmitinsäure u. a.) erneut verestert. Diese gelangen, in Chylomikronen inkorporiert, über die Lymphe ins Blut, wo sie zu CM-Remnants abgebaut werden.

## Transport, Verteilung und Ausscheidung

Während des Transports der CM-Remnants zur Leber können geringe Anteile der **Retinylester** über die Lipoproteinlipase direkt in verschiedene Gewebe (Muskulatur, Fettgewebe, Milchdrüse) aufgenommen werden. In der Leber werden die in den Remnants enthaltenen Retinylester in den Lysosomen von Hepatozyten zu Retinol hydrolysiert.

Im Zytosol der Parenchymzellen wird das Retinol zur kurzfristigen Speicherung oder zur Nutzung im Stoffwechsel an das CRBP gebunden. Überschüssiges Retinol wird in den perisinusoidalen Stellatumzellen der Leber erneut verestert (meist mit Palmitinsäure) und steht dem Organismus so in Form von Retinylester als **langfristiger Speicher** zur Verfügung.

### Exkurs: Die Leber als Vitamin-A-Speicher

Die Retinylester der perisinusoidalen Stellatumzellen der Leber bilden etwa 50–80 % des gesamten Vitamin-A-Pools des Organismus. 20–50 % der Retinylester befinden sich in den übrigen Körpergeweben. Die jeweilige Transport- und Speicherform entscheidet über die biochemische Wirkung im Körper (s. Biochemische Funktionen).

In den Stellatumzellen sind 90 % der gesamten Leberkonzentration an Vitamin A gespeichert. Ihre Speicherkapazität ist im Prinzip unbegrenzt, sie können bei chronisch hoher Zufuhr ein Vielfaches der normalen Speichermenge aufnehmen [122, 124]. Gesunde Erwachsene verfügen über eine durchschnittliche Retinylesterkonzentration von 100–300 µg, Kinder von 20–100 µg/g Lebergewebe. Die Halbwertszeit der gespeicherten Retinylester beträgt 50–100 Tage, chronischer Alkoholkonsum verringert sie. Der restliche Anteil befindet sich in Kurzzeitspeicherzellen, den Hepatozyten, und wird von dort in die Blutbahn abgegeben.

Zur **Mobilisierung** des gespeicherten Vitamin A werden die Retinylester durch die Retinylesterhydrolase gespalten. Das entstehende Retinol, das an CRBP gebunden ist, wird intrazellulär an das Apo-Retinol-bindende-Protein **(Apo-RBP)** abgegeben und als Holo-RBP ins Blutplasma abgesondert. Im Blut wird das **Holo-RBP** reversibel an Transthyretin gebunden (TTR, ➤ Kap. 2.2.4: Biochemische Funktionen: Transport wichtiger Substanzen), damit es nicht glomerulär über die Nieren verloren geht. Der Holo-RBP-TTR-Komplex gelangt nun zu den extrahepatischen Geweben wie Retina, Hoden, Lunge. Das Retinol wird dort rezeptorvermittelt in die Zellen aufgenommen und passiert auf diese Weise die Blut-Gewebe-Schranken. Das TTR verbleibt extrazellulär im Blutplasma für weitere Transportfunktionen, das Apo-RBP wird in der Niere katabolisiert.

Die **Retinsäure** (all-trans und 9-cis) interagiert in den Zielzellen, gebunden an das CRBP, mit **nukleären Retinsäurerezeptoren** (RAR, RXR), die zu den Steroid-Thyroid-Hormonrezeptoren gehören. RXR bindet bevorzugt 9-cis-Retinsäure und bildet Heterodimere durch Kontakt mit weiteren Rezeptoren (all-trans-Retinsäure-, Trijodthyronin-, Calcitriol-, Östrogen- oder Progesteronrezeptoren). Die nukleären Retinsäurerezeptoren beeinflussen durch Bindung an spezifische DNA-Sequenzen als Transkriptionsfaktoren die Genexpression. Aus diesem Grund ist Retinsäure ein wichtiges Regulans für Wachstum und Differenzierung von Körperzellen und Gewebe [626].

**Ausscheidung:** Ein Teil (etwa 20 %) des oral zugeführten Vitamin A wird nicht resorbiert und über die Galle, Fäzes und Urin eliminiert. Zuvor wird es, wie alle lipophilen Substanzen, der Biotransformation in der Leber unterzogen. In der ersten Phase wird dabei das Vitamin A durch das Cytochrom-P450-System hydroxyliert, damit es durch die eingefügte OH-Gruppe löslicher wird. In der zweiten Phase erfolgt die Konjugation mit stark hydrophilen Stoffen druch die Glucuronyltransferase. Dabei wird Glucuronsäure auf die bereits eingefügte OH-Gruppe von Vitamin A übertragen [1087].

Bei den Ausscheidungsprodukten handelt es sich wohl vorwiegend um glucuronidierte und freie Retinsäure bzw. um 4-Ketoretinsäure. Viele Vitamin-A-Metabolite sind jedoch noch nicht entschlüsselt worden [1087].

## Biochemische Funktionen

Die im Körper vorkommenden Vitamin-A-Formen und ihre Derivate haben z. T. sehr unterschiedliche Funktionen (➤ Tab. 2.46):

- **Wachstum, Differenzierung von Epithel- und Knochengewebe:** vor allem durch Retinol und Retinsäure.

**Tab. 2.46** Funktion bzw. Wirkung der Vitamin-A-Formen

| Substanzgruppe | Funktion bzw. Wirkung |
|---|---|
| Retinol | Transportform, im Serum gebunden an RBP und TTR |
| 11-cis- und all-trans-Retinal | Im Rhodopsinzyklus des Auges |
| Retinsäure | Hemmung von Tumorpromotoren; wichtig für Proliferation und Differenzierung verschiedener Gewebe (Darmschleimhaut, Respirationsepithel, Haut)<br>Hemmung diverser Tumorzellen, prämyeloide und myeloide Formen, embryonale Formen |
| Retinylester | Speicherform des Nährstoffs, kommt in Leber, Hoden, Retina, Lunge vor |
| Glucuronierte Verbindungen (Retinsäure und Retinol) | Ausscheidungsprodukte mit Wirkung auf Differenzierung und Wachstum |

- **Reproduktion** (Spermatogenese, Plazentaentwicklung, Embryogenese): Wirksam ist nur Retinol, kann nicht durch Retinsäure ersetzt werden.
- **Sehvorgang:** Wirksam sind Retinol und Retinal.
- **Immunsystem:** Wirksam sind Retinol und Retinal.

**Embryogenese** Retinsäure ist essenziell; Vitamin-A-abhängige Rezeptoren, die in der frühen Entwicklungsphase exprimiert werden, regeln die Entwicklung vieler Organe, des Neuralrohrs und des Skelettsystems. Aus diesem Grund kann eine zu hohe oder zu niedrige Zufuhr von Vitamin A zu embryonalen Fehlbildungen oder Totgeburt führen.

**Sehvorgang** Vitamin A spielt hier eine entscheidende Rolle. Die Pigmentmoleküle der Netzhaut enthalten viel Retinol, das bei Lichteinfall ins Auge zur Umwandlung der Lichtenergie in Nervenimpulse verbraucht wird. Zur Regenerierung der Pigmentmoleküle benötigt das Auge Retinal, um aus Opsin Rhodopsin, den Sehfarbstoff der Retina, zu bilden:

1. 11-cis-Retinal kann Licht absorbieren und wandelt sich durch Lichteinfall in die all-trans-Form um.
2. Vom Rhodopsin wird das Retinal abgespalten. Dadurch werden die Rhodopsinmoleküle aktiviert und diese aktivieren wiederum Transducinmoleküle.

3. Die Folge ist eine Erhöhung des Membranpotenzials (Hyperpolarisation), die einen Nervenimpuls zur Sinneswahrnehmung einleitet.
4. Das all-trans-Retinal wird in das 11-cis Retinal zurückverwandelt, das sich an Opsin bindet und so wieder in das Rhodopsinmolekül eingebaut wird [626].

**GEFAHR**
Bei Vitamin-A-Defizit kommt es zu Nachtblindheit und raschem Ermüden der Augen.

**Zellwachstum und Differenzierung** Vitamin-A-Derivate können das Wachstum und die Differenzierung verschiedener Zellen entweder fördern oder hemmen. Durch Studien ist bekannt, dass dies durch Bindung an den Retinoidrezeptor oder, unabhängig davon, durch Zunahme der Rezeptorendichte geschieht. Haut und Schleimhaut des Respirationstrakts werden besonders stark durch Vitamin A beeinflusst.

**GEFAHR**
Bei Vitamin-A-Mangel kommt es zu metaplastischen Veränderungen der Schleimhaut, ähnlich den Metaplasien durch Karzinogene oder chronische Nicotininhalation.

- Vitamin-A-Derivate leiten differenzierende und auch dedifferenzierende Effekte an Zellen ein.
- Durch Retinsäure kann das Wachstum neoplastischer Zellen gehemmt und gleichzeitig die Differenzierung normaler Zellen gefördert werden [123 a].
- Die regelrechte Differenzierung der Schleimhäute des Atemtrakts und der Haut werden vor allem durch Vitamin A geregelt [255].
- Vitamin A beeinflusst auch Wachstum und Differenzierung von Epithel-, Zahn-, Knochen-, Plazenta- und Embryonalgewebe.

**PRAXISTIPP**
Vitamin A ist unerlässlich für eine gesunde Entwicklung von Haut, Schleimhaut, Haaren, Augen, Lymphgefäßen, Knochen, Zähnen und Geschlechtszellen.

**Immunsystem** Vitamin A schützt Haut und Schleimhäute (als Barriere für Bakterien, Viren und Parasiten) und ist an der Produktion von Antikörpern beteiligt (verstärkte Initiierung bzw. Stimulierung der Antikörperbildung in Leukozyten und Aktivierung der T-Zellen). Beides sind Voraussetzungen für ein funktionierendes Immunsystem.

- Retinol und seine Derivate schützen zusammen mit Vitamin D vor Infektionen der Haut- und Schleimhäute durch Bakterien, Viren, Pilze und Parasiten. Die Expression von antimikrobiellen Peptiden, wie den Cathelicidinen (LL37) (➢ Kap. 2.2.2: Biochemische Funktionen: Haut), ist von Vitamin D (1,25$(OH)_2D_3$) und seinem Rezeptor sowie vom Retinsäurerezeptor RXR abhängig. Die durch 1,25$(OH)_2D_3$ hervorgerufene Stimulierung der CAMP-Expression in menschlichen dermalen Keratinozyten hängt von RXR ab, ist jedoch nicht mit einer verstärkten Expression von Vitamin-D-Rezeptoren verbunden [1343].
- Retinol und Retinylester sind an der Antikörperbildung in Leukozyten und an der Aktivierung der T-Lymphozyten beteiligt.
- Nach Supplementierung mit Vitamin A kann man bei gesunden Erwachsenen einen Anstieg der T-Zellen (CD3, CD4), sowie eine Steigerung der Aktivität von NK-Zellen beobachten [117].
- Carotinoide weisen antioxidative, immunmodulatorische und antikarzinogene Eigenschaften auf [814].

**Synthesefunktion** Vitamin A initiiert und steuert die Produktion von Steroidhormonen einschließlich der Corticosteroide. Es spielt auch bei der Synthese von Proteinen und Fetten eine Rolle.

**PRAXISTIPP**
Mit steigender Proteinzufuhr erhöht sich der Vitamin-A-Bedarf.

**Fertilität und Fortpflanzung** Auch die Synthese von Androgenen und Östrogenen ist von Vitamin A abhängig. Eine normale Spermienzahl, -form und -beweglichkeit setzt einen optimalen Vitamin-A-Status voraus.

**GEFAHR**
Ein Vitamin-A-Defizit führt bei Frauen zu Störungen der Uterusschleimhaut und der Plazentaentwicklung, so dass mit Fehlgeburten und Unfruchtbarkeit gerechnet werden muss.

**Wachstum und Entwicklung im Kindes- und Jugendalter** Aufgrund seiner oben beschriebenen Funktion bei der Zellvermehrung ist Vitamin A unerlässlich für eine gesunde Entwicklung von Haut, Haaren, Augen, Schleimhäuten, Lymphgefäßen, Geschlechtszellen, Knochen und Zähnen.

**Weitere Funktionen sind**

- Eisentransport: Vitamin A mobilisiert gespeichertes Eisen, damit es als Hämoglobin in Erythrozyten eingebaut werden kann.
- Erythrozytenproduktion: Zur Differenzierung der Stammzellen in Erythrozyten sind Retinoide erforderlich.
- Myelinsynthese im Nervensystem.
- Regeneration von Knochenbrüchen.
- Sinnesfunktion: Vitamin A ist essenziell für das Hören, Riechen und Schmecken [1166, 1282].
- Beeinflussung der Genexpression dermaler Karzinome: Retinsäure beeinflusst diese in der Promotionsphase [85, 302].

Aufgrund dieser Auflistung ist verständlich, dass man auf eine ausreichende Vitamin-A-Versorgung im Kindes- und Jugendalter achten muss. Wegen der für Mikronährstoffe geringen therapeutischen Breite von Vitamin A sollten Carotinoide zum Einsatz kommen.

## Normwerte und Bestimmung

Der **Plasmaspiegel von Retinol** wird homöostatisch reguliert und weist kaum statusabhängige Schwankungen auf. Daher ist seine Messung nicht zur Bestimmung des Vitamin-A-Status geeignet. Wie Tierexperimente zeigten, ist der Retinol-Plasmaspiegel bei vollständiger Entleerung der Leber- und Retinylspeicher in den Zielgeweben erst um die Hälfte des Ausgangswerts gesunken. Auch durch Bestimmung des im Blut **zirkulierenden Vitamin A** bzw. Retinols oder durch einen **RDR-Test** (Relative Dose Response Test) oder einen **Konjunktivaltest** lässt sich kein latenter Mangel erfassen. Sinnvoll sind diese Tests erst bei ausgeprägten Vitamin-A-Defiziten.

**GEFAHR**

Vitamin-A-Mangel besteht bei Retinol-Plasmawerten < 1,05 µmol/l oder einem Vitamin-A-Gehalt < 0,07 µmol/g in Leber-Biopsaten.
Ein Vitamin-A-Mangel kann bereits vorliegen, bevor typische klinische Symptome auftreten oder die biochemische Bestimmung eindeutig ausfällt.

## Versorgungssituation

Vitamin-A-Mangel ist eine der häufigsten Vitaminmangelerkrankungen. In Ländern, in denen sich die Menschen kaum Obst und Gemüse leisten können und überwiegend von stärkehaltigen Nahrungsmitteln wie Reis, Maniok oder Hirse (*Sorghum*) leben, kommt es durch fehlende Versorgung mit der Nahrung und/oder durch Eiweißmangel mit unzureichender RBP-Bildung zu einem ausgeprägten Vitamin-A-Defizit. Viele Menschen leiden in diesen Ländern an Augenerkrankungen bis zur Erblindung und an einem schwachen Immunsystem. In Asien, Afrika und Lateinamerika ist die **Xerophthalmie** (durch Vitamin-A-Mangel induzierter Untergang von Photorezeptoren) weit verbreitet und die Hauptursache für Blindheit. Bei Untersuchungen in Indien wurde bei einem bedeutenden Prozentsatz von Kindern (auch im Vorschulalter) eine **konjunktivale Xerose** aufgrund eines Vitamin-A-Mangels festgestellt. In den 1970er Jahren wurde sie bei 8–13 % der Schulkinder diagnostiziert.

**GEFAHR**

Die Xerophthalmie wird durch andere verbreitete Infektionen beschleunigt (z. B. Masern), da dann das Immunsystem sehr viel Vitamin A verbraucht. Ist ein Kind erst einmal durch Xerophthalmie erblindet, ist das Augenlicht unwiederbringlich verloren [1480].

Jährlich sind weltweit zwischen 250.000 und 500.000 Kleinkinder betroffen, die Hälfte von ihnen stirbt innerhalb eines Jahres. Insgesamt sind über 1,4 Millionen Kinder von der Erkrankung betroffen. Viele Untersuchungen zeigen, dass sich die hohe Sterberate bei rechtzeitiger Supplementierung mit Vitamin A deutlich reduzieren lässt.

### Exkurs: Golden Rice

Ende der 1990er Jahre begann eine internationale Arbeitsgruppe unter der Leitung eines Züricher und eines Freiburger Wissenschaftlers einen β-Carotin-angereicherten Reis zu entwickeln, der entsprechend eine goldgelbe Farbe aufweist. Dies gelang, indem je ein Gen aus der Narzisse und aus einem Bakterium in das Reiskorn übertragen wurden. Da der β-Carotingehalt immer noch zu niedrig war, wurde in der zweiten Generation des Goldenen Reises ein Gen aus Mais statt Narzisse eingesetzt. In Feldversuchen auf den

Philippinen und in Bangladesch wurde anschließend versucht, den Goldenen Reis in lokale Reissorten einzukreuzen, bevor die Bauern ihn zur Ernährung der lokalen Bevölkerung aussäen. Sobald eine Anbauzulassung erfolgt, soll die großflächige Verteilung des Saatguts an die Kleinbauern beginnen. Gegen das Projekt gibt es allerdings auch viele Gegner, da der Reis artfremde Gene enthält [417].

Eine unzureichende Zufuhr von Vitamin A kann auch bei gesunden Menschen eine marginale Unterversorgung der Zielgewebe zur Folge haben. Besonders gefährdet sind **Vegetarier.**

Ein marginaler Mangel kann sich ebenfalls bei Erkrankungen mit erhöhtem Verbrauch oder unzureichender Resorption des Nährstoffs – besonders bei gleichzeitig geringer Speichermöglichkeit in der Leber (**konsumierende Erkrankungen, chronischer Alkoholkonsum** und bei **Kleinkindern**) – entwickeln. Auch **Infektionskrankheiten** reduzieren den Vitamin-A-Bestand des Körpers.

**STUDIEN**

In **Deutschland** erreichen 15 % der Männer und 10 % der Frauen nicht die Empfehlungen für die tägliche Vitamin-A-Zufuhr. Jugendliche (14–18 Jahre) sind besonders häufig von einer Unterversorgung betroffen, hier erleiden 1 Viertel aller Männer und 1 Fünftel aller Frauen ein Vitamin-A-Defizit. Den am schlechtesten versorgten Männern fehlen täglich 400 µg Vitamin A (40 % Fehlbetrag täglich), den am schlechtesten versorgten Frauen 200 µg (25 % Fehlbetrag täglich). Schwangere haben ab dem 4. Schwangerschaftsmonat einen täglichen Mehrbedarf von 300 µg gegenüber nicht-schwangeren Frauen, daher kann es zu einem täglichen Fehlbetrag von 500 µg Vitamin A kommen. Während der Stillzeit steigt der tägliche Mehrbedarf auf 700 µg an, daher kann es zu einem Fehlbetrag von täglich 900 µg bei stillenden Frauen kommen [919].
In **Österreich** erreichten 33,6 % der Studienteilnehmer die empfohlenen Werte für β-Carotin nicht [1167].
In **Entwicklungsländern** ist ein Vitamin-A-Mangel weit verbreitet. In Ghana stellte eine Querschnittstudie an Jugendlichen fest, dass eine Unterernährung bei der Hälfte der untersuchten Teilnehmer vorkam. Diese ging mit erniedrigten Retinolwerten einher. Dabei erhöhte sich die Wahrscheinlichkeit von nicht-malariabedingten Infektionskrankheiten auf das Dreifache [19].
Auch in den **Industrieländern** kann es aufgrund von Vitamin-A- und anderer Vitalstoffmängel zu Augenerkrankungen kommen, wie eine wissenschaftliche Studie 2008 ergab [1463].

## Klinische Symptomatik

### Mangelsymptome

Die WHO definiert Vitamin-A-Mängel nach den Plasmaspiegeln, beginnend bei Werten von 10–20 µ g/dl. Werte < 10 µg/dl gelten als ausgeprägter Mangel. Diese Einteilung ist jedoch umstritten: Wie oben beschrieben, sinkt der Plasmaspiegel erst nach Entleerung der Leberspeicher, d. h., bevor er erniedrigt ist, herrscht im Gewebe bereits eine deutliche Vitamin-A-Unterversorgung. Aus diesem Grund kann die Symptomatik zu Beginn eines Vitamin-A-Mangels (➤ Tab. 2.47) sehr unspezifisch und die Diagnosestellung sehr schwierig sein. Erst bei typischen Symptomen wie **Nachtblindheit** oder **Xerophthalmie** wird der Vitamin-A-Mangel eindeutig erkannt. In diesem Stadium sind Plasmawerte und Lebergehalt bereits erniedrigt.

Häufige Begleiterscheinung eines latenten Vitamin-A-Defizits sind **Erkrankungen der Atemwege.** Die Ursache gehäufter Atemwegsinfektionen sind Veränderungen der Schleimhaut (mit Zunahme sezernierender und Verlust zilientragender Zellen). Diese pathophysiologischen Prozesse führen zur erhöhten Morbidität und Mortalität bei Kindern in weiten Teilen der Welt. Sie sind durch Zufuhr von Vitamin A reversibel.

**PRAXISTIPP**

Auch gesunde Menschen können Vitamin-A-Defizite haben. Denn ein Vitamin-A-Mangel besteht bereits lange Zeit, bevor sich biochemische Parameter verändern. Die ersten Symptome eines Vitamin-A-Mangels sind Sehstörungen (Nachtblindheit) sowie trockene und schuppige Haut. Später kommen Appetitverlust, Infektanfälligkeit, Geschmack- und Hörstörungen hinzu sowie eine verminderte Fertilität mit frühkindlichen Missbildungen bis zum Tod des Fetus [1321].

Da Vitamin A in das Wachstum und die Differenzierung von Zellen eingreift, ist es nicht verwunderlich, dass von einem Vitamin-A-Mangel vor allem Zellverbände betroffen sind, die sich schnell teilen (z. B. in Nase, Haut und Schleimhäuten) (➤ Tab. 2.47).

### Symptome bei Überdosierung

Die EFSA hat für Vitamin A einen UL (tolerable upper intake level) von 10.000 IE festgelegt. Dabei handelt es sich um eine sichere Höchstmenge, die bei täglicher,

**Tab. 2.47** Vitamin-A-Mangelsymptome (modifiziert nach [122])

| Organ bzw. Wirkung | Symptome des Vitamin-A-Mangels |
|---|---|
| Allgemeinsymptome | Müdigkeit, Appetitverlust<br>Erhöhte Gefahr von Nierensteinbildung |
| Auge | Trockenheit, Jucken und Rötung der Konjunktiva<br>Gestörte Dunkeladaptation bis zur Hemeralopie<br>Konjunktivale oder korneale Xerose<br>Bitot-Flecke, Keratomalazie, Erblindung |
| Blut | Hypochrome Anämie |
| Haut und Schleimhäute | Eintrocknung bis Verhornung von Schleimhäuten; Atrophie von Speicheldrüsen und Kehlkopf<br>Gehäuft Gingivitis, Stomatitis, Bronchitis und Pneumonie mit weiterer Abnahme der Vitamin-A-Speicher<br>Atrophie des Darmepithels mit Resorptionsstörungen (Cave: Gefahr eines Mangels anderer Nährstoffe)<br>Trockene, raue, juckende Haut mit Ausschlägen; trockene, spröde Nägel und Haare<br>Erhöhtes Risiko für Lungen-, Blasen-, Zervix-, Prostata-, Kehlkopf-, Speiseröhren-, Magen- und Darmtumoren |
| Keimdrüsen | Störungen der Spermatogenese |
| Knochen und Zähne | Dentinstörungen; Wachstumsstörungen der Röhrenknochen |
| Nase | Herabgesetzte Geruchsempfindlichkeit |
| Ohr | Hörstörungen (?), erhöhte Vulnerabilität |
| Teratogenität | Fehlbildungen unterschiedlicher Ausprägung, vor allem im Bereich des Hörorgans; multiple Fehlbildungen des Gastrointestinal- und Urogenitaltrakts |
| ZNS | Erhöhung des intrazerebralen Drucks; Hydrozephalus bei Neugeborenen |

lebenslanger Zufuhr aus allen Vitamin-A-Quellen keine Nebenwirkungen hervorruft:

**PRAXISTIPP**

Die sichere tägliche Höchstmenge für Vitamin A liegt bei 3 mg (10.000 IE). Dieser Wert gilt für Frauen im gebärfähigen Alter, Schwangere, Stillende und Männer. Postmenopausale Frauen sollten wegen des erhöhten Osteoporose-sowie Frakturrisikos nicht mehr als 1,5 mg Vitamin A pro Tag zuführen.

Bei einer Aufnahme von 7,5 mg Vitamin A täglich über 6 Jahre kam es zu einem Zusammenhang zwischen der hohen Vitamin-A-Zufuhr und dem Auftreten von Leberzirrhose [333].

**GEFAHR**

Bei einer Niereninsuffizienz erhöht sich das Risiko eines Vitamin-A-Überschusses, da der Abbau des Vitamins gestört ist.

### Akute Intoxikation

Tritt bei Zufuhr von über 1 Mio. IE Vitamin A auf:

- Ursachen: nahrungsbedingt durch Verzehr von Fisch- oder Seehundleber oder therapeutisch induziert (z. B. Psoriasistherapie)
- Symptome: Kopfschmerzen, Erbrechen, Benommenheit und Schwindel

Bei exzessiver Zufuhr von 3,5 Mio. IE über 21 Tage zusätzlich:

- Komplette Alopezie, Hepatosplenomegalie, toxische Hepatitis und Hyperkalzämie
- Rückbildung innerhalb von 5–30 Tagen nach Absetzen der Vitamin-A-Zufuhr

Bei **Kindern** reichen weitaus niedrigere Dosen für eine akute Intoxikation aus. Es treten vorrangig neurologische Symptome und Veränderungen auf:

- Kopfschmerzen, Schwindel, Benommenheit, Vorwölbung der Fontanellen, Appetitverlust

### Chronische Hypervitaminose A

Diese verursacht beim **Kind** folgende Symptome:

- Austrocknung der Haut, Mundwinkelrhagaden, Haarausfall
- Unspezifische Allgemeinsymptome, z. B. Appetitverlust
- Entwicklungsbedingte Störungen: Wachstumsverzögerung, Knochenschmerzen, Hyperostosen
- Hepatomegalie
- Hirndrucksymptomatik

Die Gefahr einer chronischen Überdosierung bei Kindern liegt vor allem in Veränderungen des Skelettsystems. Ein vorzeitiger Epiphysenschluss, die Verdickung der corticalen Regionen der langen Röhrenknochen und die daraus folgenden Wachstumsverzögerungen müssen vermieden werden.

Bei **Erwachsenen** sind die Symptome weniger ausgeprägt. Typische Störungen sind Zwischenblutungen bei der Frau und eine verminderte Knochendichte mit erhöhtem Frakturrisiko.

**STUDIEN**

In einer Langzeituntersuchung der Universität Uppsala (Schweden) wurden 2.322 Männer im Alter von 49–51 Jahren über 30 Jahre lang hinsichtlich ihres Frakturrisikos untersucht. Zu Beginn der Studie wurden die Serumwerte für Retinol und β-Carotin bestimmt. Männer mit Retinolwerten in der obersten Quintile (≥ 2,64 µmol/l) hatten ein um 64 % höheres allgemeines Frakturrisiko als Teilnehmer mit Retinolwerten im mittleren Bereich (2,17–2,36 µmol/l). Das Risiko für Hüftfrakturen stieg um den Faktor 2,5. Für β-Carotin fand sich kein Zusammenhang mit einer erhöhten Frakturrate [955].

**GEFAHR**

| | |
|---|---|
| **Kinder** | |
| Akute Toxizität: | 75.000–300.000 IE Vit. A/Tag |
| Chronische Hypervitaminose A: | 18.000–60.000 IE Vit. A/Tag |
| **Erwachsene** | |
| Akute Toxizität: | 2–5 Mio. IE Vit. A/Tag |
| Chronische Hypervitaminose A: | 100.000 IE Vit. A/Tag |

### Teratogenes Risiko

Es gibt mehrere 100 Fallbeschreibungen über teratogene Effekte der Retinsäure, aber bisher nur 19 Fallberichte mit Hinweisen auf eine teratogene Wirkung natürlicher Vitamin-A-Derivate. Aus diesen 19 Studien kann nicht mit Sicherheit abgeleitet werden, ob und, wenn ja, in welcher Dosis natürliches Vitamin A teratogen wirkt.

**STUDIEN**

Retinsäuretherapie: Bei einer Untersuchung von 154 Fällen mit schweren zystischen Akneformen, die während der Schwangerschaft mit Isotretinoin behandelt wurden [792], fanden sich

- 95 Schwangerschaftsabbrüche,
- 26 Kinder ohne Fehlbildungen,
- 12 spontane Aborte,
- 21 Kinder mit folgenden Fehlbildungen (Mehrfachnennungen waren möglich): Mikrotie (15), ZNS-Anomalien (14), Herz- und Gefäßanomalien (8), Thymusdefekte (7), Mikrognathie (6), Sehnervenanomalien (4), Gaumenspalten (3).

Die teratogenen Effekte einer Vitamin-A-Überdosierung variieren in der Häufigkeit des Auftretens, abhängig von der Retinylesterzufuhr und vom Gestationszeitpunkt: All-trans-Retinsäure besitzt eine 3- bis 5fach stärkere teratogene Wirkung als 13-cis-Retinsäure. Auf jeden Fall wird vor dem Verzehr **tierischer Leber** – sie enthält u. a. Retinylester – besonders in der Frühschwangerschaft gewarnt.

**PRAXISTIPP**

- In der (Früh-)Schwangerschaft sollte die tägliche Zufuhr an Vitamin A bei <10.000 IE liegen, jedoch mindestens 3.000 IE betragen. Empfehlung: 2 × 3.000 IE/Tag.
- Von häufigem Leberverzehr in der Schwangerschaft ist abzuraten.
- Der Vitamin-A-Bedarf sollte in der Schwangerschaft über β-Carotin, das Provitamin A, gedeckt werden.

## Anwendungsgebiete

### Erhöhter Bedarf

- **Mehrbedarf** bei Neugeborenen (v. a. Frühgeburten), Kindern und Jugendlichen
- **Erhöhter Verbrauch** durch Stress, Operationen und Infektionen
- **Malabsorption** von Fetten
- **Einseitige Ernährung** vor allem Konsum durch Fast Food, Diäten
- **Erkrankungen** wie Diabetes mellitus und Hypothyreose (verminderte Umwandlung von Provitamin A in Vitamin A), Morbus Crohn, Zöliakie, Erkrankungen der Bauchspeicheldrüse

- **Genuss- und andere Gifte:** z. B. Nikotin- und chronischer Alkoholabusus, Luftverschmutzung, toxische Metalle (Cadmium)
- **Spezielle Therapiemaßnahmen:** Dauertherapie mit Medikamenten, die mit Vitamin A interagieren (Laxanzien, Barbiturate, cholesterinsenkende Mittel, Orlistat)
- **Schwangerschaft** und **Stillzeit**

**GEFAHR**

Bei kurz aufeinander folgenden Schwangerschaften ist die Gefahr einer Unterversorgung der Mutter und anschließend des Neugeborenen erhöht. Auch Kinder, die zu lange gestillt werden, sind im Alter von 2–5 Jahren prädestiniert für eine Unterversorgung mit Vitamin A.

In der Schwangerschaft steigt der Bedarf an Vitamin A an. Besonders im 2. und 3. Trimester wird das Vitamin wegen seines Einflusses auf Entwicklung und Reifung des Lungengewebes besonders benötigt. Im 1. Trimester sollte allerdings nicht zu viel Vitamin A zugeführt werden, da der Embryo empfindlich auf eine hohe Zufuhr reagieren kann [323]. Dies ist mit einer normalen Ernährung zwar nicht möglich, jedoch sollten der Verzehr von Leber zu Beginn einer Schwangerschaft sowie Vitamin-A-angereicherte Lebensmittel vermieden werden. Produkte, die β-Carotin enthalten, sind hier eine gute Alternative, da der Organismus nur dann Vitamin A daraus aufbaut, wenn ein Mangel herrscht.

**STUDIEN**

Eine zu geringe Vitamin-A-Zufuhr steht jedoch ebenfalls im Zusammenhang mit Schwangerschaftskomplikationen, wie der Tod von Säugling und Mutter, Frühgeburten, geringes Geburtsgewicht, angeborene Anomalien, Infektionen sowie Eisenmangel von Mutter und Kind. In einem Review wurden 19 Studien mit mehr als 310.000 Frauen ausgewertet, davon 7 in Afrika und 6 in Indonesien. Die ergänzende Einnahme von Vitamin A war dabei nicht geeignet, dem Tod der Mutter, des Fötus oder des Neugeborenen vorzubeugen. Jedoch wurde das Risiko einer Schwangerschaftsanämie, der mütterlichen Infektionen und der mütterlichen Nachtblindheit durch die Supplementierung gesenkt [927].

### Indikationen

**Atherosklerose** Provitamin A (β-Carotin) reduziert die Oxidation von LDL-Cholesterin und schützt vor Atherosklerose, da es als Radikalfänger freie Sauerstoffradikale inaktivieren kann. Erst durch Oxidation mit Radikalen wird LDL-Cholesterin zum Atherosklerose auslösenden Faktor.

**Augenkrankheiten** Vitamin A wirkt positiv bei Nachtblindheit und Konjunktivitis, bei reichlicher Zufuhr reduziert sich das Kataraktrisiko (Grauer Star).

**Hauterkrankungen und Haarprobleme** Eine gute Vitamin-A-Versorgung schützt vor: trockener Haut, Ekzemen, Psoriasis, trockenem, brüchigem Haar und Schuppenbildung.

**Infektionen** Vitamin-A-Supplemente verkürzen die Dauer und mildern den Verlauf einer Infektion. Eine prophylaktische Einnahme hilft, Erkältungen bei Klimawechsel zu vermeiden. Außer bei grippalen Infekten wirkt Vitamin A auch bei folgenden Erkrankungen:

- **Haut- und Schleimhäute:** Akne, Pilzinfektionen
- **HNO-Erkrankungen:** Bindehaut-, Ohrenentzündungen
- **Atemwege:** Infektionen der oberen Atemwege, Bronchitis
- **Harnwege:** Blasenentzündungen
- **Verdauungstrakt:** Gastritis, Diarrhö
- **Kinderkrankheiten:** Masern

**Tumorprophylaxe bei ehemaligen Rauchern** Die Ergebnisse einer Studie der Universität Texas deuten bei Ex-Rauchern auf einen Schutz vor Lungenkarzinomen durch 9-cis-Retinolsäure hin. Das Retinoid kann offensichtlich helfen, die bei Rauchern verminderte Expression eines Schlüsselrezeptors wieder zu normalisieren.

**Weitere Einsatzgebiete** Menstruationsbeschwerden, Asthma.

### Interaktionen

#### Medikamente

Medikamente zur Cholesterinsenkung führen zu einem erhöhten Bedarf an Vitamin A. Laxanzien oder Medikamente, die zu einer verminderten Fettresorption führen, erhöhen die Gefahr eines Vitamin-A-Defizits (➤ Tab. 2.48). Zu Interaktionen mit Nährstoffen ➤ Tab. 2.49.

**Tab. 2.48** Interaktionen zwischen Medikamenten und Vitamin A (modifiziert nach [202])

| Medikament | Interaktion |
|---|---|
| Abführmittel | Vitamin-A-Resorption (↓) |
| Alkohol/ alkoholhaltige Pharmaka | Vitamin-A-Resorption (↓) plus Vitamin-A-Stoffwechsel (↓) |
| Antazida | Vitamin-A-Resorption (↓) |
| Colchicin | Vitamin-A-Resorption (↓) |
| Colestipol | Vitamin-A-Spiegel im Blutplasma (↓), Vitamin-A-Resorption (↓) |
| Colestyramin | Vitamin-A-Resorption (↓) |
| Doxorubicin | Hochdosierte Vitamin-A-Therapie kann Wirkung des Medikaments evt. verstärken |
| Kontrazeptiva, orale | Vitamin-A-Blutspiegel (↓) |
| Laxanzien | Vitamin-A-Resorption (↓) |
| Mineralöl (Laxanzien) | Vitamin-A-Resorption (↓) |
| Neomycin | Vitamin-A-Resorption (↓) |
| Orlistat | Vitamin-A-Resorption (↓) |
| Paraffinöl | Vitamin-A-Resorption (↓) |
| Salicylate (Acetylsalicylsäure) | Vitamin-A-Abbau im Serum (verzögert) |
| Statine | Vitamin-A-Resorption (↓) |
| Tetracycline | Hochdosierte Vitamin-A-Therapie kann evt. zur Hirndrucksteigerung führen, daher darf es nicht zusammen mit Vitamin A eingenommen werden |
| Vitamin K1-Antagonisten | Hochdosierte Vitamin-A-Therapie kann Wirkung des Medikaments evtl. verstärken |

### Nährstoffe

**PRAXISTIPP**

- Bei Eisenmangelanämie aufgrund eines Vitamin-A-Defizits hilft keine Eisensubstituierung. Therapie der Wahl ist eine Supplementierung mit Vitamin A.
- Dunkeladaptationsstörungen durch Alkohol (Zirrhose) müssen mit Zink therapiert werden, Vitamin A führt hier nicht zur Besserung.
- Ein Vitamin-A-Mangel führt zu einer Beeinträchtigung der kalziumunabhängigen Vitamin-D-Funktionen, eine Vitamin-A-Überversorgung beeinträchtigt die Wirkung von Vitamin D [648].

## Täglicher Bedarf

Die Empfehlung der DGE zum täglichen Bedarf an Vitamin A zeigt ➤ Tab. 2.50.

**Bedarf in der Schwangerschaft:** Trotz der beschriebenen teratogenen Wirkung von Vitamin A sollten schwangere Frauen für eine ausreichende Zufuhr sorgen, da der Bedarf in dieser Zeit und während der Stillperiode ansteigt. Eine mäßige Substituierung von Vitamin A und Folsäure verringert die Wahrscheinlichkeit eines Neuralrohrdefekts. So zeigten verschiedene Interventionsstudien, dass Frauen, die Multivitaminsupplemente zu sich nehmen, ein deutlich geringeres Risiko haben, Kinder mit diesem Defekt zu gebären, als Frauen, die auf eine Supplementierung verzichten.

Ein wichtiger Grund für eine ausreichende Zufuhr des Nährstoffs in der Schwangerschaft ist auch die postpartale Versorgung des Kindes. Die Leberspeicher des Neugeborenen gewährleisten nur eine Versorgung für wenige Tage und können bei erhöhtem Bedarf (z. B. Infekt oder Resorptionsstörung) rasch entleert werden. Da sich die Leberspeicher nur in der pränatalen Phase auffüllen lassen, hängen sie von der Zufuhr in der Schwangerschaft ab, vor allem, weil der Plasmaspiegel der Neugeborenen immer unter dem der Mutter liegt.

## Vorkommen in Nahrungsmitteln

Der größte Anteil des Vitamin A wird durch **Retinylester** gedeckt, die neben einer kleinen Menge β-Carotin in **tierischen Produkten** (➤ Tab. 2.51) enthalten sind. Der wichtigste Lieferant ist die Leber, die je nach Tierart unterschiedliche Konzentrationen an Vitamin A enthält.

Sehr reich an Vitamin A (Retinoläquivalenten) sind z. B. Schweineleber (36 mg/100 g), Lebertran (25,5 mg), grobe Leberwurst (8,3 mg), Palmöl (4,3 mg), Möhren (1,5 mg), Aal (980 µg), Leberpastete (950 µg), Grünkohl (862 µg), Butter (653 µg), Margarine (638 µg), Sojaöl (583 µg) und Tunfisch (450 µg).

**GEFAHR**

Bei rein vegetarischer Kost oder Bedarfsdeckung über β-Carotin und andere Provitamine A (z. B. Zeaxanthin, Lycopin) muss beachtet werden, dass sie in größerer Menge zugeführt werden müssen, um dieselbe Wirkung wie Vitamin A zu erreichen (s. Chemie und Eigenschaften).

**Tab. 2.49** Interaktionen zwischen Nährstoffen und Vitamin A (modifiziert nach [202])

| Nährstoff | Interaktion |
|---|---|
| Eisen | Vitamin-A-Mangel stört Bereitstellung und Utilisation von Fe im Körper, → Eisenmangelanämie, die sich durch Fe-Substituierung nicht bessert. Steigerung der Vitamin-A-Dosen → Hämoglobin (↑) und Serumeisen (↑).<br>Eine Vitamin-A-Supplementierung hat positiven Einfluss auf Anämien bei Kindern und Schwangeren. Die kombinierte Therapie wirkt in solchen Fällen wesentlich effektiver als einzelne Eisengaben. |
| Jod | Vitamin A Mangel kann die Auswirkungen eines Jodmangels verstärken. |
| Vitamin D | Vitamin A und D steuern gemeinsam > 2.000 Gene, wenn sie im ausgewogenen Verhältnis zugeführt werden. Dann unterstützen sie sich gegenseitig und schützen sich vor einer Intoxikation [1183, 1184, 1294]. Alle nicht kalzämischen Wirkungen von Vitamin D sind ebenfalls von Vitamin A abhängig [116, 1183]. Ist das Verhältnis beider Vitamine unausgewogen, verhalten sie sich wie direkte Gegenspieler [217, 692]. |
| Vitamin E | Fördert Resorption, Einlagerung und Utilisation von Vitamin A, kann auch die toxische Wirkung von hohen Vitamin-A-Dosen vermindern. Protektiver Effekt auf die Autooxidation des Retinaldehyds im Pigmentepithel; greift regulierend in die Hydrolyse der Retinylester in Leber und anderen Geweben ein. Je niedriger die Vitamin-A-Zufuhr, desto stärker ist die protektive antioxidative Wirkung von Vitamin E.<br>Bei Vitamin-E-Mangel entleeren sich die Vitamin-A-Leberspeicher rascher. |
| Vitamin K | Hohe Vitamin-A-Dosen vermindern die Vitamin-K-Resorption. |
| Zink | Vitamin A fördert die Zn-Resorption; Zn-Mangel stört Vitamin-A-Metabolismus und -Utilisation. Bei Zn-Mangel ist die Synthese des RBP vermindert (Transport von Retinol in das Gewebe). Auch das Enzym, das die Speicherform Retinylpalmitat in Retinol umwandelt, ist bei Zn-Mangel vermindert aktiv, ebenso das Enzym, das Retinol in Retinal umwandelt.<br>Eine gestörte Dunkeladaptation kann durch einen Mangel an Zink oder an Vitamin A bedingt sein. |

**Tab. 2.50** DGE-Empfehlung für Vitamin A in Retinoläquivalenten (in mg/Tag) und Tolerable Upper Intake Level (in mg)

| Alter | Retinoläquivalent | | UL |
|---|---|---|---|
| | Männlich | Weiblich | |
| Säuglinge 0 bis unter 4 Monate (Schätzwert) | 0,5 | 0,5 | |
| Säuglinge 4 bis unter 12 Monate | 0,6 | 0,6 | |
| Kinder 1 bis unter 4 Jahre | 0,6 | 0,6 | 0,8 |
| Kinder 4 bis unter 7 Jahre | 0,7 | 0,7 | 1,1 |
| Kinder 7 bis unter 10 Jahre | 0,8 | 0,8 | 1,5 |
| Kinder 10 bis unter 13 Jahre | 0,9 | 0,9 | 2,0 |
| Kinder 13 bis unter 15 Jahre | 1,1 | 1,0 | 2,0 |
| Jugendliche 15 bis unter 19 Jahre | 1,1 | 0,9 | 2,6 |
| Erwachsene ab 19 Jahren | 1,0 | 0,8 | 3,0 |
| Schwangere ab 4. Monat | | 1,1 | 3,0 |
| Stillende | | 1,5 | 3,0 |

**Tab. 2.51** Vitamin-A-Gehalt in ausgewählten Lebensmitteln (in IE/100 g) (nach [121])

| Lebensmittel | Vitamin-A (IE/100 g) |
|---|---|
| Fischleberöl | 75.000 |
| Rinderleber, roh | 20.000–50.000 |
| Butter | 2.000–3.500 |
| Käse | 500–1.000 |
| Eier, gekocht | 150–500 |
| Milch, pasteurisiert | 100–300 |
| Hering | 200 |

In Form von **Provitamin** (verschiedene Carotinoide) kommt Vitamin A hauptsächlich in **Pflanzen** vor.

## 2.2.2 Vitamin D

### Chemie und Eigenschaften

Unter dem Oberbegriff Vitamin D werden Secosteroidverbindungen mit antirachitischer Wirkung zusammengefasst (➤ Tab. 2.52). Vitamin $D_3$ und Vitamin $D_2$ sind im eigentlichen Sinn keine Vitamine, sondern **Hormonvorstufen,** und $1{,}25(OH)_2D_3$ ist die **hormonelle Wirkform.** Dennoch ist der Begriff „Vitamin D" aus dem heutigen Sprachgebrauch nicht mehr wegzudenken und wird deshalb auch im Folgenden beibehalten.

- **Ergosterol** kommt in den Zellmembranen von Pilzen – sowohl von Schimmel- als auch von Speisepilzen –, Flechten, Hefe und niederen Pflanzen (einigen Algen) vor. Vergleichbar zu Cholesterin im tierischen und menschlichen Organismus dient es der Membranstabilisierung, indem es die Permeabilität und Fluidität der Membranen vermindert. Das mit der Nahrung zugeführte Ergosterol kann endogen in **Vitamin $D_2$ (Ergocalciferol)** umgewandelt werden.
- **7-Dehydrocholesterol** wird endogen vor allem in der Leber und Darmmukosa synthetisiert. In der Haut wird das Ringsystem durch UV-B-Strahlen gesprengt (Photolyse), so entsteht **Vitamin $D_3$ (Cholecalciferol).** Durch das Enzym 7-Dehydrocholesterol-Reduktase wird aus 7-Dehydrocholesterol das **Cholesterin** gebildet, eine wichtige Ausgangssubstanz für Steroidhormone und Gallensäuren.
- Sowohl Ergocalciferol als auch Cholecalciferol können durch verschiedene Umwandlungsenzyme in das aktive Vitamin-D-Hormon **$1{,}25(OH)_2D_3$ (Calcitriol)** umgewandelt werden (➤ Abb. 2.34).

Wie alle Steroide enthalten Vitamin $D_2$ und $D_3$ strukturell das typische **Ringsystem** von Cholesterin, dabei ist der B-Ring geöffnet [124]. Vitamin $D_2$ ist baugleich mit Vitamin $D_3$, abgesehen von einer zusätzlichen Doppelbindung in der Seitenkette zwischen C22 und C23 sowie einer zusätzlichen Methylgruppe an C24 (➤ Abb. 2.7).

### Möglichkeiten der Bedarfsdeckung

**Exogene Zufuhr über die Nahrung** Für den Menschen verwertbare Vorstufen für $1{,}25(OH)_2D_3$ sind die Vitaminformen $D_2$ und $D_3$. Vitamin $D_3$ findet sich in tierischen Lebensmitteln (Fisch, Eigelb, Milchprodukte, Leber). Nicht tierische Lebensmittel (Pilze, Hefe) enthalten meist nur das Ergosterol, die Vorstufe von Vitamin $D_2$. Allerdings reicht die Nahrung allein nicht zur Bedarfsdeckung aus.

**Tab. 2.52** Medizinisch relevante Formen des Vitamin D und ihre verschiedenen Bezeichnungen

| Vorstufen | Provitamine | Zwischenstufen | Biologisch aktive Metabolite |
|---|---|---|---|
| **Ergosterol**<br>*anderer Name:* Ergosterin | **Vitamin $D_2$**<br>*andere Namen:* Ergocalciferol, Ercalciol | Prächalciferol<br>*anderer Name:* Prächalciol | **Calcitriol**<br>*andere Namen:* aktives Vitamin-D-Hormon, 1,25-Dihydroxy-Cholecalciferol, **$1{,}25(OH)_2D_3$**<br>sowie über 30 weitere Metabolite mit weitgehend unbekannter Funktion |
| **7-Dehydrocholesterol**<br>*anderer Name:* 7-Dehydrocholesterin | **Vitamin $D_3$**<br>*andere Namen:* Cholecalciferol, Calciol | Calcidiol<br>*andere Namen:* 25-Hydroxy-Cholecalciferol, $25(OH)D_3$ | |

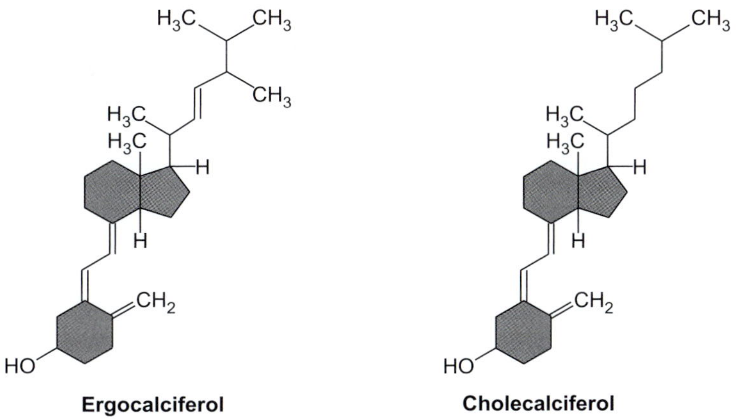


**Abb. 2.7** Strukturformeln von Vitamin $D_2$ (Ergocalciferol) und Vitamin $D_3$ (Cholecalciferol)

**Endogene Synthese von Vitamin D** Die Synthese von Vitamin $D_3$ in der Haut benötigt als Ausgangssubstanz 7-Dehydrocholesterol, das in der Darmmukosa und in der Leber als Zwischenprodukt bei der Cholesterinsynthese entsteht [513, 1087]. Das vor allem im Stratum basale (Basalschicht) und Stratum spinosum (Stachelzellschicht) der Haut liegende 7-Dehydrocholesterol wird durch Einwirken der UV-B-Strahlen (Wellenlänge 280–315 nm mit Wirkungsmaximum um 295 nm) aus dem Sonnenlicht in einer photochemischen Reaktion am B-Ring des Steranskeletts aufgespalten und so in Prävitamin $D_3$ umgewandelt. Anschließend wird dieses durch eine lichtunabhängige thermische Isomerisierung in Vitamin $D_3$ überführt [695].

**PRAXISTIPP**

Mehr als 50 % des täglichen Vitamin-D-Bedarfs wird aus der endogenen Synthese in der Haut gedeckt. Diese Eigensynthese hängt von verschiedenen Faktoren ab:
- Jahreszeit, Breitengrad, UV-B-Index
- Sonnenintensität, Bewölkung, Luftverschmutzung
- Aufenthalt im Sonnenlicht, Winkel der auf die Haut fallenden Sonnenbestrahlung
- Kleidung, Verwendung von Cremes mit Lichtschutzfaktor
- Hautfarbe, Hauterkrankungen, Verbrennungen
- Alter

**Endogene Synthese von Vitamin $D_2$** Das in der Haut vorhandene Ergosterol wird unter UV-B-Einfluss durch eine photochemische Reaktion und anschließend lichtunabhängig unter Wärmeeinfluss (Thermoisomerisierung) in Vitamin $D_2$ umgewandelt.

**Nahrungsergänzungsmittel** Vitamin $D_3$ und Vitamin $D_2$ können ergänzend zugeführt werden. Vitamin $D_3$ wird dabei meist aus tierischen Fetten (z. B. aus dem Lanolin der Wolle) gewonnen, alternativ auch aus einer Flechtenart. Vitamin $D_2$ wird meist aus Ergosterol aus Hefe hergestellt.

## Resorption

Die in der Nahrung enthaltenen D-Vitamine werden durch passive Diffusion aus dem oberen Dünndarm in die Enterozyten resorbiert. Vitamin $D_3$ wird besser resorbiert und ist wirksamer als Vitamin $D_2$. Dabei spielen die Anwesenheit von Nahrungsfetten als Transportmittel der lipophilen Moleküle, die Gallensäuren zur Solubilisierung (Erhöhung der Löslichkeit) und die Mizellenbildung (zum Transport fettlösliche Substanzen in wässriger Lösung) eine wichtige Rolle. Intrazellulär erfolgt die Inkorporation des Vitamins in Chylomikronen, die Vitamin D über die Lymphe in den Blutkreislauf abgeben.

**PRAXISTIPP**

Bei normaler gastrointestinaler Funktion (Leber, Galle, Pankreas, Dünndarm) und ausreichender Zufuhr von Nahrungsfetten wird mit der Nahrung zugeführtes Vitamin D zu etwa 80 % resorbiert [718].

## Verteilung und Speicherung

### Der endokrine Weg

Mit der Nahrung zugeführtes oder in der Haut synthetisiertes Vitamin $D_3$ wird im Blut an ein **Vitamin D bindendes Protein (VDBP)** gebunden zur Leber transportiert. Die Umwandlung in das aktive Vitamin-D-Hormon ($1,25(OH)_2D_3$, Calcitriol) findet durch 2fache Hydroxylierung statt. Die erste erfolgt in den Mitochondrien bzw. in membranbegrenzten Vesikeln (Mikrosomen) der Leber, zum geringen Teil auch in Niere und Darm durch das Enzym **25-Hydroxylase** (Cytochrom-P450-Enzym CYP2R1). Dadurch entsteht das $25(OH)D_3$ (Calcidiol). Die 2. Hydroxylierung findet in den Mitochondrien des proximalen Nierentubulus (Nierenkanälchen) durch das Enzym **1α-Hydroxylase** (CYP27B1) statt. Dabei wird das an VDBP gebundene $25(OH)D_3$ durch Einfügen einer weiteren OH-Gruppe in das biologisch aktive $1,25(OH)_2D_3$ umgewandelt. Dieses gelangt nun zu den Zielorganen (Knochen, Dünndarm, Niere und Nebenschilddrüse), wo es seine Wirkungen entfaltet.

Die Bildung von $1,25(OH)_2D_3$ wird durch direkte und indirekte (meist vermittelt über das Parathormon) Faktoren reguliert (➤ Tab. 2.53). Diese sorgen für die Synthese der erforderlichen Menge des Steroidhormons und garantieren dadurch eine Deckung des Kalzium- und Phosphatbedarfs.

**PRAXISTIPP**

Die Steuerung des endokrinen Wegs von Vitamin D ist vor allem abhängig vom **Kalzium-Serumspiegel** im Blut, der konstant in einem engen Bereich gehalten wird (2,25–2,75 mmol/l) (➤ Kap. 2.5.4: Verteilung). Kalzium spielt im Organismus bei vielen lebenswichtigen Funktionen eine wichtige Rolle, daher ist die Aufrechterhaltung der extrazellulären ionisierten, freien Kalziumkonzentration wesentlich für die körperliche Gesundheit. Das ionisierte, freie Kalzium im Serum steht mit den Kalziumkompartimenten in Knochen, Dünndarm und Niere in wechselseitiger Beziehung.

**GEFAHR**

Bei niedrigen Kalzium-Serumspiegeln mobilisiert der Organismus das Kalzium aus den Knochen, um den Mangel auszugleichen. Bei einer dauerhaft niedrigen Vitamin-D-Versorgung wird bei Erwachsenen vermehrt die Knochenstabilität abgebaut.

**Tab. 2.53** Faktoren mit Einfluss auf die Bildung des Steroidhormons $1,25(OH)_2D_3$

| Direkt | | Indirekt |
|---|---|---|
| Aktivierung | Hemmung | (meist über Parathormon) |
| Parathormon | $1,25(OH)_2D_3$ selbst | Kalzium |
| ↓ Phosphatspiegel | – | Östrogen |
| – | – | Glucocorticoide |
| – | – | Calcitonin |
| – | – | Wachstumshormone |
| – | – | Prolactin |

In der Nebenschilddrüse wird permanent der **Kalziumspiegel im Blut** kontrolliert:

- Sinkt dieser ab, produziert die Nebenschilddrüse das **Parathormon,** sodass das Kalzium aus den Knochen mobilisiert wird, um den Ca-Mangel im Blut kurzfristig auszugleichen. Gleichzeitig wird am proximalen Tubulus der Niere die 1α-Hydroxylase exprimiert, die das an VDBP gebundene $25(OH)D_3$ in die biologisch aktive Form $1,25(OH)_2D_3$ umwandelt. Durch den ansteigenden Calcitriolspiegel wird vermehrt Kalzium, Phosphat und Magnesium im proximalen Dünndarm resorbiert.
- Wenn der extrazelluläre ionisierte Kalziumspiegel wieder ausgeglichen ist, wird das Parathormon wieder herunterreguliert. Bei einem zu hohen extrazellulären ionisierten Kalziumspiegel wird in den C-Zellen der Schilddrüse vermehrt das Peptidhormon **Calcitonin** ausgeschüttet, das als Antagonist vom Parathormon wirkt.

**PRAXISTIPP**

Der endokrine Vitamin-D-Weg ist abhängig vom Kalziumwert im Blut und hat Einfluss auf die Knochengesundheit. Die anderen über 2.000 genabhängigen Funktionen von Vitamin D folgen dem autokrinen oder parakrinen Weg.

### Der autokrine oder parakrine Weg

Das $25(OH)D_3$ im Blut ist fast ausschließlich an VDBP gebunden. Es zirkuliert im Organismus, kann aber in dieser Form nicht in die Zellen diffundieren [543]. Nur die etwa 0,003 %, die in freier Form vorliegen, können als Ausgangsstoff innerhalb der Zelle fungieren [127] und durch die 1α-Hydroxylase in den Körperzellen (Kolon, Prostata, Brust, Immunsystem) selbst in $1{,}25(OH)_2D_3$ umgewandelt werden. Diese geringe Menge an Ausgangssubstanz kann aber die autokrine (hormonelle Wirkung auf die absondernde Zelle) und parakrine (hormonelle Wirkung auf die Zellen der unmittelbaren Umgebung) Wirkung von Vitamin D nicht erklären.

**PRAXISTIPP**

Neben dem freien $25(OH)D_3$ scheint das Vitamin $D_3$ selbst als Ausgangssubstanz für die zelluläre Vitamin-D-Versorgung zu dienen [127].

Während das $25(OH)D_3$ einige Wochen im Blut zirkuliert, reduziert sich der Vitamin-$D_3$-Spiegel bereits nach einem Tag und muss daher täglich sichergestellt werden (➤ Tab. 2.54).

Zahlreiche Studien, die wegen der Kontrolle der Compliance der Teilnehmer mit wöchentlichen oder monatlichen Dosierungen gearbeitet haben, hatten trotz hoher Blutspiegel keinen positiven Effekt des Vitamin-D-Hormons (z. B. auf das Immunsystem) erbracht, da es nicht täglich zugeführt wurde und daher nur Einfluss auf die Knochengesundheit hatte [104].

**PRAXISTIPP**

Zur Bestimmung der Vitamin-D-Versorgung im Organismus wird der $25(OH)D_3$-Blutspiegel gemessen. Allerdings sagt er nichts über die zelluläre Versorgung aus und dient daher eher als Indikator der Statusbestimmung.

**GEFAHR**

Die zelluläre Vitamin-D-Versorgung ist unabhängig vom $25(OH)D_3$-Blutspiegel nur sichergestellt, wenn die Haut täglich durch Sonneneinstrahlung in den Sommermonaten Vitamin D selbst synthetisieren kann oder wenn Vitamin $D_3$ täglich nachgeliefert wird. Andernfalls kann selbst bei einem $25(OH)D_3$-Spiegel von 50 ng/ml das freie Vitamin D nicht in ausreichender Menge vorhanden sein.

**Tab. 2.54** Halbwertszeit der Vitamin-D-Metabolite [652]

| Vitamin-D-Form | Halbwertszeit |
|---|---|
| Vitamin $D_3$ (Calciol, Cholecalciferol) | 24 Stunden |
| $25(OH)D_3$ (Calcidiol) | 3 Wochen |
| $1{,}25(OH)_2D_3$ (Calcitriol) | 1–3 Stunden |

**Tab. 2.55** Verhältnis der Konzentrationen verschiedener Formen von Vitamin D beim gesunden Erwachsenen [647]

| Vitamin-D-Metabolit | Konzentration im Blut |
|---|---|
| $25(OH)D_3$ gebunden an VDBP | 50 ng/ml |
| $25(OH)D_3$ frei, ohne Bindung an VDBP | 0,005 ng/ml |
| Freies Vitamin $D_3$ | 20 ng/ml |
| $1{,}25(OH)_2D_3$, freies Calcitriol | 0,04 ng/ml |

Wichtig ist es, die verschiedenen Formen von Vitamin D im Organismus zu unterscheiden (➤ Tab. 2.55). Das Vitamin $D_3$ ist die Form, die immer ungebunden im Körper ist und daher einfach in die Zellen hinein- und auch wieder herausgelangen kann. Nur das freie Vitamin $D_3$ kann in die **Muttermilch** übergehen. Eine tägliche Versorgung mit Vitamin $D_3$ ist entscheidend für alle kalziumunabhängigen Funktionen von Vitamin D. Da es zu instabil ist, sollte kein Vitamin $D_2$ zum Einsatz kommen.

**PRAXISTIPP**

Stillende Frauen müssen täglich Vitamin $D_3$ zuführen, damit dieses in die Muttermilch übergeht [1160].

Im Organismus wird das biologisch aktive Vitamin-D-Hormon $1{,}25\ (OH)_2D_3$ – wie alle Hormone – nach Bedarf gebildet und streng reguliert [27]. Aus diesem Grund wird bei einer hohen Vitamin-$D_3$-Zufuhr nicht unbedingt das Calcitriol proportional ansteigen, denn es wird nur so viel aktives Hormon gebildet, wie die Zelle an dieser Stelle benötigt. In fast allen Körperzellen sind sogenannte **Vitamin-D-Rezeptoren (VDR)** vorhanden, an denen das $1{,}25(OH)_2D_3$ andockt und seine hormonale Wirkung entfalten kann. Sie finden sich unter anderem in den Zellkernen von Gonaden, Thymus, Hypophyse, Plazenta, Herzmuskel, Haut, Pankreas, Magen, Zähnen, sowie in den Zellen des Immunsystems, wie Makrophagen, Monozyten, dentritische Zellen, natürliche Killerzellen und aktivierte T- und B-Lymphozyten.

Der Körper verfügt über einen weiteren Regulationsmechanismus, der das $1{,}25(OH)_2D_3$ auch wieder abbaut, wenn es seine Zellfunktion erfüllt hat. Dabei handelt es sich um ein Cytochrom-P450-Enzym (CYP24A1) mit dem Namen **24-Hydroxylase.** Die

24-Hydroxylase baut Vitamin-D-Metabolite in den Mitochondrien des proximalen Nierentubulus ab, indem sie $25(OH)D_3$ und $1,25(OH)_2D_3$ zu $24,25(OH)_2D_3$ und $1,24,25(OH)_3D_3$ (Trihydroxycholecalciferol) hydroxyliert und damit inaktiviert.

**PRAXISTIPP**

Bei einer **Hyperkalzämie** und erhöhten Vitamin-D-Spiegeln wird die Aktivität der 24-Hydroxylase gefördert und gleichzeitig die Aktivität der 1α-Hydroxylase gehemmt. Umgekehrt wird die 1α-Hydroxylase-Aktivität bei einer **Hypokalzämie** und Hypophosphatämie durch die Stimulierung der Parathormonproduktion gesteigert.

**GEFAHR**

Bei dem seltenen Gendefekt mit Mutationen am CYP24A1-Gen (24-Hydroxylase) kommt es wegen des fehlenden Abbaus von $1,25(OH)_2D_3$ zur idiopathischen infantilen Hyperkalzämie, die auch als Lightwood-Syndrom [834] bezeichnet wird. Dabei treten Gedeihstörungen, Polyurie, Muskelhypotonie und eine Nephrokalzinose auf. Die Kalziumwerte im Serum (etwa 4 mmol/l) und Urin steigen stark an. Der Parathormonspiegel im Serum ist kaum messbar und $1,25(OH)_2D_3$ liegt zwar im Normbereich, ist aber aufgrund der Hyperkalzämie zu hoch [1209]. Dieser Gendefekt ist eine autosomal-rezessive Störung und kann unter anderem (bei ausgeprägten Fällen) bereits bei Dosen von 400 IE am Tag auftreten [825].

Neue Forschungen weisen darauf hin, dass bestimmte **Bakterien** die Vitamin-D-Rezeptoren blockieren könnten und dadurch die Vitamin-D-Wirkung ausbleibt. Hinweise darauf gibt es bei Borrelien [1180], *Helicobacter pylori* [886] sowie den Erregern von Tuberkulose [1488] und Lepra [847]. Aber auch andere Bakterien, die Biofilme bilden und deren Substanzen die Vitamin-D-Rezeptoren blockieren, sind denkbar [903]. In der Folge kommt es zur Erhöhung der $1,25(OH)_2D_3$-Spiegel, ohne Vitamin-D-Funktion, bei niedrigen $25(OH)D_3$-Spiegeln. Dieser Mechanismus wird derzeit für die Entstehung von **chronischen Entzündungen** und **Autoimmunerkrankungen** diskutiert, da $1,25(OH)_2D_3$ entzündungshemmend wirkt. Ob die Bakterien erst durch einen Vitamin-D-Mangel die Rezeptoren blockieren können, ist aktuell noch nicht bekannt.

**GEFAHR**

Ein Zinkmangel beeinträchtigt die Bildung von Vitamin-D-Rezeptoren, an deren Basis je 2 Zinkmoleküle benötigt werden, und daher auch die Calcitriolwirkung in den Zellen.

## Megalinsystem

In Gewebe (Nieren und Plazenta), das auf eine permanente Versorgung mit $25(OH)D_3$ angewiesen ist, stellt das Megalinsystem die Versorgung dauerhaft sicher. **Megalin** (Low Density Lipoprotein Receptor-related Protein 2, LRP2) ist ein großes Protein (4.630 Aminosäuren) in der Zellmembran von Epithelgewebe, das als Rezeptor dient. Strukturell hat er Ähnlichkeit mit dem LDL-Rezeptor. Zusammen mit seinem Partner **Cubilin** (Rezeptor für Hormon-, Lipid-, Vitamintransport) sorgt es für die Endozytose verschiedener wichtiger Stoffe in die Zelle. Das Megalin bindet an Lipide, Blutgerinnungsfaktoren, VLDL, Albumin, Lactoferrin, Selenoprotein P (➤ Kap. 2.5.16: Verteilung) und Clusterin. Zusammen mit Cubilin sorgt Megalin als Komplex für die Aufnahme von Vitamin $B_{12}$ im Darm sowie von Proteinen, Lipiden, Eisen und $25(OH)D_3$ aus dem Blut. Dabei wird das gebundene $25(OH)D_3$ in die Zellen hineingeschleust und danach von den VDPB abtrennt. Für den Organismus ist eine ununterbrochene Versorgung der Nieren mit Vitamin D wichtig, um die Kalziumhomöostase aufrechtzuerhalten. Megalin hält außerdem wichtige Stoffe in den proximalen Tubuluszellen parat.

## Speicherung

Es wird angenommen, dass überschüssiges Vitamin D im Fettgewebe gespeichert werden kann. Allerdings findet die Speicherung erst ab einem $25(OH)D_3$-Spiegel von 40 ng/ml statt und nur, wenn ausreichend Fettgewebe vorhanden ist. Menschen mit einem sehr niedrigen BMI werden daher kein Vitamin D speichern können. Da möglicherweise gespeichertes Vitamin D wohl nur freigesetzt wird, wenn gleichzeitig das Körperfett abgebaut wird, dient es nicht der Versorgung des Organismus. In Studien konnte, trotz längerfristiger hoher Vitamin-D-Zufuhr, im Fettgewebe nicht viel Vitamin D nachgewiesen werden und auch nicht in einer Form, in der es dem Kreislauf wieder zugeführt werden kann.

## Biochemische Funktionen

### Wichtigste Wirkorte

Zusammen mit Parathormon und Calcitonin regelt 1,25(OH)$_2$D$_3$ den **Kalzium- und Phosphathaushalt.** An den klassischen Zielorganen (Dünndarm, Niere, Knochen und Nebenschilddrüse) wird 1,25(OH)$_2$D$_3$, an ein intrazelluläres Rezeptorprotein gebunden, in den Zellkern transportiert. Der Vitamin-D-Rezeptor-Komplex beeinflusst die DNA durch Veränderung der Transkription (Beginn der Proteinbiosynthese) verschiedener hormonempfindlicher Gene. Dadurch verändern sich die Proteinsynthese und die biologischen Wirkungen [123 c].

- **Darm:** 1,25(OH)$_2$D$_3$ steuert die Kalzium- und Phosphataufnahme im Dünndarm. Dabei induziert es durch eine Transkriptionssteigerung des entsprechenden Gens (Differenzierungsinduktion von Enterozyten) eine vermehrte Synthese des Kalzium bindenden Proteins **Calbindin D** (Carrier-Transportprotein), das Kalzium durch die Enterozyten zur basolateralen Zellmembran transportiert [177, 1107]. Alle seine Funktionen sind noch nicht geklärt, man kann aber von einer Korrelation zwischen Calbindin-D-Konzentration und Kalziumtransport ins Plasma ausgehen. Daneben gibt es genunabhängige Wirkungen von 1,25(OH)$_2$D$_3$, zum Beispiel die Aktivierung des intestinalen Kalziumtransports innerhalb kurzer Zeit durch Öffnung spezieller Kalziumkanäle in der Darmwand.

**PRAXISTIPP**

Die intestinale Resorption von Kalzium ist bei niedriger oder normaler Zufuhr vom Vitamin-D-Status abhängig. Durch 1,25(OH)$_2$D$_3$ werden die Kalziumresorption und der Kalziumtransport ins Plasma erhöht.

- **Niere:** Der wichtigste renale Effekt von 1,25(OH)$_2$D$_3$ ist die Hemmung der 1α-Hydroxylase, während es parallel dazu die Hydroxylierung an C24 stimuliert. Damit trägt 1,25(OH)$_2$D$_3$ bei zu hohen Spiegeln zu seiner eigenen Inaktivierung bei. Das Vitamin-D-Hormon beeinflusst auch die renale Rückresorption bzw. die Exkretion von Phosphor und Kalzium und wirkt sich so auf den renal-ossären Kalzium- und Phosphathaushalt aus [306].
- **Nebenschilddrüse:** Parathormon stimuliert die 1,25(OH)$_2$D$_3$-Bildung in der Niere, und umgekehrt wird durch einen hohen 1,25(OH)$_2$D$_3$-Spiegel die Ausschüttung von Parathormon in der Nebenschilddrüse verringert.

**PRAXISTIPP**

Bei niedrigen Kalziumspiegeln kommt es innerhalb von Minuten zur Ausschüttung des Parathormons aus der Nebenschilddrüse.

### Knochengesundheit

Beim physiologischen Auf- und Abbau des Knochengewebes (➤ Abb. 6.13) spielt 1,25(OH)$_2$D$_3$ eine wichtige Rolle. Es hat direkte Wirkungen auf fast alle Arten von Knochenzellen, die am Auf-, Ab- und Umbau der Knochenstruktur beteiligt sind [126]. Unter dem Einfluss des Vitamin-D-Hormons findet eine gesteigerte **Bildung von Osteoklasten** (Knochenabbau) aus hämatopoetischen Stammzellen statt. Außerdem werden Osteoblasten (Knochenaufbau) zur Ausscheidung eines Resorptionsfaktors angeregt, der die Osteoklastenaktivität zusätzlich fördert. Auch Proteine und Bestandteile des Knochenstoffwechsels (➤ Kap. 2.2.4: Biochemische Funktionen) werden durch Vitamin D gesteuert:

- Osteocalcin (Kalziumaufnahme in Knochen und Zähne)
- Matrix-Gla-Protein (Kalziumbindung und -transport zum Zielorgan)
- Osteopontin (Erhaltung der Knochensubstanz, bindet Hydroxylapatit und stellt die Grundstruktur für Knochen)
- Ostase (in den Osteoblasten gebildete Alkalische Phosphatase)
- Kollagen (Bestandteil von Bindegewebe, Zähne, Knochen, Knorpel, Bänder, Sehnen)

Die Knochenmineralisation wird vermutlich nicht direkt aktiviert, sondern indirekt durch vermehrte Bereitstellung von Kalzium und Phosphor bei gesteigerter intestinaler Absorption. Da Osteoblasten über Vitamin-D-Rezeptoren verfügen, wird die Synthese von Alkalischen Phosphatasen und Osteocalcin reguliert. Zusätzlich reguliert das 1,25(OH)$_2$D$_3$ die Resorption von niedrigem und normaldosiertem Kalzium im Darm.

Kalzium, Phosphat und Magnesium sind wichtige Baustoffe des Skeletts und daher wichtig für die Struk-

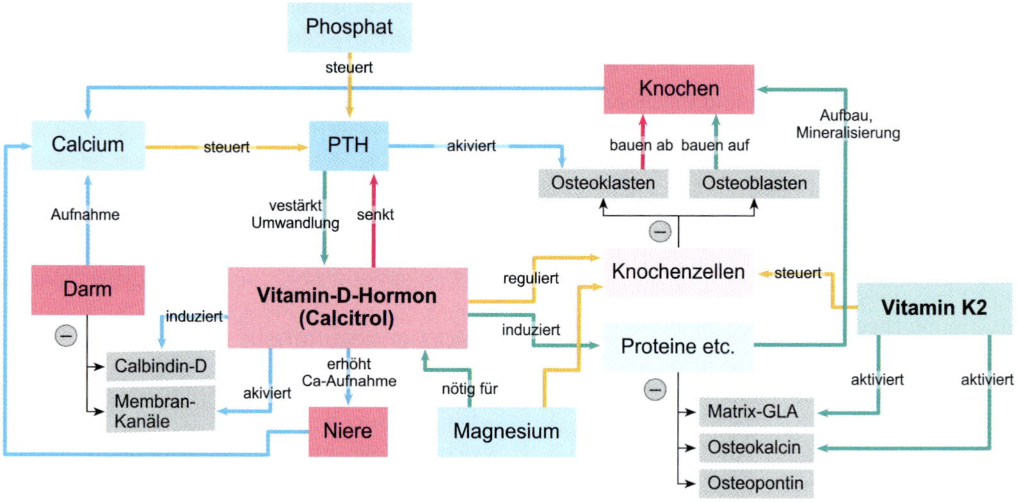


**Abb. 2.8** Regulierung des Kalzium- und Phosphathaushalts durch das Vitamin-D-Hormon. (www.vitaminD.net; [L141])

tur und Stabilität der Zähne und des Knochens. Zusammen mit Vitamin $K_2$, Phosphor und Magnesium stabilisiert Vitamin $D_3$ die Knochen (➤ Abb. 2.8). **Magnesium** ist ebenfalls essenziell für die Knochengesundheit und den Kalziumstoffwechsel. Das Skelett ist der größte Magnesiumspeicher. 50–70 % des intrazellulären Mg (95 %) sind im Knochen lokalisiert, gebunden an Hydroxylapatit [$Ca_{10}(PO_4)_6OH_2$]. Der Vitamin-D-Metabolismus ist in allen Bereichen von Magnesium abhängig [307], daher ist er bei einem Magnesiummangel ebenfalls gestört. Magnesium wird für die an der Bildung von $1{,}25(OH)_2D_3$ beteiligten Enzyme (25-Hydroxylase, 1α-Hydroxylase), für die Vitamin-D-Transportmoleküle (VDBP) und für die Ausschüttung vom Parathormon der Nebenschilddrüse benötigt.

**PRAXISTIPP**

Vitamin D beeinflusst die Differenzierung und Reifung von Chondrozyten bei der Kallusbildung nach Frakturen. Daher sollte bei älteren Menschen, die unter langanhaltenden Schmerzen nach einer Fraktur klagen, unbedingt die Vitamin-D-Versorgung überprüft werden. Auch bei schwerwiegenden Knochenoperationen, wie das Implantieren einer Totalendoprothese, sollte im Vorfeld die Vitamin-D-Versorgung sichergestellt werden.

## Immunsystem [165]

Vitamin D ist entscheidend für eine normale Funktion des Immunsystems (➤ Abb. 2.9). Es wirkt dabei im angeborenen sowie im erworbenen (adaptiven) Immunsystem (➤ Kap. 6.10.1, ➤ Tab. 6.7). $1{,}25(OH)_2D_3$ steuert die Aktivität der Immunzellen und fungiert als Botenstoff, indem es an Vitamin-D-Rezeptoren auf der Oberfläche der Immunzellen andockt. Wenn das Immunsystem einen Erreger erkennt, wird vermehrt aktives $1{,}25(OH)_2D_3$ gebildet und damit die Immunantwort aktiviert.

**PRAXISTIPP**

Vitamin D ist ein Immunmodulator, der für die Ausschüttung körpereigener Abwehrstoffe sorgt, die Immunantwort moduliert, so dass chronische Entzündungen vermieden werden, und die Empfindlichkeit des Immunsystems reguliert [158].
In den Immunzellen ist die Vitamin-D-Rezeptordichte besonders hoch, was die immunmodulatorischen Effekte auf das angeborene und adaptive Immunsystem erklärt [442, 1407].

### Angeborenes Immunsystem

Das angeborene Immunsystem regt die Produktion körpereigener Abwehrstoffe an, die gegen Bakterien und Viren wirken, und es stimuliert die Aktivität der Makrophagen zur Zerstörung von Krankheitserregern (➤ Kap. 6.10.1).

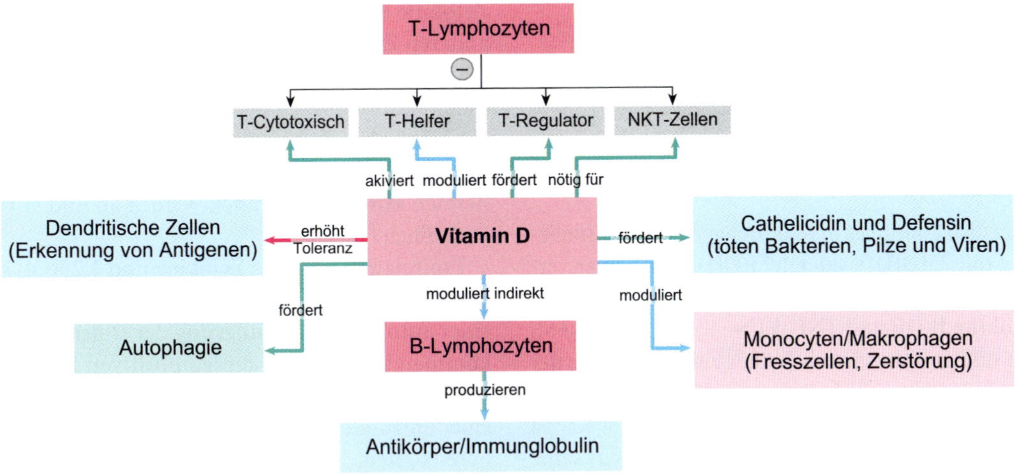


**Abb. 2.9** Wirkung von Vitamin D auf das Immunsystem. (www.vitaminD.net; [L141])

1,25(OH)$_2$D$_3$ aktiviert Makrophagen und Monozyten und sorgt für die Synthese natürlicher Killerzellen (NK). Manche Krankheitserreger haben Abwehrmechanismen entwickelt, so dass sie in den Makrophagen überleben können. Vitamin D regt auch in diesen Fällen die Zerstörung der Krankheitserreger an. Die bakterielle Tötungsrate durch Makrophagen wird durch 25(OH)D$_3$ gesteigert [166].

**PRAXISTIPP**

Immunzellen reagieren auf körperfremde Erreger durch deren spezifische Oberflächenbeschaffenheit. Über sogenannte Pattern Recognition Receptors (PRR, „Mustererkennungsrezeptoren") erkennen sie diese und stimulieren die Produktion von 1,25(OH)$_2$D$_3$, so dass vermehrt körpereigene Abwehrstoffe gebildet werden können. Allerdings benötigt der Organismus dafür eine tägliche Versorgung mit Vitamin D$_3$.

Erkennt das Immunsystem einen pathogenen Erreger, wird in den Immunzellen vermehrt 1,25(OH)$_2$D$_3$ gebildet. Nach dessen Bindung an spezielle Rezeptoren auf den Immunzellen wird die Expression der **antimikrobiellen Peptide Cathelicidin** und **Defensin** angeregt, die besonders effektiv die Zellwände von Bakterien porös werden lassen und sie dadurch zerstören können [1119, 1259]. Das Cathelicidin LL-37 verhindert auch die Vermehrung und Ausbreitung von Viren im Organismus, wirkt gegen Pilze und bekämpft Krebszellen [72, 186, 187].

Auch humane neutrophile Granulozyten weisen durch Vitamin-D-Stimulierung erhöhte Konzentrationen von dem Cathelicidin LL-37 auf. Ein weiteres antimikrobielles Peptid aus der Familie der Defensine, das DEFB4 (Beta-Defensin 4, effektiv gegen gramnegative Bakterien), wird vermehrt exprimiert durch Vitamin D [846].

**GEFAHR**

Der Outcome und die Schwere einer diagnostizierten **Sepsis** bei Intensivpatienten sind mit erniedrigten Vitamin-D-Spiegeln assoziiert [169, 454, 690]. Dabei korreliert die Höhe der Plasmakonzentration von LL-37 mit dem gemessenen Vitamin-D$_3$-Status von Sepsispatienten.

**PRAXISTIPP**

Humane Makrophagen, die mit Vitamin D stimuliert wurden, zeigen eine gesteigerte antibakterielle Aktivität gegen *Pseudomonas aeruginosa* PAO1 und *Staphylococcus aureus* [166].

Durch Stimulierung mit 25(OH)D$_3$ oder 1,25(OH)$_2$D$_3$ erhöhen humane Makrophagen die Expression von hCAP-18, aus dem durch Spaltung das Cathelicidin LL-37 hervorgeht. Das Maximum lag dabei bei einem 25(OH)D$_3$-Spiegel von 30 ng/ml, bei höheren Konzentrationen kam es zu einer Abnahme der Expression, bei Werten um die 10 ng/ml kam es zu keiner signifikanten Induktion [165].

**GEFAHR**

**Zigarettenrauch** kann die Bildung von 1,25$(OH)_2D_3$ signifikant reduzieren [523], die antimikrobielle Wirkung von Vitamin D stören, sowie die gesteigerte Expression von Expression von hCAP-18 nach bakterieller Stimulierung unterdrücken [165].

Zusätzlich kommt es in Makrophagen nach Stimulierung mit 25$(OH)D_3$ oder 1,25$(OH)_2D_3$ zu einer verminderten Freisetzung der **proinflammatorischen Zytokine** IL-1β und TNF-α (➤ Kap. 6.10.1) [166]. Dies erfolgt wahrscheinlich über eine Hemmung der NF-κB-Aktivierung. Mehrere Studien ergaben, dass 1,25$(OH)_2D_3$ zu einer Induktion von Inhibitor Kappa B (IκBα) sowie von IGFBP-3 führt, beides wirksame NF-κB-Inhibitoren [261, 523, 691].

**PRAXISTIPP**

Die Einnahme von Vitamin D kann das Zytokinprofil von Patienten mit chronischem Herzversagen verbessern [1205]. Erniedrigte 25$(OH)D_3$-Serumspiegel korrelieren mit gesteigerten Entzündungsmarkern: Tumornekrosefaktor TNF-α, C-reaktives Protein (CRP), Interleukin 6 (IL-6) [23, 1080].

Weiterhin konnte in Prostatazellen eine Hemmung der nukleären Translokation der NF-κB-Untereinheit p65 nachgewiesen werden. Aus diesem Grund kam es zu einer Störung des IL-8-Signalwegs [69]. Vitamin D scheint zusätzlich die PRRs (TLR2, TLR4 und einige C-Typ-Lektin-Rezeptoren) in Makrophagen herabzuregulieren [737, 1171]. In Keratinozyten kommt es jedoch zu einer gesteigerten Expression des TLR2 durch Vitamin D [1198]. Dieser Effekt könnte gemeinsam mit der Neutralisation von Lipopolysachariden durch LL-37 die **Autoregulation** darstellen, die eine überschießende Zytokinantwort des angeborenen Immunsystems verhindert.

Vitamin D ist entscheidend für die **Differenzierung und Proliferation verschiedener Zellarten** (primäre Monozyten/Makrophagen, monozytäre Zelllinien, Keratinozyten). Die Ausreifung von Monozyten ist auf Vitamin D angewiesen. Während der monozytären Differenzierung führt 1,25$(OH)_2D_3$ zu einer Induktion von Glykoprotein CD14 (CD: Cluster of Differentiation), einem Teil des Lipopolysaccharid-Rezeptors auf Makrophagen und Monozyten [1171]. Die Vitamin-D-Effekte auf die Zelldifferenzierung werden durch Zytokine beeinflusst: TNF-α und IL-1β sind neben anderen Zytokinen für die Hemmung des klonalen Wachstums sowie für die Induktion der Ausreifung durch das Vitamin notwendig [462]. In Keratinozyten führt TNF-α zu einer gesteigerten 1,25$(OH)_2D_3$-Produktion, mit steigender Sättigung im zellulären Bereich nimmt dieser Effekt jedoch ab und sistiert schließlich [128].

Proinflammatorische Zytokine und 1,25$(OH)_2D_3$ wirken in unreifen Zellen synergistisch, so dass es zu einer **autokrinen Stimulierung** der Differenzierung kommen kann. Durch diesen positiven Feedback-Mechanismus kann der menschliche Organismus bei einer Entzündung schnell frisch gebildete Monozyten bereitstellen. Nach Vollendung der Zellausreifung wird der positive Feedback-Mechanismus unterbrochen, damit es zu keiner Schädigung durch eine gesteigerte Ausschüttung bioaktiver Substanzen oder einer Überproduktion von 1,25$(OH)_2D_3$ kommt.

### Erworbenes Immunsystem

Das adaptive Immunsystem (➤ Kap. 6.10.1, ➤ Tab. 6.7) reagiert, wenn die angeborene Abwehr nicht ausreicht oder wenn der Erreger dem Organismus bereits bekannt ist (Bildung von Gedächtniszellen). Vitamin D reduziert die TH1- und TH17-Zellen und wirkt daher antientzündlich. Gleichzeitig wird die Bildung von TH2-Zellen und regulativen Zellen angeregt, so dass eine überschießende Immunreaktion auf ein Normalmaß reduziert wird. Vitamin D schützt durch diesen Mechanismus vor der Entstehung von **Autoimmunerkrankungen** [705]. Durch die Bildung von Antikörpern können die Krankheitserreger gezielt bekämpft werden.

In Monozyten und TH-Zellen (TH1 und TH2) wurden Vitamin-D-Rezeptoren nachgewiesen. 1,25$(OH)_2D_3$ vermindert Entzündungsreaktionen der TH1-Zellen, unterdrückt die Antigenpräsentation durch dendritische Zellen und die Proliferation sowie die Immunglobulinproduktion [125, 220].

**PRAXISTIPP**

Vitamin D ist in der Lage, die TH1- und TH17-Zellen (IL-17) zu reduzieren. Die Entstehung einer Autoimmunerkrankung wird durch eine übermäßige Produktion dieser beiden TH-Zelltypen verursacht. Speziell das Zytokin IL-17 steht im Zusammenhang mit der Entstehung von Multipler Sklerose und anderen Autoimmunerkrankungen.

Vitamin D moduliert dentritische Zellen, die neue Erreger erkennen und den T-Zellen präsentieren, sowie die Aktivierung von regulativen T-Zellen [8, 1102].

**GEFAHR**

Bei Vitamin-D-Mangel bilden sich autoreaktive T-Zellen, die den eigenen Organismus angreifen können [219].

$1{,}25(OH)_2D_3$ macht eine adaptive Immunantwort durch Aktivierung der T-Zellen erst möglich [1425]. Fehlt es, können Immunzellen nicht zu aktiven T-Killerzellen umgewandelt werden, die eine wichtige Rolle bei der Bekämpfung zahlreicher Krankheiten spielen [221]. Weiterhin reagieren die TH-Zellen durch $1{,}25(OH)_2D_3$ sensibler und reduzieren entzündliche Immunreaktionen [222].

**PRAXISTIPP**

Vitamin D fördert die Bildung von Antikörpern (Immunglobuline) sowie eine gezielte Abwehr von Krankheitserregern.

### Haut

Die menschliche Haut ist permanent mikrobiellen Keimen ausgesetzt, dennoch kommt es selten zu Infektionen. Eine wichtige Rolle zum Schutz der Haut vor Bakterien, Pilzen und Viren spielen die antimikrobiellen Peptide, die wie körpereigene Antibiotika wirken. Zunächst verfügt die Haut über Chemokine, Enzyme, Enzyminhibitoren und Neuropeptide zum dermalen Schutz. Das **Cathelicidin LL-37,** das vermehrt durch Vitamin D gebildet wird (s. oben), besitzt zum einen eine direkte antimikrobielle Aktivität, aktiviert aber auch die zelluläre Immunantwort, so dass Zytokine ausgeschüttet werden. Auch das Wachstum neuer Blutgefäße wird beeinflusst. Eine Störung der Expression und Funktion von LL-37 spielt eine zentrale Rolle bei der Entstehung entzündlicher Hauterkrankungen [1197]:

- **Neurodermitis/atopisches Ekzem:** Verringerte LL-37-Expression führt zu gesteigerter Anfälligkeit für bakterielle sowie virale Superinfektion.
- **Rosazea:** Gestörte LL-37-Verarbeitung führt zu einer Anreicherung von dermalen Peptid- bzw. Cathelicidinfragmenten, die Entzündung, Erytheme und Teleangiektasien auslösen.
- **Psoriasis:** Erhöhte kutane LL37-Expression; Komplexe aus Cathelicidin und DNA aktivieren dendritische Zellen und lösen eine Autoimmunreaktion aus.
- **Akne vulgaris:** Patienten haben deutlich erhöhte LL-37-Spiegel und niedrigere Vitamin-D-Serumspiegel.

**PRAXISTIPP**

Vitamin $D_3$ reguliert die Cathelicidin-Expression und sollte daher bei der Behandlung dermaler Erkrankungen nicht fehlen [1076].

Niedrige Vitamin-D-Serumkonzentrationen sind ein Risikofaktor für das Auftreten und Fortschreiten von **weißem Hautkrebs** (NMSC, Nicht-Melanom-Hautkrebs) durch UV-induzierte DNA-Schäden. Besonders das Sonnenbaden ohne gleichzeitige Vitamin-D-Produktion der Haut fördert das Entstehen von NMSC [1132]. Dieser Umstand liegt wohl an der Funktion der Vitamin-D-Rezeptoren als Tumorsuppressoren in der Haut, wobei Schlüsselkomponenten (VDR, CYP24A1, CYP27A1, CYP27B1) des endokrinen Vitamin D bei NMSC stark exprimiert werden. Die antikarzinogene Wirkung der Vitamin-D-Rezeptoren inklusive ihrer ligandeninduzierten wachstumsregulatorischen Wirkungen werden zumindest teilweise durch eine hoch koordinierte Wechselwirkung mit der p53-Familie vermittelt (p53, p63, p73). Diese Reaktion auf eine große Anzahl von Veränderungen der Zellhomöostase, einschließlich UV-induzierter DNA-Schäden, ist ein Kennzeichen für die Photokarzinogenese der Haut.

### Krebserkrankungen

Vitamin D beugt eine Krebserkrankung vor (➤ Tab. 2.56), es erhöht die Überlebensrate bei einer bestehenden Krebserkrankung und verbessert den Krankheitsverlauf.

**PRAXISTIPP**

Mit steigendendem Vitamin-D-Spiegel sinkt das Risiko für eine Krebserkrankung. Eine deutliche Reduzierung des Krebsrisikos beginnt bei $25(OH)D_3$-Spiegeln ab 40 ng/ml [929]. Die tägliche Dosierung ist individuell, sollte im Winter bei mindestens 2.000 IE liegen, damit der Wert gehalten werden kann. Die zusätzliche Einnahme von Vitamin $K_2$ unterstützt Vitamin D bei der Krebsvorbeugung.

**Tab. 2.56** Wirkungen von Vitamin D gegen Krebsentstehung [650]

| Mechanismus | Wirkung |
|---|---|
| Indirekter Einfluss | |
| Hemmung chronischer Entzündungen | Entzündungen begünstigen die Krebsentstehung |
| Schutz vor DNA-Schäden | Genetische Schäden sind die zentrale Ursache für Krebs |
| Steuerung der Autophagie | Autophagie ist ein Selbstschutzmechanismus der Zellen und spielt eine Rolle bei der Entstehung von Krebserkrankungen |
| Direkter Einfluss | |
| Kontrolle der Zellproliferation | Vitamin D stoppt die Entwicklung und das Wachstum maligner (bösartiger) Zellen |
| Steuerung des Zelltodes | Vitamin D induziert den Zelltod in bösartigen Krebszellen |
| Förderung die Zelldifferenzierung | Vitamin D kann Krebszellen zu weniger bösartigen Zelltypen differenzieren |
| Steuerung zahlreicher wichtiger Zellenzyme und Glykoproteine (z. B. E-Cadherin, Matrix-Metalloproteasen) | Vitamin D unterbindet die Invasion in gesunden Zellen und die Metastasierung von Krebszellen |
| Steuerung der Angiogenese (Bildung von Kapillarsystemen) | Vitamin D verhindert, dass Tumore das Kapillarsystem aufbauen können, das sie zum Überleben brauchen |

**Umrechnung**

1 µg Vitamin $D_3$ entspricht 40 IE bzw. 1.000 IE entsprechen 25 µg Vitamin $D_3$

Die Erkenntnis, dass Krebserkrankungen umso seltener werden, je näher man dem Äquator kommt, und dass Menschen in sonnenarmen Ländern häufiger an Krebs erkranken, hat zahlreiche Studien zu Vitamin D und Krebserkrankungen hervorgerufen [475]. Besonders bei Darm-, Brust-, Lungen- und Leberkrebs wirkt Vitamin D positiv, aber auch bei Prostata- und Hautkrebs.

1,25$(OH)_2D_3$ steuert zahlreiche Zellprozesse, vor allem Zellproliferation (Wachstum und Teilung) und die Steuerung des Zellzyklus und des Zelltodes [403]. Auch bei den indirekten Ursachen für Krebs, wie chronischen Entzündungen und DNA-Schäden, spielt Vitamin D eine wichtige Rolle bei der Prävention [650].

Die Entstehung von Tumoren und Krebs liegt an einer mangelnden Steuerung des Zellzyklus, so dass Mutationen und Schäden an den sogenannten Proto-Onkogenen und Tumorsuppressor-Genen entstehen. Strahlung, Viren, Toxine, aber auch chronische Entzündungen und oxidativer Stress fördern eine Krebsentstehung. Chronische Entzündungen fördern eine genetische Instabilität, die Überregulierung der Zellteilung und epigenetische Prozesse. Das Vitamin D spielt eine **zentrale Rolle im Immunsystem** und kann chronische Entzündungen verhindern. Durch oxidativen Stress kommt es vermehrt zu DNA-Schäden und Mutationen, die eine Krebserkrankung begünstigen [1135]. 1,25$(OH)_2D_3$ schützt vor oxidativen Zellschäden und ist wichtig für eine **DNA-Reparatur** [67, 70]. Außerdem aktiviert es antioxidative Abwehrsysteme, wie das Enzym G6PD, das eine zentrale Rolle im Glutathionmetabolismus innehat. Die **Autophagie** ist ein wichtiger Schutzmechanismus in den Körperzellen, so dass Pathogene, aber auch schadhafte oder fehlerhafte Bestandteile und Proteine abgebaut werden können. Sie ist daher lebensnotwendig für die Differenzierung, Gesunderhaltung und Homöostase der Zellen. Vitamin D steuert die Autophagie in vielen Zellen und schützt daher vor Krebserkrankungen [622].

**PRAXISTIPP**

Vitamin $D_3$ sollte bei jeder Art von Krebserkrankung täglich als Begleittherapie eingesetzt werden.

Vitamin D reguliert den Zellzyklus und hält ihn bei fehlerhafter Teilung an [68]. Weiterhin ist das Vitamin in der Lage, den Zelltod in verschiedenen Krebszellen einzuleiten **(Apoptose)** und so eine Ausbreitung des Tumors zu verhindern. Es regelt die **Differenzierung von Zellen** über bestimmte Signalwege, so dass sich diese trotz gleicher DNA-Information unterscheiden.

Krebszellen sind undifferenziert; indem Vitamin D ihre Differenzierung anregt, werden das Wachstum und die Aggressivität des Tumors eingeschränkt [824]. Krebstumore wachsen schnell und benötigen dafür viele Nährstoffe. Um die Neubildung von Blutgefäßen um den Tumor herum zur eigenen Versorgung anzuregen, senden sie Botenstoffe aus. Diesen Prozess nennt man **Angiogenese.** In Studien konnte gezeigt werden, dass Vitamin D die Angiogenese von Krebstumoren unterbindet und diese sozusagen aushungern kann [69, 252, 891, 1010].

Bei bösartigen Krebserkrankung besteht immer die Gefahr einer **Metastasierung.** Auf der Oberfläche der Krebszelle befinden sich spezielle Zelladhäsionsmoleküle, sogenannte Cadherine (CAMs, kalziumabhängige transmembrane Glykoproteine), die das Ablösen von Krebszellen verhindern können. Vitamin D reguliert die Anzahl verschiedener Adhäsionsmoleküle, wie E-Cadherin und Fibronektin, nach oben und unterbindet im Labormodell dadurch eine Metastasierung [849, 874, 1010]. Auch bei Versuchen an lebenden Tieren zeigt Vitamin D eine starke **antimetastatische Wirkung** bei folgenden Krebserkrankungen:

- Brustkrebs [349]
- Prostatakrebs [860]
- Lungenkrebs [1009]
- Hautkrebs [1511]

**PRAXISTIPP**

$25(OH)D_3$-Spiegel von 40 ng/ml reduzieren das Risiko einer Krebserkrankung um bis zu 65 % [929], verbessern den Krankheitsverlauf und erhöhen die Lebenserwartung von Patienten mit Darmkrebs um 35 % und mit Brustkrebs um 43 % [875].

Die zelluläre Kommunikation in Tumoren ist stark verändert. Das Enzym **24-Hydroxylase** (CYP24A1), welches das $1{,}25(OH)_2D_3$ abbaut, ist im Tumorgewebe nach oben reguliert [26, 239], wodurch die Vitamin-D-Wirkung vermindert ist. In Versuchen konnte diese wieder verbessert werden, indem Vitamin D zusammen mit einem speziellen Enzymhemmer verabreicht wurde [1496, 1521]. Das Ergebnis einer solchen Therapie wird gerade untersucht [868].

Studien zeigten, dass auch die Menge an **Vitamin-D-Rezeptoren** für den Verlauf einer Krebserkrankung entscheidend ist [555]. Viele Tumore bauen die Rezeptoren durch bestimmte Botenstoffe (SNAIL1, SNAIL2) ab [183, 861], so dass der Tumor resistent gegen Vitamin D wird. SNAIL1 ist ein Zinkfingerprotein, das zu den Transkriptionsfaktoren gehört, welche das Adhäsionsmolekül E-Cadherin unterdrücken und damit eine Metastasierung begünstigen (s. oben). Neue Therapien versuchen sich nun in der Unterdrückung der SNAIL, um die Wirksamkeit von Vitamin D wiederherzustellen [114]. Auch Mutationen am Vitamin-D-Rezeptor scheinen Krebserkrankungen zu begünstigen, hier fehlen jedoch noch aussagekräftige Studien.

Auch die Konzentration der **Vitamin-D-Transportmoleküle** (VDBP) steht in Zusammenhang mit Krebserkrankungen. Besonders das Verhältnis von VDBP zu $25(OH)D_3$ bestimmt den Anteil von freiem $25(OH)D_3$ und scheint ausschlaggebend für Krebserkrankungen zu sein. Hier müssen jedoch noch weitere Studien abgewartet werden. VDBP ist jedoch nicht nur ein Transportmolekül, sondern die direkte Vorstufe zum Makrophagen-aktivierenden Faktor GcMAF, einen wichtigen Immunbotenstoff. GcMAF aktiviert die die Makrophagen, so dass sie durch spezielle Rezeptoren in der Lage sind, Krebszellen zu erkennen und zu bekämpfen. Dadurch kann das Immunsystem eigenmächtig Tumore entdecken und ausschalten. Diese Art der Therapie wird erfolgreich bei Prostata-, Brust- und Lungenkrebs als Alternative zur Chemotherapie eingesetzt.

**GEFAHR**

Niedrige Level an Vitamin-D-Transportmolekülen scheinen das Risiko einer Krebserkrankung zu erhöhen [1381].

### Gehirn und Nervensystem

Fast überall im Gehirn und Nervensystem befinden sich Vitamin-D-Rezeptoren und auch die an der Bildung von $1{,}25(OH)_2D_3$ beteiligten Enzyme werden dort lokal produziert [378, 431, 1330]. Dieser Umstand zeigt die zentrale Bedeutung von Vitamin D für die Gehirnentwicklung, die Synthese der Neurotransmitter und die Funktionen von Gehirn und Nervensystem. Es beeinflusst die Entgiftung und Regeneration und schützt vor Schäden. Die Bildung von Nervenbindungen und die Signalübertragung sind auf Vitamin D angewiesen.

**PRAXISTIPP**
Vitamin D schützt vor zahlreichen unterschiedlichen Erkrankungen des Nervensystems, wie Multiple Sklerose, Morbus Parkinson, Morbus Alzheimer, Depressionen, Autismus, ADHS, Konzentrationsstörungen, Schwindel, Aggressivität. Es wird auch vielfältig in der Therapie dieser Erkrankungen eingesetzt.

Vitamin-D-Wirkungen in Gehirn und Nervensystem sind [123 c]:

- Kalziumhomöostase im Gehirn
- Regulation der neurotrophen Faktoren (Nervenzelldifferenzierung)
- Neuroprotektion (Schutz der Nervenzellen)
- Steuerung von Neurotransmittern, Erhöhung der Aktivität der Cholin-Acetyltransferase
- Gehirnentwicklung und Steuerung der Plastizität des Gehirns

**Kalziumhomöostase** Kalzium ist ein wichtiger Botenstoff im Gehirn, allerdings muss seine Konzentration in einem bestimmten Bereich gehalten werden, da ein Überschuss zu Neuronen- und Nervenschäden führt. Vitamin D reguliert den Kalziumspiegel im Gehirn durch Steuerung der zellulären Kalziumkanäle und Kalzium bindender Hormone.

**PRAXISTIPP**
Vitamin D hält das Kalzium im Gehirn in einem optimalen Bereich und schützt dadurch vermutlich vor Erkrankungen wie Apoplex, Morbus Alzheimer und Demenz [171, 172].

**Nervenzelldifferenzierung** Vitamin D sorgt für die Zelldifferenzierung sowie für Wachstum und Reifung von Neuronen durch Steuerung neurotropher Faktoren. Diese wichtigen Botenstoffe sorgen zusätzlich für die Ausbildung und den Fortbestand neuronaler Verbindungen. Vitamin D steuert den Nervenwachstumsfaktor (NGF) und den Glial cell-derived neurotrophic factor (GDNF) [431, 1013, 1019].

**PRAXISTIPP**
Die Vitamin-D-Spiegel für eine gute Nervenfunktion sollten mindestsens bei 40 ng/ml liegen.

**Neuroprotektion** Vitamin D schützt die Nerven vor neurotoxischen Substanzen durch die Steuerung neurotropher Faktoren (NGF und GDNF). Es beugt Entzündungen im Gehirn durch Steuerung des Immunsystems vor und schützt vor oxidativen Substanzen. Psychischer Stress wird vermieden und die Selbstheilungskräfte werden angeregt. Zusätzlich schützt es vor Anlagerung der β-Amyloid-Plaques, die als zentrale Ursache der Alzheimer-Krankheit diskutiert werden [342].

**Neurotransmittersteuerung, Signalübertragung**
Vitamin D steuert verschiedene Neurotransmittersysteme, wie die Cholin-Acetyltransferase, sowie den Adrenalin-, Serotonin- und Dopaminstatus. Aus diesem Grund nimmt es eine zentrale Rolle in der Signalübertragung im Gehirn ein. Psychisch-kognitive Erkrankungen wie Schizophrenie, Autismus, Morbus Alzheimer, Morbus Parkinson und Depressionen stehen damit im Zusammenhang [282, 283, 727, 728, 1287, 1350].

**Gehirnentwicklung** In der Schwangerschaft und in den ersten Lebensjahren hat Vitamin D eine wichtige Bedeutung zur Entwicklung des Gehirns. Besonders die biochemischen Abläufe im Gehirn werden durch einen Mangel an dem Vitamin negativ beeinflusst. Speziell der Dopaminstoffwechsel wird stark verändert, so dass ein Vitamin-D-Mangel im Kleinkindalter mit der Entstehung von Autismus und Schizophrenie in Zusammenhang gebracht wird.

**Steuerung der Plastizität im Gehirn** Kinder benötigen zum Lernen und für die Gehirnentwicklung Vitamin D, aber auch die Gedächtnisleistung im Alter oder bei Demenz hängt davon ab [796, 1345]. Vitamin D steuert die dauerhafte Stärkung neuronaler Verbindungen, die eine wichtige Funktion beim Lernen sowie bei der neuronalen Plastizität (Umbaufähigkeit) spielen. Diese Funktion der Langzeitpotenzierung und Erhöhung der Plastizität im Gehirn benötigt optimale Vitamin-D-Spiegel [1178].

### Vitamin D und neurologische Erkrankungen

Ein Vitamin-D-Mangel begünstigt die Entstehung verschiedener neurologischer Erkrankungen, Vitamin D unterstützt aber auch eine Behandlung.

**Multiple Sklerose** tritt besonders häufig in sonnenarmen Regionen auf. Die Häufigkeit einer MS lässt sich durch den UV-Index vorhersagen [1273]. Der gleiche Zusammenhang gilt für den Vitamin-D-Spiegel [977].

**PRAXISTIPP**

An der Höhe des Vitamin-D-Spiegels lassen sich das Risiko einer Multiplen Sklerose und der Krankheitsverlauf vorhersagen [989, 1276]. Die Häufigkeit und Schwere von Schüben konnte durch eine Therapie mit Vitamin D signifikant gesenkt werden [207, 1093, 1279].

Je niedriger der Vitamin-D-Spiegel ist, umso höher ist das Risiko einer **Parkinson-Erkrankung** [872, 1145, 1432, 1434], auch die Schwere der Erkrankung steigt mit sinkendem Vitamin-D-Spiegel an [326]. Bereits eine zugeführte tägliche Dosis von 1.200 IE erbrachte sehr positive Ergebnisse [214].

Die Entstehung der **Alzheimer-Krankheit** wird mit chronischen Entzündungen, oxidativem Stress, Plaquebildung im Gehirn (β-Amyloid-Plaques) und einer Mitochondriendysfunktion in Zusammenhang gebracht. Vitamin D hat einen positiven Einfluss auf alle Immunfunktionen und verhindert dadurch die Entstehung dieser Erkrankung. Außerdem beeinflusst es die Synthese der Cholinacetyltransferase, deren Mangel ebenfalls in Zusammenhang mit Morbus Alzheimer steht. Vitamin D verbessert die synaptischen Verbindungen, die kognitiven Fähigkeiten und die biologischen Marker bei Morbus Alzheimer [981, 1345].

**PRAXISTIPP**

Vitamin D kann vorhandene Plaques verstärkt abbauen [481, 677, 1510].

Ein Vitamin-D-Mangel während der Schwangerschaft und in den ersten Lebensjahren wird mit der Entstehung eines **Autismus** in Zusammenhang gebracht [215, 216, 921, 1299], da dieser vor allem in sonnenarmen Ländern vermehrt auftritt [476]. Kinder mit Autismus werden meist im späten Winter geboren [921] und eine Studie zeigte, dass 1 Viertel aller rachitischen Kindern die Symptome eines Autismus aufzeigen [1515].

**STUDIEN**

Eine Supplementierung von schwangeren amerikanischen Frauen, die bereits ein autistisches Kind geboren hatten, mit täglich 5.000 IE Vitamin D senkte die Häufigkeit von Autismus bei den nachgeborenen Geschwistern um 400 % gegenüber dem Bundesdurchschnitt. Die neugeborenen Kinder bekamen zusätzlich bis zu ihrem 3. Lebensjahr täglich 1.000 IE Vitamin D supplementiert. Nur 5 % der Kinder entwickelten einen Autismus [1326].

Menschen mit Autismus leiden in 30 % der Fälle zusätzlich an **Epilepsie.** Auch bei diesem Krankheitsbild wird ein Zusammenhang mit einem frühen Vitamin-D-Mangel gesehen, da die betroffenen Kinder häufig im späten Winter zur Welt kommen [1104, 1105, 1106, 1373].

**GEFAHR**

Epileptische Anfälle bei Kindern treten im Winter doppelt so häufig auf wie im Sommer [275] und sind an sonnigen Sommertagen deutlich seltener [82, 83].

Die gängigen Antikonvulsiva senken den Vitamin-D-Spiegel drastisch [40, 541], so dass die Gefahr von schweren Knochenerkrankungen besteht [249, 971]. Eine regelmäßige Überwachung der Vitamin-D-Versorgung bei Einnahme von Antiepileptika ist daher notwendig.

**PRAXISTIPP**

Die Häufigkeit von epileptischen Anfällen kann durch Vitamin-D-Supplemente um 30–40 % reduziert werden [250, 605].

Die Häufigkeit und Schwere einer **Depression** sind abhängig vom Vitamin-D-Spiegel. Die Symptome bessern sich deutlich auf die Gabe von Vitamin D. Dies betrifft verschiedene Depressionsformen, wie die saisonal affektive Störung (Winterdepression), die bipolare Depression und die Wochenbettdepression. Die Wirkmechanismen von Vitamin D bei Depressionen sind noch nicht gänzlich geklärt, es hat jedoch Einfluss auf Entzündungen, oxidativen Stress und Störungen des GABA-, Glutamin- und Serotoninmetabolismus [105].

Bei der **Schizophrenie** gibt es ebenfalls eine Häufung nach dem Zeitpunkt der Geburt [296, 948, 965, 1063, 1372] sowie dem Breitengrad [749, 1172].

**GEFAHR**

Ein Vitamin-D-Mangel während der Entwicklung (in der Schwangerschaft) korreliert mit einer höheren Wahrscheinlichkeit, dass ein Kind im Laufe seines Lebens an Schizophrenie erkrankt [933, 934].

Schizophreniepatienten haben meist niedrige Vitamin-D-Spiegel. Auch das Ausmaß der Symptome korreliert mit der Höhe des Vitamin-D-Mangels [256, 331, 763]. Da bereits beim ersten Schizophrenieanfall niedrige Vitamin-D-Spiegel auftreten, müssen diese als ursächlich und nicht als Folge gesehen werden [1179].

**STUDIEN**

In einer finnischen Geburtskohortenstudie mit 9.000 Neugeborenen konnte durch die Gabe von mindestens 2.000 IE Vitamin D im ersten Lebensjahr das Risiko, an Schizophrenie zu erkranken, bei Männern um 70 % reduziert werden [932].

## Schwangerschaft

Das Vitamin D hat in der Schwangerschaft zahlreiche wichtige Funktionen für den Organismus der werdenden Mutter und für den des entstehenden Kindes. Es wird benötigt für den Aufbau des Skeletts, für das Nervensystem (inklusive Gehirn) und für das Immunsystem und ist daher essenziell für eine gesunde kindliche Entwicklung.

**GEFAHR**

Ist die schwangere Mutter unterversorgt, hat dies zum Teil weitreichende Folgen für die Gesundheit des Kindes bis in das Erwachsenenalter hinein. Etwa 40–80 % der Schwangeren sind mit Vitamin D unterversorgt [704].
Im Winter sind fast alle schwangeren Frauen mit Vitamin D unterversorgt, im Sommer weisen die Hälfte der schwangeren Frauen einen latenten Vitamin-D-Mangel auf [910, 1456, 1484].

Bereits kurz nach der Empfängnis beginnt der Organismus der Schwangeren den Vitamin-D-Stoffwechsel zu verändern. Im 1. Trimester verdreifacht sich der $1{,}25(OH)_2D_3$-Spiegel und die Anzahl der Transportmoleküle verdoppeln sich. Etwa 4 Wochen nach Schwangerschaftsbeginn wird die Plazenta gebildet und der Organismus der Mutter transportiert Vitamin D zum Kind, dabei ist der Vitamin-D-Spiegel der Nabelschnur von der Höhe des Vitamin-D-Spiegels der Mutter abhängig [1255]. Transportiert wird jedoch nicht das $1{,}25(OH)_2D_3$, sondern das freie Vitamin $D_3$ und das $25(OH)D_3$. Der Fötus sorgt dann unabhängig von der Mutter über seine eigenen Nieren für die Bildung und Regulierung des $1{,}25(OH)_2D_3$.

**Vitamin D für den kindlichen Organismus** Der Vitalstoff spielt eine zentrale Rolle bei der epigenetischen Prägung des Kindes [795]. Eine gute Versorgung mit Vitamin D im Mutterleib ist Basis für die spätere Gesundheit des Kindes und prägt dessen gesamtes Leben. Die Vitamin-D-Versorgung über die Mutter beeinflusst die Entwicklung von [599]

- Plazenta
- Gehirn
- Nervensystem
- Immunsystem
- Organe
- Skelett
- Stoffwechsel
- Genaktivität (Epigenetik)
- Zusammensetzung des Gewebes

**GEFAHR**

Niedrige oder sehr hohe Vitamin-D-Spiegel in der Schwangerschaft begünstigen die Entstehung von Allergien beim Kind [1459] Niedrige und sehr hohe Vitamin-D-Spiegel im Nabelschnurblut erhöhen das Allergie- und Asthmarisiko von Kindern [665, 1162].
Ein kindlicher Vitamin-D-Mangel erhöht das Allergierisiko auf das 5- bis 10fache [60, 245, 314, 362, 396, 600, 8 40, 1476].

**Vitamin D für die Gesundheit der schwangeren Frau** Niedrige Vitamin-D-Werte in der Schwangerschaft gehen mit dem Auftreten von Schwangerschaftsdiabetes, Bluthochdruck, bakterieller Vaginitis und Frühgeburten einher [11]. Niedrige Spiegel erhöhen zusätzlich das Risiko einer Sectio-Geburt.

**PRAXISTIPP**

Der Vitamin-D-Spiegel in der Schwangerschaft liegt optimalerweise bei 40–60 ng/ml. Der Vitamin-D-Spiegel in der Nabelschnur beträgt dann etwa die Hälfte [1459].

**GEFAHR**

Niedrige Vitamin-D-Spiegel (< 20 ng/ml) zu Beginn einer Schwangerschaft verdoppeln das Risiko eines Schwangerschaftsdiabetes [22, 879, 1091, 1519]. Zu hohe Vitamin-D-Spiegel in der Schwangerschaft bergen ebenfalls Risiken.

Durch die Behandlung mit Vitamin D und Kalzium konnte in verschiedenen Studien ein Schwangerschaftsdiabetes erfolgreich behandelt werden [50, 51].

## Weitere Wirkungen

Das Steroidhormon entfaltet über Vitamin-D-Rezeptoren in zahlreichen Körpergeweben und -zellen spezifische Wirkungen:

- **Dünndarm:** Regulierung der Kalzium-, Phosphat- und Magnesiumaufnahme im Dünndarm (s. Biochemische Funktionen: Wirkorte).
- **Niere:** Inaktivierung von $1{,}25(OH)_2D_3$ bei zu hohen Spiegeln; Beeinflussung der renalen Rückresorption von Kalzium und Förderung der renalen Ausscheidung von Phosphor (s. Biochemische Funktionen: Wirkorte).
- **Nebenschilddrüse:** Regulierung des Kalzium-Serumspiegels über Ausschüttung des Parathormons (s. Resorption und Verteilung: endokriner Weg; Biochemische Funktionen: Wirkorte).
- **Pankreas:** Modulierung der **Insulinausschüttung.** In-vitro- sowie In-vivo-Studien zeigen, dass $1{,}25(OH)_2D_3$ die Zerstörung der Insulin produzierenden Betazellen verhindern und dadurch die Prävalenz der Autoimmunerkrankung Diabetes mellitus Typ 1 verringern kann. Dies liegt wohl an der Wirkung von $1{,}25(OH)_2D_3$ auf die Immunantwort der T-Zellen und auf der Suppression von proinflammatorischen Zytokinen, wie TNF-α (s. Biochemische Funktionen: Immunsystem). TNF-α beeinträchtigt die Insulinsekretion und fördert eine Insulinresistenz. Die Spiegel von $25(OH)D_3$ und $1{,}25(OH)_2D_3$ korrelieren invers mit der Produktion von TNF-α. $1{,}25(OH)_2D_3$ begünstigt die TH2-Immunantwort verhindert dadurch eine zytokininduzierte Zerstörung der Inselzellen [598, 829, 1094].

**STUDIEN**

In einer finnischen Studie wurde festgestellt, dass eine gute Vitamin-D-Versorgung in der Kindheit das Risiko, an einem Diabetes mellitus Typ 1 zu erkranken, um 80 % reduzieren kann [666].

- **Endokrine Drüsen:** Neben Einfluss auf Parathormon und Insulin auch Einfluss auf Sekretion der **Schilddrüsenhormone.**
- **Knochenmark:** Differenzierung und Zellreifung.
- **Haare:** Einfluss auf Zellwachstum und Differenzierung; Anlage und Wachstum auf Haarfollikel.
- **Muskel:** Direkter Einfluss auf Kalziumtransport sowie **Proteinbiosynthese** im Muskel. Dadurch Verbesserung der Muskelkraft, der Koordination der Muskelkontraktion und der Schwankneigung.
- **Hämatopoetisches System:** Hemmung der Zellproliferation, Einfluss auf Zellwachstum und Differenzierung
- **Endothel-Zellmembran:** Vitamin-D-Metabolite bauen sich nach einer Untersuchung in Zellmembranen ein und stabilisieren sie dadurch [451].

## Normwerte und Bestimmung

Vitamin D lässt sich biologisch und physikalisch-chemisch bestimmen. Die Vitamin-$D_3$-Konzentration im Blutserum ist wenig aussagekräftig, da sie nur die momentane Menge (durch aufgenommene Nahrung bzw. Eigensynthese in der Haut) widerspiegelt. Zur Feststellung der Versorgungssituation ist es sinnvoller, das $25(OH)D_3$ im Serum zu bestimmen. Die Quantifizierung erfolgt durch kompetitive Proteinbindungsassays, Radioimmunoassays oder Hochdruckflüssigkeitschromatografie mit UV-Detektion.

Um Störungen des Vitamin-D-Stoffwechsels zu ermitteln, muss das $1{,}25(OH)_2D_3$ bestimmt werden. Sein Serumwert ist bei Vitamin-D-Pseudomangelrachitis Typ 1, renaler Osteodystrophie und Hypoparathyreoidismus stark erniedrigt. Leicht erniedrigt ist der Wert bei bestimmten Osteoporoseformen.

**Plasma-Normwerte**

| | |
|---|---|
| $25(OH)D_3$: | 40–310 nmol/l (< 20 nmol/l liegt ein starker Mangel vor)<br>30–100 ng/ml (< 20 ng/ml liegt ein starker Mangel vor) |
| $1{,}25(OH)_2D_3$: | 48–100 pmol/l oder ca. 40 pg/ml |

**Umrechnung**

1 ng/ml $25(OH)D_3 \times 2{,}5 \cong 1$ nmol $25(OH)D_3$/l

**GEFAHR**

Der $25(OH)D_3$-Spiegel kann im Normbereich sein, dennoch kann die zelluläre Versorgung zu niedrig sein, so dass es zu Funktionseinschränkungen kommen kann.

**Tab. 2.57** 25(OH)D-Serumkonzentrationen bei 18- bis 79-jährigen Frauen, nach Alter und sozioökonomischem Status (n = 3.635; 2008–2011) [1115]

| | 25(OH)D < 30 nmol/l (mangelhafte Versorgung) | | 25(OH)D 30–50 nmol/l (suboptimale Versorgung) | | 25(OH)D > 50 nmol/l (ausreichende Versorgung) | |
|---|---|---|---|---|---|---|
| | in % (95 % KI) | | in % (95 % KI) | | in % (95 % KI) | |
| | Frauen | Gesamt | Frauen | Gesamt | Frauen | Gesamt |
| Alter | | | | | | |
| **18–29 Jahre** | 25,1 (20,7–30,0) | 28,4 (24,4–32,8) | 28,4 (24,0–33,3) | 28,8 (25,4–32,4) | 46,5 (40,8–52,2) | 42,8 (38,2–47,7) |
| **30–44 Jahre** | 31,8 (26,5–37,6) | 32,8 (28,2–37,8) | 25,9 (22,3–29,7) | 27,2 (24,2–30,4) | 42,4 (36,5–48,4) | 40,0 (35,0–45,2) |
| **45–64 Jahre** | 28,8 (25,1–32,7) | 29,6 (26,1–33,3) | 34,5 (31,5–37,6) | 32,8 (30,4–35,2) | 36,8 (32,9–40,8) | 37,7 (33,9–41,6) |
| **65–79 Jahre** | 32,9 (28,3–37,9) | 30,0 (26,2–34,2) | 36,9 (32,8–41,3) | 36,5 (33,2–39,9) | 30,1 (25,5–35,2) | 33,5 (29,2–38,0) |
| Sozioökonomischer Status | | | | | | |
| **Niedrig** | 37,6 (31,6–43,9) | 38,6 (33,5–43,9) | 37,1 (32,4–42,1) | 33,5 (29,7–37,4) | 25,3 (21,0–30,2) | 28,0 (23,6–32,9) |
| **Mittel** | 28,7 (25,3–32,4) | 29,0 (25,4–32,7) | 30,5 (28,1–33,1) | 30,8 (28,6–33,1) | 40,7 (36,5–45,2) | 40,2 (36,1–44,5) |
| **Hoch** | 22,8 (18,6–27,6) | 24,8 (21,0–29,2) | 30,6 (26,8–34,7) | 31,3 (28,5–34,2) | 46,6 (41,3–51,9) | 43,8 (39,3–48,5) |
| **Gesamt** | 29,7 (26,5–33,1) | 30,2 (26,9–33,8) | 31,8 (29,7–33,9) | 31,3 (29,4–33,3) | 38,6 (35,0–42,3) | 38,4 (34,7–42,3) |

**PRAXISTIPP**

Viele wichtige Funktionen von Vitamin D benötigen einen Spiegel von 40 ng/ml.

## Versorgungssituation

In Europa ist ein Vitamin-D-Mangel weit verbreitet, vor allem in den Wintermonaten. Obwohl die DGE-Empfehlung mit 20 µg/Tag sehr niedrig angesetzt ist, erreicht in Deutschland diese Empfehlung niemand über die Ernährung. Im Durchschnitt nehmen Männer täglich 2,9 µg und Frauen 2,2 µg zu sich [919].

Deutschland

**STUDIEN**

Nach einer Erhebung des Robert-Koch-Instituts zwischen 2008 und 2011 mit 6.995 Teilnehmern (DEGS 1) weisen 30,2 % der Erwachsenen (29,7 % der Frauen und 30,8 % der Männer) zwischen 18 und 79 Jahren eine 25(OH)$D_3$-Serumkonzentration < 30 nmol/l (< 12 ng/ml) und dadurch einen sehr starken Mangel auf (➤ Tab. 2.57, ➤ Tab. 2.58) [1115]. Eine als ausreichend geltende Versorgung mit einer Serumkonzentration von > 50 nmol/l erreichten 38,4 % der Erwachsenen (38,6 % der Frauen und 38,3 % der Männer) [1113]. Allerdings liegt dieser Wert immer noch unterhalb des deutschen Normwertes (75 nmol/l bzw. 30 ng/ml) und deutlich unterhalb des sicheren Gesundheitswertes von > 40 ng/ml (> 100 nmol/l).

Die Daten zeigen, dass Menschen mit einem niedrigen sozioökonomischen Status signifikant häufiger einen mangelhaften Vitamin-D-Status aufweisen als Menschen mit hohem sozioökonomischem Status. Daneben unterliegt der Vitamin-D-Status jahreszeitlichen Schwankungen, mit einem stärker ausgeprägten Mangel in den Wintermonaten (➤ Abb. 2.10).

Zum Vergleich: Im Rahmen des Bundesgesundheitssurveys 1998 (BGS98) waren zwischen 1997 und 1999 vom Robert-Koch-Institut die 25(OH)$D_3$-Serumkonzentrationen von 4.030 Teilnehmern zwischen 18 und 79 Jahren ermittelt worden. In dieser

**Tab. 2.58** 25(OH)D-Serumkonzentrationen bei 18- bis 79-jährigen Männern, nach Alter und sozioökonomischem Status (n = 3.360; 2008–2011) [1115]

| | 25(OH)D < 30 nmol/l (mangelhafte Versorgung) | | 25(OH)D 30–50 nmol/l (suboptimale Versorgung) | | 25(OH)D > 50 nmol/l (ausreichende Versorgung) | |
|---|---|---|---|---|---|---|
| | in % (95 % KI) | | in % (95 % KI) | | in % (95 % KI) | |
| | Männer | Gesamt | Männer | Gesamt | Männer | Gesamt |
| Alter | | | | | | |
| **18–29 Jahre** | 31,6 (26,1–37,6) | 28,4 (24,4–32,8) | 29,1 (24,6–34,1) | 28,8 (25,4–32,4) | 39,3 (33,3–45,7) | 42,8 (38,2–47,7) |
| **30–44 Jahre** | 33,8 (28,0–40,2) | 32,8 (28,2–37,8) | 28,5 (24,0–33,4) | 27,2 (24,2–30,4) | 37,7 (31,6–44,2) | 40,0 (35,0–45,2) |
| **45–64 Jahre** | 30,4 (25,9–35,3) | 29,6 (26,1–33,3) | 31,1 (27,8–34,6) | 32,8 (30,4–35,2) | 38,5 (33,6–43,6) | 37,7 (33,9–41,6) |
| **65–79 Jahre** | 26,6 (21,8–32,2) | 30,0 (26,2–34,2) | 36,0 (31,5–40,7) | 36,5 (33,2–39,9) | 37,4 (32,0–43,1) | 33,5 (29,2–38,0) |
| Sozioökonomischer Status | | | | | | |
| **Niedrig** | 39,6 (33,0–46,7) | 38,6 (33,5–43,9) | 29,6 (24,1–35,7) | 33,5 (29,7–37,4) | 30,8 (24,3–38,2) | 28,0 (23,6–32,9) |
| **Mittel** | 29,2 (24,8–34,0) | 29,0 (25,4–32,7) | 31,1 (28,2–34,2) | 30,8 (28,6–33,1) | 39,7 (34,9–44,7) | 40,2 (36,1–44,5) |
| **Hoch** | 26,5 (21,6–32,0) | 24,8 (21,0–29,2) | 31,9 (28,0–36,0) | 31,3 (28,5–34,2) | 41,6 (36,0–47,6) | 43,8 (39,3–48,5) |
| **Gesamt** | 30,8 (26,8–35,2) | 30,2 (26,9–33,8) | 30,9 (28,4–33,6) | 31,3 (29,4–33,3) 3 | 38,3 (33,8–42,9) | 38,4 (34,7–42,3) |

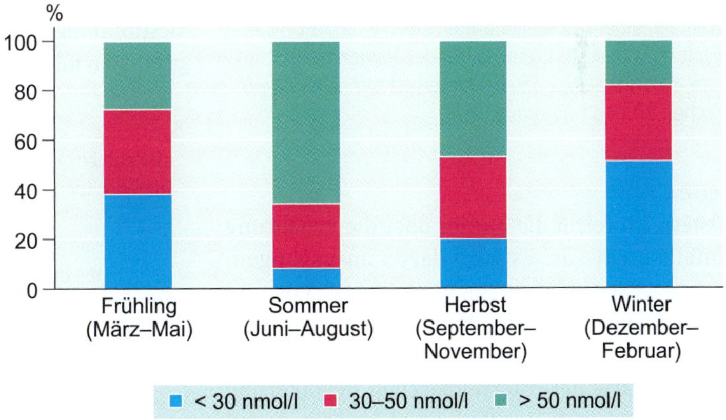


**Abb. 2.10** 25(OH)$D_3$-Serumkonzentrationen bei 18- bis 79-Jährigen, nach Jahreszeit (n = 6.995, Anteil in %). (Nach [1115]; [L141])

Untersuchung waren 23,6 % der Frauen und 23,7 % der Männer mangelhaft (< 30 nmol/l), 43,2 % der Frauen und 42,7 % der Männer ausreichend versorgt (> 50 nmol/l). Demnach hat sich die Versorgungssituation zwischen den beiden Erhebungen (BGS98 und DEGS 1) verschlechtert. Laut Untersuchungen des Robert-Koch-Instituts und des Max-Rubner-Instituts liegen 60 % der 18- bis 79-Jährigen deutlich unter dem Normwert von 30 ng/ml. Viele weisen weniger als 20 ng/ml auf [406].

**STUDIEN**

In der größten Querschnittstudie in Deutschland wurde festgestellt, dass der durchschnittliche Vitamin-D-Spiegel bei 16,23 ng/ml liegt und damit ein starker Mangel im Durchschnitt der deutschen Bevölkerung vorliegt [750].

Nach den Ergebnissen großer deutscher Studien ist die Vitamin-D-Versorgung bei den meisten **Kindern und Jugendlichen** mangelhaft. In einer repräsentativen Stichprobe des Kinder- und Jugendgesundheitssurveys (KiGGS) hatten unter den Kleinkindern im Alter bis 2 Jahren die Mädchen durchschnittlich einen 25(OH)$D_3$-Spiegel von 23 ng/ml und die Jungen von 24,5 ng/ml. Alarmierend ist, dass der Vitamin-D-Spiegel mit zunehmendem Alter abnimmt. Jungen im Alter von 14–17 Jahren und Mädchen im Alter von 11–13 Jahren weisen mit 14,2 ng/ml bzw. 13,7 ng/ml die niedrigsten Vitamin-D-Spiegel auf. Auch wurden deutliche saisonale Unterschiede der 25(OH)$D_3$-Spiegel beobachtet mit dem niedrigsten Durchschnittswert im Februar (10,56 ng/ml) und dem höchsten im August (24,16 ng/ml) [491].

Bei **Kindern mit Migrationshintergrund** liegt der Durchschnittswert (13,4 ng/ml) deutlich unter dem der Kinder ohne Migrationshintergrund (16,7 ng/ml). Legt man einen Grenzwert des 25(OH)$D_3$-Spiegels von 20 ng/ml zugrunde, so liegt bei 62 % der 3- bis 17-jährigen Nicht-Migranten und bei 76 % der Migranten ein Vitamin-D-Mangel vor [582, 1357, 1427].

In einer Studie wurden 1.578 **geriatrische Patienten** einer Rehabilitationsklinik in Trier auf ihren 25(OH)$D_3$-Gehalt hin untersucht. Dabei waren 72 % der Teilnehmer Frauen und 28 % Männer, der Altersdurchschnitt lag bei 82 Jahren. 89 % der Teilnehmer hatten einen Vitamin-D-Mangel mit Werten < 20 ng/ml, 67 % der Teilnehmer hatten Werte < 10 ng/ml. Nur 4 % der Untersuchten hatten Werte zwischen 30 und 60 ng/ml [1202].

### Österreich

In Österreich reicht die Zufuhr über die Ernährung ebenfalls nicht aus. Es wird davon ausgegangen, dass Erwachsene täglich 2–4 µg (Frauen 2,3 µg und Männer 2,7 µg) Vitamin D über die Nahrung zuführen [1167]. Die Empfehlung liegt jedoch bei 20 µg/Tag. Rund 60 % der österreichischen Bevölkerung weist eine unzureichende Vitamin-D-Versorgung auf [1366]. Im österreichischen Ernährungsbericht von 2012 finden sich Daten, nach denen nur etwa 40 % der 7- bis 14-jährigen Kinder normale Vitamin-D-Spiegel aufweisen. Bei den Erwachsenen sind es 55–60 %, bei den Senioren (> 65 Jahre) 35 % [308].

### Schweiz

Der Jahresdurchschnitt der 25(OH)$D_3$-Werte bei gesunden Schweizern liegt bei 65,1 nmol/l (➤ Tab. 2.59). Dabei liegt der Anteil an Personen mit weniger als 25 nmol/l in den Winter- und ersten Frühlingsmonaten bei maximal 13 %. Von Oktober bis Juni liegt der Durchschnitt bei 53,9 nmol/l. Für Kinder und Jugendliche in der Schweiz gibt es keine repräsentativen Daten. In einer kleinen Waadtlander Studie fand man bei 15 % von 92 Knaben und 17 % von 104 Mädchen (11–16 Jahre) einen 25(OH)$D_3$-Gehalt von < 30 nmol/l. Es wird vermutet, dass gestillte Säuglinge nicht ausreichend versorgt sind. 2003 wurde eine Erhebung in der Schweiz durchgeführt und festgestellt, dass nur 64 % von 2.861 Säuglingen die empfohlenen Vitamin-D-Tropfen (10 µg) bekamen. Besonders in der Deutschschweiz wurde die Vitamin-D-Prophylaxe vernachlässigt. Mütter aus Balkanländern befolgten die Empfehlungen häufiger als andere Mütter, genauso wie ältere Mütter sie häufiger befolgten als jüngere. Teilweise stillende Mütter achteten ebenfalls mehr auf die Gaben als voll stillende Frauen [724].

### Europa

Der Vergleich der Vitamin-D-Versorgung ist national und international nicht einfach, da verschiedene Faktoren, wie z. B. eine Vielzahl an Labormethoden zur Bestimmung von 25(OH)$D_3$, zu unterschiedlichen Ergebnissen führen können [225, 839, 1077, 1114, 1296].

**STUDIEN**

Im Rahmen des EU finanzierten Projektes ODIN (Food-based solutions for optimal vitamin D nutrition and health through the life cycle) wurden Vitamin-D-Serumkonzentrationen aus 18 repräsentativen nationalen Studien (insgesamt 55.844 Teilnehmer, darunter DEGS 1) nach einem standardisierten Protokoll (VDSP: Vitamin D Standardization Program) neu berechnet [131, 226, 1234]. Ergebnis [368]:

- 13 % der 55.844 teilnehmenden Europäer hatten im Jahresdurchschnitt einen 25(OH)$D_3$-Serumspiegel von < 30 nmol/l (17,7 % während der Wintermonate Oktober bis März und 8,3 % in den Sommermonaten April bis November).
- Der Vitamin-D-Status in Europa unterscheidet sich kaum zwischen Männern und Frauen, jedoch im Alter und der ethnischen Zugehörigkeit. „Non white"-Untergruppen hatten eine 3- bis 71fach höhere Prävalenz für einen Serumspiegel von 25(OH)$D_3$ < 30 nmol/l im Jahresdurchschnitt als „white populations". Europäische Jugendliche (15–18 Jahre) hatten eine höhere

**Tab. 2.59** Vitamin-D-Status verschiedener Bevölkerungsgruppen der Schweiz. Daten aus den Jahren 2004–2010 [724]

| **Studiengruppe** | | | **25(OH)D Konzentration im Serum**[a] | **Anteil der untersuchten Personen** | **Erhebungszeitraum** | **Ref.** |
|---|---|---|---|---|---|---|
| Anzahl Personen | Bevölkerungsgruppe | Beschreibung der Studiengruppe | | | | |
| 1.504 | Gesunde Erwachsene | Blutspender | Durchschnittlich 65,1 nmol/l [b, c] | | Mai–Jul 2005, Mai–Aug 2006 | 1 |
| | | | < 10 nmol/l | 0,0 % | | |
| | | | 10–25 nmol/l | 1,5 % | | |
| | | | 25–50 nmol/l | 24,5 % | | |
| | | | 50–75 nmol/l | 44,5 % | | |
| | | | ≥ 75 nmol/l | 29,5 % | | |
| 1.582 | Gesunde Erwachsene | Blutspender Kanton Bern | 59,6 nmol/l Jahresmittelwert [b, c]<br>40,9 nmol/l tiefster Monatsmittelwert (gemessen im Marz)<br>81,9 nmol/l höchster Monatsmittelwert (gemessen im August) | | Dez 2009 bis Nov 2010 | 1 |
| 173 | Frauen nach den Wechseljahren mit Osteoporose | Pflegeheimbewohner | < 75 nmol/l | ca. 41 % | Mai–Okt 2004 | 2 |
| | | | < 75 nmol/l | ca. 55 % | Nov 2004 – Mar 2005 | |
| 222 | Betagte Personen mit einer akuten Hüftfraktur | Hospitalisierte Personen | < 75 nmol/l | 96 % | Jan 2005 – Jan 2006 | 3 |
| 173 | Betagte Personen mit einer akuten Hüftfraktur | Hospitalisierte Personen | < 30 nmol/l | 50,9 % | Keine Angaben | 4 |
| | | | < 75 nmol/l | 97,7 % | | |
| 232 | Adipöse Personen mit BMI > 35 kg/m² | Personen für Gesundheits-Check vor bariatrischer Operation | < 25 nmol/l | 25,4 % | Nov 2005 – Dez 2007 | 5 |
| | | | < 50 nmol/l | 61,2 % | | |
| | | | < 76 nmol/l | 89,7 % | | |
| 129 | Kinder und Jugendliche (Typ-1-Diabetiker, Inselspital Bern) | Diabetiker (Jahreskontrolle) | < 50 nmol/l | 60.5 % (84.1 % im Winter) | Keine Angaben | 6 |
| | | | 50–75 nmol/l | 26.4 % (14 % im Winter) | | |

a: Konzentrationsbereiche von den einzelnen Studienleitern festgelegt
b: Vitamin $D_2$ + Vitamin $D_3$
c: Mittelwert der Monatsmittelwerte
Referenzen: **1:** Bundesamt für Gesundheit. Vitamin-D-Gehalte im Serum von gesunden Erwachsenen. Bisher unveröff. Daten, 2011. **2:** Rizzoli R et al. Risk factors for vitamin D inadequacy among women with osteoporosis: an international epidemiological study. Int J Clin Pract. 2006; 60(8): 1013–1019. **3:** Bischoff-Ferrari HA et al. Severe vitamin D deficiency in Swiss hip fracture patients. Bone. 2008; 42(3): 597–602. **4:** Bischoff-Ferrari HA et al. Effect of high-dosage cholecalciferol and extended physiotherapy on complications after hip fracture: a randomized controlled trial. Arch Intern Med. 2010; 170(9): 813–820. **5:** Ernst B et al. Evidence for the necessity to systematically assess micronutrient status prior to bariatric surgery. Obes Surg. 2009; 19(1): 66–73. **6:** Janner M et al. High prevalence of vitamin D deficiency in children and adolescents with type 1 diabetes. Swiss Med Wkly. 2010; 140:w13091.

Prävalenz für einen Vitamin-D-Mangel (12,2–39,6 %) als andere Altersgruppen (0,9–19,6 %).
- Legt man eine Definition von < 50 nmol/l für einen Vitamin-D-Mangel zugrunde, betrug die Prävalenz unter allen Teilnehmern im Jahresdurchschnitt 40,4 %.
- Die entsprechende standardisierte Neuberechnung der Daten aus der DEGS-1-Erhebung mit 6.995 Teilnehmern (s. oben: Deutschland) ergaben einen Anteil von 15,2 % (25(OH)$D_3$ < 30 nmol/l) bzw. 56 % (25(OH)$D_3$ < 50 nmol/l). Damit ist die Versorgung in Deutschland ungünstiger als im Durchschnitt aller im Projekt untersuchten Länder.

Weltweit

Die Vitamin-D-Unterversorgung besteht weltweit [1096]. Nach Einschätzung der Teilnehmer des internationalen 13. Vitamin-D-Workshops in Kanada (2006) leiden 50 % der älteren Menschen in Nordamerika und Westeuropa und über 60 % der restlichen Weltbevölkerung an einem Vitamin-D-Mangel [1029]. Auch eine neuere Datenauswertung bestätigte, dass Vitamin-D-Mangel weltweit in allen Altersgruppen ein Problem ist, selbst in Ländern mit ausreichender Sonneneinstrahlung über das ganze Jahr [1054].

## Klinische Symptomatik

### Mangelsymptome

Mit einem Vitamin-D-Mangel sind in erster Linie Störungen im Bereich des Skeletts verbunden.

- Bei angeborenen Störungen kommt es in utero und während des Heranwachsens zu Entwicklungsstörungen der Knochen.
- Bei erworbenen Störungen kommt es zu einer verminderten Mineralisierung der Knochen mit Neigung zu Spontanfrakturen und Verbiegungen. Man unterscheidet zwischen **Rachitis** (Mangelerkrankung des Säuglings oder Heranwachsenden) und **Osteomalazie** des Erwachsenen (➤ Tab. 2.60).

Vitamin D steuert die Expression von über 2.000 Genen [982], fast jede Körperzelle verfügt über Vitamin-D-Rezeptoren. Das Hormon ist daher nicht nur für die Knochengesundheit wichtig, sondern hat Einfluss auf die Ausschüttung zahlreicher Substanzen und damit auf die Organfunktionen, das Herz-Kreislauf-System, das Immunsystem, das Nervensystem, das Gehirn und die Muskulatur. Aus diesem Grund sind die Folgen eines Vitamin-D-Mangels sehr vielfältig und betreffen fast alle Bereiche der Gesundheit. Viele Symptome sind unspezifisch und könnten sich nicht eindeutig einem Vitamin-D-Mangel zuordnen lassen.

**Anzeichen eines Vitamin D-Mangels:**
- **Nervensystem:** schlechte Stimmung, Gereiztheit, Nervosität, Schlafstörungen, Antriebslosigkeit, verlangsamtes Denken, innere Unruhe, Freudlosigkeit, chronische Müdigkeit
- **Haut:** brüchige Fingernägel, weiße Flecken im Fingernagel, Haarausfall, trockene Haut und Schleimhaut, Hauterkrankungen, Haarausfall, dünnes Haar

**Tab. 2.60** Vergleich zwischen Rachitis und Osteomalazie als erworbene Vitamin-D-Mangelerkrankungen

| | Rachitis | Osteomalazie |
|---|---|---|
| Ursache: verminderte Mineralisierung | Knochenverbiegungen (z. B. Genua vara) | Osteoidose des Knochens |
| Symptomatik | • Rachitischer Rosenkranz im Bereich des Sternums durch Auftreibung der ventralen Rippenenden<br>• Verformtes Skelett: Sternum, Schädel, Wirbelsäule (Skoliose, Kyphose), Beine<br>• Atypisches herzförmiges Becken<br>• Verzögerter Fontanellenschluss beim Säugling<br>• Kieferorthopädischer Bereich: verzögerter Milchzahndurchbruch, Kieferdeformierung, Zahnfehlstellung | • Verstärkte Osteoporose bei genetischer Disposition<br>• Diffuse Knochenschmerzen: Thorax, Schultern, Wirbelsäule, Becken, Beine<br>• Spontanfrakturen, häufig im Beckenring<br>• Trichterbrust<br>• „Kartenherzform" des weiblichen Beckens<br>• Klimakterische Kyphose |
| Angeborene Formen | Häufig Alopecia totalis | |
| Ursache: Kalziummangel | Sekundärer Hyperparathyreoidismus, Tetanien, zerebrale Anfälle | Sekundärer Hyperparathyreoidismus, Tetanien |

- **Gastrointestinaltrakt:** Appetitlosigkeit, Heißhunger auf Süßes, Unverträglichkeiten, Verdauungsstörungen, Allergien
- **Muskulatur:** Muskelschwäche, Muskelkrämpfe, mangelnde Muskelspannung, Muskelschmerzen und Gliederschmerzen (vor allem nachts)
- **Schmerzen:** anhaltende Kopfschmerzen, Gelenkschmerzen, Rückenschmerzen, Knieschmerzen, Knochenschmerzen
- **Immunsystem:** erhöhte Infektanfälligkeit der Atemwege, später auch Urogenitaltrakt

Durch einen Vitamin D-Mangel kommt es aufgrund der Einschränkungen im Immunsystem und in der Zellfunktion auch vermehrt zu Erkrankungen:

- **Knochen:** Osteomalazie, Osteopenie, Osteoporose, Rachitis, rheumatische und degenerative Erkrankungen
- **Zähne:** Gingivahyperplasie, Parodontose
- **Herz-Kreislauf-System:** Hypertonie, Herzrhythmusstörungen (Hypokalzämie), Herzinsuffizienz, Kreislaufstörungen, Atherosklerose, erhöhtes Sterberisiko bei Herz-Kreislauf-Erkrankungen
- **Atemwege:** Infektionskrankheiten, Asthma bronchiale, Allergien, Tuberkulose, Erkältungskrankheiten (viral und bakteriell)
- **Nervensystem:** Epilepsie, Schizophrenie, Autismus, ADHS, Morbus Parkinson, Morbus Alzheimer, Demenz, Depressionen, Multiple Sklerose, Schwindel, Funktionsausfälle, Schwäche, Persönlichkeitsänderungen
- **Hormonsystem:** sekundärer Hyperparathyreoidismus, Diabetes mellitus Typ 1 und 2, Schilddrüsenstörungen
- **Autoimmunerkrankungen:** Psoriasis, Diabetes mellitus Typ 1, Multiple Sklerose, Sjögren-Syndrom, Lupus erythematodes, rheumatoide Arthritis [73]
- **Krebserkrankungen:** allgemein erhöhtes Krebsrisiko, Brustkrebs, Lungenkrebs, Darmkrebs, Prostatakrebs, Leberkrebs, erhöhtes Sterberisiko bei Krebspatienten

**STUDIEN**

In einer Metastudie mit 100.000 Teilnehmern konnte gezeigt werden, dass ein guter Vitamin-D-Spiegel das Risiko für Herz-Kreislauf-Erkrankungen um 33 % und für Diabetes mellitus um 55 % reduzieren kann [1064].
Eine Auswertung der NHANES-III-Studie mit 7.970 Teilnehmern (15–39 Jahre) ergab, dass niedrige Vitamin-D-Spiegel das Risiko einer Depression um 200 % erhöhen können [429].
In der Health Professionals Follow-Up Studie wurde bei 18.225 Männern, die frei von kardiovaskulären Vorerkrankungen waren, gezeigt, dass ein niedriger 25(OH)$D_3$-Spiegel mit einem doppelt so hohen Risiko für einen Myokardinfarkt einhergeht wie ein suffizienter 25(OH)$D_3$-Spiegel [460]. Die Framingham Heart Studie bestätigte dieses Ergebnis. Teilnehmer mit einem 25(OH)$D_3$-Spiegel < 15 ng/ml hatten im Vergleich zu solchen mit einer suffizienten Versorgung ein 60 % erhöhtes Risiko, eine kardiovaskuläre Erkrankung zu entwickeln [1435].

## Symptome bei Überdosierung

Eine D-Hypervitaminose ist unter Sonnenlichteinfluss nicht möglich und unter physiologischen Dosierungen (2.000–4.000 IE) nicht zu erwarten. Allerdings gibt es in den sozialen Netzwerken zahlreiche Empfehlungen zu einer **Hochdosistherapie** über einen längeren Zeitraum. Diese sollte jedoch nur unter ärztlicher Kontrolle durchgeführt werden. Dabei müssen regelmäßig die Nierenfunktion, das Kreatinin im Serum und das Kalzium in Urin und Serum kontrolliert werden, vor allem bei älteren Menschen und bei Einnahme von Herz-Glykosiden oder Diuretika. Der Kalziumgehalt im Urin muss < 7,5 mmol bzw. 300 mg in 24 Stunden betragen. Menschen unter 18 Jahren und Nierenerkrankte dürfen keine Hochdosistherapie durchführen.

**FALLBEISPIEL**

Es gibt 2 Fallberichte, die zeigen, dass eine unkontrollierte Vitamin-D-Therapie in hohen Dosierungen zu einer Intoxikation führen kann. Eine 78-jährige Frau nahm selbständig täglich 10.000 IE Vitamin $D_3$ ein und ein 60-jähriger Mann 50.000 IE. Beide entwickelten ein akutes Nierenversagen mit einer ausgeprägten Hyperkalzämie. Bei keinem der beiden gab es primäre Ursachen wie eine Tumorerkrankung, ein Hyperparathyreoidismus oder eine Sarkoidose. Der Gesundheitszustand der Frau konnte unter forcierter diuretischer Therapie und peroraler Cortisongabe gebessert werden, der Mann entwickelte jedoch eine dauerhafte dialysepflichtige Niereninsuffizienz aufgrund schwerer tubulärer Mikroverkalkungen (passend zur hyperkalzämischen Schädigung) [44].

In Großbritannien wurde in den 1950er Jahren eine starke Anhäufung der idiopatischen infantilen Hyperkalzämie (Lightwood-Syndrom) durch angereicherte

Milch (4.000 IE Vitamin $D_3$ täglich) beobachtet. Allerdings betraf dies nur einen Teil der Säuglinge, nämlich diejenigen, die einen Gendefekt aufwiesen. Auch die Stoßtherapie, die in der damaligen DDR und in der Schweiz mit 300.000–600.000 IE praktiziert wurde, führte bei einzelnen Säuglingen zu einer Intoxikation. Die betroffenen Säuglinge litten unter Mutationen des Gens CYP24A1 und konnten daher das $1{,}25(OH)_2D_3$ nicht abbauen [825].

**GEFAHR**

Laut dem BfArM liegt die Schwelle für eine Vitamin-D-Intoxikation bei Erwachsenen mit einer normalen Nebenschilddrüsenfunktion bei 1.000–2.500 µg (40.000–100.000 IE) am Tag für 1–2 Monate [194].

Die National Academy of Medicine (Washington, USA) empfiehlt als oberste Sicherheitsgrenze für Erwachsene, Jugendliche, Schwangere und Stillende 100 µg Vitamin D pro Tag [669]. Die EFSA hat in ihrer Neubewertung von 2012 den UL von Vitamin D ebenfalls auf 100 µg/Tag festgelegt (➤ Tab. 2.61). Der NOAEL liegt für Erwachsene bei 250 µg/Tag [375].

Eine Vitamin-D-Intoxikation kann mit leichten bis zu sehr schweren Symptomen auftreten. Im schlimmsten Fall kann sie zum Koma und Nierenversagen führen.

**GEFAHR**

Bei einer Hochdosistherapie mit Vitamin D kommt es häufiger zu Symptomen eines Magnesiummangels und/oder eines Vitamin-$K_2$-Mangels als zu Vitamin-D-Intoxikation.

Bei übermäßiger Vitamin-D-Zufuhr kommt es zu [224]:

- **Gastrointestinale Störungen:** Übelkeit, Appetitlosigkeit, Erbrechen, Diarrhö, Obstipation.
- **Elektrolytstörungen:** Hyperkalzämie bis hin zur hyperkalzämischen Krise, Azotämie (erhöhte Stickstoffkonzentration im Blut).
- **Schmerzen:** Kopf-, Muskel- und Gelenkschmerzen.
- **Stoffwechsel-Störungen:** gesteigerter Durst, erhöhter Harndrang, Exikkose.
- **Nierenerkrankungen:** Niereninsuffizienz durch Verkalkung der Nephrone, vermehrtes Auftreten von Nierensteinen, Nierenversagen.
- **Nervale Störungen:** Mattigkeit, Schläfrigkeit, bis zum Koma.
- **Sklerosierungsprozesse:** Förderung von Atherosklerose und Zerebralsklerose.
- **Hauterythem** an lichtexponierten Stellen mit gesteigertem Entartungsrisiko. Dieser „Sonnenbrand" tritt bereits nach Lichtexpositionen auf, die normalerweise keine Beschwerden machen.

Eine Hypervitaminose D ist durch eine **langanhaltende UV-B-Strahlung** nicht möglich. In der Haut wird aus 7-Dehydrocholesterol unter UV-Einstrahlung zunächst das Prävitamin $D_3$ gebildet, das anschließend thermisch zu Vitamin $D_3$ isomerisiert wird. Ab einer Prävitamin-$D_3$-Konzentration von 10–15 % des ursprünglichen Gehalts an 7-Dehydrocholesterol werden sowohl Prävitamin $D_3$ als auch das Vitamin $D_3$ in inaktive Isomere zersetzt [122 c, 718, 1087].

## Anwendungsgebiete

### Erhöhter Bedarf

- **Fettverwertungsstörungen** aufgrund von
  - Chronischen Darmerkrankungen (Morbus Crohn, Colitis ulcerosa)
  - Leber- und Gallenerkrankungen (Hepatitis)
  - Extrem fettarmer Ernährung (Vegetarier, Veganer)
  - Therapieinduziert durch Fett-Resorptionshemmern (Orlistat)
- **Ältere Menschen:** durch mangelnde Sonnenexposition, reduzierte Hautsynthese und mangelnde renale Aktivierung von eingelagertem Vitamin D

**Tab. 2.61** Höchste sichere tägliche Vitamin-D-Zufuhr gemäß EFSA [375]

| Alter in Jahren: | 0–1 | 1–10 | 11–17 | Erwachsene* |
|---|---|---|---|---|
| Höchste sichere Zufuhr in µg | 25 µg | 50 µg | 100 µg | 100 µg |
| Höchste sichere Zufuhr in IE | 1.000 IE | 2.000 IE | 4.000 IE | 4.000 IE |

* Inklusive Schwangere und Stillende

- **Unausgewogene Sonnenexposition:**
  - Zu geringe Sonnenexposition in nördlichen Breiten oder im Winter
  - Dunklere Hautfarbe, da das Melanin auch die Vitamin-D-Synthese reduziert
  - Daueranwendung von Mitteln mit Lichtschutzfaktor > 5 (bringt Vitamin-D-Synthese der Haut zum Erliegen)
  - Religiöse Verhüllungen (z. B. muslimische Frauen, katholische Ordenstracht)
- **Vitamin-D-Verwertungsstörungen:**
  - Gallen- und Lebererkrankungen
  - Chronische Nierenerkrankungen
  - Erkrankungen der Nebenschilddrüse
  - Granulomatöse Erkrankungen
  - Genetische Störungen: Mutationen der Gene für die 1α-Hydroxylase, 24-Hydroxylase, 25-Hydroxylase
  - Medikamenteneinnahme
  - Magnesiummangel
- **Adipositas:** 10 % mehr Körpergewicht reduziert den Vitamin-D-Spiegel um 4 %
- **Schwangerschaft, Stillzeit, Kindheit**
- **Zyklusstörungen, unerfüllter Kinderwunsch, Frühgeburten, Testosteronmangel**
- **Immunmangelsyndrom:** rezidivierende Infekte der Atemwege, Harnblase, Unterleib
- **Hauterkrankungen:** Psoriasis, Neurodermitis, Rosazea, Akne vulgaris
- **Krebserkrankungen:** Lymphome, Brustkrebs, Lungenkrebs, Prostatakrebs, Hautkrebs, Leberkrebs, Zytostatika
- **Begleittherapie bei Erkrankungen:** Hepatitis C, Multipler Sklerose, Hyperthyreose, Diabetes mellitus, Arthritis, Rheuma, Depression, Epilepsie, Schizophrenie, Asthma bronchiale, Autoimmunerkrankungen
- **Schwere Verbrennungen**
- **Interagierende Medikamente** (s. Interaktionen)

## Indikationen

- **Kinder:** zur Rachitisprophylaxe beim Säugling und Kleinkind sowie unter antikonvulsiver Therapie.
- **Adjuvante Therapie:** z. B. Begleittherapie bei Osteoporose, bei Kieferatrophie, bei Tinnitus, bei Immunmangelsyndromen und bei CFS.
- Mangelnde Zufuhr und **Malabsorption:** Veganer und strenge Vegetarier (vor allem Kinder sind massiv betroffen), Maldigestion oder Malabsorption.
- **Leberzirrhose.**
- **Psoriasis.**
- **Tumorprävention:** Vitamin D reduziert das Risiko vieler Krebserkrankungen, speziell Lungen-, Leber-, Prostata-, Kolon- und Mammakarzinom-Risiko.
- **Hypercholesterinämie:** Der Cholesterinquotient – das Verhältnis zwischen Gesamtcholesterin und HDL-Cholesterin – sagt mehr über das Herz-Kreislauf-Risiko aus als lediglich ein hoher LDL-Cholesterinwert. Liegt der Quotient bei ≥ 5, ist das Risiko erhöht. Um das Risiko zu minimieren, sollte der Quotient < 4,4 sein. Bei einem Quotienten von 3,3 halbiert sich sogar das Herz-Kreislauf-Risiko. In einer Studie fiel auf, dass ein Vitamin-D-Mangel mit einem durchschnittlich um 3 mg/dl niedrigeren HDL-Spiegel und mit einem um 0,18 höheren Cholesterinquotienten einhergeht [386]. In einer weiteren Studie fiel auf, dass Menschen, die sich regelmäßig sonnen, niedrigere Cholesterinwerte bei gleichzeitig erhöhten Vitamin-D-Spiegeln aufweisen. Umgekehrt gilt dies genauso [286].

**PRAXISTIPP**

Es gibt verschiedene synthetische Vitamin-D-Analoga, die anstelle von $1{,}25(OH)_2D_3$ bei der Therapie von Osteopathien und anderen Störungen der Kalziumhomöostase eingesetzt werden:
- $1\alpha(OH)D_3$ (1α-Hydroxy-Vitamin-$D_3$)
- $1\alpha(OH)D_2$ (1α-Hydroxy-Vitamin-$D_2$)

In der Forschung wird nach Verbindungen gesucht, die möglichst alle Wirkungen des natürlichen Stoffwechselprodukts $1{,}25(OH)_2D_3$, jedoch weniger hyperkalzämische Effekte haben.

## Interaktionen

### Medikamente

Speziell die bei uns häufig verordneten Statine und Protonenpumpenhemmer können zu einem substitutionspflichtigen Vitamin-D-Mangel führen (➤ Tab. 2.62).

**Tab. 2.62** Interaktionen zwischen Medikamenten und Vitamin D (nach [489])

| Medikament | Interaktion |
|---|---|
| Alkohol/alkoholhaltige Pharmaka | Vitamin-D-Resorption (↓) plus Beeinträchtigung des Vitamin-D-Metabolismus |
| Anionentauscher | Vitamin-D-Resorption (↓) |
| Antibiotika | Vitamin-D-Resorption (↓) |
| Antidepressiva | Vitamin-D-Spiegel (↓) |
| Antiepileptika (Carbamazepin, Phenytoin, Phenobarbital, Primidon) | Vitamin-D-Bedarf (↑), führt zum starken Vitamin-D-Mangel < 20 ng/ml; Aktivierung der 24-Hydroxylase, dadurch Abbau von $25(OH)D_3$ und $1{,}25(OH)_2D_3$ |
| Antihypertonika (Diuretika, ACE-Hemmer, Kalziumantagonisten) | Durch Vitamin-D-Gaben kann oft die Dosis der Medikamente reduziert werden |
| Antikonvulsiva | Abbau von $25(OH)D_3$ (↑) |
| Antiretrovirale Arzneimittel (NNRTI, Proteasehemmer) | Aktivierung der 24-Hydroxylase dadurch Abbau von $25(OH)D_3$ und $1{,}25(OH)_2D_3$ |
| Aromatasehemmer | Vitamin D verringert die Nebenwirkungen |
| Barbiturate | Abbau von $25(OH)D_3$ (↑), Gallenausscheidung von Vitamin D (↑) |
| Bisphosphonate | Vitamin D verbessert die ossäre Wirksamkeit von Bisphosphonaten und reduziert ihre Nebenwirkungen |
| Cimetidin | Stört den Vitamin-D-Metabolismus, hepatische 25-Hydroxylase-Aktivität (↓), Umwandlung von Vitamin $D_3$ in $25(OH)D_3$ (↓) |
| Colchicin | Vitamin-D-Resorption (↓) |
| Corticosteroide | Stören den Vitamin-D-Metabolismus; Aktivierung der 24-Hydroxylase, dadurch Abbau von $25(OH)D_3$ und $1{,}25(OH)_2D_3$; Parathormon (↑); Vitamin-D-Bedarf (↑) |
| Ethosuximid | $25(OH)D_3$-Spiegel im Blutserum (↓) |
| Glucocorticoide (systemische und inhalative) | Stören den Vitamin-D-Metabolismus; Aktivierung der 24-Hydroxylase, dadurch Abbau von $25(OH)D_3$ und $1{,}25(OH)_2D_3$; Parathormon (↑) |
| Glutethimid | Vitamin-D-Bedarf (↑) |
| $H_2$-Blocker, Protonenpumpenhemmer | Vitamin-D-Resorption (↓) |
| Isoniazid | Umwandlung von Vitamin D in seine aktiven Formen (↓) |
| Kardiaka | Vitamin D verbessert die Herzmuskelleistung und kann so den Bedarf an herzwirksamen Medikamenten verringern |
| Laxanzien | Vitamin-D-Resorption (↓) |
| Lipidsenker | Vitamin-D-Resorption (↓) |
| Mineralöl (Laxanzien) | Vitamin-D-Resorption (↓) |
| Neomycin | Vitamin-D-Resorption (↓) |
| Orale Antidiabetika (Metformin, Glibenclamid, Glimepirid, Repaglinid, Rosiglitazon) | Vitamin D unterstützt die blutdruckregulierende Wirkung von oralen Antidiabetika |
| Orlistat | Vitamin-D-Resorption (↓) |
| Östrogen | Bildung von $1{,}25(OH)_2D_3$ (↑) |
| Paraffinöl | Vitamin-D-Resorption (↓) |
| Primidon | Vitamin-D-Abbau (↑) und -Ausscheidung (↑) |
| QT-Zeit-verlängernde Medikamente (Antidepressiva, Malariamittel, Neuroleptika, Opoide, Prokinetika) | Führen zu einem Magnesiummangel. Dieser macht eine Vitamin-D-Therapie wirkungslos. |
| Rifampicin | Mikrosomaler Abbau in der Leber, zusammen mit (↑) Abbau von $25(OH)D_3$ |

**Tab. 2.62** Interaktionen zwischen Medikamenten und Vitamin D (nach [489]) *(Forts.)*

| Medikament | Interaktion |
|---|---|
| Schleifendiuretika | Erhöhte renale Ca-Ausscheidung, daher regelmäßige Kontrollen von $25(OH)D_3$-Spiegel sinnvoll |
| Statine | 7-Dehydrocholesterol ist der Vorläufer von Cholesterin und Vitamin $D_3$, Statine hemmen 7-Dehydrocholesterol. Die Studienlage ist noch sehr gering. Vitamin D-Mangel verstärkt die Nebenwirkungen von Statinen (Myalgien). |
| Tuberkulostatika | Vitamin-D-Resorption (↓) |
| Zytostatika (Carboplatin, Docetaxel, Trastuzumab, Rituximab) | Vitamin D verbessert die Wirkung und reduziert Nebenwirkungen. Einige Zytostatika (z. B. Cyclophosphamid, Epirubicin, Paclitaxel) bauen $25(OH)D_3$ und $1,25(OH)_2D_3$ ab |

**GEFAHR**

Bei der Einnahme von Antiepileptika muss der $25(OH)D_3$-Spiegel regelmäßig kontrolliert werden, da die Gefahr eines starken Mangels (< 20 ng/ml) besteht. Bei Langzeitbehandlung besteht die Gefahr starker Knochenerkrankungen.
Antidepressiva reduzieren den Vitamin-D-Spiegel und verstärken dadurch die Depression. QT-verlängernde Antidepressiva führen zum Magnesiummangel, so dass Vitamin-D-Gaben wirkungslos werden.
2–3 % aller verordneten Medikamente können die QT-Zeit verlängern und dadurch zum Magnesiummangel führen, wodurch Vitamin-D-Gaben nicht wirken.
30–50 % der Patienten mit Langzeittherapie mit Corticoiden entwickeln eine corticoidinduzierte Osteoporose. Das Frakturrisiko steigt mit der Corticoiddosis. Kinder, Jugendliche und postmenopausale Frauen sind besonders betroffen [487].

**PRAXISTIPP**

PXR-Liganden stimulieren die 24-Hydroxylase, die zu einem vermehrten Abbau von $25(OH)D_3$ und $1,25(OH)_2D_3$ führt. Dazu gehören beispielsweise Carbamazepin, Primidon, Phenytoin, Phenobarbital, Dexamethason, Clotrimazol, Cyclophosphamid, Nifedipin, Paclitaxel, Rifampicin, Troglitazon, Tamoxifen [487].

## Nährstoffe

Bei Hochdosistherapien mit Vitamin D ist besonders darauf zu achten, dass es zu keinem Ungleichgewicht mit den entsprechenden Cofaktoren kommt (➤ Tab. 2.63).

## Täglicher Bedarf

Der tägliche Bedarf ist von vielen verschiedenen Faktoren abhängig, wie Alter, Hautfarbe, Gewicht, Aufenthaltsort, Jahreszeit, Aufenthalt in der Sonne, Sonnenschutz, Kleidung, Rauchen, Medikamente, Krankheiten und Versorgung mit interagierenden Mikronährstoffen.

**DGE-Empfehlung:**

| | |
|---|---|
| Säuglinge und Kinder bis 1 Jahr: | 400 IE/Tag (10 µg/Tag) |
| Kinder ab 1 Jahr: | 800 IE/Tag (20 µg/Tag) |
| Jugendliche: | 800 IE/Tag (20 µg/Tag) |
| Erwachsene: | 800 IE/Tag (20 µg/Tag) |
| Schwangere: | 400–600 IE/Tag (10–15 µg/Tag) |
| Stillende: | 600–800 IE/Tag (15–20 µg/Tag) |

Bei den Empfehlungen handelt es sich lediglich um Schätzwerte. Dabei soll der Vitamin-D-Spiegel von mindestens 50 nmol/l erreicht werden, noch nicht einmal der Normwert von 75 nmol/l. Es wurden auch lediglich Osteoporosestudien herangezogen und die Knochengesundheit betrachtet. Leider wurden nicht anderen Funktionen von Vitamin D bei den Empfehlungen berücksichtigt.

**Umrechnung**

1 µg Vitamin D ≅ 40 IE bzw. 1.000 IE ≅ 25 µg Vitamin D

Empfehlenswert ist eine tägliche Einnahme zur Gesunderhaltung und Vorbeugung von mindestens 1.500 IE in den Sommermonaten (April bis September) und

**Tab. 2.63** Interaktionen zwischen Nährstoffen und Vitamin D

| Nährstoff | Interaktion |
|---|---|
| Bor | Borarme Ernährung senkt den Vitamin-D-Spiegel im Blut. Bor ist wichtig für die Synthese von Vitamin D und unterstützt dessen Funktionen an der Zellwand. Bor verlängert die Halbwertszeit von Vitamin D. |
| Eisen | Vitamin D beeinflusst die Fe-Resorption und -Utilisation. Vitamin-D-Mangel steigert die Synthese von Hepcidin in Hepatozyten und Monozyten, so dass die intrazellulären und systemischen Hepcidinspiegel ansteigen und die zelluläre Expression von Ferroportin gesenkt wird. Die Folge ist eine Suppression des Fe-Exports mit intrazellulärer Fe-Akkumulation, erhöhten intrazellulären Ferritinwerten und einem systemischen Eisenspiegelabfall. Gute Vitamin-D-Spiegel verbessern die systemische Fe-Verfügbarkeit [490]. |
| Fluor | Vitamin-D-Hochdosis kann die toxische Wirkung von Fluor steigern |
| Kalzium | Vitamin D fördert die Ca-Resorption und -Freisetzung aus dem Knochengerüst; verminderte renale Ca-Ausscheidung. Die Verwertung von Ca ist von Vitamin D und $K_2$ abhängig.<br>Ca-Mangel stimuliert den Aufbau aktiver Formen von Vitamin D über das Parathormon. |
| Magnesium | Vitamin D erhöht die intestinale Mg-Resorption. Mg ist notwendig für die Umwandlungsenzyme, für die Transportmoleküle und die Ausschüttung des Parathormons. Bei zu niedrigen und zu hohen Mg-Spiegeln wird die Parathormonausschüttung verhindert [1412]. Bei einem Mg-Mangel kann Vitamin D nicht in seine aktiven Formen umgewandelt werden.<br>Hochdosierte Vitamin-D-Gaben führen zu einem Mg-Mangel, da die renale Ausscheidung stark ansteigt. |
| Phosphor | Hohe Zufuhr von Phosphor behindert Vitamin-D-Aktivierung. Vitamin D steuert die intestinale Phosphor-Resorption. |
| Vitamin A (Retinol und β-Carotin) | Steuert gemeinsam mit Vitamin D > 2.000 Gene. Vitamin A und D unterstützen sich gegenseitig und schützen vor der Toxizität, wenn sie im ausgewogenen Verhältnis gegeben werden. Wird eines der beiden Vitamine hoch dosiert gegeben, werden sie zu direkten Gegenspielern. Eine Überversorgung mit Vitamin A beeinträchtigt die Vitamin-D-Wirkung. Vitamin D benötigt das Vitamin A für die Bindung an die Vitamin-D-Rezeptoren, zur Ausübung der entzündungshemmenden Wirkung [1136]. |
| Vitamin $B_2$ | Die Umwandlungsenzyme (Hydroxylasen) oxidieren während der Vitamin-D-Hydroxylierung und müssen durch Vitamin $B_2$ wieder reduziert werden. |
| Vitamin E | Vitamin-E-Mangel behindert Vitamin-D-Aktivierung. |
| Vitamin $K_2$ | Hochdosierte Vitamin-D-Gaben führen zu einem Vitamin-$K_2$-Mangel, da dieses Vitamin für die Kalziumverwertung notwendig ist. |
| Zink | Wird benötigt zur Bildung der Vitamin-D-Rezeptoren. Diese enthalten an ihrer Basis je 2 Zn-Moleküle. Bei einem ausgeprägten Zn-Mangel kann die Vitamin-D-Wirkung beeinträchtigt sein. |

3.000 IE in den Wintermonaten (Oktober bis März). In Deutschland, Österreich und der Schweiz schafft es kaum jemand, täglich genügend Vitamin D durch die Eigensynthese unter Sonneneinstrahlung in den Sommermonaten zu erzielen. Bewölkung, Regentage oder der mangelnde Aufenthalt zu Zeiten intensiver Einstrahlung (10.30–16.30 Uhr) verhindern die Synthese. Kleidung und Glas sind undurchlässig für die UV-B-Strahlen und die Verwendung von Sonnenschutzmitteln reduziert die Vitamin-D-Synthese je nach Lichtschutzfaktor fast vollständig.

Höhere tägliche Vitamin-D-Dosierungen sind in manchen Fällen sinnvoll, sollten aber medizinisch kontrolliert angewendet werden, da auch Interaktionen zu gesundheitlichen Störungen führen können.

**Einnahmeempfehlung**

Bei einem Mangel empfiehlt es sich, die Dosis auf morgens und abends zu verteilen, um so dem Organismus zu einer höheren Resorption zu verhelfen. Präparate mit Vitamin D in Öl-Lösungen in Kapselform sind besser bioverfügbar als Präparate in Pulverform oder mit Ethanolträger (➤ Abb. 2.11).

## Vorkommen in Nahrungsmitteln

Vitamin D ist das einzige Vitamin, dessen Zufuhr über die Nahrung eine untergeordnete Rolle spielt. Unter besonderen Bedingungen (s. oben) kann sich dies ändern, so dass Kenntnisse über das Vorkommen in der Nahrung wichtig sind (➤ Tab. 2.64).

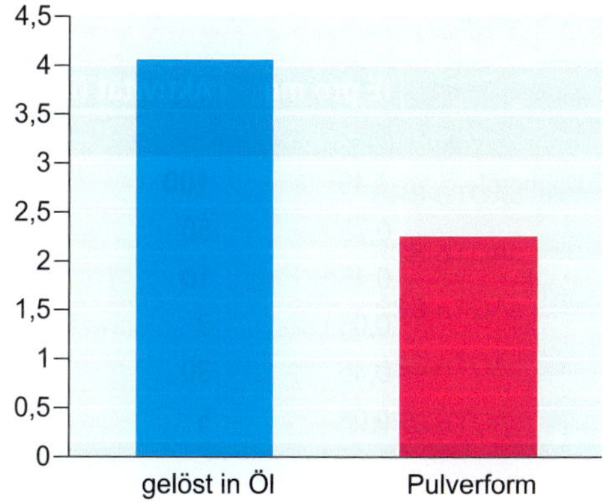


**Abb. 2.11** Durchschnittliche Veränderung der 25(OH)D-Serumkonzentration (nmol/l bei 100 IE/Tag). [L141]

**Tab. 2.64** Vitamin-D-Gehalt in ausgewählten Lebensmitteln (in µg/100 g) [75, 1289]

| Lebensmittel | Vitamin D (µg/100 g) |
|---|---|
| Lebertran | 300 |
| Hering | 25 |
| Lachs wild | 20 |
| Sardinen | 10 |
| Thunfisch | 6 |
| Lachs gezüchtet | 5 |
| Avocado | 5 |
| Kalbfleisch | 3,8 |
| Steinpilze frisch | 3 |
| Margarine | 3 |
| Shiitake | 2,5 |
| Champignons | 2 |
| Ei | 2 |
| Rinderleber | 2 |
| Gouda (45 % i.Tr.) | 1,2 |
| Butter | 1,2 |
| Vollmilch | 1,2 |
| Camembert | 1 |
| Sahne | 1 |
| Schweineleber | 1 |

## 2.2.3 Vitamin E

Bereits Anfang der 1920er Jahre des letzten Jahrhunderts wurde bei Ratten ein fettlöslicher Nahrungsbestandteil beschrieben, der für ihre Fortpflanzung unerlässlich war. 1938 erfolgte die Strukturaufklärung. Da die Buchstaben A–D bereits vergeben waren, erhielt dieses Vitamin den Buchstaben E. Der für Vitamin E meist gebrauchte Begriff „Tocopherol" leitet sich von den griech. tocos = Geburt und pherein = hervorbringen ab. Das Vitamin wurde früher auch als Fruchtbarkeits-Vitamin bezeichnet.

### Chemie und Eigenschaften

Vitamin E ist der Oberbegriff für natürliche und synthetische Tocol- und Tocotrienolderivate. Es handelt sich um Abkömmlinge des 6-Chromanols (ein an Position 6 hydroxylierter Chromanring) mit einer Seitenkette aus 3 Isopreneinheiten. Bei den **Tocopherolen** ist die Isoprenoidseitenkette gesättigt, bei den **Tocotrienolen** 3fach ungesättigt. Sie kommen in **freier Form** sowie in mit Essig- oder Bernsteinsäure **veresterter Form** vor (Veresterung jeweils an der OH-Gruppe des 6-Chromanol-Rings).

- **Natürliche Vitamin-E-Verbindungen:** α-, β-, γ- und δ-Tocopherol und die 4 entsprechenden Tocotrienole. Die biologische Wirksamkeit der Tocotrienole liegt bei 30 % gegenüber derjenigen der Tocopherole. Die Bezeichnungen α, β, γ und δ geben unterschiedliche Positionen der 1–3 Methylgruppen am 6-Chromanolring wieder.
  Die natürlichen Tocopherole liegen als **RRR-Stereoisomer** vor. Damit wird die räumliche Stellung der Methylgruppen an der Seitenkette beschrieben. Am häufigsten findet sich in unserer Nahrung das **RRR-α-Tocopherol.** In wirksamen Konzentrationen sind auch RRR-β- und RRR-γ-Tocopherol vertreten.
  Zur Vereinheitlichung der Vitamin-E-Aktivität eines Tocopherolderivats werden die Zufuhrempfehlungen und Gehalte in Nahrungsmitteln als **RRR-α-Tocopherol-Äquivalent (α-TÄ)** angegeben. Diese Standardisierung verwendet auch die DGE.

**Umrechnung**

RRR-α-Tocopherol-Äquivalent (α-TÄ) = 100 % Vitamin-E-Aktivität.

Wochen aufgefüllt werden können. Je früher ein Kind zur Welt kommt, desto niedriger sind seine Vitamin-E-Werte.

## Transport, Verteilung und Ausscheidung

Während des Transportes zur Leber werden aus den Chylomikronen unter Einwirkung von Lipoproteinlipasen freie Fettsäuren, Monoglyceride und auch α-Tocopherol an periphere Gewebe (Fettgewebe und Muskulatur) abgegeben. Dadurch werden die Chylomikronen zu CM-Remnants abgebaut. Die rezeptorvermittelte Aufnahme der Vitamin-E-Verbindungen in den Leberparenchymzellen erfolgt durch Endozytose. Vitamin E wird im Zytoplasma der Parenchymzellen auf das α-Tocopherol bindende Protein (α-TBP) bzw. α-Transferprotein (α-TTB) übertragen, welches bevorzugt RRR-α-Tocopherol bindet und dieses im Blutplasma in Form von Lipoproteinen transportiert [626]. Das in der Leber synthetisierte VLDL lagert nur Vitamin-E-Moleküle mit vollständig methylierten 6-Chromanol-Ring und freier OH-Gruppe, sowie einer Kohlenstoffseitenkette mit R-stereochemischer Konfiguration an den Chiralitätszentren ein (RRR-α-Tocopherol) und transportiert diese über den Blutkreislauf zu den extrahepatischen Geweben.

**PRAXISTIPP**

Das meiste Vitamin E befindet sich in Leber, Fettgewebe, Nebennieren, Muskulatur sowie im Herz. Vitamin-E-reich sind auch Nebennierenrinde, Hypophyse, Nervensystem, Depotfett, Keimdrüsen und Thrombozyten. Im Plasma findet man ca. 90 % RRR-α-Tocopherol sowie ca. 10 % γ-Tocopherol. Andere Formen sind nur in Spuren vorhanden.

In den extrahepatischen Zielzellen ist Vitamin E eng mit dem **Lipoproteinabbau** gekoppelt. VLDL bindet an periphere Zellen, dadurch wird durch die Lipoproteinlipase ein Teil des α-Tocopherols, der freien Fettsäuren und Monoglyceride durch passive Diffusion aufgenommen. Gleichzeitig katalysiert das VLDL zu IDL und anschließend zu LDL (cholesterinreiche Lipoproteine). LDL kann noch 60–65 % an Vitamin E enthalten. Das an LDL gebundene α-Tocopherol wird über rezeptorvermittelte Endozytose in hepatigene und extrahepatische Gewebe aufgenommen sowie auf HDL übertragen. Der Vitamin-E-Gehalt von HDL liegt nur noch bei 20–25 %, ist aber wesentlich am Transport von α-Tocopherol aus peripheren Zellen zurück zur Leber beteiligt.

Ein weiteres Transportprotein für α-Tocopherol, welches ubiquitär vorkommt und besonders in Leber, Prostata und Gehirn exprimiert wird, ist das intrazelluläre α-Tocopherol-assoziierte Protein (TAP), ein hydrophobes Ligandenbindungsprotein, welches auch cis-Retinal (Vitamin A) binden kann.

**PRAXISTIPP**

- LDL-Cholesterin enthält 60–65 % Vitamin E, HDL-Cholesterin nur noch 20–25 %. Beide sind für den Vitamin-E-Transport wichtig.
- Wichtige Vitamin-E-Transportproteine sind α-Tocopherol bindendes Protein (α-TBP), α-Transferprotein (α-TTB) und α-Tocopherol-assoziiertes Protein (TAP). TAP kann ebenfalls Vitamin A transportieren.

### Speicherung

Einen speziellen Vitamin-E-Speicher gibt es nicht. Vielmehr kommt Vitamin E in allen Geweben vor, bei einem Gesamtpool von etwa 2–5 g. Typischerweise verteilt es sich auf [1087]:

- Thrombozyten: 1,3 mg/g Lipid
- Hypophyse: 1,2 mg/g Lipid
- Testes: 1,2 mg/g Lipid
- Nebenniere und Nebennierenrinde: 0,7 mg/g Lipid
- Muskulatur: 0,4 mg/g Lipid
- Leber: 0,3 mg/g Lipid
- Fettgewebe: 0,2 mg/g Lipid

Da es lipophil ist, lagert sich Vitamin E vor allem in den membranreichen Organellen ein, wie Mitochondrien, Lysosomen und Zellkernen. Auf 1.000–3.000 Fettsäuremoleküle kommen etwa 0,5–5 Vitamin-E-Moleküle, die über eine Seitenkette in die Zellmembran integriert sind.

Das α-Tocopherol aus den Lipidkompartimenten des Fettgewebes, der Muskulatur, der Erythrozyten, des Gehirns, des Rückenmarks und Nervengewebes kann mit einer Halbwertszeit von 30–100 Tagen nur sehr langsam mobilisiert werden, dagegen kann es aus Leber, Nieren, Milz und Plasma schnell mobilisiert werden (Halbwertszeit 5–7 Tage) [437, 521].

**PRAXISTIPP**

Bei Leistungssportlern steigt nach intensiver Muskelarbeit die Vitamin-E-Konzentration im Serum an [1274].

Das all-rac-α-Tocopherol und das RRR-α-Tocopherol werden in allen Geweben (Ausnahme Leber) bevorzugt retiniert.

### Ausscheidung

Durch die 6-Chromanol-Struktur besitzt α-Tocopherol ein **Hydrochinonsystem** (➤ Kap. 2.4.1, ➤ Abb. 2.23). α-Tocopherol, α-Tocopherol-Hydrochinon und α-Tocopherol-Chinon sind ineinander überführbar (s. Biochemische Funktionen: Antioxidans). Das α-Tocopherol-Hydrochinon wird hauptsächlich über die Galle und Fäzes ausgeschieden. In den Nieren wird ein Anteil weiter zu Tocopheronsäure und dem Tocopheronolacton abgebaut. Nur 1 % des oral aufgenommenen Vitamin E wird als sogenannter Simon-Metabolit (Glucuronid) aus dem Tocopheronolacton gebildet und über den Harn eliminiert.

**GEFAHR**

Bei überschüssiger Vitamin-E-Versorgung wird das Tocopherol vermehrt über Metabolite (2,5,7,8-Tetramethyl-2(2'-carboxyethyl)-6-hydroxy-chroman; α-CEHC) renal ausgeschieden, die noch eine intakte Chromanstruktur aufweisen und als wasserlösliche Sulfatester oder als Glucuronid eliminiert werden. Diese Metabolite sind im Gegensatz zu den Tocopherolmolekülen nicht antioxidativ wirksam [1220].

Das γ-Tocopherol, das δ-Tocopherol sowie das synthetische all-rac-α-Tocopherol werden schneller zu dem Metabolit CEHC abgebaut als das RRR-α-Tocopherol, daher ist letzteres in der Therapie vorzuziehen.

## Biochemische Funktionen

### Antioxidans

**Lipidperoxidation** In nahezu allen (tierischen) Zellen ist Vitamin E Bestandteil von biologischen Membranen. α-Tocopherol verhindert die Lipidperoxidation von mehrfach ungesättigten Fettsäuren im Gewebe, in den Zellen, in Zellorganellen und artifiziellen Systemen und schützt so die Membranlipide, Lipoproteine und Depotfette.

**PRAXISTIPP**

Vitamin E schützt Omega-3- und Omega-6-Fettsäuren (➤ Kap. 2.7.4) vor der Zerstörung und verstärkt daher ihre Wirkung bei Zufuhr und Supplementierung.

#### Exkurs: Radikalische Kettenreaktion

Trifft ein Radikal ($X^•$) auf ein Membranlipid, „stiehlt" es ihm ein Elektron (Initiation). Dadurch wird die Fettsäure selbst zum Lipidradikal ($L^•$) und, durch Sauerstoffaddition, zum Lipidperoxylradikal ($LOO^•$). Dieses versucht wiederum, von der benachbarten Fettsäure ein Elektron zu „stehlen" (Prolongation). Das setzt eine autokatalytische Kettenreaktion in Gang, die die Zelle schädigen oder durch starke zytotoxische Effekte und DNA-Veränderungen vernichten kann [1264]. Da Vitamin E (E-OH) zwischen die Membranlipide geschaltet ist, kann es die Kettenreaktion unterbrechen, indem es ein Wasserstoffatom abgibt und selbst zum Radikal ($E\text{-}O^•$) wird [121]. In Formeln zusammengefasst:

| | |
|---|---|
| Startreaktion (Initiation): | $LH + X^• \rightarrow L^• + XH$ |
| Sauerstoffaddition: | $L^• + O_2 \rightarrow LOO^•$ |
| Folgereaktion (Prolongation): | $LH + LOO^• \rightarrow L^• + LOOH$ |
| Kettenabbruch (Termination): | $E\text{-}OH + LOO^• \rightarrow E\text{-}O^• + LOOH$ |

**PRAXISTIPP**

Als Elektronenakzeptor besitzt das Vitamin E die Fähigkeit, Lipidperoxylradikale zu binden und so die Kettenreaktion zu beenden.

**Regenerierung von Vitamin E** Vitamin E kann von Vitamin C, Coenzym $Q_{10}$ (➤ Kap. 2.4.1), Liponsäure (➤ Kap. 2.4.3) und Glutathion (➤ Kap. 2.6.11) regeneriert werden (➤ Abb. 2.13). Diese Mikronährstoffe übernehmen das Radikal des Tocopherols und inaktivieren es über Peroxidasen, Katalasen und Superoxiddismutasen.

Die Halbwertszeit der Kettenreaktion, bei der Membranlipide durch einen radikalischen Angriff selbst zum Radikal werden und Nachbarlipide radikalisieren, ist mit $10^{-11}$ bis $10^{-13}$ Sekunden extrem kurz. Trifft ein Lipidradikal auf ein Tocopherolmolekül, stockt die Kettenreaktion, da Tocopherol sehr reaktionsträge ist und aufgrund seiner Lage in der Zellmembran auch keine weitere Lipidperoxidation initiieren kann. Das

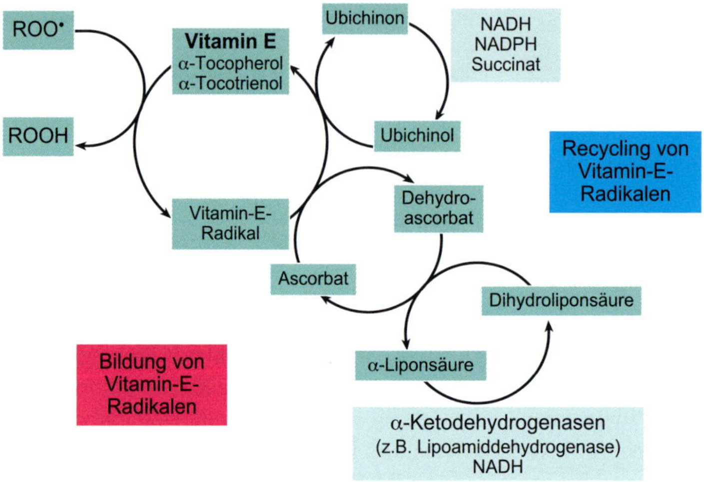


**Abb. 2.13** Regenerierung von Vitamin E über die Nährstoffe Coenzym $Q_{10}$ (Ubichinon), Vitamin C (Ascorbat) und α-Liponsäure. [L141]

radikalische Tocopherol „kippt" aus der lipophilen in die wässrige Phase, wird von einem Vitamin-C-Molekül übernommen und regeneriert, wobei die Ascorbinsäure in Dehydroascorbinsäure umgewandelt wird. Das Tocopherol „kippt" daraufhin wieder in die lipophile Phase zurück. Zusätzlich schützen auch Carotinoide das Vitamin E vor radikalischen Angriffen.

**PRAXISTIPP**

Dieses Zusammenspiel zwischen Vitamin E und anderen Mikronährstoffen zeigt die Notwendigkeit einer **komplexen Mikronährstoffversorgung.** Aus biochemischer Sicht ist es nicht sinnvoll, Vitamin E allein zu substituieren, ohne die notwendigen Nährstoffpartner.

**GEFAHR**

Durch **einseitige Vitamin-E-Supplementierung** können Tocopherolradikale entstehen, die als Radikale weiterwirken, da es an Vitamin-E-regenerierenden Partnern mangelt. Das erklärt auch die Wirkungslosigkeit von Vitamin E in etlichen Studien, in denen es als Monosubstanz gegeben wurde.

Das α-Tocopherolradikal (E-O•) kann – wenn es nicht über Vitamin C regeneriert wird – ein weiteres Peroxylradikal aufnehmen und so zu α-Tocopherol-Chinon oxidiert werden. Dieses wird durch hepatische Enzyme zum Hydrochinon reduziert und anschließend eliminiert (s. oben).

### Atherosklerose-Prophylaxe und antithrombotischer Effekt

Eine wesentliche Rolle in der Pathogenese der **Atherosklerose** spielt das oxidierte LDL-Cholesterin. Es wird ohne Beschränkung in die Zellen aufgenommen, während nichtoxidiertes LDL-Cholesterin einem negativen Feedback-Mechanismus unterliegt, d. h., es wird nur so viel in die Zelle aufgenommen wie nötig.

Eine Atherosklerose entsteht, wenn mit Cholesterin überladene Monozyten zu Schaumzellen mutieren, die sich an minimale Verletzungen der inneren Gewebeschicht von Arterien (Intimaläsionen) anlagern und dort anhäufen können. Ermöglicht wird diese Anhäufung durch oxidiertes LDL-Cholesterin und andere Oxidanzien, die die Adhäsionsmoleküle VCAM-1 und ICAM-1 bilden. In der Folge werden die angehäuften Schaumzellen bindegewebig organisiert und engen das Lumen der Arterien ein.

- Vitamin E (in ausreichender Menge) schützt das **Cholesterin** vor Oxidation, so dass es nicht zur Ausbildung von Schaumzellen mit den genannten Folgen kommt. Es benötigt dabei allerdings Vitamin C zur Regeneration.
- Vitamin E reduziert außerdem die Bildung der **Adhäsionsmoleküle** und wirkt auch auf diesem Wege einer Atherosklerose entgegen.

**GEFAHR**
Da Vitamin E bei der Oxidation radikalisiert wird und Vitamin C zur Regeneration benötigt, können alleinige Vitamin-E-Gaben nicht vor dem Risiko einer Atherosklerose durch oxidiertes LDL-Cholesterin schützen. Vielmehr begünstigen sie in diesem Fall sogar prooxidative Reaktionen.

Darüber hinaus wird die Proteinkinase-C-Aktivität durch Vitamin E gehemmt. Dadurch werden die Proliferation der Thrombozyten und der Monozyten sowie die Neubildung und Wucherung glatter Muskelzellen verhindert [1375]. Diese Funktion wirkt ebenfalls Blutgerinnungsstörungen entgegen und beugt **Thrombosen und Embolien** vor.

### Immunsystem, Schutz vor Autoimmunprozessen des Bewegungsapparats

Die positiven Wirkungen des Vitamin E bei **Erkrankungen des rheumatischen Formenkreises** (➤ Kap. 6.11.4, ➤ Kap. 6.11.5) sind relativ gut bekannt. Dies liegt daran, dass Vitamin E die Oxidation von Phospholipiden in der Zellmembran und somit auch die Oxidation von Arachidonsäure unterbindet. Oxidierte Arachidonsäure katalysiert reaktive Folgeprodukte wie Leukotriene, Thromboxane und Prostaglandine, die das rasche Fortschreiten rheumatoider Erkrankungen begünstigen und zur Lumeneinengung der Gefäße, zu Gerinnungsstörungen und zu Entzündungen führen können. Auch hier ist wieder darauf zu achten, dass kein Monopräparat eingesetzt wird.

Die Reduzierung der Arachidonsäure durch Vitamin E wirkt sich indirekt auch entlastend auf das **Immunsystem** aus. Darüber hinaus steigert Vitamin E die Produktion von zellulären und humoralen Abwehrstoffen, so dass die Funktion des Immunsystems verbessert wird. Es wirkt antiinflammatorisch durch Unterdrückung der Bildung von ungünstigen Eicosanoiden (➤ Kap. 2.7.4).

Es mehren sich Hinweise, dass Vitamin E die **Resistenz gegen Bakterien** steigert und dass es unter Vitamin-E-Substituierung zu weniger Therapieversagern bei einer Antibiotikatherapie kommt.

### Weitere Wirkungen von Vitamin E

**Neuromuskuläres System** Das Nervensystem, die Retina des Auges [814 a] und die Proteinsynthese werden positiv beeinflusst.

**Spermien** Durch Vitamin E werden die Mobilität der Spermien und die Steuerung der Keimdrüsen verbessert.

**Hautfunktion** Vitamin E verbessert die dermale Durchblutung, beugt Entzündungen vor und bessert die Wundheilung.

**Verdauungssystem** Auch gastrointestinale Entzündungen werden reduziert und Verdauungsstörungen vermieden.

**Nervensystem** Zur Entwicklung und Aufrechterhaltung des Nervensystems und der Muskulatur wird α-Tocopherol benötigt. Es beugt Stimmungsschwankungen vor und reduziert entsprechende Beschwerden auch beim PMS [1149]. Konzentrationsstörungen und Leistungsabfall werden reduziert.

**Antikarzinogen** Durch die antioxidative Funktion, aber auch durch Einfluss auf Wachstum und Differenzierung von Zellen und Zellzyklus schützt Vitamin E vor der Entstehung von Tumorerkrankungen.

## Normwerte und Bestimmung

Die gängigste Methode zur Vitamin-E-Bestimmung ist momentan die **HPLC.** Durch diesen sensitiven und selektiven Nachweis können bereits kleinste Mengen ($\leq$ 0,5 ng) verschiedener Tocopherole nachgewiesen werden. Das zu analysierende Material muss dabei vorbehandelt werden. Fettarme Substanzen (z. B. Blut, Plasma) werden mit einem Lipidlösungsmittel extrahiert, fettreiche Materialien erst verseift und anschließend mit Hexan oder Cyclohexan extrahiert. Wegen der starken Oxidationsempfindlichkeit von Vitamin E sollten bei der Aufbereitung Antioxidanzien zugesetzt werden.

Eine andere Bestimmungsmethode ist die **Kapillar-GC,** mit der die isomeren Tocopherole ebenfalls getrennt dargestellt werden können.

Die früher zur Gesamt-Tocopherol-Bestimmung angewandte **Emmerie-Engel-Reaktion** ist sehr störanfällig und daher weniger verlässlich.

**GEFAHR**

**Vitamin-E-Mangel** besteht bei folgenden Werten:

| | |
|---|---|
| Vitamin E im Plasma | < 11,6 µmol/l |
| α-Tocopherol im Plasma | < 10 µmol/l |
| Vitamin E in der Plasma-Lipidfraktion | < 0,8 mg/g Gesamtlipide |

**Umrechnung**

Vitamin E: 1 µmol/l = 0,431 µg/l, bzw. 1 mg/l = 2,322 µmol/l

## Versorgungssituation

Ein ausgeprägter Vitamin-E-Mangel ist bei einer normalen ausgewogenen Ernährung unwahrscheinlich, da bereits geringe Mengen an Vitamin E vor Mangelschäden schützen. Verschiedene Bevölkerungsgruppen weisen jedoch ein **marginales Defizit** auf, das langfristig auch schwerwiegende Konsequenzen haben kann. Denn in Deutschland werden – anders als in mediterranen Ländern – zu wenig Vitamin-E-haltige Nahrungsmittel verzehrt. Bei Kindern von 1 bis 5 und von 7 bis 12 Jahren sowie bei Senioren, die im Pflegeheim leben, liegt die Versorgung (mediane Zufuhr) mit Vitamin E in Deutschland unterhalb der Referenzwerte [88].

Laut den offiziellen Zahlen erreicht fast die Hälfte der deutschen Bevölkerung die Zufuhrempfehlungen nicht. Allerdings sind in den DGE-Empfehlungen viele Einflussfaktoren nicht berücksichtigt, z. B. Noxen, wie Genussmittel (v. a. Rauchen) oder Umweltbelastungen. Ebenfalls nicht berücksichtigt wird, dass langfristige Therapien mit Radikalbildnern (Chemotherapeutika) und spezielle Erkrankungen, wie die A-β-Lipoproteinamie, ebenfalls einen Mehrbedarf an Vitamin E zur Folge haben.

**Säuglinge und Kleinkinder** können an Vitamin-E-Unterversorgung leiden, wenn sie mehrere Monate mit selbst gefertigten Kuhmilchmischungen ernährt werden. Solche Säuglingsnahrungen sollten laut DGE mit dem Nährstoff angereichert werden.

Bei **einseitiger Ernährung** (hoher Fischkonsum mit viel mehrfach ungesättigte Fettsäuren) oder einer Hypercholesterinämie-Therapie (mit Substituierung mehrfach ungesättigter Fettsäuren) droht ebenfalls ein Mangel. Um die **mehrfach ungesättigten Fettsäuren** vor Oxidation zu schützen, benötigt der Organismus in beiden Fällen vermehrt Vitamin E, das dann dem Körper nicht mehr zur Bedarfsdeckung zur Verfügung steht.

**PRAXISTIPP**

Ein gesundheitlich sinnvoller Einsatz von ungesättigten Fettsäuren erfordert die gleichzeitige Substituierung von Vitamin E, um einer Vitamin-E-Verarmung vorzubeugen.

Die erforderlichen Mengen an Vitamin E können nicht genau angegeben werden, da bisher selten bekannt ist, wie hoch der Gehalt an mehrfach ungesättigten Fettsäuren in Lebensmitteln ist. Man kann nur davon ausgehen, dass z. B. Fischöle zu wenig Vitamin E für den Oxidationsschutz ihrer eigenen Polyensäuren enthalten. Bei alleiniger Gabe der Fischöle ohne Vitamin-E-Substituierung entsteht also schnell ein Vitamin-E-Mangel. Dies trifft in abgeschwächter Form auch für einfach ungesättigte Fettsäuren zu, wie z. B. Olivenöl.

**STUDIEN**

In **Deutschland** erreichen 48 % der Männer und 49 % der Frauen nicht die empfohlene tägliche Zufuhr von Vitamin E. Besonders häufig sind junge Männer von 19–24 Jahren von einem Defizit betroffen, 54 % von ihnen nehmen täglich zu wenig Vitamin E auf. Der maximale Fehlbetrag lag bei 57 %, diesen Männern fehlen täglich 8,6 mg Vitamin E. Bei den am schlechtesten versorgten Frauen liegt der Fehlbetrag ebenfalls bei 57 %, ihnen fehlen täglich 6,9 mg des Vitamins. In der Schwangerschaft steigt der Bedarf laut der DGE um 1 mg täglich an, so dass es zu einem Fehlbetrag von 7,9 mg täglich kommen kann. Da der Mehrbedarf in der Stillzeit mit 5 mg am höchsten ist, kann es zu einem Fehlbetrag von täglich 11,9 mg an Vitamin E kommen [919].

In **Österreich** wird gemäß dem Ernährungsbericht 2017 der Schätzwert für eine angemessene Zufuhr von Vitamin E im Mittel weder von Frauen noch von Männern erreicht. Nur etwa 24,5 % der Teilnehmer erreichten den Schätzwert. Im Mittel beträgt die tägliche Zufuhr von Vitamin E bei den Frauen 10 mg und bei den Männern 11,3 mg [1167].

3 große Studien in **Frankreich** ergaben, dass bei 40–100 % der Männer und 75–100 % der Frauen die Minimalwerte für Vitamin E nicht durch die Nahrung gedeckt werden [1288].

## Klinische Symptomatik

### Mangelsymptome

Ein Mangel an Vitamin E ist normalerweise nicht ernährungsbedingt, sondern entsteht durch Erkrankungen. Speziell bei einer **Fettmalassimilation,** wie sie bei der Sprue, zystischen Fibrose, A-β-Lipoproteinämie und beim Kurzdarmsyndrom vorkommt, fehlt die enzymatische Spaltung im Darm oder die Resorption ist vermindert.

Nur bei schwersten Vitamin-E-Mangelzuständen kommt es zu den charakteristischen Symptomen, daher wird eine Unterversorgung in den seltensten Fällen erkannt. Bei marginalen Defiziten zeigen sich die pathologischen Folgen des oxidativen Stresses erst nach langer Zeit. Oxidativer Stress steht wiederum in Zusammenhang mit der Entstehung von Tumorerkrankungen, neurodegenerativen Erkrankungen (Morbus Alzheimer, Morbus Parkinson), Katarakt sowie Reperfusionsschäden am Herzen, KHK und Atherosklerose [512 a]. Bei gut gefüllten Depotfettspeichern stehen dem Organismus über einen längeren Zeitraum kleine Dosen zur Deckung des Vitamin-E-Bedarfs zur Verfügung, so dass Mangelerscheinungen möglicherweise erst nach 1–2 Jahren auftreten:

- Verringerte Zahl und Lebenszeit der **Erythrozyten** sowie erhöhte **Hämolyseneigung.**
- Ablagerung von **Alterungspigmenten** (Lipofuscin), die durch Lipidperoxidation entstehen, in Muskelzellen und Intestinum.
- **Neurologische Störungen:** Neuropathien (beim Erwachsenen nach 10–20 Jahren, bei Kindern nach 18–24 Monaten) sowie Myopathien mit Anstieg der Kreatinkinase im Plasma, Störungen der Tiefensensibilität, Areflexie, Ataxie, Enzephalopathie.
- **Beeinflussung zahlreicher Membranenzyme:** Es sind über 140 Enzyme bekannt, die Vitamin-E-abhängig sind [123 e].
- **Erhöhte Lipidperoxidation:** In Blut und Gewebe finden sich vermehrte Lipidperoxidationsprodukte, wie Hydroperoxydfettsäuren, fluoreszierende Produkte, Malonaldehyd, Ethan und Pentan. Die Parameter für hohen oxidativen Stress im Organismus steigen an.

**GEFAHR**

Beim Vitamin-E-Mangel kann es zu Störungen der Bewegungskoordination der Augen mit Gleichgewichtsstörungen sowie der am Sprech- und Stimmakt beteiligten Muskeln kommen [626].

**Neu- und Frühgeborene** Neugeborene haben aufgrund des niedrigen Vitamin-E-Transports von der Plazenta zum Fötus nur sehr geringe Vitamin-E-Speicher. Kritisch kann die Situation bei Frühgeborenen werden. Durch Wachstum und Entwicklung haben sie einen hohen Bedarf und gleichzeitig ist die Resorption lipophiler Substanzen noch unausgereift. In diesem Fall sind häufig manifeste Mangelsymptome zu finden:

- Verkürzte Lebensdauer der Erythrozyten mit hämolytischer Anämie
- Charakteristische Lungenveränderungen im Rahmen einer bronchopulmonalen Dysplasie, da das Lungensurfactant aus Lipiden und Proteinen besteht
- Vaskuläre Störungen, z. B. intrakranielle Blutungen
- Schäden an Sehnerv und Netzhaut mit Trübungen im Glaskörperbereich des Auges [75]

**GEFAHR**

Die bei Frühgeborenen mit hämolytischer Anämie angewandte Therapie mit Eisen und Formeldiäten (enthalten viele ungesättigte Fettsäuren) verstärkt den oxidativen Stress im Gewebe.

### Symptome bei Überdosierung

Dosierungen von 100–300 mg Vitamin E pro Tag gelten als sicher und führen zu keinerlei Nebenwirkungen. Die sichere tägliche Höchstmenge an Vitamin E für alle Erwachsenen sowie für Schwangere und Stillende liegt bei 300 mg und entspricht etwa dem 25fachen der in Europa empfohlenen Tagesdosis [370]. Bei der Verwendung hoher Dosen kam es selbst nach jahrelanger Zufuhr zu keinen unerwünschten Nebenwirkungen [333]. Die EFSA hat als NOAEL einen Wert von 540 mg Vitamin E täglich festgelegt, damit liegt sie etwa 40-mal über den NRV-Wert.

Diskutiert wird als unerwünschte Nebenwirkung einer dauerhaft hohen Dosierung eine erhöhte Blutungsneigung. Diese tritt jedoch meist nur bei Personen mit Blutgerinnungsstörungen oder Antikoagulanzien-Therapie mit K-Antagonisten auf [333].

## Anwendungsgebiete

### Erhöhter Bedarf

- **Neugeborene,** vor allem Frühgeborene
- Leistungssportler **(oxidativer Stress)**
- Ernährung: bei erhöhter Zufuhr **mehrfach ungesättigter Fettsäuren** (hoher Fischkonsum) und bei **Selenmangel**
- **Malabsorption von Fetten:** durch Erkrankungen der Leber oder Galle (Cholestase), Mukoviszidose, Sprue, zystische Fibrose, chronische Pankreatitis, Kurzdarmsyndrom
- **Transportstörungen:** A-β-Lipoproteinämie [436]

### Indikationen

**Kardiovaskuläre Erkrankungen** Zahlreiche Studien (➤ Tab. 2.66) bestätigen die protektive Wirkung von Vitamin E im Zusammenspiel mit verschiedenen Mikronährstoffen. Den besten Effekt erzielte eine Kombination aus Vitamin E und einem Multivitaminpräparat. Bewährt hat sich vor allem die Gabe von fett- und wasserlöslichen Antioxidanzien.

**Tumorprävention** Die antioxidativ wirksamen Vitamine E, C und β-Carotin sollten gemeinsam substituiert werden. Verbessert wird der Effekt durch Zusatz weiterer Antioxidanzien.

**Neurologische Erkrankungen** Vitamin E wirkt neuroprotektiv (schützt Neuronen vor oxidativer Zerstörung), deshalb wird ihm ein protektiver Effekt bei neurodegenerativen Erkrankungen (Morbus Parkinson, Morbus Alzheimer) zugesprochen. Entsprechende Untersuchungen sind bisher noch nicht veröffentlicht.

**Neuromuskuläre Störungen** Die antioxidativen Effekte von Vitamin E an der Zellmembran scheinen auch günstig für die Behandlung von neuromuskulären Erkrankungen zu sein. Auch hier fehlen noch entsprechende Studien.

### Prophylaxe

- **Stärkung des Immunsystems** (s. oben).
- **Kataraktprophylaxe:** Vitamin E kann freie Radikale im Auge abfangen und durch sie verursachte Schäden an der Augenlinse minimieren.
- **Hautpflege** (als Creme und systemisch verabreicht): beschleunigt die Wundheilung, verhindert überschießende Narbenbildung und kann in vielen Fällen die sog. Schwangerschaftsstreifen verhindern oder zumindest abmildern.

### Adjuvante Therapie

- **Rheuma** (reduzierte Arachidonsäurebildung): wirkt antiinflammatorisch und antirheumatisch bei Rheuma, Arthrose, Arthritis
- **Diabetes mellitus Typ 1 und 2:** senkt das Risiko für Folgeerkrankungen, wie Neuropathien, Atherosklerose, diabetische Retinopathie
- **PMS:** reduziert depressive Stimmungslage, Spannungsgefühl/Schmerzen in den Brüsten, Heißhungerattacken und Schlaflosigkeit
- **Chronische Lebererkrankungen** (antioxidativer Zellschutz)
- **Mikrozirkulationsstörungen** (Vermeidung der Schaumzellbildung)
- **Claudicatio intermittens** (Vermeidung der Atherosklerose)
- **Verbrennungen:** verbessert das Hautoberflächenrelief durch verstärktes Feuchthalten, sog. moisturizing effect
- Entzündliche und proliferative **Bindegewebserkrankungen:** wirkt als Radikalfänger und Immunmodulator.
- **Epilepsie**
- **Sichelzellanämie:** stabilisiert Zellwände und erhöht ihre Lebensdauer
- **β-Thalassämie** (dito)
- **Chemo-** und **Strahlentherapie** bei Tumoren
- **Augenerkrankungen:** Makuladegeneration, Katarakt, verhindert Linsentrübungen
- **Neurologische Störungen:** Morbus Alzheimer (zusammen mit Vitamin C), Morbus Parkinson

## Interaktionen

### Medikamente

Vitamin E interagiert mit weniger Medikamenten (➤ Tab. 2.67) als die anderen Vitamine. Sein Einfluss kann allerdings so massiv sein, dass hochdosiertes Vitamin E bei Schilddrüsenerkrankungen oder blut-

**Tab. 2.66** Studien zur Wirkung von Vitamin E bei kardiovaskulären Erkrankungen (1989–1995) (modifiziert nach [121])

| Ref. | Studiendesign | Ergebnisse |
|---|---|---|
| 1 | Plasma-Antioxidans-Status (Vit. A, C, E, β-Carotin) der Bevölkerung in 16 Regionen in Europa (Monica-Studie) | Signifikant höhere Mortalität kardiovaskulärer Erkrankungen in Regionen mit niedrigen Vit.-E-Spiegeln |
| 2 | Plasma-Antioxidans-Status (Vit. A, C, E, β-Carotin) in 110 Fällen von Angina pectoris im Vergleich zu 394 Gesunden | Signifikant niedrigere Werte an Vit. E bei Patienten; Trend auch für Vit. C und β-Carotin |
| 3 | 100 Patienten erhielten nach Angioplastik Vit. E (1.200 IE/Tag) über 4 Monate | Keine signifikante Reduktion von Restenosen |
| 4 | 39.910 in Heilberufen tätige Männer (USA) wurden zur Aufnahme von Vit. C, E und β-Carotin mit der Nahrung und zu Vitaminsupplementen befragt bzw. erhielten > 75 mg Vit. E/Tag; 14 Jahre Follow-up; 667 Fälle von KHK (Health Professional Follow-up Study, HPFS) | Inverse Beziehung zwischen Vit.-E-/β-Carotin-Aufnahme und Risiko<br>Kein Zusammenhang mit Vit. C<br>Im Mittel nahm das kardiovaskuläre Risiko um 35 % ab |
| 5 | 87.245 Krankenschwestern (USA) wurden zur Aufnahme von Vit. C, E und β-Carotin mit der Nahrung und zu Vitaminsupplementen befragt bzw. erhielten > 75 mg Vit. E/Tag; 8 Jahre Follow-up; 552 Fälle von KHK, 183 Fälle von Schlaganfall (Nurses Health Study, NHS) | |
| 6 | 29.584 gesunde Männer und Frauen (Linxian, China) erhielten über 5 Jahre täglich eine Kombination aus 30 mg Vit. E, 15 mg β-Carotin und 50 µg Selen | Gesamtsterblichkeit sank um 9 %, Krebstodesfälle um 13 %. Trend (nicht signifikant) zur Reduktion des Schlaganfallrisikos |
| 7 | 29.133 männliche Raucher (Finnland) erhielten über 5–8 Jahre täglich 20 mg β-Carotin und 50 mg Vit.-E-Acetat (ATBC-Studie) | Geringe (5 %) Abnahm von KHK, Abnahme bei Prostatakarzinom (34 %); mehr Krebstodesfälle |
| 8 | 2.226 Männer bekamen Multivitamine plus Vit. E | Rückgang von 70 % bei der kardiovaskulären Mortalität |
| 9 | 5.133 Männer und Frauen (30–69 Jahre, Finnland) wurden zur Aufnahme von Vit. C, E und β-Carotin mit der Nahrung befragt bzw. erhielten Vit. C und E; 14 Jahre Follow-up; bei Männern 186, bei Frauen 58 Todesfälle durch KHK | Inverse Beziehung zwischen Vit.-E-Aufnahme und Risiko bei Männern und Frauen. Ähnlicher Trend für Vit. C bei Frauen; β-Carotin scheint Effekt von Vit. E zu verstärken<br>Rückgang der kardiovaskulären Mortalität um 32 % (Männer) bzw. 65 % (Frauen) |

Referenzen: **1:** Gey KF et al. Inverse correlation between plasma vitamin E and mortality from ischemic heart disease in cross-cultural epidemiology. Am J Clin Nutr. 1991; 53(1 Suppl.): 326S–334S. Gey KF et al. Increased risk of cardiovascular disease at suboptimal plasma concentrations of essential antioxidants: an epidemiological update with special attention to carotene and vitamin C. Am J Clin Nutr. 1993; 57(5 Suppl.): 787S–797S. **2:** Riemersma RA et al. Risk of angina pectoris and plasma concentrations of vitamins A, C, and E and carotene. Lancet. 1991; 337(8732): 1–5. **3:** DeMaio SJ et al. Vitamin E supplementation, plasma lipids and incidence of restenosis after percutaneous transluminal coronary angioplasty (PTCA). J Am Coll Nutr. 1992;11(1): 68–73. **4:** Rimm EB et al. Vitamin E consumption and the risk of coronary heart disease in men. N Engl J Med. 1993; 328(20): 1450–1456. **5:** Stampfer MJ et al. Vitamin E consumption and the risk of coronary disease in women. N Engl J Med. 1993; 328(20): 1444–14449. **6:** Blot W et al. Nutrition intervention trials in Linxian, China: supplementation with specific vitamin/mineral combinations, cancer incidence, and disease-specific mortality in the general population. J Natl Cancer Inst. 1993; 85(18): 1483–1492. **7:** Blumberg J, Block G. The Alpha-Tocopherol, Beta-Carotene Cancer Prevention Study in Finland. Nutr Rev. 1994; 52(7): 242–245. **8:** Meyer F, Bairati I, Dagenais GR. Ischemic heart disease incidence and mortality in relation to vitamin supplement use in a cohort of 2,226 men. Circulation. 1994; 89: 932 (abstract). **9:** Knekt P et al. Antioxidant vitamin intake and coronary mortality in a longitudinal population study. Am J Epidemiol. 1994; 139(12): 1180–1189.

**Tab. 2.67** Interaktionen zwischen Vitamin E und Medikamenten (modifiziert nach [202])

| Medikament | Interaktion |
|---|---|
| Alkohol/alkoholhaltige Pharmaka | Vitamin-E-Resorption (↓) plus Beeinträchtigung des Vitaminstoffwechsels |
| Anionenaustauscher | Vitamin-E-Resorption (↓) und andere fettlösliche Vitamine |
| Antikoagulanzien | Hochdosiert kann Vitamin E die blutverdünnende Wirkung von Cumarin vervielfachen |
| Colchicin | Vitamin-E-Resorption (↓) |
| Colestipol | Vitamin-E-Resorption (↓), Vitamin-E-Spiegel (↓) im Blutplasma |
| Colestyramin | Vitamin-E-Resorption (↓) |
| Doxorubicin | Vitamin-E-Oxidation (↑) |
| *Helicobacter-pylori*-Eradikation | Abnahme der Bioverfügbarkeit von Vitamin C bei Hp-Gastritis, daher kann es ebenso zum Vitamin-E-Defizit kommen |
| Kontrazeptiva, orale | Vitamin-E-Resorption (↓) |
| Laxanzien | Vitamin-E-Resorption (↓) |
| Lipidsenker | Vitamin-E-Resorption (↓) |
| Mineralöl (Laxanzien) | Vitamin-E-Resorption (↓) |
| Neomycin | Vitamin-E-Resorption (↓) |
| NSAR | Vitamin E wirkt synergistisch mit NSAR |
| Paraffinöl | Vitamin-E-Resorption (↓) |
| Thyroxin | Beeinflusst die Blutgerinnung, Vitamin E ebenso. Bei physiologischen Dosen von Vitamin E kein Problem. Metabolischer Antagonismus |
| Tuberkulose-Medikamente | Vitamin-E-Resorption (↓) |

verdünnenden Therapiemaßnahmen nur unter ärztlicher Führung eingenommen werden darf.

**GEFAHR**

Durch unkontrollierte Vitamin-E-Einnahme kann es unter einer Antikoagulanzientherapie (Acetylsalicylsäure, Vitamin-K-Antagonisten) aufgrund der antithrombotischen Wirkung zu Störungen der Therapieeinstellung kommen.

## Nährstoffe

Das Zusammenspiel und die gegenseitige Beeinflussung verschiedener Nährstoffe (➤ Tab. 2.68) wird am Beispiel von Vitamin E sehr deutlich. Bei einem marginalen Tocopheroldefizit kann es zu einem ganzen Komplex an Fehlfunktionen und Symptomen im Körper kommen. Dies betrifft vor allem die antioxidativen Systeme.

**PRAXISTIPP**

Es ist unbedingt auf eine regelmäßige, physiologische Zufuhr aller Nährstoffe zu achten. Eine Basisversorgung mit einem Multivitamin-Mineralstoffpräparat ist hier hilfreich.

## Täglicher Bedarf

Die DGE-Empfehlungen richten sich nach der mitteleuropäischen Ernährung (➤ Tab. 2.69).

**Umrechnung**

1 IE = 0,67 mg RRR-α-Tocopherol = 1 mg all-rac-α-Tocopherylacetat

1 mg RRR-α-Tocopherol-Äquivalent = 1 mg RRR-α-Tocopherol = 1,49 IE

1 mg RRR-α-Tocopherol-Äquivalent = 1,1 mg RRR α-Tocopherylacetat = 2 mg RRR-β-Tocopherol = 4 mg RRR-γ-Tocopherol = 100 mg RRR-δ-Tocopherol = 3,3 mg RRR-α-Tocotrienol = 1,49 mg all-rac-α-Tocopherylacetat

**Einnahmeempfehlung**

Die Einnahme erfolgt am besten während einer Mahlzeit.

**PRAXISTIPP**

Zu beachten ist, dass sich der Vitamin-E-Bedarf bei vermehrter Zufuhr ungesättigter Fettsäuren erhöht. Weiter

**Tab. 2.68** Interaktionen zwischen Vitamin E und anderen Nährstoffen (nach [202])

| Nährstoff | Interaktion |
|---|---|
| Eisen | Vitamin E vermindert Fe-Resorption; Fe kann die Absorption von Vitamin E mindern. Fe(III) oxidiert und deaktiviert Vitamin E im Darm, wenn es häufig verabreicht wird. |
| β-Carotin | Synergistische Wirkung mit β-Carotin |
| Magnesium | Bei Vitamin-E-Mangel kann Mg-Spiegel im Gewebe sinken |
| Mehrfach ungesättigte Fettsäuren | Erhöhte Zufuhr erhöht den Bedarf an Vitamin E |
| Selen | Vitamin-E-Mangel erhöht Se-Bedarf im Gewebe; schlechter Se-Status erhöht Vitamin-E-Bedarf |
| Vitamin A | Vitamin E (bei ausreichender Versorgung) fördert die Resorption, Einlagerung und Utilisation von Vitamin A und kann die toxische Wirkung von hohen Vitamin-A-Dosen vermindern |
| Vitamin C | Vitamin C reduziert oxidiertes Tocopherol wieder zu aktivem Tocopherol, so dass die Vitamin-E-Speicher erhalten bleiben |
| Vitamin D | Vitamin-E-Mangel behindert Vitamin-D-Aktivierung |
| Vitamin K | Vitamin E (hohe Dosen) kann Vitamin-K-Resorption vermindern und Vitamin-K-Funktion beeinträchtigen |
| Zink | Vitamin-E-Mangel vermindert Zn-Spiegel im Plasma und kann Zn-Mangel verschärfen; Zn-Mangel senkt Vitamin-E-Spiegel im Blut |

**Tab. 2.69** DGE-Empfehlung für Vitamin E in α-Tocopherol-mg-Äquivalenten pro Tag (Schätzwerte)

| Alter | männlich | weiblich |
|---|---|---|
| Säuglinge 0 bis unter 4 Monate | 3 | 3 |
| Säuglinge 4 bis unter 12 Monate | 4 | 4 |
| Kinder 1 bis unter 4 Jahre | 6 | 5 |
| Kinder 4 bis unter 7 Jahre | 8 | 8 |
| Kinder 7 bis unter 10 Jahre | 10 | 9 |
| Kinder 10 bis unter 13 Jahre | 13 | 11 |
| Kinder 13 bis unter 15 Jahre | 14 | 12 |
| Jugendliche 15 bis unter 19 Jahre | 15 | 12 |
| Erwachsene 20 bis unter 25 Jahre | 15 | 12 |
| Erwachsene 25 bis unter 51 Jahre | 14 | 12 |
| Erwachsene 51 bis unter 65Jahre | 13 | 12 |
| Erwachsene 65 Jahre und älter | 12 | 11 |
| Schwangere | | 13 |
| Stillende | | 17 |
| Raucher | 155 | 135 |

ist zu beachten, dass höher ungesättigte Fettsäuren verstärkt oxidativen Angriffen unterliegen und ihre positive Wirkung einbüßen können. Aus diesem Grund wird mehr zu zwei- und dreifach ungesättigten Fettsäuren geraten. Je Gramm Dienäquivalent sollten 0,5 mg RRR-α-Tocopherol zugeführt werden.

**Umrechnung**

Umrechnungsfaktoren für Fettsäuren (in Dienäquivalente): Monoenfettsäure 0,025, Dienfettsäure 1, Trienfettsäure 2, Tetrafettsäure 4, Pentaenfettsäure 6, Hexaenfettsäure 8

## Vorkommen in Nahrungsmitteln

Vitamin E wird in Pflanzen gebildet und gelangt nur über die Nahrungskette in tierische Organismen und in tierische Lebensmittel, wie Leber, Fleisch, Fisch, Milch und Eier. Die Vitamin-E-Gehalte in tierischen Lebensmitteln sind immer niedriger als in pflanzlichen Produkten und abhängig von der Ernährung des Tieres [75, 1087].

Der Vitamin-E-Gehalt einzelner Nahrungsmittel kann um das 3- bis 10fache schwanken. Das Fleisch von Kühen ist z. B. im Sommer, wenn sie Gras fressen, reich an Vitamin E, im Winter bei Stroh- und Heufütterung dagegen nahezu frei davon. Milch enthält im Frühjahr nur 0,2 mg/kg an α-Tocopherol, im Herbst mit 1,1 mg/kg deutlich mehr. Tabellen mit allgemeinen Angaben zum Gehalt sind daher nicht besonders aussagekräftig.

**Relativ geringer Vitamin-E-Gehalt:**

- Gemüse, Obst, Getreide, Fleisch, Fisch, Milchprodukte, Eier
- Junge, rasch wachsende Pflanzen

**Relativ hoher Vitamin-E-Gehalt:**

- Langsam wachsende Pflanzen und ausgewachsene, dunkelgrüne Pflanzenteile (Kopfsalat, Karotten, Grünkohl, gelbgrünes Gemüse)
- Pflanzliche Öle: Oliven-, Sonnenblumen- und Weizenkeimöl: hauptsächlich (49–100 %) RRR-α-Tocopherol
- Soja-, Mais- und Palmöl: hauptsächlich γ-Tocopherol; in Mais- und Palmöl zusätzlich große Mengen an Tocotrienolen

**GEFAHR**

Die Verluste an Vitamin E durch Lagerung und Kochen sind zum Teil beträchtlich.

**STUDIEN**

**Verluste bei der Zubereitung:** Ein Gemisch aus Soja- und Sonnenblumenöl (2 : 1) wurde in 80 Frittierbädern zur Herstellung von Kartoffelchips verwendet. Folgende Verluste traten auf: α-Tocopherol 33 %, β-Tocopherol 7 %, γ-Tocopherol 29 % und δ-Tocopherol 16 % [1092].
**Verluste durch Lagerung:** Bei Raumtemperatur gelagert, verlieren Kartoffelchips in 2 Wochen 48 % ihres α-Tocopherolgehalts [878].
Nach 8 Wochen Lagerung bei 20–35 °C unter Licht und Luftzufuhr verliert raffiniertes Sonnenblumenöl 100 % des α-Tocopherols [272].

## 2.2.4 Vitamin K

### Chemie und Eigenschaften

Unter dem Begriff Vitamin K werden mehrere Strukturvarianten mit antihämorrhagischer Wirkung subsummiert. Alle basieren auf 2-Methyl-1,4-Naphthochinon (Menadion) (Strukturformel ➤ Abb. 2.16). Die biologische Wirksamkeit von Vitamin K liegt an dem aromatischen Ring und der Methylgruppe am C2-Atom des chinoiden Rings; dessen Seitenkette am C3-Atom bestimmt die Lipidlöslichkeit und damit die Resorptionsfähigkeit [124].

**Natürliches Vitamin K** enthält eine Isoprenoidkette am C3-Atom des Menadions.

- **Vitamin $K_1$** (auch: Phyllochinon) weist eine lipophile Seitenkette aus 4 Isopreneinheiten auf, eine davon enthält eine Doppelbindung, die anderen sind gesättigt. Das Vitamin $K_1$ ist eine viskose, gelbe, ölige Substanz. Es ist unbeständig gegen Licht, Oxidationsmittel, Alkalien und starken Säuren.
- **Vitamin $K_2$** (auch: Menachinon) besitzt eine variierende Seitenkette aus 1–14 Isopreneinheiten. Zur genauen Bezeichnung wurde die Abkürzung **MK-n** eingeführt, wobei n die Anzahl der Isopreneinheiten ausweist. Die bekanntesten Vertreter sind MK-4 und MK-7. Die einzelnen Menachinone unterscheiden sich z. B. in ihrer biologischen Aktivität bei der γ-Carboxylierung von Proteinen [1245]. Menachinone bilden tiefgelbe Kristalle [1229].

**PRAXISTIPP**

Vitamin $K_1$ und $K_2$ sind empfindlich gegenüber Lichteinwirkung, ionisierende Strahlen und alkalische Lösungen. Stabilität besteht gegenüber Sauerstoff und Hitze.

**Synthetisches Vitamin K** enthält keine Seitenkette am Menadion.

- **Vitamin $K_3$** (Menadion) muss im Organismus erst in Vitamin $K_2$ umgewandelt werden, bevor es wirksam ist, es handelt sich daher eher um ein Provitamin. Im Organismus heften sich 4 Isopreneinheiten kovalent an das C3-Atom des chinoiden Rings [626, 1087]. Vitamin $K_3$ ist wasserlöslich und bildet weiße, sich unter Lichteinfluss dunkel verfärbende Kristalle.
- Weitere synthetische Derivate: **Vitamin $K_4$** (Menadiol, 2-Methylnaphthalen-1,4-diol, 2-Methyl-1,4-napthohydrochinon), **Vitamin $K_5$** (4-Amino-2-methyl-1-naphthol), **Vitamin $K_6$** (2-Methyl-1,4-naphthalindiamin), **Vitamin $K_7$** (4-Amino-3-methyl-1-naphthol) sowie das **Phthiokol** (2-Hydroxy-3-methyl-1,4-naphthochinon) mit blutstillender bzw. mit antibiotischer Wirkung [1229].

Es gibt etwa 100 verschiedene Chinone mit Vitamin-K-Wirkung, allerdings sind nur die beiden natürlichen Varianten für den Organismus von Bedeutung, da die synthetischen Naphthochinone unerwünschte, zum Teil toxische Wirkungen entfalten können.

**PRAXISTIPP**

Lebensmitteln dürfen nur Vitamin $K_1$ und $K_2$ zugesetzt werden. Einige Derivate (Bisulfite) von Vitamin $K_3$ sind in Deutschland in der Tierernährung zugelassen [333]. Vitamin $K_4$ ist in Deutschland nicht zugelassen.

## Synthese

Vitamin $K_1$ ist Bestandteil des Photosyntheseprozesses und wird in den Chloroplasten grüner Pflanzen und Algen synthetisiert. Menachinone (Vitamin $K_2$) werden von Bakterien synthetisiert. Im menschlichen Organismus erfolgt die Biosynthese durch verschiedene Darmbakterien, wie Bacteroidaceen, Enterobacteriaceen (*Escherichia coli*) und das Milchsäurebakterium *Lactobacillus acidophilus*, die im terminalen Ileum und im Kolon vorkommen (s. Biochemische Funktionen: Darmflora). Voraussetzung für die Biosynthese im Darm ist eine physiologische Darmflora und daher eine gesunde Ernährung mit viel Obst und Gemüse.

**GEFAHR**

Chronisch-entzündliche Darmerkrankungen (Morbus Chron, Colitis ulcerosa), das Reizdarmsyndrom, Zöliakie, Sprue, andere intestinale Erkrankungen oder eine Darmresektion sowie eine Therapie mit Antibiotika (Cephalosporine, Tetracycline, Ampicillin) können die Biosynthese von Vitamin $K_2$ erheblich beeinträchtigen [718, 1087].

Neuere Untersuchungen zeigen, dass das bakteriell im Darm gebildete Vitamin $K_2$ bei der Versorgung des Organismus eine eher untergeordnete Rolle spielt, da es kaum resorbiert wird.

## Resorption

Die K-Vitamine werden im proximalen Dünndarm im Rahmen der Lipidverdauung unter Mitwirkung der Gallensäuren aktiv resorbiert. Im endoplasmatischen Retikulum der Darmepithelzellen werden Chylomikronen gebildet, die Vitamin K zur Leber transportieren. Zusätzlich zirkulieren die K-Vitamine in Lipoproteinfraktionen, vor allem in den VLDL.

Die Bioverfügbarkeit der Vitamine $K_1$ und $K_2$ ist abhängig vom pH-Wert im Darm, von der Art und Menge der anwesenden Nahrungsfetten, von den Gallensäuren und den Pankreaslipasen. Emulgatoren und Polyfettsäuren fördern die Resorption, mittelkettige Triglyceride mit Capryl- und Caprinsäure hemmen sie. Zwischen den Strukturvarianten gibt es bezüglich Resorption und Verteilung große Unterschiede. Die Resorptionsraten schwanken zwischen 20 und 70 %.

**PRAXISTIPP**

Studien über die Bioverfügbarkeit von Vitamin K haben ergeben, dass bei gesunden Männern bei gleicher alimentärer Mengenzufuhr an Vitamin $K_1$ und $K_2$ die Konzentration an zirkulierendem Menachinon ($K_2$) die von Phyllochinon ($K_1$) um mehr als das 10fache übersteigt [1223].

Dies liegt an der niedrigen Bioverfügbarkeit von Vitamin $K_1$ in grünem Blattgemüse (2,5fach geringer als bei Supplementen) aufgrund der starken Bindung in den Chloroplasten. Vitamin $K_2$ weist zusätzlich eine längere Halbwertszeit als Vitamin $K_1$ auf.

**Vitamin $K_1$ (Phyllochinon)** Vitamin K wird zu über 70 % in Form von Vitamin $K_1$ durch die Nahrung aufgenommen. Die Resorption erfolgt im Rahmen der Fettverdauung und gelingt am besten in Anwesenheit von Nahrungsfetten als Transportmittel. Durch Pankreaslipasen wird das gebundene oder veresterte Vitamin $K_1$ aufgespalten und durch Gallensäuren wird seine Löslichkeit verbessert. Anschließend wird es im Jejunum unter Mizellenbildung aktiv in die Lymphbahn resorbiert.

Die Resorptionsrate von Vitamin $K_1$ liegt beim Erwachsenen zwischen 20 und 80 %, beim Neugeborenen wegen der physiologischen Steatorrhö (Fettstuhl) bei etwa 30 %. Die Resorption ist energieabhängig und unterliegt dem Sättigungsmechanismus.

**Vitamin $K_2$ (Menachinon)** Der mit der Nahrung zugeführte Anteil von Vitamin $K_2$ liegt bei weniger als 25 %. Im Darm werden bis zu 50 % synthetisiert, solange die Darmflora nicht geschädigt ist (z. B. durch CED). Zur Resorption sind ebenfalls Pankreaslipasen und Gallensäuren sowie die Bildung von Mizellen nötig. Resorbiert wird Vitamin $K_2$ im Jejunum (Nahrungsbestandteile) oder terminalen Ileum (synthetisiertes $K_2$) als Bestandteil der Mizellen. In den Enterozyten kommt es zur Aufnahme in Chylomikronen, welche lipophile Vitamine über die Lymphe in den Blutkreislauf transportieren.

**PRAXISTIPP**

Das im Darm synthetisierte Menachinon wird, durch die verminderte Mizellenbildung bei reduzierter Menge an Gallensäuren und Pankreaslipasen und da ein Teil erst im Kolon gebildet wird, nur zu einem sehr geringen Teil resorbiert.

Alimentär zugeführtes Vitamin $K_2$ wird über einen energieabhängigen aktiven Transport resorbiert und verfügt über eine Sättigungskinetik, das bakteriell gebildete wird durch passive Diffusion resorbiert.

**PRAXISTIPP**

Kurz- oder mittelkettige Fettsäuren steigern die Resorption von Vitamin $K_1$ und $K_2$ im Jejunum, langkettige Fettsäuren hemmen ihre Aufnahme. Ein niedriger pH-Wert im Darm verbessert die Aufnahme, ein hoher pH-Wert reduziert sie.

**Vitamin $K_3$ (Menadion) und $K_4$ (Menadiol)** Beide Formen sind hydrophil und werden unabhängig von Gallensäuren und Pankreaslipasen im Dünndarm und Kolon passiv resorbiert und direkt ins Blut transportiert. Vitamin $K_3$ wird im ganzen Organismus verteilt und zum Großteil schnell über den Urin wieder ausgeschieden.

### Transport, Verteilung und Ausscheidung

Beim Transport zur Leber werden freie Fettsäuren und Monoglyceride aus den Chylomikronen unter Einwirkung der Lipoproteinlipase, die Triglyceride spaltet, an periphere Gewebe abgegeben. Die verbleibenden CM-Remnants binden an spezifische Rezeptoren in der Leber. Die Aufnahme von Vitamin K in der Leber erfolgt durch eine rezeptorvermittelte Endozytose. In der Leber wird ein Teil von Vitamin $K_1$ und $K_2$ angereichert und in den dort synthetisierten VLDL eingelagert. Die resorbierten Vitamine $K_3$ und $K_4$ werden ebenfalls an VLDL gebunden und zu den extrahepatischen Geweben transportiert. Zielorgane sind Niere, Nebenniere, Lunge, Knochenmark und Lymphknoten. Die Zielzellen nehmen Vitamin K durch Aktivität der Lipoproteinlipase auf [626].

Das MK-4 kommt in Pankreas, Speicheldrüsen, Nieren, Gehirn und Sternum vor, seine Rolle in diesen Geweben ist jedoch noch unbekannt.

**PRAXISTIPP**

MK-4 kann einerseits durch Darmbakterien gebildet werden oder aus Phyllochinon und MK-7 im Organismus umgewandelt werden [1087].

Die Konzentration von Vitamin $K_1$ im Blutplasma wird einerseits durch den Gehalt an Triglyceriden, andererseits durch den Polymorphismus von Apolipoprotein E (Lipoprotein der Chylomikronen) beeinflusst [1087]. Die zelluläre Aufnahme der Lipoproteine in Leber und Dünndarm findet durch Bindung an Apo-E und LDL-Rezeptoren statt. Das ApoE verfügt über einen Polymorphismus und liegt daher in verschiedenen Isoformen vor (ApoE2, ApoE3, ApoE4), die eine unterschiedliche Bindungsaffinität zum LDL-Rezeptor aufweisen. Dies kann die Ursache für erhöhte Triglycerid- und Cholesterinspiegel im Blut sein, wenn durch den Polymorphismus von ApoE die CM-Remnants nicht mehr an die hepatischen Rezeptoren binden können.

**PRAXISTIPP**

Ein hoher Triglycerid-Serumspiegel geht mit einem erhöhten Vitamin-$K_1$-Spiegel einher, was mit zunehmendem Lebensalter vermehrt auftritt. Personen > 60 Jahre weisen jedoch oft einen mangelhaften Vitamin-K-Status auf, was sich durch ein niedriges Phyllochinon-Triglycerid-Verhältnis im Vergleich zu jüngeren Menschen äußert [1193].

**GEFAHR**

Neben dem Anstieg der Lipidkonzentration steigt auch die Phyllochinonkonzentration im Blut an und täuscht eine gute Vitamin-K-Versorgung vor [122].

**Speicherung** Vitamin $K_1$ und $K_2$ werden vor allem in der Leber angereichert, ein geringerer Teil in Nebenniere, Niere, Lunge, Knochenmark und Lymphknoten. Vitamin K hat einen Umsatz von etwa 24 Stunden, so dass es bei mangelnder Zufuhr bereits nach 1–2 Wochen zu Auffälligkeiten kommen kann [391, 671]. Bei Vitamin-K-armer Ernährung reicht die Speicherung für 2–5 Wochen.

Der Gesamtbestand an Vitamin K im Organismus ist mit 70–100 µg (155–200 nmol) gering. Das in der Leber gespeicherte Vitamin K besteht zu 80 % auf Vitamin $K_1$ und zu 20 % aus Vitamin $K_2$. Bereits 2 Stunden nach oraler Zufuhr sind bereits 80 % des Vitamin K in der Leber vorhanden (Ergebnis aus Verteilungsstudien mit markiertem Vitamin $K_1$).

**Ausscheidung** Die natürlichen K-Vitamine werden nach Glucuronidierung zu über 50 % über die Galle mit dem Stuhl ausgeschieden. Etwa 20 % werden, nach Verkürzung der Seitenkette durch β-Oxidation, in Form von Glucuroniden renal eliminiert [122, 124, 626]. Das Vitamin $K_3$ wird durch das Cytochrom-P-450-System hydroxyliert, damit es besser löslich wird. Danach wird es mit stark hydrophilen Stoffen mithilfe der Glucuronyltransferase bzw. der Sulfotransferase konjugiert. Die Metabolite und Ausscheidungsprodukte (2-Methyl-1,4-naphthohydrochonon-1,4-diglucuronid, 2-Methyl-1,4-hydroxy-1-naphthylsulfat) werden rasch und hauptsächlich renal (70 %) ausgeschieden.

## Biochemische Funktionen

Vitamin K ist Cofaktor in der **γ-Carboxylierung** wichtiger Proteine im menschlichen Organismus. Zusammen mit dem Enzym γ-Glutamylcarboxylase wandelt Vitamin K spezifische Glutaminsäurereste (Glu) in Proteinen zu γ-Carboxyglutaminsäure-Resten (Gla) um. Es entstehen so genannte **Gla-haltige Proteine,** die erst durch diese Aktivierung ihre wichtigen Funktionen, unter anderem im Gerinnungs- und Knochenstoffwechsel, erfüllen können. Auch das Enzym Carboxylase ist von Vitamin K abhängig.

Für die Carboxylierungsreaktion wird die Chinonstruktur des Vitamin K zunächst mittels der Vitamin-K-Reduktase zu ihrer biologisch aktiven Form, dem **Vitamin-K-Hydrochinon** ($KH_2$), reduziert. Bei der γ-Carboxylierung wird $KH_2$ als Cofaktor zu Vitamin-K-2,3-Epoxid (KO) umgewandelt, dieses wird anschließend mittels der Vitamin-K-Epoxid-Reduktase zum Chinon des Vitamin K zurückverwandelt.

**GEFAHR**

Vitamin-K-Antagonisten (blutverdünnende Cumarinderivate) hemmen die Vitamin-K-Epoxid-Reduktase. Dadurch erschöpft sich der körpereigene Vorrat an Vitamin K rasch und die γ-Carboxylierung der hepatogenen Gerinnungsproteine sowie aller anderen Vitamin-K-abhängigen Proteine nimmt ab. Die Folge ist eine Hypocarboxylierung mit einem hohen Prozentsatz an nichtcarboxylierten Proteinen.

**Vitamin-K-abhängige Gla-haltige Proteine** sind:

- Proteine der Hämostase zur Blutgerinnung: Gerinnungsfaktoren II (Prothrombin), VII (Prokonvertin), IX (Christmas factor), X (Stuart factor oder Autothrombin III) sowie die Plasmaproteine C (wirkt als Glykoprotein der Gerinnung entgegen), S und Z
- Proteine des Knochenmetabolismus: Osteocalcin (Bone-GLA-Protein), Matrix-Gla-Protein
- Proteine der Wachstumsregulierung: Growth arrest-specific Gene 6 (Gas6)
- Weitere Proteine: Periostin (spielt u. a. eine Rolle bei der Entstehung und Progression von Tumoren), Transthyretin (wichtig für Transport des Schilddrüsenhormons), Prolinreiches Gla-Protein 1 (RGP1) und 2 (RGP2) (vermutlich wichtig für die Signalübertragung von Zellen)

**PRAXISTIPP**

Alle diese Proteine wurden posttranslational durch die Vitamin-K-abhängige γ-Glutamylcarboxylase zu Gla-haltigen Proteinen modifiziert und damit erst aktiviert. Die wichtigste bekannte Funktion der γ-Carboxyglutaminsäure-Reste ist ihre Fähigkeit, 2-wertige Kationen wie Kalzium zu binden. Daher spielen Gla-haltige Proteine eine wichtige Rolle bei der Regulierung der Gerinnungskaskade und bei der Knochenhomöostase.

### Blutgerinnung

Bei der γ-Carboxylierung entstehen die für die Blutgerinnung wichtigen **Faktoren II, VIII, IX und X** sowie die **Plasmaproteine C, S und Z** (➤ Abb. 2.14). Aus diesem Grund wird Vitamin K gerne als Koagulationsvitamin bezeichnet. Allerdings verfügt es nicht nur über eine antihämorrhagische Funktion, sondern wirkt auch pro-koagulatorisch. Daher wirkt eine Vitamin-K-Einnahme nicht generell blutgerinnungshemmend, sondern kann das Thromboserisiko sogar erhöhen.

### Knochenmetabolismus, Knorpel und Gelenke

Die Blutgerinnungsfaktoren haben zusätzlich Einfluss auf den Knochenmetabolismus. Die **Faktoren VIIa und X** stimulieren die Synthese des humanen cysteinreichen Proteins 61 (hCYR61) und des Bindegewebswachstumsfaktors (CTGF, Connective Tissue Growth Factor). CTGF und hCYR61 sind für Wachstum und Angiogenese des Knochengewebes zuständig und Bestandteil der extrazellulären Knochenmatrix. Mit dieser Funktion sorgen sie für den Knochenumbau und für Reparaturen des Knochengewebes [626].

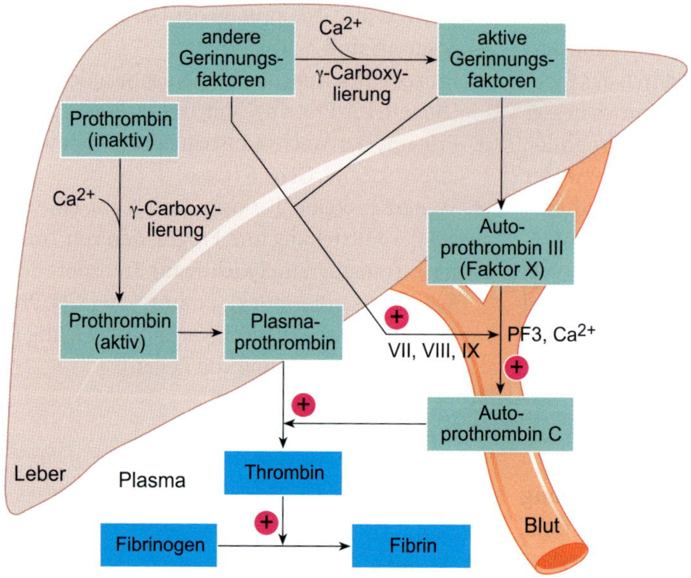


**Abb. 2.14** Vitamin-K-Wirkung durch γ-Carboxylierung bei der Bildung von Gerinnungsfaktoren in der Leber bzw. in Blut und Plasma. [L141]

Das **Osteocalcin** ist ein Peptidhormon, das in den Osteoblasten der Knochen und den Odontoblasten der Zähne gebildet wird. Es macht 2 % des Gesamtproteingehaltes der Knochen aus und ist unentbehrlich für den Knochenaufbau. Osteocalcin ist Bestandteil der extrazellulären, nichtkollagenen Knochenmatrix und bindet an Kalzium-Ionen und den Hydroxylapatit des Knochens (➤ Kap. 6.11.1). Gleichzeitig verhindert es eine überschießende Mineralisierung des Knochens und wirkt damit einer Knochenbrüchigkeit entgegen. Das Peptidhormon steht unter der transkriptionellen Kontrolle des aktiven Vitamin-D-Hormons ($1{,}25(OH)_2D_3$) [753]. Allerdings kann das Osteocalcin nur zu einer besseren Knochenstruktur beitragen, wenn es posttranslational mithilfe von Vitamin K carboxyliert wurde.

**PRAXISTIPP**

Vitamin $D_3$ und Vitamin K ergänzen sich beim Knochenaufbau synergistisch.

Das **Periostin,** auch als osteoblastenspezifischer Faktor 2 bezeichnet, ist ein Zelladhäsionsprotein, welches während der Ontogenese und beim Erwachsenen in kollagenreichen Bindegeweben exprimiert, die einer hohen mechanischen Belastung ausgesetzt sind, wie Knochen, Sehnen [1504], parodontales Band (Zahnstruktur) [613] und Herzklappen [774]. Im Knochen stabilisiert es die Knochenmatrix durch Quervernetzung des Kollagens. Diese Funktionen erfüllt es mit ziemlicher Sicherheit auch in den anderen Geweben und sorgt so für deren Erhaltung und Heilung.

Im Knochen wird das Periostin in der Knochenhaut (Periost) exprimiert, die die Oberfläche des Knochens bedeckt. Periostin ist für das Wachstum des Knochendurchmessers und für die kortikale Knochendicke verantwortlich. In der embryonalen Entwicklungszeit und in der Wachstumsphase (Kindheit und Jugend) ist seine Aktivität erhöht. Periostin dient aber auch im Erwachsenenalter der Bestimmung des Durchmessers und der Stärke der Knochenstruktur [153, 946].

**PRAXISTIPP**

Vitamin $K_2$ stimuliert die Osteoblasten (Knochenaufbau) und hemmt die Osteoklasten (Knochenabbau). MK-7 kann die Aktivierung des Transkriptionfaktors NFκB hemmen und verbessert so den Knochenaufbau [1490].

Periostin ist für ein gesundes peridontales Ligament, das Zähne mit Knochen verbindet, notwendig und sorgt dafür, dass es trotz mechanischer Beanspruchung intakt bleibt. Das Protein reguliert auch die Kollagenfibrillogenese sowie die biomechanischen Eigenschaften von Bindegewebe im Organismus [1030]. Ob es zusätzlich an der Sehnenentwicklung beteiligt ist, konnte noch nicht ausreichend geklärt werden, auch wenn einiges dafürspricht.

**GEFAHR**

Periostin hat eine hohe Relevanz bei der Karzinogenese, da es mit verschiedenen Zelloberflächenrezeptoren interagiert und auf diese Weise die integrinabhängigen Signalwege inaktivieren kann. Die Folge ist eine erhöhte Zelladhäsion und Mobilität, was für Tumorwachstum und Metastasierung eine Rolle spielt.

Das **Matrix-Gla-Protein** wird in den Chondrozyten (Knorpelgewebe) gebildet und bindet Kalzium. Es vermindert Kalkablagerungen in der extrazellulären Matrix von Weichteilgeweben, wie Knorpel, und sorgt so für die Elastizität. Auch das Matrix-Gla-Protein kann seine Funktion nur ausführen, wenn es durch genügend Vitamin K carboxyliert wurde. Sind Chondrozyten verändert, wie bei der Osteoarthritis, produzieren sie uncarboxyliertes Matrix-Gla-Protein [281, 968, 1249]. Ein Zusammenhang zwischen einem niedrigen Vitamin-K-Status und Osteoarthritis in Hand und Knie konnte in einer Beobachtungsstudie festgestellt werden [1016].

Bei Krankheiten, Tumoren, oder Gewebsveränderungen nach Verletzungen sind elementare Zellprozesse, die für ein Gleichgewicht auf Zellebene sorgen, unverzichtbar. Speziell der **Wachstumsfaktor Gas6** (Growth arrest-specific gene 6 protein, Wachstumsstopp-spezifisches Gen-6-Protein) regt Zellen an, mit der Mitose (Zellteilung) zu beginnen. Wenn ausreichend Gas6 durch das Vitamin $K_2$ aktiviert wurde, kann es Gelenkentzündungen hemmen. Das Gas6 lockt Zellen des Immunsystems (z. B. Leukozyten) zum Ort des Entzündungsgeschehens an, so dass diese dort wirken können. Diesen Prozess nennt man Chemotaxis [586].

### Herz-Kreislauf-System

Das **Matrix-Gla-Protein** wird ständig von den vaskulären glatten Muskelzellen und Endothelzellen exprimiert und spielt eine entscheidende Rolle bei der Entstehung einer Atherosklerose. Nach der posttranslationalen γ-Carboxylierung durch Vitamin $K_2$ beugt es einer vaskulären Kalzifizierung vor, indem es Kalzium-Ionen im Komplex bindet und dadurch das Auftreten von Kalziumkristallen verhindert. Mäuse, die genetisch nicht in der Lage sind, Matrix-Gla-Protein zu bilden, entwickelten innerhalb kürzester Zeit massive Atherosklerosen in den großen Arterien [1410].

**PRAXISTIPP**

Das Matrix-Gla-Protein ist essenziell für die Elastizität der Arterien, da es Kalkablagerung in der Tunica intima (innere Blutgefäßschicht) und der Tunica media (glatte Muskelzellen der Gefäße) verhindert.

Der Vitamin-K-Antagonist Warfarin verursacht bei Ratten Verkalkungen der Arterien und Herzklappen, da das Matrix-Gla-Protein unzureichend carboxyliert wird und deshalb inaktiv bleibt [708]. Die Erkrankung heißt **Mönckeberg-Mediasklerose,** da hier nur die mittlere Arterienwand (Tunica media) von Kalkablagerungen betroffen ist [418]. Bei älteren Menschen, bei Diabetes mellitus und/oder Nierenerkrankungen kann es ebenfalls zur Mönckeberg-Sklerose kommen. Im Gegensatz zur Atherosklerose ist hier die Intima interna nicht betroffen. Die atherosklerotischen Plaques aus uncarboxyliertem Matrix-Gla-Protein beginnen in den Elastinfasern der Blutgefäße und dehnen sich anschließend aus. Im Tierversuch kam es zu einem Rückgang der atherosklerotischen Veränderungen unter hohen Dosen an Vitamin K und zu einer Zunahme der Gefäßelastizität [1225].

**PRAXISTIPP**

Nicht-carboxyliertes Matrix-Gla-Protein findet sich in atherosklerotischen Plaques der Tunica media und der Tunica intima [164, 280, 1224]. In gesunden Arterien kommt ausschließlich carboxyliertes Matrix-Gla-Protein vor.

Schwere atherosklerotische Plaques erhöhen das Risiko für einen Myokardinfarkt und Apoplex, die Verkalkung der Tunica media führt zu einer Versteifung der Arterien und daher zur Dysfunktion des linken Herzventrikels, bis zum Herzversagen [418].

**Gas6** ist ein Wachstumsfaktor, der der Apoptose entgegenwirkt und eine wichtige Rolle bei Zelldifferenzierung, Migration und Adhäsion bei Entzündungsprozessen spielt. Es hat große Ähnlichkeit mit dem Protein S, das der Blutgerinnung entgegenwirkt, indem es als Cofaktor für Protein C die aktivierten Gerinnungsfaktoren V(a) und VIII(a) inaktiviert. Protein S und Gas6 werden Vitamin-K-abhängig gebildet [888]. Erst die γ-Carboxylierung ermöglicht eine kalziumabhängige Bindung an negativ geladene Phospholipidmembranen. Aus diesem Grund kann das Gas6 durch Vitamin-K-Antagonisten (z. B. Warfarin, Marcumar, Phenoprogamma) gehemmt werden [1493]. Am COOH-terminalen Ende von Gas6 liegen 2 globuläre Domänen, die homolog zu Steroidhormon-Bindungsstellen sind [444]. Eine dieser Domänen, der epidermale Wachstumsfaktor (EGF), ist beteiligt an Koagulation, Fibrinolyse, Zellwachstum, Zelladhäsion und Differenzierung. Das Gas6 kann durch diese Domänen an **Rezeptor-Tyrosinkinasen** binden oder eine direkte Protein-Protein-Bindung herstellen [900].

Gas6 ist ein Ligand für die 3 strukturell verwandten **Rezeptor-Tyrosinkinasen Axl, Sky und Mer** [1002]. Axl wurde bei Patienten mit einer chronisch-myeloischen Leukämie nachgewiesen. Es wurde damals als anexelecto (griechisch für unkontrolliert) bezeichnet, da man den Liganden noch nicht kannte. Axl wird ubiquitär in Geweben mit epithelialen, mesenchymalen und hämatopoetischen Ursprungs exprimiert, kommt aber in Lymphozyten und Granulozyten nicht vor [1032]. Sky kommt in embryonalen Zellen vor, vor allem im Gehirn, und spielt wohl eine Rolle in der Entwicklung des zentralen Nervensystems. Zusätzlich wird Sky in den Nieren, im Hoden und den Ovarien exprimiert [290]. Bei Mer handelt es sich um ein Protoonkogen, das vorwiegend in peripheren Monozyten und im Knochenmark gebildet wird [1354]. Gesunde B- und T-Lymphozyten enthalten kein Mer, jedoch kann es in neoplastischen Zellreihen der Zellen nachgewiesen werden [473].

**GEFAHR**

In Tierversuchen kam es bei Mäusen ohne die 3 Rezeptor-Tyrosinkinasen zu schwerwiegenden neurologischen Defiziten und einer eingeschränkten Spermatogenese [1194].

Rezeptor-Tyrosinkinasen spielen eine wichtige Rolle bei der Signalübertragung im Rahmen der Zellproliferation, Zelldifferenzierung, Zelladhäsion und des Zellüberlebens [383, 928].

**PRAXISTIPP**

Die Aktivierung der anti-apoptotischen Kinase AKT durch Gas6 ist notwendig für das Überleben der Zellen [944]. Auch die Aktivierung der Mitogen-aktivierten Proteinkinasen (MAPKs) geht mit den mitogenen Effekten von Gas6 einher [467].
Die Aktivierung der Phospholipase C gamma (PLCγ), ebenfalls ein Substrat von Axl, führt zu zytoskelettalen Veränderungen. Die Januskinasen zur Aktivierung der STAT-Proteine (Signal Transducers and Activators of Transcription) sind verantwortlich für die mitogenen Effekte von Gas6 in der Niere und spielen eine zentrale Rolle bei der Regulierung inflammatorischer Prozesse [1492].

Studien zeigen, dass Gas6 und Axl an den Pathomechanismen der chronischen Hyperglykämie, der arteriellen Hypertonie und der Atherosklerose beteiligt sind. In Tierversuchen mit Axl-defizienten Mäusen fand man nach Gefäßverletzungen eine verminderte Anzahl an vaskulären glatten Muskelzellen (VSMCs), neutrophilen Granulozyten und Makrophagen, dafür aber mehr apoptotische Zellen in der Media und Intima [764].

**GEFAHR**

Es gibt eine Assoziation von genetischen Gas6-Varianten und der Entwicklung eines Apoplex und anderen Gefäßerkrankungen [996].

In vivo konnte gezeigt werden, dass Endothelzellen Gas6 freisetzen und Gas6 auch wiederum Endothelzellen aktivieren kann. Zusätzlich kann es im Endothel Thrombozyten aktivieren und eine Leukozyten-Extravasation bei Entzündungen bewirken. Alle diese Vorgänge werden über den Rezeptor Axl vermittelt [1367]. Gas6 ist auch in der Hämostase involviert. In Tierversuchen entwickelten Mäuse ohne Gas6 kleinere Thromben, obwohl keine verstärkten Blutungen auftraten [29]. Gas6 vermittelt Entzündungsvorgänge in Gefäßen und anderen Geweben. Auch bei systemischen Entzündungen (Sepsis) wurden erhöhte Plasmawerte von Gas6 gefunden.

**GEFAHR**

Je höher die Konzentration von Gas6 bei der systemischen Entzündung, umso höher das Ausmaß der Organdysfunktion, vor allem der Leber und Nieren [157, 450].

**PRAXISTIPP**

Gas6 spielt auch eine Rolle bei der Blutbildung von Progenitorzellen und Erythroblasten. Es kann die Wirkung des Hormons Erythropoetin verstärken [30], ein Wachstumsfaktor für die Bildung von Erythrozyten.

Weiterhin ist Gas6 an der Bildung von Fettgewebe beteiligt [895].

Gas6 regt das Wachstum der Fibroblasten im Herzen an. Es hat antiapoptoische Wirkung auf kardiale Fibroblasten, dabei findet die Wirkung über die Bindung und Aktivierung von Axl statt [1317].

Eine der häufigsten Ursachen für Umbau am Herzen, an den Gefäßen und den Nieren ist das aktivierte Renin-Angiotensin-Aldosteron-System (RAAS). Eine Stimulierung der Zellen mit Angiotensin II oder Aldosteron führt zu einer erhöhten Gas6- und Axl-Expression und zu einer vermehrten Expression von Axl. Dabei sind freie Sauerstoffradikale beteiligt [398]. Axl ist ein wichtiger Mediator bei Gefäßveränderungen, die durch Desoxycorticosteron (DOCA) induziert sind, und vermittelt antiapoptoische Vorgänge an hypertensiven Gefäßen [765].

**PRAXISTIPP**

Gas6 wird von den Leukozyten, Endothel- und Epithelzellen als Reaktion auf Schädigungen synthetisiert. Es stimuliert Zellteilung, Zelldifferenzierung und Zellmigration (Zellbewegung) und schützt Zellen vor der Apoptose. Es ist an Reparaturprozessen von Blutgefäßen beteiligt.

**Periostin** spielt auch eine Rolle bei der Herzentwicklung. Nach einem myokardialen Infarkt ist es für die Ablagerung der extrazellulären Matrix [1311] und die ventrikuläre Erweiterung verantwortlich [720]. Auch für die Herzklappenentwicklung in der Embryonalphase wird Periostin benötigt. In der Regel ist es in der subendothelialen Schicht von gesunden Herzklappen lokalisiert. Bei der Entwicklung von komplexen Degenerationen scheint Periostin die Angiogenese sowie die Expression von Matrix-Metalloproteasen zu induzieren.

**PRAXISTIPP**

Periostin ist in der Lage, die Proliferation von Kardiomyozyten zu induzieren und hat eine modulierende Funktion in Umbauprozessen nach Myokardinfarkt bzw. während aktivem Remodellings oder akutem Stress [720, 774, 778].

### Renale Erkrankungen

Bei verschiedenen **Glomerulopathien** ist die exzessive Proliferation der Mesangiumzellen ein Merkmal [1322]. Diese sind meist mit einer vermehrten Bildung von Matrixproteinen assoziiert, verantwortlich sind dafür unterschiedliche Wachstumsfaktoren. Es konnten mitogene Effekte von Gas6 bei kultivierten Mesangiumzellen beobachtet werden, mit Expression von Gas6 und Axl. Bei Tieren, die an akuter Glomerulonephritis erkrankt sind, wurden signifikant höhere Konzentrationen von Gas6 und Axl nachgewiesen. Warfarin konnte die mesangiale Zellproliferation, die Proteinurie und die extrazelluläre Matrixvermehrung hemmen [1494]. Gas6 trägt auch zur Entwicklung und Progression **chronischer Nierenerkrankungen** bei. Zeichen dafür sind eine glomeruläre Hyperzellularität, eine Infiltration von Entzündungszellen und eine Glomerulosklerose [1354].

**PRAXISTIPP**

Eine Hauptursache für terminale Nierenerkrankungen in vielen Ländern ist die diabetische Nephropathie, mit einer Expansion der Mesangiumzellen, einer glomerulären Hypertrophie sowie Hyperfiltration und Albuminurie, so dass es zur Glomerulosklerose kommt. Im Endstadium tritt eine dialysepflichtige Niereninsuffizienz auf.

Im Tierversuch zeigten diabetische Ratten in einem frühen Stadium der Niereninsuffizienz eine erhöhte Expression von Axl und Gas6 in den Glomeruli. Eine zelluläre Proliferation und Fibrose in Glomeruli, Tubuli und Arteriolen sind auch typische Zeichen einer Transplantatabstoßung, die mit hohem Gas6 einhergehen [1500, 1501].

**STUDIEN**

Die Ergebnisse einer Biopsiestudie an humanen entzündlichen Nierenerkrankungen unterschiedlicher Genese (akute Transplantatabstoßung, IgA-Nephropathie, Lupus-Nephritis) zeigen, dass in allen krankheitsbetroffenen Geweben eine vermehrte Expression von Gas6/Axl in den Gefäßen und den Glomeruli nachgewiesen werden kann. Daher scheint das Gas6-Axl-System eine fundamentale Rolle bei verschiedenen akuten und chronischen Nierenerkrankungen zu spielen [398].

Gas6 ist an der Entwicklung von Nierenfunktionsstörungen beteiligt, diese Effekte sind blutdruckunabhängig [1354].

### Allergische Erkrankungen und Asthma bronchiale

**Periostin** ist durch IL-4 und IL-13 in Epithelzellen der Atemwege (Lungenfibroblasten) induzierbar

[1346, 1512]. Das Zelladhäsionsprotein wird von Fibroblasten in die extrazelluläre Matrix sezerniert [613, 1347]. Es scheint auch durch das antiinflammatorisches Zytokin TGF-β in Fibroblasten induziert zu werden. Periostin kann durch chemotaktische Prozesse Eosinophile in entzündetes Gewebe rekrutieren und spielt eine entscheidende Rolle in der Fibroseentwicklung beim Asthma bronchiale [537, 1346].

**PRAXISTIPP**

Periostin scheint generell als Mediator bei allergischen Entzündungen zu fungieren.

Die ablaufenden Funktionen und Effekte von Periostin sind dabei mehrschichtig. Im Ösophagus von Patienten mit Eosinophiler Ösophagitis scheint Periostin überexprimiert zu werden. Außerdem kann es die Eosinophilen-Adhäsion an Fibronektin um das 5,8fache steigern. Damit kann es eosinophile Granulozyten in TH2-assoziierter, mukosaler Entzündung beim Menschen direkt regulieren. Durch Periostin wird eine Fibrose verstärkt, da es an andere extrazelluläre Matrixproteine bindet, wie z. B. Kollagen Typ 1, Fibronektin und Tenascin C. Auch die Entwicklung von Kollagenfibrillen der intra- und intermolekularen Kreuzvernetzung von Kollagen durch Aktivierung des katalytischen Enzyms Lysyloxidase ist von der Beteiligung von Periostin abhängig. Die Entzündung der Atemwege durch Steigerung der Chemokinproduktion in Fibroblasten und die Rekrutierung von eosinophilen Granulozyten scheint durch das matrizelluläre Protein beeinflusst zu werden. Zusätzlich aktiviert es TGF-β im Atemwegsepithel.

**GEFAHR**

Bei allergischen Hauterkrankungen kommt es zu einem Circulus vitiosus. Eine durch Allergieexposition-initiierte TH2-Inflammation der Haut induziert die Produktion von Periostin in Fibroblasten durch IL-4 und IL-13, und die Keratinozyten werden zur Produktion weiterer proinflammatorischer Zytokine durch den Rezeptor für Periostin stimuliert. Dadurch wird die TH2-Antwort verstärkt [802].

**PRAXISTIPP**

Beim bronchialen Epithel führt ein Periostinmangel zu einer mangelnden Unterdrückung der Mukusproduktion und damit zu einer Verschlechterung der Symptomatik. Dagegen führt Periostin bei den Keratinozyten der Epidermis zu einer allergisch-inflammatorischen Antwort [913].

## Transport wichtiger Substanzen

Das **Transthyretin** (Thyroxin bindendes Präalbumin, TBPA, TTR) ist ein Transportprotein, das Schilddrüsenhormone im Serum transportiert. Außerdem kann es durch Komplexbildung mit dem Retinol bindenden Protein auch Retinol transportieren (➤ Kap. 2.2.1: Resorption, Transport). Gebildet wird Transthyretin in der Leber und im Plexus choroideus. Bei Entzündungsreaktionen wird es reduziert und fungiert daher auch als Anti-Akute-Phase-Protein. Bei Mutationen des codierenden Gens kommt es zum chronischen Mangel an Transthyretin und damit zu der Möglichkeit einer Amyloidose (ATTR-Amyloidose). Im fortgeschrittenen Alter kann es die Entstehung und Aufrechterhaltung der senilen Amyloidose fördern. Eine weitere genetische, aber seltene Variante führt zu einer erhöhten Affinität von Transthyretin und Thyroxin. Die Folge ist eine euthyreote Stoffwechsellage, da das freie Thyroxin im Blut normal und das Gesamtthyroxin erhöht ist.

## Darmflora

Es gibt eine ganze Menge an Bakterien, die Vitamin K synthetisieren können. Speziell anaerobe Bakterien produzieren Menachinone (Vitamin $K_2$). Diese Bakterien enthalten auch andere isoprenoide Chinone, wie das Ubichinon. Chinone spielen eine wichtige Rolle beim Elektronentransport in der Zytoplasmamembran der Bakterien. Menachinone transferieren Elektronen von NADH auf Fumarat und sind essenziell für die Zellatmung. Im Bakterium sind Menachinone membrangebunden und werden erst nach dem Absterben des Bakteriums freigegeben. Dabei werden Membranfragmente mit dem gebundenen Menachinon an das umgebende Gewebe abgegeben.

Die Hauptproduzenten von Menachinon im menschlichen Darm sind *Bacteroides vulgatus, Escherichia coli* und Eubacteria. *E. coli* bilden hauptsächlich MK-8, *Bacteroides fragilis* hauptsächlich MK-10 und MK-11. *Bacteroides vulgatus* stellt ebenfalls MK-10 und MK-11, aber auch MK-9 her [939].

**PRAXISTIPP**

Vitamin $K_2$ ist wichtig für die Darmbakterien selbst und hilft nur untergeordnet für die systemische Versorgung.

## Weitere wichtige Schutzfunktionen

- Das Matrix-Gla-Protein wird auch in den Endothelzellen der Nieren, der Lunge, der Milz und im Herzen synthetisiert und hemmt hier die **Verkalkung von Organen** und Weichteilgewebe durch Bindung von Kalzium.
- Das Gas6, welches auch in Leukozyten und Epithelzellen gebildet wird, ist an Reparaturprozessen von **Augenlinse und Retina** sowie von Thrombozyten, Nervenzellen, Nieren- und Lebergewebe beteiligt [529, 708].
- MK-7 hemmt den Transkriptionsfaktor NFκB und schützt dadurch vor **Infektionen** und **Krebserkrankungen.**
- Vitamin K wirkt **antioxidativ** und **antientzündlich** durch Hemmung der Expression proentzündlicher Zytokine.
- Nicht carboxyliertes Osteocalcin (ucOC) steigert das Risiko für **Diabetes mellitus** [835]. Im Tierversuch konnte nachgewiesen werden, dass hohe Osteocalcinspiegel vor Fettleibigkeit und Diabetes mellitus schützen. Das carboxylierte Osteocalcin fördert die Insulinausschüttung und stimuliert das Hormon Adiponektin, welches die Sensibilität von Insulin in Zellen erhöht. OC-Knockout-Mäuse entwickelten im Vergleich zu Wildtyp-Mäusen häufiger eine Insulinresistenz oder eine Glucosetoleranzstörung [1049]. Beim Menschen hatten Diabetiker niedrigere Osteocalcinspiegel im Vergleich zu Nicht-Diabetikern [748, 1157].
- Bei den OC-Knockout-Mäusen vermindert sich die Anzahl der Nachkommen signifikant, ebenso die Hodengröße, das Hodengewicht, Nebenhoden, Samenbläschen, Spermienzahl und die **Testosteronproduktion** [1049]. Auch bei männlichen Jugendlichen (11 und 14 Jahre) konnte eine Studie eine Korrelation von Testosteron mit Osteocalcin zeigen [751]. In einer weiteren Studie konnte ein Zusammenhang zwischen nicht carboxyliertem Osteocalcin (ucOC) sowie der ucOC-Ratio mit Testosteron bei männlichen Diabetikern gezeigt werden [706, 1231].
- Das Gas6 spielt aufgrund seiner Signalwirkung eine wichtige Rolle in den Nervenzellen des Gehirns. Erkenntnisse aus Tierversuchen lassen darauf schließen, dass mit zunehmendem Alter der Gas6-Gehalt im vorderen Gehirn (bewusstes Denken) abnimmt und ein Zusammenhang mit altersbedingtem **kognitivem Abbau** sowie **neurodegenerativen Erkrankungen** besteht. Dies betrifft Morbus Parkinson sowie Morbus Alzheimer und weitere Demenzerkrankungen. Das MK-4 im Gehirn scheint dieses vor oxidativen Stress und Entzündungen zu schützen [586].
- MK-7 ist strukturverwandt mit Coenzym $Q_{10}$, so dass es vermutlich ein $Q_{10}$-Mimetikum ist (Bindung an den gleichen Rezeptor) und daher die **mitochondriale ATP-Produktion der Atmungskette** verbessern kann [492].
- Periostin dient der **Regeneration von Gewebe.** In gesunder menschlicher Haut wird das matrizelluläre Protein in Epidermis und Haarfollikel exprimiert. Liegt ausreichend davon in carboxylierter Form in den Zellen vor, hilft es bei Verletzungen und Gewebsdefekten, die Wunden schneller zu schließen. Bei einem Mangel kann es zu einer verzögerten Reepithelisierung und einer verringerten Proliferation von assoziierten Keratinozyten kommen. Zusätzlich erleichtert es die Aktivierung, Differenzierung und Kontraktion von Fibroblasten. Die Zunahme an Periostin beginnt physiologisch einige Tage nach der Verletzung bis zum Peak nach einer Woche, anschließend verringert sich die Konzentration wieder.

**PRAXISTIPP**

Periostin tritt als Mediator bei der physiologischen epidermalen Wundheilung auf [778, 1252].

## Normwerte und Bestimmung

Der Vitamin-K-Plasmaspiegel ist wenig aussagekräftig zur Bestimmung des Vitamin-K-Status. Zur Beurteilung von Mangelzuständen werden daher andere Indikatoren bestimmt (➤ Tab. 2.70). Dies liegt zum einen an der Tatsache, dass es sich beim Vitamin K um eine Vielzahl an Verbindungen handelt. Zum anderen ist die Halbwertszeit von Vitamin $K_1$ sehr gering und variiert in Abhängigkeit vom Triglyceridspiegel.

**PRAXISTIPP**

Ein hoher Triglycerid-Serumspiegel geht mit einem erhöhten Vitamin-$K_1$-Spiegel einher.

**Tab. 2.70** Vitamin-K-abhängige Proteine zur Beurteilung von Vitamin-K-Mangelzuständen bei verschiedenen Krankheitsbildern [350]

| Organ | Markerprotein | Krankheit | Ref. |
|---|---|---|---|
| Gefäßsystem | MGP (Matrix-Gla-Protein) | Atheromatöse Plaques | 1 |
| | | Diabetes mellitus | 2 |
| | | Karotisstenose | 3 |
| | Dp-uc MGP (nicht phosphoryliertes nicht carboxyliertes MGP) | Herzinsuffizienz | 4 |
| | | Höhere Mortalität bei Patienten mit Aortenstenose | 5 |
| | Dp-cMGP (nicht phosphoryliertes carboxyliertes MGP) | Herzinsuffizienz | 4 |
| | | Höhere Mortalität bei Hämodialysepatienten | 6 |
| | Uc-MGP (nicht carboxyliertes MGP) | Aortenstenose und Verkalkung | 7 |
| | | Diabetes | 8 |
| | | Hypertonie | 9 |
| Knochen | Osteocalcin (OC) | Glykämischer Index | 10 |
| | UcOC (nicht carboxyliertes Osteocalcin) | Insulinstoffwechsel | 11 |
| | | Frakturen | 12 |
| Leber | PIVKA-II | Vitamin-K-Mangel | 13, 14 |
| Gefäßsystem | PIVKA-II | Vitamin-K-Mangel | 15 |

PIVKA-II: prothrombin induced by vitamin K absence

Referenzen: **1:** Shanahan CM et al. High expression of genes for calcification-regulating proteins in human atherosclerotic plaques. J Clin Invest. 1994; 93(6): 2393–2402. **2:** Thomsen SB et al. Increased levels of the calcification marker matrix Gla Protein and the inflammatory markers YKL-40 and CRP in patients with type 2 diabetes and ischemic heart disease. Cardiovasc Diabetol. 2010; 9:86. **3:** Pop D et al. The relationship between matrix GLA protein (MGP) and carotid stenosis. Rev Rom. De med De lab. 2011; 19: 169–175. **4:** Ueland T et al. Circulating levels of non-phosphorylated undercarboxylated matrix Gla protein are associated with disease severity in patients with chronic heart failure. Clin Sci (Lond). 2011; 121(3): 119–127. **5:** Ueland T et al. Undercarboxylated matrix Gla protein is associated with indices of heart failure and mortality in symptomatic aortic stenosis. J Intern Med. 2010; 268(5): 483–492. **6:** Schlieper G et al. Circulating nonphosphorylated carboxylated matrix gla protein predicts survival in ESRD. J Am Soc Nephrol. 2011; 22(2): 387–395.**7:** Cranenburg EC et al. The circulating inactive form of matrix Gla Protein (ucMGP) as a biomarker for cardiovascular calcification. J Vasc Res. 2008; 45(5): 427–436. **8:** Parker BD et al. The association of uncarboxylated matrix Gla protein with mitral annular calcification differs by diabetes status: The Heart and Soul study. Atherosclerosis 2010; 210(1): 320–325. **9:** Rennenberg RJ et al. Calcium scores and matrix Gla protein levels: association with vitamin K status. Eur J Clin Invest. 2010; 40(4): 344–349. **10:** Guntur AR, Rosen CJ. Bone as an endocrine organ. Endocr Pract. 2012; 18(5): 758–762. **11:** Bulló M et al. Total and undercarboxylated osteocalcin predict changes in insulin sensitivity and β cell function in elderly men at high cardiovascular risk. Am J Clin Nutr. 2012; 95(1): 249–255. **12:** Herrmann M et al. Different kinetics of bone markers in normal and delayed fracture healing of long bones. Clin Chem. 2002; 48(12): 2263–2266. **13:** Schurgers LJ et al. Vitamin K-containing dietary supplements: comparison of synthetic vitamin K1 and natto-derived menaquinone-7. Blood. 2007; 109(8): 3279–3283. **14:** Westenfeld R et al. Effect of vitamin K2 supplementation on functional vitamin K deficiency in hemodialysis patients: a randomized trial. Am J Kidney Dis. 2012; 59(2): 186–195. **15:** Holden RM et al. Vitamins K and D status in stages 3–5 chronic kidney disease. Clin J Am Soc Nephrol. 2010; 5(4): 590–597.

Eine verlängerte Prothrombinzeit (Faktor II) lässt indirekt auf einen Vitamin-K-Mangel schließen. Allerdings ist diese Bestimmung sehr grob, da sie keine marginalen Vitamin-K-Mangelzustände anzeigt. Bei einem ausgeprägten Vitamin-K-Mangel kommt es zum Absinken des Quick-Wertes, mit einem INR-Anstieg. Dies liegt an der verminderten posttranslationalen Modifikation der Gerinnungsfaktoren II, VII, IX und X in der Leber (➤ Abb. 2.14).

**PRAXISTIPP**

Die Bestimmung der Blutspiegel von carboxyliertem und nicht carboxyliertem Osteocalcin ist ein besserer Indikator für den Vitamin-K-Staus als die Gerinnungsfaktoren.

**Normwerte**

| | |
|---|---|
| Vitamin K im Plasma | 0,4–5,0 nmol/l |
| Vitamin $K_1$ im Serum | 0,13–0,19 µg/l |
| Vitamin $K_2$ (MK-4) im Serum | 0,10–0,86 µg/l |
| Vitamin $K_2$ (MK-7) im Serum | 0,10–0,86 µg/l |
| ucOC im Serum | 0,6–3,3 ng/ml |

**PRAXISTIPP**

Bei hochdosierten Vitamin-K-Supplementen sinkt der Anteil an nicht-carboxyliertem Osteocalcin und Matrix-Gla-Protein meist auf < 5 % [280].

## Versorgungssituation

Ein subklinischer Mangel an Vitamin K scheint auch bei gesunden Kindern und Erwachsenen häufiger vorzukommen als bislang angenommen [280, 708, 1402, 1410], auch wenn die Blutgerinnung in der Regel nicht davon betroffen ist. Gerade bei älteren Menschen kann die Thromboplastinzeit im Normwert und der Anteil des nicht carboxylierten Osteocalcins und Matrix-Gla-Proteins in Knochen, Knorpel und Blutgefäßen erheblich sein.

**GEFAHR**

Bei einer Vitamin-K-Unterversorgung wird die Carboxylierung des Osteocalcins und des Matrix-Gla-Proteins vermindert, um die der Gerinnungsfaktoren aufrechtzuhalten. Bei einem ausgeprägten Mangel, der die Gerinnungsfaktoren mit beeinflusst, sinken zunächst die Spiegel der Faktoren VII und Protein C ab, gefolgt von den Faktoren X, IX und II.

Ergebnisse von In-vitro- und In-vivo-Studien an Tieren zeigten, dass nicht carboxyliertes Osteocalcin ein aktives Hormon im Glucosemetabolismus darstellt und daher auf keinen Fall fehlen sollte. Ob es im menschlichen Organismus ebenfalls eine Rolle bei der Glucoseverwertung spielt, ist noch nicht ausreichend erforscht [505].

**STUDIEN**

Kinder im Wachstum haben häufig eine deutliche Erhöhung des Verhältnisses von nicht carboxyliertem zu carboxyliertem Osteocalcin und weisen einen sehr schlechten Vitamin-K-Status auf [1402].

Bei den Blutproben von 896 gesunden Personen waren alle Koagluationsproteine vollständig carboxyliert, bei einem Großteil der Teilnehmer lag jedoch eine hohe Konzentration an nicht carboxylierten γ-Carboxyglutaminsäure-Proteinen, wie Osteocalcin und Matrix-Gla-Protein, vor. Beide Parameter (ucOc und ucMGP) weisen auf einen funktionellen Vitamin-K-Mangel sowie auf ein erhöhtes Risiko für Knochenfrakturen bzw. Gefäßerkrankungen hin. Anhand dieser Studie muss davon ausgegangen werden, dass ein Großteil der Bevölkerung von einem Vitamin-K-Defizit betroffen ist [1356].

Mängel können vermehrt auftreten bei:

- **Schädigung der Darmschleimhaut:** Durch entzündliche Darmerkrankungen (Enteritis und Kolitis, Morbus Crohn, Colitis ulcerosa) oder bei Langzeitantibiose, bei anhaltender Diarrhö.
- **Mangel an Pankreasenzymen und Gallensäuren:** Durch chronische Pankreatitis oder Gastritis, Bulimia nervosa.
- **Leberschäden:** Vitamin K wird in der Leber gespeichert und verstoffwechselt, daher kann es bei Schäden leichter zum Mangel kommen.
- **Schwangerschaft:** Im 3. Trimester ist eine gute Versorgung wichtig, da Vitamin K körperliche, seelische und geistige Störungen verhindern kann. Vitamin K verhindert die Entstehung einer Cholestase, die bei Vorbelastung vor allem im letzten Trimester auftritt. Die hormonelle Gallenstauung führt vermehrt zu Bauchschmerzen, Appetitlosigkeit, dunklem Urin, Pruritus, Depressionen und Müdigkeit.
- **Säuglingen:** Neugeborene Babys sind mangelgefährdet, da in der Schwangerschaft die Versorgung über die Plazenta und nach der Geburt der Gehalt der Muttermilch niedrig ist. In Deutschland bekommt jedes Neugeborene eine Vitamin-K-Prophylaxe.
- **Medikamente:** Breitband-Antibiotika, Salicylate in hohen Dosen, Vitamin-K-Antagonisten, Gallensäurebinder, Antikonvulsiva.
- **Parenterale Ernährung.**
- **Ältere Menschen mit einseitiger Ernährung.**
- **Alkoholismus.**
- **Zystische Fibrose.**

Es gibt zunehmend Hinweise, dass der empfohlene Vitamin-K-Bedarf für die γ-Carboxylierung des Osteocalcins und Matrix-Gla-Proteins durch die normale diätische Zufuhr nicht ausreicht [1356].

## Klinische Symptomatik

### Mangelsymptome

Bei einem ausgeprägten Mangel kann es aufgrund von **Blutgerinnungsstörungen** zu Einblutungen in Gewebe und Organe, zu Blutungen aus Körperöffnungen, Hämatemesis, retroperitonealen Blutungen sowie inadäquaten postoperativen Blutungen kommen.

**GEFAHR**

Menschen mit einem Vitamin-K-Mangel bekommen bei leichten Stößen schnell Hämatome der Haut, die nur langsam abheilen. Weitere Symptome sind Nasenbluten, Zahnfleischbluten beim Zähneputzen und langanhaltende Blutungen bei Verletzungen oder beim Blutabnehmen.

Beim leichten oder beginnenden Vitamin-K-Mangel kommt es zu Konzentrationsstörungen, Leistungsschwäche und Antriebslosigkeit. Auch eine erhöhte Infektanfälligkeit, ausgeprägte Müdigkeit und anhaltende Kopfschmerzen können Hinweis auf einen Mangel sein. Magen- und Darmgeschwüre treten ebenfalls häufiger auf.

Bei Neugeborenen kann sich ein **Morbus haemorrhagicus neonatorum** entwickeln. Bei der klassischen Form (zwischen 2. und 7. Lebenstag) kommt es zu Magen-Darm-Blutungen und zum Blutaustritt aus Körperöffnungen und Nabel. Die Spätform (nach der 3. Lebenswoche) manifestiert sich mit starken Blutungen nach Bagatellverletzungen und mit Schleimhautblutungen. Lebensgefährlich sind die häufig auftretenden intrakraniellen Blutungen, die neurologische und sensorische Schäden hinterlassen können.
Ursachen des Vitamin-K-Mangels:

- Die Plazenta ist nicht Vitamin-K-durchlässig.
- Muttermilch enthält im Gegensatz zur Kuhmilch keine ausreichenden Mengen an Vitamin K, deshalb tritt diese Krankheit fast ausschließlich bei voll gestillten Kindern auf.
- Die Darmbakterien sind in den ersten Lebenswochen noch nicht in der Lage, Vitamin K in ausreichender Menge zu synthetisieren.

### Symptome bei Überdosierung

Die natürlichen Vitamin-K-Derivate sind nicht toxisch. Das synthetische und wasserlösliche Vitamin $K_3$ kann zu Albuminurie und Erbrechen führen. Neugeborene, die zu viel Vitamin K bekommen, lagern Bilirubin ein, das beim Abbau von Hämoglobin entsteht und zum Ikterus (Gelbfärbung der Haut) führen kann. Therapiert wird dies mit Lichttherapie und Flüssigkeitszufuhr. Vermieden werden muss die Überwindung der Blut-Hirn-Schranke durch extrem hohe Bilirubinwerte, da dadurch schwere Schäden im Gehirn entstehen können.

**PRAXISTIPP**

Da Vitamin K nicht nur anti-, sondern auch pro-koagulatorische Wirkungen hat, kommt es bei Einnahme von Vitamin $K_2$ nicht generell zu einer verstärkten Blutgerinnung und zu Thrombosen.

## Anwendungsgebiete

### Prophylaxe

**Neugeborene** Eine Prophylaxe mit Vitamin K wird regelmäßig und standardisiert nach der Geburt durchgeführt. Sie ist auf jeden Fall sinnvoller als die Zufütterung von ansonsten unphysiologischer Kuhmilch. Zusätzlich kann im Einzelfall eine intramuskuläre (i. m.) Verabreichung erforderlich sein. Eine englische Studie, die die Zunahme von kindlichen Malignomen durch die intramuskuläre Gabe von Vitamin K nahelegte, ist mittlerweile eindeutig widerlegt.

**Säuglinge mit gestörter Vitamin-K-Resorption** Die Vitamin-K-Resorption ist bei Mukoviszidose, chronischer Diarrhö und Hepatitis gestört. In diesen Fällen wird 1 mg Vitamin K pro Monat parenteral verabreicht.

**Schwangere** Keine Regelprophylaxe, da die Versorgungslage mit Vitamin K angeblich auch für Schwangere sehr gut ist. Nur bei Resorptionshemmnissen (s. Versorgungssituation) oder bei extrem obst- und gemüsearmer Ernährung sollte eine Substituierung erwogen werden, insbesondere wenn es bereits zu Symptomen gekommen ist.

### Weitere Anwendungsgebiete

- Atherosklerosepatienten: Nierenerkrankte, vor allem bei Hämodialyse, und Diabetiker haben ein erhöhtes Risiko für eine Atherosklerose.

- Hypercholesterinämie: Vitamin $K_2$ kann das HDL-Cholesterin erhöhen und den Gesamt-Cholesterinspiegel senken. Dadurch werden eine Plaquebildung und Atherosklerose vermindert.
- KHK: Vermindert eine Koronararterienverkalkung.
- Osteopenie und Osteoporose: Vitamin $K_2$ verbessert die Kalziumverwertung und dient der Frakturprophylaxe.
- Störungen des Zahnapparates: Eine bessere Kalziumverwertung sorgt für Stabilität und verbessert das Peridontium. Zahnfleischblutungen können vermindert werden.
- Arthrose und Arthritis: Die Elastizität von Knorpeln ist auf verschiedene Vitamin-K-abhängige Proteine angewiesen (s. Biochemische Funktionen: Knochen und Knorpel).
- Sehnenerkrankungen: Kalzium hat eine Schlüsselrolle bei der Entwicklung des Knochen-Sehnen-Übergangs. Daher profitieren Menschen mit Störungen und Schmerzen enorm von einer Vitamin-$K_2$-Supplementierung. Dies betrifft u. a. Epicondylitis, Tendinitis, Tendinitis calcarea, Tendovaginitis, Patellarspitzensyndrom. Auch eine Besserung der Beschwerden beim Karpaltunnelsyndrom ist möglich, allerdings fehlen hier noch Studien.
- Diabetes mellitus: Carboxyliertes Osteocalcin fördert die Insulinausschüttung und stimuliert Adiponektin. Diabetiker, vor allem wenn sie unter Nierenfunktionsstörungen leiden, haben öfter die Mönckeberg-Sklerose (s. Biochemische Funktionen: Herz-Kreislauf-System).
- Testosteronmangel: Bei einem Mangel empfiehlt sich die Gabe von Vitamin $K_2$, zusammen mit Vitamin $D_3$, das ebenfalls den Testosteron-Spiegel erhöht.
- Wundheilungsstörungen: Periostin ist wichtig für die Heilung der Haut und des Bindegewebes. Osteocalcin verstärkt das Granulationsgewebe.
- Asthma bronchiale (s. Biochemische Funktionen: Allergien und Asthma bronchiale).
- Schwangerschaft: Periostin spielt eine wichtige Rolle in der Ontogenese. Auch die Schwangere profitiert zur Vermeidung einer Cholestase davon.
- Vorbeugung und Therapie bei KHK, Herzinfarkt, Apoplex, Nierensteinen.
- Neurologische Erkrankungen: Kognitiver Abbau im Alter, Demenz, Morbus Parkinson, Morbus Alzheimer.

**STUDIEN**

In einer Metaanalyse mit 13 randomisierten placebokontrollierten Studien wurde der Einfluss von Vitamin $K_2$ MK-4 (15–45 mg täglich) auf die Knochengesundheit untersucht. MK-4 reduzierte im Vergleich zum Placebo das Risiko einer Wirbelfraktur um 60 %, einer Hüftfraktur um 77 % und für nichtvertebrale Frakturen um 81 % [260].

## Interaktionen

### Medikamente

Es sind bisher nur wenige Interaktionen zwischen Medikamenten und Vitamin K bekannt (➤ Tab. 2.71). Dies heißt jedoch nicht, dass weitere auszuschließen sind. Daher sollte bei Symptomen eines Vitamin-K-Mangels auch eine eventuelle Medikamenteninteraktion in Erwägung gezogen werden.

**GEFAHR**

Wenn schwangere Frauen Medikamente wie Warfarin, Antikonvulsiva, Rifampicin oder Isoniazid einnehmen, stört es die Vitamin-K-Synthese des Fötus und des Neugeborenen. Die Folge ist ein erhöhtes Risiko für einen Vitamin-K-Mangel des Kindes [1363].

### Nährstoffe

Vitamin K ist insgesamt noch wenig erforscht, daher gibt es noch wenig Wissen zu Interaktionen mit Nährstoffen (➤ Tab. 2.72).

**STUDIEN**

Bei Erwachsenen mit normalen Gerinnungsstatus hemmte eine tägliche Ergänzung mit 1.000 IE Vitamin E über 12 Wochen die Aktivierung von Prothrombin, durch Hemmung der γ-Carboxylase [155].

## Täglicher Bedarf

Welche Mengen an Vitamin K der menschliche Organismus benötigt, ist nicht bekannt. Die DGE empfiehlt 1 µg/kg KG täglich. Unter dieser Dosierung sind beim Gesunden keine Mangelzustände zu erwarten. Generelle Bedarfsempfehlungen für den Krankheits-

**Tab. 2.71** Interaktionen zwischen Vitamin K und Medikamenten [489]

| Medikament | Interaktion |
|---|---|
| Abführmittel | Vitamin-K-Resorption ↓ |
| Antibiotika, v. a. Breitbandantibiotika | Hemmung der Eigensynthese von Vitamin $K_2$ durch Zerstörung der Darmflora |
| Antiepileptika (Phenytoin, Phenobarbital) | Vitamin-K-Abbau ↑ durch Induktion metabolisierender Enzyme |
| Antikoagulanzien, Dicumarol-Typ, Vitamin-K-Antagonisten | Antagonisten von Vitamin K. Hemmen die Vitamin-K-Epoxid-Reduktase im Vitamin-K-Zyklus → die Vitamin-K-abhängige Carboxylierung der Blutgerinnungsfaktoren unterbleibt, damit nimmt die Gerinnungsfähigkeit des Blutes ab und das Osteoporoserisiko steigt. Abschwächung der Medikamentenwirkung durch Vitamin $K_1$ und $K_2$. |
| Acetysalicylsäure | Hemmung der Vitamin-K-Wirkung |
| Antikonvulsiva | Führen zu Vitamin-K-Mangel; Ursache unbekannt |
| Bisphosphonate | Vitamin K verbessert ossäre Wirksamkeit des Medikaments. |
| Cephalosporine | Hemmung der Vitamin-K-Epoxid-Reduktase, so dass die Wiederverwertung von Vitamin K beeinträchtigt wird. |
| Cholestipol<br>Cholestyramin | Vitamin-K-Resorption ↓ [554]. Austauscherharze stören die Funktion der Gallensäuren bei der Fettresorption und -digestion und können so einen Mangel an fettlöslichen Vitaminen (A, D, E, K) verursachen. Die Einnahme von Vitamin K sollte 1 Stunde vor oder 4 Stunden nach dem Medikament erfolgen. |
| Glucocorticoide | Verbessert die ossäre Ca-Verwertung und wirkt Störungen des Knochenstoffwechsels entgegen |
| Isoniazid | Stört die Vitamin-K-Synthese |
| Mineralöl | Vitamin-K-Resorption ↓ [554] |
| Olestra | Vitamin-K-Resorption ↓ [554] |
| Orlistat | Vitamin-K-Resorption ↓ [554] durch Hemmung der pankreatischen Carboxylester-Lipase |
| Opoid-Analgetika | Vitamin-K-Resorption ↓ durch gastrointestinale Störungen |
| Protonenpumpenhemmer | Bei langfristiger Einnahme Vitamin-K-Resorptionsstörungen möglich |
| Rifampicin | Stört die Vitamin-K-Synthese |
| Salicylate | Hemmung des Enzyms Vitamin-K-Epoxid-Reduktase, so dass die Wiederverwertung von Vitamin K beeinträchtigt wird. |
| Wafarin | Vitamin-K-Antagonist. |

**Tab. 2.72** Interaktionen zwischen Vitamin K und speziellen Nährstoffen

| Nährstoff | Interaktion |
|---|---|
| Coenzym $Q_{10}$ | $CoQ_{10}$ ähnelt in seiner chemischen Struktur dem Vitamin K. Beide haben Einfluss auf die Blutgerinnung und können wahrscheinlich an die gleichen Rezeptoren binden. |
| Kalzium | Regulierung, aktiver Transport und Verteilung von Ca sind Vitamin-K-abhängig. |
| Vitamin A | Hochdosierte Vitamin-A-Gaben reduziert die Vitamin-K-Resorption [1046]. |
| Vitamin D | Hochdosierte Vitamin-D-Gaben führen zu einem Vitamin-$K_2$-Mangel, da dieses Vitamin für die Ca-Verwertung notwendig ist. Beide Vitamine ergänzen sich in der Therapie einer Osteoporose und Atherosklerose sowie bei anderen Wirkungen. |
| Vitamin E | Hohe Vitamin-E-Dosen hemmen die Vitamin-K-Resorption [1046]. Eine Vitamin-E-Form, das Tocopherolchinon, kann die Vitamin-K-abhängige γ-Carboxylase hemmen, so dass ein funktioneller Vitamin-K-Mangel entsteht. |

fall gibt es nicht. Hier muss die jeweilige Dosierung vom behandelnden Arzt festgelegt werden.

**Einnahmeempfehlung**

Einnahme zu den Mahlzeiten.

Bei regelmäßiger Zufuhr von Vitamin-$K_2$-MK-7 kommt es zu stabileren und 7- bis 8fach höheren Blutspiegeln im Vergleich zu Vitamin $K_1$. Zusätzlich reichert sich MK-7 besser im Gewebe an. Auch die notwendige Carboxylierung hepatischer und extrahepatischer Proteine ist mit MK-7 effektiver [1190]. Die geringen MK-4-Mengen in der Nahrung tragen nicht zum Aufbau des Vitamin-K-Staus und der Carboxylierungsreaktionen bei [1190]. Eine tägliche Einnahme von Vitamin $K_1$ oder Vitamin-$K_2$-MK-7 (0,22 µmol; Tabletten oder Kapseln) fördert die γ-Carboxylierung des Osteocalcins. Nach 3 Tagen kann eine weitere Steigerung jedoch nur noch durch Supplementierung mit MK-7 erreicht werden (➤ Abb. 2.15) [492].

## Therapie

Die Empfehlungen der DGE unterscheiden nicht zwischen Vitamin $K_1$ und $K_2$. Sie reichen in der Regel für die Carboxylierung der Gerinnungsfaktoren aus, jedoch nicht für die Aktivierung der zahlreichen anderen Vitamin-K-abhängigen Proteine.

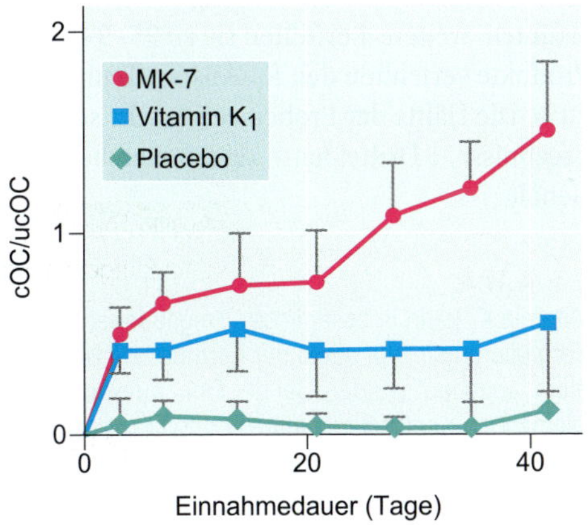


**Abb. 2.15** γ-Carboxylierung des Osteocalcins (Verhältnis carboxyliertes zu uncarboxyliertem OC) durch Vitamin $K_1$ und MK-7. (Nach [492]; [L141])

**PRAXISTIPP**

Empfehlenswert ist eine tägliche Zufuhr von 100–200 µg Vitamin $K_2$. Bei hochdosierten Vitamin-D-Gaben sollte man 25 µg Vitamin $K_2$ pro 1.000 IE Vitamin D zuführen. Kontraindiziert ist die Therapie mit Vitamin-$K_1$-Antagonisten. Bei den neuen oralen Antikoagulanzien (NOAK) besteht dieses Problem nicht.

MK-7 ist ein 3- bis 4-mal stärkeres Gegenmittel für orale Blutgerinnungshemmer als Vitamin $K_1$. MK-7-Supplemente, die > 50 µg/Tag enthalten, können die Therapie mit oralen Blutgerinnungshemmern beeinträchtigen [1226]. Die Supplementierung mit MK-7 beeinflusst bei einigen Personen die Gerinnung bereits bei einer Dosis ab 10 µg [1409].

Der Einsatz von Vitamin-$K_2$-MK-4-Produkten ist ebenfalls nicht sinnvoll, da sie wegen ihrer unterschiedlichen Bindung im Blut zum Großteil nach einer Stunde ausgeschieden werden und nur in sehr hohen Dosen Wirkung zeigen. MK-7 hat eine höhere Lipophilie, eine deutlich längere Halbwertszeit (72 Stunden im Blut verfügbar) und reichert sich im Gewebe signifikant besser an. Es wirkt bereits in kleinsten Dosierungen, so dass 60 µg MK-7 eine bessere Wirkung zeigen als 500 µg MK-4 [1190]. Der Organismus kann MK-7 in MK-4 umwandeln.

Auch bei den aus Soja gewonnen MK-7-Natto-Produkten gibt es große Qualitätsunterschiede, manche von ihnen entsprechen nicht den Qualitätsstandards. Bei der organischen Synthese von MK-7 aus pflanzlichen Ölen (Geraniol und Citronella) sollte darauf geachtet werden, dass der Hersteller keine cis-Isomere verwendet.

**PRAXISTIPP**

Der Organismus kann nur die MK-7-trans-Form verwerten (➤ Abb. 2.16), da diese an bestimmte Enzyme in der Zellmembran gebunden werden kann. Bei Produkten, die einen cis-Anteil enthalten, ist dieser wirkungslos. Daher sollte man auf die Verwendung von MK-7-Produkten mit 100 % all-trans-Form achten.

Von der Vielzahl an Vitamin-$K_2$-Produkten auf dem Markt entsprechen viele nicht der Qualität, die auf dem Etikett versprochen wird. Produkte, die die Mineralstoffe Kalzium und Magnesium enthalten (Multivitaminpräparate und solche zur Stärkung der Knochen- oder Herzgesundheit) bauen das enthaltene

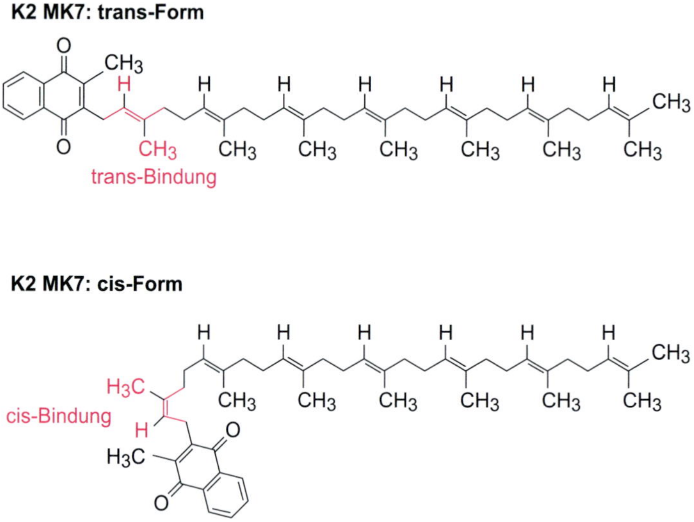


**Abb. 2.16** Struktur der all-trans- und der cis-Form von Vitamin-$K_2$-MK7. [L141]

Vitamin $K_2$ ab. Das Kappa Bioscience Institut testete 101 fertige Produkte auf den Etikettierungsanspruch, der angegeben war, und stellte fest, dass sich fettlösliche Vitamine in bestimmten Umgebungen und Formulierungen abbauen. Ungeschütztes oder natürliches Vitamin $K_2$ in Formulierungen mit Kalzium ist bei 25 und 40 °C instabil, daher enthalten solche Produkte nach 12 Monaten nur noch 60 % bzw. 29 % der angegebenen $K_2$-Gehalte. Produkte in Kombination mit Magnesium enthielten nach 12 Monaten nur noch 1 % des ungeschützten Vitamin $K_2$. Produkte mit mikroverkapseltem Vitamin $K_2$ sind daher besser geeignet als ungeschützte fermentierte $K_2$-Formulierungen. Produkte mit geschütztem, mikroverkapseltem $K_2$ mit Kalzium enthielten nach 12 Monaten bei 25 °C noch 96 % und bei 40 °C noch 86 %. Die Ergebnisse bei Formulierungen mit Magnesium waren mit 92 % bzw. 80 % ähnlich [713].

**GEFAHR**

81 % der im Jahr 2013 getesteten Produkte erfüllten die Angaben auf dem Etikett nicht.

Im Jahr 2016 testete das Kappa Bioscience Institut fast 100 weitere Vitamin-$K_2$-Produkte (Einzelhändler der EU, USA, Indien und Südafrika), mit äußerst entmutigenden Ergebnissen [713]:

- Ungeschützte oder natürlich fermentierte K2-Produkte, die Kalzium oder Magnesium enthielten: Die Hälfte der Produkte hatte 50 % oder mehr Abweichung zu den Gehaltsangaben des Etiketts. Jedes 5. Produkt enthielt weniger als 10 % der $K_2$-Angaben. 4 Produkte enthielten kein messbares Ergebnis an Vitamin $K_2$. Nur 8 % der ungeschützten $K_2$-plus-Mineralien-Produkte erfüllten den Etikettierungsanspruch oder waren nahe daran.
- Alle geschützten, mikroverkapselten Vitamin-$K_2$-MK-7-Produkte erfüllten den Etikettenanspruch ganz oder nahezu.
- Ungeschützte, natürlich fermentierte Vitamin-$K_2$-MK-7-Formulierungen, bei denen die Stabilität keine Rolle spielen sollte: 1 Viertel der Produkte ohne Mineralien ergab gute Ergebnisse, wobei nur 4 von 30 Produkten die Angaben des Etiketts erfüllten, weitere 4 erfüllten sie zu 95–99 %, 7 Produkte verfehlten den $K_2$-Anspruch um 10–20 %. Die Hälfte der Proben zeigte sehr schlechte Ergebnisse, 1 Drittel hatte keinen messbaren $K_2$-Gehalt.

**GEFAHR**

- Vitamin $K_2$ kann in bestimmten Umgebungen und Formulierungen, vor allem mit Kalzium und Magnesium, abgebaut werden. Bei der Einnahme von Supplementierungen sollten keine ungeschützten Vitamin-K2-Formulierungen eingesetzt werden [713].
- Menschen mit Sojabohnen-Allergie sollen keine Vitamin-$K_2$-Natto-Produkte zu sich nehmen. In diesem Fall sind MK-7-Produkte aus pflanzlichen Ölen (all trans 100 %) besser geeignet.

**Tab. 2.73** Vitamin $K_1$- bzw. $K_2$-Gehalte in ausgewählten Lebensmitteln (in µg/100 g); berücksichtigt werden müssen jahreszeitliche Schwankungen (modifiziert nach [1290, 1352])

| Lebensmittel | $K_1$ (µg/100 g) | $K_1$ und $K_2$ gesamt |
|---|---|---|
| Grünkohl | 800 | |
| Chicorée (obere Blätter) | 440 | |
| Petersilie | 421 | |
| Spinat | 400 | |
| Portulak | 381 | |
| Schnittlauch | 380 | |
| Traubenkernöl | 280 | |
| Kichererbsen | 264 | |
| Broccoli | 250 | |
| Fenchel | 240 | |
| Rosenkohl | 236 | |
| Endivien | 230 | |
| Sojabohnenöl | 190 | |
| Rapsöl | 150 | |
| Kürbiskernöl | 112 | |
| Margarine | 93 | |
| Sauerkraut | 80 | 7,7 (roh) |
| Olivenöl | 50 | |
| Karotten | 15 | |
| Dorschleber | 12,6 | 13,3 |
| Hühnerei | 10 | |
| Maisöl | 8 | |
| Rinderleber | 5,8 | 14 |
| Kartoffeln | 3,4 | |
| Aal | 3,0 | 4,3 |
| Edamer Käse | 2 | 49,4 |
| Apfel | 2 | |
| Milch | 0,36 | 8,4 |

### Vorkommen in Nahrungsmitteln

Vitamin $K_1$ kommt in erster Linie in grünen Pflanzen und Algen vor, vor allem in besonders photosyntheseaktiven wie Spinat, Brokkoli, Kopfsalat und Rosenkohl (➤ Tab. 2.73). Auch pflanzliche Öle enthalten das Vitamin $K_1$, das in dieser Form besser bioverfügbar ist. Fleisch, Innereien und Obst weisen einen mittleren Gehalt an Vitamin K auf. Rinderleber, Kuhmilch, Käse und fermentierte Lebensmittel sind Lieferanten für langkettige Menachinone (MK-4 bis MK-7). Rinderleber enthält 2,5 µg/100 g an MK-7, Milch 4,7 µg/100 g an MK-9 und Käse 30 µg/100 g an MK-9. Auch Sojaprodukte liefern Vitamin $K_2$. Aufgrund unserer Ernährungsgewohnheiten decken viele Bundesbürger ihren Tagesbedarf an Vitamin K über Milch und Käse.

**PRAXISTIPP**

Die geringe Resorption (3–10 %) von Vitamin $K_1$ aus grünem Gemüse verbessert sich durch Zugabe von Öl und durch mechanische Bearbeitung (Pressen, Mischen etc.). Aus pflanzlichen Ölen ist die Aufnahme höher, allerdings sollten diese in dunklen Flaschen gelagert werden, um die Stabilität von Vitamin $K_1$ nicht zu beinträchtigen.

## 2.3 Wasserlösliche Vitamine

Zu den wasserlöslichen Vitaminen gehören Vitamin C und die B-Vitamine.

### 2.3.1 Vitamin C

#### Chemie und Eigenschaften

Als Vitamin C werden **L(+)-Ascorbinsäure** und ihre Derivate **L-Dehydroascorbinsäure** und **L-Semidehydroascorbinsäure,** die qualitativ die gleiche physiologische Aktivität aufweisen, zusammengefasst. Sie sind im Organismus ineinander überführbar. Die Stereoisomere D-Ascorbinsäure, L-Isoascorbinsäure und D-Isoascorbinsäure sind hingegen biologisch inaktiv.

Das Vitamin-C-Molekül, ein 2,3-Endiol-L-gulonsäurelacton mit der Summenformel $C_6H_8O_6$ (➤ Abb. 2.17) ist im Vergleich zu anderen Vitaminen relativ einfach aufgebaut. 4 der 6 Kohlenstoffatome bilden zusammen mit einem Sauerstoffatom einen

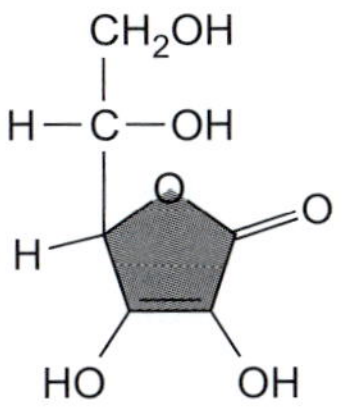


**Abb. 2.17** Strukturformel von Ascorbinsäure (Vitamin C).

Lactonring, die Hydroxygruppen am Ringsystem sind an 2 über eine Doppelbindung verknüpfte C-Atome gebunden und bilden die Endiolstruktur des Moleküls, die für die chemischen Eigenschaften hauptverantwortlich ist [53].
Es existieren 4 Stereoisomere der Ascorbinsäure:

- L-Ascorbinsäure, das eigentliche Vitamin C
- D-Ascorbinsäure, L-Isoascorbinsäure, D-Isoascorbinsäure, die keine oder nur eine sehr geringe Vitaminwirkung haben

**Oxidation** L-Ascorbinsäure oxidiert sehr leicht. Spuren von Schwermetallen, besonders Kupfer und Eisen (III), beschleunigen diesen Prozess, Schutzstoffe, wie z. B. Mono- und Polysaccharide, Peptide, Citronensäure und Flavonoide, können ihn erheblich reduzieren. In wässrigen **sauren** Lösungen (pH < 6) bleibt das Vitamin stabil, in **alkalischen** oxidiert es rasch und wird zersetzt. In wässriger Lösung wird Ascorbinsäure reversibel durch Abgabe eines Elektrons zu dem sehr reaktiven Zwischenprodukt **Semidehydroascorbinsäure** und nach Abgabe eines weiteren Elektrons zu **Dehydroascorbinsäure (DHA)** oxidiert. DHA ist sehr reaktionsfreudig und geht mit Aminoverbindungen in Obst oder Fruchtsäften Kondensationsreaktionen ein, so dass sich die Produkte braun färben [524]. Dehydroascorbinsäure kann zum einen durch Öffnung des Lactonrings mittels Hydratisierung (Anlagerung von Wassermolekülen) irreversibel zur vitaminunwirksamen 2,3-Diketogulonsäure (Ausscheidungsmetabolit) umgewandelt werden. Zum anderen kann sie durch Glutathion (GSH) reversibel wieder zu Ascorbinsäure reduziert werden.

**PRAXISTIPP**
Ascorbinsäure stellt zusammen mit Semidehydro- und Dehydroascorbinsäure ein **Redoxsystem** dar, auf dem die antioxidative Wirkung des Vitamins gründet [626].

**Synthese** Ascorbinsäure wird von höheren Pflanzen und den meisten Tieren (mit Ausnahme von Menschenaffen, Meerschweinchen und einer Fledermausart) aus D-Glucose über mehrere Zwischenstufen synthetisiert (u. a. D-Glucuronsäure, L-Gulonsäure, L-Gulonolacton). Durch das Enzym Gulonolactonoxidase (fehlt den oben genannten Tieren und dem Menschen) wird die Biosynthese von Ascorbinsäure beendet. Bei den Säugetieren findet die Synthese in der Leber statt, bei Vögeln in der Niere.

## Resorption

Die Resorption von Vitamin C beginnt bereits geringfügig in der Mundschleimhaut, vermutlich durch ein membranständige Transportprotein als Carrier, in einem nicht aktiven Prozess, jedoch mit einer hohen Transportkapazität [122, 124]. Der Hauptanteil der Ascorbinsäure wird jedoch im Duodenum und im proximalen Jejunum verstoffwechselt. Die intestinale Resorption **niedriger Dosen** an Ascorbinsäure erfolgt stereoselektiv durch ein Natrium-Kalium-ATPase-abhängiges Transportsystem. Bei diesem Prozess konnten 2 Transportproteine (SCVT1, SCVT2) identifiziert werden, die Ascorbinsäure nach einer Sättigungskinetik in die Mukosazellen des oberen Dünndarms überführen [513, 876]. **Hohe Dosen** werden zusätzlich durch passive Diffusion resorbiert, da hohe Konzentrationen des Vitamins die Aktivität der $Na^+/K^+$-ATPase in den Enterozyten reduzieren. Da die passive Diffusion gegenüber dem aktiven Transport ineffektiver ist, sinkt die Resorptionsrate. Die **oxidierte Form DHA** passiert die Enterozytenmembran ausschließlich durch erleichterte Diffusion [75, 1087].

**PRAXISTIPP**
Die Resorptionsrate ist höher, je niedriger die verabreichte Vitamin-C-Dosis ist.

- Die Resorptionsrate bei der üblichen Nahrungsaufnahme (bis 180 mg/Tag) liegt bei 80–90 %.
- Bei oraler Supplementierung im physiologischen Bereich (ca. 250 mg) werden bei Nichtrauchern 78–88 %, bei Rauchern 63–80 % resorbiert.
- Bei Einzeldosen von 1 g Ascorbinsäure werden ca. 65–75 %, bei 3 g ca. 40 % und bei 12 g nur noch 15 % resorbiert [163, 718].

Bei funktionellen Störungen von Jejunum und Ileum (z. B. entzündlichen Darmerkrankungen) oder auch bei steigender Dosis verringert sich die Resorptionsrate. Auch bei Entzündungen und Fistelbildung im Ileum liegen die Ascorbinsäure-Plasmawerte deutlich unter der Norm.

**GEFAHR**
Nicht resorbierte Ascorbinsäure wird von der Dickdarmflora hauptsächlich zu $CO_2$ und organischen Säuren abgebaut. Daher können hohe Dosen gastrointestinale Beschwerden (Diarrhö und abdominelle Schmerzen) auslösen.

## Transport, Verteilung und Ausscheidung

Im Serum ist Ascorbinsäure zu etwa 24 % an Plasmaeiweiß gebunden und zu etwa 76 % frei im Plasma vorhanden.

Ascorbinsäure ist sehr unterschiedlich im Körper verteilt, die höchste Konzentration findet sich in den Nebennieren mit etwa 40 mg/100 g. Auch Gehirn, Hypophyse, Leber, Lunge, Pankreas, Hoden, Lymphozyten, Thymus, Corpus luteum und Retina sind besonders reich an Vitamin C. Milz, Niere, Myokard des Herzens, Lunge, Skelettmuskulatur, Testes und Schilddrüse enthalten ebenfalls L-Ascorbinsäure. In den Leukozyten, und hier vor allem in den Lymphozyten, befindet sich das Vitamin vor allem im Zytosol.

Der menschliche Organismus verfügt über keinen spezifischen Vitamin-C-Speicher, jede übermäßige Zufuhr wird nicht resorbiert beziehungsweise über Stuhl und Urin eliminiert. Der Ascorbinsäurepool bei voller Sättigung beträgt etwa 1,5 bis maximal 3 g. Bei einem Absinken unterhalb von 300 mg kommt es zu Mangelerscheinungen. Der tägliche Gesamtumsatz liegt bei ca. 1 mg/kg KG, bei Stress, Rauchen und chronischen Erkrankungen ist er erhöht.

Die biologische **Halbwertszeit** von Vitamin C variiert zwischen 10 und 30 Tagen (➤ Tab. 2.74), die pharmakokinetische liegt dagegen bei durchschnittlich 2,9 Stunden [626].

**PRAXISTIPP**

- Der menschliche Organismus ist auf eine regelmäßige Zufuhr von Vitamin C angewiesen, da er über keine größeren Reserven verfügt. Bei regelmäßiger, physiologischer Zufuhr beträgt der Gesamtkörperbestand ca. 1,5 bis maximal 3 g L-Ascorbinsäure, bei < 300 mg treten Skorbutsymptome auf.
- Bei gesunden Erwachsenen wird bei einer Plasmakonzentration von 8–10 mg/l der maximale metabolische Schwellenwert von 40–50 mg/Tag erreicht. Dies entspricht einer täglichen Zufuhr von etwa 80–100 mg L-Ascorbinsäure.
- Wird eine höhere Dosis täglich verabreicht, steigt der Schwellenwert an und die Halbwertszeit nimmt ab (➤ Tab. 2.74), wobei die biologische Halbwertszeit der Ascorbinsäure im menschlichen Körper je nach Applikationsart, Dosis und Resorptionsgeschwindigkeit erheblich variiert. Bei **oraler** Aufnahme von ca. 50 mg beträgt die Halbwertszeit ca. 26 Tage, bei Zufuhr von 1 g ca. 13 Stunden. Bei **intravenöser** Gabe von 500 mg Natriumascorbat beträgt sie ca. 6 Stunden.

**Tab. 2.74** Halbwertszeit von Vitamin C

| **Tägliche Zufuhr** | 30 mg | 60 mg | 90 mg | 180 mg | 600 mg |
|---|---|---|---|---|---|
| **Halbwertszeit im Mittel** | 28 Tage | 25,3 Tage | 12,9 Tage | 11 Tage | 6,9 Tage |

**Ausscheidung:** In Leber und Niere wird Ascorbinsäure oxidativ über Dehydroascorbinsäure und 2,3-Diketogulonsäure zu Oxalsäure abgebaut [524]. Bei einer physiologischen Vitamin-C-Zufuhr werden Ascorbinsäure (10–20 %) und die wichtigsten Metabolite DHA (etwa 20 %), 2,3-Diketogulonsäure (etwa 20 %) sowie Oxalsäure (etwa 40 %) über die Nieren ausgeschieden. Weitere Vitamin-C-Metabolite, wie L-Threonsäure, L-Xylose und Ascorbinsäure-2-sulfat, werden überwiegend renal eliminiert. Die renale Ausscheidung ist kein Maß für die Resorption, sondern ein Anhaltspunkt für die gesamte Gewebesättigung [1087]. Ein geringer Anteil des oral aufgenommenen Vitamin C (etwa 3 %) wird unverändert oder metabolisiert über den Fäzes ausgeschieden.

Bei Dosen > 3 g/Tag wird ein immer größerer Anteil unmetabolisiert mit den Fäzes ausgeschieden, während der Anteil durch glomeruläre Filtration sinkt.

Bei Plasmakonzentrationen < 1,2 mg/dl wird Ascorbinsäure im proximalen Tubulus mittels eines Carriers aktiv natriumabhängig rückresorbiert. Je niedriger der Vitamin-C-Gehalt im Blutplasma, umso höher ist die tubuläre Rückresorptionsrate.

## Biochemische Funktionen

Die Vitamin-C-Formen L-Ascorbinsäure, Semidehydroascorbinsäure und Dehydroascorbinsäure bilden ein reversibles Redoxsystem (s. Chemie und Eigenschaften). DHA kann durch eine Reduktase wieder in L-Ascorbinsäure umgewandelt werden. Allerdings werden dabei andere Redoxsysteme wie Glutathion oder Tocopherol benötigt. Vitamin C wirkt in Form der DHA bei **Hydroxylierungsreaktionen** als Elektronenakzeptor. In Form der L-Ascorbinsäure gibt es hingegen Elektronen und Protonen (Wasserstoff-Ionen) ab bzw. ist am **Elektronentransfer** beteiligt [814 c].

**PRAXISTIPP**

Die antioxidativen Funktionen der Ascorbinsäure stehen in enger biochemischer Wechselwirkung mit denen der Vitamine A, β-Carotin und Vitamin E [163].

**STUDIEN**

Bei guter Vitamin-C-Versorgung ist die **Herzinfarktrate** niedriger [141, 361, 1267].

Zwischen Cholesterin-Serumspiegel und Vitamin-C-Versorgung besteht eine inverse Korrelation. Auch nach einem **Apoplex** hatten Patienten erniedrigte Ascorbinsäurespiegel [242, 253, 663, 684, 773, 1120].

In einer Studie wurde eine Gruppe von 730 Frauen und Männern über 20 Jahre beobachtet. Das Risiko, einen **zerebralen Insult** zu erleiden, war bei einer höheren Vitamin-C-Aufnahme um 50 % erniedrigt [428].

## Normwerte und Bestimmung

Bestimmungsmethode der Wahl ist die **HPLC.** Genauere Angaben über die Versorgung sind bei gleichzeitiger Bestimmung der Konzentration in Leukozyten und Erythrozyten möglich. Bei marginalen Vitamin-C-Defiziten ist die Analyse der Leukozyten aussagekräftiger als die Gesamtplasmabestimmung.

**PRAXISTIPP**

Ascorbinsäure und Dehydroascorbinsäure sind sehr oxidationsempfindlich, daher muss dem Plasma eine EGTA/GSH-Lösung als Oxidationsschutz zugesetzt werden und das Plasma muss zusätzlich tiefgefroren versandt werden. Die Bestimmung des Vitamin C erfolgt nach dieser Stabilisierung als Summe von Ascorbinsäure und DHA mittels HPLC und elektrochemischer Detektion. Zur Materialgewinnung sollte möglichst nüchtern EDTA-Blut abgenommen werden. Dieses mehrfach umschwenken und zentrifugieren. Innerhalb 30 Minuten nach Blutabnahme 0,5 ml Plasma zur mitgelieferten EGTA/GSH-Lösung pipettieren, mischen und einfrieren [942]. Ansonsten kann es leicht zu falschen Werten kommen.

Die Zufuhr des Nährstoffs wird durch den Vitamin-C-Spiegel im Plasma jedoch nur unzureichend reflektiert, da man vom Plasmaspiegel nicht auf die Gewebeversorgung schließen kann. Zudem verringert sich die Vitamin-C-Konzentration in Leukozyten bei Infekten, so dass eine genaue Interpretation schwierig ist.

**Referenzwerte** Die Serumkonzentration von Vitamin C liegt normalerweise bei etwa 10 mg/l, Konzentrationen < 6 mg/l deuten auf eine unzureichende Zufuhr, Werte < 4 mg/l auf eine mangelnde Zufuhr hin. Bei klinisch manifestem Skorbut betragen die Serumwerte 0–2 mg/l.

**Ascorbinsäuremangel-Werte**

- bei Plasmawerten < 4 mg/l bzw.
- bei Werten < 25 μg/$10^8$ Zellen in mononukleären Leukozyten

**Leichte Infekte** können innerhalb von 24 Stunden die Ascorbinsäurekonzentration in Leukozyten um 50 % reduzieren [663]. Nach **Eisensupplementierung** bzw. durch **kupferhaltiges Wasser** kann es zu Vitamin-C-Verlusten kommen (durch Oxidation mit anschließender Hydrolyse). Bei gleichzeitiger Applikation von **Acetylsalicylsäure** und Vitamin C erhöht sich der Ascorbinsäure-Plasmaspiegel nicht.

## Versorgungssituation

Ein ausgeprägter Mangel an Vitamin C ist selten, zumal es das am häufigsten supplementierte Vitamin ist [919], marginale Mängel kommen jedoch vor. Insbesondere alte Menschen in Pflegeheimen gehören zur Risikogruppe, bei ihnen lag die mittlere Zufuhr 50 % unter dem Referenzwertes [577]. Auch bei der stationären Aufnahme ins Krankenhaus wurde festgestellt, dass viele Senioren nur 60 % der Referenzwerte von Vitamin C erreichen [1208]. Raucher sind ebenfalls vermehrt mangelgefährdet (➤ Abb. 1.3).

**PRAXISTIPP**

Eine Vitamin-C-Zufuhr von 10 mg am Tag verhindert die Mangelkrankheit Skorbut [887].

**STUDIEN**

In **Deutschland** erreichen 32 % der Männer und 29 % der Frauen nicht die empfohlene tägliche Zufuhr an Vitamin C. Den am schlechtesten versorgten Männern fehlten täglich 61 mg Vitamin C (täglicher Fehlbetrag von 61 %). Bei Frauen war der Unterschied geringer, ihnen fehlten 57 mg/Tag (täglicher Fehlbetrag von 57 %). Ab dem 4. Schwangerschaftsmonat steigt der Bedarf an Vitamin C

um 10 mg täglich an. Die am schlechtesten versorgten Schwangeren hatten einen täglichen Fehlbetrag von 67 %. Nachdem der Mehrbedarf in der Stillzeit bei 50 mg/Tag liegt, hatten die am schlechtesten versorgten stillenden Mütter einen täglichen Fehlbetrag von 107 mg. Diesen hohen Fehlbetrag erreichen auch Frauen, die rauchen; bei den männlichen Rauchern liegt er bei 111 mg täglich, da diese ebenfalls 50 mg mehr Vitamin C benötigen als Nichtraucher [919]. Die Empfehlungen der DGE richten sich nur nach gesunden, normalgewichtigen Personen. Menschen mit Erkrankungen und/oder Medikamenteneinnahme können einen höheren Bedarf an Vitamin C haben. Nicht ausreichend ist die Versorgung mit Vitamin C bei 6–12 Monate alten Säuglingen und bei über 65-Jährigen in Pflegeheimen [87].
3 große Studien in **Frankreich** ergaben, dass 25–60 % der Männer und 15–60 % der Frauen nicht auf die Minimalwerte für Vitamin C kamen [1288 a].

Würden die Empfehlungen für Vitamin C auf die Menge erhöht, die nach neueren Studien eine optimale gesundheitliche Versorgung gewährleistet, würde nur noch ein verschwindend geringer Teil der Bevölkerung die Norm erreichen. Risikogruppen und mögliche Ursachen für einen latenten Vitamin-C-Mangel in Mitteleuropa sind:

- **Risikopatienten:** Frauen im gebärfähigen Alter und ältere Menschen.
- **Hormonelle Verhütungsmittel:** Frauen, die orale Kontrazeptiva oder andere Verhütungsmittel mit Hormonwirkung verwenden.
- Schwangerschaft, Stillzeit.
- Leistungssportler.
- Chronischer **Alkoholabusus.**
- Chronischer **Nikotinabusus.**
- **Erkrankungen:** Diabetes mellitus, Allergien, Arthrose, Magen- und Darmulzera, Lebererkrankungen, Dialyse, Tumorerkrankungen.
- Immunschwäche, rezidivierende Infekte, chronische Entzündungen.
- **Medikamente:** Acetylsalicylsäure, Östrogene, Corticosteroide, Protonenpumpenhemmer, Barbiturate, tetracyclinhaltige Medikamente (Antibiotika, Antidepressiva).

**PRAXISTIPP**

Unsere Urahnen verzehrten 600 mg Vitamin C am Tag, durch die heutige Ernährung erreichen wir im Durchschnitt nur noch 80 mg/Tag [344].

Eine Umfrage bei angesehenen Ernährungswissenschaftlern in den USA ergab, dass sie Vitamine (v. a. Ascorbinsäure) ausnahmslos in einer Größenordnung einnehmen, die die RDA der Amerikanischen Gesellschaft für Diätetik und Ernährung 6- bis 40fach übersteigt [1100].

**STUDIEN**

1987 und 1988 wurde in Deutschland eine repräsentative Stichprobe bei **älteren Menschen** in Privathaushalten sowie bei hochbetagten und multimorbiden Personen in zwei Altersheimen und einem geriatrischen Krankenhaus durchgeführt [576, 1423, 1424]. Der Vergleich der Daten ergab eine weit verbreitete Unterversorgung an Vitaminen bei multimorbiden, hochbetagten Menschen. 37 % dieser Patienten hatten niedrige Plasmakonzentrationen von Vitamin C (< 30 µmol/l ≈ 5,3 mg/l). Mehr als 5 % der Patienten hatten Plasmaspiegel, die auf eine **Skorbutgefährdung** hindeuten (<10 µmol/l ≈ 1,7 mg/l). Bei keinem anderen Teilkollektiv der Bevölkerung wurden derart niedrige Vitamin-C-Werte gemessen.

## Klinische Symptomatik

### Mangelsymptome

Die klassische Vitamin-C-Mangelerkrankung ist **Skorbut,** der in der industrialisierten Welt selten vorkommt (Ausnahme: ca. 5 % der alten Menschen). Häufiger ist ein marginaler Mangel mit unspezifischen Symptomen wie verminderte körperliche Leistungsfähigkeit, erhöhte Reizbarkeit und vermehrte körperliche Erschöpfung. Die beiden klassischen Vitamin-C-Mangelkrankheiten Skorbut und Möller-Barlow-Krankheit (bei Kindern) entwickeln sich schleichend über mehrere Monate aus einem latenten Vitamin-C-Mangel heraus.

Als Ursache für Schwäche und Müdigkeit beim Vitamin-C-Mangel wird ein Defizit an **Carnitin** vermutet, da Vitamin C als Cofaktor bei der Carnitinsynthese aus Lysin und Methionin dient. Da Carnitin langkettige Fettsäuren in die Mitochondrien einschleust, kommt es zu Störungen bei der Energiegewinnung und dem Lipidmetabolismus [123 g]. Bei skorbutischen Meerschweinchen konnte eine deutlich verringerte Carnitinkonzentration nachgewiesen werden. Auch Untersuchungen mit Zellextrakten zeigten einen starken Zusammenhang zwischen Carnitinsynthese und Vitamin C.

**PRAXISTIPP**
Bei hohen Vitamin-C-Defiziten muss Carnitin zusätzlich supplementiert werden.

### Frühes Skorbut-Stadium

Plasmakonzentrationen < 1,7 µg/l (10 µmol/l) werden als manifester Vitamin-C-Mangelzustand bezeichnet [191]. Symptome eines frühen Skorbut-Stadiums sind:

- Schleimhautblutungen
- Zahnfleischblutungen
- Hautverfärbung (blassgelb bis grau-gelb) nach 1–3 Monaten und starke Verhornung (follikuläre Hyperkeratose)
- Einblutungen in die Muskulatur und unter das Periost an stark beanspruchten Stellen (z. B. Kniekehlen, Gesäß), verbunden mit Schmerzen in stark beanspruchten Muskeln, vor allem in den Waden, und ziehenden Gliederschmerzen (Skorbut-Rheumatismus)
- Schlechte Wundheilung durch gestörte Kollagensynthese
- Punktförmige, petechiale Blutungen
- Oberflächlich auftretende, fleckförmige Blutungen (Ekchymosen) oder streifenförmige Blutungen (Vibices) in der Umgebung der Schienbeine, der Unterarme, gelegentlich auch um den Bauchnabel lokalisiert

**PRAXISTIPP**
Bei bettlägerigen Menschen treten die Blutungen zuerst an Rücken, Gesäß und Waden auf.

### Fortgeschrittenes Stadium

Bei einer andauernden Vitamin-C-Mangelversorgung kommt es zur verminderten Infektresistenz und zur erhöhten Kapillarfragilität mit Schleimhaut- und Hautblutungen. Klinisch manifester Skorbut geht mit Serumkonzentrationen von 0–2 mg/l einher.

- Gingivitis.
- Blutungen (gelegentlich) in Konjunktiven, Aderhaut und Augenkammern, selten Nasenbluten, dann jedoch sehr schwer zu stillen.
- Hepatomegalie (meist), aber keine Milzvergrößerung.
- Hypotonie, vasomotorische Störungen und hypochrome Anämie mit praktisch normalen Leukozyten- und Thrombozytenwerten; Zeit und Ausmaß der Blutgerinnung sind unverändert.
- Skorbutische Geschwüre (Rupia scorbutica) bedingt durch sekundäre Infektionen, oft in der Nachbarschaft kariöser Zähne.
- Raue, reibeisenähnliche Haut (Lichen scorbuticus) mit stecknadelkopfgroßen, braunroten Blutungen der Haarbälge (Purpura scorbutica).

Es kommt zu Änderungen der Persönlichkeit sowie der psychomotorischen Leistung. Die Patienten werden gleichgültig, allgemein unpässlich, leicht erschöpfbar, schwermütig und depressiv.

### Kinder

Im Säuglingsalter wird die Vitamin-C-Mangelerkrankung auch als **Möller-Barlow-Krankheit** bezeichnet. Sie kann längere Zeit latent bleiben, bevor sie z. B. im Verlauf eines fiebrigen Infekts mit folgenden Symptomen manifest wird:

- Große, subperiostale Hämatome, pathologische Knochenbrüche, häufig mit Epiphysiolyse und starken Schmerzen verbunden.
- „Hampelmann-Phänomen“, d. h., die Kinder zucken bei der leichtesten Berührung zusammen.
- Gingivitis (erst nach Zahndurchbruch).

In einigen Fällen deutet nur eine isolierte, rezidivierende Hämaturie auf den Säuglingsskorbut hin. Unter Vitamin-C-Mangel kommt es zu einem Stillstand des Wachstums.

### Subklinische Mangelerscheinungen

Da eine tägliche Zufuhr von 10 mg L-Ascorbinsäure bereits ausreicht, Skorbut zu verhindern, tritt er in unserer Region äußerst selten auf. Heute stehen subklinische Mangelerscheinungen im Vordergrund, die sehr weit verbreitet sind, aber häufig nicht als latente Vitaminmangelsymptome erkannt werden, z. B.:

- Verminderte Leistungsfähigkeit, Müdigkeit, erhöhtes Schlafbedürfnis, Reizbarkeit
- Schlechtes Immunsystem
- Glieder- und Gelenkschmerzen

**PRAXISTIPP**
Das Frühsymptom eines Vitamin-C-Defizits ist allgemeine Müdigkeit, gefolgt von Leistungsschwäche und Beeinträchtigung des seelischen Wohlbefindens. Typisch ist auch eine verlangsamte Genesung nach Erkrankungen, eine hohe Infektanfälligkeit sowie eine gestörte Wundheilung [321 a].

### Symptome bei Überdosierung

Eine Hypervitaminose und sichere toxische Wirkungen sind nicht bekannt.

**GEFAHR**
Einzelne Studien weisen auf einen negativen Einfluss hoher Vitamin-C-Konzentrationen für den Fetus während der Schwangerschaft hin [670].

Bei oraler Gabe von > 3 g/Tag kommt es bei vielen Menschen osmotisch bedingt zu Diarrhöen mit gastrointestinalen Beschwerden. Daher wird der NOAEL bzw. UL bei Erwachsenen auf 2 g geschätzt. Für Kinder und Jugendliche ist dieser Wert entsprechend geringer. Bei Ascorbinsäuredosen von 1 g/Tag können die Ausscheidung von Oxalsäure im Urin sowie die Harnsäureausscheidung erhöht sein. Zur Steinbildung kommt es aber nur bei entsprechender Anamnese.

**PRAXISTIPP**
Vitamin C kann eine erhöhte Harnsäure senken, allerdings ist hier eine Hochdosistherapie kontraindiziert, da sich die Wirkung umkehren kann. Am effizientesten ist eine Therapiedosis von 700–1.000 mg/Tag [246]. Bei sehr hohen Dosen kommt es schnell zu einer Zellsättigung [322].

**GEFAHR**
- Hohe Dosen von Vitamin C sind wegen der Gefahr von Kalziumoxalatkristall-Ablagerungen bei Menschen mit Nierensteinen (Oxalatsteinen), Niereninsuffizienz und Nierenversagen kontraindiziert.
- Patienten mit Störungen bei der Verwertung von Nahrungseisen dürfen ebenfalls keine Hochdosis-Vitamin-C-Gaben bekommen, denn bei ihnen besteht die Gefahr einer prooxidativen Wirkung [887, 1304].

## Anwendungsgebiete

### Erhöhter Bedarf

- **Gesicherter Vitamin-C-Mangel**
- **Erhöhter Verbrauch durch gesteigerten Metabolismus:**
  - Schwangerschaft (vor allem im letzten Trimenon) und Stillzeit
  - Wachstum und im Alter
  - Chronische Erkrankungen: Hyperthyreose, Diabetes mellitus, Niereninsuffizienz, rheumatische Arthritis
  - Erhöhte Infektanfälligkeit, Fieber, Infektionen
  - Operationen, Verbrennungen, Frakturen und Muskeltrauma
  - Starke körperliche Anstrengung
  - Geistiger, seelischer oder körperlicher Stress [321 a]
- **Resorptionsstörungen**
- **Methämoglobinämie**
- Antibiotikatherapie, Dauertherapie mit interagierenden **Medikamenten**
- Regelmäßige **Hämodialyse**
- Verzögerter **Wundheilung** und Kallusbildung
- **Nikotinabusus,** regelmäßiger hoher **Alkoholkonsum**

**GEFAHR**
Raucher, die täglich mehr als 20 Zigaretten rauchen, haben aufgrund der erhöhten Belastung mit freien Radikalen einen um 40 % erhöhten Vitamin-C-Metabolismus. Dadurch steigt der Bedarf auf mindestens 150 mg/Tag an [53].

### Indikationen

**Katarakt** Patienten mit Katarakt haben im Vergleich zu gesunden Menschen einen signifikant niedrigeren Ascorbinsäuregehalt in der Augenlinse [859]. Vitamin C verhindert die Oxidation empfindlicher Eiweiße im Auge durch Neutralisation der Radikale. Diese entstehen durch ständigen Kontakt mit Sonnenlicht. In Ländern mit starker Sonnenlichtexposition findet man eine Katarakthäufung [1405]. Durch täglich 300–600 mg L-Ascorbinsäure lässt sich das Kataraktrisiko um den Faktor 4 verringern [1148]. Optimiert wird dieses Ergebnis durch die gleichzeitige Supplementierung von Riboflavin (➤ Kap. 2.3.3: Biochemische Funktionen).

**Immunabwehr** Vitamin C schützt die Phagozytenmembranen vor oxidativer Selbstzerstörung. Dies geschieht durch das bei der Phagozytose aktivierte Halogenidperoxidase-System. Eine Supplementierung aktiviert bei Tieren zusätzlich das Komplementsystem und steigert die Interferonproduktion [694, 1262]. Polymorphkernige Leukozyten normaler Meerschweinchen enthalten eine rund 20fach höhere Konzentration an Ascorbinsäure. Bei einem Mangel kommt es zu einer verminderten chemotaktischen Antwort. Studien an Affen mit erhöhter Neigung zu

Gingivitis und Periodontitis bei subklinischem Vitamin-C-Defizit bestätigten diese Befunde [21].

**PRAXISTIPP**

Bei Erkältungskrankheiten sinkt die Vitamin-C-Konzentration im Plasma und in Leukozyten ab. Ascorbinsäure bei grippalen Infekten schwächt die Krankheitssymptome ab und verkürzt die Erkältungsdauer. Personen, die in sehr kalter Umgebung körperlich stark aktiv sind, profitieren von einer Vitamin-C-Supplementierung, um die Erkältungshäufigkeit zu reduzieren [548, 552].

**Herz-Kreislauf-System** Ascorbinsäure verhindert die Oxidation von Lipoproteinen und beeinflusst möglicherweise die Risikofaktoren von Herz-Kreislauf-Erkrankungen. Die Vitamin-C-Versorgung ist invers mit dem Serum-Cholesterinspiegel und dem Blutdruck assoziiert. Das Vitamin schützt das Endothel der Gefäße vor Zerstörung durch freie Radikale. Außerdem verbessert Vitamin C die körpereigene Produktion von Stickstoffmonoxid (NO) sowie die Verwertung von Arginin. In der Folge vermindert sich die Verklumpungsneigung der Thrombozyten sowie die Anlagerung von Leukozyten an die Gefäßwand und das Wachstum glatter Muskelzellen in den Gefäßwänden (➤ Abb. 2.53). Niedrige Vitamin-C-Plasmaspiegel (< 90 µmol/l) gehen mit einer verringerten NO-Verfügbarkeit einher, was wiederum mit einem Blutdruckanstieg verbunden ist [494].

**STUDIEN**

Die tägliche Gabe von 500 mg Ascorbinsäure senkte den Bluthochdruck bei den Teilnehmern einer placebokontrollierten, randomisierten Doppelblindstudie. Die Teilnehmer unterschieden sich in Alter, Geschlecht, Rasse und Rauchgewohnheiten und waren ohne schwerwiegende Gesundheitsprobleme. Initial erhielten sie 2 g Vitamin C als Akutgabe, anschließend für 1 Monat 500 mg/Tag. Die Hochdosisgabe zeigte keine Wirkung, die Langzeitgabe senkte den Blutdruck im Schnitt um 9 % ab (systolisch von 155 auf 142, im Durchschnitt von 110 auf 100, diastolisch von 87 auf 80 mm Hg) [339].

**Karzinogenese** 33 von 46 epidemiologischen Studien über die Korrelation von Ascorbinsäure und Tumorhäufigkeit kommen zu dem Ergebnis, dass Vitamin C ein **protektiver Faktor** ist [140]. Dies bestätigte sich in einer Baseler Studie zum Magenkarzinom [1301]. Protektiv wirkt Vitamin C ebenfalls bei der Entwicklung zahlreicher anderer Malignome, wie z. B. Zervix-, Rektum-, Ösophagus-, Larynx- und Pankreaskarzinom. Bei manchen Neoplasien wird ein direkter wachstumshemmender Effekt angenommen. Doch es wird auch über die Hemmung der Vermehrung tumorinduzierender Viren berichtet [1062].

**Adjuvante Tumortherapie** Ein wichtiger Effekt der Vitamin-C-Supplementierung scheint die **Reduzierung von Nebenwirkungen** bei aggressiven Therapieprotokollen zu sein. Die Toxizität einer Zytostatikatherapie mit Adriamycin und auch die Kardiotoxizität ließen sich mit diesem Mikronährstoff günstig beeinflussen [1254].

**Begleittherapie bei Impfungen** Nach der Injektion von Impfseren und Toxoiden kommt es zu einem Histaminanstieg im Blut. Er ist wahrscheinlich für die sehr selten auftretenden schweren Impfreaktionen verantwortlich. Bei Supplementierung mit Vitamin C sinkt der Histaminspiegel im Blut, und die Impfnebenwirkungen werden reduziert.

**Weitere Anwendungsgebiete [53]**

- Einige Studien belegen einen positiven Zusammenhang zwischen der Zufuhr von Vitamin C und der **Knochendichte.**
- Bei der **Methämoglobinämie** werden Erwachsene mit 1–3 g Vitamin C behandelt. Bei der enzymatischen Form beginnt die Therapie initial intravenös und wird anschließend auf oral umgestellt.
- **Diabetiker** haben oft erniedrigte Vitamin-C-Spiegel durch den hohen oxidativen Stress bei gestörtem Glucosemetabolismus. Diese Patientenklientel profitiert daher von Vitamin-C-Gaben, auch aufgrund der Wirkung von Ascorbinsäure auf die Wirkung von Stickoxid, Stickstoffmonoxid und der Reduktion von oxidierten LDL-Partikeln. Dadurch lassen sich Folgeerkrankungen reduzieren.

**GEFAHR**

Bei Diabetikern kann Ascorbinsäure, ohne Beeinflussung der Glykosämie, zu falschen Glucosewerten im Urin führen. Daher sollte man vor der Harnzuckerbestimmung einige Tage die Supplementierung von Vitamin C unterbrechen.

- Vitamin C findet ebenfalls Einsatz in der **posttraumatischen** und **postoperativen Therapie**

**Tab. 2.75** Interaktionen zwischen Medikamenten und Vitamin C (modifiziert nach [202])

| Medikament | Interaktion |
|---|---|
| Antazida (z. B. Aluminium- oder Magnesiumhydroxid) | Resorption von Vitamin C (↓). |
| Antianämika | Vitamin C schützt $Fe^{2+}$ vor Oxidation zum schwer löslichen und schlecht resorbierbaren $Fe^{3+}$. Bildung von löslichen und gut resorbierbaren Eisenascorbatkomplexen. Eisenresorption (↑) und -utilisation (↑) |
| Antikoagulanzien | Vitamin C kann in hohen Dosen die blutverdünnende Wirkung von Cumarinen vervielfachen |
| Barbiturate (z. B. Phenobarbital) | Vitamin-C-Ausscheidung (↑) |
| Calcitonin | Vitamin-C-Bedarf (↑) |
| Glucocorticoide | Renale Vitamin-C-Ausscheidung (↑), Störung der zellulären Transportmechanismen von Vitamin C, beeinträchtigter Vitamin-C-Status |
| *Helicobacter-pylori*-Eradikation | Die Bioverfügbarkeit von Vitamin C in der Magenschleimhaut nimmt bei Hp-Infekten sehr stark ab, so dass es zu reduzierten Plasmaspiegeln kommt. In vitro hemmt Vitamin C die Urease des Hp und daher den Energiestoffwechsel des Bakteriums. Vitamin C verbessert zusammen mit Vitamin E eine Hp-Eradikationstherapie von 47 auf 84 % [489]. |
| Indometacin | Vitamin-C-Spiegel im Blutplasma und in Leukozyten (↓) |
| Kontrazeptiva, orale | Vitamin-C-Oxidation (↑), Vitamin-C-Spiegel im Plasma und Leukozyten (↓) |
| Corticosteroide | Vitamin-C-Oxidation (↑), renale Vitamin-C-Ausscheidung (↑) |
| Nitrate | Vitamin C kann die Nitrattoleranz verringern, NO-Bioverfügbarkeit (↑), Vasodilatation (↑), Thrombozytenaggregation (↓) |
| Salicylate (Acetylsalicylsäure) | Vitamin-C-Resorption (↓) durch Hemmung des aktiven Na-abhängigen Transports durch die Darmwand, Vitamin-C-Aufnahme in Leukozyten (↓), Vitamin-C-Spiegel im Plasma und in Blutplättchen (↓), verminderter Vitamin-C-Gehalt in Magenmukosa und Magensaft, renale Vitamin-C-Ausscheidung (↑), Vitamin-C-Ausscheidung durch Fäzes (↑) |
| Tetracycline | Metabolischer Antagonismus und renale Vitamin-C-Ausscheidung (↑), Vitamin-C-Konzentration in Leukozyten (↓) |
| Thiaziddiuretika | Renale Vitamin-C-Ausscheidung (↑) |

sowie bei **Beatmungspatienten.** Zum einen scheint der Vitamin-C-Bedarf erhöht zu sein, zum anderen fallen vermehrt Sauerstoffradikale an.

## Interaktionen

### Medikamente

Orale Kontrazeptiva verschlechtern den Vitamin-C-Status durch verstärkte Oxidation, vermutlich über einen erhöhten Coeruloplasminspiegel. Salicylate hemmen den aktiven Transport durch die Darmwand, Tetracycline den intrazellulären Metabolismus und die tubuläre Rückresorption. Gleiches gilt für Aspirin und Barbiturate (➤ Tab. 2.75).

**PRAXISTIPP**

Bei Therapie mit bestimmten Medikamenten sollte die Vitamin-C-Dosierung entsprechend angepasst werden:
- Therapie mit Tetracyclin und Chlortetracyclin: Erhöhung um 100–200 mg/Tag
- Therapie mit Acetylsalicylsäure: Erhöhung um 50–100 mg/Tag

### Nährstoffe

Zu den Interaktionen zwischen Vitamin C und anderen Nährstoffen ➤ Tab. 2.76.

**GEFAHR**

Vitamin C sollte dauerhaft nicht in sehr hohen Dosen verabreicht werden, da es sonst die Aufnahme von Zink und Kupfer behindert.

**Tab. 2.76** Interaktionen zwischen Vitamin C und anderen Nährstoffen (modifiziert nach [202])

| Nährstoff | Interaktion |
|---|---|
| Eisen | Fe-Resorption (↑) und -Utilisation (↑); Vitamin C kehrt die Hemmwirkung von Phenolen und Phytaten auf die Fe-Resorption um und unterstützt die Fe-Utilisation im Gewebe. Vitamin C schützt $Fe^{2+}$ vor Oxidation zum schwer löslichen und schlecht resorbierbaren $Fe^{3+}$. Bildung von löslichen und gut resorbierbaren Eisenascorbatkomplexen. Möglicherweise erhöht Vitamin C auch die Stabilität von intrazellulärem Ferritin, so dass die Phagozytose von Ferritin in den Lysosomen und daher die Umwandlung in das schwer verfügbare Hämosiderin verhindert wird. Cave: Hochdosis-Vitamin-C kann diese Wirkung umkehren. |
| Flavonoide | Verbessern Resorption von Vitamin C |
| Folsäure | Vitamin C hält Folsäure in reduzierter Form und vermindert die renale Folsäureausscheidung (erhält so die Folsäurespeicher im Körper aufrecht). |
| Histamin | Vitamin C kann durch Stress erhöhten Histaminspiegel senken. |
| Kupfer | Bei normalen Dosen fördert Vitamin C die Cu-Resorption, hohe Dosen von Vitamin-C-Supplementen vermindern Cu-Resorption und Coeruloplasminspiegel. Vitamin C kann die Cu-Utilisation im Gewebe anregen. Vitamin C reduziert $Cu^{2+}$ zu $Cu^{+}$ und steigert dadurch die Cu-Aufnahme. Cu oxidiert und deaktiviert Vitamin C. |
| L-Arginin | Vitamin C verbessert die Verwertung von L-Arginin. |
| Pyridoxin (Vitamin $B_6$) | Vitamin-C-Mangel erhöht die renale Vitamin-$B_6$-Ausscheidung; Vitamin-$B_6$-Mangel senkt den Vitamin-C-Spiegel. |
| Selen | Vitamin C kann mit anorganischem Se im Darm reagieren und Resorption vermindern, daher sollte beides nicht gleichzeitig zugeführt werden; bei organischem Se besteht dieses Problem nicht. Vitamin-C-Mangel vermindert Metabolismus und Utilisation von Selenspeichern im Körper. |
| Thiamin (Vitamin $B_1$) | Vitamin C schützt vor der Deaktivierung von Thiamin durch Polyphenole im Darm. |
| Vitamin E | Vitamin C reduziert oxidiertes Tocopherol wieder zu aktivem Tocopherol, wobei die Vitamin-E-Speicher erhalten bleiben. |
| Zink | Vitamin C fördert in physiologischen Dosen die Zinkresorption, in hohen Dosen wird diese jedoch gehemmt. |

## Täglicher Bedarf

Die Zufuhrempfehlungen der Deutschen Gesellschaft für Ernährung richten sich nach gesunden, normalgewichtigen Nichtrauchern (➤ Tab. 2.77). Der individuelle Bedarf kann daher deutlich davon abweichen. Zu berücksichtigen sind Ernährung, Genussmittelkonsum, chronische Erkrankungen und Dauermedikationen.

**GEFAHR**

Eine Vitamin-C-Hochdosistherapie kann die antioxidative Wirkung umkehren und so zu einer verminderten Wirkung von notwendigen Arzneimitteln führen. Außerdem führen einzelne hochdosierte Vitalstoffgaben zu zahlreichen unerwünschten Interaktionen.

**Tab. 2.77** DGE-Empfehlung für Vitamin C (in mg/Tag) [388]

| Alter | männlich | weiblich |
|---|---|---|
| Säuglinge 0 bis unter 12 Monate (Schätzwert) | 20 | |
| Kinder 1 bis unter 4 Jahre | 20 | |
| Kinder 4 bis unter 7 Jahre | 30 | |
| Kinder 7 bis unter 10 Jahre | 45 | |
| Kinder 10 bis unter 13 Jahre | 65 | |
| Kinder 13 bis unter 15 Jahre | 85 | |
| Jugendliche 15 bis unter 19 Jahre | 105 | 90 |
| Erwachsene | 110 | 95 |
| Schwangere | | 105 |
| Stillende | | 125 |
| Raucher | 155 | 135 |

**Tab. 2.78** Hitliste der Vitamin-C-reichsten Nahrungsmittel (in mg Vitamin C/100 g) (nach [122])

| Lebensmittel | Vitamin-C (mg/100 g) |
|---|---|
| Camu-Camu | 2.000 |
| Acerola, roh | 1.500 |
| Hagebutten, roh | 1.250 |
| Sanddornsaft | 266 |
| Johannisbeeren, schwarz | 189 |
| Paprika, roh | 140 |
| Brokkoli, roh | 110 |
| Kiwi | 100 |
| Erdbeeren | 62 |
| Apfelsinen | 50 |
| Rotkohl, roh | 50 |
| Weißkohl, roh | 47 |

### Vorkommen in Nahrungsmitteln

Besonders hoch ist der Vitamin-C-Gehalt in frisch gepflücktem Gemüse und Obst (➤ Tab. 2.78), in der **Kartoffel** ist er im Vergleich zu grünem Gemüse eher niedrig. Diese ist aber in unseren Breitengraden ein Hauptnahrungsmittel und daher neben **Zitrusfrüchten** einer der wichtigsten Vitamin-C-Lieferanten. Allerdings kommt es je nach Anbaumethode, Sorte und Lagerungsbedingungen zu erheblichen Nährstoffverlusten von bis zu 75 % [351].

**Verarbeitung von Lebensmitteln** In und direkt unter der Schale ist der Vitamin-C-Gehalt bei allen Obst- und Gemüsesorten am höchsten. Deshalb kann es durch küchentechnische Verarbeitung zu weiteren Verlusten kommen. Ascorbinsäure ist besonders sauerstoff- und lichtempfindlich. Durch langes Kochen, Lagerung und Wässern von Lebensmitteln kann sie leicht zerstört werden. Die Verluste liegen im Schnitt bei 30 %, können aber auch 100 % ergeben (➤ Kap. 1.4.4). Blanchieren schützt vor enzymatisch gesteuerten Oxidationsvorgängen [53]. Ein alkalisches Medium und vorhandene Schwermetallspuren führen ebenfalls zu erheblichen Verlusten [1518]. In der Lebensmittelindustrie wird die Labilität des Nährstoffs bei der Haltbarmachung berücksichtigt, so dass derartige Produkte (Tiefkühlkost, Konserven) häufig mehr Vitamin C enthalten als Gemüse und Obst, das einige Tage gelagert wurde. Außerdem findet Ascorbinsäure bei der Herstellung von Lebensmitteln Anwendung als Antioxidations-, Säuerungs- und Mehlbehandlungsmittel sowie als Stabilisator von Obst- und Gemüsekonserven, Getränken und Wurstwaren. In der Zutatenliste wird es als **Zusatzstoff E 300** angegeben [594].

**PRAXISTIPP**

In der Lebensmittelindustrie werden häufig synthetische Ascorbinsäure-Analoga, die beim Menschen nicht wirksam sind, zu Stabilisierungszwecken eingesetzt.

**Tierische Lebensmittel** haben meist einen geringeren Gehalt an Ascorbinsäure. Nur Leber und Nieren können als relativ guter Lieferant angesehen werden (10–40 mg/100 g). Auch Milch liefert keine nennenswerten Mengen dieses Mikronährstoffs.

## 2.3.2 Vitamin $B_1$ (Thiamin)

### Chemie und Eigenschaften

Unter dem Begriff Vitamin $B_1$ werden verschiedene Verbindungen mit Thiaminwirkung zusammengefasst. Thiamin kommt in geringer Konzentration in Lebensmitteln pflanzlichen und tierischen Ursprungs vor. In Pflanzen liegt es in freier, nicht phosphorylierter Form vor, in tierischen Geweben kommt das Vitamin $B_1$ zu 80–85 % in Form des biologisch aktiven **Thiaminpyrophosphats** (TPP, auch als Thiamindiphosphat, TDP, bezeichnet) und zu 15–20 % als Thiaminmonophosphat (TMP) und Thiamintriphosphat (TTP) vor. Früher wurde Vitamin $B_1$ auch Anti-Beriberi-Vitamin oder Aneurin genannt.

**Thiamin** besteht aus einem Pyrimidinring, der über eine Methylenbrücke mit einem Thiazolring verbunden ist. Wässrige Vitamin-$B_1$-Lösungen sind bei einem pH-Wert < 5,5 am stabilsten, jedoch instabil in neutralem oder alkalischem Milieu [43]. Thiamin ist empfindlich gegen Hitze, Licht und Oxidation, trockenes Thiamin ist bei 100 °C stabil.

**Allithiamine** sind lipophile Thiaminderivate, die unter physiologischen Bedingungen durch die Verbindung von Thiamin mit Allicin, einer bioaktiven schwefelhaltigen Substanz aus Zwiebeln und Knoblauch (➤ Kap. 2.1.11) spontan entstehen [124]. Bei diesen Derivaten ist der Thiazolring, der für die

Vitaminwirkung verantwortlich ist, geöffnet und sein Schwefelatom bildet mit einem S-Atom des Allicin, das eine lipophile Gruppe trägt, eine Disulfidbindung. Damit die Allithiamine im Organismus eine Vitaminwirkung entfalten können, muss der Thiazolring durch Verbindungen, die SH-Gruppen enthalten (z. B. Cystein, Glutathion), in den intestinalen Mukosazellen geschlossen werden und in den Zielzellen muss eine Phosphorylierung stattfinden [1087].

Die meisten B-Vitamine, vor allem Thiamin, besitzen eine **Struktur- und Konstitutionsspezifität,** die bei geringen Änderungen am Molekülaufbau oder an den Substituenten eine verminderte Wirkung, Unwirksamkeit und in bestimmten Fällen eine antagonistische Wirkung zur Folge haben kann. In der Praxis ist dies nicht relevant, es sollte jedoch auf die Zufuhr von **unverändertem Thiamin** geachtet werden.

Therapeutisch eingesetzt werden lipophile Allithiamine sowie Thiamin in Form verschiedener wasserlöslicher Salze (➤ Tab. 2.79).

**PRAXISTIPP**

Die lipophilen Allithiamine werden oral besser resorbiert als die Thiaminsalze und erzielen höhere Vitamin-$B_1$-Spiegel im Gewebe.

Die Thiaminformen Oxythiamin, Pyrithiamin und Amprolium wirken als **Thiaminantagonisten,** indem sie die Bindung des biologisch aktiven TPP an sein Apoenzym kompetitiv hemmen (und damit auch die für den Stoffwechsel wichtige Decarboxylierung von 2-Oxosäuren, die TPP als Coenzym benötigt) [1087]. Sie hemmen aber auch Thiaminasen, die Thiamin spalten und inaktivieren. Infusionslösungen mit $SO_2$ führen zum vollständigen Abbau von Thiamin.

## Resorption

Das über die Nahrung zugeführte Vitamin $B_1$ in phosphorylierter Form (TMP, TPP, TTP) wird durch unspezifische Phosphatasen der Darmwand dephosphoryliert und so in eine resorbierbare Form umgewandelt.

**Lipophile Verbindungen:** Die Resorption von Thiamin ist im Jejunum am höchsten, gefolgt vom Duodenum und Ileum. Im Magen und Kolon werden nur geringe Mengen resorbiert. Für oral supplementiertes Vitamin $B_1$ wird bei Mengen < 2 µmol/l ein aktiver dosisabhängiger Transportmechanismus über Carrier postuliert, der energie- und natriumabhängig ist. Bei Dosierungen > 2 µmol/l findet eine passive Diffusion statt, die weder natriumabhängig ist noch durch Thiaminantagonisten gehemmt werden kann.

**PRAXISTIPP**

Ähnlich wie bei der Resorption von Vitamin C ist der resorbierte Anteil umso höher, je niedriger die verabreichte Dosis ist.

- Bei physiologischen Dosen beträgt die Resorptionsrate fast 100 %.
- Bei Supplementierung von 1 mg Thiamin beträgt die Resorptionsrate ca. 50 %, bei 5 mg ca. 33 %, bei 20 mg ca. 25 % [1360] und bei 50 mg nur noch etwa 5,3 %.
- Der Organismus kann insgesamt nur 8–15 mg Thiamin pro Tag resorbieren [193, 411].

**Tab. 2.79** Therapeutisch eingesetzte Formen von Thiamin

| Hydrophile Salze | Lipophile Derivate (Allithiamine) |
|---|---|
| Thiaminchlorid | Benfotiamin (S-Benzoylthiamin-o-Monophosphat): fettlösliche Vorstufe von Vit. $B_1$, wird im Organismus schnell in Vit. $B_1$ gespalten. Nur pharmakologisch zugelassen, nicht als Nahrungsergänzungsmittel |
| Thiaminhydrochlorid: bessere Löslichkeit als Thiaminnitrat; als Nahrungsergänzungsmittel zugelassen | Bentiamin (Sibenzoylthiamin) |
| Thiaminnitrat | Fursultiamin (Thiamintetrahydrofurfuryldisulfid) |
| Thiaminmononitrat; als Nahrungsergänzungsmittel zugelassen | Acetiaminhydrochlorid |
| Thiamindisulfat | |
| Thiaminmonophosphatchlorid; als Nahrungsergänzungsmittel zugelassen | |
| Thiaminpyrophosphatchlorid; als Nahrungsergänzungsmittel zugelassen | |

**Wasserlösliche Verbindungen:** Thiaminhydrochlorid wird in Dosen bis 5 mg nur zu 25 % renal eliminiert, in hohen parenteralen Dosen (> 100 mg) dagegen fast vollständig renal ausgeschieden. Man vermutet eine Art Kontrollmechanismus der intestinalen Resorption zur Aufrechterhaltung konstanter Plasmaspiegel.

**Allithiamine:** Die Resorption erfolgt erst nach vorheriger Dephosphorylierung durch unspezifische Phosphatasen an der Darmmukosa. Dabei findet diese dosisabhängig durch passive Diffusion statt, ist aber wegen der höheren Membranpermeabilität leichter und schneller.

**PRAXISTIPP**

Das lipophile Benfotiamin hat eine 5- bis 10fach höhere Bioverfügbarkeit als Thiamindisulfid bzw. Thiaminmononitrat. Es erzielt höhere Thiamin- und TPP-Spiegel in Vollblut, Zielorganen und Zielzellen nach oraler Gabe bei niedrigeren Dosierungen. Außerdem wird es im Organismus länger retiniert [1087].

Bei einem schlechten Thiaminstatus wird wesentlich mehr Vitamin $B_1$ im Darmtrakt resorbiert [787]. Dies liegt an einer Hochregulierung der apikalen Thiamintransporter in den intestinalem Mukosazellen im Mangelzustand [1286, 1470]. Das resorbierte Thiamin wird in den Mukosazellen des Darmes teilweise durch zytosolische Pyrophosphokinase unter Spaltung von ATP zum coenzymatisch wirksamen TPP phosphoryliert.

### Hemmung der Resorption

Strukturanaloga ohne Thiaminwirkung (s. oben: Thiaminantagonisten) hemmen die Vitamin-$B_1$-Resorption durch Verdrängung des Thiamins an den Transportern in der Zellmembran. Alkohol bzw. Ethanol hemmt die Natrium-Kalium-ATPase ($Na^+/K^+$-ATPase; ➤ Kap. 2.5.5: Kaliumhomöostase) in der basolateralen Zellmembran, so dass ebenfalls die Transportrate abnimmt. Auch mit steigender Thiamindosis nimmt die Resorptionsrate ab.

## Transport, Verteilung und Ausscheidung

Das freie und phosphorylierte Thiamin gelangt über die Pfortader zur Leber und wird dann weiter in das extrahepatische Gewebe transportiert.

Im **Vollblut** finden sich 75 % des Thiamins in den Erythrozyten und 15 % in den Leukozyten. Die restlichen 10 % sind im Plasma an Albumin gebunden und gelangen so zu den Zielorganen und -geweben. Bei hohen Dosierungen werden die Bindungskapazitäten überschritten und das überschüssige Thiamin wird ausgeschieden. Es gibt keinen spezifischen Thiaminspeicher im Organismus. Der **Gesamtkörperbestand** liegt bei gesunden Menschen bei 25–30 mg, etwa 40 % davon befinden sich in der Muskulatur.

**PRAXISTIPP**

- Die biologische Halbwertszeit von Vitamin $B_1$ beträgt beim Menschen 9,5–18,5 Tage [626]. Wegen der geringen Speichermöglichkeit und der hohen Umsatzrate muss Thiamin **täglich in ausreichender Menge** zugeführt werden.
- Bei oralen Präparaten werden die **lipidlöslichen** besser verstoffwechselt als die wasserlöslichen Vitamin-$B_1$-Derivate, d. h., sie bewirken höhere Thiaminspiegel und werden besser im Körper zurückgehalten [63, 144].
- In der orthomolekularen Therapie erreicht man durch **regelmäßige** Anwendungen in **physiologischer Dosierung** eine größere Wirkung als durch kurze Hochdosisanwendungen.

Die Aufnahme von Thiamin in die Zielzellen und Mitochondrien erfolgt über einen Thiamintransporter mit einer hohen Bindungsaffinität. Vitamin $B_1$ hat eine hohe Bedeutung für den Kohlenhydrat- und Energiestoffwechsel, so dass es in Herzmuskel (3–8 µg/g), Niere (2–6 µg/g), Leber (2–8 µg/g), Gehirn (1–4 µg/g) und Skelettmuskulatur vermehrt vorhanden ist. Im Vitamin-$B_1$-Mangelzustand wird aufgrund der Hochregulierung der transmembranen Transportmoleküle mehr Thiamin in die Zielzellen aufgenommen [1270, 1286].

Freies Thiamin kann im gesamten Organismus durch die intrazelluläre Pyrophosphokinase unter ATP-Verbrauch und Anlagerung zweier Phosphatreste zum biologisch aktiven Thiaminpyrophosphat (TPP) phosphoryliert werden.

**GEFAHR**

Alkohol bzw. Ethanol hemmt die Pyrophosphokinase und damit auch die Aktivierung von freiem Thiamin zum Coenzym TPP.

Wird auf TPP durch eine Kinase eine weitere Phosphatgruppe übertragen (unter Spaltung von ATP), entsteht TTP, das wiederum unter Einwirkung von

Phosphatasen zu TPP, TMP oder freiem, unphosphoryliertem Thiamin umgewandelt werden kann. Blutzellen (Erythrozyten, Leukozyten) und Gewebe enthalten vorwiegend TPP, Blutplasma, Muttermilch und zerebrospinale Flüssigkeiten dagegen die freie Form und TMP.

Zellmembranen sind für das intrazellulär coenzymatisch wirksame TPP undurchlässig. Es kann erst nach Hydrolyse zu freiem Thiamin aus der Zelle herausgelangen.

**PRAXISTIPP**

Um physiologische Vitamin-$B_1$-Dosen (1–2 mg/Tag) zu sichern, wird das Thiamin intrazellulär phosphoryliert und die Membranpermeabilität dafür reduziert. So kann der Organismus Verluste vermeiden.

Thiamin ist ein wichtiges Coenzym und wird in dem benötigten Umfang renal retiniert. Die **Ausscheidungsrate** ist dosisabhängig und liegt im physiologischen Bereich bei 25 %. Im Hochdosisbereich wird das Vitamin $B_1$ nach Gewebesättigung fast vollständig über die Nieren, aber auch zum Teil über die Galle ausgeschieden. Das nicht resorbierte Thiamin wird über den Fäzes eliminiert.

Thiamin wird zu etwa 50 % in freier Form oder mit einer Sulfatgruppe verestert eliminiert. Der restliche Anteil sind nicht identifizierte Metabolite sowie Thiamincarbonsäure, Methylthiazolessigsäure umd Pyramin [626].

## Biochemische Funktionen

**Coenzym** Die wichtigste Funktion von Vitamin $B_1$ ist die von TPP als Coenzym.

- Thiaminabhängige Enzyme aktivieren die Carbonylgruppen. Die entsprechenden Multienzymkomplexe gewährleisten, dass bei der **oxidativen Decarboxylierung** Kohlenhydratmetabolite aus dem Aminosäure- und Fettsäuremetabolismus in den **Energiestoffwechsel** überführt werden. In den Mitochondrien ist TPP als Coenzym für wichtige metabolische Prozesse im Rahmen des Energiestoffwechsels notwendig. Für die dort ablaufenden biochemischen Prozesse werden neben TPP als weitere Coenzyme NAD, FAD und Liponsäure benötigt.
- Auch das Enzym **Transketolase** ist von TPP abhängig. Es spielt eine wichtige Rolle im **Pentosephosphatzyklus** bei der Umwandlung verschiedener Kohlenhydrate ineinander und bei der Oxidation von Glucose-6-phosapht zu Ribulose-5-phosphat unter NAPH-Bildung; dieses sorgt z. B. für die Reduktion oxidierender Substanzen in Erythrozyten.

**Neurotransmitterstoffwechsel** Bei spezifischen Funktionen im Nervensystem spielt TPP eine wichtige Rolle. Bei der Stimulierung von Nerven wird Thiamin freigesetzt [1426]. Da die Neurotransmitter Acetylcholin, Glutamat, Aspartat und GABA primär aus dem oxidativen Glucosestoffwechsel gebildet werden, steht Vitamin $B_1$ auch mit dem Stoffwechsel von **Neurotransmittern** des serotonergen, adrenergen und cholinergen Systems im ZNS in Beziehung [211, 502].

**Hemmung der AGE-Bildung** Proportional zur Glucosekonzentration werden sog. advanced glycosylation end-products (AGE) gebildet, die mit Eiweißen eine irreversible Bindung eingehen können. AGE spielen eine Rolle bei der Entstehung von diabetischen Folgeschäden. In-vitro-Untersuchungen zeigten, dass Thiamin die AGE-Bildung bei hohen Glucosekonzentrationen hemmt [154, 785].

**PRAXISTIPP**

Thiamin wird wegen seiner Stoffwechselfunktion bei allen Erkrankungen des zentralen und peripheren Nervensystems eingesetzt.

## Normwerte und Bestimmung

Zur Bestimmung des Thiaminstatus ist seit langem der **Erythrozyten-Transketolase-Aktivitätstest (ETKA-Test)** etabliert, da Erythrozyten als erste Körperbestandteile von einem Thiaminmangel betroffen zu sein scheinen.

**GEFAHR**

Die ETKA kann durch thiaminunabhängige Faktoren beeinflusst werden:

- Erhöhung der basalen ETKA: bei Eisenmangel, Anämien und Alkoholkonsum.

- Erniedrigung der basalen ETKA: bei Tumorpatienten, urämischer Neuropathie und Diabetes mellitus.
- Zunahme der ETKA trotz ausreichender Vitamin-$B_1$-Zufuhr: bei einigen Tumorerkrankungen (vermutlich wird die Umwandlung von Thiamin zum metabolisch aktiven Pyrophosphat gehemmt).
- Erniedrigung der ETKA: durch Diuretika, Antazida und Chemotherapeutika (5-FU).

Zur Bestimmung wird daher mittlerweile die **HPLC**-Methode herangezogen. Dabei wird Thiamin aus EDTA-Vollblut bestimmt. Das Röhrchen muss lichtgeschützt und direkt nach der Abnahme gekühlt bei 2–8 °C gelagert werden.

**Werte**

**Normwert:** Thiamin 28–85 µg/l im Vollblut
**Grenzwert** für eine ausreichende Thiaminversorgung: ETKA-Wert von 1,20 oder eine Vitamin-$B_1$-Ausscheidung (in 24 h) von 0,20 µmol (53 µg) bei Männern bzw. 0,14 µmol (37 µg) bei Frauen.
**Mangel:** Thiamin < 70 nmol/l im Vollblut (entspricht 23 µg/l)

## Versorgungssituation

Beriberi, die klassische Vitamin-$B_1$-Mangelkrankheit, tritt in den westlichen Industrieländern nur in Einzelfällen auf. Ein marginaler Thiaminmangel ist allerdings (neben Folsäuremangel) in Westeuropa der meistverbreitete Vitaminmangel. Die niedrige Halbwertszeit und die geringe Speichermöglichkeit (s. Transport und Verteilung) sind wahrscheinlich der Grund für die häufige Unterversorgung bzw. einen subklinischen Mangel [210, 422, 502, 1479].

Zahlreiche Studien erhoben Messwerte, die auf ein **Thiamindefizit** hinweisen [618]. Ursachen sind:

- **Ernährung:** einseitige bzw. unausgewogene Ernährung/Diäten, häufiger Konsum von raffinierten Getreideprodukten; Mangelernährung bei alten Menschen, länger dauernde parenterale Ernährung ohne Thiaminsubstituierung
- **Chronischer Alkoholkonsum** [56, 152]
- **Malabsorption:** bei entzündlichen Veränderungen im oberen Gastrointestinaltrakt (selten)

**STUDIEN**

3 große Studien in **Frankreich** ergaben, dass bei 43–80 % der Männer und 69–80 % der Frauen der Minimalbedarf an Vitamin $B_1$ nicht durch die Ernährung gedeckt wird [1288 a].
In der **Schweiz** ist die Versorgung mit Thiamin ausreichend, jedoch knapp [724].
In **Österreich** lagen 52,2 % der Frauen und 43,2 % der Männer unter der täglich empfohlenen Thiaminzufuhr [1167].
In der Bethanien-Ernährungsstudie (BEST) zeigte sich bei der Aufnahme von Senioren (75–93 Jahre) ins Krankenhaus, dass die Zufuhr von Vitamin $B_1$ im Mittel nur bei 60 % des Referenzwertes lag [1207, 1208].

### Risikogruppen

Bei **älteren Menschen** kommen Vitaminmangelzustände sehr häufig vor, vor allem, wenn sie multimorbide und hochbetagt sind. Das gilt auch für Thiamin. Die Versorgung mit Thiamin und Pyridoxin (Vitamin $B_6$) ist bei geriatrischen Patienten deutlich schlechter als bei den relativ gesunden Vergleichspersonen. Der Grund dürfte eine allgemeine Unterernährung durch starke Reduktion der Nahrungszufuhr vor der Aufnahme in ein Krankenhaus sein [576].

**GEFAHR**

Bei unzureichender Zufuhr kommt es bereits nach ca. 10 Tagen in den meisten Organen zu einer deutlichen Thiaminverminderung [936].

## Klinische Symptomatik

### Mangelsymptome

**Frühsymptome** sind relativ unspezifisch. Es kommt zu Müdigkeit, Gewichtsverlust und Verwirrungszuständen.

**Spätsymptome:** Periphere Neuropathien vor allem in den Extremitäten, kombiniert mit Muskelatrophien, Tachykardien und Gedächtnisverlust. In kontrollierten Studien an freiwilligen Probanden wurden folgende Symptome eines beginnenden Mangels beobachtet, die z. T. bereits bei Aufnahme von < 0,2 mg/1000 kcal Thiamin auftraten [422, 502, 1192, 1479]:

- Schlafstörungen, Apathie
- Anorexie, Nausea, gastrointestinale Störungen
- Muskelschmerzen
- Präkordiale und allgemein neurasthenische Schmerzen

In Einzelfällen entwickelte sich bei Thiaminmangel ein Symptomenkomplex aus Diabetes mellitus, Anämie und Taubheit [626]. In Tierversuchen zeigte sich, dass erst, wenn der Vitamin-$B_1$-Gehalt im Gehirn unter 20 % des normalen Spiegels sinkt, zentralnervöse Ausfallerscheinungen auftreten [210, 508], während der Vitamin-$B_1$-Gehalt in Herz, Leber und Niere sowie die Harnausscheidung sehr viel schneller abfallen. Bei der **nekrotisierenden Enzephalomyelopathie** (Leigh's disease), einer sehr seltenen genetischen Erkrankung, ist der TTP-Gehalt des Gehirns trotz ausreichender Vitamin-$B_1$-Versorgung deutlich erniedrigt – was den oben beschriebenen Zusammenhang zwischen dem Neurotransmitterstoffwechsel (v. a. cholinerges System) und TTP bestätigt [209, 210, 508, 1088].

#### Beriberi

Da es sich bei der Avitaminose Beriberi um eine kombinierte Vitamin-Protein-Mangelerkrankung handelt, kann eine alleinige Gabe von Thiamin die Symptome nicht beseitigen [351].

- **Feuchte Beriberi:** tritt häufiger auf (mit Ödemen im Gesicht, an unteren Extremitäten, am Körperstamm und Aszites), im akuten Stadium lebensbedrohlich
- **Trockene Beriberi:** vor allem neurologische Symptome (Augenzittern, Doppelbilder, Gedächtnisstörungen, Muskelschwäche, Neuropathien der Extremitäten)
- **Infantile Beriberi:** Übertragung der Erkrankung von der Mutter auf den Säugling beim Stillen [626], mit ähnlichen Symptomen wie bei der Mutter

### Symptome bei Überdosierung

Nebenwirkungen werden nur bei **parenteraler Zufuhr** beobachtet, nicht aber bei oraler Gabe. Selbst bei 200facher Überschreitung der RDA-Empfehlungen traten unter oraler Supplementierung bisher keine Nebenwirkungen beim Menschen auf.

Bei **Erwachsenen** können sich Kopfschmerzen, Muskelschwäche, Paralyse, Herzrhythmusstörungen und allergische Reaktionen entwickeln, in seltenen Fällen – bei wiederholten parenteralen Dosen mit > 100 mg Thiaminhydrochlorid – auch ein anaphylaktischer Schock. Allerdings kann eine Beteiligung von Begleitsubstanzen in der Injektionslösung nicht zweifelsfrei ausgeschlossen werden [422, 502, 991].

Symptome **bei Kindern** sind nicht bekannt.

## Anwendungsgebiete

### Erhöhter Bedarf

- Gesicherter **Vitamin-$B_1$-Mangel**
- **Erhöhter Verbrauch durch gesteigerten Metabolismus:**
  - Schwangerschaft (v. a. im letzten Trimenon), Stillzeit
  - Alkoholkonsum (regelmäßig)
  - Sport
  - Fieber
  - Vermehrte Harnausscheidung
- **Hämodialyse**
- **Ältere** Menschen mit einseitiger Ernährung
- Dauertherapie mit interagierenden **Medikamenten**

### Indikationen

Neben den genannten Indikationen (Alkoholabusus, Schwangerschaft und Stillzeit): Einnahme oraler Kontrazeptiva, CFS, nervöse und ZNS-Störungen, Immunmangelsymptome, Anämien (die nicht auf Eisen, Vitamin $B_{12}$ und Folsäure ansprechen).

## Interaktionen

### Medikamente

Viele Patienten sind dauerhaft oder langfristig auf eine Medikamenteneinnahme angewiesen, aber viele Präparate führen zu einem ausgeprägten Mikronährstoffmangel (➤ Tab. 2.80). Vor allem bei älteren Patienten ist das Risiko eines manifesten Mangels hoch, da sie den höchsten Medikamentenkonsum aufweisen und weil es im Alter zu Resorptionsstörungen bei Mikronährstoffen kommt.

### Nährstoffe

Auch verschiedene Nährstoffe führen zu einer verminderten Resorption bzw. gesteigerten Ausscheidung von Vitamin $B_1$ (➤ Tab. 2.81).

**Tab. 2.80** Interaktionen zwischen Thiamin und Medikamenten (modifiziert nach [202])

| Medikament | Interaktion |
|---|---|
| Alkohol/alkoholhaltige Pharmaka | Thiaminresorption (↓), Beeinträchtigung des Vitamin-$B_1$-Stoffwechsels |
| Antazida | Thiaminresorption (↓) |
| Catechin-Gerbstoffe | Thiaminresorption (↓) |
| 5-Fluorouracil | Thiaminresorption (↓) |
| Furosemid | Renale Vitaminausscheidung (↑) |
| Kontrazeptiva, orale | Resorptionshemmung |
| Muskelrelaxanzien | Wirkungsverstärkung durch Thiamin |
| Neuroleptika | Thiaminresorption (↓) und Thiaminausscheidung (↑) |
| Tannin (Tee) | Thiaminresorption (↓) |
| Thiaziddiuretika | Renale Vitaminausscheidung (↑) |
| Tolazamid | Thiaminverbrauch (↑) |

**Tab. 2.81** Interaktionen zwischen Thiamin und anderen Nährstoffen (modifiziert nach [202])

| Nährstoff | Interaktion |
|---|---|
| Folsäure | Folsäuremangel vermindert Thiaminresorption |
| Magnesium | Mg-Mangel stört Thiaminumwandlung zu TTP |
| Polyphenole (z. B. in Tee und Kaffee) | Deaktivierung von Thiamin im Darm |
| Vitamin C | Schützt Thiamin vor Deaktivierung durch Polyphenole im Darm |

**PRAXISTIPP**

- Bei starkem Kaffee-, Tee- oder Alkoholgenuss muss auf eine ausreichende Zufuhr von Thiamin geachtet werden.
- Zur Substituierung kein Thiamin-Monopräparat benutzen, da die Vitamine der B-Gruppe nur im Verbund wirken.

## Täglicher Bedarf

Die Zufuhrempfehlungen der DGE zeigt ➤ Tab. 2.82.

**Tab. 2.82** DGE-Empfehlungen für Vitamin $B_1$ (in mg/Tag)

| Alter | Thiamin (mg/Tag) | |
|---|---|---|
| | männlich | weiblich |
| Säuglinge 0 bis unter 4 Monate (Schätzwert) | 0,2 | 0,2 |
| Säuglinge 4 bis unter 12 Monate | 0,4 | 0,4 |
| Kinder 1 bis unter 4 Jahre | 0,6 | 0,6 |
| Kinder 4 bis unter 7 Jahre | 0,7 | 0,7 |
| Kinder 7 bis unter 10 Jahre | 0,9 | 0,8 |
| Kinder 10 bis unter 13 Jahre | 1,0 | 0,9 |
| Kinder 13 bis unter 15 Jahre | 1,2 | 1,0 |
| Jugendliche 15 bis unter 19 Jahre | 1,4 | 1,1 |
| Erwachsene 19 bis unter 25 Jahren | 1,3 | 1,0 |
| Erwachsene 25 bis unter 51 Jahren | 1,2 | 1,0 |
| Erwachsene 51 bis unter 65 Jahren | 1,2 | 1,0 |
| Erwachsene ab 65 Jahren | 1,1 | 1,0 |
| Schwangere ab 2. Trimester | | 1,2 |
| Schwangere am 3. Trimester | | 1,3 |
| Stillende | | 1,3 |

**Einnahmeempfehlung**

Unbedingt ist auf eine regelmäßige Zufuhr von Vitamin $B_1$ zu achten. Unphysiologisch hohe Dosen sind nicht sinnvoll. Einnahme möglichst während oder zwischen einer Mahlzeit. Vorzugsweise mehrere Einzeldosen über den Tag verteilt.

Als Basis empfiehlt sich die Zufuhr eines Vitamin-B-Komplexes.

## Vorkommen in Nahrungsmitteln

Wegen seiner wichtigen Funktion im Kohlenhydratstoffwechsel findet man Vitamin $B_1$ in allen Organen und Geweben; Herz, Leber, Niere, Gehirn und Skelettmuskulatur sind besonders reich an Thiamin. **Schweinefleisch** kann fütterungsbedingt bis zu 10fach höhere Konzentrationen an Thiamin aufweisen als andere Fleischarten [1288 a]. Gute **pflanzliche Lieferanten** sind Hülsenfrüchte (Bohnen, Erbsen und Linsen), Kartoffeln und die Randschichten aller Getreidearten (➤ Tab. 2.83). Weil diese Randschichten in den bei uns immer noch hauptsächlich verwendeten Weiß-

**Tab. 2.83** Hitliste der Vitamin-$B_1$-reichsten Nahrungsmittel (in mg Thiamin/100 g) [122]

| Lebensmittel | Thiamin (mg/100 g) |
|---|---|
| Cerealien | 0,2–1,0 |
| Schweinefleisch | 0,7–0,9 |
| Walnüsse, Haselnüsse, Cashewkerne | 0,5 |
| Vollkorn, Haferflocken | 0,3–0,5 |
| Leber | 0,3 |
| Bohnen, Linsen, Erbsen | 0,1–0,3 |
| Spargel | 0,2 |
| Spinat, Grünkohl | 0,2 |
| Kartoffeln | 0,1 |
| Rindfleisch | 0,07–0,1 |
| Huhn | 0,06–0,1 |
| Milch, Milchprodukte | 0,03–0,05 |

mehlprodukten entfernt wurden, geht häufig ein guter Thiaminlieferant verloren.

Vitamin $B_1$ ist sehr empfindlich gegen Licht, Hitze und Oxidationsmittel. Daher muss man bei der üblichen Nahrungsmittelzubereitung mit Verlusten von durchschnittlich 30 % rechnen.

## 2.3.3 Vitamin $B_2$ (Riboflavin)

### Chemie und Eigenschaften

Die Grundstruktur von Vitamin $B_2$ ist ein trizyklisches Isoalloxazin-Ringsystem, das ausgeprägte Redoxeigenschaften besitzt. Für die Vitaminwirkung verantwortlich ist die Seitenkette Ribit, ein 5-wertiger Alkoholzucker, der am N10-Atom des mittleren Isoalloxazinrings gebunden ist. Biologisch aktiv ist die Verbindung 7,8-Dimethyl-10-(1-D-ribityl)-isoalloxazin. Die IUPAC schlug als Kurzbezeichnung den Begriff **Riboflavin** vor, die früheren Bezeichnungen Lactoflavin, Ovoflavin und Uroflavin sind nicht mehr gebräuchlich.

Riboflavin ist wasserlöslich und hat eine intensiv gelb-fluoreszierende Farbe, der es auch seinen Namen verdankt (lat. flavus = gelb). In Lösungen wird es durch Photolyse sehr leicht zu Lumiflavin (Trimethylisoalloxazin) oder Lumichrom (Dimethylisoalloxazin) abgebaut. Beide sind durch die teilweise oder vollständige Abspaltung der aliphatischen Seitenkette inaktive Vitamine. Die starke Lichtempfindlichkeit verglichen mit anderen Vitaminen ist charakteristisch für Vitamin $B_2$. Man sollte es luftdicht und lichtgeschützt aufbewahren. Hitze schädigt Riboflavin dagegen nicht.

Wie Vitamin $B_1$ besitzt Riboflavin eine hohe Strukturspezifität, so dass bereits geringfügige Änderungen am Molekülaufbau mit einer Wirkminderung oder antagonistischen Effekten einhergehen können [513]. Beim Austausch des Ribitylrestes durch Galactose (Galactoflavin) kommt es zur stärksten antagonistischen Wirkung und rasch zu einem klinischen Vitamin-$B_2$-Mangel [626].

Riboflavin kann seine biologische Aktivität nur entfalten, wenn es am C5-Atom der Ribitol-Seitenkette mittels des Enzyms Riboflavinkinase (unter Spaltung von ATP) zu **Flavinmononukleotid (FMN)** phosphoryliert und anschließend durch die FAD-Synthetase (auch FMN-Adenylyltransferase oder FAD-Pyrophosphorylase genannt) unter ATP-Verbrauch zu **Flavin-Adenin-Dinukleotid (FAD)** adenyliert wird (➤ Abb. 2.18).

Pflanzen und Mikroorganismen synthetisieren Riboflavin, daher ist es in zahlreichen Nahrungsmitteln enthalten. Bei tierischen und pflanzlichen Organis-

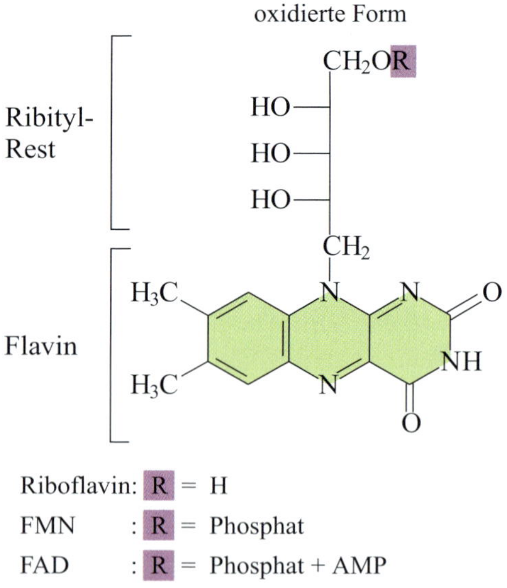


**Abb. 2.18** Struktur von Riboflavin (oxidierte Form), FMN und FAD.

men sind mehr als 100 Enzyme, bei Säugetieren mehr als 60 Enzyme bekannt, die Vitamin $B_2$ entweder als ADP-Ester (FAD) oder als Phosphorsäureester (FMN) enthalten. FAD und FMN sind als **Coenzyme von Oxidoreduktasen** die wichtigsten Derivate dieses Nährstoffs. Die Komplexe aus Oxidoreduktasen und FMN bzw. FAD als Coenzyme bezeichnet man als **Flavoproteine.**

## Resorption

Riboflavin in der Nahrung kommt in freier Form oder proteingebunden (Flavoproteine) vor. Letztere müssen im Intestinaltrakt durch Magensäure, unspezifische Phosphatasen sowie Pyrophosphatasen zu Riboflavin gespalten werden. Wird Riboflavin im Verbund mit anderen Nährstoffen aufgenommen, verbessert sich die Resorption. Auch Gallensalze fördern die Riboflavinaufnahme. Die Resorption von freiem Riboflavin findet vor allem im proximalen Jejunum statt und unterliegt dosisabhängig dualen Transportmechanismen. Bei physiologischer Zufuhr (bis 25 mg) erfolgt sie abhängig vom Natriumgradienten aktiv durch einen Carrier und unterliegt einer Sättigungskinetik. Bei höheren Dosen erfolgt sie durch passive Diffusion.

**PRAXISTIPP**

Bei physiologischen Dosen < 25 mg liegt die Resorptionsrate bei 50–60 % [333].

Nach Aufnahme in die intestinalen Mukosazellen wird ein Teil des freien Riboflavins durch die Riboflavinkinase zu FMN und anschließend durch die FAD-Synthetase zu FAD umgewandelt, damit die Konzentration an freiem Vitamin $B_2$ möglichst gering ist und dadurch weiteres Riboflavin aufgenommen werden kann. Der überwiegende Anteil an freiem Vitamin $B_2$ wird über das Pfortadersystem zur Leber transportiert und dort in seine coenzymatisch wirksame Formen FMN und FAD umgewandelt [1087].

**GEFAHR**

Überschüssiges Riboflavin kann nur bei ausreichend vorliegendem Apoprotein gespeichert werden; d. h., bei Proteinmangel verringern sich gleichzeitig die Riboflavinbestände im Körper.

## Verteilung, Metabolismus und Ausscheidung

Im Blut nehmen FAD (70–80 %) und FMN den größten Anteil ein, nur 0,5–2 % liegen als freies Riboflavin vor. Riboflavin ist hauptsächlich an Albumin (80 %), spezifisch an Riboflavin bindende Proteine (RFBP) und z. T. auch an Globuline (v. a. Immunglobuline) gebunden. Serumproteine scheinen primär als Transportmittel zu fungieren, andere dienen offenbar zur Speicherung. Plasma besitzt mit ca. 80 % den Hauptanteil des albumingebundenen FAD.

RFBP haben durch ihren ausgeprägten Redoxcharakter und ihre Fähigkeit, direkt mit Sauerstoff zu reagieren, eine Schlüsselfunktion im Stoffwechsel. Sie dienen nicht nur dem Transport des Vitamins, sondern auch dem Metabolismus. Je nach Bedarf verändern sie den enterohepatischen Kreislauf und die tubuläre Rückresorption.

Zum Transport in die Zielzellen wird Riboflavin mithilfe plasmatischer Phosphatasen dephosphoryliert, damit es die Zellmembranen per Diffusion passieren kann. In den Zellen kommt es erneut zur Umwandlung und Fixierung in die Coenzymformen. Fast alle Gewebe sind zur Bildung von FMN und FAD fähig. Leber, Niere und Herz wandeln besonders viel um und haben auch die höchste Konzentration an Riboflavin (70–90 % FAD). Hier ist nur ein geringer Anteil (< 5 %) als freies Riboflavin vorhanden. Die Speicherfähigkeit für Riboflavin ist gering und besteht aus protein- und enzymgebundenem Riboflavin im Gewebe.

Bei Erwachsenen werden etwa 123 mg Riboflavin in der Niere retiniert. Dies reicht aus, um einen klinischen Mangel für 2–6 Wochen zu verhindern. Die biologische Halbwertszeit beträgt etwa 16 Tage.

**PRAXISTIPP**

Bei schwangeren Frauen wurden spezifische Riboflavin bindende Proteine entdeckt, die im Blutserum einen Gradienten zwischen mütterlichem und fetalem Kreislauf aufrechterhalten. Dadurch wird der Bedarf des Fetus, auch bei unzureichender Zufuhr der werdenden Mutter, für Wachstum und Entwicklung gedeckt [122].

**Metabolismus** Kontrolliert wird der Riboflavinmetabolismus durch Hormone und durch RFBP in Anhängigkeit des individuellen Status. Östrogene fördern die Synthese der RFBP, ein schlechter Ernährungszustand reduziert sie [122]. RFBP und Hormone der Schilddrüse (wie Trijodthyronin, $T_3$) und der Nebennierenrinde (wie Aldosteron) regulieren die Synthese von FMN durch Stimulierung der Riboflavinkinase-Aktivität. Die anschließende Umwandlung in FAD durch die FAD-Synthetase wird durch Endprodukthemmung kontrolliert, um einen Überschuss zu verhindern. Durch Modulierung der Enzymaktivität wird immer nur so viel FMN und FAD gebildet, wie der Organismus benötigt.

**GEFAHR**

Bei einem erniedrigten $T_3$-Serumspiegel und/oder einer verminderten Konzentration an RFBP bei mangelnder Ernährung (Anorexie, Bulimie) kommt es zu einem FAD-Abfall im Blutplasma, bei gleichzeitigem Anstieg des freien Riboflavins in den Erythrozyten [122].

**Ausscheidung** Die Ausscheidung des Vitamin $B_2$ findet überwiegend über den Urin als freies Riboflavin statt. Ein Anteil von 30–40 % wird in Form von Metaboliten renal eliminiert (7-Hydroxymethyl-, 8-Hydroxymethyl-, 8-α-Sulfonylriboflavin und andere).

**GEFAHR**

Bei Hochdosistherapien kann es infolge eines bakteriellen Umbaus zur Ausscheidung von 10-Hydroxyethylflavin im Urin kommen. Dieses ist ein bekannter Hemmer der Flavokinase und kann die Aufnahme von Riboflavin in Gewebe hemmen [389].

Im Urin lassen sich keine Coenzymformen (FMN und FAD) nachweisen. Die Hälfte des plasmatischen Riboflavins wird im Harn eliminiert, die renale Clearance ist höher als die glomeruläre Filtration. Pro Tag scheidet ein gesunder Erwachsener 120 µg Riboflavin oder etwas mehr aus [1191].

**GEFAHR**

Eine Riboflavinausscheidung < 40 mg/g Kreatinin ist ein Indikator für Vitamin-B-Mangel. Dialysepflichtige Menschen haben ein erhöhtes Mangelrisiko, da das Vitamin während der Dialyse verlorengeht [1087].

Weniger als 1 % des Riboflavins werden über Galle und Fäzes eliminiert. Die Halbwertszeit ist vom Riboflavinstatus und der zugeführten Dosis abhängig. In der Schwangerschaft vermindert sich die Ausscheidungsrate für Riboflavin durch die vermehrte Bildung von Riboflavin bindenden Proteinen.

**PRAXISTIPP**

Bei Tumorerkrankungen vermindert sich die Ausscheidungsrate ebenfalls, da die Serumkonzentration an Immunglobulinen, die das Riboflavin binden, ansteigt [122].

## Biochemische Funktionen

FMN und FAD wirken als Coenzym bzw. prosthetische Gruppe von Oxidoreduktasen **(Flavoproteine).** Mittlerweile sind mehr als 60 solcher Enzyme bekannt. Aufgrund ihres ausgeprägten **Redoxcharakters** und der Fähigkeit, direkt mit Sauerstoff zu reagieren, nehmen Flavoproteine häufig eine Schlüsselfunktion im Metabolismus ein. Neben ihrer zentralen Bedeutung in der **Atmungskette,** wo sie beim Wasserstofftransfer von Substratdehydrogenasen zur Endoxidation mitwirken, haben sie auch eine Mediatorfunktion im Metabolismus von Fettsäuren, Aminosäuren, Kohlenhydraten und Purinen.

**PRAXISTIPP**

Flavoproteine sind ein wesentlicher Bestandteil im Stoffwechsel von Pyridoxin, Niacin, Folsäure und Vitamin K.

### Oxidativer Stress und Entgiftung

In Verbindung mit dem CYP-Monooxygenase-System ist die **Flavoprotein-Monooxygenase** für die Entgiftung von Xenobiotika (Pestizide, Drogen, Karzinogene) verantwortlich. Bei oxidativem Stress spielt sie ebenfalls eine Rolle. Durch Bakterien wird z. B. NADPH-Oxidase als membrangebundenes Flavoprotein aktiviert. Sie bildet Sauerstoffradikale, die zusammen mit sekundär gebildeten, besonders aggressiven Hydroxylradikalen ein wichtiger Abwehrmechanismus gegen Tumorzellen und bakterielle Infektionen sind. In Phagozyten ist die Flavoprotein-Monooxygenase daher besonders aktiv.

**PRAXISTIPP**

Vitamin $B_2$ hilft bei der Entgiftung von Arzneimitteln, Karzinogenen und Pestiziden.

### Funktion im Glutathionsystem

Das biologische Redoxsystem der **Glutathionreduktase** (> Kap. 2.6.11), das einen wesentlichen Schutzmechanismus gegen oxidativen Stress darstellt, ist von Flavoproteinen abhängig. Das Enzym hat die Aufgabe, einen hohen Spiegel an reduziertem Glutathion aufrechtzuerhalten, um zelluläre Proteine vor autooxidativer Inaktivierung zu schützen. In den Erythrozyten schützt Glutathion die Thiolgruppen des Hämoglobins sowie zahlreicher schwefelhaltiger Enzyme und Strukturproteine der Zellmembran vor oxidativer Schädigung. Dabei wirken Glutathionreduktase und die selenhaltige Glutathionperoxidase eng zusammen.

- **Hämolytische Anämie bzw. Krise:** Bei einem **Mangel** an reduziertem Glutathion kann eine hämolytische Anämie auftreten. Durch ein Defizit an Glucose-6-phosphat-Dehydrogenase wird weniger reduziertes Glutathion gebildet, somit wird seine Schutzfunktion vermindert. Kommen noch weitere Stressoren wie z. B. bestimmte Medikamente (Aspirin, Antimalariamittel, Phenylbutazon, Chloramphenicol) hinzu, sind hämolytische Krisen möglich [78, 233, 1097].
- **Verkürzte Erythrozytenlebensdauer:** Da eine enge Verbindung zwischen Pentosephosphatzyklus, Glykolyse und Glutathionstoffwechsel besteht, kommt es bei einem Riboflavinmangel infolge der verminderten Glutathionreduktase-Aktivität zu einer verkürzten Lebensdauer der Erythrozyten.
- **Katarakte und Linsentrübung:** In der Augenlinse ist der Glutathionspiegel ebenfalls hoch und erfüllt eine ähnliche Aufgabe wie in Erythrozyten. Die Glutathionreduktase-Aktivität und die FAD-Konzentration sollen gelöste Linsenproteine stabilisieren. Bei einem unzureichenden Riboflavinstatus finden sich häufig Katarakte und Linsentrübungen, die durch Koagulation der Linsenproteine bedingt sind. Sie werden mit der erniedrigten Glutathionkonzentration und der reduzierten Enzymaktivität in Zusammenhang gebracht.

### Weitere Funktionen

- **Immunfunktion:** Durch die NADPH-Oxidase ist Vitamin $B_2$ an der Phagozytose, an der Tumorzellabwehr sowie an der Abwehr von Bakterien beteiligt.
- **Homocysteinmetabolismus:** Coenzym der Methylentetrahydrofolat-Reduktase (MTHFR), die der Umwandlung von 5,10-Methylen-THF zu 5-Methyl-THF dient (> Kap. 2.3.7).
- **Hormonsynthese:** Als Coenzym bei der Bildung von Adrenalin (Nebennierenmark) beteiligt.
- **Purinabbau:** Die Xanthinoxidase dient der Oxidation von Hypoxanthin zu Harnsäure.
- **Hämatopoese:** Eisenutilisation, Erythropoese.
- **Fettsäuremetabolismus:** Der erste Dehydrierungsschritt der β-Oxidation ist riboflavinabhängig (Acyl-CoA-Dehydrogenase).
- **Abbau von Aminosäuren:** Oxidative Desaminierung von Aminosäuren über die riboflavinabhängige Aminosäureoxidase.

### Lipidlösliche Derivate

Die lipidlöslichen Derivate des Riboflavins scheinen in der Lage zu sein, Fettstoffwechselstörungen und Blutgerinnungsstörungen positiv zu beeinflussen. Ursächlich dürfte eine bessere Membranpermeabilität der Zielzellen sein [122].

## Normwerte und Bestimmung

Mithilfe von **HPLC-Analysen** lassen sich FMN und FAD erfassen. In diesem Fall liegt die Nachweisgrenze für das Vitamin im Blut bei 3,8 ng/ml oder 75 pg absolut. Die Bestimmung von Vitamin $B_2$ erfolgt aus EDTA-Vollblut, das Röhrchen sollte lichtgeschützt und gekühlt (2–8 °C) transportiert werden.

| Normwerte | |
|---|---|
| FAD: | 137–370 µg/l |
| Riboflavin: | 2–29 µg/l |

## Versorgungssituation

Ein isolierter Riboflavinmangel ist selten. Da das Vitamin am Stoffwechsel anderer B-Vitamine beteiligt ist, kann ein Defizit durch einen Mangel an Pyridoxin und Niacin verursacht sein. In den Industrieländern sind klinische Mangelsymptome sehr selten, jedoch kann es bei verschiedenen Bevölkerungsgruppen leicht zu einer unzureichenden Versorgung kommen. Abstinenz bei Milch und Milchprodukten, den wichtigsten Riboflavinlieferanten, geht meist mit einem Mangel einher. Wegen ihrer besonderen Ernährungsgewohnheiten sind türkische Menschen häufiger von einem Riboflavinmangel betroffen [316].

Eine leichte Unterversorgung tritt häufig bei einer gestörten Vitamin-$B_2$-Aufnahme auf, wie sie durch chronischen Alkoholkonsum und verschiedene Erkrankungen, vor allem der der Schilddrüse und Nebenniere, sowie durch Einnahme bestimmter Medikamente (Antidepressiva, orale Kontrazeptiva) vorkommen kann.

**STUDIEN**

In **Deutschland** erreichen 20 % der Männer und 26 % der Frauen die empfohlene tägliche Zufuhr von Riboflavin nicht. Bei den Frauen ab 65 Jahren sind sogar 32 % von einer defizitären Zufuhr betroffen. Den am schlechtesten versorgten Männern fehlen 0,5 mg Riboflavin täglich, dies entspricht einem Fehlbetrag von 33 % zur DGE-Empfehlung. Bei den am schlechtesten versorgten Frauen liegt der Fehlbetrag ebenfalls bei 33 %, ihnen fehlen täglich 0,4 mg. In der Schwangerschaft steigt der tägliche Bedarf ab dem 4. Schwangerschaftsmonat um 0,3 mg an, daher hatten die am schlechtesten versorgten Schwangeren einen täglichen Fehlbetrag von 0,7 mg. In der Stillzeit steigt der tägliche Mehrbedarf um 0,4 mg an, daher wiesen die am schlechtesten versorgten stillenden Frauen einen Fehlbetrag von 0,8 mg Riboflavin am Tag auf [919].
Mit einer vegetarischen Ernährung kann die Versorgung mit Riboflavin meist sichergestellt werden [294]. Bei **veganer Ernährung** erreichte fast die Hälfte der Teilnehmer die empfohlenen Zufuhrmengen für Riboflavin nicht [1430]. Im Vergleich zu Mischköstlern und Menschen, die sich vegetarisch ernähren, sind Veganer 3-mal so häufig von einem Vitamin-$B_2$-Mangel betroffen [882].
In **Österreich** zeigte sich, dass rund 40 % der Teilnehmerinnen und Teilnehmer des Ernährungsberichts die empfohlene Zufuhr für Vitamin $B_2$ nicht erreichten [1167].
In der **Schweiz** ist die Versorgung mit Riboflavin ausreichend, aber knapp [724].
3 große Studien in **Frankreich** ergaben, dass 27–60 % der Männer und 24,6–60 % der Frauen nicht den Mindestbedarf an Vitamin $B_2$ durch die Ernährung decken [1288].
1987 und 1988 wurde in der BRD eine repräsentative Stichprobe an **älteren Menschen** in Privathaushalten und an relativ hochbetagten, multimorbiden Personen in zwei Altersheimen und einem geriatrischen Krankenhaus durchgeführt. Durch Vergleich der Daten ließ sich eine weit verbreitete Unterversorgung an Vitaminen bei multimorbiden, hochbetagten Menschen feststellen [576, 1423, 1424]. In der Bethanien-Ernährungsstudie (BEST) zeigte sich bei der Aufnahme von Senioren im Alter von 75–93 Jahren ins Krankenhaus, dass die Zufuhr von Vitamin $B_2$ im Mittel nur bei 60 % des Referenzwertes lag [1207, 1208].

## Klinische Symptomatik

### Mangelsymptome

Ein isolierter Riboflavinmangel tritt extrem selten auf. Aufgrund der Rolle von Riboflavin beim Metabolismus von Lipiden, Proteinen, Kohlenhydraten, Eisen und Pyridoxin manifestiert sich ein Mangel durch Beeinträchtigungen dieser Stoffwechselprozesse. Dies betrifft u. a. die intestinale Eisenresorption sowie die Mobilisierung und den Transport von Ferritin-Eisen. Möglicherweise ist die FMN-abhängige Oxidoreduktase, die Eisen aus Ferritin freisetzt und bei der Hämatopoese eine Rolle spielt, nur vermindert aktiv. Im Spätstadium eines Vitamin-$B_2$-Mangels kann sich eine **hypochrome Anämie** entwickeln. Bei einer andauernden mangelnden Zufuhr von Riboflavin versucht der Körper, lebenswichtige Stoffwechselfunktionen zu Lasten weniger wichtiger aufrechtzuerhalten. Bei **hyperthyreoter** Stoffwechsellage kommt es zu vermehrter Bildung und beschleunigtem Turnover der Flavinderivate. Bei einer gleichzeitigen mangelnden Bedarfsdeckung werden die Riboflavinspeicher in Richtung eines marginalen Mangels geleert.

#### Symptome eines marginalen Mangels

Bei Riboflavinmangel entwickeln sich zunächst uncharakteristische Symptome an **Haut- und Schleimhäuten** (vor allem im Bereich des Kopfes):

- Hyperplastische Hautveränderungen, vor allem an den Lippen (Mukosa-epidermale Übergänge).
- Cheilosis, Mundwinkelrhagaden (Perlèche, Stomatitis angularis).
- Zungenveränderungen mit Papillenatrophie, Glossitis (Magenta-Zunge).
- Seborrhoische Dermatitis der Nasolabialfalten sowie der Ohren; kann sich auf Körperstamm und Extremitäten ausweiten sowie Pruritus im Genitalbereich hervorrufen.
- Keratitis mit starkem Tränenfluss, Kataraktbildung (Zusammenhang mit Riboflavinversorgung bekannt), Vaskularisierung der Kornea, Photophobie.

**Tab. 2.84** Vitamin-$B_2$-Mangelsymptome bestimmter Organe, Geweben [486]

| Organ/Gewebe | Symptome und Risiken |
|---|---|
| Augen | Lichtempfindlichkeit, brennende Augen, Keratitis, Vaskularisierung der Kornea, Trübung der Linse und des Glaskörpers, erhöhtes Kataraktrisiko |
| Blut | Normochrome normozytäre Anämie mit Retikulozyto-, Leuko-, Thrombozytopenie, Hyperhomocysteinämie, Anstieg des Pyruvat- und Lactatspiegels, Laktatazidose, Methämoglobinämie |
| Haut und Schleimhaut | Cheilosis, Rötung, Schuppung, seborrhoische Dermatitis in Nasolabialfalte, Ohren und Genitalbereich, Entzündungen der Mundschleimhaut und Zunge (Glossitis), Mundwinkelrhagaden |
| Muskuläre und neurologische Störungen | Muskelschwäche, CFS, periphere Neuropathien, Depression, Lethargie |
| Stoffwechselstörungen | Mitochondriale Dysfunktion und Myopathien, Störungen im Eisen-, Folsäure-, Niacin-, Vitamin-$B_6$-, Vitamin-$B_{12}$- und Vitamin-K-Stoffwechsel. |
| Schwangerschaft | Skelettanomalien beim Fetus. |

### Symptome bei chronischem Mangel

Bei chronischem Mangel kommt es zusätzlich zu folgenden Symptomen (➤ Tab. 2.84):

- Normochrome Anämie mit Retikulozytopenie
- Leukopenie
- Thrombozytopenie
- Periphere Neuropathien

Da FMN- und FAD-abhängige Enzyme auch den Stoffwechsel von Pyridoxin (Vitamin $B_6$) beeinflussen, sind die Mangelsymptome der beiden B-Vitamine sehr ähnlich (Symptome an Haut und Schleimhäuten sowie Beteiligung des Nervensystems). Durch die reduzierte Umwandlung von Tryptophan zu Niacin entstehen Symptome eines Niacinmangels. In beiden Fällen spricht man von einem **sekundären Mangel,** da die eigentliche Ursache eine Unterversorgung mit Riboflavin ist.

**PRAXISTIPP**

Bei Mundwinkelrhagaden kann eine Therapie mit Pyridoxin schneller zum Erfolg führen als Riboflavin.

### Symptome bei Überdosierung

Die Toxizität von Riboflavin ist extrem gering. Bei Ratten beträgt die $LD_{50}$ bei oraler Applikation 10 g/kg KG, bei Hunden 2 g/kg KG. Bei intraperitonealer Injektion liegt die $LD_{50}$ für Mäuse und Ratten bei 340–560 mg/kg KG.

Beim Menschen wurden keine Intoxikationen beobachtet.

**PRAXISTIPP**

Eine starke Gelbfärbung des Urins bei erhöhter Zufuhr ist harmlos.

## Anwendungsgebiete

### Erhöhter Bedarf

- Gesicherter **Vitamin-$B_2$-Mangel**
- **Ältere Menschen** (ca. 10 %) mit einseitiger Ernährung
- **Erhöhter Verbrauch** bei gesteigertem Metabolismus:
  - Wachstumsphasen, Kindheit
  - Schwangerschaft, Stillzeit
  - Schwere Krankheiten (mit Fieber), Karzinome, Trauma, Operationen, Verbrennungen
  - Regelmäßiger Alkoholkonsum
  - Anwendung oraler Kontrazeptiva
  - Leistungssportler
  - Phototherapie Neugeborener mit Hyperbilirubinämie
- **Medikamenteninteraktionen** ➤ Tab. 2.85
- **Dialysetherapie**
- **Ernährung:** einseitige Ernährung, vor allem mit Fast Food, keine Milchprodukte (Laktoseintoleranz)
- **Malabsorption** (gastrointestinale bzw. biliäre Störungen, Enteritis, chronische Diarrhö, Sprue, chronische Darmerkrankungen, Reizdarmsyndrom, Darmmykosen)
- **Erkrankungen:** HIV, chronische Atemwegserkrankungen, Defekte der Atmungskette (z. B.

**Tab. 2.85** Interaktionen zwischen Riboflavin und Medikamenten (nach [202])

| Medikament | Interaktion |
|---|---|
| Alkohol/alkoholhaltige Pharmaka | Riboflavinresorption (↓), Vitamin-$B_2$-Stoffwechsel beeinträchtigt |
| Antidepressiva | Metabolischer Antagonismus; trizyklische und tetrazyklische Antidepressiva sowie Phenothiazine hemmen die Riboflavinkinase und damit die Bildung von FAD und FMN [486], und erhöhen die renale Riboflavinausscheidung |
| Antazida | Riboflavinresorption (↓); sie bilden mit Vitamin $B_2$ schwer lösliche Komplexe |
| Barbiturate | Riboflavinmetabolismus behindert, Serumspiegel ↓ |
| Chlorpromazin | Renale Ausscheidung (↑), metabolischer Antagonismus |
| Kaolin | Riboflavinresorption (↓) |
| Kontrazeptiva, orale | Riboflavinmetabolismus beeinträchtigt, führen langfristig zu einem Riboflavinmangel |
| Methotrexat | Metabolischer Antagonismus. |
| Neuroleptika | Phenothiazine hemmen die Riboflavinkinase und damit die Bildung von FAD und FMN [486], und erhöhen die renale Riboflavinausscheidung |
| Phenobarbital | Fördert den Abbau von Riboflavin über Leberenzyme und erhöht das Risiko für einen Riboflavinmangel. |
| Phenothiazin | Riboflavinmetabolismus beeinträchtigt, renale Ausscheidung (↑) |
| Probenecid | Riboflavinresorption (↓), sollte nicht gleichzeitig eingenommen werden. |
| Tamoxifen | Die Gabe von Vitamin $B_2$ kombiniert mit Nicotinamid und Coenzym $Q_{10}$ reduziert das Risiko eines Mamma-Ca-Rezidivs oder die Metastasenbildung [486] |
| Tetracyclin | Renale Riboflavinausscheidung (↑) |
| Thiaziddiuretika | Renale Vitaminausscheidung (↑) |
| Thyroxin | Riboflavinresorption (↓) durch beschleunigte Darmpassage |
| Zytostatika | Anthracycline hemmen die Riboflavinkinase und damit die Bildung von FAD und FMN → Riboflavin-Antagonisten |

Acyl-CoA-Dehydrogenase), Diabetes mellitus (renaler Verlust), Hypothyreose, Karpaltunnelsyndrom, Karzinome, Migräne, mitochondriale Myopathien, Methämoglobinämie, Präeklampsie, Sichelzellanämie [486]

**PRAXISTIPP**

- Bei Riboflavinmangel trotz ausreichender Zufuhr sollte der Proteinstatus überprüft werden.
- Riboflavinsupplemente in Form natürlicher Pflanzenkonzentrate erzielen die beste Resorptionsrate.
- In der orthomolekularen Therapie erreicht man durch regelmäßige, physiologische Dosen mehr als durch kurze Hochdosisanwendungen.

## Indikationen

- Unausgewogene vitaminarme Ernährung
- Veganer
- Patienten mit parenteraler Ernährung (manifester Mangel nach 2–3 Wochen)
- Entgiftung
- CFS
- ZNS-Erkrankungen
- Hypothyreose
- Diabetes mellitus

**PRAXISTIPP**

Bei parenteraler Ernährung ist eine Supplementierung zwingend erforderlich.

Bei der Entstehung einer **Migräne** scheint auch der mitochondriale Energiestoffwechsel eine Rolle zu spielen [1058]. Riboflavin ist ein Coenzym in der Atmungskette und kann die Dauer und den Schweregrad von Migräneattacken reduzieren.

**STUDIEN**

In einer randomisierten, doppelblinden klinischen Studie erhielten 55 Patienten mit Migräne über 3 Monate täglich 400 mg Vitamin $B_2$ oder ein Placebo. In der Placebogruppe kam es zu keiner Änderung, in der Verumgruppe sank hingegen die Anfallshäufigkeit von 3,8 auf 1,8 pro Monat; Dauer und Schwere der Migräneattacken verringerten sich ebenfalls signifikant [1211].
Auch eine Studie an 41 Kindern und Jugendlichen, die 200 bzw. 400 mg Riboflavin täglich während 3, 4 oder 6 Monate erhielten, zeigte, dass Häufigkeit und Intensität der Migräneattacken durch Riboflavin gesenkt werden können [266].

**PRAXISTIPP**

Zur Vorbeugung einer Migräne empfiehlt sich eine kombinierte Vitalstofftherapie mit Magnesium und Coenzym $Q_{10}$, die beide Einfluss auf die mitochondriale Energieversorgung nehmen [1186]. Weniger bekannt ist die zusätzliche Gabe von Vitamin $K_2$, da auch Menachinone (MK-7) den zellulären Energiestoffwechsel verbessern und oft marginal im Mangel sind (➤ Kap. 2.2.4).

## Interaktionen

### Medikamente

Viele Patienten sind dauerhaft oder langfristig auf eine Medikamenteneinnahme angewiesen. Doch viele Präparate führen zu einem ausgeprägten Mikronährstoffmangel (➤ Tab. 2.85). Vor allem ältere Patienten tragen ein hohes Risiko für manifeste Mängel, da sie den höchsten Medikamentenkonsum aufweisen und es im Alter dadurch verstärkt zu Resorptionsstörungen bei Mikronährstoffen kommt.

### Nährstoffe

Wie bei allen Mikronährstoffen können bestimmte Nährstoffe die Resorption von Riboflavin behindern bzw. die Biosynthese stören (➤ Tab. 2.86). Riboflavine beeinflussen den Metabolismus anderer Vitamine wie Vitamin $B_6$, Niacin, Folsäure und Vitamin K, da sie als Coenzyme fungieren, so dass es bei einem ausgeprägten Riboflavinmangel zur Beeinträchtigung zahlreicher Enzymsysteme kommen kann.

**PRAXISTIPP**

Normalerweise werden bei hohem Homocysteinspiegel vor allem Vitamin $B_6$, Folsäure und Vitamin $B_{12}$ empfohlen. Durch den Einfluss von Vitamin $B_2$ auf Folsäure und Vitamin $B_6$ ist eine erhöhte Riboflavinzufuhr ebenfalls mit einem reduzierten Homocystein-Plasmaserumspiegel verbunden. Auch hier zeigt sich, dass der Einsatz des B-Komplexes oftmals effektiver wirkt als die isolierte Gabe einzelner B-Vitamine.

## Täglicher Bedarf

Empfehlenswert ist eine Zufuhr von 0,6 mg Vitamin $B_2$ pro 1.000 kcal. Dies entspricht ca. 1,4–1,8 mg/Tag (➤ Tab. 2.87) [101, 174, 317, 723, 1012]. Bei Radikaldiäten werden die Körperreserven schneller entleert.

**Tab. 2.86** Interaktionen zwischen Riboflavin und anderen Nährstoffen (nach [202])

| Nährstoff | Interaktion |
|---|---|
| Eisen | Fe-Resorption und -Retention (↓) bei Riboflavinmangel. Ein guter Riboflavinstatus verbessert das Hämoglobinniveau. Bei Menschen mit einem kombinierten Riboflavin- und Fe-Mangel, verbesserte die Gabe von Vitamin $B_2$ den Erfolg der Fe-Therapie |
| Folsäure | Die FAD-abhängige Methylentetrahydrofolat-Reduktase ist wichtig für die Bildung von Methionin aus Homocystein (➤ Kap. 2.3.7); wirkt synergistisch mit Riboflavin bei der Reduktion von Homocystein |
| Kalzium | Ca-Resorption (↓) bei Riboflavinmangel |
| Magnesium | Riboflavinmangel führt zu verminderten Mg-Resorption |
| Methionin | Um Methionin aus Homocystein zu bilden, wird die FAD-abhängige Methylentetrahydrofolat-Reduktase benötigt (➤ Kap. 2.3.7) |
| Niacin | Riboflavin ist essenzielles Coenzym bei der Biosynthese von NIcotinsäure (Niacin) aus Tryptophan, deshalb beeinträchtigt Riboflavinmangel auch die NAD- und NADP-Bildung |
| Vitamin $B_6$ | Riboflavinmangel stört die Umwandlung von natürlichem Vitamin $B_6$ zur aktiven Coenzymform Pyridoxal-5'-phosphat (FMN-abhängige Pyridoxin-5'-phosphat-Oxidase) |
| Zink | Riboflavin fördert Zn-Resorption; Zn-Resorption (↓) bei Riboflavinmangel |

**GEFAHR**

Bei tryptophanarmer Ernährung sorgt der Organismus vorrangig für die Proteinbiosynthese. Erst bei einem Überschuss von Tryptophan ist die NAD-Synthese möglich.
Ein Mangel an den B-Vitaminen Riboflavin, Pyridoxin oder Folsäure führt ebenfalls zu einer eingeschränkten NAD-Synthese aus Tryptophan, da sie an dessen Metabolismus beteiligt sind.
Mit zunehmender Proteinmenge (> 30 %) sinkt die Umwandlungsrate von Tryptophan zu NAD, dagegen steigert sie sich bei hoher Zufuhr von ungesättigten Fettsäuren. Eine hohe Zufuhr der Aminosäure Leucin führt zur Hemmung der Tryptophanresorption sowie der Aktivität der Chinolat-Phosphoribosyltransferase. Dadurch kommt es ebenfalls zu Störungen des Tryptophan- und des Niacinmetabolismus [122].

**Synthese aus Nicotinsäure:**
- Nicotinsäure + Phosphoribosylpyrophosphat → Nicotinsäureribonukleotid + PP
- Nicotinsäureribonukleotid + ATP → Nicotinsäure-Adenin-Dinukleotid + PP
- Nicotinsäure-Adenin-Dinukleotid + Glutaminat + ATP → NAD + Glutamat + AMP + PP

**Synthese aus Nicotinamid:**
- Nicotinamid + Phosphoribosylpyrophosphat → Nicotinamidribonukleotid + PP
- Nicotinamidribonukleotid + ATP → NAD + PP

NAD wird durch die **NAD-Kinase** zu NADPH phosphoryliert: **$NAD^+$ + ATP → $NADP^+$ + ADP.**

## Resorption

Niacin wird entweder in freier Form (Nicotinsäure, Nicotinamid) oder nach Aufspaltung der Coenzyme NAD und NADP durch bakterielle Hydrolyse aus der Nahrung verstoffwechselt. Die Resorption beginnt bereits im Magen, findet jedoch größtenteils im oberen Dünndarm carriervermittelt und natriumabhängig, in höheren Dosen durch passive Diffusion statt. Da Darmbakterien Nicotinamid zu Nicotinsäure aufspalten, gelangt hauptsächlich Nicotinsäure in die Leber. Dort wird sie über die Zwischenstufe NAD in Nicotinamid umgewandelt und über den Blutweg zu den anderen Geweben transportiert.

Die Absorptionsrate von Niacin ist abhängig von der Lebensmittelbeschaffenheit. Aus tierischen Produkten wird das Vitamin $B_3$ fast vollständig resorbiert, aus Getreideprodukten und anderen pflanzlichen Nahrungsmitteln liegt die Resorptionsrate wegen der kovalenten Bindung von Nicotinsäure an Makromoleküle bei etwa 30 %. Eine Alkalibehandlung (Tortillas in Mexiko) oder das Rösten der Lebensmittel (Kaffee) führt zu einer Aufspaltung der komplexen Bindung des Niacytins, so dass der freie Anteil an Nicotinsäure erhöht wird und damit auch die Resorptionsrate ansteigt.

## Transport, Verteilung und Ausscheidung

Resorbiertes Niacin gelangt hauptsächlich als Nicotinsäure, aber auch als Nicotinamid über den Blutkreislauf zur Leber und wird dort in die Coenzyme NAD und NADP umgewandelt. Vitamin $B_3$ wird in der Leber, in anderen Geweben und in Erythrozyten in Form der Coenzyme minimal gespeichert.

**PRAXISTIPP**

Niacin muss regelmäßig zugeführt werden, da die Speichermöglichkeit marginal ist.

**GEFAHR**

Aufgrund der geringen Speichermöglichkeit kommt es bei mangelnder Zufuhr bereits nach ca. 2–4 Wochen zu marginalen Mangelerscheinungen. Eine tryptophanreiche Ernährung ist nur eine marginale Ersatzquelle.

Die **Regulierung des NAD-Gehaltes** im Gewebe findet in der Leber anhand der extrazellulären Nicotinamidkonzentration statt. Bei Bedarf wird NAD zu Nicotinamid gespalten und so die Gewebeversorgung verbessert. Bei der Zufuhr niedriger Dosen an Nicotinamid wird das Vitamin nur in den Coenzymformen von der Leber in den Blutkreislauf abgegeben. Bei hohen Dosen (500 mg Niacin) wird ein Großteil (> 88 %) der zugeführten Dosis unverändert über den Urin ausgeschieden.

**PRAXISTIPP**

Nicotinsäure kann im Gegensatz zu Nicotinamid die Blut-Hirn-Schranke nicht passieren und muss daher erst über NAD in Nicotinamid umgewandelt werden [1087].

Pro Tag werden ca. 3 mg methylierte Metabolite renal eliminiert. Diese Stoffwechselprodukte sind bei physiologischer Zufuhr N1-Methyl-6-pyridon-3-carboxamid, N1-Methylnicotinamid und N1-Methyl-4-pyridon-3-carboxamid. Nach der Zufuhr von sehr hohen Dosen werden vorrangig N1-Methyl-4-pyridon-3-carboxamid, Nicotinamid-N2-oxid und unverändertes Nicotinamid über den Urin ausgeschieden [1087].

Bei einer mangelhaften Versorgung mit Niacin nimmt die renale Ausscheidung des Pyridons früher ab als die des Methylnicotinamids. Die Ausscheidung von N1-Methylnicotinamid von 17,5–5,8 µmol/Tag lässt auf einen grenzwertigen Niacinstatus schließen. Bei einer Ausscheidungsrate von < 5,8 µmol N1-Methylnicotinamid täglich ist von einem Mangel an Vitamin $B_3$ auszugehen. Die Plasmahalbwertszeit ist vom Status und der zugeführten Dosis des Niacins abhängig und beträgt im Mittel eine Stunde.

**GEFAHR**

Eine Dialysebehandlung erhöht die renalen Verluste und führt zu einem erniedrigten Nicotinamid-Serumspiegel [1087].

## Biochemische Funktionen

### Lipidsenkende Wirkung

Niacin hemmt die Lipolyse; vermutet wird eine direkte Wirkung über einen G-Protein-gekoppelten Rezeptor an Adipozyten und Mizellen. Bei Supplementierung in hohen Dosen kommt es zu einer Erhöhung des HDL-Cholesterins bei gleichzeitiger Senkung von LDL-Cholesterin und Triglyceriden. Allerdings treten bei **Hochdosistherapien** Nebenwirkungen (z. B. gastrointestinale Symptome, toxische Leberschädigung) auf, die den Einsatz nicht rechtfertigen. Ob **physiologische Dosierungen** langfristig denselben lipidsenkenden Effekt haben, ist bisher noch nicht untersucht.

**STUDIEN**

Vitamin $B_3$ senkte in einer Studie mit 8.341 Patienten die Triglyceride um 52 % und Cholesterin um 22 %. Lipoprotein(a) konnte ebenfalls verringert werden [499].
Nach 15 Jahren zeigte sich in der Langzeitauswertung einer Studie eine um 11 % verringerte Sterblichkeit bei Vitamin-$B_3$-Gaben (im Vergleich zu anderen Lipidsenkern) [218].
Das staatliche National Institute of Health (USA) hat Vitamin $B_3$ als eine von drei effektiven Methoden zur Senkung der Blutfette benannt [668].

### Coenzymfunktion im Zellmetabolismus

Im Metabolismus ist Niacin in Form der beiden Co-Dehydrogenasen NAD und NADP wirksam. Zahlreiche Dehydrogenasen arbeiten mit NAD oder NADP als Wasserstoffüberträger. NAD-abhängige Dehydrogenasen findet man vor allem in den Mitochondrien, wo sie Wasserstoff an die Atmungskette liefern. Das NADP-System überwiegt im Zytosol und dient reduktiven Biosyntheseprozessen.

**PRAXISTIPP**

Durch seine beiden Coenzyme NAD und NADP ist Niacin an der Energiegewinnung durch Redoxreaktionen bei über 200 Enzymen beteiligt.

### Weitere Funktionen

- **Blutzuckerregulierung:** Niacin ist zusammen mit Chrom für die Bildung des Glukosetoleranzfaktors verantwortlich, der mit Insulin den Blutzuckerspiegel reguliert.
- **Abbau** von Kohlenhydraten, Fetten, Proteinen und Alkohol zur Energiegewinnung.
- **DNA-Reparatur:** Niacin ist notwendig für die Synthese von Histonen. Histone sind Proteine im Zellkern, die mit der DNA in Verbindung stehen und für die Reparatur von DNA-Brüchen notwendig sind.
- Biosynthese von **Fettsäuren, Cholesterin** und **Steroiden.**
- **Antioxidans** (wasserlöslich).
- Gesundheit von **Haut, Muskelgewebe, Nervensystem** und **Verdauungstrakt.**
- **Schizophrenie:** bei bestimmten Formen ist eine Therapie mit Niacin und Vitamin C sinnvoll.

## Normwerte und Bestimmung

Zum Nachweis der Niacinversorgung wird die Urinausscheidung von Metaboliten untersucht. Ein besonders empfindlicher Indikator ist die Bestimmung der Metabolite N-Methyl-2-pyridon-5-carboxamid und 1N-Methylnicotinamid.

Nicotinamid und seine Metabolite werden mit **HPLC**-Methoden bestimmt.

**Tab. 2.89** Interaktionen zwischen Niacin und Medikamenten (modifiziert nach [202])

| Medikament | Interaktion |
|---|---|
| Alkohol/alkoholhaltige Pharmaka | Niacinresorption (↓), Niacinstoffwechsel beeinträchtigt |
| Analgetika, Antirheumatika | Niacinresorption (↓), Verbrauch (↑) |
| Antazida | Niacinresorption (↓) |
| Antidiabetika, orale | Antagonismus durch hohe Dosen Nicotinsäure |
| Antiepileptika/Antikonvulsiva | Niacinresorption (↓), Verbrauch (↑) |
| Betablocker | Hohe Dosen Niacin verstärken blutdrucksenkende Wirkung |
| Butyrophenone | Niacinmetabolismus beeinträchtigt |
| Guanethidin | Niacin verstärkt blutdrucksenkende Wirkung |
| Immunsuppressiva | Niacinresorption (↓) |
| Isoniazid (und andere Tuberkulostatika) | Leerung der Pyridoxinspeicher (werden zur Umwandlung von Tryptophan zu Niacin gebraucht), kann Niacinspeicher vermindern sowie Pellagra verursachen |
| Kontrazeptiva, orale | Umwandlung von Tryptophan zu Niacin (↑) |
| Psychopharmaka | Niacinresorption (↓), Verbrauch (↑) |
| Thiaziddiuretika | Renale Niacinausscheidung (↑) |
| Zytostatika | Niacinresorption (↓), Verbrauch (↑) |

**Tab. 2.90** Interaktionen zwischen Niacin und anderen Nährstoffen (modifiziert nach [202])

| Nährstoff | Interaktion |
|---|---|
| Ballaststoffe | Niacinresorption (↓) |
| Eisen | Essenzieller Cofaktor bei der Niacinbildung aus Tryptophan |
| Folsäure | Niacinmangel stört Umwandlung von Folsäure zu Tetrahydrofolsäure |
| Leucin | Hohe Dosen können Niacinmetabolismus stören |
| Tryptophan | Ausgangssubstrat bei der Niacinbiosynthese |
| Vitamin $B_2$ (Riboflavin) | Essenzieller Cofaktor bei der Niacinbildung aus Tryptophan; Niacinmangel stört Umwandlung von Riboflavin zu aktiven Formen; |
| Vitamin $B_6$ (Pyridoxin) | Essenzielles Coenzym bei der Niacinbildung aus Tryptophan; Niacinmangel stört die Umwandlung von Vitamin $B_6$ zu aktiven Formen |

selten bei 60 mg für 1 NÄ, sondern schwankt je nach Nahrungszufuhr zwischen 34 und 86 mg Tryptophan für 1 NÄ [1289]. Steht zu wenig Tryptophan zur Verfügung, wird es vorrangig zur Proteinbiosynthese genutzt.

**Tab. 2.91** DGE-Empfehlungen für Niacinzufuhr in Niacin-Äquivalent (in mg/Tag)

| Alter | Niacin-Äquivalent (mg/Tag) | |
|---|---|---|
| | Männlich | Weiblich |
| Säuglinge 0 bis unter 4 Monate (Schätzwert) | 2 | 2 |
| Säuglinge 4 bis unter 12 Monate | 5 | 5 |
| Kinder 1 bis unter 4 Jahre | 8 | 8 |
| Kinder 4 bis unter 7 Jahre | 9 | 9 |
| Kinder 7 bis unter 10 Jahre | 11 | 10 |
| Kinder 10 bis unter 13 Jahre | 13 | 11 |
| Kinder 13 bis unter 15 Jahre | 15 | 13 |
| Jugendliche 15 bis unter 19 Jahre | 17 | 13 |
| Erwachsene 19 bis unter 25 Jahren | 16 | 13 |
| Erwachsene 25 bis unter 51 Jahren | 15 | 12 |
| Erwachsene 51 bis unter 65 Jahren | 15 | 11 |
| Erwachsene ab 65 Jahren | 14 | 11 |
| Schwangere ab 2. Trimester | | 14 |
| Schwangere am 3. Trimester | | 16 |
| Stillende | | 16 |

**Einnahmeempfehlung**

Zwischen oder während den Mahlzeiten, besonders bei hohen Nicotinsäuredosen (zur Vermeidung von Nebenwirkungen).
Als Basis empfiehlt sich die Zufuhr eines B-Komplexes.

## Vorkommen in Nahrungsmitteln

In tierischen Produkten (Fleisch und Innereien) liegt Nicotinamid hauptsächlich als Coenzym (NAD, NADP) vor und wird fast vollständig resorbiert (➤ Tab. 2.92). Pflanzliche Produkte enthalten vor allem Nicotinsäure, allerdings in geringeren Mengen. 80 % der Nicotinsäure in Getreide befindet sich über der Aleuronschicht und geht beim Ausmahlen verloren (➤ Kap. 1.4.4).

Die Bioverfügbarkeit in Cerealien liegt bei ca. 30 %, da Nicotinsäure kovalent an Makromoleküle gebunden ist (Niacytin). Durch Rösten oder Alkalibehandlung kann die Bindung aufgehoben und somit dem menschlichen Organismus ein größerer Anteil zur Verfügung gestellt werden (s. Klinische Symptomatik: Pellagra). Bohnenkaffee enthält nach dem Rösten größere Mengen Niacin (1–2 mg/Tasse) als rohe (grüne) Kaffeebohnen.

**Tab. 2.92** Hitliste der niacinreichsten Nahrungsmittel: Niacingehalt (in mg/100 g) bzw. -Nährstoffdichte (in mg/1.000 kcal) (nach [122])

| Lebensmittel | Niacin (mg/100 g) | Nährstoffdichte (mg/1.000 kcal) |
|---|---|---|
| Schweineleber | 15,0 | 94,3 |
| Rinderleber | 14,5 | 107,1 |
| Huhn | 8,1 | 32,6 |
| Kaninchenfleisch | 8,0 | 55,8 |
| Lachs | 7,2 | 34,4 |
| Kalbfleisch | 5,8 | 37,6 |
| Rindfleisch | 5,2 | 25,8 |
| Schweinefleisch | 4,5 | 25,7 |
| Hering | 3,8 | 29,1 |
| Forelle | 3,2 | 27,6 |
| Kabeljau | 2,1 | 24,4 |
| Roggen, Vollkorn | 1,7 | 5,4 |
| Erbsen | 1,7 | 49,0 |
| Reis, ungeschält | 1,5 | 13,9 |
| Grünkohl | 1,4 | 46,8 |
| Weizenmehl, Type 404 | 0,8 | 2,2 |
| Reis, geschält | 0,5 | 4,1 |

## 2.3.5 Pantothensäure (Vitamin $B_5$)

### Chemie und Eigenschaften

Biologisch aktive Verbindungen sind Pantothensäure und der Alkohol D-Panthenol. Er kann zu Pantothensäure oxidiert werden und besitzt ca. 80 % der biologischen Wirksamkeit. In der Natur kommt nur die D(+)-Form vor, in synthetischen Gemischen auch S-Formen und andere Derivate, die allerdings keine Vitaminwirkung haben. Die biologische Wirkung wird als Pantothensäureaktivität erfasst.

**PRAXISTIPP**

Nur natürliche Pantothensäure entwickelt die volle Vitaminwirkung.

Chemisch gesehen handelt es sich um ein Dipeptid aus dem Buttersäurederivat Pantoinsäure und der aliphatischen Aminosäure β-Alanin. Pantothensäure ist ein viskoses Öl und in Alkohol und Wasser löslich. Wegen seiner Instabilität werden meist Panthenol bzw. Kalzium- und Natriumsalze (Natrium-D-Pantothenat, Kalzium-D-Pantothenat) verwendet. Den Namen verdankt dieses B-Vitamin seinem ubiquitären Vorkommen (griech. pantos = überall).

**Coenzym-A-Synthese** Pantothensäure ist Bestandteil von **Coenzym A,** das eine wichtige Rolle im Stoffwechsel spielt. Im ersten Schritt der Coenzym-A-Synthese wird Pantothensäure durch das Enzym Pantothenatkinase unter ATP-Verbrauch zu 4-Phosphopantothensäure phosphoryliert. Anschließend erfolgen die Amidierung mithilfe der Aminosäure L-Cystein zu 4-Phosphopantothenylcystein und die Decarboxylierung zu 4-Phosphopantethein. Durch Kondensation mit AMP entsteht das Dephospho-Coenzym-A, durch das Anhängen einer weiteren Phosphatgruppe an den Riboserest des Adenosins das fertige Coenzym A (➤ Abb. 2.20). Das SH-Ende des Coenzym-A-Moleküls bildet dessen reaktive Gruppe, von Citrat in den **Citratzyklus** eingeschleust werden. Dort wird es vollständig zu $CO_2$ und Wasser abgebaut. Bei diesem Prozess entsteht Energie in Form von **ATP.**

Im Energiestoffwechsel verbindet das Acetyl-CoA damit die Glykolyse, d. h. den oxidativen Abbau von Glucose zu Pyruvat, mit der darauf folgenden weiteren Energiegewinnung im Citratzyklus. Durch den Multienzymkomplex der Pyruvatdehydrogenase, die Coenzym A als einen von 5 Cofaktoren benötigt, wird von Pyruvat ein $CO_2$-Molekül abgespalten und gleichzeitig die Thioesterbindung zwischen dem Acetatrest und dem Coenzym A gebildet.

### Exkurs: Acetyl-CoA

Spielt eine Schlüsselrolle bei einer Vielzahl von Stoffwechselreaktionen, in denen Acetateinheiten ($C_2$-Einheiten) umgesetzt werden.

- Endprodukt des **katabolen** Kohlenhydrat-, Fett-, und Proteinstoffwechsels. In den Mitochondrien wird es im Citratzyklus zur Energiegewinnung vollständig zu $CO_2$ und Wasser abgebaut.
- Im **anabolen** Stoffwechsel ist Acetyl-CoA unter anderem an der Fettsäure-, Ketonkörper-, Isoprenoid- und Hämoproteinsynthese beteiligt. Weiterhin spielt es eine Rolle bei der Bildung von Glykoproteinen und -lipiden sowie bei der Modifizierung (Acetylierung) zellulärer Proteine.

Die **aktivierte Bernsteinsäure,** das **Succinyl-CoA,** ist ein bedeutendes CoA-Derivat im Citratzyklus. Sie entsteht aus α-Ketoglutarat und Coenzym A infolge einer Decarboxylierungsreaktion am α-Ketoglutarat-Dehydrogenase-Komplex. Im darauf folgenden Reaktionsschritt wird die energiereiche Thioesterbindung von Succinyl-CoA zu Succinat und Coenzym A gespalten, dabei entsteht ATP.

### Exkurs: Succinyl-CoA

Tritt als Zwischenprodukt bei verschiedenen Stoffwechselprozessen auf.

- **Entsteht** im Citratzyklus aus α-Ketoglutarat. Beim Abbau von Aminosäuren entsteht Propionyl-CoA, das zu Succinyl-CoA umgesetzt und auf diese Weise in den Citratzyklus eingeschleust wird.
- Succinyl-CoA **wird benötigt** für die Synthese der Porphyrine und ist damit an der Bildung von Hämoglobin beteiligt. Weiterhin ist es an der Verwertung von Ketonkörpern beteiligt.

### Fettsäuremetabolismus

Fettsäuren sind relativ reaktionsträge, daher bedarf es einer Aktivierung durch Coenzym A, bevor sie Reaktionen eingehen. Ein **aktivierter Fettsäurerest** wird als **Acyl-CoA** bezeichnet. Das entscheidende Enzym ist die Acyl-CoA-Synthetase, auch Thiokinase genannt. Zunächst wird durch Anlagerung von ATP an die Carboxygruppe der Fettsäure unter Abspaltung zweier Phosphatreste das Acyl-Adenylat (Acyl-AMP) gebildet. Das AMP wird anschließend abgespalten und die dabei freiwerdende Energie wird, durch die Thiokinase katalysiert, für die Veresterung des Acylrests mit dem Coenzym A genutzt.

**PRAXISTIPP**

Fettsäuren sind nur in energiereichen Thioesterbindungen mit Coenzym A zu Reaktionen fähig. Dies betrifft auch die β-Oxidation, den Abbau gesättigter Fettsäuren.

**Transport** Für den Abbau gesättigter Fettsäuren muss das Acyl-CoA vom Zytosol in die mitochondriale Matrix transportiert werden. Für langkettige Fettsäuren ist dabei das Transportmolekül Carnitin wichtig zur Überwindung der inneren Mitochondrienmembran. Acyl-CoA überträgt seine Acylgruppe auf Carnitin, das den Fettsäurerest in die Matrix des Mitochondriums transportiert. Anschließend wird die Acylgruppe dort erneut an ein Coenzym-A-Molekül gebunden.

**GEFAHR**

Bei Carnitinmangel kommt es zu einem mangelnden Abbau langkettiger Fettsäuren.

**Abbau durch β-Oxidation** Der Abbau der Fettsäuren, die eigentliche **β-Oxidation,** beginnt in der Mitochondrienmatrix. Der Abbau einer **gesättigten Fettsäure** mit einer geraden Anzahl an C-Atomen erfolgt schrittweise in einer sich wiederholenden Abfolge von 4 enzymkatalysierten Einzelreaktionen:

- Einer Oxidation (Dehydrierung; Einfügung einer Doppelbindung) durch die Acyl-CoA-Dehydrogenase (FAD-abhängig)
- Einer Hydratisierung (Anlagerung von $H_2O$ an die neu entstandene Doppelbindung) durch die Enoyl-CoA-Hydratase
- Einer weitere Oxidation (Dehydrierung) durch die Hydroacyl-CoA-Dehydrogenase (mit NAD als Coenzym)

- Einer Thiolyse (Abspaltung eines Acetyl-CoA) durch die 3-Keto-Thiolase (Acetyl-CoA-Acetyltransferase).

In jedem Zyklus werden ein Acetyl-CoA ($C_2$-Einheit), ein $FADH_2$ und ein NADH (Reduktionsäquivalente) gebildet und es verbleibt ein um 2 Kohlenstoffatome kürzeres Fettsäuremolekül in Form des Acyl-CoA. Am Schluss bleiben 2 Acetyl-CoA-Moleküle übrig, die entweder in den Citratzyklus zum weiteren Abbau einfließen oder zur Synthese von Ketonkörpern oder Fettsäuren verwendet werden können [626]. Beispiel: Beim Abbau der Palmitinsäure C16:0 (➤ Kap. 2.7.2) entstehen 8 Moleküle Acetyl-CoA.

Der Abbau **einfach ungesättigter Fettsäuren** erfolgt bis zum Erreichen der Doppelbindung durch β-Oxidation. Die meist in cis-Form vorhandene Doppelbindung wird dann von einer Isomerase in eine trans-Doppelbindung umgewandelt und in der Position verschoben, bevor die β-Oxidation fortgesetzt wird.

Der Abbau **mehrfach ungesättigter Fettsäuren** ist dagegen komplizierter. Hier sind eine Isomerase, eine Reduktase und $NADPH+H^+$ für einen vollständigen Abbau notwendig.

Beim Abbau **ungeradzahliger Fettsäuren** bleibt am Ende der β-Oxidation Propionyl-CoA, welches über Methylmalonyl-CoA in einer von Cobalamin (Vitamin $B_{12}$) abhängigen Reaktion in Succinyl-CoA umgewandelt wird. Succinyl-CoA tritt in den Citratzyklus ein [1413].

**Synthese** Die Synthese von Fettsäuren findet im Zytosol statt. Das Schlüsselenzym ist die Acetyl-CoA-Carboxylase, die ein Acetyl-CoA unter ATP-Verbrauch carboxyliert. Es entsteht das **Malonyl-CoA,** eine $C_3$-Einheit. Die Acetyl-CoA-Carboxylase arbeitet mit Biotin als prosthetische Gruppe (➤ Kap. 2.3.9).

Die **Fettsäuresynthase** ist ein Multienzymkomplex mit 2 SH-Bindungsstellen. Die zentrale SH-Bindungsstelle besteht aus dem SH-Ende des 4-Phosphopantetheins, das an das Acyl-Carrier-Protein (ACP) des Enzymkomplexes gebunden ist (s. unten: 4-Phosphopantethein). Die dezentrale SH-Bindungsstelle besteht aus einem Cysteinrest in einem der 7 katalytischen Untereinheiten des Komplexes. Die Synthese gesättigter Fettsäuren findet in einem zyklischen Ablauf statt, wobei die endständige SH-Gruppe des 4-Phosphopantetheins sowohl als Akzeptor für den aufzunehmenden Malonylrest als auch als Träger für die wachsende Fettsäure dient [122 j].

Beim **Start** der Fettsäuresynthese überträgt **Acetyl-CoA** einen Acetatrest ($C_2$) auf die dezentrale SH-Bindungsstelle und **Malonyl-CoA** seinen Malonylrest ($C_3$) auf die zentrale SH-Gruppe des 4-Phosptopantetheins. In der Folge kommt es zur Kondensation zwischen dem Acetyl- und dem Malonylrest, $CO_2$ wird abgespalten und an dem zentralen Phosphopantethein-Arm entsteht ein β-Ketoacylthioester ($C_4$). Durch Reduktion, Abspaltung von $H_2O$ und einer weiteren Reduktion wird er in einen Acylthioester umgewandelt. Der Phosphopantethein-Arm des ACP reicht dabei die entstehende Fettsäure reihum von einem Enzymabschnitt zum nächsten. Bei der **Verlängerung** wird in jedem weiteren zyklischen Umlauf über die dezentrale SH-Bindungsstelle ein **Malonylrest** auf den Acylthioester des Phosphopantetheins übertragen, bei der Kondensation wird ein $CO_2$ abgespalten und die Fettsäure wächst um eine weitere $C_2$-Einheit. Um 1 Mol Palmitinsäure (C16:0) zu synthetisieren, werden auf diese Weise 1 Mol Acetyl-CoA und 7 Mol Malonyl-CoA benötigt [122 j].

### Aminosäuremetabolismus

Coenzym A ist enzymatisch beim Auf- und Abbau von Aminosäuren beteiligt.

- Synthese von Leucin, Arginin, Methionin, Lysin.
- Abbau von
  - Isoleucin, Leucin und Tryptophan zu Acetyl-CoA
  - Phenylalanin, Tyrosin, Lysin und Tryptophan zu Acetoacetyl-CoA
  - Valin zu Propionyl-CoA
  - Valin zu Methylmalonyl-CoA
  - Isoleucin zu Propionyl-CoA
  - Leucin zu 3-Hydroxy-3-methylgutaryl-CoA

Taurin (2-Aminoethansulfonsäure) entsteht entweder als stabiles Endprodukt im Methionin- bzw. Cysteinmetabolismus oder beim Abbau von Coenzym A durch Decarboxylierung von Cysteamin.

**PRAXISTIPP**

Taurin wirkt als Neurotransmitter (Botenstoff) und als Stabilisator des zellulären Flüssigkeitshaushalts. Es wirkt antiinflammatorisch und dient der Aufrechterhaltung des Immunsystems [352 f.].

### Isoprenoidsynthese

Alle Komponenten, die sich formal vom Isopren ableiten lassen bzw. die eine Isoprenoidseitenkette tragen, werden aus der biologischen Vorstufe Isopentenylpyrophosphat (IPP) gebildet. Zur Bildung von IPP werden 3 Moleküle Acetyl-CoA durch die Thioloase zu 3-Hydroxy-3-methylglutayl-CoA **(HMG-CoA)** umgesetzt. Dieses wird durch die HMG-Reduktase zu Mevalonat reduziert, aus dem über weitere Zwischenstufen IPP entsteht.

Typische Vertreter sind Terpenoide (➤ Kap. 2.1.9), Steroide und Stoffe mit Isoprenoidseitenketten, zum Beispiel

- Carotinoide (➤ Kap. 2.1.2), mit β-Carotin, einer Vorstufe von Vitamin A,
- Ubichinon (Coenzym $Q_{10}$, ➤ Kap. 2.4.1), das bei der Energiegewinnung und als Antioxidans eine wichtige Rolle spielt,
- Menachinon (Vitamin $K_2$, ➤ Kap. 2.2.4).

Zu den Steroiden gehören zum Beispiel das Cholesterin und Ergosterin, die Vorstufen von Vitamin D, sowie Gallensäuren und Steroidhormone.

**PRAXISTIPP**

Hohe Dosen Pantothensäure senken Gesamtcholesterin und Triglyceride, gleichzeitig wird das HDL-Cholesterin erhöht.

### Metabolismus von Ketonkörpern

Coenzym A ist auch an der **Bildung** von Ketonkörpern (Aceton, Acetoacetat, β-Hydroxybuttersäure) beteiligt, die bei Nahrungsmangel (Hunger oder Diät) verstärkt gebildet werden. Ausgangsstoff ist **Acetyl-CoA,** das durch den Fettabbau bei der β-Oxidation vermehrt anfällt. In der Leber entsteht aus 3 Molekülen Acetyl-CoA Acetoacetat (3-Oxobuttersäure, β-Ketobutyrat), aus dem wiederum entweder durch spontane Decarboxylierung Aceton oder durch Reduktion β-Hydroxybuttersäure entsteht.

Der **Abbau** der Ketonkörper zur **Energiegewinnung im Hungerzustand** findet vor allem im Gehirn und in den Muskeln statt. Acetoacetat wird, unter Beteiligung von **Succinyl-CoA,** zu Acetoacetyl-CoA aktiviert und zu **Acetyl-CoA** umgewandelt. Dieses wird im Citratzyklus unter Energiegewinn abgebaut.

### Synthese von Acetylcholin

Acetylcholin wird aus Acetyl-CoA und Cholin gebildet. Es ist ein wichtiger Neurotransmitter im Gehirn.

### Porphyrinsynthese

Die Reaktion von **Succinyl-CoA** mit Glycin führt zur Bildung der **δ-Aminolävolinsäure,** der Vorstufe des Corrinrings im Vitamin $B_{12}$ sowie des Porphyrinrings in Cytochromen und Hämproteinen wie Hämoglobin und Myoglobin.

**GEFAHR**

Die δ-Aminolävolinsäure ist die Vorstufe von Hämproteinen wie Hämoglobin. Bei Pantothensäure-Mangel kann es daher zu einer Anämie kommen [352 f.].

### Acetylierung durch Coenzym A

Coenzym A spielt eine wichtige Rolle bei der Modifizierung zellulärer Proteine. Die Aktivität, Struktur und Lokalisierung von **Proteinen** wird sehr stark durch Acetylierungsreaktionen beeinflusst. Eine der häufigsten Modifizierungen ist die Übertragung der Acetylgruppe durch Acetyl-CoA auf das N-terminale Ende einer Peptidkette, meist auf Methionin, Alanin oder Serin.

Die Acetylierung von **Peptidhormonen** findet während der Abspaltung von der Polypeptidvorstufe statt und beeinflusst deren Aktivität.

**PRAXISTIPP**

Infolge der Übertragung einer Acetylgruppe auf das N-terminale Ende der Peptidkette wird das Adrenalin bildende Peptidhormon blockiert und so wird Adrenalin in seiner Aktivität gehemmt, während das Melanozyten stimulierende Hormon (MSH) durch die Acetylierung aktiviert wird [352 f.].

Bei der **Glykosylierung** spielen N-Acetylglucosamin, N-Acetylgalactosamin und N-Acetylneuraminsäure eine wichtige Rolle. Sie entstehen durch Acetylierung der jeweiligen Amingruppe durch Acetyl-CoA. **Glykoproteine** sind strukturelle Bestandteile von Zellmembranen, Mukus (der Schleimhaut), Hormonen (Thyreotropin), Immunglobulinen und Interferonen. Sie dienen auch der Zellinteraktion durch Membranproteine. **Glykolipide** sind am Aufbau der Zellmembranen beteiligt. **Glykosaminoglykane** bilden zusammen mit Kollagenen den Hauptbestandteil der extrazellulären Grundsubstanz des Gelenkknorpels und der Gelenkflüssigkeit (➤ Kap. 2.8).

Acetyl-CoA reagiert auch mit **Arzneimitteln** (z. B. Sulfonamide), die zur Ausscheidung in der Leber acetyliert werden müssen. Daher unterstützt es den Organismus beim **Entgiften** [352 f.].

Acetylierungen mit der gesättigten $C_{14}$-Fettsäure **Myristinsäure** sind häufig, dabei wird der Acylrest an einen N-terminalen Glycinrest eines Proteins (z. B. Cytochromreduktase, Proteinkinase) gebunden. Auch die Übertragung der $C_{16}$-Fettsäure **Palmitinsäure** auf einen Serin- oder Cysteinrest von Proteinen (z. B. Eisen-Transferrin-Rezeptor, Insulinrezeptor, Membranglykoproteine der Immunzellen) ist von Coenzym A abhängig. Wahrscheinlich dienen die Acetylierungen der Bindung von Proteinen an Biomembranen. Möglicherweise wird zusätzlich die Signalübermittlung beeinflusst [352 f.].

Auch bei dem Einbau von Fettsäuren in **Sphingolipiden** oder **Phospholipiden** ist Coenzym A beteiligt. Sphingolipide sind Bausteine der Markscheide von Neuronen (Myelin) und dienen der Signalweiterleitung. Phospholipide sind der Hauptbestandteil der Lipiddoppelschicht von Biomembranen.

### 4-Phosphopantethein als Bestandteil der Fettsäuresynthase

Das 4-Phosphopantethein bildet die zentrale SH-Gruppe der **Fettsäuresynthase,** einem Multienzymkomplex, der durch Faltung in verschiedene räumliche Abschnitte (Domänen) unterteilt ist (s. oben: Fettsäuremetabolismus). Einer der Abschnitte besteht aus dem Acyl-Carrier-Protein (ACP) mit einem zentralen Cysteinylrest, an den 4-Phosphopantethein als Phosphatester fest (kovalent) gebunden ist. Es wirkt damit als **prosthetische Gruppe** [122 j].

## Normwerte und Bestimmung

Der Pantothensäurestatus wird vor allem anhand der Mangelerscheinungen beurteilt. Beim Erwachsenen können die Konzentration im Blutplasma und die Ausscheidung im Urin zur Beurteilung hinzugezogen werden.

**Werte**

**Normbereich:**

- Pantothensäure im Blut: 1–4 mg/l bzw. 21–184 µg/l.
- Pantothensäure im Urin: Erwachsene scheiden 2–7 mg/Tag aus, Kinder 2–3 mg/Tag.

**Pantothensäure-Mangel:** bei Werten < 1,6 µmol/l im Vollblut bzw.< 1 mg/Tag im Urin

**GEFAHR**

Wegen der geringen Stabilität muss das Blut (Serum) direkt nach der Abnahme zentrifugiert werden.

Erniedrigte Pantothensäurewerte im Urin findet man auch bei Patienten mit Beriberi, Pellagra, Riboflavinmangel und bei Alkoholikern.

## Versorgungssituation

Isolierte Mangelerscheinungen beim Menschen sind nicht bekannt. Defizite werden nur im Zusammenhang mit einem allgemeinen Mangel an B-Vitaminen beobachtet. Die durchschnittliche Pantothensäurezufuhr beträgt 2–9 mg/Tag, bei vielen Menschen jedoch weniger als 4 mg/Tag. Das liegt auch an geänderten Verzehrgewohnheiten: Pantothensäurereiche Innereien werden kaum noch, Hülsenfrüchte viel seltener gegessen.

Bei Berechnung der Pantothensäurezufuhr durch die Tageskost werden lediglich die „Produktionsdaten" zugrunde gelegt. Danach ist der geschätzte Bedarf in der Bevölkerung ausreichend gedeckt. Durch Lagerung und Zubereitung kommt es allerdings zu Verlusten, die auf 30 % geschätzt werden und bei der Berechnung der durchschnittlichen Zufuhr berücksichtigt werden müssten (➤ Kap. 1.4.4).

**STUDIEN**

In **Deutschland** wurden bei der Nationalen Verzehrsstudie II im Jahr 2008 keine Daten für die Zufuhr der Pantothensäure erfasst. Die einzigen aktuellen Daten stammen aus dem Ernährungsbericht 2004 der DGE. Allerdings beruhen diese Daten nur auf Schätzungen und geben lediglich die mittlere Pantothensäurezufuhr wieder. Danach nimmt die deutsche Bevölkerung im Durchschnitt die empfohlene Zufuhrmenge für das B-Vitamin nicht auf. Frauen nehmen im Mittel 4,5 mg/Tag auf, Männer im Mittel 5 mg/Tag. In der Altersgruppe zwischen 19 und 25 Jahren fehlen den Männern im Mittel 1,5 mg Pantothensäure (täglicher Fehlbetrag von 25 %), den Frauen sogar 2 mg täglich (täglicher Fehlbetrag von 33 %) [320].

In **Österreich** liegt die mittlere tägliche Zufuhr an Pantothensäure bei den Frauen mit 4,1 mg und bei den Männern mit 5,3 mg ebenfalls unter dem Schätzwert für

eine angemessene Zufuhr [1167].
In einer Studie mit Studenten in den **USA** nahmen 38 % der weiblichen und 27 % der männlichen Teilnehmer weniger als 2 mg Pantothensäure pro 1.000 kcal zu sich. Die absolute Tageszufuhr schwankte zwischen 1,7 und 12,7 mg und lag damit bei vielen Probanden unter der empfohlenen Tageszufuhr [348].

Personengruppen mit **erhöhtem Risiko:**
- **Alkoholiker:** Mangelsymptome können infolge einer Störung des Pantothensäuremetabolismus auftreten (bedingt durch chronischen Äthylismus). Allerdings weisen Alkoholiker einen generalisierten Vitamin-B-Mangel auf, keinen isolierten Mangel an Pantothensäure.
- **Diabetiker:** Aufgrund erhöhter Ausscheidung ist ein Mangel an Pantothensäure denkbar.

## Klinische Symptomatik

### Mangelsymptome

Da Pantothensäure fast ubiquitär vorkommt, ist beim Menschen ein schwerwiegender Mangel unwahrscheinlich. Ein Mangel an Pantothensäure hemmt **Stoffwechselprozesse,** auf die der Nährstoff Einfluss hat (Fettsäurehaushalt, Proteinsynthese) und bewirkt eine Störung der Nervenimpulsübertragung.

#### Zu Beginn
- **Unspezifische Allgemeinsymptome:** Müdigkeit, Kopfschmerzen, Herzklopfen, Magen-Darm-Störungen, Missempfindungen, evtl. brennendes Gefühl

#### Bei fortgeschrittenem Mangel
- **Allgemeinsymptome:** Hypotonie mit orthostatischer Labilität, körperliche Schwäche, schlechte Wundheilung, Übelkeit, schweres Erbrechen, Schlafstörungen, leichte Ermüdbarkeit.
- **Neurologische und neuromuskuläre Symptome:** unkoordinierte Bewegungsabläufe, Parästhesien an Händen und Füßen, gesteigerte Reflexe der tiefen Sehnen, Schwäche der Extensoren, Schmerzen, Muskelkrämpfe.
- **Infektionen:** Pantothensäure wirkt auf die Schleimhäute der oberen Atemwege und des Magen-Darm-Trakts.

#### Burning-Feet-Syndrom
Das charakteristische Pantothensäure-Mangelsymptom ist zum Beispiel bei Kriegsgefangenen im 2. Weltkrieg in Japan, Burma und auf den Philippinen nach 3- bis 4-monatiger Mangelernährung aufgetreten.
- Taubheitsgefühl und Kribbeln in den Zehen, später brennende bis stechende Schmerzen in den Füßen.
- Begleitende neurologische und psychische Symptome bessern sich durch Gabe von Niacin und Thiamin, die brennenden Schmerzen in den Füßen jedoch nur durch Pantothensäure.

### Symptome bei Überdosierung

Unerwünschte Wirkungen der Pantothensäurezufuhr wurden bei Dosierungen ab 10–20 g täglich beobachtet, dabei kam es gelegentlich zu Diarrhoe und Ödemen [333]. Es existieren keine Berichte über Nebenwirkungen bei exzessiver Aufnahme dieses B-Vitamins.

Die sichere tägliche Höchstmenge für Pantothensäure liegt bei 200 mg/Tag [413], das entspricht dem 33fachen der empfohlenen europäischen Zufuhr (NRV). Dieser Wert gilt gleichermaßen für erwachsene Frauen und Männer; Schwangere und Stillende wurden dabei nicht erfasst.

## Anwendungsgebiete

### Erhöhter Bedarf

Obwohl der genaue Bedarf an Pantothensäure nicht bekannt ist, liegt unter bestimmten Voraussetzungen ein erhöhter Bedarf vor:
- Schwangerschaft und Stillzeit
- Stress
- Alkoholabusus
- Diabetes mellitus
- Radikale Diäten zur Gewichtsreduzierung
- Chronische Erkrankungen

### Indikationen

- Burning-Feet-Syndrom
- Chronische Infekte
- Lern- und Konzentrationsstörungen
- Arthritis
- CFS

**Tab. 2.93** Interaktionen zwischen Pantothensäure und Medikamenten (modifiziert nach [202])

| Medikament | Interaktion |
|---|---|
| Alkohol/alkoholhaltige Pharmaka | Pantothensäureresorption (↓), Pantothensäurestoffwechsel beeinträchtigt |
| Antazida | Pantothensäureresorption (↓) |
| Levodopa | Wirkung von L-DOPA (↓) durch hohe Dosen von Pantothensäure |
| Mercaptopurin | Metabolischer Antagonismus |

## Interaktionen

### Medikamente

Antazida, die häufig bei chronischem Äthylismus verordnet werden, haben einen additiven Effekt bei Pantothensäuremangel. Acetyl-CoA interagiert mit Arzneimitteln, die in der Leber acetyliert werden müssen, wie z. B. Sulfonamide. Zu weiteren Interaktionen ➤ Tab. 2.93.

### Nährstoffe

Folgende Interaktionen zwischen Nährstoffen und der Pantothensäure sind bekannt (➤ Tab. 2.94).

## Täglicher Bedarf

Der Bedarf an Pantothensäure ist bis heute nicht genau definiert, geschätzt werden 4–10 mg/Tag (➤ Tab. 2.95). In einigen Ländern fehlen Bedarfsangaben völlig. Durch eine ausgewogene Mischkost lässt sich ein Mangel vermeiden.

**Umrechnung**

1 mg Pantothensäure = 1,087 mg Calciumpantothenat bzw. 1,100 mg Natriumpantothenat

Körpereigene, durch Darmbakterien synthetisierte Pantothensäure ist für den menschlichen Organismus nicht verfügbar. Nur bestimmte Tiere können durch Wiederkäuen oder Koprophagie die intrazellulär vorliegende Pantothensäure freisetzen und zur Bedarfsdeckung hinzuziehen.

**Tab. 2.94** Interaktionen zwischen Pantothensäure und Nährstoffen (modifiziert nach [202])

| Nährstoff | Interaktion |
|---|---|
| Alkohol | Hoher Alkoholkonsum vermindert Pantothensäure im Gewebe, da er die Utilisation vermindert |
| Biotin | Hohe Dosen an Pantothensäure können die Biotinaufnahme beeinflussen, Biotinresorption (↓) |
| Vitamin A | Bei Pantothensäuremangel ist die Vitamin-A-Synthese gestört |
| Vitamin $B_1$ | Beeinflusst Ausscheidung (↑) und Serumkonzentration von Pantothensäure |
| Vitamin $B_2$ | Beeinflusst Ausscheidung (↑) und Serumkonzentration von Pantothensäure |
| Vitamin D | Bei Pantothensäuremangel ist die Vitamin-D-Synthese gestört, Pantothensäure ist wichtig für die Synthese von Vitamin-D-Vorläuferstoffen |

**Tab. 2.95** DGE-Schätzwerte für Zufuhr von Pantothensäure (in mg/Tag)

| Alter | Pantothensäure (mg/Tag) |
|---|---|
| Säuglinge 0 bis unter 4 Monate (Schätzwert) | 2 |
| Säuglinge 4 bis unter 12 Monate | 3 |
| Kinder 1 bis unter 4 Jahre | 4 |
| Kinder 4 bis unter 7 Jahre | 4 |
| Kinder 7 bis unter 10 Jahre | 5 |
| Kinder 10 bis unter 13 Jahre | 5 |
| Kinder 13 bis unter 15 Jahre | 6 |
| Jugendliche 15 bis unter 19 Jahre | 6 |
| Erwachsene | 6 |
| Schwangere | 6 |
| Stillende | 6 |

**Einnahmeempfehlung**

Während einer Mahlzeit, vorzugsweise auf mehrere Einzeldosen über den Tag verteilt. Als Basis empfiehlt sich die Zufuhr eines B-Komplexes.

**Tab. 2.96** Hitliste der Pantothensäure-reichsten Nahrungsmittel (in mg/100 g) [122]

| Lebensmittel (frisch) | Pantothensäure (mg/100 g) |
|---|---|
| Leber (Rind, Schwein) | 6–8 |
| Nieren (Rind, Schwein) | 3–4 |
| Eigelb | 3,5 |
| Hirn | 2,5 |
| Eier | 1,3 |
| Hering | 1 |
| Muskelfleisch | 0,4–0,6 |
| Austern | 0,5 |

### Vorkommen in Nahrungsmitteln

In der Natur ist Pantothensäure weit verbreitet, denn sie wird von grünen Pflanzen und den meisten Mikroorganismen gebildet. Vitamin $B_5$ liegt zu 50–95 % in pflanzlichen und tierischen Geweben als Bestandteil von Coenzym A und in Form von 4'-Phosphopantethein vor (➤ Tab. 2.96). Sehr reich an Pantothensäure sind die Ovarien von Stockfischen und der Weiselsaft der Bienen (Gelee Royal)

**GEFAHR**

Bei Supplementierung mit Gelee Royal kommen oft allergische Reaktionen vor.

Pantothensäure ist in Wasser löslich und sehr hitzeempfindlich, so dass es durch die Zubereitung von Nahrungsmitteln zu Verlusten kommen kann. Hitze spaltet das Vitamin in β-Alanin und Pantoinsäure und deren Lacton.

**GEFAHR**

Die Verluste durch Erhitzung und Konservierung von Nahrungsmittel können 20–70 % betragen. Hohe Verluste kommen beim Auftauen von tiefgefrorenem Fleisch zustande.

## 2.3.6 Vitamin $B_6$ (Pyridoxin)

### Chemie und Eigenschaften

Alle 3-Hydroxy-2-methylpyridin-Derivate mit biologischer Vitaminaktivität werden unter dem Sammelbegriff Vitamin $B_6$ zusammengefasst. Die Pyridinderivate unterscheiden sich durch ihre verschiedenen Substituenten (Hydroxymethylgruppen, Hydroxyamingruppen, Aldehydreste) am 4. Kohlenstoffatom, C4. Als Vitamin $B_6$ werden die 3 Hauptvertreter und ihre am C5 phosphorylierten Metabolite bezeichnet:

- **Pyridoxin (PN)** (alkoholische Form) und Pyridoxin-5'-phosphat **(PNP)**
- **Pyridoxal (PL)** (Aldehyd) und Pyridoxal-5'-phosphat **(PLP)**
- **Pyridoxamin (PM)** (Amid) und Pyridoxamin-5'-phosphat **(PMP).**

Alle 6 Verbindungen sind gleich wirksam und können im Stoffwechsel ineinander umgewandelt werden. PLP und PMP sind die eigentlich aktiven Coenzymformen, PLP ist essenziell für viele enzymatische Reaktionen im Aminosäurestoffwechsel. Die aus Pyridoxal entstehende **4-Pyridoxinsäure** ist das Hauptabbauprodukt, welches keine bekannte Stoffwechselfunktion besitzt.

In pflanzlichen Nahrungsmitteln kommt das B-Vitamin hauptsächlich als Pyridoxin vor, in tierischen Nahrungsmitteln vor allem als Pyridoxal und Pyridoxamin und deren Phosphorsäureester. Pyridoxin und Pyridoxinhydrochlorid werden therapeutisch eingesetzt.

Pyridoxin ist im wässrigen, sauren Milieu stabil, in neutralen oder alkalischen Lösungen empfindlich. Obwohl PN im Vergleich zu PM und vor allem zu PL relativ hitzestabil ist, sollte es unbedingt licht- und luftgeschützt aufbewahrt werden. Bei der Verarbeitung von pflanzlichen Lebensmitteln sind die Verluste mit bis zu 20 % eher gering. Die Koch- und Auslaugverluste von PL, PM und deren Phosphorsäureestern in tierischen Lebensmitteln liegen mit 30–45 % höher. Bei der Sterilisation und Trocknung in der Milchverarbeitung liegen die Vitamin-$B_6$-Verluste bei bis zu 40 % [146].

**PRAXISTIPP**

Die tierischen Vitamin-$B_6$-Derivate sind sehr empfindlich gegenüber Tageslicht bzw. UV-Strahlung. Bei der Lagerung von Milch in Glasflaschen kann es durch Sonneneinstrahlung zu Verlusten von 50 % innerhalb einiger Stunden kommen. Bei schonender Behandlung liegen die Verluste an Vitamin $B_6$ bei 20 %.

### Resorption

PN, PM und PL werden gleich stark und schnell durch passive Diffusion im gesamten Dünndarm, vor allem im Jejunum, resorbiert. Die Absorptionsgeschwindigkeit sinkt von Proximal nach distal [122 g, 513 a]. Im Kolon findet keine Resorption mehr statt; das dort durch Mikroorganismen gebildete Vitamin $B_6$ steht dem Organismus nicht zur Verfügung. Um in die Enterozyten hineinzugelangen, müssen die Vitamin-$B_6$-Formen durch unspezifische Phosphatasen bzw. Glucosidasen im Darm hydrolysiert werden. Die Absorptionsrate wird auf 70–75 % geschätzt und unterliegt einem nicht-sättigbaren, passiven Mechanismus. In den Enterozyten werden PN, PL und PM unter Einfluss der zinkabhängigen Pyridoxalkinase am C5 phosphoryliert, so dass PNP, PLP und PMP entstehen. Durch diese Rephosphorylierung werden die Vitamin-$B_6$-Formen im Organismus zurückgehalten. PMP und PNP werden durch die PNP-Oxidase in PLP verwandelt. Bevor die Vitamin-$B_6$-Derivate an der basolateralen Membran der Enterozyten in das Blut abgegeben werden, kommt es erneut zur Dephosphorylierung [120 b, 122 g].

**PRAXISTIPP**

- Pyridoxinhydrochlorid wird besser resorbiert und kann die Blut-Hirn-Schranke im Gegensatz zu PLP überwinden.
- Bei Lebererkrankungen, Zink- oder Magnesiummangel sollte PLP substituiert werden (gestörte Umwandlung von Pyridoxinhydrochlorid in PLP).

Die Bioverfügbarkeit der B-Vitaminere ist von ihrer Bindungsform abhängig [479]. In pflanzlichen Nahrungsmitteln ist das Vitamin $B_6$ zum Teil an Glucose gebunden, in Form von Pyridoxin-5-β-D-Glucosiden.

**GEFAHR**

UV-Bestrahlung, Hitzeanwendung und feuchtigkeitsarme Lagerung können in pflanzlichen Lebensmitteln zu Reaktionen zwischen dem B-Vitamin und Glucose führen, dadurch kann sich der Glykosylatanteil auf bis zu 82 % erhöhen [122 g, 123 f.]. Außerdem kann es über die δ-Aminogruppen der Lysinreste zu reduktiven Bindungen von PL und PLP an Proteine kommen [352 e]. Die dadurch gebildeten Derivate (z. B. δ -Pyridoxyllysin) sind biologisch nicht aktiv und können sogar eine entgegengesetzte Vitamin-$B_6$-Wirkung aufweisen [479, 513 a].

Jede Bindung an Glucose oder Proteine bzw. Aminosäuren beeinträchtigt die Vitamin-$B_6$-Wirkung [1523]. Daher liegt die Resorptionsrate von Glykosylaten und proteingebundenen Vitamin-$B_6$-Formen nur bei 50–60 % im Vergleich zu freiem Pyridoxin.

Tierische Lebensmittel enthalten keine nachweisbaren Pyridoxinglykoside und haben daher eine bessere Bioverfügbarkeit als pflanzliche Lebensmittel [122 g].

Gastrointestinale Erkrankungen sowie eine Diurese können die Verfügbarkeit von Vitamin $B_6$ ebenfalls reduzieren. Ballaststoffe entziehen das Vitamin $B_6$ durch Gelbildung der Resorption, so dass es ebenfalls vermehrt über die Nieren eliminiert wird [479]. Pyridoxin geht viele Interaktionen mit Medikamenten ein, so dass es leicht zu einer Inaktivierung kommen kann (s. Interaktionen).

## Verteilung und Ausscheidung

Das resorbierte Vitamin $B_6$ gelangt über die Pfortader zur Leber, wird aber auch über die Blutbahn ins periphere Gewebe, wie zur Muskulatur, transportiert. In den Hepatozyten und Körperzellen werden PN, PL und PM sofort durch die **zinkabhängige Pyridoxalkinase** zu PNP, PLP und PMP phosphoryliert. Die **riboflavinabhängige PNP-Oxidase** führt zur Oxidation von PNP und PMP, dadurch entsteht das PLP. Eine Vielzahl an Transaminasen sorgen dafür, dass PLP und PMP intrazellulär reversibel ineinander überführt werden können. Durch Phosphatasen können PNP, PLP und PMP erneut dephosphoryliert werden, so dass wieder PN, PL und PM entstehen, die aus den Zellen und Hepatozyten in den Blutkreislauf abgegeben werden können.

Der Gesamtbestand an Vitamin $B_6$ ist mit ca. 100 mg (bei ausreichender Zufuhr) gering und verteilt sich auf verschiedene Gewebe und Organe. Ein Großteil (hauptsächlich PLP) befindet sich in der **Muskulatur,** gebunden an Glykogenphosphorylase, der geringere Anteil (20 %) wird in der Leber gespeichert, nur 0,1 % befinden sich im Blutkreislauf [626].

**PRAXISTIPP**

Das enzymgebundene PLP ist die wichtigste Speicherform von Vitamin $B_6$.

Im Blutplasma liegen über 70 % des gesamten Vitamin $B_6$ als PL und PLP vor [352 e].

- Vitamin $B_6$ besteht im **Blutplasma** zu 60 % aus PLP, zu 15 % aus PN und zu 14 % aus PL. Das

Plasma-**PLP** stammt ausschließlich aus der Leber und ist wie das **PL** zu über 90 % albumingebunden. **PN** und Pyridoxinsäure liegen frei vor und sind deshalb gut glomerulär filtrierbar.
- In **Erythrozyten** liegen PLP und PL meist als Erythrozytenproteine vor. **PLP** ist hauptsächlich an das N-terminale Valin der β-Kette des Hämoglobins und zum geringeren Teil an PLP-abhängige Enzyme gebunden. **PL** bindet an das N-terminale Valin der α-Kette des Hämoglobins. **PN** wird nicht an Erythrozytenproteine gebunden.

Die Vitamin-$B_6$-Konzentration ist in den Erythrozyten 4- bis 5-mal höher als im Plasma. Die Halbwertszeit für PLP im Blutplasma wird mit 30 Tagen angegeben. Damit die phosphorylierten $B_6$-Derivate erneut aus dem Blutkreislauf ins Gewebe gelangen können, müssen sie erst durch alkalische Phosphatasen im Plasma hydrolysiert werden. Denn nur in der dephosphorylierten Form können sie die Zellmembranen durchdringen. In den Zellen wird ihnen durch die zinkabhängigen Pyridoxalkinasen wieder eine Phosphatgruppe angehängt [120 b].

Die tägliche **Ausscheidung** liegt bei ca. 2 mg. In der Leber und zu einem geringen Anteil auch in den Nieren wird die Phosphatgruppe von nicht enzymgebundenem PLP durch eine Phosphatase abgespalten und das entstandene PL wird durch die riboflavinabhängige Aldehydoxidase sowie die niacinabhängige Aldehyddehydrogenase irreversibel in die biologisch unwirksame Vitamin-$B_6$-Form 4-Pyridoxinsäure (4-PA) umgewandelt. PL wird hauptsächlich in Form von 4-PA über die Niere eliminiert (Anteil von 40–50 % an der gesamten Urinausscheidung von Vitamin $B_6$). Bei Vitamin-$B_6$-Mangel ist die Ausscheidung an 4-PA im Urin reduziert. Auch geringe Mengen von PN (9 %), PL (4,5 %) und PM können im Urin nachgewiesen werden, diese Menge steigt bei einer hohen Vitamin-$B_6$-Zufuhr.

**PRAXISTIPP**

In Tumorzellen ist die PLP-Synthese gestört und das Wachstum bei geringer Vitamin-$B_6$-Verfügbarkeit beeinträchtigt. Diskutiert wird der Einsatz des von Tumorzellen aus PN gebildeten Metaboliten Adenosin-N(6)-diethylthioether-N'-pyridoximin-5'-phosphat zur Tumordiagnostik.

## Biochemische Funktionen

**PLP** ist bei zahlreichen Enzymen verantwortlich für die **Abspaltung, Umlagerung und Übertragung verschiedenster Stoffgruppen,** vor allem Carboxygruppen (COOH) und Aminogruppen ($NH_2$). Vitamin $B_6$ ist daher wichtig für den Auf-, Um- und Abbau von Aminosäuren sowie für die Synthese von biogenen Aminen, Neurotransmittern und Gewebshormonen.

Bei den Gruppenübertragungen ist PLP, in Abwesenheit von Substrat, als **prosthetische Gruppe** in Form einer **Schiff-Base** an die endständige Aminogruppe eines Lysinrestes gebunden und darüber hinaus über zahlreiche Wechselwirkungen in dem Apoenzym fixiert. Das Substrat, eine andere Aminosäure, verdrängt das Lysin und bildet mit seiner α-Aminogruppe (➤ Kap. 2.6.1) eine neue Schiff-Base mit dem PLP aus. Bei **Transaminasen** wird das α-C-Atom des Aminosäuresubstrates abgespalten, es entstehen eine α-Ketocarbonsäure und PMP, das seine Aminogruppe sofort wieder an eine andere α-Carbonsäure weitergibt. Auf diese Weist wird die „Spender-Aminosäure" in eine Ketosäure umgebildet und aus einer Ketosäure entsteht eine neue Aminosäure. Beispiel: Übertragung einer Aminogruppe von Alanin auf α-Ketoglutarat unter Bildung von Pyruvat und Glutamat.

### Exkurs: Schiff-Basen

Schiff-Basen sind nach dem deutschen Chemiker Hugo Schiff benannt. Sie treten bei der Bindung von Carbonylgruppen an die endständige Aminogruppe eines Lysinrestes auf. Bei Schiff-Basen kommt es zu Elektronenverschiebungen, die die Bindungen der reaktiven Gruppen schwächen und damit eine Übertragung, Abspaltung bzw. Umlagerung der entsprechenden Gruppen erst ermöglichen.

Die Schiff-Basen spielen eine zentrale Rolle im **Metabolismus der Aminosäuren,** bei deren Umwandlung PLP notwendig ist. Reaktionsmechanismus:
1. Ausbildung der Schiff-Base zwischen der Aldehydgruppe des PLP und der α-Aminogruppe einer Aminosäure.
2. Die gebildete Schiff-Base kann an verschiedenen Stellen gespalten werden, was zu einer **Transaminierung** (mit Bildung der α-Ketonsäure), einer **Decarboxylierung** (mit Bildung des Amins) oder einer **β-Eliminierung** unter Einbeziehung der Seitenkette resultiert [625].

Die Bildung einer Schiff-Base findet beispielsweise auch im Sehpigment **Rhodopsin** statt, wo der Chromophor 11-cis-Retinal über seine Aldehydgruppe kovalent an die endständige Aminogruppe einer Lysin-Seitenkette des Proteins gebunden ist.

Enzymgebundenes PLP und PMP dient als Donator und Akzeptor von Protonen ($H^+$) und dient der Stabilisierung der Quartärstruktur der Enzyme durch Zusammenhalten der Proteinuntereinheiten [352 e].

- **Coenzymfunktion** (➤ Tab. 2.97):
  - **PLP** fungiert bei ca. 100 enzymatischen Reaktionen als Coenzym (v. a. im Aminosäurestoffwechsel) und ist auch essenziell für wichtige Enzyme des Lipid-, Nukleinsäure- und Neurotransmitter-Metabolismus.
  - **PMP** erfüllt ausschließlich bei Transaminasen Coenzymfunktionen.
- **Immunsystem:** Unterversorgung mit Vitamin $B_6$ beeinträchtigt die zelluläre und humorale Immunabwehr.
- **Stoffwechsel:** Bei verschiedenen Stoffwechseldefekten (sideroblastische Anämie, Hyperhomocysteinämie) und Neuropathien wird Vitamin $B_6$ therapeutisch eingesetzt.
- **Steroidinduzierte Genexpression:** PLP scheint nach neueren Erkenntnissen mit Steroidhormonrezeptoren zu interagieren: Niedrige PLP-Konzentrationen der Zellen verstärken, hohe PLP-Konzentrationen erniedrigen die durch Glucocorticoide induzierte Genexpression. Steroidhormone binden an spezielle intrazelluläre

**Tab. 2.97** Vitamin-$B_6$-abhängige Enzyme und ihre Funktion im Metabolismus [626]

| Enzymname | Stoffwechselfunktion |
|---|---|
| **Oxidoreduktasen** | |
| Lysyloxidase | Biosynthese von **Kollagen,** dem Strukturgewebe des Bindegewebes bzw. der extrazellulären Matrix |
| Diaminoxidase (DAO, Histaminase) | **Histaminabbau;** eine zu geringe Aktivität führt zu einem Missverhältnis zwischen der Histaminzufuhr über die Nahrung und dem Abbau; durch den Histaminüberschuss kann es zu Symptomen wie Kopfschmerzen, Migräne, Schwindel, Diarrhö, Erbrechen, Meteorismus, Tachykardie kommen |
| **Transferasen** | |
| Serin-Hydroxymethyltransferase | **$C_1$-Stoffwechsel;** an der Übertragung von $C_1$-Substituenten und somit an der Bildung von Nukleotiden beteiligt (DNA- und RNA-Synthese) |
| Serin-Palmitoyltransferase | Synthese von **Sphingolipiden** (essenzielle Bestandteile von Zellmembranen) |
| Kynurenin-Ketoglutarat-Transaminase | Umwandlung von 3-Hydroxykynurenin zu **Xanthurensäure** |
| δ-Aminolävulinatsynthase | Biosynthese von **Porphyrinen,** die aus 4 Pyrrolringen bestehen und u. a. Bestandteil des Chlorophylls und der Hämoproteine (z. B. Cytochrome, Hämoglobin) sind |
| Glykogenphosphorylase | **Glykogenabbau** bzw. **Gluconeogenese;** Abbau der Speicherform Glykogen zu Glucose; durch Bindung von freiem Phosphat an das C1-Atom wird die glykosidische Bindung zwischen den Glucosemolekülen gespalten (phosphorolytische Spaltung) und es entsteht Glucose-1-Phosphat |
| Aspartat-Aminotransferase (ASAT), früher: Glutamat-Oxalacetat-Transaminase (GOT) | Transaminierung; Übertragung einer Aminogruppe von Aspartat auf α-Ketoglutarat unter Bildung von Oxalacetat und Glutamat |
| Alanin-Aminotransferase (ALAT), früher: Glutamat-Pyruvat-Transaminase (GPT) | Transaminierung; Übertragung einer Aminogruppe von Alanin auf α-Ketoglutarat unter Bildung von Pyruvat und Glutamat |
| Cystein-, Glutamin-, Leucin-, Ornithin-, Tyrosin-Aminotransferase | Transaminierung (Übertragung) einer Aminogruppe auf eine α-Ketosäure. Dadurch bildet sich eine neue Aminosäure und eine neue α-Ketosäure |

**Tab. 2.97** Vitamin-$B_6$-abhängige Enzyme und ihre Funktion im Metabolismus [626] *(Forts.)*

| Enzymname | Stoffwechselfunktion |
|---|---|
| Hydrolasen | |
| Kynureninase | Abbau von Tryptophan bzw. 3-Hydroxykynurenin zu **Acetyl-CoA** und **Niacin (Vitamin $B_3$)** |
| Lyasen | |
| Glutamatdecarboxylase | Biosynthese von **GABA,** das biogene Amin der Glutaminsäure und der wichtigste inhibitorische Neurotransmitter im ZNS |
| Aspartat-1-Decarboxylase | Bildung von **β-Alanin** aus Aspartat; das biogene Amin β-Alanin ist Bestandteil der Pantothensäure (Vitamin $B_5$) und damit von Coenzym A |
| Ornithindecarboxylase | Synthese des biogenen Amins **Putrescin** |
| Lysindecarboxylase | Synthese des biogenen Amins **Cadaverin** |
| Tyrosindecarboxylase | Biosynthese von **Tyramin,** ein aus der Aminosäure Tyrosin gebildetes biogenes Amin |
| Aromatische-L-Aminosäure-Decarboxylase (AADC), 5-Hydroxytryptophan-Decarboxylase | Abbau von 5-Hydroxytryptophan zu **Serotonin,** das als Neurotransmitter im Zentralnervensystem, Darmnervensystem, Herz-Kreislauf-System und im Blut fungiert |
| Histidindecarboxylase | Durch Abspaltung von $CO_2$ aus Histidin entsteht das biogene Amin **Histamin,** das als Gewebshormon und Neurotransmitter wirkt, eine zentrale Rolle bei allergischen Reaktionen spielt und am Immunsystem beteiligt ist |
| Aromatische-L-Aminosäure-Decarboxylase | Abbau von Phenylalanin zu **Dopamin** (3,4-Dihydroxyphenylalanin), ein Catecholamin und relevanter Neurotransmitter im zentralen und vegetativen Nervensystem |
| Serin-Dehydratase (Serin-Deaminase) | β-Eliminierung; deaminiert Serin zu **Pyruvat** |
| Threonin-Dehydratase (Threonin-Ammonium-Lyase) | α-,β-Eliminierung; deaminiert Threonin zu **2-Oxobuttersäure** (α-Ketobutyrat) |
| Cystathionin-β-Synthase | **Methioninstoffwechsel;** katalysiert die Reaktion von Homocystein und Serin zu Cystathionin; das Enzym ist somit für den **Abbau von Homocystein** von wesentlicher Bedeutung |
| Cystathionin-γ-Lyase (Cystathionase) | Abbau von Cystathionin zu **Cystein,** 2-Oxobuttersäure (α-Ketobutyrat) und Ammonium ($NH_3$). Cystein gehört zu den schwefelhaltigen Aminosäuren und ist u.a. in der Lage, Schwermetall-Ionen in Komplexen zu binden |

Rezeptoren und gelangen in Form eines Steroid-Rezeptor-Komplexes in den Zellkern. Dort bewirken die Steroidhormone die Transkription spezifischer DNA-Abschnitte, so dass bestimmte Proteine gebildet werden. Betroffene Steroidhormone [626]:
  - **Sexualhormone der Keimdrüsen:** Östrogene, Gestagene
  - **Corticoide der Nebennierenrinde:** Aldosteron, Cortisol
- **Entgiftung:** Bei Isoniazidvergiftungen wird pro g Gift 1 g PN oral appliziert. Symptome wie Koma, Krämpfe, Azidose sind dadurch reversibel. Die Wirkung erfolgt vermutlich über eine Normalisierung der GABA-Synthese.

**PRAXISTIPP**

Bei den Transaminasen erfüllen PLP und PMP die Coenzymfunktionen, bei allen anderen pyridoxinabhängigen Enzymen ist ausschließlich PLP das Coenzym.

## Normwerte und Bestimmung

Methoden zur Bestimmung des Vitamin-$B_6$-Status:
- Mikrobiologische Methoden
- Fluoreszenzmessung
- HPLC
- Enzymatische Methoden (nur zur Bestimmung der Coenzymform PLP)
- α-EAST
- Tryptophanbelastungstest

Im Gegensatz zu den anderen Methoden lassen sich Vitamin-$B_6$-Metabolite durch α-EAST und Tryptophanbelastungstest nicht exakt bestimmen.

PLP-Referenzbereich: 8,7–27,2 µg/l. Das eingesendete EDTA-Vollblut für die HLPC-Methode muss lichtgeschützt und gekühlt transportiert werden.

**GEFAHR**

Mangel besteht bei PLP-Plasmaspiegel < 30 nmol/l bzw. einem Gesamt-Vitamin-$B_6$-Plasmaspiegel < 40 nmol/l.

## Versorgungssituation

Ein isolierter Vitamin-$B_6$-Mangel ist äußerst selten (meist kombiniert mit einer Unterversorgung an anderen B-Vitaminen).

- **Ernährung:** Pyridoxin kommt – wie alle B-Vitamine – vor allem in Innereien und Schweinefleisch vor. Wenn diese selten verzehrt werden, können Mangelzustände auftreten (zusätzlich begünstigt durch gestörte Resorption und regelmäßigen Alkoholkonsum).
- **Medikamente:** Eine mangelhafte Versorgung kann z. B. auch durch dauerhafte Einnahme östrogenhaltiger oraler Kontrazeptiva bedingt sein. Bei 15–20 % dieser Frauen kam es zu einer erhöhten Ausscheidung von Xanthurensäure nach Tryptophanbelastung.

Ein Pyridoxinmangel liegt aber nur vor, wenn gleichzeitig andere Laborparameter (PLP-Spiegel im Blut, Transaminasen) verändert sind, da die erhöhte Ausscheidung von Xanthurensäure auch andere Ursachen haben kann.

**STUDIEN**

In **Deutschland** erreichen 17,5 % der Männer und 25 % der Frauen im Alter zwischen 35 und 50 Jahren nicht die empfohlene tägliche Zufuhr für Vitamin $B_6$. Den am schlechtesten versorgten Männern und Frauen fehlen täglich 0,4 mg (bei Männern 25 %, bei Frauen 29 % täglicher Fehlbetrag). Ab dem 4. Schwangerschaftsmonat steigt der tägliche Bedarf um 0,4 mg Vitamin $B_6$ an (täglicher Fehlbetrag von 0,8 mg bei den am schlechtesten versorgten Schwangeren). In der Stillzeit liegt der tägliche Mehrbedarf bei 0,2 mg am Tag (täglichen Fehlbetrag von 0,6 mg bei den am schlechtesten versorgten stillenden Frauen) [919].

Bei mangelnder Zufuhr von Pyridoxin in der Schwangerschaft kann es, ohne dass die Gesundheit der Mutter betroffen ist, beim Säugling zu Gedeihstörungen bis hin zu nachweisbaren EEG-Veränderungen kommen. Eine dauerhafte, klinisch nicht manifeste Pyridoxinunterversorgung wird als Ursache kindlicher Hyperaktivität diskutiert.

3 große Studien in **Frankreich** ergaben, dass 67,5–80 % der Männer und 90–92 % der Frauen den Mindestbedarf an Vitamin $B_6$ nicht durch die Nahrung decken [1288]. Aufgrund der jährlichen Erhebung der Nahrungsgewohnheiten in **Österreich** [1312] wurde der durchschnittliche Nährstoffgehalt eines Tagesmenüs in Relation zu den Nährstoffempfehlungen der DGE (1991) gesetzt. Ohne die Vitaminverluste durch Kochprozesse zu berücksichtigen, erreichen Österreicher im Durchschnitt nur 80 % der DGE-Empfehlungen für Pyridoxin [423]. Dieses Zahlenmodell wurde durch vergleichende Blutuntersuchungen in einer Studie der Universität Wien bestätigt. Demnach leiden **Wiener Schulkinder** an Vitamin-$B_6$-Mangel und **Erwachsene** führen unzureichend Pyridoxin zu [353]. In den **Niederlanden** und in **Finnland** wurden bei 7–33 % der Senioren im Alter von 64–96 Jahren (je nach Messparameter) ein Vitamin-$B_6$-Defizit festgestellt [1369].

Unsicher ist die Bedarfsdeckung mit Vitamin $B_6$ bei Frauen **über 65 Jahren.** Bei geriatrischen Patientinnen und Patienten ist die Versorgung insgesamt deutlich schlechter als bei gesunden Vergleichspersonen. Ursachen hierfür sind eine allgemeine Unterernährung und eine reduzierte Nahrungsaufnahme.

## Klinische Symptomatik

### Mangelsymptome

Ein isolierter Pyridoxinmangel ist selten. Es entwickeln sich folgende Symptome:

- **Haut und Schleimhäute:**
  - Seborrhoische Läsionen im Gesicht, Pellagra-ähnliche Dermatitis
  - Glossitis, Stomatitis, Cheilosis
- **Nervensystem:**
  - Schlaflosigkeit, erhöhte Reizbarkeit, nervöse Störungen, Depression
  - Periphere Neuritiden, Sensibilitätsstörungen

Wegen der Beteiligung von PLP an der Hämsynthese ist eine **hypochrome,** eisenrefraktäre **Anämie** möglich. Eine erhöhte renale Ausscheidung von Oxalsäure mit Neigung zur **Nephrolithiasis** kann ebenfalls die Folge eines Pyridoxinmangels sein.

**STUDIEN**

Zu Beginn der 1950er-Jahre kam es bei Säuglingen, die mit autoklavierten Milchprodukten (enthielten kaum Vitamin $B_6$) ernährt wurden, zu EEG-Veränderungen, zerebralen Krampfanfällen, gesteigerter Erregbarkeit und Schreckhaftigkeit.

### Symptome bei Überdosierung

Vor einer langfristig erhöhten Vitamin-$B_6$-Zufuhr wird mittlerweile gewarnt. Tägliche Dosierungen zwischen 50 und 500 mg Pyridoxin können auf Dauer zu toxischen Wirkungen an sensiblen und motorischen Neuronen führen. Dadurch kann es zu einer Ataxie (Gleichgewichts- und Bewegungsstörungen) sowie zu schweren peripheren, sensiblen Neuropathien mit Reflexausfällen kommen. Ebenso können Tast-, Vibrations- und Temperaturempfindungsstörungen auftreten, die auch irreversibel sein können. Die toxischen Wirkungen liegen an der Bildung von Schiff-Basen zwischen freien Aminosäuren und Vitamin $B_6$ mit der Folge von Konformationsveränderungen der Proteine. Dies führt wiederum zu einer Hemmung bzw. einer Steigerung der Proteinaktivität [513 a], die beide neuronale Schäden verursachen können. Dosierungen von 100 mg Vitamin $B_6$ pro Tag gelten als unbedenklich [718 a].

**PRAXISTIPP**

Aus gesundheitlicher Sicht sollte die tägliche Dosis < 50 mg Pyridoxin sein, da in Einzelfällen bereits bei monatelanger Einnahme von 50 mg Nebenwirkungen auftraten.

Bei längerer Zufuhr von 1 g/Tag traten bei Säuglingen Areflexie, periphere Durchblutungsstörungen und Tachykardie auf.

**GEFAHR**

Bei Kraftsportlern mit neurologischen Störungen an eine mögliche Pyridoxinüberdosierung denken.

**STUDIEN**

Unter der Einnahme isolierter, hochdosierter Supplemente mit Vitamin $B_6$ (Pyridoxin, 20 mg/Tag) oder Vitamin $B_{12}$ (Cobalamin, 55 µg/Tag) erhöhte sich das Lungenkrebsrisiko bei Männern um 30–40 % (2- bis 4fach) – und zwar bei Nichtrauchern [167]. Unter einer langfristigen Einnahme (> 10 Jahre) war das Risiko, an Lungenkrebs zu erkranken, nahezu verdoppelt. Für aktuelle oder ehemalige Raucher war das Lungenkrebsrisiko durch die Vitaminzufuhr sogar verdreifacht (Vitamin $B_6$) bzw. vervierfacht (Vitamin $B_{12}$).

## Anwendungsgebiete

### Erhöhter Bedarf

- **Vitamin-$B_1$-Mangel:** Thiamin ist notwendig für die korrekte Funktion und Verstoffwechselung von Vitamin $B_6$. Daher haben Alkoholiker, die häufig unter einem Vitamin-$B_1$-Mangel leiden, ein besonders hohes Risiko, auch einen Vitamin-$B_6$-Mangel zu erleiden.
- **Erhöhter Verbrauch durch gesteigerten Metabolismus:** Schwangerschaft (vor allem im letzten Trimenon), Stillzeit (vor allem, wenn über 4–6 Monate), regelmäßiger Alkoholkonsum, chronische Urämie.
- **Ältere Menschen** mit einseitiger Ernährung.
- **Spezielle Therapieverfahren:** z. B. Dauerhämodialyse (pyridoxinarme Diäten bei Niereninsuffizienz, erhöhte Vitamin-$B_6$-Ausscheidung), Dauertherapie mit interagierenden Medikamenten, langfristige Einnahme östrogenhaltiger oraler Kontrazeptiva.

### Indikationen

Pyridoxin wird eingesetzt bei:
- Neurologischen und psychiatrischen Erkrankungen:
  - Depressionen, Schizophrenie
  - Autismus, geistige Entwicklungsverzögerung
  - Lern- und Verhaltensstörungen, Konzentrationsstörungen
- Erkrankungen des Bewegungsapparats: Karpaltunnelsyndrom, rheumatische Erkrankungen
- Chinese-Restaurant-Syndrom (Glutamatunverträglichkeit durch Pyridoxinmangel)
- PMS
- Schwangerschaft
- Oralen Kontrazeptiva
- Stoffwechseldefekten: sideroblastische Anämie, Hyperhomocysteinämie

**PRAXISTIPP**

Bei einer Hyperhomocysteinämie empfiehlt sich die kombinierte Therapie von Vitamin $B_6$ mit Folsäure und Vitamin $B_{12}$, da alle drei B-Vitamine Homocystein zu Cystein beziehungsweise Methionin abbauen (➤ Abb. 2.46).

- Immundefekten im Alter: häufig erniedrigter Vitamin-$B_6$-Status im Alter, einhergehend mit geschwächtem Immunsystem (Lymphozytenproliferation ↓, Interleukin-2-Synthese ↓)
- HIV-Infektionen
- Entgiftung: Bei Vergiftungen mit Isoniazid (bakterizides Antibiotikum gegen Tuberkulose) wird 1 g Pyridoxin pro g Gift oral zugeführt. Pyridoxin bringt die GABA-Synthese wieder ins Gleichgewicht, dadurch schwinden die Symptome der Vergiftung (Krämpfe, Azidose, Koma).

## Interaktionen

### Medikamente

Die Wirkung von Vitamin $B_6$ wird durch sehr viele Medikamente beeinträchtigt (➤ Tab. 2.98), vor allem bei jahrelanger Einnahme oraler Kontrazeptiva. Durch die frühe Geschlechtsreife der jungen Mädchen werden häufig schon vor dem Erwachsenenalter orale Verhütungsmittel eingesetzt.

**Tab. 2.98** Interaktionen zwischen Medikamenten und Vitamin $B_6$ (modifiziert nach [202])

| Medikament | Interaktion |
|---|---|
| ACTH (Adrenocorticotropes Hormon) | Renale Vitamin-$B_6$-Ausscheidung (↑) |
| Alkohol/alkoholhaltige Pharmaka | Pyridoxinresorption (↓), Vitamin-$B_6$-Stoffwechsel beeinträchtigt |
| Antazida | Pyridoxinresorption (↓) |
| Antihypertenisva | Renale Vitamin-$B_6$-Ausscheidung (↑) |
| Azathioprin | Renale Vitamin-$B_6$-Ausscheidung (↑) |
| Barbiturate, Amobarbital, Butabarbital, Mephobarbital, Pentobarbital, Phenobarbital, Secobarbital | Vitamin-$B_6$-Metabolismus gestört, Serumspiegel (↓) |
| Chlorambucil | Renale Vitamin-$B_6$-Ausscheidung (↑) |
| Chloramphenicol | Renale Vitamin-$B_6$-Ausscheidung (↑) |
| Corticosteroide | Renale Vitamin-$B_6$-Ausscheidung (↑) |
| Cyclophosphamid | Renale Vitamin-$B_6$-Ausscheidung (↑) |
| Cycloserin | Vitamin-$B_6$-Metabolismus verschlechtert, renale Vitamin-$B_6$-Ausscheidung (↑) |
| Hydralazin | Renale Vitamin-$B_6$-Ausscheidung (↑) |
| Isoniazid | Metabolischer Antagonismus, Inaktivierung des Vitamin $B_6$ durch Komplexbildung, renale Vitamin-$B_6$-Ausscheidung (↑) |
| Kontrazeptiva, orale | Vitamin-$B_6$-Metabolismus beeinträchtigt |
| Levodopa | Wirkungsminderung durch hohe Dosen von Vitamin $B_6$ |
| Östrogen | Vitamin-$B_6$-Metabolismus und -Utilisation beeinträchtigt |
| Parkinsonmittel | Wirkverlust von Dopamin durch Vitamin $B_6$ |
| Penicillamin | Kompetitive Hemmung, renale Vitamin-$B_6$-Ausscheidung (↑) |
| Phenytoin | Erhöhter Katabolismus durch hochdosierte Vitamin-$B_6$-Supplemente |
| Primidon | Vitamin-$B_6$-Serumspiegel (↓) |
| Salicylate (Acetylsalicylsäure) | Vitamin-$B_6$-Abbau im Serum verlängert |
| Theophyllin | Metabolischer Antagonismus, Theophyllin stört den Vitamin-$B_6$-Metabolismus |
| Thiaziddiuretika | Renale Vitamin-$B_6$-Ausscheidung (↑) |

## Nährstoffe

Defizite lassen sich nur durch konsequente Supplementierung von Vitamin $B_6$ im Verbund mit den übrigen B-Vitaminen und weiteren Mikronährstoffen vermeiden (➤ Tab. 2.99).

**GEFAHR**

Genussmittel wie Kaffee, Alkohol und Nikotin verbrauchen große Mengen an Pyridoxin. Hormonhaltige Präparate erhöhen deutlich den Bedarf.

**PRAXISTIPP**

Die Menge an Homocystein im Blut ist abhängig von verschiedenen B-Vitaminen: Pyridoxin, Folsäure, Cobalamin und indirekt auch von Riboflavin.

**Tab. 2.99** Interaktionen zwischen Vitamin $B_6$ und anderen Nährstoffen (modifiziert nach [202])

| Nährstoff | Interaktion |
|---|---|
| Cobalamin (Vitamin $B_{12}$) | Wirkt synergistisch mit Folsäure und Vitamin $B_{12}$ bei der Reduktion des Homocysteinspiegels |
| Eisen | Fe-Status (↓) durch Vitamin-$B_6$-Mangel |
| Folsäure | Wirkt synergistisch mit Vitamin $B_{12}$ bei der Reduktion des Homocysteinspiegels |
| Kalzium | Ca-Resorption (↓) und/oder -Retention (↓) durch Vitamin-$B_6$-Mangel |
| Kupfer | Cu-Resorption (↓) durch Vitamin-$B_6$-Mangel |
| Magnesium | Intrazellulärer Mg-Spiegel (↑) und -Utilisation (↑) |
| Niacin | (= essenzieller Cofaktor bei der Niacinsynthese aus Tryptophan) Vitamin-$B_6$-Mangel stört Niacinbiosynthese; Niacinmangel stört Umwandlung von Vitamin $B_6$ zu aktiven Formen |
| Riboflavin (Vitamin $B_2$) | Riboflavinmangel stört Umwandlung von Vitamin $B_6$ zu aktiven Coenzymformen, wirkt synergistisch mit Folsäure, Vitamin $B_{12}$ bei der Senkung des Homocysteinspiegels |
| Vitamin C | Vitamin-C-Blutspiegel (↓) durch Vitamin-$B_6$-Mangel; renale Vitamin-$B_6$-Ausscheidung (↑) durch Vitamin-C-Mangel |
| Zink | Zn-Resorption (↑); Zn-Spiegel im Plasma (↓) durch Vitamin-$B_6$-Mangel, Zn-Mangel stört Umwandlung von Vitamin $B_6$ zu aktiven Formen |

**Tab. 2.100** DGE-Empfehlung für Vitamin $B_6$ (in mg/Tag)

| Alter | männlich | weiblich |
|---|---|---|
| Säuglinge 0 bis unter 4 Monate (Schätzwert) | 0,1 | |
| Säuglinge 4 bis unter 12 Monate | 0,3 | |
| Kinder 1 bis unter 4 Jahre | 0,6 | |
| Kinder 4 bis unter 7 Jahre | 0,7 | |
| Kinder 7 bis unter 10 Jahre | 1,0 | 1,0 |
| Kinder 10 bis unter 13 Jahre | 1,2 | 1,2 |
| Kinder 13 bis unter 15 Jahre | 1,5 | 1,4 |
| Jugendliche 15 bis unter 19 Jahre | 1,6 | 1,4 |
| Erwachsene | 1,6 | 1,4 |
| Schwangere 1. Trimester | | 1,5 |
| Schwangere 2. Und 3. Trimester | | 1,8 |
| Stillende | | 1,6 |

## Täglicher Bedarf

Aufgrund seiner Rolle im Aminosäurestoffwechsel ist der Vitamin-$B_6$-Bedarf abhängig von der Proteinzufuhr. Die Empfehlung liegt bei 20 µg Pyridoxin pro g Eiweiß. Die Empfehlungen der DGE pro Tag zeigt ➤ Tab. 2.100.

**PRAXISTIPP**

Jede Frau mit Kinderwunsch sollte rechtzeitig auf eine ausreichende Zufuhr von Vitamin $B_6$ in Kombination mit anderen B-Vitaminen achten und im Zweifelsfall eine Supplementierung im physiologischen Bereich durchführen. Der Vitamin-$B_6$-Gehalt der Muttermilch steigt 43–45 Tage post partum an. Bei mangelnder Pyridoxinzufuhr der Stillenden (< 2,5 mg/Tag) sinkt die Konzentration in der Muttermilch und es kann zu Störungen der Gehirnreifung beim Kind kommen. In extremen Fällen lassen sich EEG-Veränderungen nachweisen.

**Einnahmeempfehlung**

Während einer Mahlzeit, vorzugsweise auf mehrere Einzeldosen über den Tag verteilt. Als Basis empfiehlt sich die Zufuhr eines B-Komplexes.

## Vorkommen in Nahrungsmitteln

Vitamin $B_6$ kommt ubiquitär vor, sowohl in pflanzlichen als auch tierischen Lebensmitteln, allerdings

**Tab. 2.101** Hitliste der Vitamin-$B_6$-reichsten Nahrungsmittel (in mg Pyridoxin/100 g) [122]

| Lebensmittel | Pyridoxin (mg/100 g) |
|---|---|
| Leber | 0,9 |
| Fisch | 0,3–0,8 |
| Walnüsse | 0,78 |
| Huhn | 0,3–0,6 |
| Schweinefleisch | 0,3–0,5 |
| Bohnen | 0,1–0,6 |
| Reis | 0,1–0,5 |
| Avocado | 0,4 |
| Erdnüsse | 0,4 |
| Cerealien | 0,3 |
| Spinat, Kartoffeln | 0,3 |

stellen neuere Untersuchungen die Gehaltsangaben in Lebensmitteltabellen in Frage. Wahrscheinlich ist der Unterschied zwischen vitaminwirksamen und -unwirksamen Inhaltsstoffen nicht beachtet worden.

In Vollkornbrot enthaltenes Pyridoxin wird zwar um 5–10 % schlechter verwertet als das im Weißbrot, in dem jedoch aufgrund des hohen Ausmahlungsgrades kaum noch Pyridoxin enthalten ist. Sehr pyridoxinreich sind Leber, Schweine- und Hühnerfleisch, Fisch, Vollkornprodukte, Kartoffeln sowie verschiedene Gemüsesorten (➤ Tab. 2.101). Allerdings kann es bei der Verarbeitung zu erheblichen Verlusten kommen: z. B. 50–70 % bei der Fleischverarbeitung, 50–90 % beim Ausmahlen von Getreide (➤ Kap. 1.4.4) [1012].

## 2.3.7 Folsäure (Vitamin $B_9$)

### Chemie und Eigenschaften

**Folsäure** besteht aus einem Pteridinderivat, an das über eine Methylengruppe am C6 die Aminogruppe der p-Aminobenzoesäure gebunden ist. Diese heterozyklische Teilstruktur wird als Pteroinsäure bezeichnet. Die Carboxygruppe der p-Aminobenzoesäure wiederum ist über eine Amidbindung an Glutaminsäure gebunden (**Pteroylmonoglutamat**). Bei **Folaten** sind an der γ-Carboxygruppe der Glutaminsäure weitere Glutamatreste konjugiert (**Pteroylpolyglutamat,** $PteGlu_{2-7}$; in der Natur in Form von Tri-, Tetra- und Heptaglutamat). Unterschieden werden Folate durch folgende Faktoren:

- Länge der Glutamylkette
- Hydrierungsgrad (Anzahl der Wasserstoffatome) des Pteridinmoleküls: **oxidiert, dihydriert** (2 Wasserstoffatome addiert) oder **tetrahydriert** (4 Wasserstoffatome addiert)
- Verschiedene $C_1$-Einheiten am N5- und N10-Atom

**PRAXISTIPP**

**Folate** sind Teil biologischer Systeme und natürlicher Bestandteil in Lebensmitteln. Die **Folsäure** (Pteroylmonoglutaminsäure) ist ein künstliches, nicht natürliches Produkt.

**Exkurs**

Folsäure oder Folat wurden früher auch als Vitamin $B_{11}$ und Vitamin M bezeichnet. Bereits 1930 wurde ein Faktor in Leber, Hefe und Spinat entdeckt, der wachstumsfördernd und antianämisch wirkt. Durch Versuche am Affen wurde er zunächst Vitamin M genannt (engl. monkey). Nach Isolierung des Faktors aus Spinatblättern 1941 wurde der Name vom lateinischen Begriff folium (Blatt) abgeleitet. Der ursprünglich als Folsäure bezeichnete wachstumsstimulierende und antianämische Faktor kommt in der Natur nicht vor; bei der Folsäure handelt sich vielmehr um ein künstliches Produkt [1087].

Die **biologisch aktive** Form **5,6,7,8-Tetrahydrofolat (THF)** ist die entscheidende Coenzymform und fungiert als Akzeptor (Empfänger) sowie **Überträger von $C_1$-Einheiten,** wie Methylgruppen, Hydroxymethylgruppen (aktivierter Formaldehyd) und Formylgruppen (aktivierte Ameisensäure), vor allem im Protein- und Nukleinsäuremetabolismus. Die $C_1$-Reste stammen aus verschiedenen Stoffwechselreaktionen und werden an THF gebunden, so dass eine **THF-$C_1$-Verbindung** entsteht (➤ Tab. 2.102). Durch diese Verbindung können sie auf geeignete Akzeptoren übertragen werden. Die THF-$C_1$-Verbindungen unterscheiden sich durch ihre Oxidationsstufen und sind ineinander umwandelbar [1087].

Im Vergleich zu den natürlichen Folatverbindungen weist die synthetisch hergestellte Folsäure die höchste Stabilität und Oxidationsstufe auf und wird als Reinsubstanz fast vollständig resorbiert, daher findet sie

cherfunktion und ist nicht mehr stoffwechselaktiv. Retikulozyten (unreife Erythrozyten) können noch wesentliche Folatmengen aufnehmen. Dagegen sind Erythrozyten impermeabel für Folat und daher ein guter Marker für den Vitamin-$B_9$-Status.

In den Zellen werden die Pteroylmonoglutamate in die Polygutamatformen ($PteGlu_{2-7}$) überführt, vor allem in Penta- und Hexaglutamat, da sie nur so gespeichert werden können. Dieser Prozess, bei dem 5-MTHF demethyliert wird, ist cobalaminabhängig. Anschließend werden an die THF von der Folylpolyglutamat-Synthase Glutamatgruppen angehängt.

Vitamin $B_9$ findet sich in allen Geweben mit einer hohen zellulären Mitoserate, wie Blut- und Epithelzellen und der gastrointestinalen Schleimhaut. Der Gesamtkörperbestand liegt bei 5–10 mg, etwa die Hälfte ist in der Leber als **Hauptspeicherorgan** lokalisiert. Die Versorgung sämtlicher Organe und Gewebe wird hepatogen gesteuert. Die biologische Halbwertszeit liegt für Vitamin $B_9$ beim Menschen bei etwa 100 Tagen.

**GEFAHR**

Bei folatfreier Ernährung kann es bereits nach 5–6 Wochen zu Mangelerscheinungen kommen. Bei weiterem Entzug der Nahrungsfolate kommt es nach einem Abfall der Serumkonzentration innerhalb von 10–12 Wochen zur Übersegmentierung neutrophiler Granulozyten, nach 18 Wochen zur Verminderung des Folatgehalts in den Erythrozyten sowie nach 4–5 Monaten zur megaloblastischen Anämie. Gleichzeit kommt es zu einem Vitamin-$B_1$- und -$B_{12}$-Mangel, der zu einer eingeschränkten Erythropoese führt und sich in einer hyperchromen, makrozytären Anämie äußert.

Bei ausreichender Folatzufuhr ist die **Ausscheidung** im Urin relativ gering, aufgrund der tubulären Rückresorption von 10–20 % der resorbierten Menge an Pteroylmonoglutamat. Bei physiologischer Zufuhr werden täglich nur 1–12 µg Folat in Form von Folsäure, 5-MTHF, 10-Formyl-THF und inaktiven Abbauprodukten (Pteridin, Acetamidbenzoylglutamat-Derivaten) renal eliminiert. Bei mangelnder Zufuhr minimiert sich erst die Exkretion, später steigt die Folatkonzentration im Urin an. Diese paradoxe Wirkung tritt bei erheblichen Bedarfsmängeln (durch Nierenüberlastung mit mangelnder Rückresorptionskapazität) auf.

Die mit der Galle täglich ausgeschiedene Menge von 10–90 µg Monoglutamylfolat unterliegt dem enterohepatischen Kreislauf und wird nahezu vollständig rückresorbiert.

**GEFAHR**

Erkrankungen des Dünndarms oder operative Teilentfernungen beeinträchtigen die Rückresorption beträchtlich [1087].

Die hohe Folatkonzentration in der Galle übersteigt die im Blutplasma um das 10fache und ist schnell verfügbar, so dass sie kurzfristige Schwankungen ausgleichen kann.

Mit den Fäzes werden neben Nahrungsfolaten auch enteral durch Bakterien synthetisierte Folatverbindungen ausgeschieden, die zur Bedarfsdeckung nicht ausreichen. Diese mikrobiell gebildeten Folate scheinen die Ausscheidungsmenge der mit der Nahrung zugeführten Folate um das 5- bis 10fache zu erhöhen.

## Biochemische Funktionen

### Funktionen im Stoffwechsel

- **DNA und RNA:** bei der **Purinsynthese** entstehen Adenin und Guanin, die Grundbausteine von DNA und RNA. Wesentlich ist dabei die von Folat abhängige Einführung der Kohlenstoffatome C2 und C8 in den Purinring. Bei der **Pyrimidinsynthese** wird die erforderliche Thymidylsäure folsäureabhängig gebildet. Dies ist der geschwindigkeitslimitierende Schritt bei der DNA-Synthese.

**PRAXISTIPP**

Dieser Mechanismus wird therapeutisch bei einigen Chemotherapeutika genutzt. Durch ihre Wirkung auf den THF-Zyklus blockieren sie die DNA-Synthese auf der Pyrimidinebene und hemmen so speziell schnell wachsende Tumorzellen.

- **Proteinbiosynthese:** Die mRNS benötigt 10-Formyl-THF für die Proteinbiosynthese.
- **Fetales Wachstum und Entwicklung:** In keiner Phase des menschlichen Lebens sind Zellwachstum und Zellteilung so ausgeprägt wie im Fetalstadium. Aufgrund der starken Folsäureabhängigkeit der DNA-Synthese ist der Fötus auf eine ausreichende Zufuhr über die Mutter angewiesen.

**GEFAHR**

Ist die Folsäurezufuhr über die Mutter reduziert, treten gehäuft Aborte, Fehlbildungen, Entwicklungsstörungen und nicht genetisch determinierte Neuralrohrdefekte auf. Deshalb müssen Schwangere täglich 600–800 µg Folsäure in Form eines Vitamin-B-Komplexes zu sich nehmen.

**STUDIEN**

In einer Studie wurden in 7 Ländern die Daten von 1.195 Schwangerschaften ausgewertet. Es zeigte sich, dass über einen Zeitraum von 8 Jahren Neuralrohrdefekte durch tägliche Supplementierung mit Folsäure deutlich seltener vorkommen [941].

Neuere Studien lassen vermuten, dass nicht der Vitaminmangel an sich für Neuralrohrdefekte verantwortlich ist, sondern Transportstörungen von der Mutter zum Föten (Vitamin $B_{12}$ und Folsäure), eine Hyperhomocystinämie oder erbliche Störungen im Folathaushalt.

- **Aminosäuren:** THF ist das bedeutendste Coenzym für die Übertragung von Hydroxymethylgruppen. Dies betrifft die Umwandlung von Glycin in Serin und umgekehrt durch die Serin-Hydroxymethyltransferase. Weiterhin ist Folsäure wichtig für den Stoffwechsel der Aminosäuren Histidin und Tryptophan, Homocystein und Methionin (s. unten) sowie Glutamat, GABA und Aspartat.
- **Neurotransmitter:** Folsäure ist Bestandteil im Stoffwechsel von Neurotransmittern (Aminosäuren: Glutamat, GABA und Aspartat) und von den Monoaminen Serotonin, Dopamin, Noradrenalin und Octopamin [512 c].
- **Cholinsynthese:** Cholin entsteht durch Methylierung unter Mitwirkung von THF aus den Aminosäuren Lysin und Methionin. Es ist Bestandteil des Lecithins (Phosphatidylcholin) und der Phosphatide und hat eine wichtige Rolle im Phospholipidmetabolismus inne. Der Aufbau von Membranen ist cholinabhängig [122 h].
- **Melatoninsynthese.**
- **Hämoglobinsynthese.**
- **Phospholipidsynthese.**

**PRAXISTIPP**

Vitamin $B_9$ ist für Zellwachstum, -teilung und -differenzierung unerlässlich. Daher ist es neben der Schwangerschaft auch in der kompletten Wachstumsphase von Kindern und Jugendlichen wichtig sowie nach Verletzungen, Verbrennungen, Traumen und großen Operationen. Die gastrointestinale Schleimhaut unterliegt einem regen Zellstoffwechsel, der ebenfalls Folsäure bedarf. Das Vitamin beugt Tumorerkrankungen vor.

## Bildung von Methionin aus Homocystein

Mithilfe der **Homocystein-Methyltransferase (Methioninsynthase)** wird in einer irreversiblen Reaktion eine Methylgruppe von 5-MTHF auf Homocystein übertragen, dabei entstehen **Methionin,** eine essenzielle Aminosäure, und THF (> Abb. 2.21). Als Methylgruppendonator fungiert 5-MTHF, das durch das Enzym Methylen-THF-Reduktase aus 5,10-Methylen-THF nachgeliefert wird. Die Methioninsynthase benötigt als Coenzym zusätzlich Methylcobalamin (Vitamin $B_{12}$) zur Übertragung der Methylgruppe.

Ein Cobalaminmangel blockiert die Homocystein-Methyltransferase-Reaktion ebenso wie ein Folsäuremangel (Inaktivierung der Enzyme Methioninsynthase und Methylen-THF-Reduktase). Dadurch steigen die **Homocysteinwerte** an und der oxidative Stress in den Blutgefäßen und das Risiko für kardiovaskuläre und viele weitere Erkrankungen erhöhen sich. Gleichzeitig kommt es zu einer Verarmung an reaktionsfähigen Folatverbindungen (THF) im Organismus.

**GEFAHR**

Durch einen Vitamin-$B_{12}$-Mangel staut sich nicht regenerierte Methyl-THF an, so dass es zu hohen Serumkonzentrationen kommt, bei gleichzeitigem Mangel an stoffwechselaktivem THF. In der Folge sinkt die intrazelluläre THF-Konzentration in allen Geweben, einschließlich der Retikulozyten und Erythrozyten, bei gleichzeitig hohen Methyl-THF-Serumwerten.

Durch das mangelnde stoffwechselaktive THF wird gleichzeitig die Synthese von speicherförmigen Folatpolyglutamatverbindungen verhindert, so dass die intrazelluläre Speicherung von Folsäure reduziert wird.

**PRAXISTIPP**

**Atherosklerose- und KHK-Risiko** in Abhängigkeit vom Homocysteinspiegel:

| | |
|---|---|
| sehr geringes Risiko | ≤ 5 µmol/l |
| geringes Risiko | 6–9 µmol/l |
| mäßiges Risiko | 10–12 µmol/l |
| hohes Risiko | 13–18 µmol/l |
| sehr hohes Risiko | ≥ 19 µmol/l |

### Methylierungsfunktion über S-Adenosylmethionin (SAM)

Das in der Homocystein-Methyltransferase-Reaktion entstandene Methionin ist als **S-Adenosylmethionin (SAM)** an vielen Stoffwechselprozessen beteiligt. SAM entsteht durch die Reaktion von Methionin mit ATP. Es ist Vorläufer bei der Synthese der Aminosäure Cystein und spielt als Methylgruppendonator eine entscheidende Rolle bei der Methylgruppenübertragung:

- Noradrenalin zu Adrenalin
- Serotonin zu Melatonin
- Ethanolamin zu Cholin
- Phosphatidylethanolamin zu Lecithin [75]

Weiter beeinflusst SAM die Biosynthese von L-Carnitin, Kreatin, Histidin und Glutathion.

**PRAXISTIPP**

Bei allen SAM-abhängigen Methylierungen entsteht Homocystein als Zwischenprodukt, welches durch 5-Methyl-THF und Vitamin $B_{12}$ (Methylcobalamin) als Coenzym remethyliert werden muss [75, 122 h], so dass Methionin und THF entstehen. Diese Funktionsverbindung zeigt die Synergie der beiden B-Vitamine und warum Einzelgaben oft wirkungslos sind.

Die **Methylierung** spielt eine zentrale Rolle im Organismus, der wichtigste Methylgeber ist SAM in Verbindung mit 5-MTHF und Vitamin $B_{12}$ (➤ Abb. 2.21).

- **DNA:** Durch die Methylierung werden Gene an- und ausgeschaltet, ohne die Information des Erbgutes zu verändern. Etwa 60 % der menschlichen DNA sind methyliert [601, 697]. Zur Purin- und Pyrimidinsynthese für die Neubildung und die Reparatur der DNA ist ebenfalls eine Methylierungsreaktion notwendig.
- **Immunsystem:** Monozyten und Lymphozyten müssen methyliert werden, damit sie ihre Aktivität entfalten können. Auch das adaptive Immunsystem beruht auf epigenetischen Mechanismen mit Methylierungsreaktionen [681, 1196, 1499].
- **Neurotransmitter und Hormone:** Einige Hormone und Neurotransmitter sind bei ihrer Synthese vom Methylierungszyklus abhängig. Daher kommt es bei Störungen der Methylierung häufig zu psychischen Krankheiten [160, 960, 1130].
- **Entgiftung:** Durch Methylierung werden Schwermetalle wasserlöslich und können leichter ausgeschieden werden. Die Glutathionperoxidase übernimmt wichtige Entgiftungsfunktionen (➤ Kap. 2.6.11), die Glutathionsynthese ist dabei vom Methylierungszyklus abhängig [741, 836, 986, 1514].
- **Energiestoffwechsel:** Die Synthese von Ubichinon und Carnitin benötigt ebenfalls eine Methylierung [168, 1111].
- **Proteine:** Zahlreiche Proteine müssen bei der Synthese oder zur Ausübung bestimmter Funktionen methyliert werden. Dadurch können Zellsignale weitergeleitet, die Nervenschutzschicht Myelin gebildet und DNA-Reparaturen durchgeführt werden [744].
- **Phospholipide:** Diese sind Hauptbestandteil der Zellmembranen, bestimmen die Zellfunktion sowie die Kommunikation der Zellen untereinander [584, 1403].

## Normwerte und Bestimmung

Der **Nüchternspiegel** der Folsäure im Serum liegt bei 7–17 ng/ml, abhängig von der Folataufnahme, vom Zeitpunkt der letzten Nahrungsaufnahme und der individuellen Folatversorgung. In mehreren Untersuchungen zeigte sich ein kontinuierlicher, bereits nach 2 Tagen signifikanter Anstieg des Nüchtern-Folatspiegels mit der Dauer der Nahrungskarenz. Ursache ist das Sistieren der Gallenextraktion, da sich die Serumspiegel von Bilirubin und Folat gleichsinnig verhalten.

**PRAXISTIPP**

Bei der Bestimmung des Nüchtern-Folatspiegels ist die Dauer der Nahrungskarenz zu beachten.

**GEFAHR**

Um eine artefizielle Freisetzung von Folsäure aus Erythrozyten zu vermeiden, muss das Serum bzw. Plasma spätestens 30–45 Minuten nach der nüchternen Blutentnahme abgetrennt werden. Das Serum sollte lichtgeschützt und gekühlt eingesendet werden. Biotinkonzentrationen > 50 ng/ml können zu falsch erhöhten Ergebnissen führen.

Der Folatstatus ist schwer zu beurteilen. Empfohlen werden funktionelle Tests. Doch das Ergebnis (z. B. Hypersegmentationsindex neutrophiler Granulozyten) kann auch bei Vitamin-$B_{12}$-Mangel positiv ausfallen und der Test ist bei Schwangeren nicht zulässig.

**Berechnung**

Hypersegmentationsindex von Neutrophilenkernen = Quotient aus Neutrophilen mit ≥ 5 Segmenten und Neutrophilen mit ≤ 4 Segmenten.

**PRAXISTIPP**

Der Erythrozyten-Folatspiegel gibt den Vitamin-$B_9$-Status zuverlässiger wieder als der Serum-Folatspiegel [124]. Für die ECLIA-Methode muss das Blut (EDTA-Vollblut und Serum) lichtgeschützt und gekühlt eingesendet werden. Referenzbereich: 150–450 ng/ml.

**Werte**

**Normwert:** 4,5–30 nmol/l oder > 5,4 ng/ml Folsäure im Serum

**Mangel:**

| | |
|---|---|
| Folsäure im Serum: | < 3,5 ng/ml |
| Folsäure in Erythrozyten: | < 312 nmol/l |
| Hypersegmentationsindex: | > 30 % |

## Versorgungssituation

Folsäuremangel gehört in latenter wie in manifester Form zu den häufigsten Vitaminmängeln und findet sich in allen Altersgruppen. Trotz eines reichhaltigen Nahrungsangebots liegen die Zufuhrmengen in den Industriestaaten im defizitären Bereich. Selbst die minimalen Empfehlungen der DGE werden selten erfüllt.

**PRAXISTIPP**

Folsäure interagiert mit anderen B-Vitaminen, daher ist eine Folsäure-Monotherapie wenig sinnvoll.

**Personengruppen mit einem hohen Risiko:**

- Frühgeborene
- Kinder, Jugendliche, junge Erwachsene
- Schwangere, vor allem in jungen Jahren
- Ältere Menschen > 65 Jahre (unzureichende Zufuhr, Medikamenteninteraktionen)
- Niedriger soziökonomischer Status, schlechte Ernährungsweise (viel Fast Food und Fertigprodukte)
- Alkoholzufuhr und/oder Nikotin in hohen Maßen
- Einnahme oraler Kontrazeptiva
- Einnahme von Antiepileptika [1313]

**Kinder im Wachstum** Kinder haben einen höheren Folsäurebedarf als Erwachsene (zur Gewährleistung der optimalen Zellvermehrung, für die Epithelregeneration und um den normalen Bestand an Blutzellen aufrechtzuerhalten). Die Folatzufuhr im Kindesalter ist jedoch noch weitaus geringer als bei Erwachsenen. Mit ein Grund ist, dass folsäurereiche Nahrungsmitteln wie Leber, Vollkornprodukte und Gemüse nicht zu den Lieblingsgerichten dieser Altersgruppe gehören. Leider gibt es noch keine Bedarfsuntersuchungen für Kinder. Ihr Bedarf wird von Erwachsenen abgeleitet und ist daher in der Regel zu niedrig angesetzt.

**Schwangere** Schwangere nehmen im ersten Trimenon oft nur 1 Drittel der empfohlenen Zufuhrmenge zu sich. Da der Körper nur sehr begrenzte Folatspeicher besitzt, kommt es schnell zur Erschöpfung der körpereigenen Reserven; das kann schwerwiegende Auswirkungen auf die fetale Entwicklung haben. Hochgradig gefährdet für einen manifesten Folsäuremangel sind Frauen bei

- Mehrlingsschwangerschaft (Folsäurebedarf: 1.200 µg/Tag),
- mehreren Schwangerschaften in kurzen Zeitabständen (entleerte Folsäurespeicher),
- Schwangerschaft in jungen Jahren (entleerte Folsäurespeicher aufgrund der kurz zurückliegenden eigenen Pubertät),
- schwachem sozioökonomischem Hintergrund (meist folsäurearme Ernährung) und
- Nikotin- und/oder Alkoholabusus (erhöhter Folsäureverbrauch).

**PRAXISTIPP**

Frauen mit Kinderwunsch sollten früh mit der Folsäuresupplementierung beginnen, sich ausgewogen ernähren und Genussgifte gänzlich meiden.

**STUDIEN**

Nach den Ergebnissen der Nationalen Verzehrsstudie von 1991 ist die Versorgung mit Folsäure in **Deutschland** kritisch. 99 % der Frauen und 97 % der Männer zwischen 19 und 35 Jahren erreichen nicht die empfohlene tägliche Zufuhrmenge für Folsäure [416]. Nach einer Untersuchung der DGE 1996 beträgt die mittlere tägliche Folsäurezufuhr

nur knapp 200 µg bei erwachsenen Frauen und 250 µg bei Männern [318]. Erschreckenderweise hat sich hier im Laufe der Jahre kaum etwas geändert. Auch nach der Nationalen Verzehrsstudie von 2008 erreichen 80 % der Männer und 86 % der Frauen die empfohlene tägliche Zufuhr an Folsäure nicht. Der offizielle Mehrbedarf in der Schwangerschaft und Stillzeit liegt bei täglich 200 µg, so dass die am schlechtesten versorgten schwangeren und stillenden Frauen auf einen täglichen Fehlbetrag von 477 µg Folsäure kommen (➤ Tab. 2.103) [919].
Die Folsäureversorgung (etwa 295 µg täglich) ist auch in der **Schweiz** ungenügend. Es wird davon ausgegangen, dass die tatsächliche Zufuhr noch niedriger sein könnte als im Ernährungsbericht 2012 ausgewiesen, da das Vitamin sehr anfällig für Verluste durch Zubereitung und Lagerung von Nahrungsmitteln ist [724].
In **Österreich** wird im Ernährungsbericht 2017 die empfohlene tägliche Zufuhr für Folatäquivalente (FÄ) mit 300 µg angegeben. Auch diese Empfehlung erreichen nur etwa 27 % der Frauen und 42 % der Männer. Die FAO und das amerikanische Institute of Medicine empfehlen eine tägliche Zufuhr von 400 µg. Überträgt man dies auf die tägliche Zufuhr der Teilnehmerinnen und Teilnehmer, würden sogar nur 14 % diese Empfehlung erreichen [1167].
3 große Studien in **Frankreich** ergaben, dass 40–90 % der Männer und 50–90 % der Frauen nicht den Minimalbedarf an Folsäure durch die Nahrung decken [1288 a].
Kritisch ist die Folsäureversorgung bei **älteren Menschen.** Ab dem 65. Lebensjahr nehmen 89 % der Männer und 91 % der Frauen zu wenig Folsäure täglich zu sich (➤ Tab. 2.103) [919]. In einem städtischen Altersheim litten 52 % der 110 Bewohner an Anämie und 60 % gleichzeitig an Folsäuremangel [547].

Eine adäquate Versorgung mit Folsäure durch die Nahrung ist schwierig. Denn die Folsäuremenge in verschiedenen Obst- und Gemüsesorten ist in den letzten 30 Jahren zurückgegangen. Durch die zunehmende Schwermetallbelastung der Böden wird Folsäure immer mehr ausgewaschen. Außerdem entstehen erheblichen Verluste bei der Zubereitung (durch Hitze und Sauerstoff). Wegen ihrer Wasserlöslichkeit gehen Folate auch im Wasch- bzw. Kochwasser verloren. Im Einzelfall können die Verluste bis 90 % betragen (➤ Kap. 1.4.4).

**GEFAHR**

Eine „ideale" Ernährung mit Vollkornprodukten, Obst und Gemüse deckt die Zufuhrempfehlungen für Folsäure bei:

- Jugendlichen zu 90 %
- Erwachsenen zu 100 % (Männer) bzw. 80 % (Frauen)
- Senioren zu 60 %
- Schwangeren zu ca. 25 %

Aus diesem Grund ist neben einer gesunden Ernährung zwingend eine **zusätzliche Versorgung mit Folsäure** erforderlich.

## Klinische Symptomatik

### Mangelsymptome

Aufgrund der vielfältigen Einflüsse auf die Teilung und Neubildung von Zellen manifestiert sich ein Folsäuremangel vor allem an Zellsystemen mit hoher Teilungsrate (z. B. Hämatopoese, Epithelerneuerung). **Blutbildstörungen** sind frühe Zeichen einer Unterversorgung mit Folsäure. Bei folsäurefreier bzw. -armer Ernährung entwickelt sich nach einigen Monaten eine makrozytäre, hyperchrome Anämie: Durch Verlangsamung der Hämatopoese werden die Erythrozyten hämoglobinreicher und größer.

**Tab. 2.103** Folsäureversorgung nach der Nationalen Verzehrsstudie II von 2008 [919]. Die Werte für Stillende sind denen der Schwangeren sehr ähnlich.

| Bevölkerungsgruppe | % der Personen unterhalb empfohlener Zufuhr (Tag) | Mehrbedarf der am schlechtesten versorgten 5 % der Bevölkerung |
|---|---|---|
| Schwangere (19–24 Jahre) | 79,5 % | 477 µg |
| Schwangere (25–34 Jahre) | 80,6 % | 467 µg |
| Schwangere (35–50 Jahre) | 87,4 % | 466 µg |
| Frauen (51–64 Jahre) | 86,8 % | 258 µg |
| Männer (51–64 Jahre) | 80,5 % | 247 µg |
| Frauen (65–80 Jahre) | 90,8 % | 272 µg |
| Männer (65–80 Jahre) | 89,5 % | 249 µg |

**GEFAHR**

Die Megaloblastenanämie bei Folsäure- und Vitamin-$B_{12}$-Mangel (Perniziosa) kann hämatologisch nicht unterschieden werden. Daher ist unbedingt ein Vitamin-$B_{12}$-Mangel auszuschließen. Eine Monotherapie mit Folsäure ist nie sinnvoll.

**PRAXISTIPP**

Im frühen Stadium eines Folsäuremangels zeigen sich keine spezifischen körperlichen Symptome, jedoch kann der Homocysteinwert im Blut bereits ansteigen.

- **Schleimhautveränderungen** (Mund, Darm- und Urogenitaltrakt): Folgen sind z. B. gastrointestinale Störungen (Diarrhö), reduzierte Absorption von Nährstoffen, Anorexie und Gewichtsverlust.
- **Anämie:** Folgen sind z. B. Schwäche, schnelle Ermüdbarkeit, Kurzatmigkeit, verminderte Konzentrationsfähigkeit.
- **Verminderte Thrombozytenproduktion:** Gefahr von Blutungen.
- **Gestörte Leukozytenbildung:** verminderte Immunreaktion auf Infektionen, verminderte Antikörperbildung.
- **Hyperhomocysteinämie:** erhöhtes Risiko für Atherosklerose und KHK.
- **Neurologische und psychiatrische Störungen:** z. B. Polyneuropathie, Reizbarkeit, Aggressivität, Gedächtnisschwäche, Depression, paranoide Zustände.
- **Wachstums- und Fortpflanzungsstörungen.**

Mögliche Schwangerschafts- bzw. fetale Komplikationen: Abort, kongenitale Fehlbildungen (Neuralrohrdefekte), Entwicklungsstörungen, schwaches fetales Wachstum. Sie sind vermutlich auf eine Störung der DNA-Synthese (eingeschränkte Replikation) und verminderte Zellvermehrung zurückzuführen.

**GEFAHR**

**Neuralrohrdefekt:** Unzureichender oder fehlender Schluss des Neuralrohrs (Symptom des „offenen Rückens")

Die Häufigkeit in Deutschland wird auf 470–800 Lebendgeburten geschätzt. 1 Drittel der Fälle ist genetisch determiniert und nicht beeinflussbar. Die übrigen 2 Drittel wären durch ausreichende Zufuhr von Folsäure vermeidbar. Die Ausbildung des Neuralrohrs beginnt ca. am 21. Schwangerschaftstag und ist bereits eine Woche später abgeschlossen, daher ist unbedingt schon zu Beginn der Schwangerschaft auf eine ausreichende Folsäureversorgung zu achten (optimiert auf 400–800 µg/Tag).

**STUDIEN**

Das Wiederholungsrisiko eines Neuralrohrdefektes ist nach einer solchen Schwangerschaft um das 10- bis 20fache erhöht. Dies ergab eine doppelblinde randomisierte multizentrische Studie mit über 1.800 betroffenen Frauen. Durch die tägliche Gabe von 4 mg Folsäure sank das Risiko eines weiteren Neuralrohrdefekts um 72 % [483].

### Symptome bei Überdosierung

Folsäure ist relativ nebenwirkungsfrei. Bei einer sehr hohen Zufuhr synthetischer Folsäure (15 mg oder 25–30 FÄ) sind Schlafstörungen, Erregung, Hyperaktivität, Übelkeit, Meteorismus, Geschmacksstörungen und allergische Reaktionen (Erytheme, Urtikaria, Pruritus) beobachtet worden [333, 370]. Folsäure aus natürlichen Quellen haben bisher, auch bei hohen Dosen, keine unerwünschten Nebenwirkungen gezeigt.

**GEFAHR**

Dosierungen von > 1000 µg synthetischer Folsäure am Tag können bei Epileptikern Krämpfe auslösen, da die notwendigen Medikamente zur Behandlung der Epilepsie in der Leber schneller abgebaut werden.

## Anwendungsgebiete

### Erhöhter Bedarf

- Schnelles Wachstum: Schwangerschaft, Stillzeit, Kindheit und Jugend
- Zehrende Erkrankungen: Fieber, Infektionen
- Vermehrtes Zellwachstum: Trauma, Operationen, Verbrennungen
- Chronische Krankheiten: z. B. Psoriasis, Anämie, Tumor-, Lebererkrankungen
- Malabsorption: Zöliakie, Sprue, Morbus Crohn, nach Teilresektion des Dünndarms
- Genussmittelkonsum: Rauchen, Alkohol
- Medikation: Aspirin, Antazida, orale Kontrazeptiva, Antibiotika, Antiepileptika
- Gemüse- und vollkornarme Ernährung (überwiegend Fast Food)
- Cobalamin- und/oder Ascorbinsäuremangel
- Dauerhämodialyse

### Indikationen

**Infektionen** Supplemente können die Abwehrkräfte (bei Infektionen oder Tumoren) stärken, da Folsäuremangel das Immunsystem schwächt.

**Psychische Störungen** Eine Kombination aus Folsäure und Cobalamin kann eine bestimmte Form der Schizophrenie bessern. Auch Mangelsymptome wie Depression und Konzentrationsschwäche bessern sich nach Substituierung.

**Weitere Einsatzgebiete** Prophylaxe von Geburtsfehlern, Fehl- und Mangelernährung, Hyperhomocysteinämie, Atherosklerose.

**Genetischer Defekt** Eine Mutation des für das Enzym MTHFR codierenden Gens kann einen Folsäuremangel verursachen. Dieser Gendefekt kommt in der Bevölkerung mit einer Häufigkeit von etwa 15 % vor [483].

**Tumorerkrankungen** Aufgrund der erhöhten Zellteilungsrate steigt der Folsäurebedarf stark an. Immer mehr setzt sich Folsäure als „trojanisches Pferd" in der Chemotherapie durch. Krebszellen haben eine hohe Affinität zu Folsäure und nehmen diese stark auf (um die Zellteilung zu beschleunigen). Aktuell wird Folsäure mit Chemotherapeutika kombiniert, um so große Mengen an Zytostatika in die Krebszelle zu schleusen, wo sie die Zelle zerstören, bevor sie sich teilt. Folsäure wirkt hier als Prodrug. **Cave:** Manchmal wird ein künstlicher Folsäuremangel bei der Behandlung mit Zytostatika von schnellwachsenden Tumoren erzeugt. Dann sollte selbstverständlich keine Folsäure supplementiert werden [312].

**STUDIEN**

Ein hoher Alkoholkonsum (> 15 g/Tag) begünstigt das Brustkrebsrisiko und kann durch eine adäquate Folsäurezufuhr reduziert werden [483].
Moderat erhöhte Mengen an Folsäure wirken protektiv gegen Kolonkarzinome. In einer Studie mit 88.756 Frauen war die tägliche Einnahme von > 400 µg synthetischer Folsäure über einen Zeitraum von 15 Jahren mit einem um 75 % geringeren Risiko für Kolonkarzinomen verbunden [459]. Im Tierversuch haben allerdings sehr hohe Dosen das Risiko, an Kolonkarzinomen zu erkranken, genauso erhöht wie ein Folsäuremangel [746].

**GEFAHR**

Eine Hyperhomocysteinämie ist ein eigenständiger Risikofaktor in der Schwangerschaft für Aborte, Frühgeburten, Präeklampsie und niedriges Geburtsgewicht des Kindes. Der erhöhte Homocysteinspiegel ist mit einer eingeschränkten Plazentafunktion und daher mit einer mangelnden fetalen Versorgung des Fötus mit der mehrfach ungesättigten Fettsäure Docosahexaensäure (DHA) assoziiert (➤ Kap. 2.7.4). DHA ist entscheidend für die Bildung von Membranphospholipiden und die Myelinisierung im Gehirn des ungeborenen Kindes [483].

## Interaktionen

### Medikamente

Es gibt keinen anderen Nährstoff, der mit so vielen Medikamenten interagiert (➤ Tab. 2.104). Bei Epilepsie darf eine Supplementierung nur unter ärztlicher Kontrolle und im physiologischen Bereich erfolgen.

**GEFAHR**

Hohe Folsäuredosen reduzieren die antiepileptische Wirkung von Phenobarbital.

### Nährstoffe

Aufgrund der Interaktionen der B-Vitamine (➤ Tab. 2.105) sind Monogaben von Folsäure nicht sinnvoll.

## Täglicher Bedarf

Eine Zufuhr von 50–100 µg Folsäure täglich hält die Serumkonzentration zumindest über einen gewissen Zeitraum konstant (DGE-Empfehlungen ➤ Tab. 2.106). Bei Einbeziehung des Homocysteinspiegels im Blut als frühem Indikator einer Mangelversorgung ist der tägliche Bedarf bei 400 µg festzusetzen, bei Kinderwunsch auch entsprechend mehr. Eine niedrigere Zufuhr senkt den Homocysteinspiegel nur unzureichend.

**PRAXISTIPP**

Frauen, die schwanger werden möchten oder könnten, sollten bereits 4 Wochen vorher zur folatreichen Ernährung 400 µg synthetische Folsäure supplementieren.

Bei **Kindern** erhöht sich der Bedarf zusätzlich durch die Zellvermehrung im Wachstum.

**Tab. 2.104** Interaktionen zwischen Folsäure und verschiedenen Medikamenten (modifiziert nach [202])

| Medikament | Interaktion |
|---|---|
| Acetylsalicylsäure | Folsäureresorption (↓) |
| Alkohol/alkoholhaltige Pharmaka | Folsäureresorption (↓), Folsäureabbau (↑), Folsäuremetabolismus gestört |
| Aminopterin | Metabolischer Antagonismus |
| p-Aminosalicylsäure | Folsäureresorption (↓) |
| Antazida | Folsäureresorption (↓) |
| Antibiotika | Folsäureresorption (↓) |
| Azathioprin | Metabolischer Antagonismus |
| Barbiturate | Folsäuremetabolismus behindert, Serumspiegel (↓); hohe Folsäuredosen können Anti-Epilepsie-Wirkung von Phenobarbital entgegenwirken |
| Biguanide | Folsäurespiegel im Blut (↓) |
| Carbamazepin | Folsäurebedarf (↑) |
| Chinin | Folsäurestatus im Körper gestört |
| Chloramphenicol | Folsäurebedarf (↑) |
| Colestyramin | Folsäureresorption (↓) |
| Corticosteroide | Folsäurestatus (↓) |
| Cycloserin | Metabolischer Antagonismus |
| Diuretika, kaliumsparende (z. B. Furosemid) | Metabolischer Antagonismus, Folsäureresorption (↓) |
| Hydralazin | Metabolischer Antagonismus |
| Isoniazid | Folsäurebedarf (↑) |
| Kontrazeptiva, orale | Folsäureutilisation gestört |
| Laxanzien | Folsäureresorption (↓) |
| Lipidsenker | Folsäureabbau beschleunigt |
| Methotrexat | Metabolischer Antagonismus und Folsäureresorption (↓) |
| Natriumhydrogencarbonat | Folsäureresorption (↓) |
| Nitrofurantoin | Folsäureresorption (↓) |
| Pemetrexed (Zytostatikum) | Folsäureresorption (↓) |
| Pentamidin | Metabolischer Antagonismus |
| Phenylbutazon | Folsäureutilisation beeinträchtigt |
| Phenytoin (Antiepileptikum) | Folsäureresorption (↓), kompetitive Hemmung; Umkehrung des krampflösenden Effekts durch hohe Folsäuredosen |
| Primidon | Enzyminduktion und Folsäureresorption (↓); Umkehrung des krampflösenden Effekts durch hohe Folsäuredosen |
| Pyrimethamin (Anti-Malaria-Mittel) | Antagonist von Folsäure; Folsäuresupplemente stören die Wirkung von Pyrimethamin |
| Salazosulfapyridin | Folsäureresorption (↓), metabolischer Antagonismus |
| Salicylate | Folsäurespiegel im Serum (↓) |
| SSRI (Antidepressiva) | Die Wirkung der SSRI ist bei Folsäuremangel reduziert. |
| Sulfasalazin | Folsäureresorption (↓) |
| Sulfonamide | Metabolischer Antagonismus und Folsäureresorption (↓) |
| Thiaziddiuretika | Renale Folsäureausscheidung (↑) |
| Trimethoprim | Metabolischer Antagonismus und Folsäureresorption (↓) |
| Tuberkulosemittel | Folsäureresorption behindert |

**Tab. 2.105** Interaktionen zwischen Folsäure und anderen Nährstoffen (nach [202])

| Nährstoff | Interaktion |
|---|---|
| Cobalamin (Vitamin $B_{12}$) | Vitamin-$B_{12}$-Mangel stört Folsäuremetabolismus und führt zu funktionellem Folsäuremangel |
| Niacin | Niacinmangel stört die Umwandlung von Folsäure in THF |
| Pyridoxin (Vitamin $B_6$) | Wirkt synergistisch mit Folat bei der Senkung des Homocysteinspiegels |
| Riboflavin (Vitamin $B_2$) | Wirkt synergistisch mit Folat bei der Senkung des Homocysteinspiegels |
| Thiamin (Vitamin $B_1$) | Folsäuremangel vermindert Thiaminresorption |
| Vitamin C | Aufrechterhaltung der Folsäurespeicher im Körper (erhält Folsäure in der reduzierten Form und vermindert die renale Folsäureausscheidung) |

**Tab. 2.106** DGE-Empfehlung für Folsäure (in µg Folatäquivalent/Tag)

| Alter | FÄ (µg/Tag) |
|---|---|
| Säuglinge 0 bis unter 4 Monate (Schätzwert) | 60 |
| Säuglinge 4 bis unter 12 Monate (Schätzwert) | 80 |
| Kinder 1 bis unter 4 Jahre | 120 |
| Kinder 4 bis unter 7 Jahre | 140 |
| Kinder 7 bis unter 10 Jahre | 180 |
| Kinder 10 bis unter 13 Jahre | 240 |
| Kinder 13 bis unter 15 Jahre | 300 |
| Jugendliche 15 bis unter 19 Jahre | 300 |
| Erwachsene | 300 |
| Schwangere | 550 |
| Stillende | 450 |

**Einnahmeempfehlung**

Während einer Mahlzeit, vorzugsweise auf mehrere Einzeldosen über den Tag verteilt. Als Basis empfiehlt sich die Zufuhr eines Vitamin-B-Komplexes.

### Vorkommen in Nahrungsmitteln

Folsäure kommt in tierischen und pflanzlichen Nahrungsmitteln vor. Besonders gute Quellen sind Blattgemüse (Salat, Spinat), Spargel, Tomaten, Gurken, Getreide und Leber (➤ Tab. 2.107). Rindfleisch (außer Leber) und Fisch enthalten wenig Folsäure. Folate aus tierischen Produkten werden häufig besser resorbiert. Wegen der hohen Licht- und Oxidationsempfindlichkeit des Nährstoffs sind die Angaben zum Gehalt in Nahrungsmitteln oft unzuverlässig und eine genaue Berechnung der Zufuhr ist nicht immer möglich.

**Tab. 2.107** Hitliste der folsäurereichsten Nahrungsmittel (in µg freie FÄ/100 g) [122]

| Lebensmittel | Folsäure (freie FÄ, µg/100 g) |
|---|---|
| Weizenkeime | 304 |
| Rinderleber, gegart | 242 |
| Weizenkleie | 164 |
| Schweineleber, gegart | 88 |
| Spargel, frisch | 73,2 |
| Rosenkohl, frisch | 71,6 |
| Hühnereigelb | 70 |
| Wirsing, frisch | 66 |
| Brokkoli, frisch | 59,8 |
| Blattspinat, frisch | 55,6 |
| Walnüsse, frisch | 54 |

## 2.3.8 Cobalamin (Vitamin $B_{12}$)

### Chemie und Eigenschaften

Cobalamin bezeichnet eine Gruppe vitaminwirksamer Substanzen, deren Grundgerüst aus einem Corrinringsystem mit 4 reduzierten Pyrrolringen (A, B, C, D) besteht. Die Pyrrolringe sind jeweils über die N-Atome zentral mit einem Cobaltatom fest verbunden. Die Ringe A und D sind direkt, die Ringe B und C über eine Methinbrücke miteinander verbunden. Das zentrale Cobaltatom ist zudem mit 2 weiteren Liganden außerhalb des Corrinrings verbunden. Die α-axiale Bindung an dem Stickstoff des 5,6-Dimethylbenzimidazols (5. Ligand) ist für die Vitaminfunktion verantwortlich. Im 6. Liganden (β-axiale Bindung) unterscheiden sich die Vitamin-$B_{12}$-Moleküle (➤ Tab. 2.108).

Von diesen Formen werden nur das synthetisch hergestellte **Cyanocobalamin** und die physiologische Depotform **Hydroxycobalamin** therapeutisch eingesetzt. Sie werden im Organismus zu den aktiven

Tab. 2.108 Cobalaminformen und ihre Bezeichnungen

| 6. Ligand | Name (weitere Namen/Abkürzungen) | Beschreibung |
|---|---|---|
| 5'-Desoxy-adenosyl | **Adenosylcobalamin** (Coenzym $B_{12}$, Ado-Cbl, Dibencozide) | Biologisch **aktives Coenzym** |
| Methylgruppe ($CH_3$) | **Methylcobalamin** (Methyl-$B_{12}$, Met-Cbl) | Biologisch **aktives Coenzym** |
| Wasser ($H_2O$) | **Aquocobalamin** (Aquacobalamin, Vitamin $B_{12a}$) | Kommt im Körper als Zwischenprodukt vor. |
| Hydroxygruppe (OH) | **Hydroxocobalamin** (Hydroxycobalamin, Vitamin $B_{12b}$, OH-Cbl) | Physiologische **Depotform** |
| Stickstoffdioxid ($NO_2$) | **Nitrocobalamin** (Nitritocobalamin, Vitamin $B_{12c}$, $NO_2$-Cbl) | |
| Cyanogruppe (CN) | **Cyanocobalamin** (CN-Cbl) | **Synthetisches** Cobalamin, kommt natürlich nur in Spuren vor. |
| Glutathion | **Glutathionylcobalamin** (GS-Cbl) | Vorübergehende Vorstufe der Coenzyme, hat vermutlich eine zentrale Rolle bei antioxidativen und antientzündlichen Prozessen und bei der Regulierung der NO-Synthasen. |
| Stickstoffmonoxid (NO) | **Nitrosocobalamin** (Nitrosylcobalamin, NO-Cbl) | |
| Schwefeltrioxid ($SO_3$) | **Sulfitocobalamin** ($SO_3$-Cbl) | |

Coenzymen **Methylcobalamin** und **Adenosylcobalamin** umgewandelt. Wegen seiner besseren Stabilität wird Cyanocobalamin dem Hydroxycobalamin vorgezogen. Beide sind in polaren Lösungsmitteln, aliphatischen Säuren, Phenolen und Wasser löslich. Sie sind lichtempfindlich und sollten luftdicht und kühl aufbewahrt werden. Cobalamine und ihre Derivate haben eine rote, orangerote bzw. gelbe Farbe.

Die **Biosynthese** von Cobalamin ist sehr komplex und findet ausschließlich in Mikroorganismen statt. Herbivoren (Pflanzenfresser) verfügen über eine ausreichende enterale Synthese, bei Wiederkäuern synthetisiert die Pansen- und Darmflora genügend Vitamin $B_{12}$. Carnivoren (Fleischfresser) und auch der Mensch sind jedoch auf eine Cobalaminzufuhr aus Nahrungsmitteln, vor allem aus Fleisch, angewiesen, da die Biosynthese in der Darmflora nicht bedarfsdeckend ist.

## Resorption

In der Nahrung kommt freies und proteingebundenes Vitamin $B_{12}$ vor. Freies Cobalamin wird im Speichel von Glykoproteinen gebunden. Gebundenes Vitamin $B_{12}$ wird im Magen durch Pepsin freigesetzt und größtenteils im oberen Gastrointestinaltrakt bei niedrigem pH-Wert an **Haptocorrin** (Transcobalamin I, TCI, auch R-Binder-Protein genannt) gebunden. Ein kleinerer Teil wird an den sog. Intrinsischen Faktor (intrinsic factor, IF) gebunden. Transcobalamine werden von Speicheldrüsen und Magenschleimhautzellen sezerniert und dienen unter anderem dem Schutz des säureempfindlichen Vitamin $B_{12}$ durch die Magenpassage. Das an Transcobalamine gebundene, aktive Vitamin $B_{12}$ wird als **Holotranscobalamin (Holo-TC)** bezeichnet.

Das Holo-TC gelangt in den oberen Darmtrakt, dort wird es durch Trypsin und unter Einwirkung eines alkalischen pH-Werts gespalten und das frei gewordene Cobalamin wird erneut an den **Intrinsischen Faktor** gebunden. IF, ein Glykoprotein, das von den Parietalzellen der Magenschleimhaut gebildet wird, kann maximal 1,5–2,0 µg Vitamin $B_{12}$ anlagern. Pro Mahlzeit wird also nur diese geringe Menge an Cobalamin resorbiert. Der Vitamin-$B_{12}$-IF-Komplex ist gegen Peptidasen stabil und gelangt zum distalen Ileum. Dort wird er energieabhängig über einen kalziumabhängigen Membrantransport (Endozytose) in die Mukosazellen aufgenommen. Dieser Prozess erfordert spezifische Bindungsrezeptoren und Proteine (Cubilin, Megalin, Amnionless, rezeptorassoziierte Protein), die in den Mikrovillimembranen des Dünndarmepithels lokalisiert sind [291].

Ein sehr geringer Anteil (1 %) des Nahrungscobalamin gelangt ohne vorherige Bindung an den IF in den Gastrointestinaltrakt oder über die Schleimhäute ins Blut. Dieser Anteil steigt mit steigender oraler Zufuhr an Cobalamin, daher nimmt die Resorptionsrate von Vitamin $B_{12}$ ab bei steigender Zufuhr ab.

**GEFAHR**

Werden unphysiologisch hohe Dosen verabreicht, findet im gesamten Dünndarm eine passive Diffusion ohne vorherige Bindung an IF statt. Von 1.000 µg zugeführtem Vitamin $B_{12}$ werden nur 10,5 µg resorbiert: 9 µg (86 %) passiv über Diffusion und 1,5 µg (14 %) aktiv über den IF.

In den Enterozyten kommt es in den Membranvesikeln (Endosomen) durch Protonen-ATPasen (ATP-spaltende Enzyme) zu einer Absenkung des pH-Werts, wodurch der Cobalamin-IF-Komplex aufgespalten wird. Die abgespaltene Cubilin-Megalin-Verbindung kehrt über Vesikel zurück zur apikalen Zellmembran, während die Endosomen zu Lysosomen heranreifen. Letztere senken den pH-Wert weiter, so dass die Spaltung des Cobalamin-IF-Komplexes beschleunigt wird. Das frei gewordene Vitamin $B_{12}$ wird nun an das Transportprotein **Transcobalamin II** (TCII, Vitamin-$B_{12}$-bindendes α-Globulin) in sekretorischen Vesikeln gebunden, die das Holo-TC über die basolaterale Zellmembran ins Blut entlassen [626].

Das mit der Galle ausgeschiedene Vitamin $B_{12}$ wird zum größten Teil über den enterohepatischen Kreislauf rückresorbiert. Aus diesem Grund kommt es bei Veganern trotz unzureichender Zufuhr erst nach mehreren Jahren zu einem Vitamin-$B_{12}$-Mangel.

**GEFAHR**

Bei Patienten mit IF-Mangel kann sich bereits nach 3 Jahren eine megaloblastische Anämie entwickeln, da weder Nahrungscobalamin aufgenommen noch Vitamin $B_{12}$ rückresorbiert werden kann.

## Transport, Verteilung und Ausscheidung

Über die portale Zirkulation gelangt das Holo-TC in die Blutbahn und so ins periphere Gewebe. Es wird durch Megalin sowie TCII-Rezeptoren über Endozytose in die Zielzellen aufgenommen, dafür sind Kalzium-Ionen notwendig [291]. Anschließend wird TCII enzymatisch abgebaut und das Vitamin $B_{12}$ wird mit einem 3-wertigen Cobaltatom (OH-$Cbl^{3+}$) in Form von Hydroxycobalamin **(OH-Cbl)** ins Zytosol abgegeben. Durch die Abspaltung der OH-Gruppe wird das B-Vitamin zu $Cbl^{2+}$ reduziert, das für zwei verschiedene Bereiche benötigt wird (s. Biochemische Funktionen) [566, 1087]:

- $Cbl^{2+}$ wird durch den Methylgruppendonator SAM methyliert. Das Methylcobalamin **(Met-Cbl)** wird als Coenzym an das Apoenzym der Methioninsynthase gebunden.
- Im Mitochondrium wird $Cbl^{2+}$ weiter zu $Cbl^{1+}$ reduziert und durch Adenosyltransfer unter ATP-Spaltung zu Adenosylcobalamin **(Ado-Cbl)** umgesetzt. Dieses wirkt als Coenzym bei der Methylmalonyl-CoA-Mutase und der Leucin-2,3-Aminomutase.

Das stoffwechselaktive TCII, das 6–20 % des im Blutplasma zirkulierenden Vitamin $B_{12}$ bindet, hat mit 1–2 Stunden eine relativ kurze biologische Halbwertszeit. Daher sinkt der Holo-TC-Wert bei einer ungenügenden Vitamin-B-Zufuhr rasch unter den Normwert und eignet sich zur Frühdiagnostik eines Vitamin-$B_{12}$-Mangels. 80–80 % des Plasma-Cobalamins sind an Haptocorrin (TCI) gebunden (Holohaptocorrin). Dieses versorgt jedoch nicht die Peripherie, sondern dient dem Transport von überschüssigem Vitamin $B_{12}$ zurück zur Leber. Es ist daher metabolisch inaktiv, hat aber eine Halbwertszeit von 9–10 Tagen und sinkt bei mangelnder Zufuhr daher langsamer ab. Das TCIII der Granulozyten gleicht in seiner metabolischen Funktion dem TCI, stellt aber nur eine sehr kleine Fraktion dar [567].

**Hauptspeicherorgan** ist die Leber, in der 60 % des körpereigenen Cobalamins gespeichert werden, in der Muskulatur sind es ca. 30 %. Der restliche Bestand ist vor allem im Herz und Gehirn lokalisiert. In der Leber erfolgt die Umwandlung zu den Coenzymformen Met-Cbl und Ado-Cbl. Der Gesamtkörperbestand liegt bei 3–5 mg.

**PRAXISTIPP**

Cobalamin ist das einzige wasserlösliche Vitamin, das überhaupt gespeichert werden kann.

Strenge Vegetarier entwickeln trotz cobalaminarmer Ernährung oft erst nach ein paar Jahren einen symptomatischen Vitamin-$B_{12}$-Mangel. Nach einer Gastrektomie oder Teilentfernung des Darms kann es schneller zu einem Mangel kommen, da weder die Resorption aus der Nahrung noch die biliäre Rückresorption von Cobalamin funktionieren.

**PRAXISTIPP**

Wie alle B-Vitamine entfaltet Cobalamin seine Wirkung am besten im Verbund mit den übrigen. Die weit verbreiteten und teuren i.m. Injektionen mit synthetischem Cobalamin sind nicht zu empfehlen (Ausnahme: IF-Mangel). Die aufgrund der geringen Resorption höchstens marginale Wirkung rechtfertigt nicht das Risiko eines Spritzenabszesses.

Täglich werden 3–8 µg Cobalamin im terminalen Ileum enterohepatisch rückresorbiert. Die **Ausscheidung** an Vitamin $B_{12}$ über die Nieren ist bei physiologischer Zufuhr (3–8 µg) gering und beträgt etwa 0,143 % täglich [323]. Mit steigender Zufuhr erhöht sich im Harn der Anteil des resorbierten Vitamin $B_{12}$ durch Überschreiten der Retensionskapazität deutlich. Bei einer Dosierung von 1.000 µg Cyanocobalamin werden etwa 9,6 µg resorbiert, davon werden 94 % retiniert und 6 % renal ausgeschieden.

**GEFAHR**

Umso höher die orale Vitamin-$B_{12}$-Dosis, umso geringer der retinierte Anteil, der auf 47 % abfallen kann, bei steigender renaler Ausscheidung bis 53 %.

## Biochemische Funktionen

### Coenzymfunktion

Adenosylcobalamin wirkt in den Mitochondrien, Methylcobalamin im Zytosol. Beide sind als Coenzymformen an 3 cobalaminabhängigen metabolischen Reaktionen beteiligt.

**Adenosylcobalamin** dient als Coenzym der **Methylmalonyl-CoA-Mutase.** Das Enzym ist essenziell für die Umwandlung von Methylmalonyl-CoA zu **Succinyl-CoA** in den Mitochondrien. Auf diese Weise kann Methylmalonat, das während des Abbaus ungeradzahliger Fettsäuren und verzweigtkettiger Aminosäuren (Isoleucin, Leucin, Valin, Threonin, Methionin) entsteht, in den Citratzyklus eingeschleust werden. Die **Leucinmutase** benötigt Adenosylcobalamin ebenfalls als Cofaktor. Sie ist an der reversiblen Umwandlung von α-Leucin in 3-Aminoisocapronsäure **(β-Leucin)** in den Mitochondrien beteiligt, dabei werden ein H-Atom und eine Aminogruppe ausgetauscht. Diese Umlagerung leitet den Abbau der Aminosäure Leucin ein.

**Methylcobalamin** ist an der Übertragung von Methylgruppen zur Synthese von Methionin aus Homocystein beteiligt. Es ist Cofaktor der **Methioninsynthase** bei der Homocystein-Methyltransferase-Reaktion. Die Methylgruppe stammt von der Methyltetrahydrofolsäure, die bei dieser Reaktion zu der stoffwechselaktiven Form **Tetrahydrofolsäure (THF)** regeneriert wird (➤ Abb. 2.21; ➤ Kap. 2.3.7: Biochemische Funktionen). Vitamin $B_{12}$ und Folsäure (Vitamin $B_9$) wirken dabei synergistisch zusammen. **Methionin** wiederum ist in Form von **S-Adenosylmethionin (SAM)** an vielen verschiedenen Stoffwechselreaktionen (Methylierungen) beteiligt (➤ Kap. 2.3.7: Biochemische Funktionen).

**GEFAHR**

Ein Mangel an Vitamin $B_{12}$ beeinträchtigt die Synthese von Methionin aus Homocystein und von Tetrahydrofolsäure und führt zu einem Folsäuredefizit in allen Geweben einschließlich Retikulozyten und Erythrozyten.
Die Erhöhung des Homocysteinspiegels kann zu dem vermehrten Auftreten von Atherosklerose, Herz-Kreislauf-Erkrankungen, Depressionen und neurodegenerativen Erkrankungen führen [512 c].

Auch beim **Fettmetabolismus** in den Zellen fungiert Vitamin $B_{12}$ als Coenzym.

### Antioxidans und Immunsystem

Vitamin $B_{12}$ wirkt im Organismus systemisch gegen Entzündungen, freie Radikale und immunmodulierend.

- **Immunmodulierung:** Cobalamin unterdrückt entzündliche Botenstoffe, wie NF-κB und IL-6, sowie eine unkontrollierte NO-Synthese (NO) durch die Stickstoffmonoxidsynthase. Es reguliert Wachstumsfaktoren und steuert einige Zytokine. Vitamin-$B_{12}$-Transportmoleküle hemmen das Wachstum von Bakterien.
- **Antioxidans:** Cobalamin erhält reduziertes Glutathion, schützt es dadurch und fördert dessen Neubildung. Das Vitamin schützt vor Sauerstoff- und Stickstoffradikalen (ROS, RNS) (➤ Tab. 2.109). Homocystein und Methylmalonat werden abgebaut. Die antioxidative Funktion von Cobalamin findet direkt und indirekt statt. Direkt neutralisiert es Superoxidradikale fast so effektiv wie die Superoxiddismutase, das stärkste Antioxidans im Organismus [1333].

**Tab. 2.109** Cobalamin und reaktive Sauerstoff- (ROS) und Stickstoffspezies (RNS) [646]

| Art | chem. Formel | Name | Wechselwirkung mit Cobalamin |
|---|---|---|---|
| ROS | $O_2^{\bullet -}$ | Hyperoxidradikal (Superoxidradikal) | $B_{12}$ neutralisiert Superoxid |
| | $HO^{\bullet}$ | Hydroxylradikal | $B_{12}$ verhindert Bildung |
| | $HOO^{\bullet}$ | Hydroperoxylradikal | $B_{12}$ verhindert Bildung |
| | $H_2O_2$ | Wasserstoffperoxid | $B_{12}$ verhindert Bildung durch Reduktion von Homocystein |
| RNS | $NO^{\bullet}$ | Stickstoffmonoxidradikal | $B_{12}$ neutralisiert Stickstoffmonoxid und moduliert seine Bildung |
| | $ONOO^-$ | Peroxinitrit | $B_{12}$ neutralisiert Peroxinitrit und verhindert seine Bildung |

Stickstoffmonoxidradikale, die wichtigsten Gegenspieler bei nitrosativem Stress, werden neutralisiert [1055, 1397]. Indirekt ist Cobalamin am Abbau der Methylmalonsäure beteiligt, diese führt zu einer Erhöhung des oxidativen Stresses [393, 409, 1137].

## Energiestoffwechsel

Cobalamin verbessert den Energiehaushalt des Organismus und stabilisiert dessen Niveau langfristig (➤ Abb. 2.22).

- **Methylcobalamin** ist Teil des Methylierungszyklus und sorgt für die Synthese von SAM, das wichtig für die ATP-Synthese ist. Es sorgt zusätzlich für die Blutbildung und fördert die Sauerstoffbereitstellung im Organismus. Die Synthese von Kreatin, Carnitin und Coenzym $Q_{10}$ wird durch Cobalamin gesteigert. Alle drei dienen der Energiegewinnung über die Atmungskette.
  - **Kreatin(phosphat)** ist ein Schlüsselmolekül im aeroben Energiestoffwechsel. Die aus der Nahrung gewonnene Energie wird in Form von ATP gespeichert und für den Organismus nutzbar gemacht. Dazu wird vom ATP eine Phosphatgruppe unter Freisetzung von Energie abgespalten und es entsteht ADP. In stark beanspruchten Zellen (vor allem Gehirn, Nerven, Muskulatur) dient Kreatinphosphat als zusätzlicher Energiespeicher. Durch die Kreatinkinase wird die Phosphatgruppe von Kreatinphosphat auf ADP übertragen, so dass ATP regeneriert und die Energieversorgung auf-

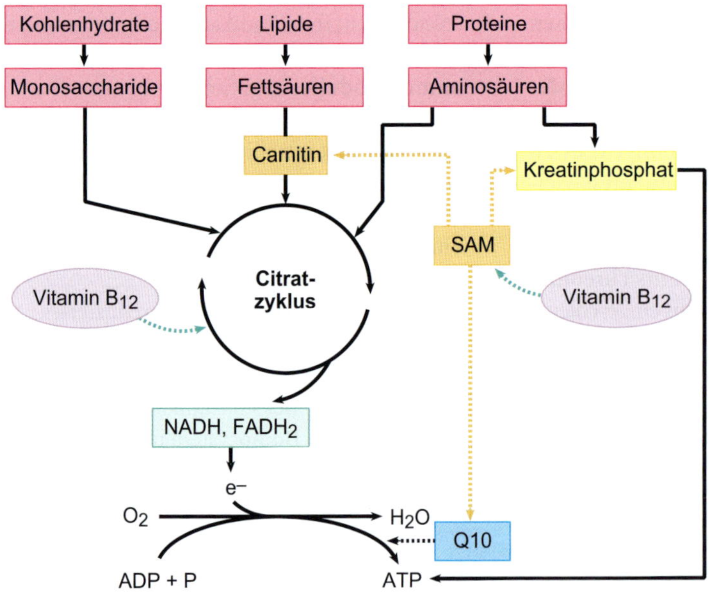


**Abb. 2.22** Vitamin $B_{12}$ im Energiestoffwechsel. [L141]

rechterhalten wird. In Ruhezeiten wird Kreatin von der der Kreatinkinase wieder phosphoryliert und steht dann erneut als Energiespeicher zur Verfügung.

- **Carnitin** schleust Fettsäuren in die Mitochondrien ein, wo sie unter Energiegewinn abgebaut werden.
- **Coenzym $Q_{10}$** hat eine Schlüsselfunktion in der Bildung von ATP über die Atmungskette und die oxidative Phosphorylierung. Über 90 % der gesamten „Körperenergie“ (ATP) werden ubichinonabhängig gebildet [1111].

- **Adenosylcobalamin** wirkt in den Mitochondrien als Teil des Citratzyklus, indem es als Protonenspender für die Atmungskette fungiert und so zur ATP-Bildung beiträgt.
- **Hydroxocobalamin** ist Radikalfänger und dient der Entgiftung. Oxidativer Stress hemmt die Zellfunktion und daher auch die Energieproduktion in den Mitochondrien.

## Normwerte und Bestimmung

Da die Bestimmung des Vitamin-$B_{12}$-Serumspiegels nicht immer Aufschluss über einen Mangel gibt, stehen weitere Tests zur Verfügung.

Das Holo-TC dient als Frühmarker eines Vitamin-$B_{12}$-Mangels. Die CLIA-Bestimmung sollte am selben Tag nach Blutabnahme erfolgen, ansonsten muss das Serum bei 2–8 °C gekühlt transportiert werden. Die Bestimmung der Methylmalonsäure (MMA) im Serum zeigt einen Anstieg des Wertes bei einem zellulären Cobalaminmangel. Bei Niereninsuffizienz kann dieser Wert jedoch ebenfalls erhöht sein, ohne dass ein Mangel vorliegt. In diesem Fall empfiehlt sich die Bestimmung von MMA aus dem 2. Morgenurin, bezogen auf den Kreatininwert. Ein hoher Homocysteinspiegel ist ebenfalls ein Indiz für einen Vitamin-$B_{12}$-Mangel, allerdings kann er auch bei Folat- oder Vitamin-$B_6$-Mangel erhöht sein.

**Vitamin-$B_{12}$-Mangel**

Holo-Transcobalamin < 50 pmol/l
Methylmalonsäure im Serum oder Heparinplasma > 300 nmol/l
Methylmalonsäure im Urin > 2,2 mg/g Kreatinin

**GEFAHR**

Die Makrozytose bei einem Vitamin-$B_{12}$-Mangel kann durch einen gleichzeitig bestehenden Eisenmangel verdeckt werden, so dass die Diagnose erschwert wird [1036]. Dies ist der Fall, wenn der Eisenmangel stärker als der Vitamin-$B_{12}$-Mangel ist, da dann die Mikrozytose des Fe-Mangels über die Makrozytose des $B_{12}$-Mangels dominiert. Der Cobalaminmangel kann dabei auf die Enterozyten sekundär einwirken und den Eisenmangel verstärken [561].

## Versorgungssituation

Vitamin $B_{12}$ wird in Mitteleuropa meist ausreichend mit der Nahrung (Lebensmittel tierischen Ursprungs) zugeführt. Trotzdem ist die klinisch am häufigsten zu therapierende Vitaminmangelerkrankung ein Cobalaminmangel. Ursache ist oft eine verminderte Resorption durch folgende Grunderkrankungen:

- Magenerkrankungen (z. B. chronische Gastritis, *Helicobacter-pylori*-Gastritis, Refluxkrankheit), Z. n. Gastrektomie
- Darmerkrankungen (z. B. Morbus Crohn, Colitis ulcerosa, Zöliakie), pathologische Darmbesiedlung (z. B. Fischbandwurm)
- Angeborene Störungen des Cobalaminmetabolismus
- Antikörperbildung gegen Parietalzellen oder IF und IF-Mangel

**PRAXISTIPP**

Resorptionsprobleme nehmen im Alter zu.

Bei **Veganern,** die Fleisch, Milch und Eier meiden, kommt es erst nach Jahren der Abstinenz zu Symptomen eines Vitamin-$B_{12}$-Mangels. Sehr stark mangelgefährdet sind gestillte Kinder von langjährigen Veganerinnen. Bei ihnen können im 1. Lebensjahr neurologisch-psychiatrische und hämatologische Symptome auftreten (z. B. Rückenmarksschädigung, Agitiertheit und Anämien), die auch nach Substituierung nicht immer voll reversibel sind.

**GEFAHR**

Kinder von langjährig vegan lebenden Müttern sind stark mangelgefährdet.

Laut einer Umfrage von 2016 leben 1,3 Millionen Deutsche vegan. Meist werden ihre Kinder ebenfalls mit dieser Ernährungsform aufgezogen. Dabei warnt die DGE, dass diese Ernährungsart für Schwangere, Stillende, Säuglinge, Kinder und Jugendliche nicht geeignet ist. Zahlreiche Studien zeigten, dass Veganismus für Kinder schädlich sein kann. Bereits in den 1980er Jahren berichteten Ärzte von 25 Säuglingen mit akuten Vitalstoffmängeln (Eisen, Zink, Vitamin $B_{12}$), Unterernährung und Wachstumsverzögerung durch vegane Ernährung. Die Eltern waren Mitglieder einer Sekte, die keinerlei Ergänzungen erlaubten. 3 der Kinder starben bei Ankunft im Krankenhaus, 5 weitere etwas später [509, 1256]. Weitere Untersuchungen zeigen eine Wachstumsverzögerung und Nährstoffmängel besonders im Kindesalter. Laut einer kleinen deutschen Studie sind 10 % der vegan und 6 % der vegetarisch ernährten Kinder zu klein für ihr Alter. Dennoch ist es möglich, Kinder vegan zu ernähren, allerdings nur mit Nahrungsergänzungsmitteln Dies gilt vor allem bei Vitamin $B_{12}$, da die Hälfte der Kinder mit einem Vitamin-$B_{12}$-Mangel lebenslange neurologische Störungen behält. Auch wenn dies auf Internetseiten anders behauptet wird, gibt es keine Pflanze, die genügend Vitamin $B_{12}$ liefern kann. Empfohlen wird daher eine vegetarische Ernährung mit Ei oder Milch bzw. eine Supplementierung [885].

**STUDIEN**

In **Deutschland** erreichen 21 % der Männer und 50 % der Frauen im Alter von 35–50 Jahren nicht die empfohlene Zufuhr für Vitamin $B_{12}$. Im Alter von 14–24 Jahren ist der Anteil der minderversorgten Frauen bei 33 %. Bei den 65- bis 80-Jährigen liegt er bei 26 %. Den am schlechtesten versorgten Männern von 35–50 Jahren fehlen täglich 1,4 µg Cobalamin (35 % täglicher Fehlbetrag), den am schlechtesten versorgten Frauen im gleichen Alter 2,2 µg (55 % täglicher Fehlbetrag). In der Schwangerschaft steigt der tägliche Bedarf um 0,5 µg, in der Stillzeit um 1,5 µg, die am schlechtesten versorgten Schwangeren weisen einen täglichen Fehlbetrag von 2,8 µg und die am schlechtesten versorgten stillenden Frauen einen täglichen Fehlbetrag von 3,8 µg auf [919].

Da Vitamin $B_{12}$ fast ausschließlich in tierischen Lebensmitteln enthalten ist, würde beim Verzicht auf Fleisch, Fleischprodukten, Fisch und Schalentieren in der **Schweiz** die empfohlene Zufuhr von 2,8 µg nicht erreicht werden. Veganer und zum Teil auch Ovo-Lacto-Vegetarier stellen daher eine Risikogruppe für ein Vitamin-$B_{12}$-Defizit dar [724].

In **Österreich** zeigte sich, dass im Mittel beide Geschlechter die Referenzwerte von Cobalamin erreichen. 28,1 % der Teilnehmerinnen und Teilnehmer lagen jedoch unter der empfohlenen Zufuhr von Vitamin $B_{12}$ [1167].

In Deutschland ist in der Bevölkerung eine Prävalenz von Vitamin-$B_{12}$-Mangel bei jüngeren Personen von 5–7 % bekannt [568, 571] und ein funktioneller Vitamin-$B_{12}$-Mangel (erhöhte MMA und erniedrigtes Holo-TC) **im Alter** weit verbreitet. Bei den gesunden über 65-Jährigen sind 10–30 % betroffen [569, 572, 1037]. Senioren haben trotz Aufnahme der empfohlenen Zufuhr (> 2,4 µg/Tag) eine hohe Prävalenz für einen niedrigen Cobalaminstatus. Dies liegt meist an einer Malabsorption [619]. Bei gesunden Männern zwischen 60 und 88 Jahren wurde eine ungünstigere Vitamin-$B_{12}$-Versorgung im Vergleich zu jüngeren Männern festgestellt [775]. Bei gleicher Cobalaminzufuhr hatten sie signifikant niedrigere Vitamin-$B_{12}$-Plasmaspiegel als jüngere Männer. Als Grund für die reduzierte Bioverfügbarkeit vermutete man eine atrophische Gastritis, die in dieser Altersgruppe häufig vorkommt. Bei älteren Patienten in Strasbourg wiesen 53 % eine Malabsorption, 33 % eine perniziöse Anämie auf. In 2 % der Fälle lag die Ursache an der Ernährung, in 11 % der Fälle war die Ursache des Vitamin-$B_{12}$-Mangels ungeklärt [559].

**Lacto- und Lacto-ovo-Vegetarier** wiesen in 63 % der Teilnehmer erhöhtes MMA (> 271 nmol/l), in 73 % erniedrigte Holo-TC-Spiegel (< 35 pmol/l) und in 33 % Hyperhomocysteinämie (> 12 µmol/l) auf. Bei **Veganern** fanden sich bei 86 % erhöhtes MMA, bei 90 % erniedrigtes Holo-TC und bei 55 % eine Hyperhomocysteinämie [570].

Eine weitere Gruppe, die häufig von einem Vitamin-$B_{12}$-Mangel betroffen ist, sind Patienten mit **Nierenerkrankungen.** Diese Patienten haben einen normalen Vitamin-$B_{12}$- bzw. Holo-TC-Plasmaspiegel, mit erhöhten MMA- und Homocystein-Serumkonzentrationen, was sich durch Cobalaminsubstituierung bessert [1038]. Die Ursache liegt wahrscheinlich an einer gestörten zellulären Aufnahme des Holo-TC, die zu einem intrazellulären Vitamin-$B_{12}$-Mangel mit einem Anstieg der Metaboliten führt [1039].

**PRAXISTIPP**

6–12 % der Erwachsenen unter 60 Jahren haben einen Vitamin-$B_{12}$-Mangel [1485].

## Klinische Symptomatik

### Mangelsymptome

Klassische Vitamin-$B_{12}$-Mangelerkrankung ist mit einer Häufigkeit von 0,3 % die **perniziöse Anämie** (auch als Morbus Addison oder Morbus Biermer bezeichnet). Durch Verlangsamung der Hämatopoese kommt es zu einer reduzierten Erythrozytenzahl und überdurchschnittlich großen und hämoglobinreichen roten Blutkörperchen.

- **Unspezifische Allgemeinsymptome:** allgemeine Schwäche, leichte Ermüdbarkeit, blasse Haut und Schleimhäute, evtl. Ikterus, Appetitverlust, Gewichtsverlust
- **Laboruntersuchung:** makrozytäre, hyperchrome Anämie mit Megalozyten (große Erythrozyten), Hyperhomocysteinämie

Die perniziöse Anämie kann auch als eigenständige Erkrankung auftreten. Durch eine Autoimmunreaktion werden vermutlich die Parietalzellen zerstört, die Folge ist eine chronische, atrophische Gastritis.

**GEFAHR**

Die Symptome eines Vitamin-$B_{12}$-Mangels können auch bei Fehlen von Blutbildveränderungen auftreten, so dass die Diagnosestellung schwierig ist.

### Weitere Vitamin-$B_{12}$-Mangelsymptome

- **Neurologische Störungen:**
  - Parästhesien und Hyperästhesien: Taubheit und Kribbeln der Extremitäten, akrodistal gestörte Oberflächen-/Tiefensensibilität, Verlust des Tast-, Vibrations- und Schmerzempfindens, unangenehmes Kältegefühl, Polyneuropathie
  - Neuromuskuläre Symptome: unsicherer Gang, reduzierte Muskelkoordination und Atrophie, Reflexsteigerung, Spastik, spinale Ataxie, Schwindel, Fallneigung im Dunkeln, Lähmungen
  - Funikuläre Spinalerkrankungen (Myelosen) durch gestörte Cholin-, Nukleinsäure- und Phospholipidsynthese, Rückenmarksschädigung, evtl. irreversible neurologische Ausfälle (Entmarkung markhaltiger Nervenfasern)
- **Psychiatrische Störungen:**
  - Apathie, Gedächtnisstörungen, Verwirrtheit, Depression, Stupor, reversible Demenz
  - Aggressivität, Erregungszustände, Psychosen (Halluzinationen oder paranoides Verhalten sind möglich)
- **Magen-Darm-Trakt:**
  - Atrophie und Entzündung der Schleimhäute, raue, brennende Zunge (Hunter-Glossitis), Mundwinkelrhagaden
  - Verminderte Resorption von Nährstoffen
  - Appetitlosigkeit, Gewichtsverlust und Anorexie
- **Störungen der Hämatopoese:**
  - Erythrozyten (70–90 %): Megalozyten- oder Megaloblastenbildung
  - Granulozyten, Leukozyten: Schwächung des Immunsystems
  - Thrombozyten: verminderte Produktion von Blutplättchen (Blutungsgefahr!)
- **Sehstörungen:** verminderte Sehkraft, blinde Flecken, Nachtblindheit.
- **Schwangerschaftsstörungen:** In der Schwangerschaft führt ein Cobalaminmangel zu Fehlgeburten und Geburtsdefekten.
- **Herzschwäche** durch megaloblatsäre Anämie.
- **Funktioneller** Folsäuremangel, geschwächtes antioxidatives Schutzsystem.

### Symptome bei Überdosierung

In Tierexperimenten wurden auch bei 1.000facher Überschreitung des Bedarfs keine Nebenwirkungen beobachtet. Gesunde Erwachsene zeigten bei Substituierung hoher Dosen (≥ 10 mg/Tag) keine toxischen Reaktionen. Bei i. v. Applikation kam es in seltenen Fällen zu schwerwiegenden allergischen Reaktionen (vermutlich durch Hilfsstoffe in der Injektionslösung).

Die sichere tägliche Höchstmenge für Vitamin $B_{12}$ liegt bei 2.000 µg und entspricht dem 800fachen der empfohlenen Tagesdosis der EU (NRV) [413]. Dieser Wert gilt nur für erwachsene Personen, jedoch aufgrund mangelnder Studien nicht für Schwangere und Stillende.

**STUDIEN**

Bei der Aufnahme von Nahrungsergänzungsmitteln konnte in zahlreichen Studien für die verschiedenen Cobalaminformen (CN-Cbl, OH-Cbl, Met-Cbl) auch in hohen Mengen kein negativer Effekt festgestellt werden. CN-Cbl wurde in Dosierungen von 4.500 µg über 2 Wochen, 2.000 µg über 1 Jahr und 1.000 µg über mehrere Jahre eingenommen, ohne dass erkennbare Nebenwirkungen auftraten. Die tägliche Einnahme von 300 µg OH-Cbl über 1 Jahr und 6.000 µg Met-Cbl über 12 Wochen zeigte keine negativen Wirkungen [413]. In einer weiteren Untersuchung mit oralen Vitamin-$B_{12}$-Dosen von 5.000 µg/Monat, über 5 Jahre eingenommen, blieb ebenfalls ohne den Nachweis von negativen Effekten. Dies liegt mit ziemlicher Sicherheit an den Umstand, dass die Resorptionsrate von Vitamin $B_{12}$ im Organismus begrenzt ist und sich nicht beliebig steigern lässt [333].

Eine **isolierte, hochdosierte** Supplementierung mit Vitamin $B_6$ (Pyridoxin, 20 mg/Tag) oder Vitamin $B_{12}$ (Cobalamin, 55 µg/Tag) erhöhte jedoch das Lungenkrebsrisiko bei Männern um 30–40 % (2- bis 4fach) – und zwar bei Nichtrauchern. Unter einer langfristigen Einnahme (> 10 Jahre) war das Risiko, an Lungenkrebs zu erkranken, nahezu verdoppelt. Für aktuelle oder ehemalige Raucher war das Lungenkrebsrisiko durch die Vitaminzufuhr sogar verdreifacht (Vitamin $B_6$) bzw. vervierfacht (Vitamin $B_{12}$) [167]. Bei dieser VITAL-Kohorte nahmen zwischen Oktober 2000 und Dezember 2002 insgesamt 77.118 Teilnehmer teil. Bei den Frauen zeigte sich kein solcher Zusammenhang.

Bei der Einnahme von Multivitaminpräparaten zeigte sich keine signifikante Risikoerhöhung. Dies liegt zum einen an der niedrigeren Dosierung und zum anderen an den wichtigen Interaktionen der Einzelkomponenten.

## Anwendungsgebiete

### Erhöhter Bedarf

- **Gesteigerter Metabolismus** in Schwangerschaft und Stillzeit.
- **Ältere Menschen:** Abnehmende Resorption ab dem 40. Lebensjahr, besonders gefährdet sind Personen ab dem 65. Lebensjahr [57].
- **Malabsorption:** Leberschäden, perniziöse Anämie, Magen-Darm-Erkrankungen (Pankreaserkrankungen, Morbus Crohn, chronische Enteritis, Diarrhö, z. B. bei HIV-Patienten, Zöliakie, Colitis ulcerosa), Hyperchlorhydrie, Pankreasinsuffizienz, Gastritis, *Helicobacter-pylori*-Infekte, Säuresuppressionstherapie, Ileumresektion.
- **IF-Mangel:** Z. n. Gastrektomie, Antikörper gegen Parietalzellen, perniziöse Anämie.
- **Nikotin**- und **chronischer Alkoholabusus.**
- **Ernährung:** vegane und streng vegetarische Ernährung, Anorexie.
- **Vermehrter Verbrauch:** Fischbandwurm, bakterielle Überwucherung, HIV, Multiple Sklerose [57, 223].
- **Therapiemaßnahmen:** z. B. langfristige Einnahme oraler Kontrazeptiva, Dauertherapie mit interagierenden Medikamenten (Colchicin, Metformin [452], Omeprazol [1200], Neomycin, p-Aminosalicylsäure, Colestyramin)

### Indikationen

Risikogruppen für einen Vitamin-$B_{12}$-Mangel sind Schwangere, Neugeborene, Säuglinge, Kleinkinder, Vegetarier und Veganer sowie ältere Menschen [1485].

**Allergien** Cobalamin reduziert Histaminreaktion bei Hautallergien, Asthma, atopischen Ekzemen und Lebensmittelallergien (auf Konservierungsmittel).

**Atherosklerose** Vitamin $B_{12}$ senkt erhöhten Homocysteinspiegel (➤ Kap. 2.3.7).

**Tumorprävention** Vitamin $B_{12}$ ist am antioxidativen System (➤ Kap. 3.2) beteiligt und schützt bei ausreichender Zufuhr kombiniert mit Folsäure speziell vor Tumorarten, die durch Rauchen entstehen können.

**Psychische Störungen** Cobalamin wirkt Störungen der Methioninsynthese entgegen. Daher sprechen vor allem ältere Menschen, die unter Gedächtnisschwund, Verwirrtheit und Demenz leiden, häufig gut auf Cobalamin an. Allerdings muss der gesamte Vitamin-B-Komplex substituiert werden.

**Störungen des Nervensystems** z. B. Linderung der Symptome und Schmerzen bei Trigeminusneuralgie oder Herpes. Bei Multipler Sklerose, traumatischen Nervenverletzungen oder diabetischer Polyneuropathie soll Vitamin $B_{12}$ zu einer Besserung beitragen bzw. die Heilung unterstützen, da die Myelinscheiden regeneriert werden.

**Mangel an Folsäure, Niacin oder Pyridoxin** Hier sollte immer der ganze Vitamin-B-Komplex verabreicht werden.

**STUDIEN**

Eine *Helicobacter pylori* Infektion kommt im Alter oft vor und kann zu einer gastrischen Atrophie mit gestörter Säureproduktion führen und dadurch die Vitamin-$B_{12}$-Absoprtion vermindern [1271]. Bei Patienten mit Vitamin-$B_{12}$-Mangel wurde in 56 % der Fälle ein *Helicobacter-pylori*-Infekt nachgewiesen [714]. Nach der Behandlung stieg der Vitamin-$B_{12}$-Serumspiegel bei 40 % der Patienten an. Eine längerfristige *Helicobacter-pylori*-Therapie (> 1 Jahr) führte zu einem signifikanten Anstieg des Vitamin-$B_{12}$-Spiegels

von 146 auf 271 pmol/l bei gleichzeitiger Reduktion des Homocysteinwertes von 41 auf 13 μmol/l [899].
Ein manifester oder latenter Vitamin-$B_{12}$-Mangel die Hauptursache von Depressionen und Demenzen. Die Therapie ist unkompliziert, effektiv und gut verträglich. Besonders häufig finden sich Demenzen und Depressionen in Kombination mit regelmäßigem Alkoholkonsum, da Alkohol die Vitamin-B-Aufnahme stark behindert [330].
In einer deutschen Studie wurde ermittelt, dass fast jedes 5.000 Neugeborene einen Vitamin-$B_{12}$-Mangel aufweist. Über einen Zeitraum von 27 Monaten wurden 176.702 Neugeborene auf Vitamin $B_{12}$ gescreent. 33 der getesteten Kinder hatten einen manifesten Vitamin-$B_{12}$-Mangel, von diesen wiesen 1 Viertel sogar ein schweres Defizit auf (< 100 pmol/l) und 56 % ein mittleres Defizit (100–200 pmol/l). Alle Mütter der mangelversorgten Neugeborenen hatten erniedrigte Serumspiegel, die ethnische Zugehörigkeit war unterschiedlich, 89 % von ihnen ernährten sich ausgewogen [474].

## Interaktionen

### Medikamente

Aufgrund von Stress, schlechter Ernährung und hohem Leistungsdruck sind Gastritiden bei vielen Menschen in unserer modernen Gesellschaft weit verbreitet. Magen-Darm-Therapeutika, wie $H_2$-Blocker und Protonenpumpen-Inhibitoren, werden häufig verschrieben, ohne an die Nebenwirkungen auf den Vitamin-$B_{12}$-Haushalt zu denken. Auch oft verordnete cholesterinsenkende Medikamente haben einen ungünstigen Einfluss auf den Cobalaminhaushalt (➤ Tab. 2.110). Möglicherweise sind diese Therapiemaßnahmen mitverantwortlich für eine Zunahme an Vitamin-$B_{12}$-Defiziten in den letzten Jahren.

**GEFAHR**

Da immer mehr $H_2$-Blocker, Protonenpumpen-Inhibitoren und Statine in Deutschland verordnet werden, ist die Beachtung des erhöhten Vitamin-$B_{12}$-Bedarfs während der Therapie besonders wichtig.

### Nährstoffe

Das Zusammenspiel zwischen Vitamin $B_{12}$ und anderen Nährstoffen zeigt beispielhaft ➤ Tab. 2.111.

**PRAXISTIPP**

Die Umwandlung von Homocystein in Aminosäuren findet bei gesunden Menschen auf 2 verschiedene Wegen statt:
- Die Synthese von Methionin aus Homocystein ist Folsäure- und Vitamin-$B_{12}$-abhängig.
- Die Umwandlung von Homocystein in Cystein ist Vitamin-$B_6$-abhängig.

**Tab. 2.110** Interaktionen zwischen Medikamenten und Vitamin $B_{12}$ bzw. Cobalamin (modifiziert nach [202])

| Medikament | Interaktion |
|---|---|
| Alkohol/alkoholhaltige Pharmaka | Cobalaminresorption (↓), Cobalaminstoffwechsel beeinträchtigt |
| Aminoglykoside | Cobalaminresorption (↓) |
| p-Aminosalicylsäure | Cobalaminresorption (↓) und -verteilung (↓) |
| Antazida | Cobalaminresorption (↓) |
| Antiepileptika | Cobalaminresorption (↓) |
| Barbiturate | Cobalaminstoffwechsel beeinträchtigt, Serumspiegel (↓) |
| Biguanide | Cobalaminresorption (↓), Vitamin-$B_{12}$-Spiegel im Blut (↓) |
| Carbamazepin | Cobalaminbedarf (↑) |
| Chloramphenicol | Cobalaminresorption (↓) |
| Cholesterinsenkende Mittel | Cobalaminresorption (↓) |
| Clofibrat | Cobalaminresorption (↓) |
| Colchicin | Cobalaminresorption (↓) |
| Colestipol | Cobalaminresorption (↓), Bindung des Vitamin-$B_{12}$-IF-Komplexes |
| Colestyramin | Cobalaminresorption (↓), Bindung des Vitamin-$B_{12}$-IF-Komplexes |
| Cycloserin | Metabolischer Antagonismus |
| Diuretika | Renale Vitamin-$B_{12}$-Ausscheidung (↑) |

**Tab. 2.110** Interaktionen zwischen Medikamenten und Vitamin $B_{12}$ bzw. Cobalamin (modifiziert nach [202]) *(Forts.)*

| Medikament | Interaktion |
|---|---|
| Guanidin | Cobalaminresorption (↓) |
| $H_2$-Blocker | Resorption des proteingebundenen Cobalamins (↓) |
| Kaliumsalze | Cobalaminresorption (↓) |
| Kanamycin | Cobalaminresorption (↓) |
| Kontrazeptiva, orale | Cobalaminresorption (↓) |
| Levodopa | L-DOPA steigert den Vitamin-$B_{12}$-Bedarf bei Morbus Parkinson |
| Metformin | Cobalaminresorption (↓), Metformin reduziert den Ca-Spiegel, was die Aufnahme von Vitamin $B_{12}$ über den IF stört. |
| Methotrexat | Vitamin-$B_{12}$-Resorption (↓) |
| Methyldopa | Cobalaminresorption (↓) |
| Natriumhydrogencarbonat | Vitamin-$B_{12}$-Resorption (↓) |
| Natriumnitroprussid | Renale Vitamin-$B_{12}$-Ausscheidung (↑) |
| Neomycin | Cobalaminresorption (↓) |
| Östrogene | Vitamin-$B_{12}$-Resorption (↓) |
| Omeprazol | Vitamin-$B_{12}$-Resorption (↓) |
| Pemetrexed | Cobalamin verringert die Toxizität und verbessert die Verträglichkeit |
| Phenytoin | Vitamin-$B_{12}$-Serumspiegel (↓) |
| Primidon | Vitamin-$B_{12}$-Serumspiegel (↓) |
| Protonenpumpen-Inhibitoren | Vitamin-$B_{12}$-Resorption (↓) |
| Pyrimethamin (Anti-Malaria-Mittel) | Antagonist von Vitamin $B_{12}$ |
| Stickstoffoxid (Lachgas) | Vitamin-$B_{12}$-Oxidation (↑), Katabolismus (↑) |
| Sulfonamide | Vitamin-$B_{12}$-Resorption (↓) |
| Thiaziddiuretika | Renale Vitamin-$B_{12}$-Ausscheidung (↑) |

## Täglicher Bedarf

Veganer nehmen täglich nur 0,3–0,5 µg Cobalamin mit der Nahrung auf, ohne dass hämatologische Veränderungen auftreten. Eine Dosis von 0,3 µg/Tag beseitigt noch keine Mangelsymptome. Biochemische Veränderungen (z. B. erhöhte Urinausscheidung von Methylmalonsäure) und irreversible neurologische Schäden sind bei so niedriger Zufuhr nicht auszuschließen. Die Empfehlungen der DGE zeigt ➤ Tab. 2.112.

**Einnahmeempfehlung**

Während einer Mahlzeit, vorzugsweise auf mehrere Einzeldosen über den Tag verteilt. Als Basis empfiehlt sich die Zufuhr eines B-Komplexes.

## Therapieformen

Cobalamin kommt fast ausschließlich in tierischen Quellen vor, in Obst und Gemüse ist es lediglich in Spuren enthalten. Für Veganer wird gerne Vitamin $B_{12}$ aus **Algen** angeboten, wobei diese sowie das Cyanobakterium *Spirulina* als Vitamin-$B_{12}$-Quellen bezeichnet werden. Es handelt sich jedoch nicht um echtes Vitamin $B_{12}$, sondern um sogenannte Vitamin-$B_{12}$-Analoga, das heißt um Moleküle, die dem echten Vitamin $B_{12}$ chemisch sehr ähnlich sind, aber keine Vitaminwirkung besitzen. Sie binden jedoch im Organismus an die gleichen Transportmoleküle und verhindern so, dass das wirksame Cobalamin sich binden kann. Dadurch wird ein **Vitamin-$B_{12}$-Mangel** sogar noch **verstärkt.**

**Tab. 2.111** Interaktionen zwischen Vitamin $B_{12}$ und anderen Nährstoffen (modifiziert nach [202])

| Nährstoff | Interaktion |
|---|---|
| Biotin | Ado-Cbl benötigt Biotin und Mg für seine Funktion in den Mitochondrien zur Energiegewinnung. Ado-Cbl ist Teil der Methylmalonyl-CoA-Mutase, die an der Umwandlung von Methylmalonyl-CoA zu Succinyl-CoA beteiligt ist. Damit Methylmalonyl-CoA aus Propionyl-CoA enstehen kann, werden Biotin und Mg benötigt [1300]. |
| Folsäure | Wirkt synergistisch mit Vitamin $B_{12}$ in der Senkung des Homocysteinspiegels. Vitamin-$B_{12}$-Mangel verursacht Störungen im Folsäuremetabolismus und einen funktionellen Folsäuremangel. Vitamin $B_{12}$ verwandelt Folsäure in seine bioaktive Form zurück. |
| Kaliumchlorid | Hohe orale Dosen von KCl vermindern die Vitamin-$B_{12}$-Resorption |
| Kalzium | Die Vitamin-$B_{12}$-Resorption im Darm über den IF ist Ca-abhängig. |
| Magnesium | s. Biotin |
| Niacin | Niacinmangel vermindert die Vitamin-$B_{12}$-Resorption. Die Umwandlung von Vitamin $B_{12}$ (OH-Cbl und CN-Cbl) in seine aktiven Coenzymformen ist von Vitamin $B_2$ und Niacin abhängig [1082]. |
| Pyridoxin (Vitamin $B_6$) | Vitamin-$B_6$-Mangel vermindert die Vitamin-$B_{12}$-Resorption und wirkt synergistisch mit Vitamin $B_{12}$ in der Senkung des Homocysteinspiegels. |
| Riboflavin (Vitamin $B_2$) | Wirkt synergistisch mit Vitamin $B_{12}$ in der Senkung des Homocysteinspiegels. Die Umwandlung von Vitamin B12 (OH-Cbl und CN-Cbl) in seine aktiven Coenzymformen ist von Vitamin $B_2$ und Niacin abhängig [1082]. |
| Vitamin D | Die Ca-Resorption ist vom Vitamin-D-Status abhängig, so dass auch hier die Cobalaminaufnahme gestört werden kann (siehe Kalzium). |

**Tab. 2.112** DGE-Empfehlung für Vitamin $B_{12}$ (in µg FÄ/Tag)

| Alter | Vitamin $B_{12}$ (µg FÄ/Tag) |
|---|---|
| Säuglinge 0 bis unter 4 Monate (Schätzwert) | 0,5 |
| Säuglinge 4 bis unter 12 Monate | 1,4 |
| Kinder 1 bis unter 4 Jahre | 1,5 |
| Kinder 4 bis unter 7 Jahre | 2,0 |
| Kinder 7 bis unter 10 Jahre | 2,5 |
| Kinder 10 bis unter 13 Jahre | 3,5 |
| Kinder 13 bis unter 15 Jahre | 4,0 |
| Jugendliche 15 bis unter 19 Jahre | 4,0 |
| Erwachsene | 4,0 |
| Schwangere | 4,5 |
| Stillende | 5,5 |

Nur *Chlorella* und evt. Nori sind Algen, die als vegane Vitamin-$B_{12}$-Quelle infrage kommen (➤ Tab. 2.113). Dabei ist jedoch das Problem, dass Cobalamin nicht von den Algen selbst, sondern von Mikroorganismen produziert wird, die auf ihnen oder im Boden leben. Ihr Cobalamingehalt ist daher sehr stark von den Anbaubedingungen und dem Vorhandensein spezieller Bakterien abhängig und kann von Produktion zu Produktion stark schwanken. Mittlerweile rät auch die Vegan Society davon ab, sich auf pflanzliche Vitamin-$B_{12}$-Quellen zu verlassen und empfiehlt Präparate, die naturidentische Cobalaminformen enthalten.

**GEFAHR**

*Spirulina* galt lange Zeit als gute Vitamin-$B_{12}$-Quelle, doch Studien haben ergeben, dass sie hauptsächlich Vitamin-$B_{12}$-Analoga enthält [562, 1396, 1441] und nur ca. 30 % echtes Cobalamin [781, 864]. Dennoch führt die Einnahme zu einer Verschlechterung des Vitamin-$B_{12}$-Status, da die Resorption von echtem Cobalamin durch den hohen Anteil an Analoga verhindert wird [289].

**PRAXISTIPP**

*Chlorella* kann als Vitamin-$B_{12}$-Lieferant dienen, allerdings unterliegt auch hier der Gehalt starken Schwankungen. Es ist wesentlich teurer (5faches) als die naturidentischen Formen, enthält dafür aber zusätzlich Eisen, Vitamin D und Chlorophyll [338].

**Cyanocobalamin in der Therapie** Viele Hersteller verwenden CN-Cbl in Nahrungsergänzungsmitteln,

**Tab. 2.113** Vergleich des Vitamin-$B_{12}$-Gehalts in verschiedenen Cyanobakterien (*Spirulina,* AFA) und Algen (in µg/100 g) und Auswirkungen auf den Vitamin-$B_{12}$-Status [338]

| Alge/Cyanobakterium | Echtes $B_{12}$ (µg/100 g) | $B_{12}$-Analoga (µg/100 g) | Auswirkungen |
|---|---|---|---|
| *Spirulina* | Etwa 35 | Etwa 120 | Negativ |
| AFA (*Aphanizomenon flos-aquae*) | Etwa 30 | Etwa 570 | Negativ |
| Nori (Rotalgen) | Stark schwankend | Stark schwankend | Unklar |
| *Chlorella* (natürlich hergestellt) | Etwa 100 | < 10 | Positiv |
| *Chlorella* (gezüchtet, fermentiert) | – | – | Neutral |

**Tab. 2.114** Cyanocobalamin in der Therapie

| Kriterium | Eigenschaften und Bewertung |
|---|---|
| Stabilität | CN-Cbl ist nach der Herstellung stabiler als die anderen Formen. |
| Bioverfügbarkeit | Zur Umwandlung in eine der Coenzymformen sind 4 dezidierte Stoffwechselschritte notwendig → metabolischer Nachteil. |
| Zellmetabolismus | In Untersuchungen wurde festgestellt, dass sich CN-Cbl bei der Therapie mit hohen Dosierungen (um die 1.000 µg) in der Zellflüssigkeit anlagert. Die Folgen sind bisher unbekannt. |
| Verwertung | Bestimmte Erbkrankheiten, aber auch Stoffwechselstörungen, verhindern die Umwandlung in die aktiven Formen und damit die Wirksamkeit von CN-Cbl. |
| Stoffwechsel | Für die Umwandlung zu Met-Cbl wird eine Methylgruppe benötigt, die CN-Cbl von S-Adenosylmethionin (SAM) erhält. CN-Cbl verringert so das für den Stoffwechsel wichtige SAM. |
| Resorption und Speicherung | CN-Cbl wird zwar leichter aufgenommen als die anderen Vitamin-$B_{12}$-Formen, ein großer Teil wird jedoch über den Urin ausgeschieden, bevor es die Zellen erreichen kann. |
| Toxizität | Oft wird behauptet, Cyanocobalamin wäre toxisch, da die im Körper abgespaltene Cyanogruppe das Gift Cyanid bildet. Die entstehenden Cyanidmengen sind jedoch so minimal, dass der Begriff toxisch hier kaum angebracht ist. |

**Tab. 2.115** Vergleich von Methylcobalamin und Adenosylcobalamin in der Therapie

| | Methylcobalamin | Adenosylcobalamin |
|---|---|---|
| **Wirkort:** | Zellplasma, Nerven, Gehirn | Mitochondrien, Nerven |
| **Wirkspektrum:** | Neurotransmitter, Genregulierung, Regeneration und Schutz von Nerven und Gehirn, Blutbildung, Sehsinn | Zellenergie, Gehirnentwicklung, Hydration, Wachstum, Muskelaufbau |
| **Symptome bei Mangel:** | Depression, psychische Probleme, Nervenschäden, Demenz, Blutarmut, Sehstörungen, chronische Müdigkeit und Erschöpfung | Chronische Müdigkeit, Antriebslosigkeit, Untergewicht, geringe Muskelkraft, Entwicklungsstörungen, Verdauungsstörungen |

da es in der Herstellung preisgünstig ist. Seine Eigenschaften bei einem Einsatz in der Therapie zeigt ➤ Tab. 2.114.

### Methylcobalamin und Adenosylcobalamin in der Therapie (➤ Tab. 2.115).

**PRAXISTIPP**

- Cobalamin-Monotherapien sind nicht sinnvoll.
- Injektionen mit synthetischem Vitamin $B_{12}$ sind teuer, aber wenig wirkungsvoll.
- Eine orale Supplementierung mit natürlichem Cobalamin ist effektiver und nicht mit Nebenwirkungen (z. B. Abszess, Blutung, Allergie auf Zusatzstoffe) behaftet.

**Tab. 2.116** Vitamin-$B_{12}$-Gehalt in ausgewählten Nahrungsmitteln (in µg/100 g) (modifiziert nach [122])

| Lebensmittel | Vitamin $B_{12}$ (µg/100 g) |
|---|---|
| Rinderleber | 65,0 |
| Kalbsleber | 60,0 |
| Schweineleber | 39,0 |
| Rindernieren | 31,0 |
| Putenleber | 30,0 |
| Hefe | 20,0 |
| Leberwurst | 15,7 |
| Kalbsherz | 11,0 |
| Hering | 8,0 |
| Rindfleisch, mager | 5,0 |
| Lachs | 3,0 |
| Hühnerei | 1,8 |
| Käse | 1,6–2,5 |
| Quark | 0,9 |
| Kuhmilch, 3,5 % Fett | 0,4 |

### Vorkommen in Nahrungsmitteln

Vitamin $B_{12}$ kann nur durch Mikroorganismen synthetisiert werden. Vitamin-$B_{12}$-Quellen sind daher fast ausschließlich tierischen Ursprungs, je nach Tierspezies sind die Mengen, die im Darm synthetisiert werden, bedarfsdeckend oder unzureichend. Gute Lieferanten sind Innereien wie Leber, Niere und Herz (➤ Tab. 2.116). Verzichten Vegetarier auch auf Eier und Milch, die ebenfalls Cobalamin enthalten, tritt langfristig ein immer größeres Vitamin-$B_{12}$-Defizit auf. Pflanzliche Nahrungsmittel enthalten erst nach bakterieller Vergärung (Sauerkraut, Bier) geringe Mengen an Cobalamin. Marginale Spuren können auch einige Knollen- und Wurzelgemüse (bei Symbiose mit Vitamin-$B_{12}$-synthetisierenden Bakterien) enthalten. In beiden Fällen ist die Bedarfsdeckung jedoch unzureichend.

## 2.3.9 Biotin (Vitamin $B_7$, Vitamin H)

### Chemie und Eigenschaften

Biotin ist ein heterozyklisches Harnstoffderivat, es besteht aus 2 fünfgliedrigen Ringen: einem Imidazolidonring (mit 2 N-Atomen und einer Ketogruppe) und einem Tetrahydrothiopenring (mit 1 S-Atom), an dem Pentansäure gekoppelt ist. Durch seine 3 asymmetrischen C-Atome ist die Bildung von 8 Stereoisomeren möglich. In der Natur tritt Biotin nur als rechtsdrehendes **D-Biotin** auf, der einzigen biologisch aktiven Form. Der Nährstoff ist gegen Luft, Hitze und Tageslicht stabil, aber sehr empfindlich gegen UV-Licht. In verdünnten Alkalien und heißem Wasser ist er gut löslich. Biotin sollte lichtgeschützt aufbewahrt werden.

**Exkurs**

Die weniger gebräuchliche Bezeichnung Vitamin H verdankt Biotin seinem wichtigsten Wirkort, der Haut (H). Früher wurde das B-Vitamin auch als Coenzym R bezeichnet. Entdeckt wurde der Nährstoff Anfang des 20. Jahrhunderts als Wachstumsfaktor in Hefe, der den Namen Bios erhielt. Dabei handelte es sich, wie sich später herausstellte, um eine Mischung aus Meso-Inosit (Bios I), Pantothensäure (Bios IIA) und dem eigentlichen Biotin (Bios IIB). In Frankreich wird häufig die Bezeichnung Vitamin $B_8$ für Biotin verwendet.

Die meisten Bakterien sowie viele Pilz- und Pflanzenarten können Biotin synthetisieren. Daher ist Biotin in der Natur weit verbreitet, in Nahrungsmitteln ist die Konzentration jedoch eher gering.

### Resorption

Mit der Nahrung wird gebundenes und zum geringeren Teil ungebundenes Biotin zugeführt. Proteingebundenes Biotin (kovalente Bindung an der endständigen Aminogruppe eines Lysinrests) wird im Magen-Darm-Trakt zu Biocytin verdaut und anschließend durch das Enzym **Biotinidase** zu Biotin und freiem Lysin hydrolysiert.

**PRAXISTIPP**

Magensäure und Peptidasen (z. B. Pepsin und Trypsin) führen zur Zersetzung von Nahrungsproteinen unter Freisetzung von biotinhaltigen Peptiden und Biocytin. Die Biotinidase, die Biocytin in die die Aminosäure Lysin und in freies Biotin spaltet, wird im Pankreas synthetisiert.

**GEFAHR**

Bei einem Mangel an Biotinidase kommt es innerhalb von 1 Woche zu einem starken Abfall des Biotin-Serumspiegels und bei Fortbestehen zu einem ausgeprägten Biotinmangel. Therapieren lässt sich der Enzymmangel durch 5–10 mg freies Biotin am Tag. Der Biotin-Plasmaspiegel bei Kindern mit Biotinidasedefizit ohne Substituierung sinkt innerhalb von 7 Tagen gefährlich ab.

Freies Biotin wird vor allem im proximalen Dünndarm (v. a. Jejunum) resorbiert, in niedrigen Konzentrationen über einen aktiven natriumabhängigen carriervermittelten Transport (entsprechend einer Sättigungskinetik), in höheren Konzentrationen durch passive Diffusion. Da die Eigensynthese von Biotin durch Mikroorganismen im Kolon stattfindet, wird dieses zum größten Teil über Urin und Fäzes ausgeschieden.

**PRAXISTIPP**

Die Resorptionsrate von proteingebundenem Biotin aus Lebensmitteln wird auf etwa 50 % geschätzt, therapeutische Dosen von freiem Biotin werden zu 100 % absorbiert [1087, 1516].

## Transport, Verteilung und Ausscheidung

Über den Carriermechanismus gelangt das absorbierte Biotin in die Blutbahn. Der Großteil liegt dabei in freier Form vor (81 %), ein geringer Anteil ist kovalent an Serum-Biotinidase gebunden (12 %) und unspezifisch an Plasmaalbumine und -globuline (7 %) [973]. Erythrozyten enthalten etwa 10 % der Biotin-Serumkonzentration [1087].

Die Aufnahme von Biotin in die Zellen erfolgt wahrscheinlich ebenfalls über einen Energie verbrauchenden natriumabhängigen Carriermechanismus [1174]. Eine Zunahme der Expression von Biotin-Transportproteinen findet bei Zellteilungs- und Wachstumsprozessen statt. Bei hohen Biotin-Serumspiegel werden dagegen vermehrt der Biotincarrier exprimiert.

**PRAXISTIPP**

Der Biotintransport über die Plazenta zum Fetus findet durch den gleichen aktiven natriumabhängigen Carrier statt, der auch für den Transport von Pantothensäure und Liponsäure zuständig ist. In der 18.–24. Schwangerschaftswoche liegt die Biotinkonzentration des Feten 3- bis 17fach über der im Blut der werdenden Mutter [974, 975].

Die biologische Halbwertszeit schwankt je nach Dosis: Bei oraler Einnahme von 100 µg/kg KG beträgt sie etwa 26 Stunden, verkürzt sich aber bei Biotinidasemangel (bei gleicher Dosierung) auf ca. 10–14 Stunden.

**GEFAHR**

Wegen der kurzen Speichermöglichkeit ist auf eine regelmäßige physiologische Zufuhr zu achten, da die Eigensynthese im Darm nicht zur Gesunderhaltung ausreicht.

Die **Ausscheidung** von Biotin erfolgt hauptsächlich über die Nieren in freier und metabolisierter Form. Im Rahmen der β-Oxidation der Propankette entstehen beim Abbau von Biotin Bisnorbiotin und Bisnorbiotinmethylketon. Die Oxidation des Schwefels im Tetrahydrothiophenring führt zu Biotin-D-sulfoxid und Biotinsulft. Diese Biotinmetabolite haben keine Vitaminwirkung mehr, können aber im Blutplasma und Urin nachgewiesen werden. Auch weitere Biotinmetabolite werden renal eliminiert [1087].

Bei physiologischer Zufuhr liegt werden im Urin täglich 6–90 µg Biotin ausgeschieden. Im Mangelzustand sinkt die renale Exkretion von Biotin bis auf 5 µg täglich, gleichzeitig steigt die Konzentration an 3-Hydroxyisovaleriansäure im Harn an.

**PRAXISTIPP**

Auch in der Schwangerschaft kommt es bei der Hälfte der Frauen zu einer signifikanten Abnahme der Biotinausscheidung sowie zu einer Zunahme an 3-Hydroxyisovaleriansäure im Urin.

Die Ausscheidung von Biotin über Urin und Fäzes übersteigt meist die alimentär zugeführte, da die mikrobielle Biosynthese im Kolon recht aktiv ist.

## Biochemische Funktionen

Biotin fungiert als Coenzym bei einer Reihe von **Carboxylierungsreaktionen,** bei denen $CO_2$ in Form von Carboxygruppen (COOH) in organische Verbindungen unter Energieverbrauch eingefügt wird.

### Exkurs: Carboxylasen

Carboxylasen bestehen aus einem Apoenzym, an das Biotin als prosthetische Gruppe gebunden wird. Die kovalente Bindung an die endständige Aminogruppe

($\varepsilon$-$NH_2$-Gruppe) eines Lysinrestes der Apocarboxylasen wird durch das Enzym Holocarboxylase-Synthetase in folgenden Schritten katalysiert [122, 1087]:

- Biotin + ATP → Biotinyl-5'-adenylat + Pyrophosphat (PP)
- Biotinyl-5'-adenylat + Lysinrest der Apocarboxylase → Biotinyl-$\varepsilon$-$NH_2$-Lysyl<(Apocarboxylase) + AMP

Beim proteolytischen Abbau der Holocarboxylasen im Rahmen des physiologischen Zellumsatzes entstehen biotinhaltige Peptide und vor allem Biocytin, das durch Einwirkung der intrazellulären Biotinidase zu freiem Biotin und Lysin hydrolysiert wird. Dadurch steht das Biotin anschließend für weitere Carboxylierungsreaktionen zur Verfügung (Biotin-Kreislauf).

Die Biotinidase wirkt auch als **Biotintransferase** und kann Biotinmoleküle an Histone (Bestandteil des Chromatins, essenziell für die DNA-Verpackung) binden oder auch abspalten. Dadurch ist die Biotintransferase wohl in der Lage, die Chromatinstruktur der DNA, deren Reparatur und auch die Genexpression zu beeinflussen [65, 664].

**GEFAHR**

Bei dem seltenen autosomal-rezessiv vererbten Gendefekt mit Mangel an Biotinidase (s. unten: Klinische Symptomatik) kann kein Biotin aus Biocytin gewonnen werden. Diese Menschen sind bereits im Kindesalter auf die hohe Zufuhr von freiem Biotin angewiesen [122 i, 1516].

Über 4 Carboxylasen ist Biotin an essenziellen metabolischen Vorgängen beteiligt: Pyruvatcarboxylase, Propionyl-CoA-Carboxylase, 3-Methylcrotonyl-CoA-Carboxylase und Acetyl-CoA-Carboxylase.

### Pyruvatcarboxylase

Die Pyruvatcarboxylase ist ein mitochondriales Enzym, das Pyruvat in Oxalacetat überführt. Sie ist dadurch an wichtigen Stoffwechselvorgängen beteiligt:

- **Gluconeogenese:** Die Pyruvatcarboxylase dient als Eingangs- und Schlüsselenzym der Gluconeogenese, das heißt der Bildung von Glucose aus Nicht-Kohlenhydrat-Vorstufen, und ist an der Regulierung des Blutzuckerspiegels beteiligt. Da sich die Gluconeogenese hauptsächlich in Leber und Nieren vollzieht, findet man dort auch die größte Aktivität der Pyruvatcarboxylase.
- **Citratzyklus:** Das über die Pyruvatcarboxylase gebildete Oxalacetat wird darüber hinaus benötigt, um im Citratzyklus kontinuierlich Citrat nachzuliefern, da dieses dem Zyklus für die Bildung von Fettsäuren entzogen wird. Für die Fettsäuresynthese, die im Zytosol stattfindet, muss Acetyl-CoA, das vor allem in den Mitochondrien entsteht, durch die Mitochondrienmembran transportiert werden. Dies geschieht in Form von Citrat über den sogenannten **Citrat-Shuttle** (Citrat/Malat-Antiport). Die Citratsynthase bildet dazu im Mitochondrium aus Oxalacetat und Acetyl-CoA unter Energiegewinn (ATP-Bildung) Citrat und Coenzym A. Das Citrat gelangt über den Shuttle ins Zytosol, wo es zur Lipidsynthese wieder in Oxalacetat und Acetyl-CoA überführt wird. Auf diese Weise sind Citratzyklus und Lipidsynthese eng miteinander verknüpft.
- **Vermutete weitere Funktionen:** Durch ihre Rolle in der Lipidsynthese und bei der Synthese von Acetylcholin scheint die Pyruvatcarboxylase ein wesentlicher Faktor bei der Ausreifung des Gehirns zu sein. Oxalacetat scheint für die De-novo-Synthese von Aspartat notwendig zu sein.

### Propionyl-CoA-Carboxylase

Sie katalysiert (vermutlich in den Mitochondrien) die Bildung von Methylmalonyl-CoA aus Propionyl-CoA. Im menschlichen Gewebe stammt Propionsäure aus der Oxidation ungeradzahliger Fettsäuren, aus dem Aminosäurenabbau (Isoleucin, Methionin und Valin) sowie aus der Bildung durch die gastrointestinale Mikroflora. Aus der Zwischenstufe Methylmalonyl-CoA, die weiter zu Succinyl-CoA und Oxalacetat abgebaut wird, entsteht entweder Glucose oder (über den Citratzyklus) $CO_2$ und Wasser. Die Propionyl-CoA-Carboxylase spielt also sowohl bei der Glucosesynthese **(Gluconeogenese)** als auch bei der **Energieversorgung** eine wichtige Rolle.

### 3-Methylcrotonyl-CoA-Carboxylase

Das Enzym wird in den Mitochondrien gebildet und ist essenziell für den **Abbau von Leucin.** In einem der Abbauschritte wird 3-Methylcrotonyl-CoA zu 3-Methylglutaronyl-CoA carboxyliert. Der weitere Abbau erfolgt über Zwischenstufen zu Acetoacetat und Acetyl-CoA. Bei einem Mangel an 3-Methylcrotonyl-CoA-Carboxylase kommt es vermehrt zu

**Tab. 2.117** Interaktionen zwischen Biotin und Medikamenten (modifiziert nach [202])

| Medikament | Interaktion |
|---|---|
| Alkohol/alkoholhaltige Pharmaka | Biotinresorption (↓), Biotinmetabolismus beeinträchtigt |
| Aminoglykoside | Hemmung der endogenen (Darmbakterien) Biotinsynthese |
| Antazida | Biotinresorption (↓) |
| Antibiotika (Breitspektrum) | Hemmung der endogenen (Darmbakterien) Biotinsynthese |
| Antikonvulsiva | Biotinspiegel (↓), Biotinbedarf (↑) |
| Barbiturate | Biotinmetabolismus beeinträchtigt, Serumspiegel (↓) |
| Carbamazepin | Biotinbedarf (↑) |
| Chloramphenicol | Hemmung der endogenen (Darmbakterien) Biotinsynthese |
| Neomycin | Hemmung der endogenen (Darmbakterien) Biotinsynthese |
| Tetracyclin | Hemmung der endogenen (Darmbakterien) Biotinsynthese |
| Thiaziddiuretika | Renale Biotinausscheidung (↑) |

## Interaktionen

### Medikamente

Sämtliche Medikamente, die auf die physiologische Darmflora Einfluss nehmen, reduzieren bzw. hemmen die geringe, aber doch relevante Eigensynthese von Biotin. Hauptvertreter sind die häufig eingesetzten Antibiotika (➤ Tab. 2.117).

**GEFAHR**

Bei der Untersuchung klinischer Immunassays im Labor, die auf einer Streptavidin-Biotin-Wechselwirkung beruhen, kann es aufgrund der Einnahme von Biotinsupplementen zu einer Kompetition mit biotinylierten Reagenzien und dadurch zu signifikant falschen Ergebnissen kommen. Dies betrifft Untersuchungen von Hormonen, Herzmarkern (z. B. Troponin), Tumor- oder Infektionsmarkern (z. B. HIV) sowie Konzentrationsbestimmungen von Arzneimitteln. Die Ergebnisse können in diesen Fällen falsch positiv, aber auch falsch negativ ausfallen.
Beispiele: Troponinwerte können bei einer Biotin-Hochdosistherapie falsch negativ ausfallen und einen Herzinfarkt kaschieren. Auch die Schilddrüsenwerte können bei Neugeborenen, Kindern und Erwachsenen falsch erhöht oder erniedrigt sein und einen Morbus Basedow vortäuschen [195].

**Tab. 2.118** Interaktionen zwischen Biotin und Nährstoffen

| Nährstoff | Interaktion |
|---|---|
| Avidin | Das in rohem Eiklar vorhandene Glykoprotein Avidin bindet Biotin, so dass es nicht resorbiert werden kann. Durch längeres Erhitzen auf 100 °C denaturiert das Avidin |
| Pantothensäure | Hohe Dosen verringern die Biotinresorption |
| Schwefel | Bei Biotinmangel verringert sich der Schwefelgehalt des Gewebes |

### Nährstoffe

Bisher sind nur wenige Interaktionen mit anderen Nährstoffen bekannt (➤ Tab. 2.118).

## Täglicher Bedarf

Die meisten Bakterien sowie viele Pilz- und Pflanzenarten können Biotin synthetisieren. Daher ist Biotin in der Natur weit verbreitet, in Nahrungsmitteln ist die Konzentration jedoch eher gering. Im menschlichen Kolon sind Bakterien zur Biotinsynthese fähig. Allerdings findet die Absorption bereits im proximalen Dünndarm statt, so dass ein Großteil des produzierten Biotins über den Fäzes ausgeschieden wird und die Bakteriensynthese nicht zur Versorgung des Organismus ausreicht.

Der Biotinbedarf lässt sich sehr schwer ermitteln: Zum einen ist unbekannt, welche Menge der Körper selbst synthetisiert, und die Produktion hängt von verschiedenen Einflüssen ab (kann bei scharfem Essen oder Alkoholgenuss gestört sein), zum anderen variiert der Biotingehalt in Nahrungsmitteln. Aus diesem Grund gibt es bisher nur Schätzwerte für eine angemessene tägliche Zufuhr (➤ Tab. 2.119).

**Einnahmeempfehlung**

Während einer Mahlzeit, vorzugsweise auf mehrere Einzeldosen über den Tag verteilt. Als Basis empfiehlt sich die Zufuhr eines B-Komplexes.

**Tab. 2.119** DGE-Empfehlung für Biotin (in µg/Tag)

| Alter | Biotin (µg/Tag) |
|---|---|
| Säuglinge 0 bis unter 4 Monate (Schätzwert) | 5 |
| Säuglinge 4 bis unter 12 Monate (Schätzwert) | 5–10 |
| Kinder 1 bis unter 4 Jahre | 10–15 |
| Kinder 4 bis unter 7 Jahre | 10–15 |
| Kinder 7 bis unter 10 Jahre | 15–20 |
| Kinder 10 bis unter 13 Jahre | 20–30 |
| Kinder 13 bis unter 15 Jahre | 25–35 |
| Jugendliche 15 bis unter 19 Jahre | 30–60 |
| Erwachsene | 30–60 |
| Schwangere | 30–60 |
| Stillende | 30–60 |

**Tab. 2.120** Biotingehalt in ausgewählten Nahrungsmitteln (in µg/100 g) [122]

| Lebensmittel | Biotin (µg/100 g) |
|---|---|
| Leber | 100 |
| Bierhefe | 80 |
| Soja, Vollfett | 70 |
| Sojabohnen | 60 |
| Speisekleie | 44 |
| Walnüsse | 37 |
| Erdnüsse, geröstet | 34 |
| Bäckerhefe | 33 |
| Schweineleber | 27 |
| Hühnerei (Vollei), roh | 20 |
| Haferflocken | 20 |
| Blumenkohl | 17 |
| Champignons | 16 |
| Linsen | 13 |

### Vorkommen in Nahrungsmitteln

Biotin ist in Mikroorganismen wie Hefe, in tierischen Geweben (v. a. Leber, Eigelb) und in Pflanzen (Sojabohnen, Nüsse, Getreide) enthalten (➤ Tab. 2.120).

**Tab. 2.121** Vitaminoide und ihre Substanzklassen

| Vitaminoid | Substanzklasse |
|---|---|
| Coenzym $Q_{10}$ (Ubichinon, Ubichinol, $CoQ_{10}$) | Chinon |
| Carnitin (alter Begriff: Vitamin T) | Aminosäureähnliche Struktur |
| Pangamsäure (alter Begriff: Vitamin $B_{15}$) | Vertreter der B-Vitamine |
| Linol-, Linolen- und Arachidonsäure (alter Begriff: Vitamin F) | Essenzielle ungesättigte Fettsäuren (➤ Kap. 2.7.4) |
| α-Liponsäure (Tioctsäure) | Schwefelhaltige Fettsäure |
| Orotsäure | Zwischenprodukte der Pyrimidinsynthese |
| S-Methylmethionin (alter Begriff: Vitamin U oder „Anti-Ulcus-Vitamin") | Derivat der Aminosäure Methionin |
| Amygdalin, Laetril (alter, aber falscher Begriff: Vitamin $B_{17}$) | Cyanogene Glykoside; hochtoxische Substanzen, bilden Kaliumcyanid (Zyankali), orale Darreichungen potenziell tödlich |
| Inosit oder Inositol (Trivialname: „Muskelzucker" oder Myoinosit; alte, aber falsche Bezeichnung: Vitamin $B_8$) | 6-wertiger zyklischer Alkohol |
| Cholin (alter Name: Vitamin $B_4$) | Einwertiger Alkohol und quartäre Ammoniumverbindung |

## 2.4 Vitaminoide

Vitaminoide haben eine vitaminähnliche Wirkung, sind aber nicht essenziell, sondern semiessenziell, und weisen andere Strukturen auf. Im Gegensatz zu den Vitaminen können sie teilweise – zumindest bis zu einem bestimmten Alter – vom menschlichen Körper selbst hergestellt werden. Je nach Belastung des Organismus kann diese Eigenproduktion defizitär sein, so dass eine Nahrungsergänzung angezeigt ist. Die Einteilung der Vitaminoide (➤ Tab. 2.121) ist nicht einfach, da es verschiedene Definitionen gibt und manche auch den Pflanzenbegleitstoffen (➤ Kap. 2.2.1) zugeordnet werden.

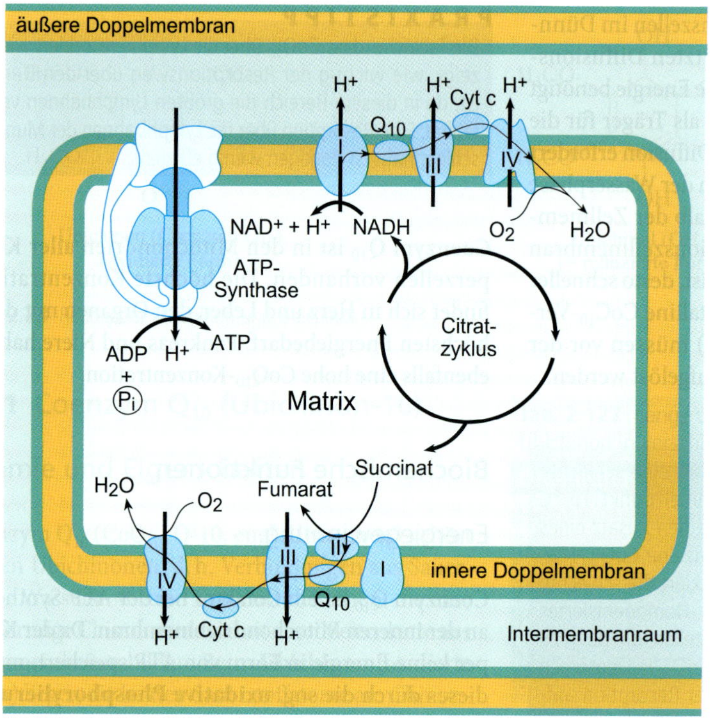


**Abb. 2.24** Schematische Darstellung der Atmungskette und des Elektronenflusses durch die Atmungskettenkomplexe I bis IV. [L141]

Zellorganellen. In den Membranen kann $QH_2$ das primäre Molekül sein, das die **Lipidperoxidation** verhindert (➤ Kap. 2.2.3: Biochemische Funktionen). Dadurch schützt $CoQ_{10}$ vor Zellschäden, -mutation und Zelltod. Außerhalb der Zell- und Organellenmembran kann Ubichinol andere Antioxidanzien, wie die Vitamine E und C, regenerieren und deren Wirkung unterstützen.

**PRAXISTIPP**

Als Redoxpaar wechselt $CoQ_{10}$ seinen Oxidationsstatus gut 10.000-mal pro Sekunde. Daher ist es für seine biochemische Funktion unerheblich, ob ein reduziertes oder oxidiertes Supplement verwendet wird. Allerdings gilt, dass reduzierte Supplemente deutlich schlechter resorbiert werden (s. unten: Nahrungsergänzung mit $CoQ_{10}$).

## Normwerte

Beim gesunden Menschen beträgt die Plasmakonzentration von Coenzym $Q_{10}$ 0,8–1,25 mg/ml.

## Versorgungssituation

In jungen Jahren ist bei gesunden Menschen eine ausreichende Versorgung mit Coenzym $Q_{10}$ gewährleistet. Mit zunehmendem Alter nehmen die Konzentrationen in verschiedenen Organen ab, vor allem im Herzen. 40-Jährige haben 30 % und 80-Jährige 60 % weniger $CoQ_{10}$ im Herzmuskel als gesunde 20-Jährige (➤ Tab. 2.123). Bei einem Defizit von 15 % treten bereits Funktionsstörungen auf, bei einem Abfall über 25 % lebensbedrohliche Störungen. Als Ursachen für die $CoQ_{10}$-Abnahme im Alter werden verminderte Eigensynthese, mangelnde Zufuhr über die Nahrung sowie erhöhter Verbrauch durch oxidativen Stress diskutiert.

**GEFAHR**

Medikamente vom Typ der **Statine** (Cholesterinsenker) blockieren die $CoQ_{10}$-Bildung um bis zu 75 %. Das ist fatal, denn ein 80-Jähriger hat ohnehin nur noch eine $CoQ_{10}$-Produktion von ca. 50 %. Gerade diese Menschen sind aber oft auf Statine eingestellt. In der Folge kommt es daher regelmäßig neben Muskelschmerzen auch zur Ausbildung einer Herzinsuffizienz.

**Tab. 2.123** Entwicklung der Coenzym-$Q_{10}$-Werte nach Lebensalter (in %, bezogen auf die $CoQ_{10}$-Werte bei 20-Jährigen [= 100 %]) (nach [674])

| Organ | $CoQ_{10}$ bei 40-Jährigen | $CoQ_{10}$ bei 79-Jährigen |
|---|---|---|
| Herz | 68 | 42 |
| Leber | 95 | 83 |
| Lunge | 100 | 52 |
| Milz | 87 | 40 |
| Nebenniere | 76 | 53 |
| Niere | 73 | 65 |
| Pankreas | 92 | 31 |

Mit der Nahrung (Mischköstler; Vegetarier und Veganer weniger) können täglich maximal 20 mg zugeführt werden.

## Klinische Symptomatik

### Mangelsymptome

Direkte Mangelsymptome sind nicht bekannt. Allerdings verschlechtert sich bei einem Coenzym-$Q_{10}$-Mangel die Energiebilanz von stark energiebedürftigen Organe wie Herz, Leber und Nieren, was zu Krankheiten wie Herzinsuffizienz, Niereninsuffizienz, CFS und einer allgemeinen Nierenschwäche führt.

### Symptome bei Überdosierung

Bei hohen Coenzym-$Q_{10}$-Dosierungen bis zu 900 mg/Tag über einen längeren Zeitraum wurden keine negativen Wirkungen festgestellt. Diese Aussage betrifft allerdings nur Produkte, die oxidiertes Ubichinon enthalten. Untersuchungen zum reduzierten Ubichinol liegen nicht vor, es ist jedoch nicht davon auszugehen, dass die Gabe von Ubichinol zu Unverträglichkeiten führt.

## Anwendungsgebiete

### Erhöhter Bedarf

Mittlerweile muss davon ausgegangen werden, dass Coenzym $Q_{10}$ bei Krankheiten immer erniedrigt ist.

**Tab. 2.124** Coenzym-$Q_{10}$-Spiegel im Blutplasma (in mg/ml) nach Krankheitsbild

| Krankheitsbild | $Q_{10}$-Spiegel (mg/ml) |
|---|---|
| Referenzwert Gesunde | 0,85–1,2 |
| Allergien verschiedener Art | 0,65 |
| Bluthochdruck | 0,64 |
| Angina pectoris | 0,55 |
| Chronische Erschöpfungszustände | 0,48 |
| Krebserkrankungen | 0,45 |
| Multiple Sklerose | 0,42 |
| Chronischer Stress (psychisch und physisch) | 0,40 |
| Diabetes (insulinabhängig) | 0,40 |
| Parkinson (Stadium II) | 0,35 |
| Chronische Lungenerkrankungen | 0,33 |
| Herzinsuffizienz (Stadium IV) | 0,28 |
| Tinnitus | 0,26 |

Nach http://www.webmed.ch/q10_spezifische_themen/q10_verschiedenes/BLUT_Spiegelmessung.htm

Dies ist logisch, denn jede Krankheit erhöht den Energiebedarf. ➤ Tab. 2.124 veranschaulicht diese Aussage.

Doch nicht nur kranke Menschen weisen einen erhöhten Coenzym-$Q_{10}$-Bedarf auf.

- **Ältere Menschen:** vor allem durch Abnahme der Eigensynthese ab dem 40. Lebensjahr
- **Leistungssportler:** aufgrund von erhöhtem Energiebedarf
- **Stress:** aufgrund von erhöhtem Energieverbrauch
- **Schwangere:** deutlich erhöhter Bedarf

### Indikationen

**Herzerkrankungen** Die Therapie mit Coenzym $Q_{10}$ führt signifikant und klinisch relevant zu einer Verbesserung der Herzfunktion, da $CoQ_{10}$ für die Energieversorgung der Herzmuskelzellen von entscheidender Bedeutung ist. Schon eine Reduzierung der $CoQ_{10}$-Bildung um 10 % bedeutet für das Herz ein Energiedefizit; dieser Wert wird schon bald nach dem 40. Lebensjahr erreicht (➤ Tab. 2.123). Dies erklärt, warum ein $CoQ_{10}$-Mangel **Prädiktor einer Herzinsuffizienz** sein kann. Besonders kritisch sind hier die Cholesterinsenker vom Typ der Statine zu werten, da sie nicht nur die Cholesterinbildung hemmen, sondern auch die Bildung von $CoQ_{10}$ in einem Bereich von 50–75 % (s. oben).

**STUDIEN**

Bewiesen wurden diese Zusammenhänge in der doppelblinden randomisierten multizentrischen Q-Symbio-Studie. Menschen, die an einer Herzinsuffizienz leiden, hatten durch die Zugabe von 300 mg Ubichinon zur Leitlinientherapie fast 50 % weniger schwere kardiale Komplikationen (MACE: major adverse cardiac events) im Beobachtungszeitraum (26 % in der Placebogruppe versus 15 % in der $CoQ_{10}$-Gruppe) und auch die Mortalität reduzierte sich in Europa um 53 % [984, 985].

Diese Ergebnisse müssen als bahnbrechend bezeichnet werden. Keine andere Medikation konnte bisher ein derartiges Ergebnis erzielen. Herzinsuffizienz galt bisher als unheilbar, der Krankheitsverlauf konnte medikamentös lediglich verlangsamt werden. Die Prognose bei einer Herzinsuffizienz war bisher dennoch nicht besser als beim kolorektalen Karzinom. Die Q-Symbio-Studie hat bewiesen, dass $CoQ_{10}$ den Krankheitsverlauf nicht nur verlangsamen kann, sondern dass es auch **kurativ** wirken kann. Es ist daher nicht nachvollziehbar, dass diese Ergebnisse nicht Einfluss in die Leitlinien zu Behandlung der Herzinsuffizienz gefunden haben.

Aufgrund der Ergebnisse dieser Studie muss Ubichinon bei Menschen mit Herzinsuffizienz unbedingt als **First-Line-Therapie** angesehen werden. Das Vitaminoid optimiert folgende Parameter: Zeit- und Auswurfvolumen des Herzens, Herzindex, enddiastolischer Volumenindex und Ejektionsfraktion. $CoQ_{10}$ kann die Anzahl der Angina-pectoris-Anfälle reduzieren.

**PRAXISTIPP**

Im eigenen Patientenkollektiv kam es unter dem Einsatz von Coenzym $Q_{10}$ bei über 70 % der Fälle zu einem Sistieren benigner Herzrhythmusstörungen. Rhythmusstörungen sind ein frühes Symptom eines Energiedefizites des Herzens.

**STUDIEN**

In einer weiteren prospektiven randomisierten Doppelblindstudie erhielten 443 hochbetagte gesunde Schweden eine Kombination von 200 mg Coenzym $Q_{10}$ und 200 μg organischem Selen. Es zeigte sich, dass über den Studienzeitraum von 5 Jahren bei den Teilnehmern, die regelmäßig Coenzym $Q_{10}$ und Selen substituierten, das Risiko, an einer Herz-Kreislauf-Erkrankung zu versterben, um gut 50 % sank. Auch in den folgenden 5,2 Jahren kam es zu einem Rückgang der Sterblichkeit an Herz-Kreislauf-Erkrankungen um 50 % [16].

Diese sogenannte KiSel-10-Studie zeigt eindrucksvoll das Potenzial der **Kombination von Coenzym $Q_{10}$** und dem endogenen Antioxidans **Selen.** Die besondere Fähigkeit von Selen, den oxidativen Stress an den Gefäßwänden und so die Entstehung von atheromatösen Plaques zu reduzieren, bedingt den erheblichen synergistischen Effekt in der Kombination mit dem Energiespender $CoQ_{10}$.

**PRAXISTIPP**

In vielen Fällen verschwinden benigne Herzrhythmusstörungen unter Coenzym-$Q_{10}$-Gabe.

**Hypertonie** Ein Energiedefizit bewirkt einen Elastizitätsverlust der arteriellen Blutgefäße, was einen Blutdruckanstieg deutlich begünstigt. Die arteriellen Gefäßwände werden zunehmend starrer, wodurch vor allem der diastolische Blutdruck steigt. Zusätzlich sinkt durch einen Coenzym-$Q_{10}$-Mangel die Konzentration an NO in den Gefäßwandzellen, was ihre Kontraktilität reduziert und somit dem Blutdruckanstieg Vorschub leistet. In der Summe verbessert die Gabe von $CoQ_{10}$ die Elastizität der Arterien und steigert deren Kontraktilität. Es ist daher nicht verwunderlich, dass sich in etlichen Untersuchungen der arterielle Druck systolisch um ca. 15 mmHg und diastolisch um ca. 7 mmHg im Mittel senken ließ.

**$Q_{10}$ bei Dialysepatienten** In einer Cross-over-Studie bei Dialysepatienten konnte gezeigt werden, dass die Entzündungsmarker (CrP sens. und Homocystein) unter Einsatz von $CoQ_{10}$ deutlich zurückgingen [1513].

**$Q_{10}$ bei CFS** In einer randomisierten Doppelblindstudie war $CoQ_{10}$ bei der Behandlung eines CFS (➤ Kap. 6.12.6) hochwirksam. In der eigenen Praxis zeigt sich bei Patienten mit idiopathischem CFS bereits nach 2–3 Wochen eine deutliche Besserung der Beschwerden. In der Regel wird die Therapie mit $CoQ_{10}$ mit anderen Vitalstoffen ergänzt, denn die Bildung von $CoQ_{10}$ ist, wie oben beschrieben, von etlichen anderen Vitalstoffen abhängig [427].

**Neurologische Erkrankungen** Viele dystrophe Muskelerkrankungen gehen mit einem Mitochondriendefekt einher. Im Rahmen von Doppelblindstudien konnte gezeigt werden, dass durch Stabilisierung der Mitochondrienfunktion mittels Coenzym $Q_{10}$ die Muskelkraft der Patienten zunahm. Darüber hinaus gibt es schon seit Jahren Einzelfalldarstellungen, die die Ergebnisse der Studie unterstützen.

**PRAXISTIPP**

Im eigenen Patientenkollektiv ist eine Reduzierung der Schübe bei multipler Sklerose auffällig. Eine Patientin mit ALS nimmt seit 6 Jahren regelmäßig $CoQ_{10}$ in hoher Konzentration (800 mg), seit 5 Jahren ist die Krankheit nicht progredient. Leider fehlen immer noch entsprechende Studien zu diesem Thema. Korrekterweise sollte Coenzym $Q_{10}$ jedoch nicht alleine gegeben, sondern mit anderen, vor allem antioxidativen, Nährstoffen kombiniert werden.

**Behandlungsschema bei dystrophen Muskelerkrankungen**

| | |
|---|---|
| Multivitaminpräparat als Basis | 1–2 × täglich |
| Vitamin C | 1.000–2.000 mg |
| Vitamin-B-Komplex, mit mindestens | 1.200 µg Folsäure |
| Vitamin E | 100–200 IE täglich |
| Selen | 200–300 µg täglich |
| Zink | 10–20 mg täglich |
| Kalzium | 800–1.200 mg täglich |
| Magnesium | 400–600 mg täglich |
| Omega-3-Fettsäuren | 2.000–3.000 mg täglich |

Weitere Mikronährstoffe nach Bedarf.

**Diabetes mellitus** Die häufig erhöhte Glucosekonzentration bei Diabetikern bedingt einen erhöhten oxidativen Stress, der zusammen mit der Immunreaktion gegen membranständige Proteine zu den bekannten Spätkomplikationen des Diabetes führen kann. Mit zunehmendem Alter wird gleichzeitig vermehrt die mitochondriale DNA geschädigt, für die es keine Reparatursysteme oder Schutzmechanismen gegen oxidativen Stress gibt. Ist das Maß der tolerablen Schädigung überschritten, wird vor allem in Zellen mit einem hohen Energieumsatz (z. B. Betazellen des Pankreas) die ATP-Bildung beeinträchtigt und infolgedessen weniger Insulin produziert.

**PRAXISTIPP**

Die Substituierung mit $CoQ_{10}$ bei Diabetikern zum Schutz vor Spätschäden ist sinnvoll, obwohl keine Verminderung des Blutzuckerspiegels erzielt wird.

**Tumorerkrankungen** Unbestritten ist ein Übermaß an oxidativem Stress die Ursache für Tumorerkrankungen. Daher ist in der Krebsprophylaxe und -therapie prinzipiell der Einsatz von Antioxidanzien notwendig. Trotz ermutigender erster Ergebnisse (s. Kasten) liegen noch keine weiterführenden wissenschaftlichen Studien zur Tumorprävention und -therapie vor. Aufgrund fehlender Nebenwirkungen sollte in der Tumortherapie nicht auf $CoQ_{10}$ verzichtet werden.

**STUDIEN**

In Studien zeigte sich, dass 20 % der Tumorpatienten zu niedrige Coenzym-$Q_{10}$-Werte haben. In 6 von 32 Fällen konnte – allerdings bei nicht randomisierten Untersuchungen – eine nahezu vollständige Tumorregression durch eine Supplementierung mit verschiedenen Antioxidanzien (Coenzym $Q_{10}$, β-Carotin, Selen, Vitamin E, Vitamin C, γ-Linolensäure und Fettsäuren) beobachtet werden [674]. Laut Berichten kam es unter Coenzym-$Q_{10}$-Gabe ebenfalls zu einer Auflösung von Metastasen. In einer anderen Studie wurde festgestellt, dass Frauen mit Brusttumoren eine erniedrigte Coenzym-$Q_{10}$-Konzentration haben. Auch bei gutartigen Tumoren ist der Wert reduziert, aber nicht in dem Maße wie bei bösartigen Neoplasien [674].

**PRAXISTIPP**

Je höher der Malignitätsgrad bei der Gewebetypisierung eines Mammakarzinoms, desto niedriger ist die Coenzym-$Q_{10}$-Konzentration.

**Cholesterintherapie** Heutzutage ist der Einsatz von Statinen zur Reduzierung erhöhter Cholesterinwerte weit verbreitet. Der Mechanismus der Cholesterinsenkung beruht auf einer Hemmung des für die Cholesterinbiosynthese wichtigen Enzyms 3-Hydroxy-3-Methylglutaryl-Coenzym-A-Reduktase (HMG-CoA-Reduktase). Dieses Enzym ist auch für die Coenzym-$Q_{10}$-Biosynthese unerlässlich. Aufgrund seiner vielfältigen Funktionen sollte $CoQ_{10}$ bei Statintherapie auf jeden Fall substituiert werden. Im eigenen Kollektiv ließen sich die Nebenwirkungen durch Einsatz von $CoQ_{10}$ wesentlich reduzieren.

**Hautschutz** Coenzym $Q_{10}$ kann die Haut, die mit zunehmendem Alter vermehrt den schädlichen Einflüssen von oxidativem Stress unterliegt, vor freien Radikalen schützen [998]. Das antioxidativ wirksame Vitaminoid (oral oder topisch verabreicht) verbessert den Energiestatus der Zellen. Zahl und Tiefe der Falten nehmen ebenfalls ab. Eine In-vivo- und In-vitro-Studie wies nach, dass die endogene Resistenz der Haut älterer Menschen gegen UV-Licht in den Keratinozyten stark nachlässt. Die Resistenzfähigkeit der Haut steigt deutlich an, wenn $CoQ_{10}$ enteral und/oder topisch zugeführt wird. Die sichtbaren Folgen der Lichtalterung (Photoaging), wie sichtbare Fältchen im Augenwinkelbereich, konnten mittels einer Langzeitbehandlung mit humanidentischem $CoQ_{10}$ rückgängig gemacht werden [137].

**Zahnmedizin** Untersuchungen ergaben, dass bei vielen Zahnfleischerkrankungen die Coenzym-$Q_{10}$-Konzentration im Serum erniedrigt ist (➤ Kap. 6.5). Bei regelmäßiger Zufuhr verbessert sich deutlich der Zustand der Mundschleimhaut. In einer Studie konnte gezeigt werden, dass Coenzym $Q_{10}$ den Entzündungsgrad sowie die Tiefe der Zahnfleischtaschen reduzierte und den Sitz der Zähne verbesserte. Somit ist es als natürliches Mittel zur Parodontoseprophylaxe einsetzbar.

**FALLBEISPIEL**

**Gesichtsfeldausfall nach Schlaganfall**

- Berichterstattung über die klinischen Befunde und die Behandlung eines Hinterhauptlappeninfarkts (➤ Abb. 2.25) [394].
- Ein 69-jähriger Patient, der 2007 eine linksunterlegene Quadrantenanopsie (Gesichtsfeldeinschränkung) nach

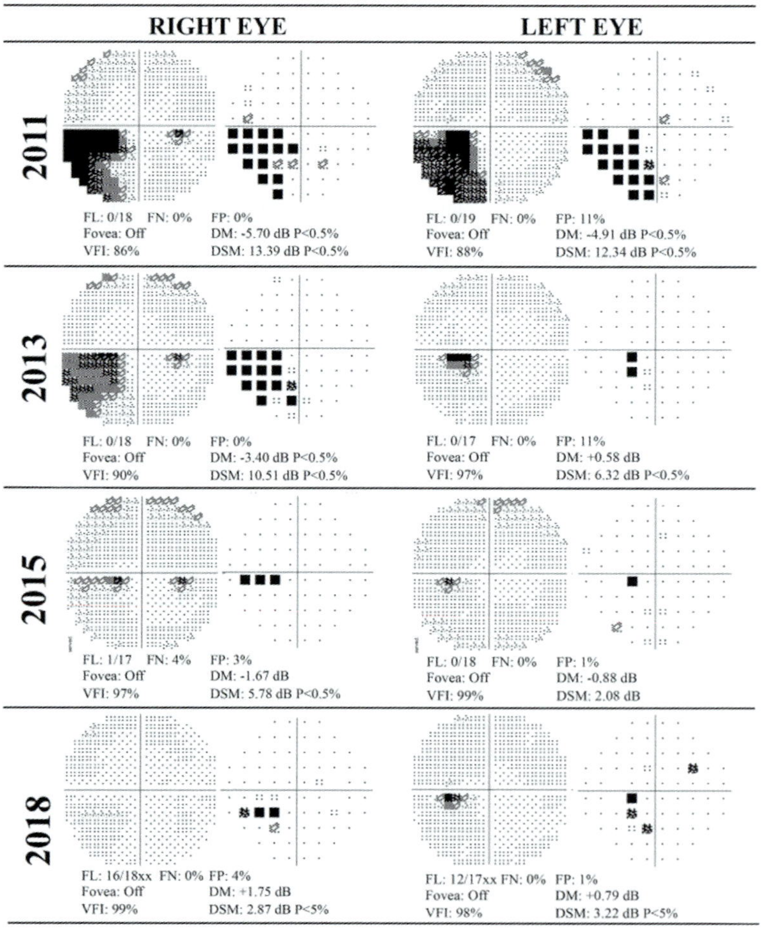


**Abb. 2.25** Quadrantenanopsie (Gesichtsfeldeinschränkung) bei einem mit Vitaminen und Coenzym $Q_{10}$ behandelten Patienten. (Aus [394]; [H245–001])

rechts zeigte. Occipitallappenhub mit einem anfänglichen **Gesichtsfeldindex von 82 % bzw. 79 %** im rechten und linken Auge. Von 2007 bis 2010 wurde er mit Vitamin- und Antioxidanskomplexen behandelt, ohne dass spezifische Anzeichen von Veränderungen beobachtet wurden (81 % rechtes Auge, 79 % linkes Auge). Im Jahr 2011 wurde zusätzlich $CoQ_{10}$ gegeben, eine sofortige leichte Verbesserung des Gesichtsfeldes in beiden Augen wurde beobachtet. Im Jahr 2013 wurde eine bemerkenswerte Verbesserung festgestellt. Beobachtung eines leichten Skotoms, wo zuvor die Quadrantenanopsie dargestellt wurde. Bei den Nachuntersuchungen im folgenden Jahr erlebte der Patient eine **exponentielle Verbesserung des Gesichtsfeldes** mit allmählich einsetzendem Verblassen des Skotoms. Derzeit zeigt der Patient keine Anzeichen von Quadrantenanopsie mehr, bei normalem Gesichtsfeld in beiden Augen **(99 % rechtes Auge, 98 % linkes Auge).**

- **Fazit:** Eine spontane Besserung mehr als 6 Monate nach dem Schlaganfall gilt eigentlich als unwahrscheinlich. Wir haben jedoch zum ersten Mal eine Verbesserung des Gesichtsfeldes 10 Jahre nach einem Hinterhauptlappeninfarkt beobachtet. Die Kombination aus Vitaminen und $CoQ_{10}$ (100 mg) verbesserte die Prognose mit einer signifikanten Wiederherstellung des Gesichtsfeldes.

Nun sind Einzelfälle keine Studie, aber die vorliegende Kasuistik ist so eindrucksvoll, dass sie an dieser Stelle als Hinweis zur Therapie eingeführt wurde.

## Interaktionen

### Medikamente

Bisher sind nur wenige Interaktionen bekannt (➤ Tab. 2.125). Bei einer Substituierung sollten zur Wirkungsverstärkung andere Antioxidanzien verabreicht werden.

Allerdings kann bei Antikoagulanzien-Therapie eine Wirkverstärkung der Cumarinderivate (z. B. Phenprocoumon, Warfarin) verursacht werden. Patienten empfinden die Reduzierung der Dosis an Vitamin-K-Antagonisten als angenehm, es handelt sich daher nicht um eine unerwünschte Nebenwirkung. Aus diesem Grund darf bei einer Antikoagulation mit Vitamin-K-Antagonisten eine Coenzym-$Q_{10}$-Substituierung nur in Absprache mit dem behandelnden Arzt durchgeführt werden. Die seit einigen Jahren erhältlichen neuen oralen Antikoagulanzien (NOAK) sind davon nicht betroffen. Aus orthomolekularer Sicht sind Vitamin-K-Antagonisten nicht empfehlenswert, da der induzierte Vitamin-K-Mangel bei Vorliegen eines Vitamin-D-Mangels (80 % der Bevölkerung) zu einer Kumulation von Kalzium führen und so das Auftreten einer Atherosklerose fördern kann.

**Tab. 2.125** Interaktionen zwischen Coenzym $Q_{10}$ und Medikamenten [489]

| Medikamente | Interaktionen |
|---|---|
| Adriamycin | Coenzym-$Q_{10}$-Bedarf (↑) |
| Anthracycline | Coenzym $Q_{10}$ reduziert die Kardiotoxizität |
| Antidepressiva, trizyklische | Coenzym-$Q_{10}$-Bedarf (↑) |
| Antikoagulanzien | Coenzym $Q_{10}$ kann Cumarinwirkung verstärken |
| Beruhigungsmittel | Coenzym-$Q_{10}$-Bedarf (↑) |
| Betablocker | Coenzym-$Q_{10}$-Bedarf (↑) |
| Diuretika | Coenzym-$Q_{10}$-Bedarf (↑) |
| Statine | Coenzym-$Q_{10}$-Bedarf (↑) |

**GEFAHR**

Patienten mit Antikoagulanzien-Therapie (Vitamin-K-Antagonisten) dürfen Coenzym $Q_{10}$ nur unter ärztlicher Aufsicht supplementieren. Zu Beginn sollte eine engmaschige Kontrolle des Quickwerts erfolgen. Die neuen oralen Antikoagulanzien (NOAK) sind davon nicht betroffen.

### Nährstoffe

Phytofaktoren wie z. B. Flavonoide verbessern die Resorption von Coenzym $Q_{10}$.

## Täglicher Bedarf

Einnahmeempfehlungen sind bisher nicht bekannt. Ab dem 40. Lebensjahr sollten täglich mindestens 100 mg substituiert werden. Herzpatienten und Patienten, die auf Statine angewiesen sind, sollten täglich 200–300 mg Coenzym $Q_{10}$ zuführen.

**Einnahmeempfehlung**

Zu den Mahlzeiten und nicht nach 16 Uhr einnehmen, da $CoQ_{10}$ auch kurzfristig die Leistungsfähigkeit steigern kann, so dass das Einschlafen erschwert werden kann.

## Vorkommen in Nahrungsmitteln

Größere Mengen Coenzym $Q_{10}$ befinden sich in Fleisch (v. a. Leber), fettem Fisch (Sardinen, Makrelen), Brokkoli, grünen Bohnen, Kohl, Spinat, Knoblauch und in einigen Ölen (Oliven-, Soja-, Mais-, Weizenkeimöl). Vollkornprodukte enthalten relativ hohe Mengen an $CoQ_9$, das in der Leber in $CoQ_{10}$ umgewandelt werden kann.

Durch die Verarbeitung von Lebensmitteln (Erhitzen, Konservieren, Lagerung etc.) gehen 15–45 % der Ubichinone verloren.

## Nahrungsergänzung mit $CoQ_{10}$: Was ist zu beachten?

Nach der Absorption wird $CoQ_{10}$ über das Blut für alle Körperzellen bioverfügbar gemacht. Die Bioverfügbarkeit entspricht nicht der tatsächlichen Absorption, gibt jedoch eine gute Einschätzung über die Menge $CoQ_{10}$, die als Antioxidans im Blut und für die Körperzellen verfügbar ist. Tatsächlich besagen die Daten, dass die Bioverfügbarkeit von Ubichinon 300 % höher ist als die der Trockenpulverprodukte. Die meisten gelösten, liposomalen, mikrobiologischen und nanopartikulären $CoQ_{10}$-Produkte weisen eine 250–350 % höhere Bioverfügbarkeit auf als Trockenpulver-$CoQ_{10}$. Das aktuelle wirtschaftliche und wissenschaftliche Thema ist die Bioverfügbarkeit der Ubichinolform im Vergleich zur Ubichinonform von $CoQ_{10}$.Die beiden Hydroxygruppen von Ubichinol führen zu einer stärkeren Bindung von Wasser, wodurch es tatsächlich etwas besser wasserlöslich als Ubichinon ist. Es bleibt jedoch nach wie vor lipophil und wird als Fett aufgenommen, so dass dieser Umstand nicht von Belang ist.

$CoQ_{10}$ wird seit über 50 Jahren von der Wissenschaft erforscht, ist seit langem als kommerzielles Nahrungsergänzungsmittel erhältlich und wird mittlerweile in biomedizinischen Lehrbüchern behandelt. Der Eintritt in den medizinischen Markt und die Akzeptanz in den klinischen Fachkreisen wird letztendlich mit gut kontrollierten klinischen Studien belegt. $CoQ_{10}$ wird als ergänzender Nährstoff zur klassischen klinischen Therapie eingesetzt, aber auch die Anwendung als eigenständiger Nährstoff zur Sicherstellung und Aufrechterhaltung des Gesundheitsstatus wächst weltweit rasant. Allerdings haben falsche und irreführende Behauptungen im Zuge aggressiver Marketingkampagnen zur Markteinführung von Ubichinol zu Verwirrung geführt.

Der anscheinend mangelnde Absorptionsgrad, die Instabilität im Magen, die Tatsache, dass keine klinischen Wirksamkeitsstudien vorliegen, und die hohen Kosten von Ubichinol müssen bei der Beurteilung, welche $CoQ_{10}$-Form verwendet werden soll, berücksichtigt werden. Auch wenn Ubichinon und Ubichinol als Redoxpaar in den Zellen schnell ineinander umgewandelt werden – je nachdem, welche spezifischen Funktionen erforderlich sind –, spielt es dennoch eine Rolle, welche Form als Ergänzung genommen wird. Verbraucher suchen immer noch nach den kostengünstigsten und effektivsten Produkten. Da das Ubichinolmolekül ohnehin im Magen oxidiert wird, ist es sinnvoll, eine erschwingliche Form zu wählen, zumal $CoQ_{10}$ eher zu den teuren Supplementen gehört. Unabhängig von der Produktart ist der kritischste Aspekt der $CoQ_{10}$-Supplementierung die Absorption. Ihre Maximierung wird aufgrund der hohen Kosten von $CoQ_{10}$ zum wesentlichen Faktor in einem effektiven und erfolgreichen Nahrungsergänzungsmittel.

**PRAXISTIPP**

Die beste Wahl für den Verbraucher ist ein $CoQ_{10}$-Produkt mit guten Absorptionseigenschaften, da eine geringere Dosierung notwendig ist, um die gleichen Blutwerte und gesundheitlichen Vorteile zu erreichen.

Eine unabhängige spanische Studie zur $CoQ_{10}$-Supplementierung bestätigte das bisher Gesagte [863]. Untersucht wurde die Bioverfügbarkeit von 7 Formulierungen mit $CoQ_{10}$ gleichen Ursprungs, die sich in ihrer Zusammensetzung (Ölsuspension, Matrix, Kristallstruktur, Additive) unterscheiden (Analyse 48 Stunden nach Einnahme einer Kapsel mit 100 mg $CoQ_{10}$).

Bioverfügbarkeit (Plasmakonzentration im Blut) (➤ Abb. 2.26):

- $CoQ_{10}$ wird besser aus wässrigen oder emulgierten Vehikeln absorbiert als aus Pulver-Formulierungen.
- Eine Sojaölmatrix in Myoqinon zeigte die beste Bioverfügbarkeit.
- Ein höheres Oberflächen-Volumen-Verhältnis in $CoQ_{10}$-Kristallen ist zur Verbesserung der Bioverfügbarkeit wichtig.

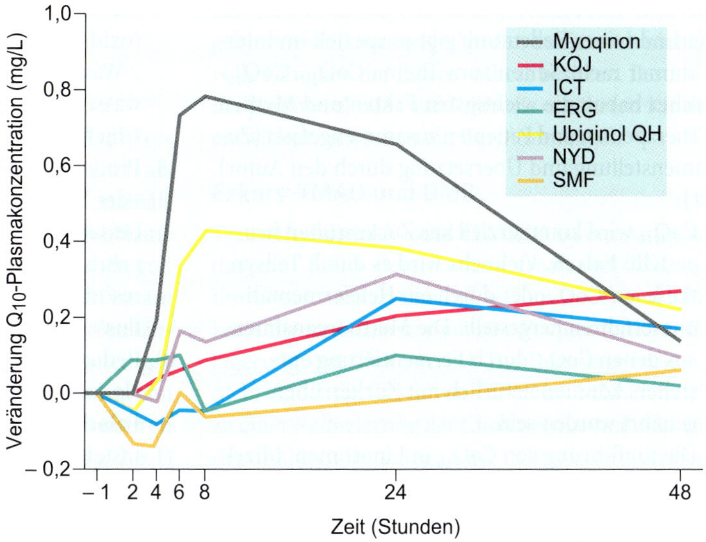


**Abb. 2.26** Veränderungen der mittleren Plasma-$CoQ_{10}$-Konzentrationen über 48 Stunden nach Verabreichung von 7 $CoQ_{10}$-Fomulierungen (Myoqinon, Ubiqinol QH und 5 weitere, anonymisierte Hersteller; jeweils 100 mg $CoQ_{10}$). (Nach [863]; [L141])

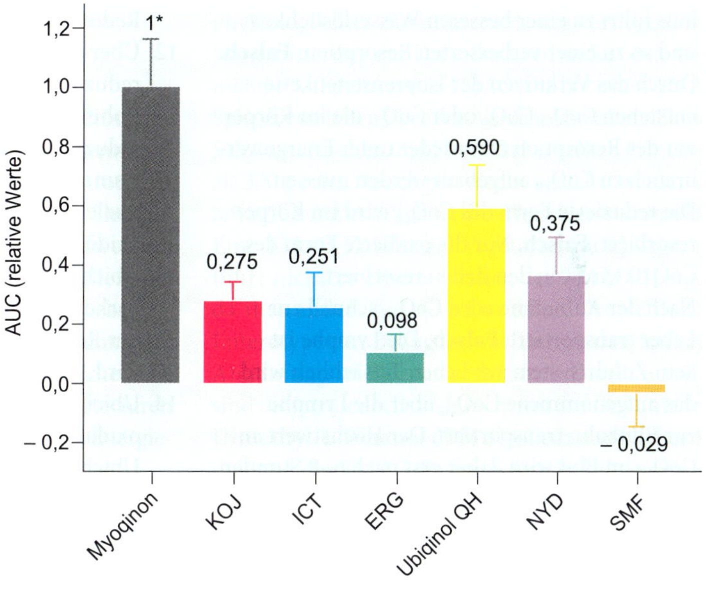


**Abb. 2.27** Vergleichende relative Absorption als Fläche unter der Kurve (Mean AUC 0–48 h) zwischen 7 $CoQ_{10}$-Formulierungen (jeweils 100 mg $CoQ_{10}$); Werte relativ zur mittleren AUC von Myoqinon. (Nach [863]; [L141])

Aufnahmerate (➤ Abb. 2.27):

- Signifikante 1,7fach bessere Absorption mit Myoqinon im Vergleich zu Ubiqinol QH.
- Interessanterweise zeigten einige der Probanden, die eine niedrigere Aufnahme mit Myoqinon aufwiesen, eine ähnliche oder höhere Aufnahme mit Ubiqinol QH, während dies bei anderen Studienteilnehmern umgekehrt war.
- Dies zeigt, dass die Reaktion jedes Individuums unabhängig von der Redoxnatur von $CoQ_{10}$ ist, sondern von noch unbekannten physiologischen Faktoren abhängt, vermutlich einschließlich verschiedener Mikrobiota, der Fettresorption im Darm, der metabolischen Kapazität der Enterozyten, von Lebensstil, Gewicht, Body-Mass-Index, Geschlecht und Alter.

sind eine fehlende Eigensynthese des Vitaminoids oder eine stark erhöhte Ausscheidung über den Urin. Die ersten Symptome treten bereits im Säuglings- bis Kleinkindalter auf:

- Muskelschwäche
- Azidose
- Leberschäden
- Fettanhäufung in den Organen

Durch rechtzeitige Substituierung von Carnitin lässt sich die Störung sehr gut therapieren, unbehandelt endet sie letal.

### Symptome bei Überdosierung

Carnitin gilt als nicht toxisch. Bei Dosen 4 g/Tag kann eine Diarrhö auftreten. D-Carnitin kann die Wirkung von L-Carnitin beeinträchtigen. Es gibt Berichte, wonach eine Mischung aus D- und L-Carnitin zu Muskelschwäche führen kann.

## Anwendungsgebiete

**Muskelaufbau** Carnitin unterstützt den Muskelaufbau bei Muskelschwund, aber auch bei Sportlern. Es wirkt dem altersbedingte Muskelverlust vor. Täglich sollten 1–3 g eingenommen werden. Dies funktioniert aber nur bei ausreichender Bewegung. Zusätzlich reduziert Carnitin auch die Körperfettmasse [130].

**Herzerkrankungen** Bei Herzkrankheiten ist nahezu immer ein Mangel an Carnitin auffällig. Neben einer verbesserten Energieversorgung im Herzen beugt die Zufuhr von Carnitin Herzrhythmusstörungen vor, deren Entstehen durch Acyl-CoA-Verbindungen gefördert wird. Patienten mit einer Angina pectoris haben weniger Schmerzen und die Belastungsfähigkeit steigt. Durch die verbesserte Energiebilanz verbessert sich auch die Leistungsfähigkeit des Herzens bei Herzinsuffizienz.

Menschen, die zur Behandlung eines Herzinfarktes Carnitin erhalten, haben weniger Nekrosen am Herzen. Dadurch sinkt die Schwere des Herzinfarktes und die Überlebensrate steigt [866].

**Schwangerschaft und Stillzeit** Gerade in Schwangerschaft und Stillzeit ist der Bedarf an Fettsäuren zur Energiegewinnung und daher auch an deren universellen Carrier groß. Aufgrund der durch Carnitin vermittelten verbesserten Energiebilanz wird auch der Surfactant Faktor in der Lunge der Embryonen und Säuglingen gebildet. Ein Mangel an diesem Faktor ist nach aktueller Datenlage ursächlich für den plötzlichen Kindstod bei Säuglingen [595].

**Diabetes** Die Verminderung der freien Fettsäuren durch die carnitininduzierte Verbrennung steigert die Insulinwirkung und senkt die Insulinresistenz. Der Blutzucker ist im Tagesverlauf stabiler als ohne eine Supplementierung mit Carnitin.

**Fettleber** Carnitin reduziert die Fettakkumulation bei Fettleber und Leberzirrhose.

**Zytostatikatherapie** Die Medikamente werden durch Supplementierung mit Carnitin besser vertragen.

**Gedeihstörungen bei Kindern** Im Säuglings- und Kleinkinderalter tritt oft ein latenter Carnitinmangel auf. Die Kinder leiden unter Gedeihstörungen, Hypotonie, rezidivierenden Infekten, hepatischer Enzephalopathie, Kardiomyopathie und Hypoglykämie. Nach Substituierung mit Carnitin bessern sich die Symptome meist rapide.

**Weitere, noch konträr diskutierte Einsatzmöglichkeiten** Stärkung des Immunsystems, Stärkung der Hirnleistung, Leistungssteigerung beim Ausdauersport.

## Interaktionen

Das Antiepileptikum Valproinsäure kann einen Carnitinmangel hervorrufen. Weitere Interaktionen sind bisher nicht bekannt.

## Täglicher Bedarf

Genaue Empfehlungen sind noch nicht bekannt. Bei gesunden Menschen ist eine Substituierung nicht erforderlich.

**GEFAHR**
Bei Carnitinsubstituierung sollte auf die Einnahme von reinem, natürlichem Carnitin (L-Carnitin) geachtet werden. D-Carnitin oder eine Mischung aus D- und L-Carnitin kann die Aufnahme von natürlichem Carnitin in Zellen hemmen und so zu einem Mangel führen.

Einnahme in kleinen Dosen zwischen den Mahlzeiten.

### Vorkommen in Nahrungsmitteln

Gute Carnitinlieferanten sind Fleisch und Milch. Da das Vitaminoid in pflanzlichen Nahrungsmitteln kaum vorhanden ist, sind Vegetarier und insbesondere Veganer mangelgefährdet.

## 2.4.3 α-Liponsäure

### Chemie und Eigenschaften

α-Liponsäure (6,8-Dithioctansäure, auch Thioctsäure genannt) ist eine schwefelhaltige Fettsäure mit vitaminähnlicher Wirkung (➤ Abb. 2.28). Durch die beiden in dem Ring verbundenen Schwefelatome kann die α-Liponsäure ein sog. intramolekulares Redoxsystem bilden. Die aktive Form der α-Liponsäure heißt Dihydroliponsäure. Nur in Deutschland ist α-Liponsäure auch als Arzneimittel zugelassen.

α-Liponsäure kann sowohl über die Nahrung aufgenommen als auch in ausreichender Menge vom Körper selbst synthetisiert werden. Die Eigensynthese findet in den Mitochondrien statt (➤ Abb. 2.29), die

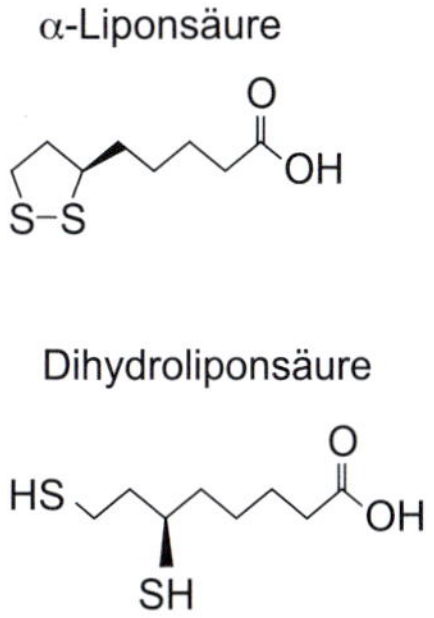


**Abb. 2.28** Strukturformeln von α-Liponsäure (oxidierte Form) und Dihydroliponsäure (reduzierte Form). [L141]

höchsten Konzentrationen finden sich in Muskeln, Herz und Leber.

### Biochemische Funktionen

**Energiestoffwechsel** α-Liponsäure spielt als Bestandteil des Pyruvatdehydrogenase-Komplexes und des α-Ketoglutarat-Dehydrogenase-Komplexes eine wichtige Rolle im Energiestoffwechsel (➤ Abb. 2.30) und hat dabei eine enge Verbindung zu Vitamin $B_1$ (➤ Kap. Kap. 2.3.2).

**GEFAHR**
α-Liponsäure steigert den Glucoseabbau und den Aufbau von Glykogen unabhängig vom Zuckerstatus. Daher besteht das Risiko für eine Hypoglykämie bei hohen Dosierungen.

**Antioxidans** α-Liponsäure ist ein effektiver Radikalfänger und vermittelt die Interaktion zwischen Vitamin E und Vitamin C bei der Abwehr freier Radikale, die u. a. durch UV-Strahlung, Umweltverschmutzung, Stress, schlechte Ernährung und Medikamente entstehen und die Zellen schädigen (➤ Kap. 2.2.3: Biochemische Funktionen). Sie ist somit maßgeblich am Oxidationsschutz der Fettsäuren an den Zellmembranen beteiligt. Sowohl die oxidierte als auch die reduzierte Form sind jeweils mit antioxidativen Eigenschaften ausgestattet. Zusätzlich fördert sie die Regenerierung anderer Antioxidanzien wie Vitamin C, Vitamin E, dem Coenzym $Q_{10}$ und der Aminosäure Glutathion (GSH) (➤ Abb. 2.31). α-Liponsäure ist an der Reparatur von oxidativ geschädigten Proteinen beteiligt. Sie wirkt in der wässrigen und fetthaltigen Phase antioxidativ.

α-Liponsäure senkt nach einer Magenentzündung erhöhte Katalasewerte durch Indomethacin und erhöht erniedrigte SOD/Glutathion Aktivitäten (➤ Abb. 2.32) [712].

**Xenobiotika** α-Liponsäure ist an der Eliminierung von Xenobiotika beteiligt.

**Gefäßsystem** α-Liponsäure verbessert den Status an NO und sorgt so für eine Vasodilatation und wirkt blutdrucksenkend.

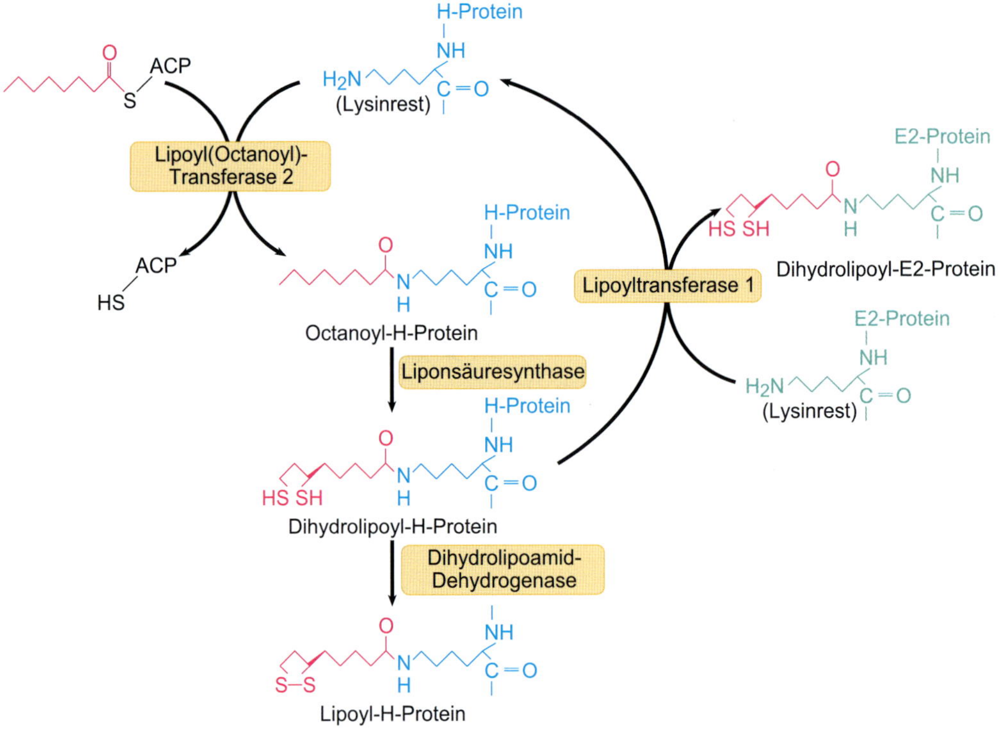


**Abb. 2.29** Syntheseweg der Liponsäure in den Mitochondrien; ACP: Acyl-Carrier-Protein, H-Protein: Bestandteil des Enzymkomplexes zum Glycinabbau, E2-Protein: Untereinheit des α-Ketoglutarat-Dehydrogenase-Komplexes. (Modifiziert nach: Kyberg-Akademie; [L141])

**Schmerztherapie** α-Liponsäure wirkt analgetisch und reduziert die Beschwerden im Sinne einer Polyneuropathie.

**Entgiftung** α-Liponsäure besitzt starke Chelateigenschaften. Sowohl die oxidierte als auch die reduzierte Form können an ihren beiden Schwefelatomen Komplexe mit Blei, Cadmium, Quecksilber, Kupfer, Arsen, Mangan und Eisen bilden und tragen damit zur Entgiftung von Schwermetallen und Spurenelementen bei. α-Liponsäure stellt somit einen potenten Leberschutz dar [135, 1065].

**Abbau von Aminosäuren** α-Liponsäure baut die verzweigtkettigen Aminosäuren Leucin, Valin und Isoleucin (BCAA, ➤ Kap. 2.6.2) ab. Da diese Aminosäuren mit Tryptophan (das im Gehirn Serotonin bildet) an der Blut-Hirn-Schranke konkurrieren (➤ Abb. 2.50), kann der Serotoninspiegel ansteigen. Dies ist wichtig bei der Behandlung der Depression.

## Normwerte

Der Normert der α-Liponsäure liegt zwischen 9 und 23 μg/l.

## Versorgungssituation

Bisher sind beim Menschen keine eindeutigen Mangelzustände beobachtet worden. Bei einigen neurologischen Krankheiten und bei Diabetes mellitus wurden jedoch niedrige Blutspiegel gefunden.

## Klinische Symptomatik

Mangelsymptome sowie Symptome bei Überdosierung (durch Zufuhr hoher oraler Dosen) sind bisher nicht bekannt.

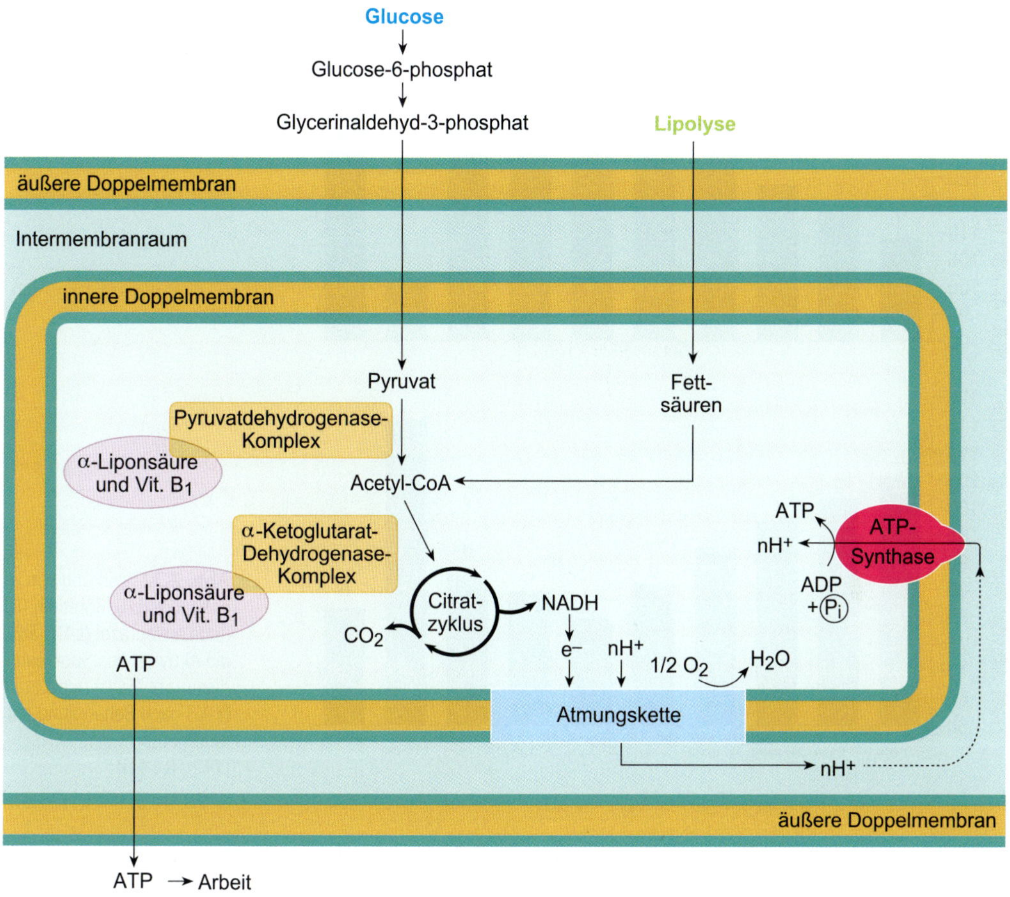


**Abb. 2.30** Beteiligung der α-Liponsäure bei der Energiegewinnung in den Mitochondrien. [L141]

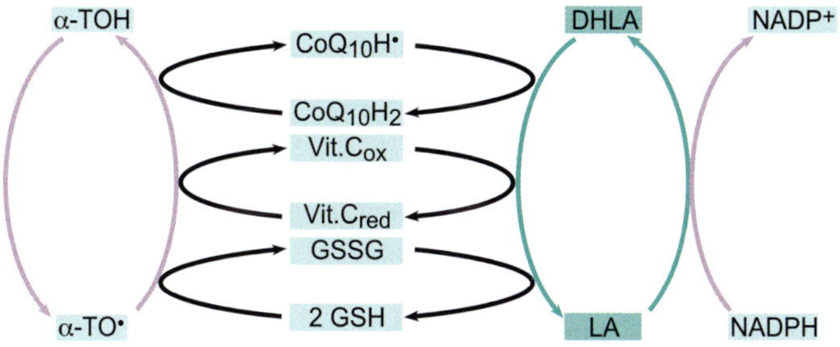


**Abb. 2.31** Schematische Darstellung der α-Liponsäure (LA; DHLA: Dihydroliponsäure) bei der Regenerierung anderer Antioxidanzien; α-TOH: α-Tocopherol (Vitamin E), $CoQ_{10}$: Coenzym $Q_{10}$, GSH: Glutathion, GSSG: Glutathiondisulfid. (Modifiziert nach: Kyberg-Akademie; [L141])

## Anwendungsgebiete

### Indikationen

**Diabetes mellitus** In Deutschland wird α-Liponsäure vor allem zur Behandlung der diabetischen Polyneuropathie eingesetzt. Es kommt zu einer Verbesserung der Nervenleitgeschwindigkeit und zu einer Reduzierung der (Polyneuropathie-)Beschwerden wie Brennen, Parästhesien, Taubheitsgefühl und Schmerzen [1528]. Zudem verlangsamt sich die Ausbildung einer diabetischen Neuropathie und der Blutzuckerspiegel wird gesenkt.

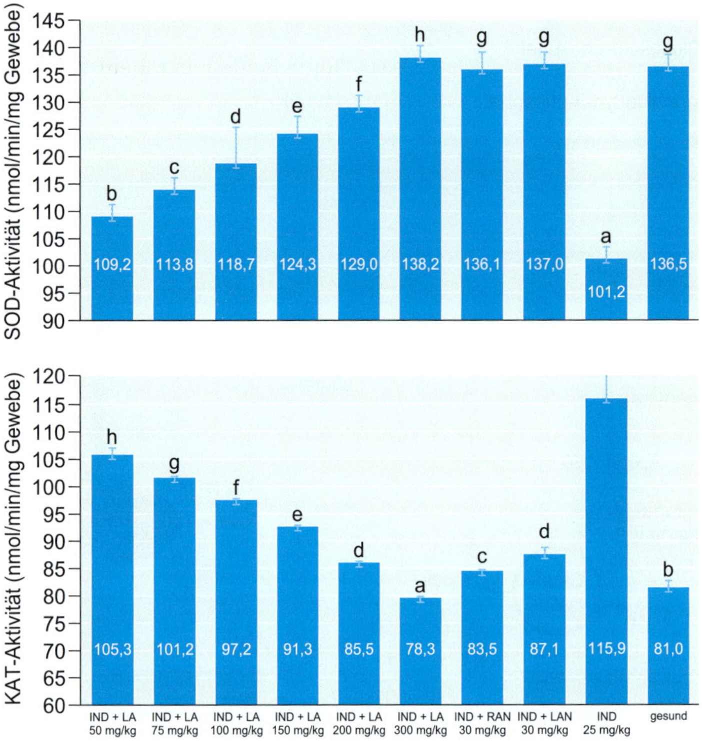


**Abb. 2.32** Wirkung von α-Liponsäure (LA), Ranitidin (RAN) und Lansoprazol (LAN) auf die Aktivität von Superoxiddismutase (SOD) und Katalase (KAT) nach Behandlung mit Indomethacin (IND). (Nach [712]; [L141])

**Atherosklerose** Bei experimentellen Tierversuchen wurde eine Schutzwirkung gegen Atherosklerose festgestellt. Dieser Effekt ist vermutlich auf die antioxidative Wirkung der α-Liponsäure zurückzuführen.

**Katarakt** α-Liponsäure scheint sich in der Kataraktprävention zu bewähren. Genauere Untersuchungen liegen bis jetzt nicht vor.

**Knollenblätterpilz-Vergiftung** α-Liponsäure wirkt den zum Teil fulminanten Symptomen entgegen und verlangsamt den Verlauf dieser Vergiftung.

**Nierenfunktion** α-Liponsäure verbessert die Nierenfunktion und kann erhöhte Kreatininwerte senken.

**Lebererkrankungen** Pathologisch erhöhte Leberwerte bessern sich bei Supplementierung mit α-Liponsäure. Gleichzeitig wird die Leberdurchblutung verbessert. α-Liponsäure fördert die Heilung bei nicht alkoholtoxischer Fettleber [76].

**Schwermetallvergiftungen** α-Liponsäure verringert als Chelatbildner die Aufnahme der Schwermetalle in die Organe. Bei Morbus Wilson wird durch α-Liponsäure die Ausscheidung von Kupfer gesteigert. Leberschäden durch Schwermetalle werden – bis zu einem gewissen Grad – verhindert [1154].

**PCOS (polycytisches Ovarsyndrom = Stein-Leventhal-Syndrom)** Zusammen mit Inositol normalisiert α-Liponsäure diese hormonell bedingte Zyklusunregelmäßigkeit. PCOS ist die häufigste Zyklus-Hormonstörung bei Frauen zwischen 14 und 44 Jahren.

## Interaktionen

Zu den Interaktionen zwischen α-Liponsäure mit Nährstoffen und Arzneimitteln ➤ Tab. 2.126.

**Tab. 2.126** Interaktionen zwischen α-Liponsäure und Nährstoffen/Arzneimitteln [489]

| Nährstoffe/ Arzneimittel | Interaktionen |
|---|---|
| Alkohol | Abschwächung der Wirkung. |
| Aminoglykoside | Abnahme der Ototoxizität im Tierversuch. |
| Antidiabetika | Diese Medikamente verstärken die blutzuckersenkenden Effekte. |
| Biotin | Bei langfristiger Einnahme kommt es zu einer Wirkverminderung. |
| Cisplatin | Wirkverlust von Cisplatin möglich, aber auch Abnahme der Nephro- und Ototoxizität von Cisplatin durch Gabe von α-Liponsäure. |
| Metalle | Bildet bei gleichzeitiger Einnahme mit den meisten Metallen Komplexe. |
| Schilddrüsen-hormone | Wirkverstärkung der medikamentös gegebenen Schilddrüsenhormone möglich, ggf. Therapieanpassung erforderlich. |
| Thiamin | Bei der Behandlung von Alkoholikern sollte Thiamin zusammen mit α-Liponsäure gegeben werden. |

**PRAXISTIPP**

α-Liponsäure sollte nicht gleichzeitig mit Kalzium, Eisen, Magnesium, Mangan, Zink, Alkohol und Milchprodukten eingenommen werden, da so die Resorption von α-Liponsäure abnehmen kann. Die Einnahme sollte ca. 1 Stunde vor der Mahlzeit erfolgen. Bei bleichzeitiger Einnahme drohen zum Teil erhebliche Wirkverluste.

### Täglicher Bedarf

Die Meinungen der Wissenschaftler über den Bedarf an α-Liponsäure variieren z. T. erheblich. Streitpunkt ist die Frage, ob ausreichend α-Liponsäure synthetisiert werden kann oder nicht.

### Vorkommen in Nahrungsmitteln

In den meisten Nahrungsmitteln ist α-Liponsäure nur in geringen Mengen vorhanden. Gute Lieferanten sind Innereien wie Herz und Leber. Fleisch enthält geringere Mengen an α-Liponsäure.

## 2.4.4 Orotsäure

Orotsäure (früherer, heute nicht mehr zulässiger Name: Vitamin $B_{13}$) ist nicht essenziell, da der Organismus sie synthetisieren kann. Sie ist vermehrt in Milch und Milchprodukten enthalten. Orotsäure ist am Stoffwechsel der Pyrimidine und somit an der Bildung der Erbsubstanz beteiligt.

Es gibt Hinweise darauf, dass Orotsäure der Entstehung atheromatöser Plaques entgegenwirkt und antiarrhythmisch wirksam ist. Orotsäure soll die Leber schützen und bei Patienten mit Herzinsuffizienz die Beschwerden bessern. Diesbezüglich ist die Datenlage allerdings noch nicht eindeutig. Mangelzustände sind nicht beschrieben und auch nicht zu erwarten.

## 2.4.5 Myoinosit

Myoinosit ist nicht essenziell, da es aus Glucose synthetisiert werden kann. In der Natur sind Inosite weit verbreitet und liegen in unterschiedlichen Formen vor. Im Pflanzenreich ist die Phytinsäure, der Hexaphosphorsäureester des Inosits, die häufigste Form. Im Gegensatz zur nahezu unresorbierbaren Phytinsäure ist freies Inosit vollständig resorbierbar.

Im Stoffwechsel des Menschen wird Myoinosit benötigt. Testes, Gehirn, Nerven, Niere und Milz weisen die höchsten Inositkonzentrationen auf. Bisher sind beim Menschen keine Mangelerscheinungen beobachtet worden. Bei PCOS wirkt es mit α-Liponsäure zyklusregulierend (➤ Kap. 2.4.3: Anwendungsgebiete) Im Tierversuch konnten durch inositfreie Ernährung Wachstumsstörungen, Haarausfall und Leberverfettung provoziert werden.

Koffein erhöht den Inositbedarf.

## 2.4.6 Lecithin und Cholin

### Chemie und Eigenschaften

Lecithin gehört zur Gruppe der Phospholipide und ist ähnlich den Triglyceriden aus 2 Fettsäuren sowie aus Cholin aufgebaut. Es hält das fettlösliche Cholesterin löslich und findet sich in Substanzen, die cholesterinreich sind, z. B. in Eigelb. Außerdem ist es Bestandteil der Lipoproteine LDL und HDL. Ein lecithinhaltiges Enzym, die Lecithin-Cholesterin-Acyltransferase (LCAT), ist an der Umwandlung von Cholesterin beteiligt und wirkt prophylaktisch bei der Vermeidung atheromatöser Plaques.

Cholin (2-Hydroxyethyl-N-trimethyl-Ammonium) kann aus der Aminosäure Methionin synthetisiert werden und ist Bestandteil von Acetylcholin (Botenstoff bei der Übermittlung von Nervenimpulsen).

#### Versorgungssituation

Ein Cholinmangel ist bei normaler Ernährung nahezu ausgeschlossen. Die tägliche Zufuhr (4 g/Tag) liegt im Mittel weit über dem Mindestbedarf (1 g/Tag).

#### Klinische Symptomatik

Bei lecithin- und cholinfreier Ernährung kommt es zu **Leberverfettung, Nierenfunktionsstörungen** und **Anstieg der Blutfette.** Auch Gedächtnisstörungen werden mit einem Lecithinmangel assoziiert.

Hinweise für eine Lecithin- und Cholinüberdosierung liegen derzeit nicht vor.

#### Anwendungsgebiete

**Fettstoffwechselstörungen** In einigen Untersuchungen wurde berichtet, dass die Gabe von Lecithin das LDL-Cholesterin und die Triglyceride senken kann. Randomisierte Studien existieren bis dato nicht.

**Fettleber** Lecithin vermindert die Fettablagerungen in der Leber.

**Atherosklerose** Senkung des oxidierten LDL-Cholesterins und der Triglyceride sowie die Wirkung der Lecithin-Cholesterin-Acyltransferase führen zu einer Prophylaxe der Atherosklerose.

**Hepatitis** Es gibt Einzelfallberichte über die positive Wirkung des Lecithins in der Behandlung von Hepatitis.

#### Interaktionen

Es sind bisher nur wenige Interaktionen bekannt: Alkohol erhöht den Cholinbedarf, Antazida vermindern die Cholinresorption.

#### Vorkommen in Nahrungsmitteln

Cholin ist reichlich enthalten in Eiern, Hefe, Leber, Fleisch, Fisch und Weizenkeimen.

## 2.5 Mineralstoffe: Mengen- und Spurenelemente

### 2.5.1 Überblick

Mineralstoffe, zu denen auch die Spurenelemente gehören, sind lebensnotwendige anorganische Nährstoffe, die mit der Nahrung zugeführt werden müssen. Sie erfüllen verschiedene Funktionen:

- Aufrechterhaltung des Wasser- und Elektrolythaushalts
- Aufrechterhaltung der Elektroneutralität
- Aufrechterhaltung eines bestimmten osmotischen Drucks
- Schaffung bestimmter Löslichkeitsbedingungen
- Aufbau von Puffersystemen
- Gewährleistung der Reizbarkeit und der Reaktion auf Reize, Nervenfunktion und Muskelbeweglichkeit
- Beeinflussung von Stoffwechselprozessen durch Aktivierung oder Hemmung von Enzymen
- Mineralisierung der Skelettknochen und der Zähne.
- Aufbau von Zellsystemen, Bindegewebe, Hormonen
- Produktion von Blut- und Muskelfarbstoffen

Die gastrointestinalen Verdauungssekrete enthalten ebenfalls Mineralstoffe:

- Magensaft: Wasserstoff-, Chlorid-, Natrium-Ionen
- Pankreassekret: Natrium-, Wasserstoff- und Hydrogencarbonat-Ionen

## Einteilung

### Benötigte Menge

**Mengenelemente** Der Mensch benötigt mengenmäßig > 50 mg/kg KG der „klassischen" Elektrolyte Natrium, Kalium, Kalzium, Magnesium, Phosphat (natürliche Phosphorverbindung), Chlorid und Sulfat (natürliche Schwefelverbindung). Diese sogenannten Mengenelemente (➤ Kap. 2.5.2 bis 2.5.8) bilden 3 % der Körpermasse und machen > 0,01 % des Körpergewichts aus.

**PRAXISTIPP**
Ohne Mineralstoffe würde der Organismus, trotz Wasserzufuhr, innerhalb von Tagen austrocknen.

**Spurenelemente** Die Konzentration der Spurenelemente liegt bei maximal 50 mg/kg KG. Allerdings wird auch Eisen mit einer Konzentration von 60 mg/kg KG zu den Spurenelementen gezählt. Alle Spurenelemente im Körper wiegen zusammen nur 8–9 g. Als Bestandteile von Enzymen und Hormonen sind Spurenelemente vor allem an katalytischen Vorgängen beteiligt; ein Mangel kann erhebliche Störungen im Stoffwechsel verursachen.

- **Essenzielle Spurenelemente:** Chrom, Eisen, Jod, Cobalt, Kupfer, Mangan, Molybdän, Selen, Zink, Nickel, Fluor, Vanadium, Bor, Silicium, Lithium (➤ Kap. 2.5.9 bis › 2.5.23), Rubidium, Thallium, Zinn
- **Toxische Metalle:** Arsen, Blei, Cadmium, Nickel, Quecksilber

Zur Versorgungssituation mit den einzelnen Spurenelementen liegen kaum Studien vor, dennoch zeigen erste Untersuchungen, dass auch hier eine optimale Versorgung häufig nicht gewährleistet ist.

### Metallcharakter

Nach dieser Klassifizierung werden die Elemente nach ihren chemischen Eigenschaften eingeteilt (z. B. Ordnungszahl, Dichte, Ausbildung einer Metallbindung). Die Übergänge sind jedoch teilweise fließend (Selen wird bisweilen zu den Halbmetallen, Bor zu den Nichtmetallen gerechnet) und besonders für die weitere Unterteilung der Metalle in Schwermetalle gibt es keine einheitliche Definition.

- **Nichtmetalle:** Chlor, Fluor, Jod, Phosphor, Schwefel
- **Halbmetalle:** Arsen, Bor, Silicium
- **Metalle:** Chrom, Cobalt, Eisen, Kalium, Kalzium, Kupfer, Lithium, Magnesium, Mangan, Molybdän, Natrium, Nickel, Selen, Vanadium, Zink

Oft werden für den Menschen toxische Metalle mit einer hohen Dichte (hohe Atommasse), die in der Natur vorkommen, als Schwermetalle zusammengefasst:

- **Schwermetalle:** Blei, Cadmium, Quecksilber, Thallium

**GEFAHR**
Ayurvedische Arzneimittel aus Asien können größere Mengen an Quecksilber und Blei enthalten [408].

**Exkurs: Schwermetalle**
Schwermetalle sind häufig im Gestein gebunden. Durch die Industrialisierung kommen immer mehr Schwermetalle in den Lebenskreislauf (industrielle Verarbeitung, Düngemittelherstellung, Müllverbrennung, Stahlproduktion, Kohleverarbeitung, Straßenverkehr, Zementherstellung, Glasverarbeitung) und dadurch auch in den menschlichen Organismus, wo sie bei zu viel Belastung zu Störungen und Gesundheitsschäden führen können. Bei einer Schwermetallbelastung bilden sich vermehrt freie Radikale, es treten Entzündungen auf, Enzyme werden blockiert, Proteine und wichtige Nährstoffe (z. B. Selen) werden gebunden und fehlen dadurch im Organismus, wenn sie nicht ausreichend zugeführt werden. Das Risiko für Krebs- und andere schwerwiegende Erkrankungen steigt an.

### Ionenladung

Auch nach ihrer Ladung können Mineralstoffe eingeteilt werden:

**Kationen** (➤ Tab. 2.127) sind positiv geladene Ionen. Sie wandern bei der Elektrolyse zum Minuspol, der Kathode. Sie entstehen aus Atomen oder Molekülen durch Abgabe von Elektronen oder Aufnahme von Wasserstoff-Ionen (Protonen, $H^+$). Sie können einfach oder zusammengesetzt (Beispiel: Ammonium-Ion $NH_4^+$) sein.

**Anionen** (➤ Tab. 2.128) sind negativ geladene Ionen. Sie wandern bei der Elektrolyse zum Pluspol,

**Tab. 2.127** Kationen (positiv geladene Ionen) und ihre Wertigkeit

| 1-wertig, monovalent | 2-wertig, divalent | 3-wertig, trivalent | 4-wertig, tetravalent |
|---|---|---|---|
| Kalium, $K^+$ | Kalzium, $Ca^{2+}$ | Aluminium $Al^{3+}$ | Molybdän, $Mo^{4+}$, auch 6-wertig, $Mo^{6+}$ |
| Natrium, $Na^+$ | Magnesium, $Mg^{2+}$ | Chrom, $Cr^{3+}$ | Silicid, $Si^{4+}$ |
| Lithium, $Li^+$ | Eisen (II), $Fe^{2+}$ | Eisen (III), $Fe^{3+}$ | Germanid, $Ge^{4+}$ |
| Kupfer, $Cu^+$ | Kupfer, $Cu^{2+}$ | Bor, $B^{3+}$ | Blei, $Pb^{4+}$ |
| Wasserstoff, $H^+$ | Mangan, $Mn^{2+}$ | | Titan, $Ti^{4+}$ |
| Silber, $Ag^+$ | Zink, $Zn^{2+}$ | | |
| Rubidium, $Rb^+$ | Nickel, $Ni^{2+}$ | | |

**Tab. 2.128** Anionen (negativ geladene Ionen) und ihre Wertigkeit

| 1-wertig, monovalent | 2-wertig, divalent | 3-wertig, trivalent |
|---|---|---|
| Fluorid, $F^-$ | Oxide, $O^{2-}$ | Phosphid, $P^{3-}$ |
| Chlorid, $Cl^-$ | Sulfid, $S^{2-}$ | Phosphat, $PO_4^{3-}$ |
| Bromid, $Br^-$ | Sulfat, $SO_4^{2-}$ | Jodat, $IO^{3-}$ |
| Jodid, $I^-$ | Hydrogenphosphat, $HPO_4^{2-}$ | Hydrogencarbonat, $HCO^{3-}$ |
| Dihydrogenphosphat, $H_2PO_4^-$ | Selenit, $SeO_3^{2-}$ | Arsenid, $As^{3-}$ |
| | Selenat, $SeO_4^{2-}$ | |

der Anode. Jedes Anion kann durch Kombination mit unterschiedlichen Kationen verschiedene Verbindungen eingehen (Beispiel: Natriumchlorid NaCl, Magnesiumchlorid $MgCl_2$). Durch die Verbindung mit Sauerstoff entstehen weitere anionische Verbindungsklassen (z. B. Sulfate, Phosphate, Selenate).

## Erhöhter Bedarf

Ursachen eines erhöhten Bedarfs an Mineralstoffen und/oder Spurenelementen sind:

- Einseitige Ernährung
- Hoher Alkoholkonsum
- Hoher Abführmittelkonsum
- Sportler
- Glas- und Hochofenarbeiter
- Schwangerschaft, Wachstumsphase
- Menschen in Stressberufen
- Umweltbelastungen
- Erkrankungen: Diabetes mellitus, Azidose, Nierenerkrankungen, gastrointestinale Erkrankungen

**PRAXISTIPP**

Mineralstoffe und Spurenelemente werden nur zu einem geringen Prozentsatz aus der Nahrung resorbiert und sie behindern sich bei einer unausgewogenen Zufuhr durch Interaktionen.

## Mangelsymptome

Ein Mangel an Mineralstoffen oder Spurenelementen zeigt sich durch unspezifische Symptome, so dass das Defizit oft nur schwer einem bestimmten Vitalstoff zugeordnet werden kann. Eine häufige Auffälligkeit sind Müdigkeit und Abgeschlagenheit, deren Symptome oft unter dem **CFS** (➤ Kap. 6.12.6) zusammengefasst werden und 14–33 % der Patienten betreffen [80, 229]. Weitere Symptome sind:

- Nachlassen der Gedächtnisleistung
- Nervosität (Stressbelastung, Hyperaktivität)
- Infektanfälligkeit, Entzündungen
- Migräne
- Krämpfe
- Störungen der Mikrozirkulation
- Schlafstörungen
- Appetitlosigkeit, Übelkeit
- Haar-, Haut-, Nagelstörungen

**GEFAHR**

In der Mineralstoff- und Spurenelemente-Therapie sind über 1.200 Interaktionen möglich. Daher sollte man sich hüten, zum Ausgleich eines Mangels einzelne Substanzen massiv zu verabreichen, da dadurch meist die Unordnung im Organismus noch viel größer wird.

## 2.5.2 Natrium (Na)

### Chemie und Eigenschaften

Natrium, ein 1-wertiges Alkalimetall, ist äußerst reaktiv und kommt daher in der Natur in reiner Form nicht vor. Als Kation ($Na^+$) ist es das sechsthäufigste Element der Erdkruste. Natrium ist eines der wichtigsten Bioelemente im Extrazellulärraum (ca. 0,15 % des Körpergewichts). Es ist wichtig für die Stabilisierung von Membranpotenzialen, für die Regulierung des Blutdrucks und des Säure-Basen-Haushalts sowie für die Resorption von Aminosäuren und Glucose.

In der Natur kommt $Na^+$ als Salz vor, sein wichtigstes Begleit-Ion ist das Chlorid ($Cl^-$), mit dem es in Form von **Natriumchlorid (NaCl; Kochsalz)** den Wasserhaushalt und das extrazelluläre Flüssigkeitsvolumen beeinflusst. Der wichtigste Gegenspieler von Natrium ist Kalium ($K^+$), gemeinsam regulieren sie den Blutdruck.

### Resorption

Natrium wird im Dünn- und Dickdarm durch einen aktiven Mechanismus und passiv resorbiert. Bei der aktiven Aufnahme in die Mukosazellen des Darms spielen verschiedene transmembrane Transportproteine (Carrier) eine wichtige Rolle. Der Mineralstoff wird hierbei mit Makronährstoffen (Glucose, Galactose, Aminosäuren) oder Ionen ($H^+$ und $Cl^-$) gekoppelt aufgenommen.

**Makronährstoff-gekoppelte Aufnahme:**

- $Na^+$/Glc-Cotransporter-1 (SGLT-1, sodium/glucose-cotransporter-1), der im oberen Dünndarm Glucose beziehungsweise Galactose und $Na^+$-Ionen mittels Symports in die Zelle schleust.

**Ionengekoppelte Carrier:**

- $Na^+/H^+$-Antiporter, der im Dünn- und Dickdarm $Na^+$- im Austausch mit $H^+$-Ionen transportiert
- $Na^+/Cl^-$-Symporter, der im Dünn- und Dickdarm $Na^+$- zusammen mit $Cl^-$-Ionen in die Entero- bzw. Kolonzyten überführt.

Die treibende Kraft der Carriersysteme ist ein elektrochemischer, zelleinwärts gerichteter **Natriumgradient,** der durch die $Na^+/K^+$-ATPase aufgebaut wird (befindet sich in der Zellmembran zum Blutgefäß hin, verbraucht ATP) und der den Transport von $Na^+$-Ionen aus der Darmzelle in die Blutbahn und von $K^+$-Ionen in die Darmzelle katalysiert [626].

Geringe Mengen gelangen über den Magen sowie über Haut und Schleimhaut (Vaginalschleimhaut) in den Körper. Mit der Nahrung werden, je nach Ernährungsgewohnheiten, sehr unterschiedliche Mengen (täglich zwischen 75 und > 300 mmol) aufgenommen. Durch seine gute Löslichkeit wird Natrium rasch und fast vollständig resorbiert (> 95 %), weitestgehend unabhängig von der oral zugeführten Menge [513, 814].

### Verteilung und Ausscheidung

Beim gesunden Menschen beträgt der Körperbestand etwa 100 g oder 60 mmol/kg KG (1,38 g/kg KG). Rund 70 % davon sind rasch austauschbar, etwa 30 % sind als Speicher in gebundener Form im Knochen eingelagert. Der größte Natriumanteil (95–97 %) befindet sich im **extrazellulären Bereich,** nur 3–5 % liegen innerhalb der Zelle.

**PRAXISTIPP**

Natrium ist quantitativ und qualitativ das wichtigste Kation der extrazellulären Flüssigkeit.

90–95 % des Natriums werden renal ausgeschieden, geringe Mengen auch mit den Fäzes, über die Tränenflüssigkeit, die Nasenschleimhaut sowie den Speichel. Durch normales Schwitzen gehen durchschnittlich 25 mmol/l verloren. Beim starken Schwitzen verliert der Organismus z. T. erhebliche Natriummengen (0,5–1 g Natriumchlorid pro Liter Schweiß). Die Natriummenge, die beim Schwitzen verloren geht, steigt mit dem Schweißvolumen an, kann aber durch Akklimatisierung auch abnehmen.

In der Niere wird das Natrium vollständig glomerulär filtriert und zu 99 % in den distalen Tubuli zurückresorbiert. Die Ausscheidungsmenge ist, bei normaler Nierenfunktion, abhängig von der alimentären Zufuhr und unterliegt einem 24-Stunden-Rhythmus.

**PRAXISTIPP**

Die Anpassung der renalen Natriumausscheidung an eine erhöhte Nahrungsaufnahme dauert normalerweise 3–5 Tage. In dieser Zeit wird das Natrium im Organismus retiniert [334].

Blutdruck- oder Blutvolumenabfall wird ADH von der Hypophyse ausgeschüttet, das antidiuretisch in der Niere wirkt (verminderte Wasserausscheidung).

### Normwerte und Bestimmung

Natrium wird aus dem Blutserum bestimmt.

**Normwerte**

Extrazellulärraum: 135–145 mmol/l
Intrazellulärraum: 10 mmol/l.

Die Natrium-Serumkonzentration spiegelt nicht eindeutig den Natriumstatus des Organismus wider, denn sie zeigt nur den Bestand an freiem Wasser. Beim Nachweis eines niedrigen Natrium-Serumspiegels (Hyponatriämie) ist lediglich sicher, dass eine gestörte osmotische Regulation in den Körperflüssigkeiten vorliegt, beziehungsweise dass ein erhöhtes extrazelluläres Flüssigkeitsvolumen besteht [334].

**PRAXISTIPP**

Der beste Marker für die Natriumzufuhr oder den Natriumkörperbestand ist die Natriumausscheidung im 24-Stunden-Urin [865, 1050].

**GEFAHR**

Eine Hyponatriämie ist kein zwingender Hinweis auf einen Natriummangel im Körper.

### Versorgungssituation

Da unsere heutige Ernährung zu viel Natrium enthält, tritt weniger ein Mangel, sondern eher ein Überschuss auf. Dabei werden 80–90 % als Natriumchlorid aufgenommen. Die von der DGE bestimmte akzeptable Menge von 6 g NaCl/Tag (2,4 g Natrium), wird in der Mehrheit der deutschen Bevölkerung überschritten. Bestimmte Erkrankungen können dennoch mit einer Natriumunterversorgung einhergehen (z. B. Morbus Addison). Klinische Symptome können durch folgende Ursachen hervorgerufen werden:

- **Erkrankungen:** primäre Nebenniereninsuffizienz (Morbus Addison), Hypoaldosteronismus, Nierenerkrankungen, Polyurie, Schwartz-Bartter-Syndrom (SIADH), Magen-Darm-Fisteln, Mukoviszidose, ausgeprägte Hautläsionen
- **Ernährung:** natriumarme oder -freie Ernährung
- **Flüssigkeitsverluste:** starkes Schwitzen, starkes Erbrechen oder Diarrhö
- **Medikamente:** Diuretika

**STUDIEN**

Laut der Nationalen Verzehrsstudie 2008 erreichen 9 % der Frauen die Schätzwerte für eine angemessene Zufuhr an Natrium nicht. Bei jugendlichen Frauen (14–18 Jahre) liegt der Anteil bei 13 %, bei den 19- bis 24-jährigen Frauen bei 14 % [919].

### Klinische Symptomatik

#### Mangelsymptome

- **Allgemeine und neurologische Symptome:** Ermüdbarkeit, Teilnahmslosigkeit, Verwirrtheit und fehlende Antriebskraft, evtl. Bewusstlosigkeit, verminderte Leistungsfähigkeit (Kurzzeitgedächtnis)
- **Gastrointestinaltrakt:** Übelkeit, Erbrechen, Appetitlosigkeit, fehlender Durst
- **Herz-Kreislauf-System:** Hypotonie, Kollapsneigung, Tachykardie
- **Weitere Symptome:** Muskelkrämpfe, verminderte Harnausscheidung

#### Symptome bei Überdosierung

- Übererregbarkeit der Muskulatur
- Exsikkose der Haut und Schleimhaut
- Erbrechen
- Schwindel, Benommenheit, Somnolenz

**GEFAHR**

In besonders schweren Fällen kann eine Natriumüberdosierung zu Herzversagen führen.

**Risikogruppen** für einen Natrium-Überschuss [909]:

- **Unzureichende Wasserzufuhr:** Ältere Menschen trinken oft zu wenig.
- **Primärer Hyperaldosteronismus** (Conn-Syndrom): Durch die gesteigerte autonome Aldosteronsekretion kommt es zu einer erhöhten Natriumretention und einer hohen Kaliumausscheidung.
- **Gestörte Natriumausscheidung** über die Nieren.

- **Renin-Hypersekretion:** einseitiger Stenose der Nierenarterien.
- **Diabetes insipidus:** Mangel an antidiuretisches Hormon und gleichzeitiges Unvermögen zur Harnkonzentration, dadurch Polyurie.

Bei einer **langfristigen hohen Zufuhr** von Natrium (oder Kochsalz) entstehen folgende schwerwiegende Erkrankungen:

- Primäre Hypertonie, verstärkt bei hoher Salzsensitivitat [1216]
- Linksventrikuläre Hypertrophie [1078]
- Herzinsuffizienz bei Adipositas [539]
- Polyurie mit Störung des Wasserhaushalts [893]
- Hohes Risiko für Nierenschäden, vor allem bei vorliegender Nierenfunktionsstörung [145]

**GEFAHR**

Eine um 100 mmol höhere Natriumzufuhr, vor allem bei Adipositas, steht in Verbindung mit [538]

- 32 % höherer Apoplexinzidenz und 89 % höherer Apoplexmortalität,
- 61 % höherem kardiovaskulären Risiko und 44 % höherer Mortalität bei KHK,
- 39 % höherer Gesamtmortalität.

## Anwendungsgebiete

### Erhöhter Bedarf

- Sportler
- Aufenthalt in heißen Klimazonen (starkes Schwitzen)
- Erkrankungen mit starkem Fieber, Erbrechen oder Diarrhö.

## Interaktionen

### Medikamente

Wechselwirkungen mit Medikamenten können einen manifesten Natriummangel hervorrufen, der häufig nicht erkannt wird (z. B. bei Dauermedikation mit Antihypertonika, Diuretika, Harnsäuremedikamenten) (➤ Tab. 2.129).

**Tab. 2.129** Interaktionen zwischen Natrium und Medikamenten (modifiziert nach [202])

| Medikamente | Interaktionen |
|---|---|
| Antazida | Renale Na-Ausscheidung (↑) |
| Antibiotika | Renale Na-Ausscheidung (↑) |
| Antidepressiva | Renale Na-Ausscheidung (↑), hohe ADH-Ausschüttung, Verdünnungs-Hyponatriämie |
| Blutdrucksenkende Mittel | Renale Na-Ausscheidung (↑) |
| Captopril | Na (↓) |
| Carbamazepin | Hohe ADH-Ausschüttung, Verdünnungs-Hyponatriämie |
| Chlorpropamid | Renale Na-Ausscheidung (↑) |
| Diazoxid | Renale Na-Ausscheidung (↓), führt zu Na-Übersättigung |
| Digitalisglykoside | Renale Na-Ausscheidung (↑) |
| Diuretika | Renale Na-Ausscheidung (↑) |
| Gichtmittel | Renale Na-Ausscheidung (↑) |
| Glucocorticoide | Na-Resorption (↓) |
| Haloperidol | Na (↓) |
| Harnsäureausscheidung-fördernde Mittel | Renale Na-Ausscheidung (↑) |
| Laxanzien | Na-Resorption (↓) |
| Neomycin | Na-Resorption (↓) |
| NSAID | Na (↓) |
| Oxcarbazepin | Hohe ADH-Ausschüttung, Verdünnungs-Hyponatriämie |
| Probenecid | Renale Na-Ausscheidung (↑) |
| Schleifendiuretika | Renale Na-Ausscheidung (↑) |
| Selektive Serotonin-Wiederaufnahme-Hemmer SSRI | Hohe ADH-Ausschüttung, Verdünnungs-Hyponatriämie |
| Tacrolimus | Na (↓) |
| Valproinsäure | Na (↓) |
| Zytostatika | Na (↓) |

**GEFAHR**

Viele Antidepressiva, Antiepileptika, Neuroleptika und andere Medikamente können das Schwartz-Bartter-Syndrom (SIADH) auslösen, bei dem es durch eine hohe ADH-Ausschüttung zu einer Verdünnungs-Hyponatriämie kommt. Betroffen sind:

- Die Serotonin-Wiederaufnahme-Hemmer (SSRI) Fluoxetin, Fluvoxamin, Paroxetin, Citalopram und Sertralin
- Andere Antidepressiva wie Amitriptylin, Doxepin, Mirtazapin, Escitalopram, Venlafaxin und Duloxetin
- Die Antiepileptika Carbamazepin und Oxcarbazepin
- Seltener bei: Neuroleptika wie Levomepromazin und Haloperidol, Clofibrat, nichtsteroidalen Antirheumati-

ka, Opiaten, Chlorpropamid, Phenytoin, Barbituraten, Cylophosphamid, Vincristin, ADH-Analoga, Überinfusion von freiem Wasser (Zuckerlösungen) oder der Gabe hypotoner Elektrolytlösungen

Der Einsatz dieser Medikamente erfordert eine regelmäßige Überwachung der Natriumwerte, vor allem bei gleichzeitigem Vorliegen einer Krebs- oder Lungenerkrankung [1230].

**Tab. 2.130** Interaktionen zwischen Natrium und speziellen Nährstoffen (modifiziert nach [202])

| Nährstoffe | Interaktionen |
|---|---|
| Kalzium | Na erhöht die renale Ca-Ausscheidung. Das Ausscheidungsverhältnis über die Nieren liegt bei 2,3 g Na (6 g NaCl) : 24–40 mg Ca. |
| Kalium | Antagonist von Na, eine übermäßige Na-Zufuhr kann einen K-Mangel verursachen, eine hohe K-Zufuhr erhöht die renale Na-Ausscheidung [334 b]. Niedrige K-Zufuhr führt zu einer erhöhten Salzsensitivität. |
| Cadmium | Na-Resorption (↓) – in der Praxis selten |
| Magnesium | Na-Resorption (↓) |

### Nährstoffe

Durch den allgemein hohen Salzkonsum wird der weit verbreitete latente Kalziummangel begünstigt (➤ Tab. 2.130).

**PRAXISTIPP**

Eine lege artis durchgeführte Magenesiumsupplementierung bewirkt keine manifeste Hyponatriämie.

**GEFAHR**

Bei Frauen kann jedes zusätzliche Gramm Natrium die Menge des Knochenverlusts um 1 % pro Jahr steigern, vor allem bei Vitamin-D-Mangel. Bei postmenopausalen Frauen konnte eine erhöhte Natriumausscheidung im Urin (aufgrund einer erhöhten Na-Zufuhr) mit einer verringerten Knochenmineraldichte in Zusammenhang gebracht werden [626].

### Täglicher Bedarf

Die lange vertretene These, salzreiche Kost erhöhe den Blutdruck, muss revidiert werden. Kochsalz wirkt zwar nach neueren Untersuchungen blutdrucksteigernd, doch nach Salzreduzierung sinkt der Blutdruckwert nur bei ca. 1 Drittel der Hypertoniker, den sog. salzsensitiven Patienten. Für die Hypertonieprophylaxe ist aus Sicht der Orthomolekularen Medizin das richtige Verhältnis von Natrium- zu Kaliumaufnahme entscheidend. Während früher der **Natrium/Kalium-Quotient** der Nahrung bei 1 : 5 bis 1 : 10 lag, weist die heutige salzreiche Kost einen Quotienten von 3 : 1 auf. Bei Japanern, die sich bekanntlich sehr salzreich ernähren, steigt mit der Höhe des Quotienten auch die Höhe des Blutdrucks an.

Die DGE empfiehlt eine **maximale NaCl-Aufnahme von 6 g/Tag.**

**DGE-Empfehlungen (Schätzwerte)**

| | |
|---|---|
| Säuglinge und Kleinkinder: | 130–200 mg/Tag |
| Kinder und Jugendliche: | 400–1.500 mg/Tag |
| Erwachsene: | 1.500 mg |

### Vorkommen in Nahrungsmitteln

Der Natriumgehalt in Nahrungsmitteln ist sehr unterschiedlich. Viele industriell gefertigte Nahrungsmittel enthalten z. T. erhebliche Mengen an verstecktem Natrium.

- **Hoher Na-Gehalt (> 1.000 mg/100 g):** Salzhering, Salzgurken, Matjeshering, russischer Kaviar, Oliven, Salzstangen, Fleisch- und Gemüsebrühe, Roquefort, geräucherter Schinken, Kassler, Salami
- **Mittlerer Na-Gehalt (100–1.000 mg/100 g):** Vollkornbrot, Pumpernickel, Weißbrot, Wurst, Bückling, Brathering, Ölsardinen, Seefische, Cornflakes, Ketchup, Kondensmilch
- **Geringer Na-Gehalt (< 100 mg/100 g):** Gemüse, Salat, Obst, Rosinen, Nüsse, Kartoffeln, Fleisch, Milch, Joghurt, Molke, Getreide

## 2.5.3 Kalium (K)

### Chemie und Eigenschaften

Das 1-wertige, in Pflanzen und vielen Mineralien vorkommende Alkalimetall ist als bedeutendstes intrazelluläres Kation ($K^+$) wichtig für die Elektroneutralitat und die Aufrechterhaltung des osmotischen Drucks in der Zelle sowie des zellulären Ruhepotenzials.

### Resorption

Kalium wird hauptsächlich (> 90 %) im oberen Dünndarm parazellulär (durch die Zwischenräume der Darmepithelzellen) durch passive Diffusion resorbiert [9, 124]. Bei körperlicher Anstrengung (Sport) ist die Resorptionsrate geringer, da die Durchblutung im Magen-Darm-Trakt zugunsten der Muskulatur sinkt. Die intestinale Resorption ist weitestgehend unabhängig von der oral zugeführten Menge und liegt im Durchschnitt bei 70–130 mmol/Tag. Ein Magnesiummangel verringert die Kaliumresorption [334].

### Verteilung und Ausscheidung

Der Gesamtkaliumgehalt des menschlichen Organismus variiert je nach Geschlecht, Alter und Körperbau und beträgt etwa 40–50 mmol/kg KG [14, 540]. Der Gesamtkörperbestand an Kalium liegt bei Männern (140 g) im Durchschnitt deutlich höher als bei Frauen (105 g) [124, 334].

**Umrechnung**

1 mmol $K^+$ = 39,1 mg Kalium

Kalium liegt vor allem **intrazellulär** vor – etwa 98 % des Gesamtkörperbestandes – und ist quantitativ das bedeutendste Kation im Intrazellulärraum. In der Zelle befinden sich 120–150 mmol/l, in der extrazellulären Flüssigkeit nur 4,5 mmol/l. Das intrazelluläre Kalium ist über 30-mal höher konzentriert als das in der extrazellulären Flüssigkeit.

**GEFAHR**

Die Kalium-Serumkonzentration beträgt < 2 % des Körperbestandes, geringfügige Abweichungen führen jedoch zu schweren neuromuskulären und muskulären Störungen [276, 360, 527 a, 1099].

Der zelluläre Kaliumgehalt variiert je nach Gewebe und ist Ausdruck der metabolischen Aktivität. Muskelzellen enthalten den höchsten Anteil an Kalium (60 %), gefolgt von den Erythrozyten (8 %), Leberzellen (6 %) und anderen Geweben (4 %) [334, 626]. 3 Viertel des Körperbestandes sind rasch austauschbar und stehen mit verschiedenen anderen Körperkompartimenten im Gleichgewicht (s. Kaliumhomöostase).

Bei einer ausgeglichenen Kaliumbilanz wird der größte Anteil (85–90 %) über die Nieren, 7–12 % mit den Fäzes und ca. 3 % über Schweiß und Speichel ausgeschieden, die renale Eliminierung liegt bei ca. 50 mmol/Tag. Die Sekretion von Kalium ins Lumen der Nierentubuli und die renale Ausscheidung sind sehr anpassungsfähig. Bei einem Kaliummangel sinkt die Konzentration im Urin auf ca. 10 mmol/l ab, bei der Hyperkaliämie kann sie auf über 200 mmol/l ansteigen.

**GEFAHR**

Emesis, Diarrhöen und Laxanzienabusus führen zu erhöhten Kaliumverlusten, da Kalium im gesamten Gastrointestinaltrakt im Austausch gegen Natrium aktiv sezerniert werden kann [9, 323, 513].

Im proximalen Tubulus und in der Henle-Schleife werden ca. 90 % des filtrierten $K^+$ rückresorbiert. Die endgültige Regulierung der Kaliumexkretion findet im distalen Tubulus und im Sammelrohr der Nieren statt. Bei einer gestörten Nierenfunktion und chronischer Kaliumüberladung wird das Kalium vermehrt in das Kolonlumen sezerniert, so dass etwa 30–40 % der täglich aufgenommenen Menge fäkal ausgeschieden werden [914].

**PRAXISTIPP**

Bei einer ausgeglichenen Kaliumbilanz werden ca. 90 % des oral zugeführten Kaliums innerhalb von 8 und > 98 % innerhalb von 24 Stunden renal ausgeschieden [626].

**Faktoren, die die renale Kaliumexkretion beeinflussen:**

- Mineralcorticoide (z. B. Aldosteron) erhöhen die renale Ausscheidung.
- Exzessive Natriumzufuhr kann zu einer Hypokaliämie führen. Das optimale Verhältnis von Natrium zu Kalium beträgt < 1.
- Hypomagnesiämie führt zu renalen Kaliumverlusten [1328].
- Diuretika (Schleifendiuretika, Wirkung an der Henle-Schleife; vom Thiazidtyp) erhöhen die renale Kaliumausscheidung.
- Diabetes mellitus: Das Vorliegen einer osmotischen Diurese bei Diabetes mellitus steigert die renale Kaliumausscheidung.

## Klinische Symptomatik

### Mangelsymptome

Bei Kaliummangel treten häufig sehr unspezifische Symptome auf:

- **Allgemeinsymptome:** Muskelschwäche oder Muskellähmung, Müdigkeit, Teilnahmslosigkeit
- **Magen-Darm-Trakt:** Übelkeit und Erbrechen, Appetitlosigkeit, Verstopfung, verminderte Darmperistaltik bis zum Ileus
- **Nervensystem:** verminderte Sehnenreflexe
- **Herz-Kreislauf-System:** Herzbeteiligung mit Muskelschwäche, Herzrhythmusstörungen, Herzvergrößerung, Tachykardie, Atemnot und Zyanose

### Symptome bei Überdosierung

Der Organismus eines gesunden Menschen reguliert den Kaliumhaushalt bei Überangebot von allein. Ein Anstieg der Kaliumparameter kann durch eine Kaliumretention infolge von Insulinmangel, Nebennierenrindenschwäche, Nierenerkrankungen oder einer Azidose verursacht werden. Bei fehlender Therapie kommt es aufgrund der erhöhten extrazellulären Kaliumwerte zur Erniedrigung des Membranpotenzials der Nerven- und Muskelzellen mit entsprechenden neuromuskulären Symptomen:

- Allgemeine Muskelschwäche (schwere Beine, Atemstörungen)
- Parästhesien an Händen und Füßen (Missempfindungen, Kribbeln, Jucken, Taubheit, schmerzhaftes Brennen)
- Bradykarde Rhythmusstörungen (Puls < 60)

Bei einer Kaliumvergiftung (langfristig > 5 mmol/l im Serum) entwickeln sich Verwirrtheit, Halluzinationen, Parästhesien (Kribbeln) und Tinnitus, Verminderung der Kontraktilität infolge Überleitungsstörungen bis zum Kammerflimmern und Asystolie.

**PRAXISTIPP**

Bei einer Hyperkaliämie > 5,5 mmol/l sind die EKG-Veränderungen typisch, wobei das Ausmaß der Veränderung von der Kalium-Serumkonzentration abhängt [334]. Eine gleichzeitig auftretende Hypokalziämie, Hyponatriämie oder eine Azidose verstärken die Symptome des Kaliumüberschusses [257, 496, 1328].

**Erkrankungen, die mit einer Hyperkaliämie einhergehen:**

- Diabetes mellitus mit Störungen der autonomen kardiovaskulären Funktion.
- Insulinmangel: führt zur Herabregulierung der $Na^+/K^+$-ATPase.
- Hypoaldosteronismus.
- Herzinsuffizienz mit Einnahme von ACE-Hemmern, kaliumsparenden Diuretika, Aldosteronantagonisten (z. B. Spironolacton).
- Digitalis-Intoxikation: Hemmung der $Na^+/K^+$-ATPase.
- Kombination von Herzglykosiden und kaliumhaltigen Arzneimitteln, Kochsalzersatzmitteln oder -supplementen.
- Medikamente, die die renale Kaliumausscheidung reduzieren (Heparin, Acetylsalicylsäure, nichtsteroidale Antiphlogistika, Ciclosporin).
- Hohe enterale oder parenterale Kaliumbelastung.
- Hoher Alkoholabusus.

**Erkrankungen, die zu einem Kaliumausstrom aus den Zellen führen:**

- Respiratorische und metabolische Azidose
- Traumata
- Verbrennungen
- Akute Hämolyse (Verkürzte Lebensdauer von Erythrozyten)
- Rhabdomyolyse (Auflösung der quergestreiften Muskulatur)

**GEFAHR**

Bei einer Urämie kommt es zwar zum Auftreten harnpflichtiger Substanzen im Blut (oberhalb der Normwerte), paradoxerweise treten dabei aber erniedrigte intrazelluläre Kaliumspiegel auf. Die Ursache liegt an einer häufig gestörten Glucosetoleranz bei Urämie-Kranken, aufgrund einer zunehmenden Insulinresistenz. Diese beeinträchtigt die Kaliumaufnahme in Körperzellen durch eine Herunterregulierung der $Na^+/K^+$-ATPase [914].

## Anwendungsgebiete

### Erhöhter Bedarf

- **Vermehrte Ausscheidung:** durch Diarrhö, Erbrechen oder Diuretikatherapie, Laxanzienabusus
- **Spezifische Erkrankungen:** entzündliche Darmerkrankungen, Gastroenteritis, chronisches Nierenversagen, Anorexia nervosa, Bulimie, Diabetes

mellitus, Tumorerkrankungen, Fisteldrainagen (Darm, Galle, Pankreas)

- **Spezifische Ernährungsformen:** extreme Diät zur Gewichtsreduktion, parenterale Ernährung, kaliumarme Sondenkost
- Metabolische **Azidose** oder **Alkalose:** gesteigerte Kaliumausscheidung
- **Magnesiummangel:** verminderte Kaliumresorption
- **Verbrennungen:** gehen mit erheblichen Kaliumverlusten einher
- **Hoher Alkoholkonsum:** reduzierte Kaliumresorption

**PRAXISTIPP**

Die Kaliumaufnahme beeinflusst die Sensitivität gegenüber Kochsalz. Bei einer niedrigen Kaliumzufuhr kommt es zu einer erhöhten Salzempfindlichkeit. Je nach Höhe der Kaliumzufuhr wird diese unterdrückt. Eine kaliumreiche Ernährung kann dadurch das Auftreten von Hypertonie verhindern oder verzögern [276].

## Interaktionen

### Medikamente

Eine Diarrhö durch Laxanzienabusus (➤ Tab. 2.131) ist die häufigste Ursache eines Kaliummangels, da die Kaliumausscheidung mit den Fäzes stark ansteigt.

**Tab. 2.131** Interaktionen zwischen Kalium und Medikamenten (modifiziert nach [202])

| Medikamente | Interaktionen |
|---|---|
| ACE-Hemmer | Renale Kaliumausscheidung (↓); Gefahr einer Hyperkaliämie bei erhöhter Kaliumzufuhr |
| Acetylsalicylsäure | Renale Kaliumausscheidung (↑) |
| ACTH (adrenocorticotropes Hormon) | Renale Kaliumausscheidung (↑) |
| Aldosteronantagonisten | Renale Kaliumausscheidung (↓) |
| Amilorid | Kalium (↑) |
| Aminoglykoside | Renale Kaliumausscheidung (↑) |
| p-Aminosalicylsäure | Renale Kaliumausscheidung (↑) |
| Amphotericin B | Renale Kaliumausscheidung (↑) |
| Anabolika | Renale Kaliumausscheidung (↑) |
| Analgetika (periphere) | Renale Kaliumausscheidung (↓) |
| Angiotensinrezeptor-Antagonisten, AT1-Antagonisten | Renale Kaliumausscheidung (↓); Gefahr einer Hyperkaliämie bei erhöhter Kaliumzufuhr |
| Antazida | Renale Kaliumausscheidung (↑) |
| Antibiotika | Renale Kaliumausscheidung (↑) wegen Mg-Mangel |
| Barbiturate | Renale Kaliumausscheidung (↑) |
| Betablocker | Renale Kaliumausscheidung (↑) |
| Blutdrucksenkende Mittel | Renale Kaliumausscheidung (↑) |
| Carbenoxolon | Renale Kaliumausscheidung (↑) |
| Carbutamid | Renale Kaliumausscheidung (↑) |
| Chinin | Renale Kaliumausscheidung (↑) |
| Ciclosporin | Renale Kaliumausscheidung (↓), Gefahr der Hyperkaliämie bei erhöhter Zufuhr, führt auch zu Mg-Mangel |
| Cisplatin | Renale Kaliumausscheidung (↑), zusätzlich durch Mg-Mangel |
| Colchicin | Renale Kaliumausscheidung (↑) |
| Corticosteroide | Renale Kaliumausscheidung (↑) |
| Cotrimoxacol | Kalium (↑) |

**Tab. 2.131** Interaktionen zwischen Kalium und Medikamenten (modifiziert nach [202]) *(Forts.)*

| Medikamente | Interaktionen |
|---|---|
| Cyclosporin A | Renale Kaliumausscheidung (↓) |
| Digitalisderivate | Renale Kaliumausscheidung (↑) |
| Diuretika | Renale Kaliumausscheidung (↑) wegen Mg-Mangel |
| Diuretika, kaliumsparende | Renale Kaliumausscheidung (↓), Kalium (↑), Gefahr einer Hyperkaliämie bei hoher Zufuhr |
| Glucocorticoide | Renale Kaliumausscheidung (↑) |
| Harnsäureausscheidung-fördernde Mittel | Renale Kaliumausscheidung (↑) |
| Heparine (niedermolekulare) | Renale Kaliumausscheidung (↓) |
| Herzglykoside | Arrhythmogener Effekt der Herzglykoside kann durch hohe Kaliumausscheidung verstärkt werden; Wirkabschwächung der Herzglykoside durch Kaliumgaben, auch durch Mg-Mangel |
| Insulin | Intrazelluläre Kaliumaufnahme (↑) |
| Kontrazeptiva, orale | Führen über erhöhte renale Mg-Ausscheidung zum Mangel, dadurch erhöhte renale Kaliumausscheidung |
| Laxanzien | Kaliumausscheidung (↑) |
| Lithium | Kaliumblutwert (↑) |
| Meprednison und Prednison | Renale Kaliumausscheidung (↑) |
| Mineralöl (Laxanzien) | Kaliumausscheidung (↑) |
| Mineralcorticoide | Renale Kaliumausscheidung (↑) |
| Narkotika | Renale Kaliumausscheidung (↑) |
| Neomycin | Kaliumresorption (↓) |
| Nichtsteroidale Antiphlogistika | Renale Kaliumausscheidung (↓) |
| NSAID | Renale Kaliumausscheidung (↓), Gefahr der Hyperkaliämie |
| Penicillin | Renale Kaliumausscheidung (↑) wegen Magnesiummangel |
| Phenylbutazon | Renale Kaliumausscheidung (↑) |
| Probenecid | Renale Kaliumausscheidung (↑) |
| Protonenpumpeninhibitoren | Renale Kaliumausscheidung (↑) wegen Mg-Mangel |
| Schleifendiuretika | Renale Kaliumausscheidung (↑), zusätzlich durch Mg-Mangel bei erhöhter renaler Ausscheidung |
| Tacrolimus | Kalium (↑) |
| Thiaziddiuretika | Renale Kaliumausscheidung (↑), zusätzlich durch Mg-Mangel bei erhöhter renaler Ausscheidung |
| Tuberkulosemittel | Renale Kaliumausscheidung (↑) |

**PRAXISTIPP**

Bei der Anwendung folgender Medikamente muss das Kalium regelmäßig bestimmt werden, um symptomatische Mängel zu vermeiden: Antazida, Antibiotika-Langzeiteinnahme, Acetylsalicylsäure, ACE-Hemmer, Diuretika, Digitalispräparate, Laxanzien.

### Nährstoffe

Bei Nährstoffen (➤ Tab. 2.132) ist vor allem die Wechselwirkung mit Natrium und Magnesium zu berücksichtigen.

**PRAXISTIPP**

Bei hypokaliämischen Patienten tritt in 38–42 % der Fälle gleichzeitig eine Hypomagnesiämie auf [1168].

**Tab. 2.132** Interaktionen zwischen Kalium und speziellen Nährstoffen (modifiziert nach [202])

| Nährstoffe | Interaktionen |
|---|---|
| Kalzium | Hohe Kaliumzufuhr verhindert hohe renale Ca-Ausscheidung (häufige Folge einer hohen NaCl-Zufuhr; Kalium fördert Ca-Retention der Nieren). |
| Koffein | Renale Kalium-Ausscheidung (↑) |
| Magnesium | Mg-Mangel führt zu einer erhöhten Durchlässigkeit der $K^+$-Kanäle und so zu renalen Kaliumverlusten. Mg-Mangel führt zu einem ungleichen Verhältnis zwischen intra- und extrazellulärem Kalium. Kalium erhöht die Mg-Resorption. |
| Natrium | Antagonist von Kalium; hohe Na-Zufuhr kann zur Kaliumverarmung führen, hohe K-Zufuhr führt zur vermehrten Na-Ausscheidung. |
| Vitamin $B_{12}$ | Ausgedehnte Einnahme von KCl-Tabletten vermindert die Resorption von Vitamin $B_{12}$. |

### Täglicher Bedarf

**DGE-Empfehlungen (Schätzwerte)**

| | |
|---|---|
| Säuglinge: | 400–600 mg/Tag |
| Kinder: | 1.100–2.900 mg/Tag |
| Jugendliche: | 3.600–4.000 mg/Tag |
| Erwachsene: | 4.000 mg/Tag |
| Stillende: | 4.400 mg/Tag |

**GEFAHR**

Die sichere tägliche Höchstmenge für Kalium liegt bei 1.000 mg aus angereicherten Lebensmitteln oder Nahrungsergänzungsmitteln, zusätzlich zur normalen Zufuhr über Nahrungsmittel [334].

**Einnahmeempfehlung**

Während einer Mahlzeit, vorzugsweise auf mehrere Einzeldosen über den Tag verteilt.

Im Allgemeinen wird Kaliumcitrat besser vertragen (Magen) als Kaliumchlorid.

### Vorkommen in Nahrungsmitteln

Kalium ist weit verbreitet und vor allem in pflanzlichen Nahrungsmitteln (➤ Tab. 2.133) enthalten. Bei der Nahrungszubereitung sollten Wässern und Kochen möglichst vermieden werden, da Kalium ausgewaschen wird (➤ Kap. 1.2.2).

**Tab. 2.133** Hitliste kaliumreicher Nahrungsmittel modifiziert (in mg K/100 g) (nach [202])

| Lebensmittel | Kalium (mg/100 g) |
|---|---|
| Sojamehl | 1.870 |
| Sojabohnen | 1.775 |
| Limabohnen | 1.725 |
| Kakaopulver | 1.500 |
| Speisekleie | 1.380 |
| Weiße Bohnen | 1.320 |
| Erbsen | 935,5 |
| Linsen | 810 |
| Spinat | 633 |
| Walnüsse | 544 |
| Weizen- und Roggenvollkorn | 500 |
| Gerste | 444 |
| Kartoffeln | 440 |
| Bananen | 382 |
| Fisch | 300–446 |
| Fleisch | 280–420 |

## 2.5.4 Kalzium (Ca)

### Chemie und Eigenschaften

Kalzium ist ein weiches, intensiv mit Sauerstoff, Wasser und Halogenen reagierendes Erdalkalimetall. Es ist das fünfthäufigste Element der Erde. Kalzium kommt im Organismus als 2-wertiges Kation ($Ca^{2+}$) vor und ist essenziell. Es ist der mengenmäßig am stärksten vertretenen Mineralstoff im menschlichen Körper. Kalzium beeinflusst die neuromuskuläre Erregbarkeit, ist an der Blutgerinnung beteiligt und für die Mineralisation des Knochens unabdingbar (Knochen fungiert als Kalziumspeicher). Kalzium ist Cofaktor vieler Enzymsysteme und Hormone.

### Resorption

Kalzium muss zunächst durch die Verdauungssäfte aus der Nahrung freigesetzt werden. Die Aufnahme

- Protein (tierisch oder pflanzlich): 1 g Protein steigert die Ca-Ausscheidung um 0,5–1,5 mg [718, 1466].
- Koffein (Kaffee, schwarzer und grüner Tee) [912].
- Kalzium durch orale Supplemente [916].
- Phosphate (Wurstwaren, Schmelzkäse, Softdrinks): Erhöhen das Verhältnis von Kalzium zu Phosphat von 1 : 1 (optimal) oft auf 1 : 20 [718], dadurch sinkt Ca-Resorption.
- Alkohol.
- Chronische Azidose (pH-Wert im Blut < 7,35) [208].

Die **idiopathische Hyperkalziurie** (Urin > 4 mg $Ca^{2+}$/kg KG pro Tag) liegt an einer genetischen Abweichung unbekannter Ursache und ist unterschiedlich stark ausgeprägt. Es kommt zu absorbierenden, renalen oder ernährungsbedingten unphysiologischen Kalziumverlusten über den Urin, die eine Urolithiasis (Nierensteine) fördert. Betroffene zeigen eine höhere Salzsensivität als Menschen mit normalem Nierensteinrisiko [206, 912]. Therapie ist eine Kochsalz- und Proteinrestriktion, so dass sich die renale Kalziumausscheidung normalisiert [159].

Im Gastrointestinaltrakt sezerniertes $Ca^{2+}$ wird zu 85 % intestinal rückresorbiert, die restlichen 15 % (bis 224 mg täglich) gehen mit den Fäzes verloren [334, 626]. Die normale Ca-Ausscheidung über den Schweiß liegt bei 3–40 mg/Tag und kann auf 96 mg ansteigen [236].

**Kalzium- und Phosphatstoffwechsel** Neben der Ein- und Auslagerung von Kalzium in Knochen und Zähne reguliert das **Parathormon** auch die renale Phosphatausscheidung. Es fördert die Phosphatausscheidung, indem es die tubuläre Rückresorption hemmt. Da Phosphat-Ionen als Kationen $Ca^{2+}$ mitführen, beeinflusst das Parathormon auch indirekt die Ca-Ausscheidung. Bei Freisetzung von Kalzium aus den Knochen werden gleichzeitig $PO_4^{2-}$-Ionen mobilisiert, da Kalzium in Form von Phosphatsalzen im Skelettsystem eingelagert ist. Somit besteht eine enge Korrelation des Kalzium- und Phosphatbedarfs.

### Hormonelle Steuerung der Kalziumhomöostase

Kalzium spielt im Organismus bei vielen lebenswichtige Funktionen eine wichtige Rolle, daher ist die Aufrechterhaltung der extrazellulären freien $Ca^{2+}$-Konzentration wesentlich für die körperliche Gesundheit. Das freie $Ca^{2+}$ im Serum hat dabei immer Priorität gegenüber den Ca-Kompartimenten in Knochen, Dünndarm und Niere und steht mit diesen in wechselseitiger Beziehung. Das Serumkalzium wird durch ein Regelsystem aus Parathormon, Vitamin-D-Hormon ($1,25(OH)_2D_3$) und Calcitonin in engen Grenzen konstant gehalten [122, 179]. Die 3 Hormone beeinflussen die intestinale Kalziumresorption, die renale Kalziumausscheidung und -rückresorption sowie die Kalziummobilisation aus den Knochen.

Jede Veränderung der extrazellulären freien $Ca^{2+}$-Konzentration wird über Kalziumsensoren (spezifische Membranproteine) festgestellt. Kalziumspezifische Rezeptoren werden exprimiert von den Zellen der Nebenschilddrüse, die kalziumabhängig das Parathormon sezernieren, von den C-Zellen der Schilddrüse, die kalziumabhängig Calcitonin sezernieren, und von den Nierenzellen, die $1,25(OH)_2D_3$ synthetisieren [122]. Weitere Kalziumsensoren kommen bei den Osteoklasten (Knochenabbau) und Darmepithelzellen (Enterozyten) vor [180].

**Parathormon** Bei einem **Abfall des Serum-Kalziumspiegels** wird das Parathormon synthetisiert und in die Blutbahn sezerniert, wo es zur Niere gelangt. Dort stimuliert es die Expression der 1α-Hydroxylase, die für die Synthese von $1,25(OH)_2D_3$ sorgt (➤ Kap. 2.2.2: Verteilung und Speicherung). Gleichzeitig stimuliert das Parathormon am Knochen die Aktivität der Osteoklasten, so dass das als Hydroxylapatit [$Ca_{10}(PO_4)_6(OH)_2$] gespeicherte Kalzium aus den Knochen freigegeben wird und den Kalziumspiegel extrazellulär kurzfristig ausgleichen kann. $1,25(OH)_2D_3$ fördert an der Bürstensaummembran des proximalen Dünndarms die aktive transzelluläre Kalzium- und Phosphataufnahme sowie den Transport von Kalzium und Phosphat in den extrazellulären Raum.

Das Parathormon erhöht in der Niere die tubuläre Kalziumabsorption bei gleichzeitiger Hemmung der tubulären Phosphatrückresorption. Aufgrund dieses Mechanismus, der erhöhten intestinalen Resorption und der vermehrten Freisetzung aus den Knochen, steigt die renale Phosphatausscheidung an und der Phosphatspiegel im Serum sinkt. Dies verhindert das Ausfallen von Kalziumphosphat im Gewebe und stimuliert zusätzlich die Kalziumfreisetzung aus dem

Knochen, so dass der $Ca^{2+}$-Wert im Serum stabil bleibt.

Bei längerfristigen hohen $1{,}25(OH)_2D_3$-Spiegeln werden die Parathormonsynthese sowie die Proliferation der Nebenschilddrüsenzellen gehemmt. Gesteuert wird diese negative Rückkopplung durch die Vitamin-$D_3$-Rezeptoren der Nebenschilddrüsenzellen.

**Calcitonin** Beim **Anstieg des extrazellulären $Ca^{2+}$** wird durch die C-Zellen der Schilddrüse vermehrt Calcitonin gebildet und abgesondert. Calcitonin ist ein direkter Antagonist zum Parathormon. Es hemmt die Osteoklastenaktivität am Knochen, so dass mehr Kalzium in den Knochen eingebaut wird. Bei einem hohen extrazellulären freien $Ca^{2+}$-Spiegel werden über Calcitonin die Ausschüttung von Parathormon und die renale Bildung von $1{,}25(OH)_2D_3$ herabgesetzt. Die Folgen sind eine reduzierte intestinale Kalziumresorption, eine verminderte renale tubuläre Rückresorption und eine erhöhte renale Kalziumausscheidung. Zusätzlich vermindert sich die Kalziumfreisetzung aus den Knochen. Calcitonin senkt daher die extrazelluläre freie $Ca^{2+}$-Konzentration und den Kalzium-Serumwert.

### Kalziumbilanz

Die Kalziumbilanz ändert sich mit dem Lebensalter. Im **Kindes- und Jugendalter** besteht – bei einer ausreichenden Kalziumzufuhr und einer guten Vitamin-D-Versorgung – eine positive Kalziumbilanz. Es wird mehr Kalzium intestinal resorbiert als ausgeschieden wird. Dieser Umstand ist wichtig in der Wachstumsphase, um der gesteigerten Aktivität der Osteoblasten gerecht zu werden und das Kalzium in Knochen und Zähne einzubauen [122, 334]. Beim **Wechsel von Jugend- zum Erwachsenenalter** erreicht der Mensch die höchste Knochendichte und die höchste Knochenmineralmasse.

**PRAXISTIPP**

Frauen erreichen zwischen 15,6 und 18,2 Jahren etwa 90 % und zwischen 22,5 und 29,9 Jahren etwa 99 % des Gesamtmineralgehaltes im Skelett [1349]. Männer brauchen dafür etwa 1,5 Jahre länger [905]. Bis zum 30. Lebensjahr wird normalerweise die höchste Knochendichte erreicht [513, 1349].

Die Knochenstärke hängt jedoch zusätzlich von den Faktoren Muskelmasse, Körperbau, Körpergröße und körperliche Aktivität ab [1213].

**Nach dem 30. Lebensjahr** bleibt die Kalziumbilanz einige Lebensjahrzehnte ausgeglichen (Voraussetzung ist die ausreichende Zufuhr über die Nahrung und ein guter Vitamin-D-Spiegel), so dass Aufnahme und Ausscheidung von Kalzium im Gleichgewicht sind. Eine Kalziumzufuhr von 1.000 mg beim Erwachsenen ab 30 Jahren bedeutet eine intestinale Resorption von 200 mg und eine renale Ausscheidung von 200 mg. Zusätzlich werden 250–500 mg im Rahmen des Knochenumbaus freigesetzt und wieder rückresorbiert [122].

**GEFAHR**

Trotz ausgeglichener Kalziumbilanz nimmt die Knochendichte ab dem 30. Lebensjahr durch die erhöhte Osteoklastenaktivität kontinuierlich ab. Bei gesunden Menschen liegt der Verlust der Knochenmineralstoffmasse bei etwa 1 % im Jahr [512].

Die erhöhte Osteoklastenaktivität sorgt für eine verstärkte Kalziumfreisetzung aus den Knochen. Die Kalziumausscheidung über Harn und Stuhl übersteigt die Aufnahmemenge. Daher weisen **ältere Menschen** eine negative Kalziumbilanz auf. Bei Frauen nach der Menopause nimmt die Knochenmasse durch den veränderten Östrogenstatus zusätzlich ab, daher sind Frauen nach dem Wechsel besonders Osteoporose-gefährdet (➤ Kap. 6.11.3).

### Biochemische Funktionen

Kalzium beeinflusst viele intra- und extrazelluläre Prozesse. In die Zelle gelangt $Ca^{2+}$ durch Aktivierung von Kalziumkanälen sowie über $Na^+/Ca^+$-Austauschcarrier (Diffusion). Dort wird es von dem regulatorischen Protein Calmodulin zu einem Komplex gebunden [123 d] und ist so in der Lage, zellspezifische Antworten auszulösen.

**Stabilität des Skelettsystems** Kalziumsalze sind neben der Kollagenmatrix der stabilisierende Faktor des Skelettsystems (Knochen und Zähne). Außerdem dient das Kalziumphosphat der Knochen als Speicher, der bei unzureichender Zufuhr über die Nahrung oder starken renalen Verlusten den Bedarf an Kalzium und Phosphat (zu Lasten der Knochenstabilität) wieder ausgleichen kann.

reguliert die Synthese von Calbindin D, welches den Mineralstoff durch die Darmwand zum Blut transportiert.

**GEFAHR**

Ein Vitamin D-Mangel führt zu einer Abnahme der Kalziumresorption von über 75 % [1059] bei Werten < 10 ng/ml. Bei einem Vitamin-D-Spiegel von 20 ng/ml reduziert sich die Kalziumaufnahmefähigkeit um 40 % [176, 544]. Selbst bei einer ausreichenden Kalziumzufuhr kommt es beim Vitamin-D-Mangel zu einer Hypokalziämie.

- **Hormonstörungen:** Menopause, Hyperthyreose.
- **Magnesiummangel und -überschuss:** Bei einem starken Magnesiummangel kann Vitamin D nicht mehr in seine aktive Form umwandelt werden, so dass es zum Mangel kommt. Bei sehr niedrigen, aber auch bei sehr hohen Magnesiumwerten kann das Parathormon nicht mehr ausgeschüttet werden.
- **Erkrankungen:** Nierenerkrankungen (Insuffizienz, nephrotisches Syndrom), Schilddrüsenerkrankungen, Pankreatitis, Gastritis, Zöliakie, Laktoseintoleranz, chronisch-entzündliche Darmerkrankungen (Morbus Crohn, Colitis ulcerosa), Hyperthyreose, Zustand nach Bestrahlung im Halsbereich.
- **Leistungssportler:** Hohe Verluste über den Schweiß.
- **Medikamente:** Magensäureblocker, Protonenpumpen-Inhibitoren, Östrogene, Asthmasprays, Diuretika.
- **Alter:** Ab dem 40. Lebensjahr nimmt die Kalziumresorption um durchschnittlich 0,2 % pro Jahr ab.
- **Schwere Sepsis und Pankreatitis:** verursachen eine Hypokalzämie. Bisher gibt es keine Studien, die zeigen, ob hier Kalziumgaben in der Therapie notwendig sind [434].

## Klinische Symptomatik

### Mangelsymptome

Eine **Hypokalzämie** kann akut oder chronisch verlaufen und verschiedene Ursachen haben:

- **Hypoparathyreoidismus:** postoperativ, idiopathisch, nach Radiatio, familiäre Häufung.
- **Parathormonresistenz:** Pseudohypoparathyreoidismus, Hypomagnesiämie.
- **Vitamin-D-Mangel:** Mangelernährung, Malabsorption, nephrotisches Syndrom, gestörter enterohepatischer Kreislauf.
- **Vitamin-D-Resistenz:** familiär.
- **Akute Hyperphosphatämie:** kann in seltenen Fällen zu einer reaktiven Hypokalziämie führen.
- **Medikamente:** Foscarnet (Virostatikum gegen Cytomegalie, Herpes simplex und Varizelle-Zosterviren) und Bisphosphonate (Osteoporse und Morbus Paget) binden Kalzium.

**Akute Hypokalzämie** Es entwickeln sich **Tetanie** mit Muskelkrämpfen (v. a. Mittelhand- und Mittelfußmuskulatur), **Parästhesien** (Finger- und Zehenspitzen sowie peroral) und eine **depressive Verstimmung.** Liegt gleichzeitig ein Magnesium- oder Kaliummangel vor, kann sich die neuromuskuläre Erregbarkeit verstärken. Am Herzen kann es zur Bradykardie, Herzrhythmusstörungen, verlängerter QT-Zeit und einem eingeschränkten Schlagvolumen kommen.

Die primäre Behandlung einer Tetanie wird mit 10 % Kalziumlösung intravenös durchgeführt. Anschließend muss je nach Grunderkrankung eine Behandlung mit Vitamin-D-Präparaten erfolgen.

**PRAXISTIPP**

Typische Kalziummangelsymptome sind Krämpfe und Spasmen an Händen und Füßen mit der sogenannten Pfötchenstellung der Hände sowie der Spitzfußstellung der Füße. Auch zerebrale Krampfanfälle sind möglich.

**Chronische Hypokalzämie** Sie verläuft häufig asymptomatisch, daher wird eine schleichende Unterversorgung oft übersehen. Möglich sind Kribbelgefühle um den Mund sowie in den Händen und Füßen. In der körperlichen Untersuchung zeigen sich häufig gesteigerte Reflexe.

**PRAXISTIPP**

Die Symptomatik bessert sich durch Kalziumzufuhr, evtl. ist zusätzlich zur Ursachenbehandlung eine Vitamin-D-Substituierung sinnvoll.

Die Folgen einer nicht therapierten chronischen Hypokalzämie sind Demineralisierung der Knochen und Zähne, Katarakt und Basalganglienverkalkungen.

### Symptome bei Überdosierung

Die Symptome und Ursachen einer **Hyperkalzämie** sind sehr vielfältig. In 90 % liegt eine Tumorerkrankung oder ein Hyperparathyreoidismus (HPT) vor.
- **Tumorhyperkalzämie:** Bronchial-, Mamma-, Prostatakarzinom, Plasmozytom, Lymphom
- **Primärer Hyperparathyreoidismus (pHPT):** Adenom oder Karzinom der Nebenschilddrüsen
- **Tertiärer Hyperparathyreoidismus (tHPT):** Nebenschilddrüsenautonomie nach langjährigem sekundärem HPT

**GEFAHR**
Bei gesunden Erwachsenen führt eine Zufuhr von 2 g/Tag zu keinen Nebenwirkungen. Personen, die an Hyperparathyreoidismus leiden oder leicht Kalziumoxalat-Nierensteine bekommen, sollten keine hohen Mengen an Kalzium zu sich nehmen.

- **Endokrinopathien:** Hyperthyreose, Nebennierenrindeninsuffizienz, Phäochromozytom, VIPom
- **Granulomatöse Erkrankung:** Sarkoidose, Tuberkulose, Histoplasmose
- **Medikamente:** (s. Interaktionen), Milch-Alkali-Syndrom, parenterale Ernährung
- **Immobilisation:** komplizierte Frakturen im jugendlichen Alter, Morbus Paget, Nierenversagen
- **Familiäre benigne hypokalziurische Hyperkalzämie:** autosomal-dominante Mutation im Gen des Kalziumsensors
- **Infantile idiopathische Hyperkalzämie**

**STUDIEN**
In einer schwedischen Studie war die Zahl der Todesfälle bei Frauen, die täglich > 1400 mg Ca über Nahrung und Ergänzungsmittel zu sich genommen haben, signifikant erhöht [956].

Unspezifische **Symptome** sind: allgemeine Schwäche, leichte Ermüdbarkeit, Adynamie, Appetitlosigkeit, Gewichtsabnahme, ferner Übelkeit und Erbrechen, Obstipation, gesteigerter Durst sowie vermehrtes Wasserlassen, Exsikkose. Es kann auch zu Somnolenz oder Koma kommen.

## Anwendungsgebiete

### Erhöhter Bedarf

- **Erhöhter Verbrauch:** durch gesteigerten Metabolismus während Wachstum, Schwangerschaft und Stillzeit.

**GEFAHR**
In der Schwangerschaft erhöht sich der Kalziumbedarf durch den Bedarf des Fetus. Wird dieser nicht durch eine entsprechende Zufuhr ausgeglichen, so wird der kindliche Bedarf aus dem Skelett der Schwangeren gedeckt und es kann leichter zu einer Präeklampsie kommen.

- **Ältere Menschen** und Frauen nach der **Menopause** durch verminderte Resorption.
- **Resorptionsstörungen:** atrophische Gastritis, Malabsorption von Fetten (Fette binden Kalzium und reduzieren die Resorption).
- **Vitamin-D-Mangel:** kann zur Hypoalbuminämie mit vermindertem Serumkalzium führen.
- **Medikamenteneinnahme:** Dauertherapie mit interagierenden Medikamenten (s. Interaktionen).
- **Erhöhte renale Kalziumausscheidung** durch Nahrung mit hohem Gehalt an Phosphor, Natrium, Protein, Alkohol und Koffein.

**GEFAHR**
Eine hohe Proteinzufuhr zum Muskelaufbau führt durch einen hohen Albumin-Serumspiegel zu einer erhöhten renalen Kalziumausscheidung und damit zur erhöhten Knochenbrüchigkeit. Jedes zusätzliche Gramm Protein führt zu einem Verlust von 1,75 mg Ca täglich.

### Indikationen

- **Osteoporose:** Kalzium ist einer der wichtigsten Faktoren zur Osteoporoseprophylaxe und -therapie. Da bereits viele Kinder unter einem Kalziumdefizit leiden, sollte frühzeitig mit der Prophylaxe begonnen werden; vor allem bei Mädchen und Frauen muss die Kalziumversorgung optimal gehalten werden. Bei älteren Menschen ist zusätzlich auf die Vitamin-D-Substituierung zu achten (➤ Kap. 6.11.3).

**PRAXISTIPP**
Die Kalzifizierung des Knochens ist abhängig von Vitamin D, Vitamin $K_2$, Fluorid, Magnesium, Mangan, Kupfer, Phosphor, Silicium, Strontium, Zink, Citrat, Carbonat.

- **Allergien:** Kalzium wirkt antihistaminisch, indem es die Membranen der Mastzellen stabilisiert und die Histaminfreisetzung unterdrückt.
- **Prophylaxe des Kolonkarzinoms:** Kalzium bildet im Dickdarm Kalziumseifen, die potenziell mutagene Gallen- und Fettsäuren neutralisieren können.
- **Parodontose:** Die Progression kann durch Kalzium eingedämmt werden. Gleichzeitig kommt es bei Hypokalzämie vermehrt zu Parodontose (➤ Kap. 6.5).
- **PMS:** Eine kombinierte Substituierung mit Magnesium scheint einige Symptome des PMS zu reduzieren (Schmerzen, Ödemneigung und emotionale Labilität, ➤ Kap. 6.16.1).
- **Hypertonie:** Störungen im Kalziumhaushalt können als Primärfaktor bei der Entwicklung einer Hypertonie fungieren.

**PRAXISTIPP**

Liegt die Hypokalzämie aufgrund eines Magnesiummangels vor, muss Magnesium und nicht Kalzium substituiert werden.
Bei einer Hyperphosphatämie wird das Phosphat durch Phosphatbinder gesenkt.

**GEFAHR**

Zu viel Kalzium kann dem Organismus schaden, daher sollte auch bei Osteoporosepatienten die Kalziumzufuhr nicht über 1.200 mg/Tag liegen. Die Gefahr bei höheren Dosierungen liegt im Entstehen von Entzündungen und Kalkablagerungen in Blutgefäßen und Organen, was wiederum Herz-Kreislauf-Erkrankungen begünstigt (➤ Kap. 2.2.4: Biochemische Funktionen). Die möglichen Folgen sind eine Obstipation und Nierenschädigungen.

## Interaktionen

### Medikamente

Ein durch Medikamenteninteraktionen hervorgerufener Kalziummangel (➤ Tab. 2.134) manifestiert sich schnell und kann erhebliche Gesundheitsstörungen hervorrufen. Besonders zu berücksichtigen sind Wechselwirkungen zwischen Kalzium und Langzeitmedikation mit Antazida, oralen Antidiabetika, Aspirin, oralen Kontrazeptiva, Orlistat und Diuretika.

### Nährstoffe

Kalzium ist ein Nährstoff, der mit vielen anderen Nährstoffen und Nahrungsbestandteilen interagiert (➤ Tab. 2.135).

**Tab. 2.134** Interaktionen zwischen Kalzium und Medikamenten (modifiziert nach [202])

| Medikamente | Interaktionen |
|---|---|
| Aminoglykoside | Renale Ca-Ausscheidung (↑) |
| Androgene | Renale Ca-Ausscheidung (↓), erhöhte Ca-Blutwerte möglich |
| Antazida | Ca-Resorption (↓) |
| Antibiotika | Ca-Resorption (↓) |
| Antidiabetika, orale | Ca-Resorption (↓) |
| Antiepileptika | Ca-Resorption (↓), renale Ca-Ausscheidung (↑) |
| Antikonvulsiva | Ca-Resorption (↓) |
| Aspirin | Renale Ca-Ausscheidung (↑) |
| Barbiturate | Ca-Resorption (↓) |
| Bisphosphonate | Bildung schwer resorbierbarer Calciumbisphosphonat-Komplexe bei gleichzeitiger Einnahme; Ca-Resorption (↓) und verminderte Resorption der Bisphosphonate |
| Calcitonin | Freisetzung von Ca aus Knochenmasse (↓) |
| Cimetidin | Ca-Resorption und -Utilisation (↓) |
| Colestipol | Renale Ca-Ausscheidung (↑) |
| Corticosteroide | Ca-Resorption (↓), renale Ca-Ausscheidung (↑) |
| Digitalisglykoside | Ca-Resorption (↓) |
| Diuretika | Ca-Utilisation (↓), renale Ca-Ausscheidung (↑), Ca-Serumspiegel (↓) |

**Tab. 2.134** Interaktionen zwischen Kalzium und Medikamenten (modifiziert nach [202]) *(Forts.)*

| Medikamente | Interaktionen |
|---|---|
| Glucocorticoide | Ca-Resorption und -Utilisation (↓), renale Ca-Ausscheidung (↑), Ca-Serumspiegel (↓) |
| Gyrasehemmer (Antibiotika) | Bilden schwer resorbierbares Ca-Chelat; Ca-Resorption (↓); Ca beeinträchtigt die antibiotische Wirksamkeit. |
| Harnsäureausscheidung-fördernde Mittel | Ca-Resorption (↓) |
| Kontrazeptiva, orale | Ca-Resorption (↓) |
| Krampflösende Mittel | Ca-Resorption (↓) |
| Laxanzien | Ca-Resorption (↓), intestinale Ca-Verluste (↑) |
| Levothyroxin | Ca vermindert Thyroxinresorption durch Komplexbildung im Gastrointestinaltrakt |
| Lipidsenkende Mittel | Ca-Resorption (↓) |
| Mineralöl (Laxanzien) | Ca-Resorption (↓) |
| Neomycin | Ca-Resorption (↓) |
| Nichtnukleosidische Reverse-Transkriptase-Inhibitoren (NNRTI) | Induktion der 24-Hydoxylase führt zum Abbau von $25(OH)D_3$ und $1,25(OH)_2D_3$ → Ca-Resorption (↓) |
| Östrogene | Ca-Resorption (↑), renale Ca-Ausscheidung (↓) |
| Orlistat | Ca-Resorption (↓) |
| Phenytoin | Ca-Resorption (↓) |
| Primidon | Ca-Resorption (↓) |
| Probenecid | Renale Ca-Ausscheidung (↑) |
| (HIV-)Proteasehemmer | Induktion der 24-Hydoxylase führt zum Abbau von $25(OH)D_3$ und $1,25(OH)_2D_3$ → Ca-Resorption (↓) |
| Protonenpumpenhemmer | Ca-Resorption und -Utilisation (↓) |
| Rifampicin | Ca-Resorption (↓) aufgrund verminderter Vitamin-D-Aktivität |
| Strontiumranelat | Bei gleichzeitiger Einnahme verminderte Resorption von Strontiumranelat |
| Tetracyclin | Bildet schwer resorbierbares Ca-Chelat; Ca-Resorption (↓), Tetracyclinresorption (↓), Ca beeinträchtigt antibiotische Wirksamkeit |
| Thiaziddiuretika | Renale Ca-Ausscheidung (↓), erhöhte Ca-Blutwerte möglich |
| L-Thyroxin | Durch die Bildung schwer löslicher Komplexe kann Ca die Thyroxinresorption mindern, daher im Abstand von 2 Stunden einnehmen. |
| Tuberkulosemittel | Renale Ca-Ausscheidung (↑) |

**PRAXISTIPP**

Der oft propagierten Warnung vor einer gemeinsamen Einnahme von Kalzium und Magnesium widerspricht die beschriebene Interaktion. Es sollte immer im Verhältnis 3 : 1 (Ca zu Mg) substituiert werden.

**GEFAHR**

- Bei Frauen kann jedes zusätzliche Gramm **Natrium** die Menge an Knochenverlust um 1 % pro Jahr erhöhen, wenn das Kalzium aus den Knochen mobilisiert wird.
- Eine hohe Kalziumzufuhr kann die Resorption von **Zink** und **Eisen** vermindern und langfristig die Eisenversorgung behindern.

**Tab. 2.135** Interaktionen zwischen Kalzium und speziellen Nährstoffen (modifiziert nach [202])

| Nährstoffe | Interaktionen |
|---|---|
| Alkohol | Renale Ca-Ausscheidung (↑) durch regelmäßige Alkoholzufuhr |
| Bor | Bei geringer Borzufuhr mit der Ernährung: $Ca^{2+}$-Blutplasmaspiegel (↓) |
| Cadmium | Ca-Aantagonist |
| Chrom | Chromresorption (↓) durch Calciumcarbonat |
| Eisen | Eisenresorption (↓) durch Ca-Supplemente, besonders wenn sie zum Essen eingenommen werden |
| Fasern | Ca-Resorption (↓) |
| Fette | Ca-Resorption (↓), wenn Fett schlecht resorbiert wird, da Ca von nicht resorbiertem Fett im Darm gebunden wird. In der Praxis ist dies für Patienten mit Langzeiteinnahme von Xenical von Bedeutung. |
| Fluor | Fluorresorption (↓) durch Ca |
| Gerbsäure (Kaffee, schwarzer Tee) | Ca-Resorption (↓) |
| Kalium | Renale Ca-Retention (↑) |
| Kochsalz | Renale Ca-Ausscheidung (↑) durch hohe NaCl-Zufuhr |
| Koffein | Kurzfristige renale Ca-Ausscheidung (↑) durch hohe Koffeinzufuhr |
| Lactose | Kann Ca-Resorption fördern, besonders bei Säuglingen |
| Magnesium | Ca-spiegel im Blut (↓) durch chronischen Mg-Mangel, Ca kann Mg-Resorption vermindern; bei erhöhtem Ca-Blutwert erhöhte renale Mg-Ausscheidung, bei Hypokalzämie verminderte renale Mg-Ausscheidung |
| Mangan | Manganresorption (↓) durch Ca |
| Natrium | Renale Ca-Ausscheidung (↑) |
| Oxalate | Ca-Resorption (↓) |
| Phosphate, Phosphor | Ca-Resorption (↓), renale Ca-Ausscheidung (↓), aber erhöht den Ca-Gehalt verdauungsfördernder Enzyme → Ca-Ausscheidung im Stuhl (↑) durch hohe Phosphorzufuhr |
| Phytate | Ca-Resorption (↓) |
| Protein | Renale Ca-Ausscheidung (↑) durch hohe Proteinzufuhr |
| Saccharose | Renale Ca-Ausscheidung (↑) |
| Silicium | Ca-Resorption (↓) |
| Vitamin $B_6$ | Vitamin-$B_6$-Mangel kann Ca-Resorption und/oder Ca-Retention vermindern |
| Vitamin D | Fördert Ca-Resorption und Ca-Freisetzung aus dem Skelett; renale Ca-Ausscheidung (↓). Ca-Mangel stimuliert Aufbau von aktiven Vitamin-D-Formen |
| Vitamin K | Durch hohe Ca-Dosen oder ein Verhältnis von Nahrungs-Ca zu Phosphor von > 2 : 1 kann sich der Vitamin-K-Status verschlechtern |
| Zink | Ca-Resorption (↓) durch hohe tägliche Zn-Zufuhr bei niedriger Ca-Zufuhr; hohe Ca-Zufuhr kann die Zn-Resorption vermindern |

## Täglicher Bedarf

Eine Kalziumsupplementierung ist in seltenen Fällen sinnvoll. Allerdings führt der weit verbreitete Mangel an Vitamin D in Deutschland und Europa zu einem ossären Defizit an Kalzium. Bei einer kalziumreichen Ernährung reicht es meist, den Vitamin-D-Spiegel auf > 30 ng/ml zu erhöhen, damit das Kalziumdefizit ausgeglichen werden kann. Während Schwangerschaft, Stillzeit und Wachstumsphase ist aufgrund des ausgeprägten Skelettwachstums besonders auf die Kalzium- bzw. Vitamin-D-Zufuhr zu achten.

**DGE-Empfehlungen**

| | |
|---|---|
| Säuglinge: | 220–330 mg/Tag (Schätzwert) |
| Kinder: | 600–1.100 mg/Tag |
| Jugendliche: | 1.200 mg/Tag |
| Erwachsene: | 1.000 mg/Tag |
| Schwangere: | 1.000 mg/Tag |
| Stillende: | 1.000 mg/Tag |

**GEFAHR**

Die EFSA hat die Höchstmenge an täglicher Kalziumzufuhr auf 2.500 mg festgesetzt [370]. Bei einer zu hohen Zufuhr (> 3000 mg/Tag) besteht ein erhöhtes Risiko für Nephrolithiasis bei entsprechender Vorbelastung [371].

**Einnahmeempfehlung**

Während einer Mahlzeit, vorzugsweise auf mehrere Einzeldosen über den Tag verteilt.

**PRAXISTIPP**

Organisch gebundenes Kalzium (Gluconat, Aspartat, Citrat, Chelat) besitzt im Allgemeinen eine höhere Verwertbarkeit als die nicht organischen Formen (Carbonat, Phosphat, Sulfat).

### Vorkommen in Nahrungsmitteln

Kalziumreiche Nahrungsmittel (➤ Tab. 2.136) sind Milch, Milchprodukte, Sesamsamen, Sojabohnen, Hülsenfrüchte, Nüsse, Vollkornprodukte, Weizenkeime, Haferflocken, grünes Gemüse (Grünkohl, der oxalatreiche Spinat, Fenchel, Brokkoli, Mangold) und Petersilie.

**GEFAHR**

Milch und Milchprodukte enthalten neben viel Kalzium auch viel Phosphor und sind daher kein sinnvoller Kalziumlieferant.

**Tab. 2.136** Hitliste kalziumreicher Nahrungsmittel (in mg Ca/100 g) (nach [122])

| Lebensmittel | Kalzium (mg/100 g) |
|---|---|
| Sprotten, geräuchert (Fisch) | 1.700 |
| Parmesan | 1.290 |
| Emmentaler (45 % Fett i.Tr.) | 1.050 |
| Gouda (45 % Fett i.Tr.) | 820 |
| Mozzarella | 632 |
| Ölsardinen | 330 |
| Grünkohl | 210 |
| Sojabohnen | 201 |
| Joghurt | 145 |
| Kichererbsen | 124 |
| Spinat | 121 |
| Vollmilch, Kefir | 120 |
| Bohnen weiß | 113 |
| Fenchel | 109 |
| Brokkoli | 108,5 |

## 2.5.5 Magnesium (Mg)

### Chemie und Eigenschaften

Magnesium, ein Element der Erdalkali-Gruppe, ist ein brennbares Leichtmetall und physikalisch dem Zink sehr ähnlich. Das für Mensch und Tier wichtige Bioelement ist in Mineralien, Meer- und Quellwasser sowie in Pflanzen (Chlorophyll) enthalten. Aufgrund seiner großen chemischen Reaktionsfähigkeit kommt Magnesium nicht in freier, sondern nur in kationisch gebundener Form als $Mg^{2+}$ vor (z. B. als Carbonat, Chlorid, Silikat und Sulfat). Es ist u. a. an der Biosynthese von Proteinen und an der Regulierung der Membranpermeabilität beteiligt. Magnesium hat die Fähigkeit, mit einer Vielzahl an Makromolekülen und kleinen Metaboliten Komplexe zu bilden (z. B. Proteine, Enzyme, Hormone), dadurch spielt es eine wichtige Rolle im menschlichen Organismus.

Magnesium ist das achthäufigste Element der Erdkruste (ca. 2 %) und das dritthäufigste im Meerwasser (bis zu 55 mmol/l) und es ist zentraler Bestandteil des Chlorophyllmoleküls in Pflanzen und daher Grundlage der Photosynthese.

### Resorption

Die Resorption von Magnesium findet im kompletten Darm statt, teils transzellulär, sättigbar und carriervermittelt, teils parazellulär durch passive Diffusion. Unter normalen Bedingungen werden je nach

**PRAXISTIPP**

Einen Magnesiummangel erkennt man besten anhand der Symptome. Allerdings stellen sich diese erst spät ein, so dass ein latenter Mangel oft lange unentdeckt bleibt.

**Normwerte**

| | |
|---|---|
| Mg-Spiegel im Serum: | 0,76–1,10 mmol/l oder 1,7–2,4 mg/dl |
| Serumspiegel von ionisiertem Mg ($Mg^{2+}$): | 0,50–0,66 mmol/l |
| Mg-Spiegel in Leukozyten: | 3,00 ± 0,09 fmol/Zelle |
| **Mangel:** | |
| Mg-Ausscheidung im Urin: | <1 mmol/Tag |
| Mg-Ausscheidung im 24-Stunden-Urin: | 3–5 mmol/24 h oder 73–122 mg/24 h |

**GEFAHR**

Bei der Serumbestimmung darf es nicht zur Hämolyse kommen, da sonst der Wert durch Freisetzung von intrazellulärem Magnesium verfälscht wird.

## Versorgungssituation

Ein stark ausgeprägter Magnesiummangel ist selten (außer bei Senioren in Altenheimen). Bei 36 % der Heimbewohner konnte eine Hypomagnesiämie nachgewiesen werden. Leichte Mangelzustände sind sehr weit verbreitet. Zu berücksichtigen ist, dass Magnesiumdefizite häufig mit anderen Elektrolytstörungen einhergehen.

**STUDIEN**

Gemäß der Nationalen Verzehrsstudie von 2008 erreichen in **Deutschland** 56 % der Mädchen im Alter von 14–18 Jahren die empfohlene Magnesiumzufuhr nicht. Bei den erwachsenen Frauen sind 29 % mit Mg unterversorgt, wobei die älteren Frauen vermehrt betroffen sind. Dass so viele junge Frauen betroffen sind, liegt wohl auch daran, dass orale Kontrazeptive den Magnesiumbedarf deutlich erhöhen. Die gerne gegebenen Östrogene in der Menopause führen ebenfalls zu einem Magnesiummangel in Blut und Muskulatur (s. Interaktionen). Von den Männern sind 26 % mit Mg unterversorgt [919].

Laut dem **österreichischen** Ernährungsbericht von 2017 liegen 51,4 % der Teilnehmer unterhalb der empfohlenen Magnesiumzufuhr [1167].

Magnesiummangel ist weit verbreitet, in **Deutschland** sind 33 % der Bevölkerung betroffen [1203], in den **USA** leiden 48 % der Bevölkerung unter einem Mangel [1156]. Etwa 10–20 % der Weltbevölkerung sind von einem latenten Mangel betroffen.

**GEFAHR**

Die Einnahme von Kalziumpräparaten kann das Verhältnis zum Magnesium verschlechtern, dieses sollte 2 : 1 (Ca zu Mg) betragen.

## Klinische Symptomatik

### Mangelsymptome

Der menschliche Organismus kann einen Magnesiummangel mithilfe der körpereigenen Reserven aus Knochen und Weichteilgewebe längere Zeit überbrücken, ohne dass der Mg-Serumspiegel absinkt. Ein niedriger Serumspiegel zeigt an, dass das Körpergewebe bereits lange Zeit mangelversorgt ist. Typische Symptome eines Magnesiumdefizits sind:

- **Muskuläre Symptome:**
  - Muskel- und Gefäßspasmen, Muskelverspannungen, Muskelzittern
  - Muskelschwäche, Krampfneigung, herabgesetzte Sehnenreflexe
  - Waden- und Fußsohlenkrämpfe, besonders in den frühen Morgenstunden
  - Unwillkürliches Zucken eines oder beider Augenlider (Leitsymptom)
- **Neurologische Symptome:**
  - Taubheitsgefühl und Kribbeln in den Extremitäten (Hände und Füße)
  - Reizbarkeit, innere Unruhe, Angst, Panikattacken, Schwindelanfälle, Benommenheit, Erschöpfung schon nach kleinen Anstrengungen, allgemeines Schwächegefühl, Stressanfälligkeit mit Schweißausbrüchen
  - Schlafstörungen, frühes Aufwachen
  - Lustlosigkeit, rasche Ermüdbarkeit, Depressionen
- **Schmerzen:** Kopfschmerzen, Migräne, Rückenschmerzen
- **Kardiale Symptome:** Tachykardie, Beklemmungsgefühl, Hyperaktivität und Rhythmusstörungen, Angina pectoris, Hypertonie, EKG-Veränderungen
- **Pulmonale Symptome:** Atemnot, Hyperventilation, vermindertes Lungenvolumen
- **Hormonelle Symptome:** Dysmenorrhö, Hypermenorrhö und verstärktes PMS
- **Schwangerschaft:** Schwangerschaftserbrechen, Neigung zu Ödemen, vorzeitige Wehentätigkeit, Präeklampsie

- **Gastrointestinale Symptome:**
  - Heißhunger auf Schokolade (charakteristisch)
  - Appetitlosigkeit, Übelkeit, Verstopfung (auch im Wechsel mit Durchfällen), Magen-Darm-Krämpfe, Blähungen, Schmerzen der Gallenblase (Calciumoxalatsteine)
- **Sonstige Symptome:**
  - Auffällige Rötungen im Gesicht (rechts und links der Nase), verstärkt nach Alkoholgenuss (Magnesia-Rötung)
  - Hektische Flecken im Bereich Hals und Dekolleté in Stresssituationen
  - Geräuschempfindlichkeit
  - Erhöhte Lactatwerte bei Sportlern

**GEFAHR**

Bei Kombination mit Kaliummangel verstärkte Angina-pectoris-Beschwerden und Herzrhythmusstörungen.

Magnesiummangel scheint einen Herzinfarkt zu begünstigen und kann zu einem akuten Hörsturz führen.

Bei Magnesiummangel kann es zu **EKG-Veränderungen** kommen:

- Verbreiterte QRS-Komplexe.
- Spitze und überhöhte T-Wellen.
- ST-Senkungen.
- Bei schweren Mängeln kann es zusätzlich zu T-Negativierungen kommen.

Eine Verlängerung des QT-Intervalls, breite und abgeflachte T-Wellen und eine Niedervoltage sind möglich. Wahrscheinlich liegt die Ursache eines verlängerten QT-Intervalls an einer gestörten und verlängerten Repolarisierungsphase durch Veränderungen im Membrantransport des Kaliums. Die QT-Verlängerung – vor allem wenn sie über 500 ms beträgt – ist eine der häufigsten Ursachen von Torsade-de-Pointes-Tachykardien und prädisponiert zu aberrierender Leitung, Reentry und Kammerflimmern.

Sonderformen der Hypomagnesiämie:

**Primäre Hypomagnesiämie** Der seltene angeborene und rezessiv vererbte Defekt betrifft meist männliche Säuglinge. Um die lebensbedrohlichen Auswirkungen des Magnesiummangels auszugleichen, ist eine um das 25fache erhöhte Zufuhr nötig. Bei leichteren Formen treten häufiger neurovegetative Beschwerden und Neurasthenie auf. 15–22 % der betroffenen Kinder hatten einen Magnesiummangel, und die Mütter litten gehäuft unter Wadenkrämpfen und Dysmenorrhö.

**Renale Hypomagnesiämie** Die ebenfalls seltene hereditäre Magnesiumverlustniere führt zu ausgeprägten Defiziten bei den Kindern.

### Symptome bei Überdosierung

Bei gleichzeitiger Zufuhr von Kalzium sind selbst bei hochdosierter oraler Gabe keine Nebenwirkungen zu erwarten. Bei gestörter Nierenfunktion und/oder unphysiologischer Zufuhr kann jedoch eine osmotisch bedingte Diarrhö auftreten, die sich nach Absetzen des Mineralstoffs bessert.

**GEFAHR**

Bei Tagesdosen > 500 mg kann es als Nebenwirkung zur Diarrhö kommen. Ursache dafür ist, dass Magnesium leicht Wasser anzieht und es dadurch zu einer Aufweichung des Stuhls kommt.

Ein akutes oder chronisches Nierenversagen kann bei vermehrter Magnesiumzufuhr zu einer Mg-Überladung führen. Die Symptome sind neurologisch-muskulär und kardial (Bradykardie, Hypotonie und Erregungsleitungsstörungen). Je höher die Mg-Intoxikation, desto niedriger der Skelettmuskeltonus. Auch Lähmungen können auftreten. Bei Serumwerten > 3 mmol/l kommt es zum Erlöschen der tiefen Sehnenreflexe. Bei Werten > 5 mmol/l kann durch die Muskellähmungen auch die Atemmuskulatur mit einem Atemstillstand betroffen sein.

**PRAXISTIPP**

Eine Überdosierung mit Magnesium kommt praktisch nur bei schweren Nierenfunktionsstörungen vor. Symptome sind Diarrhö oder Obstipation, Übelkeit und Erbrechen, Müdigkeit, Bewusstseinsstörungen und Atemlähmung. Bei intravenöser Therapie sind das Plasma-Magnesium und die Nierenfunktion zu kontrollieren.

## Anwendungsgebiete

### Erhöhter Bedarf

- **Wachstum:** Schwangerschaft, Stillzeit sowie Kindes- und Jugendalter.

**Tab. 2.137** Interaktionen zwischen Magnesium und Medikamenten (modifiziert nach [202])

| Medikamente | Interaktionen |
|---|---|
| Alkohol/alkoholhaltige Pharmaka | Renale Mg-Ausscheidung (↑) |
| Aminoglykoside | Renale Mg-Ausscheidung (↑) |
| Amphotericin B | Renale Mg-Ausscheidung (↑) |
| Antazida | Mg-Ausscheidung steigt (↑) und Mg sinkt stark (↓) durch Abnahme der Säuresekretion; Die mitochondrialen Stoffwechselstörungen führen zu muskulären Störungen, CFS und Störung im Knochenstoffwechsel; chloridfreie wasserlösliche Mg-Salze neutralisieren die Salzsäure des Magens und werden meist zusammen mit Aluminiumsalzen als Antazida eingesetzt. Diese Salze hemmen, im Gegensatz zu chloridhaltigen Mg-Verbindungen, die Eisenresorption. |
| Antibiotika | Antibiotika bilden mit Mg einen Komplex, daher Mg-Resorption (speziell bei Langzeiteinnahme) (↓) |
| Antidiabetika | Mg-Resorption (↓) bei Biguaniden und Sulfonylharnstoffderivaten. Dadurch gesteigertes Risiko für Mikro- und Makroangiopathie (cave: Sehstörungen durch Mg-Mangel). Zusätzlich steigt bei Mg-Mangel auch die Insulinresistenz. |
| Antihypertonika | Mg ist als Vasodilatator blutdrucksenkend. Mg-Supplemente bei Hypertonikern können die Medikamentendosis reduzieren. |
| Betablocker | Mg unterstützt die Wirksamkeit von Betablockern |
| Calcitonin | Renale Mg-Ausscheidung (↓) |
| Cetuximab (monoklonaler Antikörper als Krebsimmuntherapie) | Über eine erschwerte Mg-Verwertung und erhöhte Mg-Ausscheidung (↑) kann es zu schwersten Mg-Mangelzuständen kommen. |
| Ciclosporin | Renale Mg-Ausscheidung (↑) |
| Cis-Platin und andere Zytostatika auf Platinbasis (Carboplatin, Oxaliplatin) | Renale Mg-Ausscheidung (↑), Mg-Gabe vor der Chemotherapie senkt die Nephrotoxizität erheblich. |
| Colchicin | Renale Mg-Ausscheidung (↑) |
| Corticosteroide | Renale Mg-Ausscheidung (↑) |
| Cyclooxygenase-Inhibitoren (Cox-2-Inhibitoren) | Renale Mg-Ausscheidung (↑) |
| Digitalisderivate | Renale Mg-Ausscheidung (↑) |
| Diuretika | Renale Mg-Ausscheidung (↑), regelmäßige Kontrollen sind wichtig. |
| Etacrynsäure | Renale Mg-Ausscheidung (↑) |
| Harnsäureausscheidung-fördernde Mittel | Renale Mg-Ausscheidung (↑) |
| Herzglykoside | Mg verbessert die Glykosidutilisation; Wirkoptimierung von Herzglykosiden, eventuell Dosisreduzierung möglich. |
| Insulin | Mg-Ausscheidung (↑) durch Insulingabe bei Diabetikern, ein Mg-Mangel ist daher häufig. |
| Kontrazeptiva, orale | Mg-Verwertung gestört; Ausscheidung von Mg (↑); Ca/Mg-Quotient steigt oft auf Werte über 2, dadurch erhöhtes Risiko für Atherosklerose und Embolien; Mg-Supplementierung ist zwingend erforderlich. |
| Laxanzien | Mg-Ausscheidung (↑) |
| Lipidsenker | Renale Mg-Ausscheidung (↑) |
| Lithium | Erhöhter Mg-Blutwert (↑) |

**Tab. 2.137** Interaktionen zwischen Magnesium und Medikamenten (modifiziert nach [202]) *(Forts.)*

| Medikamente | Interaktionen |
|---|---|
| Methylphenidat | Verstärkt die Wirkung von Methylphenidat, daher kann die Medikamentendosis reduziert werden. |
| Orlistat | Mg-Resorption (↓) durch Bindung an nicht resorbierbares Fett im Darm |
| Östrogene | Vermehrte Mg-Einlagerung in Knochen und Abnahme der Mg-Konzentration in Blut und Muskeln |
| Phenytoin | Mg-Serumspiegel (↓) |
| Probenecid | Renale Mg-Ausscheidung (↑) |
| Tetracyclin | Bildet schwer resorbierbares Chelat mit Mg; Mg-Resorption (↓), Tetracycklinresorption (↓) |
| Thiaziddiuretika | Renale Mg-Ausscheidung (↑) |
| L-Thyroxin | Durch Bildung schwer löslicher Komplexe kann Mg die Thyroxinresorption mindern, daher im Abstand von 2 Stunden einnehmen. |
| Tuberkulosemittel | Renale Mg-Ausscheidung (↑) |

**Tab. 2.138** Interaktionen zwischen Magnesium und speziellen Nährstoffen (nach [202])

| Nährstoffe | Interaktionen |
|---|---|
| Alkohol | Hemmt die tubuläre Mg-Rückresorption in der Niere (tägl. Zufuhr von 60 g Alkohol erfordert eine regelmäßige Mg-Substituierung). |
| Eisen | Vermindert die Mg-Resorption (➤ Tab. 2.137: Antazida). |
| Langkettige gesättigte Fettsäuren | Fettreiche Ernährung mit gesättigten FS hemmt die Mg-Resorption. Bei schlechter Fettresorption vermindert sich die Mg-Resorption, da Mg vom nicht resorbierten Fett im Darm gebunden wird (Fettabscheider – als Mittel zur Gewichtsreduzierung – führen innerhalb kürzester Zeit zu einem Mg-Mangel). |
| Fluor | Magnesium vermindert die Fluorresorption. |
| Kalium | Mg-Mangel erhöht die Durchlässigkeit für Kalium in die Zellen, was zu schwerwiegenden Rhythmusstörungen führen kann. Mg-Mangel kann mit schwer therapierbarem K-Mangel einhergehen. Bei K-Mangel daher an Mg-Mangel denken! |
| Kalzium | Physiologischer Antagonist. Gegenseitige Hemmung der Resorption nur bei extremer Überdosierung. Bei hohen Ca-Dosen ohne Steigerung der Mg-Zufuhr: Mg-Resorption (↓) und Mg-Ausscheidung über den Darm (↑). Chronischer Mg-Mangel senkt den Ca-Blutspiegel. Bei erhöhtem Ca-Blutwert erhöhte renale Mg-Ausscheidung; bei Hypokalzämie verminderte renale Mg-Ausscheidung. |
| Koffein | Renale Mg-Ausscheidung (↑), Mg-Resorption (↓) |
| Mangan | Mg-Resorption (↓) |
| Natrium | Mg-Resorption (↓) |
| Phosphat oder Phosphor | Mg-Resorption (↓) |
| Vitamin $B_1$ und $B_2$ | Mg-Resorption (↓) bei Mangel |
| Vitamin $B_6$ | Mg-Resorption (↓) bei Mangel, intrazellulärer Mg-Spiegel und -Utilisation im Magen (↑) |
| Vitamin D | Mg-Resorption (↑), hohe Dosen führen zum Mg-Mangel, da gleichzeitig die renale Mg-Ausscheidung stärker ansteigt. |
| Vitamin E | Mg-Spiegel im Gewebe (↓) bei Mangel. |
| Zink | Mg-Resorption (↓) durch hohe Dosen von Zn-Supplementen. |

**PRAXISTIPP**

Magnesium kann die Auswirkungen von zu viel Alkohol am Vorabend mildern.

Wird zu viel Alkohol getrunken, muss der Organismus das entstehende toxische Acetaldehyd über Acetat zu $CO_2$ und Wasser abbauen. Wird sehr viel Alkohol zugeführt, staut sich Acetaldehyd und führt zu den bekannten Phänomenen, die als „Kater" bezeichnet werden. Da Magnesium entscheidend am Abbau beteiligt ist und durch die Alkoholzufuhr vermindert aufgenommen wird, ist es in der Behandlung der akuten Alkoholfolgen effektiver als die üblicherweise eingesetzten Schmerzmedikamente (COX-2-Inhibitoren), da diese wiederum Mg-Verluste erzeugen.

## Täglicher Bedarf

**DGE-Empfehlungen**

| | |
|---|---|
| Säuglinge und Kinder: | 24–250 mg/Tag |
| Jugendliche: | 310–400 mg/Tag |
| Erwachsene: | 300–400 mg/Tag |
| Schwangere: | 310 mg/Tag |
| Stillende: | 390 mg/Tag |

Als grobe Richtschnur kann man davon ausgehen, dass bei einem Mangel über einen längeren Zeitraum (ca. 6 Monate) etwa 5 mg Mg/kg KG zugeführt werden müssen.

**PRAXISTIPP**

Es ist sinnvoll, keine Einzeldosen von > 250 mg einzunehmen und dazwischen einen Mindestabstand von 6 Stunden einzuhalten. Dadurch lässt sich der resorbierte Anteil deutlich erhöhen.

**Einnahmeempfehlung**

Während einer Mahlzeit, vorzugsweise abends oder auf mehrere Einzeldosen über den Tag verteilt. Abends ist die beste Zufuhrzeit, da der Cortisolspiegel niedriger ist und dadurch die Resorption verbessert wird.

## Vorkommen in Nahrungsmitteln

### Exkurs: Vom Boden zum Menschen

Wichtig für ein gesundes Pflanzenwachstum ist das frei verfügbare Magnesium im Boden, dessen Gehalt je nach Bodenart stark variiert. Auch der pH-Wert spielt bei der Aufnahme über die Wurzeln eine wichtige Rolle, er sollte zwischen 6 und 8 liegen [628]. Der Einsatz von Kunstdüngern (Nitraten, Phosphaten, Kalisalzen oder Kalkpräparaten) reduziert das für Pflanzen verfügbare Magnesium in landwirtschaftlichen Böden. Die vermehrte Zufuhr von Kalium und Kalzium (durch falsche Düngung) sorgen für eine schlechtere Mg-Aufnahme in die Pflanzen. Starke Niederschläge waschen das Mg zusätzlich aus den Böden aus. Die Folgen sind Gelbfärbung der Blätter (Chlorosen), Nekrosen und ein verminderter Ertrag. Besonders betroffen sind Wiederkäuer, die durch hohe Kalium- und Stickstoffaufnahmen das ohnehin wenig vorhandene Magnesium kaum resorbieren können. Die Weidetetanie aufgrund von Magnesiumdefiziten ist weit verbreitet. Am Ende der Nahrungskette steht der Mensch, der die geringen Mg-Mengen in den Nahrungsmitteln durch lebensmitteltechnische Prozesse meist zusätzlich verringert.

Reich an Magnesium sind Vollkornprodukte, Hülsenfrüchte, Sojabohnen, Hefe und Nüsse (➤ Tab. 2.139).

### Magnesiumverbindungen in Lebensmitteln

Es gibt sehr viele unterschiedliche Magnesiumverbindungen, die sich in ihrer chemischen Zusammensetzung unterscheiden. Dabei handelt es sich immer

**Tab. 2.139** Hitliste magnesiumreicher Nahrungsmittel (in mg Mg/100 g)

| Lebensmittel | Magnesium (mg/100 g) |
|---|---|
| Weizenkleie | 580–600 |
| Verschiedene Kerne (z. B. Kürbis) | 490–600 |
| Versch. Kleiesorten | 450–550 |
| Sonnenblumenkerne | 420 |
| Nüsse (Wert gemittelt) | 330–370 |
| Sojamehl | 245 |
| Naturreis, Gerste | 160 |
| Weizenvollkornbrot | 80–100 |

um Magnesiumsalze, die in Reaktion mit organischen oder anorganischen Säuren entstehen (➤ Tab. 2.140). Wichtig bei Nahrungsergänzungsmitteln ist die Bioverfügbarkeit, die Dosierung und die Verträglichkeit der einzelnen Verbindungen. Enthält das Gegenion zu $Mg^{2+}$ ein Kohlenstoff- und Wasserstoffatom, spricht man von **organischen Mg-Verbindungen.** Im Gegensatz dazu enthalten **anorganische Mg-Verbindungen** keine Kohlenstoffatome, mit Ausnahme von Mg-Carbonat. **Chelatiertes Magnesium** liegt in einer Form vor, in der es leicht vom Körper resorbiert werden kann, dabei ist das Mg an Aminosäuren gebunden.

**Tab. 2.140** Magnesiumsalze, ihre Bioverfügbarkeit, Eigenschaften und Anwendungsgebiete (NEM: Nahrungsergänzungsmittel)

| Magnesium- | Eigenschaften | Form |
|---|---|---|
| Organische Mg-Verbindungen | | |
| **-Acetat** | Gut resorbierbar (30 % bei einer Zusatzdosis von 125 mg; 15 % bei einer Zusatzdosis von 475 mg) | Mg-Salz der Essigsäure |
| **-Ascorbat** | Gute Form; liefert zusätzlich Vitamin C; hat neutralen pH-Wert | Mg-Salz der Ascorbinsäure |
| **-Citrat** | Bekannteste Mg-Verbindung; hohe Bioverfügbarkeit; erhöht den Flüssigkeitsspiegel im Verdauungstrakt; kann abführend wirken; kurbelt Magensäureproduktion an; verhindert Nierensteine | Mg-Salz der Citronensäure |
| **-Gluconat** | Bioverfügbarkeit liegt bei 30 %; selten als NEM verwendet | Mg-Salz der Gluconsäure |
| **-Glycerophosphat** | Hoher elementarer Mg-Anteil, aber da in Verbindung mit Phosphor wegen ohnehin hoher Phosphoraufnahme durch Nahrung wahrscheinlich nicht empfehlenswert | Mg-Salz der Glycerophosphorsäure |
| **-Lactat** | Kein NEM; wird in Lebensmittelindustrie (E 329: Säureregulator in Lebensmitteln) und als Arzneimittel (Laxans) verwendet | Mg-Salz der Milchsäure |
| **-Malat** | Sehr gut für Menschen mit Erschöpfungszuständen oder CFS; gut bioverfügbar; steigert ATP-Synthese; steigert Magensäureproduktion | Mg-Salz der Äpfelsäure |
| **-Pidolat** | Nicht empfehlenswert, da es entweder Schäden im Körper verursacht oder äußerst schlecht absorbiert wird | Mg-Salz der Pidolsäure |
| **-Stearat** | Besteht zu 96 % aus Stearinsäure und nur zu 4 % aus Mg; häufig eingesetztes Trenn- oder Schmiermittel in NEM (Tabletten, Kapseln und Granulat); wird in der Lebensmittelindustrie als E 572 eingesetzt; weitere Informationen s. unten. | Mg-Salz der Stearinsäure |
| **-Threonat** | Neue Mg-Verbindung; erhöht drastisch die Mg-Werte in Gehirn und Wirbelsäule; sorgt für verbesserte kognitive Funktionen; gilt als Nootropikum (ZNS) | Mg-Salz der L-Threonsäure |
| **-Tricitrat** | Hohe Bioverfügbarkeit; der Anteil an elementarem Mg ist doppelt so hoch (16 %) wie bei Mg-Citrat | Mg-Salz der Citronensäure |
| **-ZMK** | Gute Form, enthält alle Mg-Formen des Citratzyklus (Citrat, Fumarat, Malat, Succinat, α-Ketoglutarat) | Mg-Salze organischer Säuren |
| Organische Chelat-Verbindungen | | |
| **-Arginat** | Gute Form, an Arginin gebunden, daher für Kraftsportler geeignet | Mg und Aminosäure Arginin |
| **-Aspartat** | Nicht empfehlenswert, da es entweder Schäden im Körper verursacht oder äußerst schlecht absorbiert wird | Mg-Salz der Asparaginsäure |
| **-Glycinat** | Höchste Bioverfügbarkeit; sorgt für Entspannung und erholsamen Schlaf; hohe Verträglichkeit; besonders gut für Gehirn und Nervensystem; schützt Schleimhäute des Gastrointestinaltrakts vor Reizungen | Mg und Aminosäure Glycin |
| **-Lysinat** | Gute Form | Mg und Aminosäure Lysin |

**Tab. 2.140** Magnesiumsalze, ihre Bioverfügbarkeit, Eigenschaften und Anwendungsgebiete (NEM: Nahrungsergänzungsmittel) *(Forts.)*

| Magnesium- | Eigenschaften | Form |
|---|---|---|
| **-Orotat** | Regeneriert beanspruchte Muskelzellen, erhöht aber die Harnsäurekonzentration im Körper; schnell wirksam, daher bei Muskelkrämpfen sinnvoll; verbessert Gefäßfunktion, gut bei Herz-Kreislauf-Erkrankungen; es kann aber Wirkung von Medikamenten beeinträchtigen, daher 2–3 Stunden Zeitabstand zu Medikamenten und Eisen! | Mg und Orotsäure („Molkensäure") |
| **-Taurat** | Bei Herzerkrankungen unterstützt das zusätzliche Taurin nachweislich die Herzfunktionen | Mg und Taurin |
| Anorganische Mg-Verbindungen | | |
| **-Carbonat** | Fraktionelle Absorption liegt im Bereich von Mg-Oxid und Mg-Hydroxid, es gibt aber keine Studien dazu; leicht resorbierbar (30 % Bioverfügbarkeit), aber langsame Aufnahme in den Körper; stabilisiert den Säure-Basen-Haushalt; wird in der Lebensmittelindustrie als Säureregulator (E 504) eingesetzt sowie (ohne Grenzwert) in der Trinkwasseraufbereitung; kann auch in Bio-Lebensmitteln enthalten sein | Mg-Salz der Kohlensäure ($MgCO_3$) |
| **-Chlorid** | Regt die Magensäureproduktion an und ist bei Magenproblemen oder Refluxkrankheit ideal; in zu hohen Dosen wirkt es abführend; wirkt bakterizid und wird daher gerne dermal angewendet (selten oral) | Mg-Salz der Salzsäure ($MgCl_2$) |
| **-Hydrogenphosphat** | Findet als NEM Anwendung in der Behandlung von Koliken und Krämpfen; wirkt muskelrelaxierend und beeinflusst das vegetative Nervensystem; findet vor allem als Schüßler Salz Verwendung; wird bei der Lebensmittelherstellung als Trennmittel und Säureregulator (E 343) eingesetzt. | Mg-Salz der Phosphorsäure ($MgHPO_4$) |
| **-Hydroxid** | Fraktionelle Absorption beträgt laut Studie 5–8 %; nach neuesten Studien gute Bioverfügbarkeit; basisch, in Wasser lösbar; hoher Mg-Anteil (40 %); gute Verwendung als Abführmittel oder Säureblocker; als Salz der Kalziumlauge kann es aus Meerwasser gewonnen werden; ist ein Lebensmittelzusatzstoff (E 528) | Mg-Salz mit $OH^-$-Anion ($Mg(OH)_2$) |
| **-Oxid** | Traditionelle Form von Ergänzungsmitteln, häufigste Form in Apotheken und Drogerien; hoher Mg-Anteil (60 %); jedoch weniger bioverfügbar als andere chemische Formen; fraktionelle Absorption 4 %; bindet Säure, daher bei Sodbrennen sinnvoll | Mg-Salz mit $O^{2-}$-Anion (MgO, „Bittererde") |
| **-Peroxid** | Nicht empfehlenswert, da es entweder Schäden im Körper verursacht oder äußerst schlecht absorbiert wird. | Mg-Salz mit $O^-$-Anion ($MgO_2$) |
| **-Sulfat** | i. v. Notfallmedikament (Herzinfarkt, Krämpfe); kann Präeklampsie und Krämpfe sowie Frühgeburten in der Schwangerschaft verhindern; eignet sich als Badesalz zur transdermalen Aufnahme; bei akuter oder chronischer Obstipation oral wegen abführender Wirkung sinnvoll | Mg-Salz der Schwefelsäure ($MgSO_4$, „Bittersalz") |

**PRAXISTIPP**

Magnesiumcarbonat wird zu den anorganischen Magnesiumverbindungen gezählt, obwohl es Kohlenstoffatome enthält.

**PRAXISTIPP**

Organisch gebundenes Magnesium (als Salz oder Chelat) ist im Allgemeinen höher verwertbar als die nicht-organischen Formen.

### Exkurs: Magnesiumstearat (E 572)

Mg-Stearat gehört zu den Kalkseifen. Es wird aus pflanzlichen oder tierischen Fetten und aus Pflanzenölen gewonnen, oft aus Maiskeim-, Soja-, Raps- oder Baumwollsamen, die nicht selten gentechnisch verändert wurden. Mg-Stearat wird häufig als Trennmittel oder Schmiermittel eingesetzt. Bei der Kapselherstellung sorgt es dafür, dass keine Bestandteile in der Maschine anhaften oder verkleben und jede Kapsel

bei der Herstellung genau die gleiche Rohstoffmenge enthält. Es dient auch der verzögerten Aufnahme von Medikamenten oder anderen Wirkstoffen, so dass sich deren Resorption verbessern kann.
Stearinsäure, eine gesättigte Fettsäure mit 18 C-Atomen (➤ Kap. 2.7.1), und Magnesium sind natürliche Bestandteile vieler Pflanzen und Lebensmittel (Fisch, Fleisch, Geflügel, Eier, Milch, Butter, Getreide). Mit der Nahrung nimmt man durchschnittlich täglich 7.000 mg Stearinsäure zu sich. Mg-Stearat ist jedoch keine natürliche Substanz, sondern chemisch hergestellt. Die FDA stuft kleine Mengen an Stearinsäure als unbedenklich ein. Nach der Aufnahme in den Organismus wird es in seine beiden unbedenklichen Bestandteile gespalten.

### 2.5.6 Chlor (Cl), Chlorid

#### Chemie und Eigenschaften

Chlor, in elementarer Form ein stechend riechendes, desinfizierend und toxisch wirkendes gasförmiges Halogen ($Cl_2$), ist im Körper als Chlorid-Ion ($Cl^-$) enthalten. Chlorid ist eines der wichtigsten Anionen im Körper, es gehört zusammen mit Natrium und Kalium zu den wichtigsten Elektrolyten. Durch seine negative Ladung sorgt es zusammen mit anderen Elektrolyten für das Ruhemembranpotenzial der Zellen. Im Organismus ist es zum Großteil an Natrium gebunden (Kochsalz, Natriumchlorid, NaCl).

#### Resorption

Die Resorption von Chlorid erfolgt hauptsächlich in Form von Kochsalz aus der Nahrung, der Mineralstoff wird im Dünn- und Dickdarm resorbiert. Gefördert wird die Resorption durch:

- **Mineralcorticoide:** Angiotensin fördert die Natrium- bzw. NaCl-Resorption elektroneutral im Dünndarm durch Freisetzung des antidiuretischen Hormons (ADH), Aldosteron fördert sie elektrogen im Dickdarm. Bei einer Dehydrierung werden beide Hormone vermehrt gebildet (➤ Abb. 2.33).
- **Glucocorticoide:** Die elektroneutrale Kochsalzresorption im Dünn- und Dickdarm wird angeregt, ohne Einfluss auf die Kaliumresorption.
- **Neurotransmitter:** Somatostatin, Enkephaline (Opoidpeptide, bewirken Freisetzung von ADH) und Noradrenalin, die in den endokrinen Enterozyten gebildet werden, stimulieren die Flüssigkeits- und Elektrolytresorption, vermutlich über eine Reduzierung der intrazellulären Kaliumkonzentration.

Die Steuerung der Chloridkonzentration erfolgt auch über die Nieren, indem die Rückresorption durch Aldosteron angeregt wird (➤ Kap. 2.5.2).
Die Chloridresorption findet passiv oder aktiv statt:

- **Passive, spannungsabhängige Resorption:** Durch Chloridkanäle in der apikalen und basolateralen Membran der Epithelzellen oder parazellulär über Tight Junctions.
- **Austausch mit Bicarbonat:** Über den apikalen $Cl^-/HCO_3^-$-Antiporter gelangt Bicarbonat in das Darmlumen, zusätzlich wirkt die $Na^+/K^+$-ATPase und der $H^+/Na^+$-Antiporter in der basolateralen Membran, so dass Chlorid in die Zelle und dann ins Blut gelangt.

#### Verteilung

Chlorid ist das häufigste Anion in der extrazellulären Flüssigkeit (70 %). Es befindet sich in hohen Konzentrationen im Liquor cerebrospinalis sowie in den Verdauungssekreten, hier vor allem in der Salzsäure des Magens. Intrazellulär ist Chlorid nur wenig vorhanden (v. a. in den Erythrozyten). Die Ausscheidung erfolgt hauptsächlich über den Harn.

Chlorid wird im gesamten Darm transzellulär sezerniert (im Bereich der Darmkrypten), vor allem durch Anregung von Neurotransmittern, wie z. B. Acetylcholin. Die Sekretion ist im Ruhezustand nur gering, sie ist elektrogen und involviert mehrere Ionenkanäle.

- **Apikal** sorgen Chloridkanäle für den Austritt von $Cl^-$ ins Darmlumen. Aufgrund des $Na^+/K^+$-$2Cl^-$-Cotransporters in der basolateralen Zellmembran ist die Chloridkonzentration in der Zelle ausreichend hoch. Sekretagoga steigern den intrazellulären cAMP- oder $Ca^+$-Wert, so dass die Zahl der Chloridkanäle zunimmt.

- **Basolateral** sind 3 Transportsysteme an der Chloridresorption beteiligt:
  - $Na^+/K^+$-$2Cl^-$-Cotransporter bringen Chlorid-, Natrium- und Kalium-Ionen in die Zelle.
  - Kalium verlässt die Zelle über $K^+$-Kanäle ins Blut, Natrium durch die $Na^+/K^+$-ATPase. Durch seine negative Ladung folgt das Chlorid dem Natrium parazellulär.
  - Sogenannte CFTR-Chloridkanäle (Cystic Fibrosis Transmembrane Conductance Regulator; spielen bei der zystischen Fibrose eine wichtige Rolle) unterstützen die Kationen beim Passieren der Zellmembranen in Darm, Leber, Pankreas, Lunge, Schweißdrüsen, transdermal und urogenital [624].

## Biochemische Funktionen

Die ungleiche Verteilung der 3 wichtigsten Elektrolyte ($Na^+$, $K^+$, $Cl^-$) im intra- und extrazellulären Raum sorgt für die **Erregungsleitung** in den Nervenzellen und ermöglicht die **Muskelkontraktion.** Gemeinsam stabilisieren sie das **Säure-Basen-Gleichgewicht,** den **osmotischen Druck** und halten die **Gewebsspannung** im Körper aufrecht. Sie sind wichtig für den **Wasser- und Elektrolythaushalt.** Chlorid ist **Bestandteil der Salzsäure** (HCl) im Magensaft und dient daher der Verdauung und Abwehr von Krankheitserregern. Das Mengenelement ist an enzymatischen Prozessen beteiligt und beeinflusst mit Natrium den **Blutdruck.**

## Normwerte und Bestimmung

Bestimmt wird Chlorid zur Beurteilung des Säure-Basen-Haushalts und zur Überwachung des Flüssigkeitshaushalts. Daher empfiehlt sich die Bestimmung weiterer Elektrolyte wie Natrium, Kalium, Kalzium und Magnesium. Üblicherweise wird Chlorid über das Serum bestimmt. Die Normwerte liegen bei 95–110 mmol/l.

## Versorgungssituation

Der Bedarf an Chlorid wird wie bei Natrium in der Regel mehr als genug gedeckt. Ein Mangel ist in den industrialisierten Ländern nicht zu erwarten.

**Umrechnung**

1 g Speisesalz (NaCl) besteht aus 17 mmol Natrium und 17 mmol Chlorid.

## Klinische Symptomatik

Bei **Chloridmangel** entwickelt sich eine metabolische Alkalose. Ein erheblicher Salzverlust verursacht über eine Reizung des Brechzentrums schweres Erbrechen mit Koliken, wodurch die Salzverluste weiter zunehmen (Circulus vitiosus). Weiter kann es zu Symptomen wie Hypotonie, Herzrhythmusstörungen und Tachykardie kommen.

Hohe Chloridwerte bzw. eine **Hyperchloridämie** kommen bei Störungen des Säure-Basen-Haushalts mit einer metabolischen Azidose und niedrigem Blut-pH-Wert vor. Mögliche Ursachen für hohe Chloridspiegel sind eine Hyperventilation, Nierenerkrankungen, Autoimmunerkrankungen, Harnwegsoperationen und Diabetes mellitus. Bei anhaltender Diarrhö verliert der Körper viel Bicarbonat und kompensiert dies mit erhöhten Chloridspiegeln, um den pH-Wert aufrechtzuerhalten. Eine dauerhafte Überdosierung kann zu Herz-Kreislauf-Störungen führen.

## Anwendungsgebiete

Ein **erhöhter Bedarf** liegt vor bei Erbrechen (wenn es über Tage anhält und keine adäquate Flüssigkeitszufuhr erfolgt) sowie bei starkem Schwitzen (über längeren Zeitraum ohne adäquate Flüssigkeitszufuhr).

## Täglicher Bedarf

Der Bedarf errechnet sich aus den Angaben für Natrium durch Multiplikation mit 1,5. Auch der Mehrbedarf an Chlorid entspricht dem Mehrbedarf an Natrium (z. B. nach starkem Schwitzen). Die tägliche Speisesalzzufuhr durch die Nahrung beträgt bei 18- bis 79-jährigen Frauen 5 g, bei Männern gleichen Alters 6 g.

Die von der DGE überarbeiteten Schätzwerte für eine angemessene Chloridzufuhr sind abhängig vom Alter.

**Tab. 2.141** Interaktionen zwischen Chlorid und Medikamenten

| Medikamente | Interaktionen |
|---|---|
| Diuretika, kaliumsparende | Renale Chloridausscheidung (↑) |
| Laxanzien | Intestinale Chloridausscheidung (↑) |
| Oxaliplatin | Instabilität des Wirkstoffes bei Anwesenheit von Chlorid-Ionen [1034, 1422] |

**DGE-Empfehlungen (Schätzwerte)**

| | |
|---|---|
| Säuglinge 0 bis 3 Monate: | 300 mg/Tag |
| Säuglinge 4 bis 11 Monate: | 450 mg/Tag |
| Kinder 1 bis 3 Jahre: | 600 mg/Tag |
| Jugendliche 13 bis 14 Jahre: | 2.150 mg/Tag |
| Jugendliche ab 15 Jahre und Erwachsene: | 2.300 mg/Tag |

Das Institute of Medicine (IOM) gibt eine tolerierbare Gesamtzufuhrmenge von 3,6 g Chlorid täglich an.

### Interaktionen

Kaliumsparende Diuretika haben den Nachteil, dass sie die Natrium- und Chloridausscheidung erhöhen (➤ Tab. 2.141). Dazu gehören Spironolacton, Amilorid und Triamteren.

### Vorkommen in Nahrungsmitteln

Verarbeitete Lebensmittel enthalten viel Chlorid, da Speisesalz zum einen konserviert und zum anderen Geschmack gibt.

Lebensmittel mit **geringem Chloridgehalt:** Obst, Gemüse, Nüsse und unverarbeitete Lebensmittel.

Lebensmittel mit **hohem Chloridgehalt:** verarbeitete Lebensmittel, z. B. Wurstwaren, Fischkonserven, Brot, Fertigprodukte [631].

## 2.5.7 Phosphat, Phosphor (P)

### Chemie und Eigenschaften

Das nichtmetallische Element Phosphor ist sehr reaktionsfreudig, daher kommt es in der Natur ausschließlich in gebundener Form vor, meist in Verbindung mit Sauerstoff (O) in 5-wertiger Form als Phosphat ($PO_4^{3-}$), Hydrogenphosphat ($HPO_4^{2-}$), Dihydrogenphosphat ($H_2PO_4^-$) sowie als Apatit (Kurz- und Sammelbezeichnung für eine Gruppe chemisch ähnlicher, nicht näher bestimmter Minerale, z. B. Fluor-, Chlor-, Hydroxylapatit).

Im Körper spielt Phosphor in **anorganischen** Verbindungen eine wichtige Rolle für Skelett und Zähne, in Form vom Kalziumphosphat beziehungsweise Hydroxylapatit [$Ca_{10}(PO_4)_6(OH)_2$]. Als **organisches** Phosphat ist es Bestandteil vieler wichtiger Verbindungen (Kohlenhydrate, Proteine, Lipide, Nukleinsäuren, Nukleotide und Vitaminen) und dient als Energieüberträger (ATP), zur Signalvermittlung (cAMP) und als Puffersystem. Phosphor ist nach Kalzium mengenmäßig das häufigste Mineral im Körper und essenziell.

### Resorption

Phosphat liegt in der Nahrung meist in Form organischer Verbindungen vor, z. B. als Phospholipide und Phosphoproteine, etwa 10 % der täglich aufgenommenen Phosphate sind Polyphosphate. Vor der Resorption müssen diese Verbindungen durch Phosphatasen der Bürstensaummembran der Enterozyten gespalten werden. Dabei wird durch Wasseranlagerung Phosphorsäure aus Phosphorsäureestern oder Polyphosphaten abgespalten. Nur so kann das Phosphat in anorganischer Form im Duodenum und Jejunum resorbiert werden. Orthophosphate ($PO_4^{3-}$) werden dagegen in ihrer ursprünglichen Form fast vollständig resorbiert. Je nach Nahrungsquelle ist die Bioverfügbarkeit des Phosphors sehr unterschiedlich.

**PRAXISTIPP**

Je höher der Kondensationsgrad (Vernetzung) eines Polyphosphats ist, desto geringer ist die enzymatische Aufspaltungsrate im Darmlumen, desto schlechter die Resorption und desto mehr Polyphosphate werden mit dem Stuhl ausgeschieden [352].

**Tab. 2.142** Hormone mit Einfluss auf renale Ausscheidung und Rückresorption von Phosphat

| Steigerung der Ausscheidung | Hemmung der Ausscheidung |
|---|---|
| Parathormon (Peptidhormon, Nebenschilddrüse) | Wachstumshormon FGF23 (Proteohormon, Osteozyten) |
| Calcitonin (Peptidhormon, Schilddrüse) | Insulin (Peptidhormon, Pankreas) |
| Östrogen (Steroidhormon) | Cortisol (Glucocorticoid) |
| Thyroxin ($T_4$, Schilddrüsenhormon) | |

cher. Der Metabolismus des anorganischen Phosphats ist eng mit dem Mineralstoff Kalzium verbunden.

### Parathormon und Calcitriol

Beim **Abfall des Kalziumspiegels** (z. B. durch überhöhte Phosphatzufuhr oder Vitamin-D-Mangel) oder bei zu hohen Phosphatwerten im Blutplasma wird das Parathormon in den Zellen der Nebenschilddrüse vermehrt gebildet und sezerniert. Es gelangt über das Blut zur Niere und stimuliert im proximalen Tubulus die Expression der 1α-Hydroxylase, die $25(OH)D_3$ (Calcidiol) in die biologisch aktive Vitamin-D-Form $1{,}25(OH)_2D_3$ (Calcitriol) umwandelt (➤ Abb. 2.34). Gleichzeitig stimulieren Parathormon und Calcitriol am Knochen die Osteoklastenaktivität, die zum Abbau der Knochensubstanz führt und die gespeicherten Kalzium- und Phosphat-Ionen in den extrazellulären Raum freigibt (➤ Abb. 6.13).

Im Duodenum und im Jejunum wird durch Calcitriol die aktive transzelluläre Resorption von Kalzium und Phosphat angeregt; beide werden ebenfalls an den extrazellulären Raum abgegeben.

Das Parathormon hemmt in der Niere die tubuläre Rückresorption von Phosphat und fördert gleichzeitig diejenige von Kalzium. Das aus den Knochen freigesetzte und vermehrt intestinal aufgenommene Phosphat wird nun vermehrt renal ausgeschieden. Hierdurch sinkt der Phosphatspiegel und verhindert das Ausfallen von Kalziumphosphat im Gewebe und stimuliert die Kalziumfreisetzung aus dem Skelett, so dass sich der Serum-Kalziumspiegel normalisieren kann.

**PRAXISTIPP**

Parathormon und Calcitriol bewirken eine Zunahme der extrazellulären Kalziumkonzentration und eine Abnahme des Phosphat-Serumspiegels.

**GEFAHR**

Bei einer **chronischen Niereninsuffizienz** sinkt die glomeruläre Filtrationsrate, zu wenig Phosphat wird ausgeschieden und zu wenig Kalzium rückresorbiert. Durch die entstehende Hypokalzämie bei gleichzeitigem Phosphatüberschuss kommt es zu einer vermehrten Sekretion des Parathormons (sekundärer Hyperparathyreoidismus) mit einem erhöhten Osteoporoserisiko [432]. Aufgrund der eingeschränkten Nierenfunktion kann die Serum-Phosphatkonzentration jedoch nicht gesenkt werden. Bei einem Spiegel > 7 mmol/l verbinden sich Phosphat und Kalzium zu einem schwer löslichen, nicht resorbierbaren Kalzium-Phosphat-Komplex. Dadurch sinkt der Kalziumspiegel weiter und es kommt zu Verkalkungen in Blutgefäßen, Nieren, Gelenken und Muskulatur mit reaktiven Entzündungen und Nekrosen. Bei einer Niereninsuffizienz muss daher die Phosphatzufuhr auf 800–1.000 mg/Tag beschränkt werden. In schweren Fällen müssen Phosphatbinder medikamentös eingesetzt werden [626].

### Calcitonin

Calcitonin ist ein direkter Antagonist zum Parathormon. Bei einer **Hyperkalzämie** wird es in den C-Zellen der Schilddrüse vermehrt gebildet und sezerniert. Es hemmt am Knochen die Osteoklastenaktivität und daher den Knochenabbau, so dass mehr Kalzium und Phosphat in Knochen und Zähne eingebaut werden. Calcitonin senkt in Duodenum und Jejunum die Kalzium- und Phosphatresorption und stimuliert in der Niere die Ausscheidung von Phosphat und Kalzium durch Hemmung der Rückresorption am Tubulus. Auf diese Weise reduziert Calcitonin sowohl den Kalzium- als auch den Phosphatspiegel im Serum.

Gleichzeitig kommt es bei einer Hyperkalzämie zur Reduktion der Synthese und Ausschüttung von Parathormon und Calcitriol. Die Folge ist eine verminderte Mobilisierung von Kalziumphosphat aus den Knochen, eine reduzierte intestinale Resorption der beiden Mineralstoffe sowie eine erniedrigte Rückresorption und gleichzeitige gesteigerte renale Ausscheidung von Kalzium.

**PRAXISTIPP**

Durch diese hormonelle Regulierung toleriert der Organismus relativ hohe Phosphatmengen durch die Nahrung, der Serum-Kalziumspiegel wird jedoch in engen Grenzen gehalten.

## Biochemische Funktionen

- **Knochenbaustein:** Phosphor ist Bestandteil von Hydroxylapatit [$Ca_{10}(PO_4)_6(OH)_2$], das wichtig für die Stabilität der Zähne und des Skeletts ist. Knochen enthalten ca. 65 % Hydroxylapatit, Dentin ca. 70 % und Zahnschmelz ca. 95 %.
- **Energiestoffwechsel:** Als Bestandteil von ATP ist Phosphor an allen Energie verbrauchenden Prozessen beteiligt und gewährleistet u. a. die Aktivität von Muskeln und Gehirn, alle Wachstumsprozesse und Sinneswahrnehmungen und die Erhaltung der Körperwärme. Es ist ebenso Bestandteil von Kreatinphosphat, ein reversibler Energiespeicher, der bei Bedarf eine Phosphatgruppe auf ADP überträgt.
- **Phosphatpuffersystem:** dient der Aufrechterhaltung des pH-Werts (Säure-Basen-Haushalt) und garantiert die Reaktionsfähigkeit verschiedener Enzyme.
- **Phospholipide:** sind Bestandteil aller Zellmembranen und Gewebe.
- **Sauerstofftransport:** Ein phosphorhaltiges Molekül bindet sich an Hämoglobin (Sauerstofftransport in Zellen, Gewebe und Organe).
- **Nukleinsäuren:** Phosphor ist Bestandteil der Nukleinsäuren (DNA, RNA), die für Speicherung und Übertragung genetischer Informationen verantwortlich sind.
- Phosphor ist Bestandteil von zahlreichen Enzymen, Nukleinsäuren und Biomembranen. Zahlreiche zellsignalvermittelnde Moleküle, Hormone und Enzyme werden durch **Phosphorylierung** aktiviert.

## Normwerte und Bestimmung

Für Phosphor existieren keine standardisierten Normwerte. Die Bestimmung im 24-Stunden-Urin ist der Plasmabestimmung vorzuziehen. Sind beide Werte und die Kreatinin-Clearance bekannt, kann daraus auf die tubuläre Rückresorption geschlossen werden.

**PRAXISTIPP**

Die renale Phosphatausscheidung unterliegt einem ausgeprägten zirkadianen Rhythmus und ist morgens bzw. vormittags am niedrigsten, nachmittags und abends am höchsten, so dass diese nur durch Sammlung eines 24-Stunden-Urins gemessen werden kann.

Unter physiologischen Bedingungen werden 310–1.240 mg Phosphat im 24-Stunden-Urin ausgeschieden [1023].

**PRAXISTIPP**

Phosphor wird durch viele verschiedene Faktoren beeinflusst (s. Verteilung), daher ist die Bestimmung des Phosphat-Serumspiegels kein geeignetes Maß zur Ermittlung des Gesamtkörperbestandes [334, 908].

## Versorgungssituation

Da Phosphor in allen natürlichen Nahrungsmitteln weit verbreitet ist und zudem auch in der Lebensmittelindustrie vielfach eingesetzt wird (s. Vorkommen in Nahrungsmittel), nimmt der Mensch meist zu viel Phosphat auf. Auch Spül- und Reinigungsmittel sowie Kunstdünger enthalten Phosphate, die in den Nahrungskreislauf einfließen können.

**STUDIEN**

In der Nationalen Verzehrsstudie II von 2008 wurde Phosphor nicht erfasst. Laut den Untersuchungen des Ernährungsberichts von 2004 (DGE), die nur Schätzungen berücksichtigt haben, liegt bei keinem Deutschen eine Unterversorgung vor [320].
Die Schweizer nehmen etwa doppelt so viel Phosphor über die Nahrung auf als empfohlen ist [724]. Bei den Österreichern wird die Zufuhr im Mittel erreicht; sie liegt bei Frauen bei 1.102 mg/Tag, bei Männern bei 1.437 mg/Tag [1167].

## Klinische Symptomatik

### Mangelsymptome

Eine Hypophosphatämie ist höchst selten, da Phosphat reichlich über die Nahrung zugeführt wird und im Bedarfsfall aus den Knochen mobilisiert werden kann. Auftreten kann sie bei langfristiger Nahrungskarenz (Verhungern), bei Alkoholikern, Diabetikern nach einer Ketoazidose und anorektischen Patienten.

Bei manchen Stoffwechselerkrankungen (z. B. Phosphatdiabetes, Überfunktion der Nebenschilddrüse) werden extreme Mengen Phosphat ausgeschieden. Die Folge sind:

- **Beeinträchtigung der Leukozyten- und Erythrozytenfunktion:** durch Störung der Zellbildung.
- **Osteomalazie:** durch Störung des Knochen-Mineralstoffwechsels.. Beim Kind kann eine Rachitis entstehen, beim Erwachsenen Knochenschwund.
- **Neurologische Störungen:** periphere Neuropathie, Störungen des zentralen Nervensystems, Taubheitsgefühl und Kribbeln in den Extremitäten, Gangstörungen.
- **Metabolische Azidose.**
- **Appetitverlust.**
- **Anämie.**
- **Muskelschwäche.**
- **Knochenschmerzen.**
- **Immunmangelsyndrom:** häufige Infekte.

Ein schwerer Phosphatmangel führt zu Verwirrtheit, epileptischen Anfällen, Koma, mit Störungen von Atmung, Schlucke und Herzschwäche, er kann unbehandelt tödlich sein.

## Symptome bei Überdosierung

Bei gesunden Menschen mit ausgeglichenem Verhältnis von Kalzium zu Phosphat scheint eine hohe Phosphorzufuhr keine unerwünschten Nebenwirkungen zu verursachen. Diskutiert wird allerdings ein Zusammenhang zwischen der Aufnahme phosphatreicher Nahrungsmittel (über einen langen Zeitraum) und der Hyperaktivität von Kindern.

Bei Niereninsuffizienz oder Hypoparathyreoidismus verursacht die verminderte Phosphatausscheidung erhöhte Serumwerte. Erhöht sind die Serumwerte auch bei Erkrankungen wie Prostatakarzinom, Knochenmetastasen, Gaucher-Krankheit und verschiedenen Osteopathien.

Bei einer Hyperphosphatämie kommt es zum starken Hautjuckreiz, gichtartigen Gelenkschmerzen und zur Verkalkung der Herzklappen. Diarrhö, eine Osteoporose und Nierenfunktionsstörungen sind ebenfalls möglich.

## Anwendungsgebiete

### Erhöhter Bedarf

- **Alkoholabusus:** erhöhte Phosphatausscheidung.
- **Ernährung:** Mangelernährung, parenterale Ernährung, Wiederaufnahme der Nahrung nach dem Fasten oder der Insulintherapie bei metabolischer Azidose [527].
- **Malabsorption**
- **Erkrankungen:** Tumore, diabetische Ketoazidose, Hyperparathyreoidismus, bestimmte Nierenfunktionsstörungen und gramnegative Sepsis können mit erheblichem Phosphatverbrauch einhergehen. X-chromosomale, familiäre Hypophosphatämie (Rachitis und Zwergwuchs durch Phosphatmangel).
- **Medikamente:** hoher Verbrauch aluminiumhaltiger Antazida (Bildung unlöslicher Komplexe, dadurch verminderte Phosphatresorption) [856 c].
- **Hormonstörungen:** erhöhte renale Ausscheidung aufgrund von Parathormon, Calcitonin, Östrogene, Thyroxin. Auch ein Vitamin-D-Mangel führt zum Phosphatmangel.
- **Interaktionen:** Übermäßige Zufuhr von Vitamin D, Kalzium oder Eisen.

## Interaktionen

### Medikamente

Die langfristige Einnahme der folgenden Medikamente (➤ Tab. 2.143) verursacht klinisch relevante Störungen. Besonders zu berücksichtigen sind Wechselwirkungen zwischen **Antazida, Antihypertonika und oralen Kontrazeptiva,** wenn auch nur selten eine Substituierung erforderlich ist.

### Nährstoffe

Im Vordergrund stehen die Interaktionen mit Kalzium und Magnesium (➤ Tab. 2.144).

Kalzium- und Phosphatstoffwechsel sind über das Parathormon eng miteinander verknüpft (s. oben), meist ist das Verhältnis zu Ungunsten von Kalzium

**Tab. 2.143** Interaktionen zwischen Phosphor und Medikamenten (modifiziert nach [202, 1341])

| Medikamente | Interaktionen |
|---|---|
| Aminoglykoside | P-Ausscheidung (↑) |
| Aminophyllin | P-Ausscheidung (↑) |
| Antazida | P-Resorption (↓) |
| Antibiotika | P-Ausscheidung (↑) |
| Beruhigungs- und Schlafmittel | P-Resorption (↓) |
| Blutdrucksenkende Mittel | P-Resorption (↓) |
| Corticosteroide | P-Resorption (↓), P-Ausscheidung (↑) |
| Diuretika (Acetazolamid, Thiazide, Furosemid, Ethacrynsäure) | P-Ausscheidung (↑), |
| Dopamin | P-Ausscheidung (↑) |
| Glucocorticoide | P-Resorption (↓), P-Ausscheidung (↑) |
| Harnsäureausscheidung-fördernde Mittel | P-Resorption (↓), P-Ausscheidung (↑) |
| Insulin | P-Ausscheidung (↑) |
| Kontrazeptiva, orale | P-Resorption (↓), P-Ausscheidung (↑) |
| Laxanzien | P-Resorption (↓), P-Ausscheidung (↑) |
| Lipidsenker | P-Resorption (↓), P-Ausscheidung (↑) |
| Östrogene | P-Ausscheidung (↑) |
| Tetracycline | P-Ausscheidung (↑) |
| Thyroxin | P-Ausscheidung (↑) |

verschoben. Eine zu hohe Phosphataufnahme führt zu einer verminderten Kalziumresorption.

**PRAXISTIPP**

Das Verhältnis von Kalzium und Phosphat in der Nahrung sollte 0,9–1,7 Anteile Kalzium zu 1 Anteil Phosphat betragen.

**GEFAHR**

Ein hoher Fructosegehalt in der Nahrung (20 % der Gesamtkalorien) kann den renalen Phosphatverlust steigern und zu einer negativen Phosphorbilanz führen. Ist die Ernährung gleichzeitig magnesiumarm, verstärkt sich dieser Effekt. Die Ursache liegt wohl an einem fehlenden Rückkopplungsmechanismus bei der Umwandlung von Fructose zu Fructose-1-phosphat in der Leber. Dadurch werden, trotz Anhäufung von Fructose-1-phosphat in der Zelle, die Fructose weiterhin enzymatisch phosphoryliert und damit große Mengen an Phosphat verbraucht. In Deutschland ist der Fructoseverbrauch durch Einführung des Stärkesirups gestiegen, während der Mg-Gehalt in der Nahrung gesunken ist [626].

**Tab. 2.144** Interaktionen zwischen Phosphor und speziellen Nährstoffen (modifiziert nach [202, 1341])

| Nährstoffe | Interaktionen |
|---|---|
| Aluminium | Phosphor bildet mit Aluminium unlösliche Verbindungen, P-Resorption (↓) |
| Arsen | P-Resorption (↓) |
| Blei | P-Ausscheidung (↑) |
| Cadmium | P-Ausscheidung (↑) |
| Eisen | Phosphat führt zu verminderter Eisenresorption, nicht gleichzeitig einnehmen; hohe Eisenkonzentrationen vermindern P-Resorption. |
| Fructose | Bei hoher Zufuhr Bildung von viel Fructose-1-phosphat in der Leber mit hohem P-Verbrauch, verstärkt wird der Effekt durch Mg-Mangel. |
| Kalzium | P-Resorption (↓); Ca-Resorption (↓) und Ca-Ausscheidung (↑) durch hohe P-Zufuhr; bei hoher Ca-Zufuhr kommt es zur Komplexbildung und dadurch zur Hemmung der P-Resorption und zur erhöhten P-Ausscheidung. |
| Magnesium | Mg-Resorption (↓) durch Phosphor; P-Resorption (↓) durch Magnesiumhydroxid |
| Mangan | Manganresorption (↓) durch Phosphat |
| Phytat | P-Resorption (↓) |
| Quecksilber | P-Ausscheidung (↑) |
| Silicium | P-Resorption (↓) |
| Strontium | P-Resorption (↓) |
| Vitamin D | Hohe Zufuhr von Phosphor behindert Vitamin-D-Aktivierung in der Niere. P-Resorption (↑), Vitamin-D-Mangel erhöht renale P-Ausscheidung. |
| Zink | Phosphat führt zu verminderter Zn-Resorption, nicht gleichzeitig einnehmen. |

### Täglicher Bedarf

| DGE-Empfehlungen | |
|---|---|
| Säuglinge: | 120–300 mg |
| Kinder: | 500–1.250 mg |
| Jugendliche: | 1.250 mg |
| Erwachsene: | 700 mg |
| Schwangere: | 800 mg |
| Stillende: | 900 mg |

### Vorkommen in Nahrungsmitteln

Phosphor kommt in praktisch allen tierischen und pflanzlichen Lebensmitteln vor. Besonders phosphorreich sind Weizenkeime, Bierhefe, Sojabohnen, Hülsenfrüchte, Nüsse, Getreide und proteinreiche Lebensmittel (Milchprodukte, Fleisch, Fisch, Eier).

**GEFAHR**

Phosphorreiche Lebensmittel mit einem ungünstigen Kalzium/Phosphor-Verhältnis sind: colahaltige Getränke, Nüsse, Sojabohnen, Hülsenfrüchte, Getreide, Reis, Fleisch, Innereien, Fisch und Bierhefe.

Bevorzugt werden sollten daher Milch und Milchprodukte, Gemüse, Tofu, Sesamsamen, Salate und Obst, da sie wenig Phosphat und viel Kalzium enthalten.

Phosphate finden ebenfalls Einsatz als **Lebensmittelzusätze** (bestimmte Orthophosphate):
- Säureregulatoren: zur Konstanthaltung des pH-Wertes
- Emulgatoren
- Antioxidationsmittel
- Konservierungsstoffe: Haltbarmachung, antimikrobielle Wirkung

Viele industriell verarbeitete Lebensmittel enthalten daher sehr hohe Mengen an Phosphat: Fleisch und Wurstwaren, Schmelzkäse, Brot und Backwaren, Fertiggerichte, Fertigsoßen, colahaltige Getränke und Limonaden, Softdrinks.

**PRAXISTIPP**

Durch den hohen Phytingehalt pflanzlicher Nahrungsmittel (Getreide, Hülsenfrüchte, Gemüse, Nüsse) ist Phosphor aus tierischen Lebensmitteln meist besser verfügbar. Phytatreiche Nahrungsmittel weisen meist nur eine halb so hohe Bioverfügbarkeit an Phosphat auf.

## 2.5.8 Schwefel (S)

### Chemie und Eigenschaften

Das nichtmetallische, 2-, 4- u. 6-wertige Element kommt in der Natur in Mineralien, Gewässern und Erdgasen vor. Als Bioelement ist es in zahlreichen natürlichen Stoffen enthalten, vor allem als Sulfit- und Sulfatgruppe ($SO_3^{2-}$, $SO_4^{2-}$), als Thiolgruppe (-SH), als S-Atom in Molekülen, als S-Brücke bei Aminosäuren, Peptiden, Proteohormonen.

### Resorption und Verteilung

Schwefel wird dem Körper mit dem Nahrungseiweiß zugeführt und über enzymatische Oxidationsprozesse zur Verfügung gestellt (anorganischer Schwefel). Nicht benötigter anorganischer Schwefel wird mit dem Urin ausgeschieden.

Schwefel kommt ubiquitär im Körper vor.

### Biochemische Funktionen

Viele körpereigene Proteine enthalten die schwefelhaltigen **Aminosäuren Cystein und Methionin.** Durch die Bildung von Schwefelbrücken (Disulfidbrücken) mit- oder untereinander bestimmen sie die Struktur und Funktion vieler Proteine. Schwefel ist daher für alle Körpervorgänge mit Protein oder anderen schwefelabhängigen Körperstoffen unentbehrlich.
- **Entgiftung:** Alkohole, Phenole und Steroide werden durch die Bildung von Schwefelsäureestern, die über die Nieren ausgeschieden werden, entgiftet.
- **Antibiotische Wirkung:** Isothiocyanate (Senföle) besitzen eine antibiotische Wirkung und kommen in Knoblauch, Zwiebeln, Rettich, Meerrettich, Lauch, Kohl und Senf vor (➤ Kap. 2.1.5).
- **Synthesefunktion:** Schwefel ist Bestandteil verschiedener Mikronährstoffe, z. B. von Thiamin und Biotin, α-Liponsäure, Glutathion sowie von Aminosäuren (Cystin, Cystein, Taurin, Methionin) und der aus ihnen aufgebauten Proteine. Zudem ist er an der Synthese von Hormonen (Insulin), des Heparins (Blutgerinnungshemmer) sowie des Keratins beteiligt.

- **Strukturelement für Gewebe:** Schwefel ist wichtiger und kräftigender Bestandteil von Bindegewebe (Kollagenaufbau) und Knorpel (Chondroitinsulfat, Heparansulfat, Keratinsulfat). Besonders reich an Schwefel sind Haare und Nägel.
- **Zellenergie:** Schwefel kommt im Coenzym A vor, das für die Energiegewinnung der Zellen notwendig ist (➤ Kap. 2.3.5).
- **Antiinflammatorisch:** Der Mineralstoff wirkt stark entzündungshemmend und antioxidativ. Er hilf daher, Schmerzmittel zu reduzieren und wirkt antiallergisch.
- Die einzelnen Formen des Schwefels werden durch Reduktion und Oxidation ineinander übergeführt. Essenziell ist die Reduktion der Schwefelverbindungen zu Sulfid, da dieses in Aminosäuren, Cofaktoren etc. eingebaut wird. Eine Reihe von Mikroben nutzt reduzierte Schwefelverbindungen als Elektronenquelle zur Energiegewinnung.

## Klinische Symptomatik

### Mangelsymptome

Eine Unterversorgung mit Schwefel zeigt sich mit Wachstumsstörungen an Haaren, Haut und Nägeln. Die Haare wirken stumpf, die Haut wirkt grau und weist schwaches Bindegewebe auf, die Nägel sind brüchig. Typisch sind Gelenkschmerzen, da das schwefelhaltige Chondroitinsulfat wichtig für Knorpelaufbau ist (➤ Kap. 6.11.2).

Menschen mit einem Proteinmangel können von einer Unterversorgung betroffen sein. Veganer haben es etwas schwerer, die Versorgung sicher zu stellen. Dauerhafter Stress, chronische Entzündungen und Umweltbelastungen erhöhen den Schwefelbedarf.

### Symptome bei Überdosierung

Durch eine extrem hohe Zufuhr von Thiocyanaten kann bei bestehendem Jodmangel eine Strumabildung in Gang gesetzt werden, da Thiocyanate die Jodaufnahme der Schilddrüse blockieren.

## Anwendungsgebiete

### Indikationen

Die in der ärztlichen Praxis wohl bekannteste Anwendungsmöglichkeit von Schwefel ist die Kombination mit dem Schleimlöser **Acetylcystein.** Schwefel findet häufigen Einsatz bei Schmerzen, Gelenkstörungen und Entzündungen.

Schwefel wird bei folgenden Beschwerden empfohlen:

- **Gelenkstörungen:** Schwefel fördert den Knorpelaufbau und wird daher bei Arthritis, Arthrose, Bandscheibenstörungen, rheumatischer Polyarthritis und Gicht eingesetzt. Weitere Möglichkeiten sind Schleimbeutelentzündungen, Gelenküberlastungen, Sehnenscheidenentzündungen.
- **Immunsystem:** Schwefel wirkt positiv bei allen Arten von Allergien, Autoimmunerkrankungen, Entzündungen (grippale Infekte, Zystitiden, gastrointestinale Entzündungen, Hautentzündungen) und Mykosen.
- **Nervensystem:** Organischer Schwefel ist für die Produktion von Neurotransmittern notwendig, Schwefel hat daher auch Einfluss auf die Konzentration und Leistungsfähigkeit und fördert eine ausgeglichene Stimmungslage. Migräne und Nervenschmerzen sind ebenfalls Indikationen.
- **Haut:** Schwefel kräftigt das Bindegewebe, verbessert die Elastizität der Haut, fördert die Durchblutung und hilft daher bei Wundheilung, Akne, Hauttrockenheit, Haarausfall, Psoriasis.
- **Muskelverspannungen:** Schwefel lockert die Muskulatur, wirkt daher positiv bei sportlichen Überlastungen (Muskelkater), Verspannungen, Krämpfen. Er soll vor Zellschäden und Muskelverletzungen schützen.
- **Hypertonie:** Schwefelhaltige Verbindungen, wie α-Liponsäure und Glutathion wirken antioxidativ und verhindern die Oxidation von LDL-Cholesterin.. Dadurch schützt Schwefel die Gefäße vor Atherosklerose, die häufig Ursache der Hypertonie ist.
- **Hyperlipidämie:** Schwefel ist auch am Aufbau der Gallensäuren und des Cholin in der Leber beteiligt. Cholin dient der Fettverbrennung und dem Fettstoffwechsel.

- **Entgiftung:** Schwefel kann Schwermetalle und andere Giftstoffe binden. Da er die Blut-Hirn-Schranke passieren kann, dient er auch der Ausleitung von Schadstoffen aus dem Gehirn (Blei, Cadmium, Quecksilber), die mit Demenz und Morbus Alzheimer in Verbindung gebracht werden. Der Mineralstoff ist auch am Aufbau von Cholin in der Leber beteiligt, die ein wichtiges Entgiftungsorgan darstellt.
- **Senile Katarakt:** Der graue Star geht oft mit einer Entzündung im Auge einher und spricht daher positiv auf Antioxidanzien und Schwefel an.
- **Diabetes mellitus:** Schwefel verbessert die Insulinempfindlichkeit. Im Tierversuch senkt er dadurch die Serumkonzentration von Insulin, Triglyceriden und Cholesterin [1291].

## Interaktionen

### Medikamente

Interaktionen mit Medikamenten sind nicht bekannt, können aber nicht ausgeschlossen werden.

### Nährstoffe

Schwefel und Molybdän sind sich chemisch sehr ähnlich, so dass sie sich gegenseitig behindern. Beide konkurrieren um Transportproteine und wirken daher antagonistisch [660]. Weitere Interaktionen ➤ Tab. 2.145.

## Täglicher Bedarf

Bisher wurden keine offiziellen Empfehlungen ausgesprochen, der geschätzte Bedarf liegt bei ca. 850 mg/Tag.

## Vorkommen

Schwefel ist reichlich enthalten in Zwiebeln, Lauch, Knoblauch, Bärlauch, Senf, Meerrettich, Wildkräuter, Schnittlauch, Kohl, Porree, Rettich, Nüssen sowie in Eiern, Fleisch, Fisch und anderen proteinreichen Nahrungsmitteln. Das Obst muss unbehandelt, frisch geerntet und roh verzehrt werden, um Schwefel zu liefern.

**Tab. 2.145** Interaktionen zwischen Schwefel und speziellen Nährstoffen ($SO_2$: Schwefeldioxid)

| Nährstoffe | Interaktionen |
|---|---|
| Alkohol | S-Verbrauch ↑, die Verwertung nimmt ab. |
| Ballaststoffe | S-Resorption ↓ |
| Biotin | $SO_2$ zerstört Biotin |
| Cadmium | S-Überschuss möglich |
| Kalium | positiv |
| Kupfer | $SO_2$ bildet bei gleichzeitiger Zufuhr von Molybdän mit Kupfer einen unlöslichen Komplex, so dass es zum Cu-Mangel kommen kann. Cu interagiert hauptsächlich mit Sulfid zu unlöslichen CuS-Verbindungen. In Anwesenheit von Schwefel führt eine Molybdäneinnahme durch die Bildung von unlöslichem Kupfer-Thiomolybdat zu Cu-Mangel [41, 930]. |
| Magnesium | positiv |
| Molybdän | Antagonist; S-Überschuss möglich. $SO_2$ bildet bei gleichzeitiger Zufuhr von Molybdän mit Cu einen unlöslichen Komplex, so dass es zum Cu-Mangel (Cu-Resorption ↓) kommen kann. |
| Natrium | positiv |
| Nikotin | S-Verbrauch ↑, die Verwertung nimmt ab. |
| Quecksilber | S-Überschuss möglich |
| Selen | S-Überschuss durch Selenmangel |
| Vitamin B1 | $SO_2$ zerstört Thiamin. |
| Vitamin C | Eine gute Vitamin-C-Versorgung verbessert die S-Wirkung. |

Die heutige Durchschnittsernährung enthält wenig Schwefel, auch durch die Umstellung der Düngung auf stickstoffhaltige Dünger (statt früher mit Mist) enthalten die Pflanzen weniger von dem Mineralstoff. Durch die Zubereitung der Nahrungsmittel (z. B. Schneiden) und das Erhitzen geht viel Schwefel verloren.

Schwefeldioxid ($SO_2$, E 220), schweflige Säure (in Wasser gelöstes $SO_2$) und deren Salze, die Sulfite (E 221–228), werden in der Lebensmittelindustrie als Antioxidations- und Konservierungsmittel eingesetzt (Trockenobst, Fruchtsäfte, Kartoffelgerichte, Wein).

## 2.5.9 Chrom (Cr)

### Chemie und Eigenschaften

Chrom kommt in der Natur in den Wertigkeiten 0 bis +6 vor. Verbindungen von Chrom in Oxidationsstufen < +3 wirken reduzierend, > +3 oxidierend. Chrom verdankt seinen Namen den gelb-grünen Chromsalzen (griech. chroma = Farbe). Die wichtigste natürliche Verbindung ist **$Cr^{3+}$ bzw. Cr(III),** das oxidativ am stabilsten und **essenziell** für den Menschen ist [122 c, 334, 512 f.].

**6-wertige** Chromverbindungen (Chromate $CrO_4^{2-}$, Dichromate $Cr_2O_7^{2-}$) sind **toxisch,** krebserregend und DNA-schädigend, jedoch in der Natur selten [334, 352 c]. Diese Verbindungen sind sehr instabil und werden in den Erythrozyten rasch reduziert. Lebensmittel enthalten kein Cr(VI) und es entsteht auch praktisch nicht in biologischen Systemen, da ein enormer Energieaufwand für die Oxidation notwendig wäre [334].

Im menschlichen Organismus kommt Chrom hauptsächlich in Leber, Nieren, Milz, Lunge, Knochen, Fettgewebe und Muskulatur vor.

### Resorption und Verteilung

In Nahrungsmitteln enthaltenes **Cr(III)** wird an Aminosäuren gebunden im Dünndarm überwiegend passiv absorbiert. Die Chromaufnahme hängt sehr stark von der Chromform und seinen Bindungspartner ab. Die Resorptionsrate von organischem Chrom liegt bei etwa 20 %, während anorganisches Chrom nur minimal aufgenommen wird (etwa 1 %).

Die stabile Hydrathülle der Cr(III)-Ionen kann erst bei höheren Temperaturen gelockert werden, so dass Bindungen an organische Moleküle erfolgen können [309]. Aminosäuren, Ascorbinsäure und Ballaststoffe fördern die Aufnahme, Phytate, Zink (Antagonist) und Vanadium hemmen sie.

**PRAXISTIPP**

Die Resorptionsrate ist immer abhängig von der Art der Chromverbindung und von anderen zugeführten Nahrungsbestandteilen.

6-wertige Chrompartikel, **Cr(VI),** können auch inhaliert und durch Endozytose in die Lunge aufgenommen werden. Oral erhöht sich die Aufnahme um 10 %. Über die Haut ist die Absorption stärker, abhängig von der Art der 6-wertigen Verbindung. Auch die inhalative Aufnahme ist abhängig von der jeweiligen Chromverbindung.

Der Körperbestand eines Erwachsenen liegt bei 10–20 mg Chrom. Das Spurenelement wird im Plasma zu 95 % an Transferrin gebunden transportiert, Hauptspeicherorgane sind Leber, Nieren, Milz, Lunge und Knochen. Nach Sättigung der Bindungskapazität von Transferrin kann Chrom auch in Verbindung mit Albumin, β- und γ-Globulin zum Gewebe transportiert werden [123 i]. Die Halbwertszeit für Chrom beträgt im menschlichen Organismus 3 Monate, die Ausscheidung erfolgt über Darm und Nieren.

Cr(III) kann Zellmembranen nicht durchdringen, das giftige Cr(VI) durchdringt die Zellmembranen jedoch sehr leicht. In der Lunge kommt es zur Aufnahme durch die Alveolarmakrophagen, von dort gelangt es in die Erythrozyten. Dort wird Cr(VI) an Hämoglobin gebunden transportiert. Im Körper wird das Cr(VI) rasch zum Cr(III) reduziert, wobei aktiver Sauerstoff als schädigendes Agens entsteht.

**PRAXISTIPP**

Wenn der Blutzuckerspiegel zu schnell sinkt, werden ca. 20 % des Chromgehalts im Blut mit dem Urin ausgeschieden [634].

### Biochemische Funktionen

**Erhöhung der Glucosetoleranz** Chrom sensibilisiert die Muskelzelle für Insulin, so dass verstärkt Kohlenhydrate in Form von Glykogen eingelagert werden.

- Einfluss auf **Schilddrüsenfunktion:** Bei Patienten mit Autoimmunthyreoiditis wurden erhöhte Spurenelement- bzw. Schwermetallbelastungen gefunden. Metalle wie Cr(VI), Eisen, Kupfer und Cobalt erhöhen den oxidativen Stress durch vermehrte Bildung von freien Radikalen [45, 1123].
- Beeinflussung des **Nukleinsäuremetabolismus.**

## Normwerte und Bestimmung

Bestimmungsmethode der Wahl für eine Chrombelastung ist die Bestimmung im Urin.

**Normwerte**

| | |
|---|---|
| Vollblut: | 10–75 nmol/l oder 0,5–3,9 µg/l |
| Serum: | < 10 nmol/l oder < 0,5 µg/l |
| Urin: | < 20 nmol/l oder < 1 µg/l |
| Chrom im Haar: | < 2 µg/g |

**Chrommangel:** Serumwerte < 2 nmol/l

**GEFAHR**

Zur Ermittlung einer Chrombelastung keine Glasröhrchen bei der Labor- oder Urinuntersuchung verwenden. Bei der Haaranalyse wird 1 g Haar vom Haaransatz am Hinterkopf benötigt.

## Versorgungssituation

Im Alter nimmt der Chrombestand ab, da die Ausscheidungsrate ansteigt. Die Chromaufnahme über die normale Nahrung ist in Deutschland nicht immer ausreichend, so dass ein Mangel nicht selten ist. Im Durchschnitt nimmt der deutsche Erwachsene täglich etwa 62 µg Chrom auf, mit großen individuellen Unterschieden (30–140 µg). Nach neueren Angaben scheint die Aufnahme sogar nur bei 15–50 µg zu liegen. In der EU liegt die tägliche Chromzufuhr bei 30–60 µg.

**PRAXISTIPP**

Der Chrombedarf steigt mit der Kohlenhydratzufuhr an.

## Klinische Symptomatik

### Mangelsymptome

- Hyperglykämie
- Reduzierte Glucosetoleranz, Glucosurie, erhöhter Nüchtern-Glucosewert und $HbA_{1c}$
- Erhöhte Blutfettwerte (Gesamtcholesterin, LDL-Cholesterin, Triglyceride), begünstigt die Entstehung einer Atherosklerose
- Erhöhtes Risiko für eine koronare Herzerkrankung
- Gewichtszunahme, bei einem starken Chrommangel Gewichtsverlust (Schilddrüsenfunktionsstörung)
- Periphere Neuropathien
- Anomalien des Stickstoffstoffwechsels
- Müdigkeit, Gereiztheit, Nervosität, Verwirrung, Konzentrationsstörungen
- Pruritus
- Polyurie

**GEFAHR**

Störungen im Chromstoffwechsel führen zu Störungen im Fettstoffwechsel.

### Symptome bei Überdosierung

In hohen Dosen ist Chrom stark giftig, vor allem Cr(VI)-Verbindungen, die vielfach in der Industrie verwendet werden. Bekannt sind zahlreiche Todesfälle, vor allem an Lungenkrebs, durch berufliche Exposition mit jahrelanger Chrominhalation. Cr(VI) wirkt karzinogen und DNA-schädigend. Bereits 0,6 g, oral eigenommen, können tödlich sein. Beim Verschlucken sind Verdauungsstörungen, Nierenschäden, Krämpfe und Lähmungen die Folge. Es wird vermutet, dass Cr(VI) intrazellulär über Cr(V) und Cr(IV) zu Chrom (III) reduziert wird und dabei aktiver Sauerstoff als schädigendes Agens entsteht.

**GEFAHR**

**Letale Dosis von Cr(III):** 1.900–3.300 mg/kg KG
In hohen Konzentrationen kann Chrompicolinat [Cr(III)] DNA-Schäden verursachen.
**Letale Dosis von Cr(VI):** 50–70 mg/kg KG
Letale Dosis von Dichromat ($Cr_2O_7^{2-}$): 0,5–1,0 g

Vergiftungssymptome:
- **Haut:** Haut- und Schleimhautgeschwüre, Ekzeme, Allergien bei Hautkontakt
- **Magen-Darm-Trakt:** Verdauungsstörungen, blutiges Erbrechen, Diarrhö, Ulzera
- **Lunge:** Fibrose, Karzinom
- **Blut:** Zerfall von Blutkörperchen
- **Sinnesorgane:** Durchbruch der Nasenscheidewand, Konjunktivitiden
- **Herz und ZNS:** Krämpfe, Lähmungen, Kreislaufkollaps
- **Leber und Niere:** Leberschäden, Hämolyse bis Nierenversagen

**PRAXISTIPP**

Anzeichen einer Chromvergiftung: orangegelbe Färbung im Mund.
Therapie einer Vergiftung: Erbrechen, Dialyse und Zufuhr von Ascorbinsäure.

Cr(VI) verursacht häufig **Allergien** (Verchromen, Ledergerbung, Holzschutzmittel, Tattoos). Cr(III)-Verbindungen werden in der Hornhaut abgefangen und führen nur in selten Fällen zu einer Sensibilisierung. Cr(VI)-Verbindungen können dagegen in tiefere Hautschichten eindringen und werden dort zu Cr(III) reduziert.

**GEFAHR**

- Chromgegerbtes Leder ist die Hauptursache einer Kontaktdermatitis.
- Zahnzement, Zahnspangen und metallische Implantate können zu einer Chrombelastung führen.
- Alle gelbgrünen Tattoos sind mit Cr(VI) gemacht.

## Anwendungsgebiete

### Erhöhter Bedarf

- **Ernährung:** Einseitige Ernährung sowie fettes, sehr zuckerhaltiges Essen mit vielen raffinierten Kohlenhydraten, Verzicht auf Vollkornmehlprodukte.
- **Parenterale Langzeiternährung.**
- **Schwangerschaft und Stillzeit.**
- **Ältere Menschen:** Mit zunehmendem Alter nimmt die Chromkonzentration ab, der Chromstoffwechsel sinkt um 25–40 %.
- **Stress:** Verstärkte Chromausscheidung über den Urin durch intensiven Sport, Infektionen, Verletzungen, Erkrankungen.
- **Metabolisches Syndrom, Diabetes mellitus.**
- **Leistungssportler:** Sportler haben nach sportlicher Leistung einen doppelt so hohen Chrombedarf wie an Ruhetagen.
- **Hyperlipoproteinämie.**

**PRAXISTIPP**

Jede Art von Stress (körperlich, psychisch oder durch Krankheiten bedingt) führt zu einem erhöhten Chrombedarf.

### Indikationen

Diabetiker leiden häufig unter einem Chrommangel. Einige Wissenschaftler gehen sogar davon aus, dass ein Chrommangel mit ursächlich für einen Diabetes mellitus ist. Durch den Chrommangel kann der Glukosetoleranzfaktor nur unzureichend gebildet werden. In diesem Fall empfiehlt sich die Substituierung von Chromhefe, die bereits den synthetisierten Faktor enthält (s. unten: Täglicher Bedarf). Chromgaben verbessern die Glucosetoleranz, reduzieren die Blutzuckerwerte (nüchtern und postprandial), das glykosylierte Hämoglobin, senken die Blutfette und das Körpergewicht.

- **Hypercholesterinämie und Atherosklerose:** Verbesserung der Lipidwerte beugt einer Atherosklerose vor.
- **Leistungssport:** Glucoseverbrauch steigt bei körperlichem Training deutlich an. Chrom fördert den Muskelaufbau durch Aufnahme von Aminosäuren in die Muskulatur und durch Aufbau von Proteinen.
- **Parenterale Ernährung:** Chrommangel durch parenterale Ernährung verursacht Hyperglykämien, Gewichtsverlust sowie periphere Neuropathien.
- **Schwangerschaft:** Der Fetus hat einen hohen Bedarf an Chrom, so dass bei einem Mangel die Gefahr für einen Schwangerschaftsdiabetes ansteigt.
- **Postmenopause:** Eine Chromsupplementierung in der Postmenopause scheint Kalziumverluste über den Urin zu vermindern und dadurch eine Osteoporose zu verhindern [925].

## 2.5.10 Eisen (Fe)

### Chemie und Eigenschaften

Eisen ist das häufigste Übergangsmetall der Erdoberfläche, es hat ferromagnetische Eigenschaften und kommt in den Oxidationsstufen −2 bis +6 vor. Für den Organismus haben das 2-wertige Eisen-Ion $Fe^{2+}$ (Ferroeisen; als Reduktionsmittel, gibt Elektronen ab) und das 3-wertige Eisen-Ion $Fe^{3+}$ (Ferrieisen; als Oxidationsmittel, nimmt Elektronen auf) eine Bedeutung. Eisen bindende Proteine **(Hämoglobin, Transferrin, Ferritin)** verhindern die Oxidation von $Fe^{2+}$ in das schwer lösliche $Fe^{3+}$-Hydroxid in wässrigen Lösungen. So bleibt das Eisen trotz seiner schlechten Löslichkeit für den Organismus bioverfügbar. Eisen erfüllt wesentliche Funktionen und ist das häufigste essenzielle Spurenelement im Körper: $O_2$-Transport (Hämoglobin), Bildung und Speicherung von $O_2$ (Myoglobin), Elektronentransport der Atmungskette (Cytochrome) sowie Katalyse von Redoxreaktionen (Enzyme).

Bei dem **Hämeisen** handelt es sich um einen Eisen-Protein-Komplex, bei dem das Eisen fest an ein Protein gebunden ist. Mehr als die Hälfte des Funktionseisens ist an Hämoglobin gebunden und daher in den Erythrozyten lokalisiert. Der rote Muskelfarbstoff Myoglobin und andere eisenhaltige Enzyme (Cytochrome, Flavoproteine, Katalasen, Peroxidasen) machen etwa 15 % des Funktionseisens aus.

**Einteilung**

**Nicht-Hämeisen-Verbindungen** (ionisiertes Eisen): $Fe^{2+}$ = Ferroeisen; $Fe^{3+}$ = Ferrieisen bzw. Ferrihydroxidkomplexe
**Hämeisen-Verbindungen** = Eisen-Protophorphyrin: Hämoglobin, Myoglobin, Cytochrome

### Resorption

Die in der Nahrung vorwiegend vorkommenden Eisenformen sind **Ferrihydroxidkomplexe,** gebunden an Protein und organische Säuren, und **Eisen-Protoporphyrin.** Im Magen werden 30–50 % des Nahrungseisens durch Säure und Pepsin gelöst und anschließend im Duodenum und Jejunum resorbiert. Die Resorptionsrate aus der Nahrung liegt unter normalen Umständen bei 7–20 %, wobei $Fe^{2+}$ aus Fleisch (Hämeisen) besser aufgenommen wird als $Fe^{3+}$ aus pflanzlicher Kost (Nicht-Hämeisen). Gastroferrin (Sekret der Magenschleimhaut), Vitamin C und andere organische Säuren (Citronensäure) fördern die Eisenresorption (➤ Tab. 2.150).

**PRAXISTIPP**

Bei Eisenmangel steigt die Resorptionsrate auf das 5fache an, bei einem Überschuss sinkt sie auf die Hälfte ab. Die basale Eisenaufnahme beträgt etwa 1 mg/Tag.

Die Eisenhomöostase wird durch die Eisenresorption im Dünndarm (Duodenum und Jejunum) reguliert, die Niere ist daran nicht beteiligt. Die Resorption wird von vielen Faktoren beeinflusst:

- **Individueller Eisenstatus:** Je höher der Eisenbedarf,, umso höher ist die Resorptionsrate.
- **Menge und chemische Form des zugeführten Eisens:** $Fe^{2+}$ in tierischen Produkten (40–60 % Hämeisen) wird leichter resorbiert. Vom Nicht-Hämeisen aus pflanzlichen Nahrungsmitteln (meist 3-wertig) werden selten mehr als 5 % resorbiert [814 d, 1023 b].
- **Ausmaß der Erythropoese:** Rote Blutkörperchen benötigen viel Eisen.
- **Resorptionsverhältnis im Verdauungstrakt:** $Fe^{3+}$ ist im schwach alkalischen Milieu des oberen Dünndarms nicht löslich und wird daher nicht resorbiert [512 e]. Um es aufnehmen zu können, muss es zuerst in $Fe^{2+}$ überführt werden.
- **Alter:** Mit zunehmendem Alter nimmt die Resorptionsrate ab.
- **Erkrankungen:** Zöliakie, Morbus Crohn, Colitis ulcerosa oder chronische atrophische Gastritis verringern die Resorptionsrate.

Bei gleichzeitiger Zufuhr von pflanzlichen und tierischen Lebensmitteln verdoppelt sich die Resorptionsrate aus den pflanzlichen Quellen, da im Fleisch niedermolekulare Komplexbildner mit tierischen Proteinen und vielen Aminosäuren enthalten sind. Aminosäuren, die Sulfhydrylgruppen enthalten (Methionin, Cystein), verbessern die Reduktion $Fe^{3+}$ zu dem besser löslichen und leichter resorbierbaren $Fe^{2+}$. Eine wichtige Rolle bei der Eisenaufnahme spielt die Magensalzsäure, da sie komplexgebundenes Eisen in freie Eisenionen und locker gebundenes organisches Eisen aufspaltet.

**Tab. 2.150** Beeinflussung der Resorption von Eisen aus Nahrungsmitteln [626, 739]

| Verbesserung der Resorption: | Hemmung der Resorption: |
|---|---|
| **Gastroferrin** (Sekret der Magenschleimhaut) [515] | **Phytinsäure (Phytate):** in Getreide, Reis, Mais, Vollkorn, Sojaprodukten |
| **Vitamin C:** Fördert bereits ab 25 mg die Nicht-Hämeisen-Resorption, indem es die Bildung von schlecht löslichem $Fe^{3+}$ hemmt [515] | **Oxalate:** in Gemüsen (Spinat, Rhabarber), Kakao |
| **Vitamin A:** Bindet Eisen, so dass es durch in der Nahrung vorhandene Phytinsäure oder Polyphenole nicht gebunden werden kann. | **Polyphenole** (Flavonoide, Flavone, Tannine, Anthocyane, Catechine): in Kaffee, schwarzem Tee, Hirse, Spinat, Rotwein, Olivenöl. Bilden mit anorganischem Eisen in pflanzlicher Nahrung schlecht resorbierbare Komplexe. (Olivenöl ist das einzige Speiseöl mit reichlich öllöslichen Polyphenolen.) |
| **Fructose** | **Ballaststoffe:** mit Ausnahme von Cellulose |
| **Polyoxicarbonsäuren:** in Obst und Gemüsen | **Phosvitin:** im Eigelb |
| **Organische Säuren:** z. B. Wein-, Milch-, Citronensäure. | **Carbonate** |
| **Alkohol:** Steigert die Magensäureproduktion und verbessert so die $Fe^{3+}$-Absorption. | **Kalzium und Phosphat:** in Milch und Milchprodukten, Käse. Ein hoher Anteil führt zur Bildung schwer löslicher Ca-Eisenphosphaten, die nicht resorbiert werden. |
| | **Kalziumsalze:** Bei einem Ca-Gehalt von 300–600 mg in der Nahrung wurde ein maximaler Hemmeffekt festgestellt [515]. |
| | **Joghurtbakterien:** Vor allem *Bifidus*-Stämme binden anorganisches Eisen auf der Oberfläche, so dass es nicht aufgenommen werden kann. |
| | **Muttermilch:** Die großen Mengen an *Bifidus*-Bakterien im Dickdarm binden freies Eisen aus der Muttermilch so fest, dass sich pathogene Keime wegen des Fe-Mangels nicht vermehren können. |
| | **Medikamente:** Antazida (Mg-, Ca-, Al-haltige); Lipidsenker vermindern die Resorption um bis zu 70 %. Chelatbildner (Penicillamin, EDTA, Deferoxamin) hemmen die Nicht-Hämeisen-Resorption [528]. |
| | **Magensäurebinder** |
| | **Cadmium:** aus der Umwelt |
| | **Exzessive Zufuhr anderer Metallionen:** Cobalt, Kupfer, Mangan, Zink, Blei. |
| | **Proteinmangel in der Nahrung** |
| | **Pektin:** viel in Obst, aber auch Gemüse enthalten. Bildet mit anorganischem Eisen, feste, hochpolymere Komplexe. |
| | **Sulfate:** in Agar-Agar, Chrondroinsulfat, Knorpel, Tofu. Alle im Dünndarm nicht absorbierten Sulfate werden im anaeroben Dickdarm zu Schwefelwasserstoff ($H_2S$) reduziert, der vorerst vom Nahrungs-Fe gebunden wird. Das FeS färbt den Stuhl schwarz und führt zur Obstipation. Überschüssiger $H_2S$ kann ins Blut diffundieren. |
| | **Sulfide:** in Knoblauch, Zwiebeln, Schnittlauch, Kohl. Die enthaltenen Sulfide, Disulfide, Thiole werden im Darm resorbiert und bilden extra- und intrazellulär nicht-dissoziierte Fe-Verbindungen. Dies verhindert die Bildung von Hydroxylradikalen. |
| | **Thiocyanate:** in Milch, Brokkoli, Rettich, Senf, Kohl, Sauerkraut. Thyiocyanate bildet mit gelöstem $Fe^{3+}$ einen wasserlöslichen, tiefroten, nichtdissoziierten (daher inaktiven) Komplex, der mit dem Urin ausgeschieden wird und entzündungshemmend wirkt. |
| | **Salicylsäure (Aspirin):** Dringt in alle Körperorgane ein und bildet mit freien $Fe^{3+}$-Ionen einen sehr stabilen violetten, wasserlöslichen Komplex, der mit dem Urin ausgeschieden wird. |

sollte nach Abklingen der Anämie noch für 3 Monate fortgesetzt werden [532].

Werden orale Eisenpräparate nicht vertragen, muss Eisen per **Infusion** verabreicht werden. Hierzu muss zwingend die Behandlung eines Arztes gegeben sein.

## Interaktionen

### Medikamente

Medikamenteninteraktionen mit Eisen können klinisch schnell auffällig werden. Zu achten ist vor allem auf Wechselwirkungen mit folgenden Medikamenten (➢ Tab. 2.153).

**Tab. 2.153** Interaktionen zwischen Eisen und Medikamenten (modifiziert nach [202])

| Medikamente | Interaktionen |
|---|---|
| Acetylsalicylsäure (ASS) | Langfristige Einnahme Fe-Resorption (↓); Versteckte Magen-Darm-Blutungen erhöhen Fe-Verlust |
| Allopurinol | Einlagerung von überschüssigem Fe in die Leber möglich |
| p-Aminosalicylsäure | Fe-Resorption (↓) |
| Antazida | Fe-Resorption (↓), Bildung schwer löslicher Komplexe |
| Antibiotika | Fe-Resorption (↓) |
| Atropin | Magensäureproduktion (↓), Fe-Resorption (↓) |
| Bisphosphonate | Fe-Resorption (↓), Bildung schwer resorbierbarer Fe-Bisphosphonat-Komplexe, verminderte Bisphosphonatwirkung; |
| Cimetidin | Fe-Resorption (↓) |
| Clofibrat | Fe-Resorption (↓) |
| Colestyramin | Fe-Resorption (↓) |
| EDTA | Fe-Resorption (↓) |
| Entacapon | Fe vermindert die Entacaponresorption, Bildung von Fe-Entacapon-Komplexen im Gastrointestinaltrakt; Wirkverlust von Entacapon |
| Erythropoetin | $Fe^{3+}$-Komplexe verbessern das Ansprechen und verringern dadurch den Bedarf an rekombinantem humanen Erythropoetin. |
| Glucocorticoide | Fe-Verbrauch (↑) |
| Gyrasehemmer | Fe-Resorption (↓), Bildung schwer resorbierbarer Fe-Antibiotika-Komplexe, verminderte Antibiotika-Wirkung |
| $H_2$-Blocker | Fe-Resorption (↓) |
| Kontrazeptiva, orale | Fe-Blutspiegel (↑) |
| Levodopa | Fe vermindert die DOPA-Resorption, Bildung von Fe-DOPA-Komplexen im Gastrointestinaltrakt; Wirkverlust von Levodopa |
| Lipidsenker | Fe-Verbrauch (↑) |
| Methyldopa | Fe vermindert die DOPA-Resorption, Bildung von Fe-DOPA-Komplexen im Gastrointestinaltrakt; Wirkverlust von Methyldopa |
| Moxifloxacin (Antibiotikum) | Fe-Resorption (↓) |
| Neomycin | Fe-Resorption (↓) |
| NSAID (nichtsteroidale antiinflammatorische Mittel) | Langfristige Einnahme Fe-Resorption (↓); Versteckte Magen-Darm-Blutungen erhöhen Fe-Verlust; verstärkende schleimhautreizende Wirkung von NSAID durch gleichzeitige Fe-Einnahme |
| Penicillamin | Fe vermindert die Penicillaminresorption, Bildung von Fe-Penicillamin-Komplexen im Gastrointestinaltrakt; Wirkverlust von Penicillamin |

**Tab. 2.153** Interaktionen zwischen Eisen und Medikamenten (modifiziert nach [202]) *(Forts.)*

| Medikamente | Interaktionen |
|---|---|
| Salicylate (Acetylsalicylsäure) | Langfristige Einnahme Fe-Resorption (↓); Versteckte Magen-Darm-Blutungen erhöhen Fe-Verlust |
| Tannin (Tee) | Fe-Resorption (↓) |
| Tetracyclin | Fe-Resorption (↓), Bildung schwer resorbierbarer Fe-Antibiotika-Komplexe, verminderte Antibiotikawirkung; Tetracyclinresorption (↓) |
| L-Thyroxin | Durch die Bildung schwer löslicher Komplexe kann Fe die Thyroxinresorption mindern, daher im Abstand von 2 Stunden einnehmen. Wirkverlust von Schilddrüsenhormonen |
| Tuberkulosemittel | Fe-Resorption (↓) |

### Nährstoffe

Bezüglich der Nährstoffe (➤ Tab. 2.154) ist besonders auf mögliche Interaktionen zwischen Eisen und Aspartat, Citrat oder Fumarat zu achten. Sie gehen mit Eisen Komplexe ein, die ausreichend stabil sind, um Eisen-Ionen vor Hydroxidbildung zu schützen, aber gleichzeitig Eisen an der Darmmukosa zur Resorption freigeben.

### Täglicher Bedarf

Der Eisenbedarf orientiert sich an den regelmäßigen Verlusten. In der Pubertät steigt er an. Bei Mädchen liegt dies an der einsetzenden Monatsblutung, bei Jungen am vermehrten Muskelaufbau. In der Schwangerschaft ist der Bedarf am höchsten und lässt sich in der Regel nicht über die Nahrung sicherstellen. Nach der Menopause sinkt der Eisenbedarf bei Frauen auf das Niveau des erwachsenen Mannes.

**DGE-Empfehlungen**

| | |
|---|---|
| Kinder: | 8–10 mg/Tag |
| Männliche Jugendliche: | 12 mg/Tag |
| Weibliche Jugendliche: | 15 mg/Tag |
| Frauen vor der Menopause: | 15 mg/Tag |
| Männer sowie Frauen nach der Menopause: | 10 mg/Tag |
| Schwangere: | 30 mg/Tag |
| Stillende: | 20 mg/Tag |

**Einnahmeempfehlung**

Unabhängig von den Mahlzeiten, vorzugsweise nüchtern (eine halbe Stunde vor oder 2 Stunden nach Nahrungsaufnahme). Weder Kaffee, Tee, Milch dazu trinken und diese erst 2 Stunden später zuführen. Die kombinierte Einnahme mit Vitamin C (z. B. Orangensaft) verbessert die Resorption. Bei Schilddrüsenhormon-Einnahme empfiehlt sich die Eiseneinnahme zur Nacht; der Abstand sollte mindestens 2 Stunden betragen.
Eine Splittung der Eisensupplementierung ist nicht sinnvoll, da das zugeführte Eisen die Eisenaufnahme im Darm aus der Nahrung für 24 Stunden blockiert.

### Vorkommen in Nahrungsmitteln

Brot, Fleisch, Wurst und Gemüse sind die wichtigsten Eisenlieferanten. Aus Lebensmitteln pflanzlicher Herkunft werden selten mehr als 5 % des Eisens resorbiert. Gute Eisenquellen sind Innereien wie Leber, Bierhefe, Sojabohnen, Weizenkeime, Hülsenfrüchte, Hirse, Haferflocken und Petersilie (➤ Tab. 2.155). Obst enthält nur sehr wenig Eisen.

## 2.5.11 Jod (I)

### Chemie und Eigenschaften

Jod, ein Element der Halogengruppe und Nichtmetall, ist für den menschlichen Organismus als Spurenelement essenziell, vor allem zum Aufbau der Schilddrüsenhormone. In der Natur kommt es in kationisch gebundener Form vor und gelangt als Jodid ($I^-$), Jodat ($IO_3^-$; starkes Oxidationsmittel) oder organisch ge-

**Tab. 2.154** Interaktionen zwischen Eisen und speziellen Nährstoffen (nach [202])

| Nährstoffe | Interaktionen |
|---|---|
| Blei | Bleiaufnahme (↓) durch Fe |
| Chrom | Cr-Resorption durch Fe-Mangel, Cr-Transport und -Retention (↓), wenn Blut-Transferrin mit Fe gesättigt ist |
| Cobalt | Fe-Resorption (↓) möglich |
| Jod | Fe-Mangel kann die Auswirkungen von Jod-Mangel verstärken |
| Kaffee und Tee (schwarzer, grüner) | Fe-Resorption (↓) |
| Kalzium | Fe-Resorption (↓) durch Ca-Supplemente, besonders wenn sie zum Essen eingenommen werden |
| Kupfer | Fe-Resorption (↓). Cu-Mangel stört die Utilisierung von Körpereisen und den Transport zum Knochenmark. Cu-Resorption kann durch hohen Fe-Gehalt der Nahrung bei Kindern (↓) |
| Magnesium | Mg-Resorption (↓) durch Fe |
| Mangan | Fe-Resorption (↓). Mn-Resorption und -Utilisation (↓) durch Fe in pflanzlichen Nahrungsmitteln. Mn und Fe konkurrieren um gleiche Absorptions- und Transportmechanismen. Fe-Therapie kann zu erniedrigter Mn-SOD-Aktivität in Leukozyten führen. Mn-Resorption (↑) bei Fe-Mangel. |
| Milch und Milchprodukte | Fe-Resorption (↓) |
| Nickel | Fe-Resorption (↓) |
| Oxalate | Gehen mit Fe eine feste Bindung ein, dadurch Fe-Resorption (↓) |
| Phenole (in Tee, Kaffee, Getreide) | Fe-Resorption (↓) |
| Phosphate | Gehen mit Fe eine feste Bindung ein, dadurch Fe-Resorption (↓) |
| Phytate (Getreide), Phytinsäure | Gehen mit Fe eine feste Bindung ein, dadurch Fe-Resorption (↓) |
| Polyphenole | Fe-Resorption (↓) |
| Tannine | Gehen mit Fe eine feste Bindung ein, dadurch Fe-Resorption (↓) |
| Tierische Proteine | Fe-Resorption (↑) |
| Vitamin A | Fe-Bereitstellung und -Utilisation (↓) durch Vitamin-A-Mangel (Verstärkung der Eisenmangelanämie). β-Carotin-Gaben können bei Kindern und Schwangeren den Fe-Status verbessern. |
| Vitamin $B_2$ | Fe-Resorption und -Retention (↓) durch Riboflavinmangel |
| Vitamin $B_6$ | Fe-Status (↓) durch Vitamin-$B_6$-Mangel |
| Vitamin C | Fe-Resorption (↑). Bereits 25–75 mg Vitamin C verbessern die Fe-Aufnahme. Vitamin C kehrt die hemmende Wirkung von Phenolen und Phytaten auf die Fe-Resorption um und unterstützt die Fe-Utilisation im Gewebe. Evtl. erhöht Vitamin C die Stabilität von intrazellulärem Ferritin und verhindert die Umwandlung in Hämosiderin. |
| Vitamin E | Fe-Resorption (↓). $Fe^{3+}$ oxidiert und deaktiviert Vitamin E im Darm bei häufiger Verabreichung |
| Zink | Fe-Resorption (↓). Zn-Resorption (↓) bei Supplementen mit einem Verhältnis von Fe zu Zn > 2 : 1. Besonders die gleichzeitige Zufuhr von hohem Fe und Zn auf nüchternen Magen scheint die Zn-Resorption zu vermindern. |

**Tab. 2.155** Hitliste eisenreicher Nahrungsmittel (in mg Fe/100 g) (nach [202])

| Nahrungsmittel | Eisen (mg/100 g) |
|---|---|
| Schweineleber | 18 |
| Austern | 13 |
| Kakaopulver | 12–15 |
| Sojamehl | 9 |
| Hirse | 9 |
| Leber | 7–8 |
| Linsen | 7,5 |
| Weiße Bohnen | 6 |
| Haferflocken | 5 |
| Spinat | 4,1 |
| Weizenmehl | 3–4 |
| Schweinefilet | 3 |
| Fleisch | 2 |

bunden über die Nahrung in den Körper [122 m]. Es wird therapeutisch als äußerliches Desinfektionsmittel sowie zur Jodsubstituierung eingesetzt.

## Resorption, Verteilung und Ausscheidung

Organisch gebundenes Jodat oder Jodid aus der Nahrung wird im oberen Dünndarm fast vollständig resorbiert. Das Jodat wird zuvor durch nichtenzymatische Reaktionen zu Jodid reduziert [33, 204].

Nach der Resorption wird das Jodid an Plasmaproteine gebunden, über die Blutbahn in das Gewebe transportiert und dort angereichert (Schilddrüse, Speicheldrüse, Brustdrüse, Magen) [334]. Der Transport zur Schilddrüse erfolgt bei Bedarf durch einen spezifischen, natriumabhängigen Jodidtransporter in der basolateralen Membran der Thyreozyten (Schilddrüsenfollikelzellen). Dieser Natrium-Jodid-Symporter transportiert unter Energieverbrauch 2 $Na^+$-Ionen zusammen mit 1 $I^-$-Ion gegen ein Konzentrationsgefälle in die gleiche Richtung [626].

Eine hohe Aufnahme von Nitrat aus der Nahrung (Rettich, Radieschen, Mangold, Spinat) oder dem Trinkwasser (> 50 ml/l) hemmt den aktiven Jodidtransport in Schilddrüse und Gastrointestinaltrakt. Das Nitrat verdrängt zusätzlich das Jod aus seiner Bindung am $Na^+/2I^-$-Symporter [1344].

**GEFAHR**

Hohe Nitratbelastungen erhöhen die Gefahr eines Jodmangels und damit das Risiko einer Struma [612, 1401].

Der Jodidtransport in die Thyreozyten wird von dem Hypophysenhormon TSH (Thyreoidea-stimulierendes Hormon, Thyreotropin) gefördert [122 m, 1297]. In der Schilddrüse wird das Jodid durch die **Thyreoperoxidase** (Hämenzym) oxidiert und die Jod-Atome werden in Tyrosylreste des Thyreoglobulins (ein Protein der Schilddrüse) eingebaut. Es entstehen 3-Monojodtyrosin (MJT) und 3,5-Dijodtyrosin (DJT). Im weiteren Verlauf veranlasst die Thyreoperoxidase die Kopplungsreaktion von 2 DJT-Molekülen zu **L-Thyroxin ($T_4$,** Tetrajodthyronin) und die Bildung von **Trijodthyronin ($T_3$)** aus DJT und MJT.

**GEFAHR**

Bei einem Eisenmangel ist die Aktivität und damit die Synthese von Thyroxin eingeschränkt, da die Thyreoperoxidase ein eisenabhängiges Enzym ist [123 j, 578]. Etwa 60 % der Hypothyreosepatienten haben einen Eisenmangel [721].

Die beiden Schilddrüsenhormone $T_3$ und $T_4$ sind im Plasma fast ausschließlich (> 99 %) an Transportproteine (Thyroxin bindendes Globulin TBG, Transthyretin und Albumin) gebunden [123 j]. Nur ein sehr geringer Teil der Hormone liegt in freier und ungebundener Form vor, dennoch ist nur dieser kleine Anteil stoffwechselaktiv (freies $T_3$, freies $T_4$).

**PRAXISTIPP**

Die Umwandlung von $T_4$ zum biologisch aktiven $T_3$ in Leber und Niere erfolgt durch selenhaltige Thyroxin-5-Dejodasen (➤ Kap. 2.5.16) [42]. Der Metabolismus der Schilddrüsenhormone ist somit immer jodabhängig (Bestandteil der Schilddrüsenhormone) und selenabhängig (Selenocystein als Cofaktor der Dejodasen).

Das aktive $T_3$ geht in Mitochondrien und Zellkern mit 3 spezifischen $T_3$-Rezeptoren eine Bindung ein. Dadurch ist das freie $T_3$ an der Regulierung der Expression schilddrüsenhormonmodulierter Gene beteiligt [122 m, 626].

**Tab. 2.159** Interaktionen zwischen Kupfer und Medikamenten (modifiziert nach [202])

| Medikamente | Interaktionen |
|---|---|
| Allopurinol | Cu-Blutspiegel (↓) |
| Antazida | Renale Cu-Ausscheidung (↑) |
| Antirheumamittel | Renale Cu-Ausscheidung (↑) |
| Corticoide | Cu-Blutspiegel (↓) |
| Dimercaprol | Renale Cu-Ausscheidung (↑) |
| DMSO (Dimethylsulfoxid) | Renale Cu-Ausscheidung (↑) |
| Ethambutol | Cu-Blutspiegel (↓) |
| Kontrazeptiva, orale | Cu-Blutspiegel (↑) |
| Laxanzien | Cu-Blutspiegel (↓) |
| NSAID | Cu-Blutspiegel (↓) |
| Östrogene | Cu-Blutspiegel (↑) |
| Penicillamin | Komplexbindung und renale Cu-Ausscheidung (↑) |
| Penicillin | Erhöhter Cu-Bedarf |
| Phenytoin | Cu-Spiegel im Serum (↑) [379] |
| Schmerzmittel | Renale Cu-Ausscheidung (↑) |
| Valproinsäure | Cu-Spiegel im Serum (↓) |
| Virustatika | Cu-Blutspiegel (↓) |
| Zidovudin | Cu-Blutspiegel (↓) |
| Zytostatika | Cu-Blutspiegel (↓) |

### Nährstoffe

Lactat, Citrat und Malat fördern die Resorption und Löslichkeit von Kupfer, Ascorbat senkt die Bioverfügbarkeit. Zu achten ist ferner auf Wechselwirkungen (➤ Tab. 2.160).

**PRAXISTIPP**

Eine normale Zinkzufuhr hat keinen negativen Einfluss auf die Kupferresorption. Nur hohen Dosen > 50 mg/Tag für mehrere Wochen führen zu einer verminderten Kupferaufnahme im Darm aufgrund einer erhöhten Synthese von Metallothionein, das eine höhere Bindungsaffinität an Kupfer hat und dieses in den intestinalen Zellen einschließt.

**STUDIEN**

In 2 Studien konnte nachgewiesen werden, dass verhältnismäßig hohe Dosen von Vitamin C die Oxidasefunktion von Ceruloplasmin bei jungen Männern behindert. In der einen Studie wurden für 2 Monate täglich 1.500 mg Vitamin C gegeben [400], in der anderen 3 Wochen lang täglich 605 mg zur Nahrung ergänzt [680]. Es kam aber zu keiner verminderten Kupferresorption. Auch ließ sich keine Störung des Kupferhaushalts nachweisen.

### Täglicher Bedarf

Frühgeborene haben einen erhöhten Kupferbedarf und sollten substituiert (900 µg/l) werden. Der tägliche Bedarf liegt zwischen 2–4 mg für Erwachsene.

**DGE-Empfehlungen**

| | |
|---|---|
| Kinder: | 0,5–1,5 mg/Tag |
| Jugendliche und Erwachsene: | 1,0–1,5 mg/Tag |

**Einnahmeempfehlung**

Wenn möglich, unabhängig von den Mahlzeiten. Vorzugsweise auf mehrere Einzeldosen über den Tag verteilt.

**PRAXISTIPP**

- Organische Verbindungen (z. B. Orotat, Chelat) sind besser verwertbar; dennoch wird Kupfersulfat am häufigsten eingesetzt.
- Kupfer-Monosupplemente sollten nicht gleichzeitig mit Vitamin $B_6$, Vitamin C, Eisen oder Zink eingenommen werden (Kupferresorptionsstörungen).

Als orales Präparat ist Kupfer in Deutschland nur in Kombination mit anderen Mineralien, Spurenelementen und Vitaminen erhältlich.

Gemäß den EU-Richtlinien dürfen zu Ernährungszwecken nur Cu-Carbonat, Cu-Citrat, Cu-Gluconat, Cu-Sulfat und Kupferlysinkomplex verwendet werden.

**GEFAHR**

Die sichere tägliche Höchstmenge für Kupfer liegt bei 5 mg [370].

**Tab. 2.160** Interaktionen zwischen Kupfer und speziellen Nährstoffen (modifiziert nach [202])

| Nährstoffe | Interaktionen |
|---|---|
| Aminosäuren (Lysin, Valin, Isoleucin, Glycin, Methionin, Tryptophan) | Cu-Resorption (↑), Glycin, Methionin, Tryptophan fördern die Cu-Speicherung [430], Histidin hemmt die Cu-Speicherung. |
| Ballaststoffe | Zu hohe Dosen vermindern die Cu-Resorption |
| Blei | Cu-Resorption (↓) |
| Cadmium | Cu-Resorption (↓) |
| Eigelb | Cu-Resorption (↓) |
| Eisen | Cu kann Fe-Resorption vermindern. Cu-Mangel stört die Utilisation von Körpereisen. Cu ist wichtig für den Fe-Transport, Fe vermindert Cu-Resorption |
| Fumarat | Cu-Resorption (↑) |
| Kalzium | Cu-Resorption (↓) |
| Mangan | Cu-Resorption (↓) |
| Milch | Das in der Kuhmilch enthaltene Casein bindet Cu und reduziert die Resorptionsrate auf ca. 23 % |
| Molybdän | Antagonisten; Cu-Resorption (↓), Renale Cu-Ausscheidung (↑). Überschüssiges Cu kann den Metabolismus von Mo stören und den Mo-Status senken |
| Nickel | Cu-Resorption (↓), Cu-Umsatz und -Ausscheidung (↑) |
| Organische Säuren (Citrat, Malat, Lactat) | Cu-Resorption (↑) |
| Oxalat, Oxalsäure | Cu-Resorption (↑) |
| Phosphat | Cu-Resorption (↓) |
| Phytate | Cu-Resorption (↓), Cu-Umsatz und -Ausscheidung (↑) |
| Proteine | Cu-Resorption (↑) |
| Sulfid | Cu-Resorption (↓) |
| Vitamin $B_6$ | Cu-Resorption (↓) durch Vitamin-$B_6$-Mangel |
| Vitamin C | fördert bei normalen Dosen Cu-Resorption, hohe Dosen von Vitamin-C-Supplementen vermindern Cu-Resorption und Coeruloplasminspiegel. Vitamin C kann die Cu-Utilisation im Gewebe anregen. Vitamin C reduziert $Cu^{2+}$ zu $Cu^{+}$ und steigert dadurch die Cu-Aufnahme. Cu oxidiert und deaktiviert Vitamin C |
| Zink | Hohe Dosen von Zn-Supplementen (> 50 mg/Tag über Wochen) können Cu-Resorption vermindern. Cu vermindert Zn-Resorption und erhöht renale Zn-Ausscheidung |

### Vorkommen in Nahrungsmitteln

Reich an Kupfer sind Innereien (v. a. Leber), Fische, Getreideprodukte, Schalentiere, Nüsse, Schokolade, Kakao, Kaffee, Tee, grünes Gemüse (➢ Tab. 2.161). Die Bioverfügbarkeit ist allerdings sehr unterschiedlich, sie liegt bei 35–70 %. Daher sind selbst sehr kupferhaltige Nahrungsmittel nicht unbedingt bedarfsdeckend.

Kupfer findet als Lebensmittelfarbstoff E 141 Anwendung in der Lebensmittelindustrie.

## 2.5.14 Mangan (Mn)

### Chemie und Eigenschaften

Mangan ist das zwölfthäufigste Element der Erdrinde (0,1 %) und nach Eisen und Titan das dritthäufigste Übergangsmetall. Die Oxidationsstufen reichen von −3 bis +7, in biologischen Systemen herrschen die Ionen $Mn^{2+}$ und $Mn^{3+}$ vor. Das Spurenelement ist Bestandteil vieler Mineralien, wie Sufide, Oxide, Carbonate, Silikate, Phosphate und Borate. $Mn^{2+}$-Salze sind

**Tab. 2.161** Hitliste kupferreicher Nahrungsmittel (in µg Cu/100 g)

| Lebensmittel | Kupfer (µg/100 g) |
|---|---|
| Kakaopulver | 3.800 |
| Cashewkerne | 3.700 |
| Hagebutten | 1.800 |
| Haselnüsse | 1.300 |
| Vollmilch | 1.300 |
| Schweineleber | 1.300 |
| Sojabohnen | 1.200 |
| Emmentaler (45 % Fett i. Tr.) | 1.170 |
| Krabben | 1.100 |
| Austern | 916 |
| Limabohnen | 804 |
| Linsen | 738 |
| Hummer | 700 |
| Weiße Bohnen | 635 |
| Schellfisch | 610 |

in Wasser leicht löslich (Ausnahme Manganphosphat und Mangancarbonat), die Verbindungen in höheren Oxidationsstufen sind meist schwerlöslich [626]. Die Bindung von Mangan an seine Liganden erfolgt bevorzugt über Sauerstoff [352].

Das in manganhaltigen Mineralquellen enthaltene essenzielle Spurenelement ist Bestandteil vieler Enzyme, aber auch Enzymaktivator und ein wichtiger Bestandteil der extrazellulären Matrix, wie Knochen und Knorpel.

## Resorption

Die Manganresorption findet im Dünndarm statt, ist aber noch nicht vollständig erforscht. Das Spurenelement scheint sich den Absorptionsweg mit Eisen zu teilen, so dass es leicht zu Interaktionen zwischen den beiden Elementen kommen kann. $Mn^{2+}$ wird vorwiegend im Duodenum und Jejunum mithilfe des divalenten Metalltransporters (DMT-1) für 2-wertige Übergangsmetalle zusammen mit Protonen ($H^+$) transportiert und in die Enterozyten des Dünndarms aufgenommen. Die Manganaufnahme ist energieabhängig und erfolgt nach der Sättigungskinetik. Ob auch eine passive Resorption existiert, ist bisher nicht bekannt. Analog zum $Fe^{2+}$ gelangt das $Mn^{2+}$ mittels des Transportproteins Ferroportin-1 durch die basolaterale Enterozytenmembran in die Blutbahn [1348]. Die Resorptionsrate ist sehr gering, sie beträgt aus der Nahrung nur 3–8 % und wird durch verschiedene Nahrungsbestandteile beeinflusst (s. Interaktionen).

**PRAXISTIPP**

Bei einer mangelhaften Manganversorgung steigt die Resorptionsrate, bei hoher Zufuhr sinkt sie [334].

## Verteilung und Ausscheidung

Das resorbierte Mangan wird in freier Form oder gebunden an α-2-Makroglobuline (Blutplasmaproteine) über die Pfortader zur Leber transportiert, wo der überwiegende Teil in den enterohepatischen Kreislauf (Gallenflüssigkeit, Darm und dort intestinale Rückresorption) gelangt. Ein kleinerer Anteil wird in der Leber an die Blutbahn abgegeben und durch das kupferabhängige Coeruloplasmin (α-2-Globulin) von $Mn^{2+}$ zu $Mn^{3+}$ oxidiert. Das $Mn^{3+}$ wird nun an ein Transportprotein (80 % an Albumin oder β-1-Globulin, geringer Anteil an Transferrin [161]) gebunden und gelangt so zum extrahepatischen Gewebe. Das Mangan wird im Blutplasma auch als Bestandteil der Erythrozyten transportiert, in diesem Fall ist es an Porphyrin gebunden (transportiert aber keinen Sauerstoff) [122].

**PRAXISTIPP**

Wegen der Konkurrenz von Eisen und Mangan um die gleichen Transportproteine ist bei einem Eisenmangel die Mn-Bindung an Transferrin erhöht und bei einem Eisenüberschuss erniedrigt [401]. Letzterer kann zu einer niedrigen Mangankonzentration im Gewebe und zu einer verminderten Aktivität manganabhängiger Enzyme führen [297, 1161].

Der Gesamtkörperbestand an Mangan beträgt etwa 10–40 mg. Die mittlere Gewebekonzentration ist deutlich niedriger als bei Eisen und Zink. Etwa 25 % des Manganbestandes befinden sich in den Knochen, vor allem im Knochenmark. Weitere Speicherorgane sind Leber, Pankreas, Nieren, Hypophyse und Darmepithel. Ein geringerer Anteil findet sich in den Haaren, der Muskulatur, der Milchdrüse und im Schweiß. Bei Kindern wird Mangan bevorzugt in bestimmten Hirnregionen konzentriert [334].

In den Zellen ist Mangan in den Mitochondrien zu finden, da es dort Bestandteil und Aktivator bestimmter Enzymsysteme ist, sowie in den Lysosomen und im Zellkern [352].

**GEFAHR**

Da der menschliche Organismus über keine spezifischen Speicherproteine für Mangan verfügt (vgl. Ferritin bei Eisen), kann es nicht gespeichert werden, sondern reichert sich in bestimmten Geweben an, z. B. im Gehirn, und wirkt dadurch in hohen Dosen toxisch.

Mangan wird fast ausschließlich über die Galle mit den Fäzes (99 %) ausgeschieden, nur etwa 1 % wird renal eliminiert.

Die **Manganhomöostase** wird vor allem durch die Anpassung der endogenen Exkretion reguliert. Die Leber sorgt bei einem Überschuss für eine vermehrte Ausscheidung mit geringerer Rückresorption, beim Mangel steigt die intestinale Resorption gegenüber der Ausscheidung über den Fäzes an [352, 1023]. Neugeborene verfügen noch nicht über diesen regulatorischen Mechanismus und sollten daher nicht zu viel Mangan abbekommen.

## Biochemische Funktionen

Mangan ist Aktivator und Bestandteil von Enzymen und spielt daher bei vielen Stoffwechselprozessen im Kohlenhydrat-, Aminosäure-, Cholesterin- und Harnstoffmetabolismus eine wichtige Rolle. Bei manchen Enzymen können Kupfer und Magnesium das Mangan als Cofaktor ersetzen, aber es gibt auch spezielle Mangan bindende Proteine wie die Superoxiddismutase 2, die Glutaminsynthetase, die Arginase, die Pyruvatdecarboxylase und die Serin/Threonin-Phosphatase [161].

**Enzymbestandteil oder Enzymsynthese** mehr als 60 Enzyme werden durch Mangan entweder aktiviert oder enthalten es als Bestandteil. Durch diese Enzyme (z. B. Decarboxylasen, Aminopeptidasen, Hydrolasen und Kinasen) ist Mangan an der Osteosynthese, der Entwicklung des zentralen Nervensystems, der Spermatogenese, der Blutgerinnung und der Glucosebildung aus Lactat beteiligt.

- **Glykosyltransferasen:** Mangan ist bevorzugter Cofaktor bei der Synthese von Proteoglykanen (Chondroitinsulfat), die wichtig für den Aufbau von Bindegewebe, Knochen und Knorpel sind. Bei einem Manganmangel heilen Frakturen schlecht und es kommt zu einer gestörten Zahnbildung.

**PRAXISTIPP**

Mangan fördert den Einbau von Kalzium in den Knochen und ist an der Synthese von Proteoglykanen beteiligt, es ist daher wichtig für die Knochenstabilität.

- **Prolidase:** stellt die Aminosäure Prolin für die Kollagensynthese (Knorpel, Knochen, Sehnen, Haut, Blutgefäße) bereit [122, 352].
- **Proteinmetabolismus:** Abbau von Aminosäuren, repariert defekte Proteine. Mangan ist für die Glutaminsynthese wichtig, der Hauptnährstoff bei sich teilenden Zellen. Bei einem Glutaminmangel ist die Zellerneuerung gestört und Zellkern und andere Zellteile werden nicht mehr richtig regeneriert.
- **Histaminabbau:** Mangan spielt eine wesentliche Rolle beim Abbau von Histamin, da es dessen Freisetzung bremst. Daher wirkt es entzündungshemmend und antiallergisch.
- **Harnstoffsynthese:** Entgiftung von Ammoniak durch die Arginase, indem es Arginin in Ornithin und Harnstoff umwandelt (➤ Abb. 2.51).
- **Gluconeogenese:** Synthese von Glucose aus Nicht-Kohlenhydrat-Vorläufern (Lactat).
- **Insulin:** Synthese und Sekretion sind manganabhängig. Diabetiker haben oft ein Mangandefizit, das den Glucosetransport und die Glucosetoleranz stört. Manganmangel begünstigt das metabolische Syndrom.
- **ZNS:** Entwicklung des zentralen Nervensystems.
- **Neurotransmitter:** Die Synthese von Dopamin benötigt Mangan. Bei einem Mangel kommt es vermehrt zu Depressionen, Schizophrenie, Epilepsie und Morbus Alzheimer. Für den Abbau des Neurotransmitters Glutamat in Glutamin benötigt der Organismus die manganabhängig Glutaminsynthetase [161].
- **Melaninsynthese:** Produktion der Farbpigmente von Haut, Haaren und Augenfarbe. Die Katalase ist manganabhängig und verhindert die Oxida-

tion durch Wasserstoffperoxid, das im Alter vermehrt auftritt und die Haare ergrauen lässt.

- **Phosphatase:** macht bestimmte Vitamine im Metabolismus erst funktionsfähig (Vitamin $B_1$, Vitamin E, Vitamin C). Thiamin wird vor der Resorption durch Phosphatasen desphosphoryliert und damit erst resorbierbar.
- **Hormonsynthese:** Die Hypophyse, die Zirbeldrüse (Melatonin) und die Milchdrüsen der Frau benötigen Mangan. Auch für die Schilddrüsenhormone wird Mangan benötigt (neben Jod und Selen). Die Fruchtbarkeit, Spermatogenese und somit eine Schwangerschaft sind ebenfalls mit von Mangan abhängig.

**PRAXISTIPP**

Manganmangel kann Störungen der Schilddrüse verursachen, da das Spurenelement jodähnliche Funktionen übernimmt. Umgekehrt führen Schilddrüsenerkrankungen auch häufig zu einem Mangandefizit.

- **Entgiftung:** Mangan ist Bestandteil der Enzyme Phosphatase und Arginase. Diese sind bedeutsam in der Stickstoffentgiftung und Harnsäurebildung. Auch Lysosomen, die metabolische Abfälle aus der Zelle hinaustransportieren, sind manganreich.
- **Blutgerinnung:** Zusammen mit Vitamin K steuert Mangan die Synthese des Proteins Prothrombin.
- **Pyruvatcarboxylase:** Abbau von Milchsäure nach körperlicher Muskelarbeit oder Leistungssport (Muskelkater). Regeneriert die übersäuerte Muskulatur. Das essenzielle manganabhängige Enzym hat Bedeutung für den Glucosemetabolismus und bildet zusammen mit Manganoxalacetat einen Vorläufer für den Citratzyklus.

**Antioxidative Wirkung** Die Mangan-SOD ist essenziell für den Schutz der Mitochondrienmembran vor freien Radikalen. Über 90 % des Sauerstoffs, der in der Zelle benötigt wird, wird in den Mitochondrien bei der Energiebereitstellung verbraucht. Mn-SOD überführt die bei der Oxidation entstehenden Superoxidradikale zu Wasserstoffperoxid (und Sauerstoff), welches durch die manganabhängige Katalase und durch die selenabhängige Glutathionperoxidase zu Wasser reduziert wird. Mangan sichert so die Bereitstellung von Energie in den Zellen.

**Fettstoffwechsel** Manganabhängige Enzyme helfen bei der Reduzierung von Plaques an den Gefäßwänden und schützen somit vor Atherosklerose:

- Pyruvatcarboxylase: verbessert den Lipoproteinstoffwechsel in der Cholesterinsynthese
- Glykosyltransferase: festigt die Glykokalix in der Synthese der Glykosaminoglykane
- Mangan-SOD: antioxidative Wirkung

**Mutagene und karzinogene Wirkung** Mangan kann durch Interaktion mit der DNA-Polymerase die DNA schädigen.

**GEFAHR**

Mithilfe einer Reihe von Carriern kann Mangan in verschiedenen Oxidationsstufen die Blut-Hirn-Schranke und die Blut-Liquor-Schranke sowohl aktiv als auch per Diffusion passieren. Dafür verantwortlich sind der divalente Metalltransporter DMT-1, der Transferrinrezeptor, divalente Bicarbonationen-Symporter, verschiedene Kalziumkanäle, Zinktransporter, Magnesiumtransporter und weitere zum Teil noch nicht bekannte Mangantransporter.

## Normwerte und Bestimmung

Bei bestehender Atherosklerose ist die Mangankonzentration in den Gefäßwänden, im Myokard und in der Leber erniedrigt, im Serum hingegen erhöht.

Bei Lebererkrankungen, schweren ischämischen Herzerkrankungen und in der Schwangerschaft kann die Mangankonzentration im Serum erhöht sein.

| Normwerte | |
|---|---|
| Gesamtmangan im Blut: | 72–255 nmol/l |
| Manganspiegel im Haar: | 0,1–2,0 µg/g Haar |

**PRAXISTIPP**

Mangan sollte im EDTA-Vollblut und nicht im Serum bestimmt werden, da es zu 95 % in den Blutzellen enthalten ist und ein Mangel im Serum oft nicht erkennbar ist.

## Versorgungssituation

Ein Manganmangel ist bislang nicht aufgetreten. In der nationalen Verzehrsstudie von 2008 in Deutschland wurde Mangan nicht erfasst. Männer und Frauen nehmen im Durchschnitt etwa 4,4–4,8 mg Mangan durch die Nahrung zu sich.

**STUDIEN**

In Österreich werden die Schätzwerte für eine angemessene Manganzufuhr im Mittel von allen erreicht. Nur etwa 6,7 % der Teilnehmer erreichten den Schätzwert für eine angemessene Zufuhr nicht [1167].

## Klinische Symptomatik

### Mangelsymptome

- Gerinnungsstörungen, Gewichtsverlust, Dermatitis, Schwindel, Erbrechen.
- Skelettveränderungen und Bindegewebsveränderungen: Enzyme (Glykosyltransferasen), die am Skelett- und Bindegewebeaufbau beteiligt sind, sind manganabhängig.
- Störungen der Spermatogenese: Mangan stimuliert die Cholesterinsynthese und steuert darüber den Aufbau von Steroidhormonen.

### Symptome bei Überdosierung

Durch das Fehlen spezifischer Speicherproteine reichert sich Mangan bei hohen Zufuhrmengen in bestimmten Geweben an. Durch die Nahrungsaufnahme ist bisher keine Intoxikation aufgetreten. Neben der beruflichen Exposition kann es zur Intoxikation durch die langjährige Einnahme von Mangansupplementen oder durch stark manganhaltiges Trink- und Mineralwasser kommen, da dieses Mangan besser bioverfügbar ist als jenes aus der Nahrung.

In der **Industrie** kann es bei > 1 mg/m³ Luft zur Inhalation von manganhaltigen Stäuben oder Dämpfen kommen (z. B. Manganminen, Braunsteinmühlen, Metallhütten, Metallindustrie-Fabriken, manganverarbeitende Betriebe). Kinder sind bei Exposition schneller von einer Intoxikation betroffen, da sich das Mangan im Gehirn ansammelt. Inhalierte Partikel werden, ohne Verstoffwechslung, direkt zum Gehirn transportiert [298].

**GEFAHR**

Hohe Konzentrationen an $Mn^{3+}$ führen zur oxidativen Umwandlung des Neurotransmitters Dopamin zu einer Trihydroxyverbindung, die Dopamin-synthetisierende Nervenzellen im zentralen Nervensystem (ZNS) schädigt [124].

Die Symptome einer Manganintoxikation betreffen daher vor allem das ZNS und entstehen durch den Dopaminmangel. Weitere Schädigungen können an Leber, Pankreas und Lunge entstehen.

**Toxische Symptome:** starke Schweißbildung, Schwindel und Müdigkeit. Durch die Inhalation der Partikel können sich Husten, Bronchitis und schwerste Pneumonien entwickeln. Bei schwersten Vergiftungen sind ZNS-Schäden möglich: Apathie, Asthenie, Anorexie, Insomnie, Myalgie, Sensibilitätsstörungen, Reflexabweichungen, Muskelkrämpfe, Gangunsicherheit mit Fallneigung.

**PRAXISTIPP**

Im späten Stadium einer Intoxikation können typische Morbus-Parkinson-Symptome auftreten, wie Tremor, Bradykinese, posturale Instabilität, Rigor bis zur Akinese.

Auch psychische Störungen können auftreten, wie Reizbarkeit, Aggressivität, Desorientiertheit, Gedächtnisstörungen, Depressionen und Halluzination (manganic madness bzw. Manganismus). Eine Therapie mit L-DOPA bessert oftmals die Symptomatik [626].

**Erhöhtes Risiko für eine Intoxikation:**

- **Neugeborene und Säuglinge:** Bei totaler parenteraler Ernährung sind die Säuglinge einer 100fach höheren Mangankonzentration ausgesetzt als gestillte Babys [49]. Neugeborene reichern Mangan vor allem im Gehirn durch die erhöhte Expression von Transferrinrezeptoren in sich entwickelnden Nervenzellen an. Auch die Gallenproduktion ist noch nicht ausgereift, so dass zu wenig Mangan mit den Fäzes ausgeschieden werden kann [671].
- **Chronische Lebererkrankungen:** Eine verminderte Synthese der Gallenflüssigkeit mit reduzierter Abgabe in den Darm führt zu einer verminderten Manganausscheidung über den Fäzes.
- **Kinder:** Im Wachstum ist die Manganausscheidung niedriger als die Manganresorption [854].
- **Senioren:** Ältere Menschen leiden häufiger unter Lebererkrankungen, vor allem bei regelmäßigem, hohem Alkoholkonsum.
- **Chronischer Eisenmangel:** steigert die Absorption von Mangan, da der DMT-1- vermehrt in die Enterozyten eingebaut wird.

**GEFAHR**

- Mangan ist essenziell, jedoch in hohen Dosen toxisch. $Mn^{2+}$ ist toxischer als $Mn^{3+}$.
- DMT1 transportiert hohe Mengen an Mangan über die Blut-Hirn-Schranke [161].

## Anwendungsgebiete

### Erhöhter Bedarf

- **Ernährung:** Raffinierte Kohlenhydrate, hoher Anteil an Weißmehlprodukten, hoher Alkoholkonsum sowie phospathaltige Lebensmittel vermindern die Resorption.
- **Oxidativer Stress:** vor allem umweltbedingt, erhöhter Bedarf an SOD.
- **Eisensubstituierung:** hochdosiert, hemmt die Manganresorption.

### Indikationen

- **Asthma bronchiale:** wegen verbesserter Immunfunktion.
- **Diabetes mellitus:** Mangan ist Cofaktor wichtiger Enzyme im Kohlenhydratstoffwechsel.
- **Epilepsie:** Epileptiker weisen häufig erniedrigte Manganspiegel auf.
- **Osteoporose:** Mangan wird für die Knochenmineralisation benötigt.
- **PMS:** verbessert die Immunsituation.
- **Schizophrenie.**
- **Wachstumsstörungen im Kindesalter.**
- **Allergien.**

## Interaktionen

### Medikamente

Speziell chronischer Äthylismus (➤ Tab. 2.162) kann zu manifesten Manganmangelzuständen führen.

**Tab. 2.162** Interaktionen zwischen Mangan und Medikamenten (modifiziert nach [202])

| Medikamente | Interaktionen |
|---|---|
| Alkohol/alkoholhaltige Pharmaka | Mn-Resorption (↑) |
| Antazida | Mn-Resorption (↓) |
| Antibiotika | Mn-Resorption (↓) |
| Butyrophenone | Mn-Metabolismus (↓) |
| Chinolon-Antibiotika | Bilden schwer resorbierbare Mn-Antibiotika-Komplexe mit Mn-Resorption (↓) und Wirkverlust der Antibiose |
| Kontrazeptiva, orale | Mn-Spiegel im Blut (↓) |
| Laxanzien | Mn-Resorption (↓) |
| Penicillamin | Mn-Resorption (↓) |
| Psychopharmaka | Binden Mn, Mn-Resorption (↓) |
| Reserpin | Mn-Resorption (↓) |

**PRAXISTIPP**

Blei, Cadmium, Cobalt, Eisen, Kalzium, Kupfer, Magnesium, Mangan, Nickel und Zink konkurrieren um den gleichen Transporter DMT-1 (Metallionen-Transporter für 2-wertige Kationen) über die Plasmamembran ins Zytosol und behindern sich dadurch bei der Resorption [161].

### Nährstoffe

Interaktionen mit Nährstoffen ➤ Tab. 2.163.

## Täglicher Bedarf

Die Untersuchungsergebnisse zum Manganbedarf sind noch lückenhaft, daher können nur Schätzwerte angegeben werden.

**DGE-Empfehlungen**

| | |
|---|---|
| Kinder: | 1–3 mg/Tag |
| Jugendliche und Erwachsene: | 2–5 mg/Tag |

**Einnahmeempfehlung**

Während der Mahlzeiten, vorzugsweise auf mehrere Einzeldosen über den Tag verteilt.

Aufgrund des hohen Toxizitätsrisikos von Mangan gibt es für jede Altersgruppe eine definierte Höchstmenge, die normalerweise keine Nebenwirkungen hervorruft. Laut dem Food and Nutrition Board, Institute of Medicine liegen die täglichen Höchstgrenzen bei [671]:

**Tab. 2.163** Interaktionen zwischen Mangan und speziellen Nährstoffen (modifiziert nach [202])

| Nährstoffe | Interaktionen |
|---|---|
| Alkohol | Mn-Resorption (↓) |
| Ballaststoffe | (> 140 g/Tag) Mn-Resorption (↓) |
| Cadmium | Mn-Resorption (↓), beim Transport konkurriert Mn mit Zn und Cd um divalente Metall-Bicabonationen-Symporter. |
| Chrom | Cr-Resorption (↓) durch Mn-Belastung |
| Cobalt | Co und Mn behindern sich gegenseitig in der Resorption, da beide DMT-1 verwenden. |
| Eisen | Fe-Resorption (↓). Bei Fe-Mangel kann Mn-Resorption 2- bis 3fach ansteigen. Mn-Resorption und -Utilisation (↓) durch Fe in pflanzlichen Nahrungsmitteln, hohe Fe-Zufuhr mindert Mn-Resorption, hohe Mn-Zufuhr mindert Fe-Resorption. |
| Fasern | Mn-Resorption (↓) |
| Kalzium | Mn-Resorption (↓), eine Zufuhr von 500 mg Ca/Tag reduziert die Mn-Absorption, vor allem bei Kalziumphosphat und Kalziumcarbonat. Hohe Mn-Zufuhr vermindert Ca-Resorption. |
| Kupfer | Mn-Resorption (↓) |
| Magnesium | Mg-Resorption (↓) durch Mn; eine tägliche Zufuhr von 200 mg Mg/Tag reduziert die Mn-Resorption |
| Oxalsäure | Mn-Resorption (↓) |
| Phosphat | Mn-Resorption (↓) |
| Phytinsäure | Mn-Resorption (↓) |
| Vitamin $B_1$ | Mn verbessert die Verwertung von Vitamin $B_1$ und sorgt über die Phosphatase für dessen Resorption |
| Tannine | Mn-Resorption (↓) |
| Zink | Mn-Aufnahme im Plasma (↑), Mn-Resorption sinkt bei hoher Zn-Zufuhr, Mangan konkurriert mit Zn und Cd um divalente Metall-Bicarbonationen-Symporter beim Transport. |

| | |
|---|---|
| Kinder von 1 bis 3 Jahren: | 2 mg |
| Kinder von 4 bis 8 Jahren: | 3 mg |
| Kinder von 9 bis 13 Jahren: | 6 mg |
| Jugendlichen von 14 bis 18 Jahren: | 9 mg |
| Erwachsene ab 19 Jahren: | 11 mg |

Für Säuglinge wurde keine Höchstgrenze festgelegt, sie sollten aber ausschließlich über die Muttermilch oder Muttermilchersatzprodukte Mangan erhalten. Ältere Menschen haben öfter Lebererkrankungen, daher sollten sie nicht > 8,7 mg Mangan/Tag zuführen [412].

**PRAXISTIPP**

Organische (Gluconat) oder chelatierte Verbindungen sind besser resorbierbar als Mangansulfat.

### Vorkommen in Nahrungsmitteln

Mangan kommt ubiquitär vor und ist daher in allen pflanzlichen und tierischen Geweben enthalten. Pflanzliche Lebensmittel enthalten teilweise hohe Manganmengen, die pflanzlichen Fortpflanzungsorgane enthalten die größten Mengen.

Manganreich sind: Hülsenfrüchte, Vollkornmehl/-produkte Nüsse, Reis, grünes Blattgemüse, Gewürze, Kräuter, Safran, Nelken, Kakaopulver, dunkle Schokolade, Kürbiskerne, Leinsamen, Sesam, Chili, Heidelbeeren, Aroniabeeren, Bananen, Papaya, Kokosnüsse. Auch in Tee ist Mangan häufig enthalten, aber wegen des hohen Anteils an Gerbstoffen schlecht bioverfügbar.

Tierische Produkte wie Fleisch, Fisch und Milch enthalten oft nur geringe Mengen an Mangan, reicher sind Innereien.

## 2.5.15 Molybdän (Mo)

### Chemie und Eigenschaften

Das silberfarbene Übergangsmetall ist in der Erdkruste selten, in den Ozeanen das häufigste redoxaktive

Metall. Molybdän findet Anwendung zur Katalyse von Redoxreaktionen sowie zur Härtung in verschiedenen Edelstahllegierungen. In seinen Verbindungen kommt es in den Oxidationsstufen +2 bis +6 vor, wobei $Mo^{4+}$ und $Mo^{6+}$ vorherrschen.

Für nahezu alle lebenden Organismen ist Molybdän ein essenzielles Spurenelement, die für den Metabolismus bioverfügbare und aktive Form ist das Molybdat-Ion ($MoO_4^{2-}$) [352, 513].

## Resorption

Die Molybdänresorption findet im Duodenum und Jejunum statt. Die Resorptionsrate schwankt je nach Nahrung, sie liegt bei 35–90 %. **Molybdänoxid und Molybdate** (Kalziummolybdat und Thiomolybdat) werden rasch und sehr effektiv in die Erythrozyten absorbiert (bis zu 80 %) [122 c, 352]. Über den Mechanismus ist noch nicht viel bekannt, es wird jedoch vermutet, dass dieser passiv und nicht sättigbar ist [124].

**PRAXISTIPP**

Die Resorptionsrate steigt bei sinkender Zufuhr und vermindert sich bei steigendem Angebot. Je unbehandelter (naturbelassen) ein Nahrungsmittel ist, umso besser ist die Resorption von Molybdän.

Das Sulfat-Ion ($SO_4^{2-}$) weist eine dem Molybdat-Ion ($MoO_4^{2-}$) ähnliche Elektronenkonfiguration auf, so dass es den Molybdattransport durch die apikale und basolaterale Zellmembran hemmt. Auch Kupfer-Ionen reduzieren die Molybdatresorption.

## Verteilung und Ausscheidung

Das resorbierte Molybdat gelangt über die Pfortader zur Leber und wird von dort über die Blutbahn zu den extrahepatischen Geweben verteilt [352]. Die Verteilung des Körperbestandes (5–10 mg) erfolgt gleichmäßig, den höchsten Bestand weisen Leber, Niere, Nebenniere und Knochen auf. In freier Form kommt Molybdän kaum vor, es wird nach der Aufnahme rasch ins Gewebe eingebaut.

In der Leber wird Molybdän intrazellulär an die 2 Schwefelatome der heterozyklischen Verbindung **Molybdopterin** gebunden. Dieser Molybdat-Molybdopterin-Komplex wird als **Molybdän-Cofaktor** bezeichnet. Der Molybdän-Cofaktor wiederum ist zu 60 % als prosthetische Gruppe an **Molybdoenzyme** gebunden, die dadurch aktiviert werden. Der Rest, etwa 40 %, liegt in Form freier Cofaktoren vor. Im Vollblut ist das Molybdän unter anderem als Molybdän-Cofaktor in den Erythrozyten gebunden. Im Serum (< 1 µg/l) soll es eine Bindung an α-2-Makroglobuline, wie Coeruloplasmin (➤ Kap. 2.5.13), haben und wird so von der Leber zum extrahepatischen Gewebe transportiert [122 c]. In Knochen und Zähnen ist Molybdän in Apatit-Mikrokristalle eingebaut, so dass sich dadurch der positive gesundheitliche Effekt auf das Skelettsystem erklären lässt.

An das Molybdänatom im Molybdän-Cofaktor der mitochondrialen Sulfitoxidase sind ausschließlich Sauerstoffatome gebunden, im Cofaktor der zytosolischen Xanthinoxidase/-dehydrogenase und der Aldehydoxidase ist am Molybdänatom eines der Sauerstoffatome gegen Schwefel ausgetauscht. Dadurch existieren 2 unterschiedliche Molybdän-Cofaktoren im menschlichen Organismus [1483].

**GEFAHR**

Eine zu hohe Kupfer- oder Schwefelzufuhr führt zu einer vermehrten Bindung von Molybdän in unlösliche Komplexe im Plasma, wodurch der intrazelluläre Einbau von Molybdopterin beeinträchtigt und die Aktivität der Molybdoenzyme vermindert wird.

Der Hauptanteil des aufgenommenen Molybdäns wird nicht resorbiert, sondern mit den Fäzes ausgeschieden. Das resorbierte Molybdän wird zum größten Teil renal eliminiert, ein kleiner Rest wird an die Galle gebunden über den Darm ausgeschieden. Bei stillenden Frauen werden zusätzlich 10 % des resorbierten Anteils (1–2 µg/l) mit der Muttermilch abgegeben.

Die Molybdänhomöostase wird durch die endogene Exkretion der Niere reguliert. Durch eine erhöhte Zufuhr und durch Sulfat ($SO_4^{2-}$) wird die renale Ausscheidung gesteigert [352, 412].

## Biochemische Funktionen

### Enzymfunktionen

Das Molybdat-Ion ($MoO_4^{2-}$) ist in Form des Molybdän-Cofaktors in verschiedenen Enzymen wirksam.

Durch seine Fähigkeit zum Wechsel der Oxidationsstufen übernimmt es dabei die Funktion eines Elektronenüberträgers.

- **Sulfitoxidase:** Entgiftet Sulfitradikale und liefert zugleich anabolisch benötigtes Sulfat (Umwandlung von Sulfit in Sulfat). Bei Sulfitoxidasemangel kommt es zu einer Sulfittoxizität und zu einem Sulfatmangel. Die Folgen sind eine Demyelinisierung der Axone mit Absterben der Neurone sowie eine Beeinträchtigung des Metabolismus sulfathaltiger Aminosäuren, wie Cystein (wirkt antioxidativ und entgiftend) und Methionin (Glutathionsynthese, Taurinsynthese, neuroprotektiv, antioxidativ).
- **Xanthindehydrogenase:** oxidiert Hypoxanthin zu Xanthin und dieses wiederum zu Harnsäure. Die Xanthindehydrogenase ist NAD-abhängig und kann reversibel in die sauerstoffabhängige Xanthinoxidase umgewandelt werden. Bei einem Mangel dieses Enzyms können Xanthinsteine oder -grieß in den Harnwegen auftreten. Das Enzym spielt eine wichtige Rolle bei der Entgiftung von Toxinen und Medikamenten.
- **Xanthinoxidase:** unterstützt die Hydroxylierung von Nukleotiden (Bausteine der DNA und RNA) sowie die Harnsäuresynthese.
- **Aldehydoxidase:** Ihre Wirkung überlappt sich mit den Wirkungen anderer, nicht-molybdänabhängiger Enzyme, daher lassen sich bei einem isolierten Mangel keine spezifischen Symptome ausmachen. Wahrscheinlich ist Molybdän durch die Aldehydoxidase an der Verstoffwechslung von Alkohol in der Leber beteiligt.

### Kariesschutz

Molybdän soll auch vor Karies schützen (➤ Kap. 6.5). In Gegenden mit fluorarmen und gleichzeitig molybdänreichen Böden tritt weniger Karies auf. Diskutiert wird hier eine positive Wirkung von Molybdän auf die intestinale Resorption von Fluor und dessen Einlagerung in den Zahnschmelz. Genaue Erkenntnisse liegen noch nicht vor.

## Normwerte und Bestimmung

**Normwerte**

| | |
|---|---|
| Molybdän im Serum: | 6,0–8,3 ± 2,1 nmol/l |
| Molybdän im Haar: | 0,03–0,3 µg/g |
| Molybdän im Urin: | 7,9–94 µg/l |

Die Bestimmung von Molybdän im Urin ist aussagekräftiger als diejenige im Blut.

**PRAXISTIPP**

Der Mineralienspiegel auf Basis des Hämatokritwertes ist wenig geeignet, da die intra-/extrazelluläre Verteilung von Molybdän weitestgehend unbekannt ist und so das Ergebnis einen Mangel kaschieren kann. Besser ist die Bestimmung im lysierten Vollblut.

## Versorgungssituation

Molybdän ist in vielen Nahrungsmitteln vorhanden, ein ausgeprägter Mangel ist daher nur bei langfristiger parenteraler, molybdänarmer Ernährung zu erwarten. Da Bedarfswerte bisher nicht gesichert sind, kann ein marginaler Mangel in Teilen der Bevölkerung nicht ausgeschlossen werden.

**STUDIEN**

In **Deutschland** existieren nur Daten aus einer Untersuchung von 1998. Im Durchschnitt nahmen Männer etwa 100 µg und Frauen etwa 89 µg Molybdän täglich zu sich, so dass ein Mangel nicht zu befürchten ist. Die tägliche Zufuhr bei Vegetariern lag mit 170 µg (Männer) und 179 µg (Frauen) noch höher [609]. Bei der Nationalen Verzehrsstudie II von 2008 wurde Molybdän nicht erfasst.
**Österreich:** Aufgrund der jährlichen Erhebung der Nahrungsgewohnheiten [1312] wurde der durchschnittliche Nährstoffgehalt eines Tagesmenüs aufaddiert und in Relation zu den Nährstoffempfehlungen der DGE von 1991 gesetzt. Nach dieser Rechnung, in der Verluste durch Kochprozesse nicht berücksichtigt sind, erreichen Österreicher im Durchschnitt nur 30 % der DGE-Empfehlungen für Molybdän [423].

## Klinische Symptomatik

### Mangelsymptome

Bei Patienten mit langfristiger parenteraler Ernährung traten Übelkeit, Sehstörungen und Tachykardie auf. Die Symptome waren durch Substituierung mit Molybdän reversibel. Weitere Symptome, die berichtet werden:

- Schwere Kopfschmerzen, zentrale Gesichtsfeldausfälle
- Koma, Tachypnoe
- Aminosäureintoleranz mit mangelndem Abbau schwefelhaltiger Aminosäuren (Homocystein, Cystein, Methionin)
- Nierensteinbildung
- Haarausfall

**GEFAHR**

Eine überhöhte Schwefelzufuhr (z. B. Methylsulfonylmethan, MSM) oder Kupferzufuhr per Infusionen kann einen Molybdänmangel auslösen.

Es existiert eine seltene angeborene Stoffwechselstörung mit einem Molybdän-Cofaktor-Mangel, sowie ein isolierter Sulfitoxidasemangel, die ebenfalls zum Mangel führen können.

**PRAXISTIPP**

Molybdänmangel hemmt die Synthese von Harnsäure, einem wichtigen Radikalfänger.

### Symptome bei Überdosierung

Im Gegensatz zu anderen Schwermetallen (z. B. Mangan, Kupfer, Eisen) weist Molybdän nur eine relativ geringe Toxizität auf. In der Industrie können jedoch hohe Dosen an Molybdänstaub, Molybdän(VI)oxid und wasserlösliche Molybdate (z. B. Tetrathiomolybdat) Probleme bereiten, da sie sehr schnell und fast vollständig resorbiert werden. Bei Arbeitern in einer molybdänverarbeitenden Fabrik, die etwa 10 mg Molybdän pro Tag in Form von Staub inhalierten, konnten geringgradige Erhöhungen der Harnsäurespiegel und gesteigerte Coeruloplasminspiegel im Blutserum beobachtet werden. Es kam zusätzlich zu gesundheitlichen Beschwerden [334].

Bei einer täglichen Dosierung bis 1.500 µg wird überschüssiges Molybdat rasch über die Nieren ausgeschieden [1383]. Das Spurenelement ist weder karzinogen noch mutagen.

**GEFAHR**

Die Ernährung von Patienten mit Phenylketonurie darf nicht mit Molybdän angereichert werden, da dadurch eine Hyperurikämie verursacht werden kann.

Bei Leber- und Gallenerkrankungen kann Molybdän im Serum ansteigen. Entweder wird das Molybdän durch die geschädigte Leber nicht metabolisiert oder es wird vermehrt aus Parenchymzellen freigesetzt [106].

## Anwendungsgebiete

### Erhöhter Bedarf

- **Oxidativer Stress**
- **Entzündliche Darmerkrankungen:** z. B. Morbus Crohn, Colitis ulcerosa
- **Ernährung:** raffinierte Kohlenhydrate, Fette und Fleischprodukte
- **Kontakt mit Chemikalien**

### Indikationen

**Sulfitempfindlichkeit:** In der Umwelt enthaltene Sulfite (Autoabgase, Verbrennungsvorgänge) und geschwefelte Nahrungsmittel (z. B. Wein, Dörrobst, Salate) werden von Menschen mit einem Molybdändefizit schlechter vertragen.

**Kariesprophylaxe:** Molybdän begünstigt die Fluorideinlagerung in den Zahnschmelz (➤ Kap. 6.5).

## Interaktionen

### Medikamente

Wechselwirkungen zwischen Medikamenten und Molybdän sind bisher nicht bekannt. Möglich ist eine Wechselwirkung zwischen Testosteron und Östrogenen, es gibt jedoch noch keine eindeutige Studienlage.

**Tab. 2.164** Interaktionen zwischen Molybdän und speziellen Nährstoffen (modifiziert nach [202])

| Nährstoffe | Interaktionen |
|---|---|
| Fluor | Erhöhte Fluorresorption bei guter Mo-Versorgung |
| Kupfer | Mo-Resorption (↓). Renale Cu-Ausscheidung (↑) in einer Studie erhöht, in einer anderen nicht. Überschüssiges Cu kann Metabolismus, Resorption und Status von Mo verschlechtern, durch Bildung unlöslicher Cu-Mo-Komplexe im Blutplasma → verminderte Mo-Bindung und dadurch Beeinträchtigung des intrazellulären Einbaus in Molybdopterin → verminderte Aktivität der Molybdoenzyme. |
| Schwefel | Mo-Resorption (↓), Bildung unlöslicher S-Mo-Komplexe im Blutplasma bei hoher S-Zufuhr→ verminderte Mo-Bindung und dadurch Beeinträchtigung des intrazellulären Einbaus in Molybdopterin → verminderte Aktivität der Molybdoenzyme. |
| Sulfat | Mo-Resorption (↓) |
| Wolfram | Mo-Resorption (↓) |

### Nährstoffe

Interaktionen mit Nährstoffen ➢ Tab. 2.164.

### Täglicher Bedarf

**DGE-Empfehlungen**

| | |
|---|---|
| Kinder: | 25–80 µg |
| Jugendliche und Erwachsene: | 50–100 µg |

**Einnahmeempfehlung**

Während der Mahlzeiten, vorzugsweise auf mehrere Einzeldosen über den Tag verteilt.

Zulässige Molybdänverbindungen in Supplementen sind Natriummolybdat und Ammoniummolybdat. Eine tägliche Zufuhr von 80 µg sollte nicht überschritten werden.

**PRAXISTIPP**

Bei Kindern < 10 Jahren ist eine Supplementierung obsolet.

### Vorkommen in Nahrungsmitteln

Molybdänreich sind Hülsenfrüchte (Bohnen, Linsen, Erbsen), Sojabohnen, Buchweizen, Getreide, Innereien, Kakaopulver, Milchprodukte und Hefe.

## 2.5.16 Selen (Se)

### Chemie und Eigenschaften

Das Spurenelement Selen ist ein Halbmetall und chemisch dem Schwefel ähnlich. Noch bis in die 1970er Jahre galt es als Gift, erst danach wurden seine essenziellen Bedeutungen für den Menschen beschrieben. In Pflanzen und Hefen wird der Schwefel in der Aminosäure Methionin und in Tieren der Schwefel in der Aminosäure Cystein durch Selen ersetzt. Somit ist die natürliche Selenquelle für den Menschen organisch (pflanzliches Selenomethionin oder tierisches Selenocystein). Da organische Selenquellen am besten resorbiert werden, rät die EFSA bei der Supplementierung in der Regel zu organischen Selensupplementen.

**PRAXISTIPP**

Im Boden liegt Selen immer in anorganischer, nach der Aufnahme durch Pflanzen und Tiere immer in organischer Form vor.

### Resorption

Selen wird, abhängig von der Bindungsart, im oberen Dünndarm, Duodenum und proximales Jejunum, resorbiert.

- **Selenmethionin** folgt dem Stoffwechselweg von Methionin und wird mittels eines natriumabhängigen Aminosäuretransportsystems in die Zellen der Darmschleimhaut aufgenommen. Es wird zu Selenocystein umgeformt oder unspezifisch in Proteinen angereichert. Der Proteinabbau wird zur Synthese von **Selenid** genutzt.
- **Selenocystein** wird nicht über den Stoffwechselweg von Cystein resorbiert, sondern von einem natriumabhängigen Transportsystem für basische Aminosäuren (wie Lysin und Arginin). In der Leber wird Selenocystein über eine spezifische pyridoxalphosphatabhängige Lyase zu Selenwasserstoff abgebaut. Dieser wird sofort für die Syn-

these von **Selenophosphat** ($SePO_3^{2-}$) verwendet und später in Selenocystein umgewandelt.
- **Anorganisches Selen** kann nicht über natürliche Selenquellen aufgenommen werden, es kann nur als Supplement oder Medikament resorbiert werden. Anorganisches **Selenat** ($SeO_4^{2-}$) wird wie Sulfat aktiv über einem natriumabhängigen Carrier resorbiert und zu **Selenit** ($SeO_3^{2-}$) reduziert. Selenit wird intestinal über passive Diffusion resorbiert. Diese Art der Aufnahme ist mit einer nur mäßigen Resorption verbunden.

Das anorganische Selenit und Selenocystein münden in einen gemeinsamen Stoffwechselweg. Über die Zwischenverbindung **Selenid** ($Se^{2-}$) findet der gezielte Einbau in **Selenoproteine** statt.

Grundsätzlich hängt die vom Körper aufgenommene Selenmenge nicht vom Versorgungsstatus ab. Daher können Überdosierungen zu unerwünschten Anreicherungen und toxischen Nebenwirkungen führen. Die Resorptionsrate für Selenomethionin und Selenocystein ist mit 80–100 % am höchsten (vor allem aus Pflanzen). Anorganisches Selen wir dagegen nur zu 50–60 % resorbiert. Der oft propagierte Fisch als Selenquelle ist zwar reich an Selen, aber aus Fisch lassen sich nur Resorptionsraten von ca. 25 % erreichen.

➤ Tab. 2.165 fasst die Unterschiede zwischen organischem und anorganischem Selen zusammen.

**Die Resorption und damit die Bioverfügbarkeit werden reduziert durch:**

- Übersäuerte Böden, wie sie in der modernen Landwirtschaft üblich sind, erschweren in Cystein und Methionin den Austausch von Schwefel durch Selen.
- Bei der industriellen Verarbeitung von Lebensmitteln geht organisches Selen oft verloren und wird durch anorganisches ersetzt.
- Hitze denaturiert Cystein und Methionin schon ab etwa 50 °C, so dass die Selenresorption massiv abnimmt.
- Schwermetalle in der Nahrung binden Selen zu einem unlöslichen Komplex.
- Schwermetalle im Körper (z. B. Quecksilber in Amalganfüllungen) binden vor allem anorganisches Selen zu unlöslichen Komplexen, die im Fettgewebe abgelagert werden.
- Vitamin-C-Dosen > 1.000 mg reduzieren die Resorption von anorganischem Selen massiv. Für organische Selensupplemente trifft dies nicht zu.

**GEFAHR**

Anorganisches Selenit wird durch gleichzeitige Zufuhr von hochdosiertem Vitamin C ab 1 g/Tag reduziert und dadurch wird die Resorption gehemmt. In der Therapie dürfen sie daher nicht zeitgleich verabreicht werden.

- Phosphor behindert die Selenresorption massiv. Phosphor findet sich viel in Milch und Milchprodukten und in den sogenannten Softdrinks.

**Die Aufnahme von Selen wird gefördert durch:**

**Tab. 2.165** Bioverfügbarkeit von Selen

| Pflanzliches Selen | Tierisches Selen | Anorganisches Selen |
|---|---|---|
| Selenomethionin (SeMet) | Selenocystein (SeCys) | Selenit ($SeO_3^{2-}$, z. B. $Na_2SeO_3$), Selenat ($SeO_4^{2-}$, z. B. $Na_2SeO_4$) |
| Nicht direkt bioverfügbar | | Akut verfügbar, geringe Resorption |
| Resorption bis zu 100 % | Resorption bis zu 90 % | Resorption 50–60 % |
| Erst durch kompletten Abbau der Selenoproteine verfügbar | Erst nach Abbau durch Selenocysteinlyase verfügbar | Selenat wird im Organismus schnell zum stabileren Selenit reduziert |
| Geeignet für eine langfristige präventive Supplementierung | | Geeignet für die kurzfristige Supplementierung (Intensivmedizin, Onkologie) |
| Wahrscheinlich Selenspeicher | | Keine Selenspeicher, höhere Dosierung oft nötig |
| Halbwertszeit 252 Tage (physiologisch) | | Halbwertszeit 104 Tage (nicht physiologisch) |
| Kaum verminderte Resorption durch Schwermetalle | | Deutlich verminderte Resorption durch Schwermetalle |
| Kein Wirkverlust durch gleichzeitige Gabe von Vitamin C > 1.000 mg | | Inaktivierung bei gleichzeitiger Gabe von Vitamin C > 1.000 mg |

- Naturbelassene, daher alkalische Böden in der Landwirtschaft.
- Hohen Anteil von Methionin, Cystein und Proteinen, die für die Selenoproteine unabdingbar sind.
- Die Vitamine E und A verbessern die Resorption von Selen erheblich.
- Thiole, die für die Glutathionperoxidase erforderlich sind, verbessern die Selenresorption.

## Verteilung und Ausscheidung

Nach der Aufnahme gelangt das Selen über die Pfortader in die Leber und wird von dort vor allem an das Transportprotein Selenoprotein P gebunden und in das Plasma sezerniert. Die Verteilung im Körper erfolgt ungleichmäßig, den höchsten Gehalt haben endokrine Organe, Gehirn, Gonaden (v. a. Testes), Thrombozyten und rote Muskeln. Ein hoher Selengehalt der Niere ist meist auf Ablagerungen unlöslicher Quecksilber- (Amalgambelastung) oder Cadmiumselenide zurückzuführen.

Das aufgenommene Selen wird auf die Selenoproteine verteilt, Selenoprotein P ist dabei das universelle Selentransportprotein.

**GEFAHR**

Fehlt das Transportprotein Selenoprotein P, kommt es auch bei hoher Selenzufuhr in den Zielorganen zu einem massiven Selenmangel.

**Folgende Selenoproteine sind bisher bekannt:**
- Glutathionperoxidasen (GPx 1–4, ➤ Tab. 2.166).
- Thioredoxinreduktase (TrxR) → reduziert das Thioredoxin, das wichtig für das Zellwachstum ist, aber auch zahlreiche weitere niedermolekulare und hochmolekulare Substrate.
- Dejodasen (DIO1–3, ➤ Tab. 2.167)
- Selenoprotein P → sehr wichtig für den Selentransport von und zu den Zellen; enthält 10 Selenatome.
- Selenoprotein W → in der Muskulatur; Rolle noch unbekannt.
- Selenophosphatsynthetase → katalysiert die Synthese von Selenophosphat, einem Vorläufer von Selenocystein.
- Selenoproteine M, N, O, I, K, S, V → Funktion dieser Selenoproteine ist noch weitgehend unverstanden. Mutationen des SEPN1-Gens wurden bei der Multicore-Myopathie beschrieben.
- Selenoprotein R = Methioninsulfoxidreduktase.

Das Problem ist, dass die Verteilung des mit der Nahrung oder als Supplement aufgenommenen Selens nicht paritätisch erfolgt, sondern in etwa in der Reihenfolge der hier dargestellten Selenoproteine. Das bedeutet, dass zum Beispiel die für die Schilddrüsenfunktion sehr wichtigen Dejodasen erst bei einem übernormalen Selenangebot mit Selen versorgt werden.

**GEFAHR**

Bei einer unzureichenden Selenversorgung, wie sie in Selenmangelgebieten über die Nahrung stattfindet, sind die Schilddrüsen-Dejodasen unzureichend mit Selen versorgt. Auf Dauer sind daher Schilddrüsenerkrankungen vorprogrammiert.

Die **Ausscheidung** von Selen hängt von der Zufuhr und der Versorgung des Organismus ab und erfolgt hauptsächlich über die Nieren, in Form des Trimethylselenium-Ions ($Se(CH_3)_3^+$). Dieses entsteht durch die

**Tab. 2.166** Übersicht über die vier bekanntesten Glutathionperoxidasen (GPx) (nach [122])

| GPx | Abkürzung | Katalysierte Reaktion | Zelluläre Verteilung |
|---|---|---|---|
| Zytosolisch | cGPx, GSHPx-1 | $H_2O_2 + 2\ GSH \rightarrow 2\ H_2O + GSSG$ | Gewebe und Zellen; Mitochondrienmatrix |
| Gastrointestinal | GI-GPx, GSHPx-2 | $H_2O_2 + 2\ GSH \rightarrow 2\ H_2O + GSSG$ | Darmschleimhaut; zytosolisch |
| Plasma oder extrazellulär | pGPx, GSHPx-3 | $H_2O_2 + 2\ GSH \rightarrow 2\ H_2O + GSSG$ | Plasma, Niere, Gastrointestinaltrakt, Schilddrüse |
| Phospholipid-Hydroperoxid-GPx | PH-GPx, GSHPx-4 | $ROOH + 2\ GSH \rightarrow ROH + 2\ GSSG + H_2O$ | Gewebe und Zellen; Testes; zytosolisch und an Membranen |

ROOH: Hydroperoxide, $H_2O_2$: Wasserstoffperoxid; GSH: reduzierte, GSSH: oxidierte Glutathionperoxidase

**Tab. 2.167** Übersicht über die Dejodasen (nach [115])

| Dejodase | Abkürzung | Katalysierte Reaktion | Gewebeverteilung |
|---|---|---|---|
| Typ I | 5'-DI | aktiviert $T_4$ zu $T_3$; inaktiviert $rT_3$ zu 3,3'-$T_2$ | Leber, Niere, Schilddrüse, Hypophyse (?), nicht im ZNS |
| Typ II | 5'-DII | aktiviert $T_4$ zu $T_3$ | ZNS, Hypophyse, braunes Fettgewebe, Skelettmuskel, Herz |
| Typ III | 5-D | inaktiviert $T_4$ und $T_3$ | Plazenta, ZNS, fetale Leber |

$T_4$: 3,5,3',5-Tetrajodthyronin (L-Thyroxin), $T_3$: 3,5,3-Trijodthyronin (biologisch aktives Hormon); $rT_3$: reverses $T_3$ = 3, 3',5'-Trijodthyronin; 3,3'-$T_2$: 3,3'-Dijodthyrosin

mehrfache Methylierung aus Selenid. Bei höheren Zufuhrmengen wird Selen auch über die Lungen und Haut ausgeschieden, in Form flüchtiger Methylselenverbindungen, wie das Diemthylselenid ($Se(CH_3)_2$), das ebenfalls aus Selenid hervorgeht und knoblauchartig riecht.

**PRAXISTIPP**

Die Sekretion von Selen über den Urin ist sehr stark vom Selengehalt im Boden abhängig. Sie kann daher zwischen 10–30 µg/l und 40–80 µg/l schwanken.

**GEFAHR**

Knoblauchartiger Atem ist ein frühes Zeichen für eine Selenintoxikation.

Die **Selenhomöostase** wird durch die renale und pulmonale Ausscheidung reguliert.

## Biochemische Funktionen

### Antioxidans

Die indirekte antioxidative Wirkung des Selens über die **Glutathionperoxidasen** (GPx oder auch GSHPx) ist für das Gleichgewicht von Oxidanzien und Antioxidanzien im menschlichen Organismus von zentraler Bedeutung. Die bisher bekannten 4 Glutathionperoxidasen (➤ Tab. 2.166) werden von verschiedenen Genen codiert. Glutathionperoxidasen katalysieren die Reduktion von Peroxiden zu Wasser. Sie befinden sich in allen Geweben mit respiratorischen Prozessen (z. B. Atmungsorgane) und verhindern dort die Bildung von Sauerstoffradikalen. Im Alter sinkt die Enzymaktivität der GPx.

Antioxidativ wirksam ist nur das reduzierte Glutathion (GSH), ein Tripeptid aus den Aminosäuren Glutamin, Cystein und Glycin (➤ Kap. 2.6.11). GSH wird über die Glutathionperoxidase zum oxidierten Glutathion (GSSG) oxidiert. Über eine Glutathionreduktase wird GSSH wieder zu GSH reduziert. Das Verhältnis GSH zu GSSG definiert den Oxidationsstatus der Zelle, im Idealfall liegt dieser bei 9 : 1. Besonders aktiv ist die Glutathionperoxidase in

- Erythrozyten, Thrombozyten, Phagozyten,
- Leber, Augenlinse (in Kombination mit Riboflavin), Testes (PH-GPx: Strukturprotein im Schwanzstück von Spermien) und Magen-Darm-Trakt.

### Dejodasen

Eine der wichtigsten Funktionen des Selens ist sein Einfluss auf die Aktivierung und Deaktivierung von Schilddrüsenhormonen über die selenabhängigen Dejodasen (➤ Tab. 2.167).

**PRAXISTIPP**

Im eigenen Kollektiv ist Selen immer zentraler Bestandteil der Therapie. In über 70 % der Fälle konnte durch Supplementierung von Selen der Medikamentenverbrauch an Schilddrüsenhormonen z. T. erheblich reduziert werden. Vor allem Menschen mit Morbus Hashimoto und Morbus Basedow profitieren von einer Selensupplementierung.

### Membranschutz

Selen schützt über die Glutathionperoxidasen biologische Makromoleküle und Biomembranen, wobei es eng mit den antioxidativen Vitaminen (A, C, E und einige B-Vitamine) interagiert. Zudem stabilisieren die Glutathionperoxidasen die Mitochondrien in der Kapsel, die die Spermatozyten umgibt. Bei Selenmangel weisen die Mitochondrien eine erhöhte Fragilität auf – möglicherweise die Ursache dafür, dass Selenmangel mit männlicher Unfruchtbarkeit einhergeht.

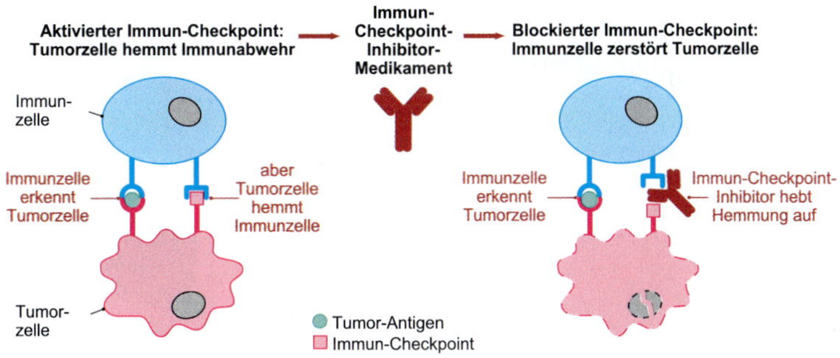


**Abb. 2.36** Wirkprinzip moderner Zytostatika (Immun-Checkpoint-Inhibitoren). (Nach: Krebsinformationsdienst, Deutsches Krebsforschungszentrum; [L141])

**PRAXISTIPP**

Bei unerfülltem Kinderwunsch den Mann mit Selen und Zink versorgen.

### Immunfunktion

Selen stimuliert das Immunsystem (➤ Kap. 6.10.1) auf unterschiedliche Weise:

- Es steigert die Produktion von IgG-Antikörpern.
- Es steigert das Vorhandensein von immunologisch hoch potenten γ-Interferon.
- Es steigert die Aktivität von NK-Zellen und zytotoxischen T-Lymphozyten. Diese Zellen sind in der Lage Bakterien, Viren und Tumorzellen direkt zu attackieren.
- Es unterdrückt die Aktivität von Suppressorzellen, die die Immunantwort unterdrücken.
- Es verhindert durch das Abfangen freier Radikale ein übermäßiges Entstehen entzündungsfördernder Prostaglandine.
- Es fördert die Apoptose von Tumorzellen. Moderne Zytostatika schalten einen Schutzmechanismus der Tumorzellen aus, der sie davor bewahrt, als Eindringlinge erkannt zu werden (➤ Abb. 2.36). Selen verbessert diese Immunreaktion. Vor allem schützt es den Organismus – zusammen mit anderen Vitalstoffen – vor einer übermäßigen Immunreaktion durch die neuen Immun-Checkpoint-Inhibitoren, welche gelegentlich lebensbedrohlich sein kann. Auf diese Weise muss die Antikrebstherapie nicht unterbrochen werden.

### Schwermetallbindung

Nur das anorganische Selen bildet mit Schwermetallen wie Blei, Cadmium und Quecksilber schwerlösliche und somit schwer resorbierbare ungiftige Selenit-Eiweiß-Komplexe. Es ist daher gut zur Entgiftung geeignet.

## Normwerte und Bestimmung

Zur Statusbestimmung wird der Selengehalt in Vollblut, Plasma oder Erythrozyten gemessen. Der Plasmawert eignet sich am besten für die Bestimmung der akuten Versorgungssituation. Aus Blut- und Serumwert lassen sich keine Rückschlüsse auf den Selengehalt in Organen und Geweben ziehen. Hier besteht Forschungsbedarf, um eine optimale Selenversorgung und letztendlich auch die Empfehlungen für eine gesunderhaltende Zufuhr definieren zu können.

**Werte**

| | |
|---|---|
| Selenspiegel im Vollblut: | 0,9–2,5 µmol/l |
| Selen im Plasma: | 0,9–1,9 µmol/l |
| Selenspiegel im Haar: | 0,1–6,0 µg/g (durch selenhaltige Shampoos verändert) |
| **Mangel:** | Glutathionperoxidase-Aktivität < 30 U/g Hämoglobin |

**GEFAHR**

Chronische Dialyse, Bluttransfusionen, Hypoalbuminämie und Fehlernährung stören die Bestimmung des Selenstatus im Blut.

## Versorgungssituation

Die Selenverteilung ist weltweit sehr unterschiedlich (➤ Abb. 2.37) [1126]. Die durchschnittliche Selenaufnahme in Deutschland (Frauen 30 µg/Tag, Männer

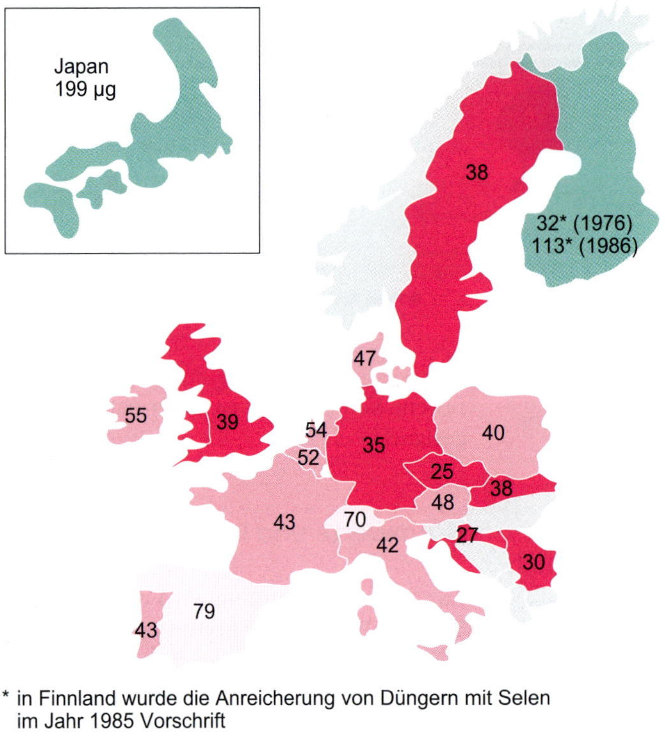


**Abb. 2.37** Tägliche Aufnahme von Selen über die Nahrung (in µg/Tag). (Modifiziert nach: Pharma Nord GMBH, Flensburg; [L141])

41 µg/Tag) ist viel zu niedrig. Um alle Funktionen erfüllen zu können, sollte jeder Mensch 100–200 µg Selen am Tag zuführen. Dieser Wert wird in Europa nur in Finnland erreicht, wo der Zusatz von Selen im Dünger seit 1985 gesetzlich vorgeschrieben ist.

Da Selen nicht für das Wachstum von Pflanzen benötigt wird, kann in selenarmen Regionen angebautes Getreide selenfrei sein. Auch können z. B. eine Übersäuerung des Bodens durch Düngemittel (Ammoniumsulfat) oder saurer Regen den Selengehalt in Pflanzen reduzieren. Die Bioverfügbarkeit verringert sich zusätzlich durch Schwermetalle im Boden, mit denen Selen einen unlösbaren Komplex eingeht. Der ungenügende Selengehalt in Pflanzen erklärt, warum vor allem Vegetarier und Veganer einen höheren Mangel haben, obschon Selen aus Pflanzen prinzipiell eine gute Bezugsquelle wäre.

**STUDIEN**

Bei Kostgruppen, die sich vegan ernähren, liegt das Risiko eines Selenmangels bei 92 %. Bei Kostgruppen, die sich vegetarisch ernähren, liegt es bei 74 % und bei Mischkostgruppen bei 68 % [580].

Optimal wäre eine selenreiche Ernährung aus tierischen und pflanzlichen Quellen zu gleichen Teilen. Der Hauptanteil an Selen (> 65 %) wird in Deutschland über tierische Proteine zugeführt (mit Selensalzen angereicherte Futtermittel), die für den menschlichen Organismus allerdings weniger günstig sind als Selenomethionin.

**GEFAHR**

In unserer Region können auch Tiere ohne Anreicherung des Futters nicht genügend Selen aufnehmen. Zahlreiche Selenmangelerkrankungen bei Tieren sind bekannt. Beim Menschen, der am Ende der Nahrungskette steht, ist ein latenter Mangel in der Bevölkerung daher weit verbreitet.

## Klinische Symptomatik

### Mangelsymptome

Im Vordergrund stehen neben unspezifischen Allgemeinsymptomen vor allem Schilddrüsenfunktions- und Fertilitätsstörungen.

- **Unspezifische Allgemeinsymptome:** Gewichtsverlust, Darmträgheit, Verdauungsstörungen, De-

pressionen, Reizbarkeit, Schlaflosigkeit, Gedächtnisverlust, Konzentrationsstörungen
- **Immunschwäche**
- **Neigung zu Vitiligo**
- **Neigung zu Melanomen**
- **Neuropathien beim Menschen**
- **Myopathien**
- **Augenerkrankungen** wie Star und Makuladegeneration
- **CFS**
- **Schilddrüsenfunktionsstörungen:** aufgrund des Mangels an selenabhängigen Dejodasen
- **Cephalgien:** durch erhöhte Radikalenbelastung
- **Arthralgien:** durch vermehrte Bildung von Entzündungsmediatoren
- **Infertilität** des Mannes
- **Erektile Dysfunktion**

Selenmangel ist mit 2 Erkrankungen assoziiert:

**Keshan-Krankheit** Bei dieser Selenmangelkrankheit – benannt nach ihrem Auftreten in der Region Keshan (China) – werden avirulente Coxsackie-B3-Viren bei Selenmangel durch Mutation virulent und verursachen eine fortschreitende Kardiomyopathie, Herzinsuffizienz und Arrhythmie. Gut 1 % der Population Keshans starb in jugendlichem Alter an KHK und Herzinfarkt. Ursächlich war ein erheblicher Selenmangel in der Nahrung. Durch Selensubstituierung ließen sich weitere Fälle vermeiden.

**Kaschin-Beck-Krankheit** Die degenerative Gelenkerkrankung (benannt nach Melinda A. Beck und Nikolai Iwanowitsch Kaschin) geht mit Störungen des Knochen- und Gelenkstoffwechsels einher, da es aufgrund eines Selenmangels zu Ossifikationshemmungen kommt. In der Folge kommt es zu Arthrosen und z. T. schwersten Gelenkdeformitäten.

### Symptome bei Überdosierung

Eine übermäßige Selenzufuhr, vor allem von anorganischem Selen, kann zu schwerwiegenden gesundheitlichen Störungen führen. Mit einer Intoxikation ist ab einer längerfristigen Zufuhr (4–6 Monate) von 800–1.000 µg Selen zu rechnen. Um Intoxikationen sicher auszuschließen, sollten langfristig keine Dosierungen > 400 µg/Tag eingenommen werden. Im Falle einer Überdosierung können folgende Symptome auftreten:
- Übel nach Zwiebeln und Knoblauch riechende Ausatemluft
- **Haut und Hautanhangsgebilde:** Hautaffektionen mit Exanthem, Pruritus, rissige und brüchige Finger- und Zehennägel
- **Verdauungstrakt:** sofort einsetzende Übelkeit und/oder Erbrechen nach der Nahrungsaufnahme, Gewichtsverlust, Leberschäden
- **Nervensystem:** Neuropathien, ZNS-Schäden
- **Umkehrung der antioxidativen Wirkung**
- **Leukozytose**
- **Hirnschädigungen** (reversibel)

## Anwendungsgebiete

### Erhöhter Bedarf

- **Geringer Selengehalt** in den Böden
- **Ernährung:** besondere Ernährungsformen, z. B. Vegetarier und Veganer sowie Patienten mit Phenylketonurie
- **Oxidativer Stress:** durch Rauchen, Umweltgifte, chronische Krankheiten, starke körperliche Beanspruchung
- **Entzündliche Erkrankungen des Gastrointestinaltrakts:** Pankreatitis, entzündliche Darmerkrankungen (Morbus Crohn, Colitis ulcerosa) und Mukoviszidose (mangelnde Resorption)
- **HIV-Infektion**
- **Mangel an Vitamin $B_6$**

### Virale Infektionen

Wird nach oraler Aufnahme organisches Selen in Selenit ($SeO_3^{2-}$) umgewandelt oder direkt Selenit zugeführt, so kann es Elektronen aufnehmen ($Se^{4+} \rightarrow Se^{2+}$). Dadurch wirkt Selen als Oxidationsmittel und direkt antiviral. Selen reagiert direkt mit den Sulfhydrylgruppen (SH) im aktiven Zentrum der viralen Disulfidisomerase (PDI), die sich in inaktives Disulfid (–SS–) umwandeln [838]:

$$\text{PDI-(SH)}_2 + Se^{4+} \rightarrow \text{PDI-SS-PDI} + Se^{2+} + 2\,H^+$$

Auf diese Weise verlieren die viralen hydrophoben Spikeproteine (z. B. Coronavirus Sars-CoV-2,

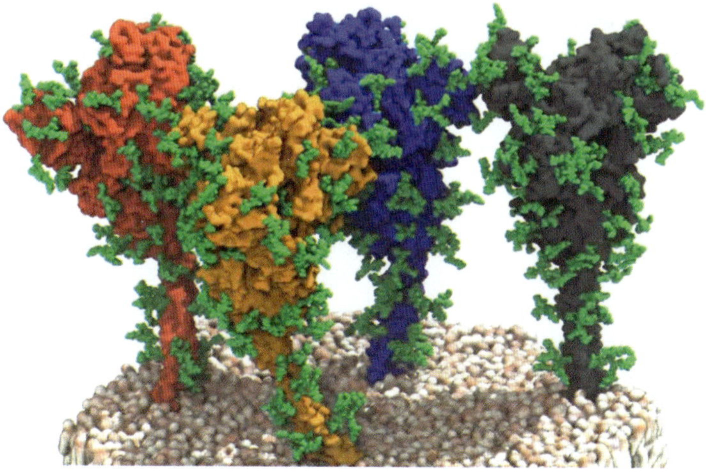

**Abb. 2.38** Vier Spike-Proteine auf der Membranoberfläche von Sars-CoV-2. Docken diese Proteine an ACE2-Rezeptoren auf der Oberfläche von Körperzellen an, kann das Virus in die Zellen eindringen und sich dort vermehren. [T1199]

➤ Abb. 2.38) ihre Fähigkeit, an Zellmembranen anzudocken [329].

Bei schweren Verläufen einer Virusinfektion kommt es in der Endphase oft zu Thrombosen und Embolien in den Blutgefäßen. Selen wirkt hier den gerinnselauslösenden Faktoren (hochmolekulares Polymer-Parafibrin) entgegen und kann so der Thrombosebildung entgegenwirken [740].

## Indikationen

**Schwermetallentgiftung** Bei chronischen Blei- oder Quecksilbervergiftungen (Amalgam) können Supplemente mit anorganischem Selen die Entgiftung unterstützen. Selen geht mit den Schwermetallen einen nichtlöslichen, ungiftigen Selenit-Eiweiß-Komplex ein. Die an Selen gebundenen Schwermetalle werden im Körperfett abgelagert und sollten anschließend ausgeleitet werden. Dies ist besonders wichtig bei übergewichtigen Menschen, die ihr Körpergewicht reduzieren. Dabei setzen sie Schwermetalle aus dem Fettgewebe frei, was häufig zu unspezifischen Beschwerden wie Müdigkeit, Infektanfälligkeit und Kopfschmerzen führt.

**GEFAHR**

Schwermetallbelastung führt zu einer Selenverarmung im Körper, da ständig Selen für die Schwermetallbindung bereitgestellt werden muss.

**Immunschwäche** Ein optimales Immunsystem ist auf Selen angewiesen. Eine Unterversorgung geht mit erhöhter Infektanfälligkeit einher (durch reduzierte Antikörper- und Lymphozytenbildung). Als Cofaktor der Glutathionperoxidasen ist Selen antioxidativ wirksam, sowohl in Membranen als auch intra- und extrazellulär. Zudem kann die selenabhängige Glutathionperoxidase PH-GPx die beim Fettabbau entstehenden Lipidhydroperoxide weiter abbauen.

**Herz-Kreislauf-Erkrankungen** Herzinfarktpatienten haben deutlich niedrigere Selenspiegel in den Erythrozyten und im Plasma. Eine Selensubstituierung hilft, Re-Infarkte zu vermeiden.

**STUDIEN**

In einer Präventionsstudie über 4 Jahre konnte eine Kombination aus organischem Selen (200 µg/Tag) und oxidiertem Coenzym $Q_{10}$ (200 mg/Tag) die Mortalität von gesunden Schweden (Altersdurchschnitt > 70 Jahre) bezüglich Herz-Kreislauf-Erkrankungen halbieren (➤ Kap. 2.4.1: Anwendungsgebiete). Auch über einem Zeitraum von 10 Jahren waren die Ergebnisse unverändert [16].

Dieses Ergebnis ist so eindeutig, dass Selen als Prophylaktikum – am besten in Kombination mit Coenzym $Q_{10}$ – zur Vorbeugung von Herz-Kreislauf-Erkrankungen zumindest bei älteren Menschen nicht fehlen sollte.

**PRAXISTIPP**

Bei seronegativer rheumatoider Arthritis und bei unklarer Herzinsuffizienz die Selenversorgung optimieren.
Bei allen viralen Krankheiten 200 µg Selen am Tag geben.
In der Vorbeugung 100 µg Selen am Tag geben.

Aus Tierversuchen ist bekannt, dass Selen die Durchblutung des Myokards verbessert und die Perfusion des infarzierten Herzes steigert, indem es die Mikrozirkulation fördert und die Thrombozytenaggregation reduziert. Studien bestätigen diese Ergebnisse: Sie wiesen in selenarmen Gebieten eine höhere Sterblichkeit und Infarktrate nach.

**Karzinomprophylaxe** Die karzinomvorbeugende Wirkung von Selen wird kontrovers diskutiert. Eine Metaanalyse der Cochrane Datenbank konnte keinen protektiven Effekt feststellen. Allerdings wird darauf hingewiesen, dass die Datenlage dünn ist und es auch darauf ankommt, welches Selen eingesetzt wird. Tatsächlich gibt es einige Fakten und Studien, die belegen, dass Selen zur Tumorabwehr geeignet ist, vor allem, wenn es aus organischen Quellen stammt und nicht überdosiert wird.

Die selenhaltige Glutathionperoxidase ist eines der wichtigsten antikarzinogenen Enzyme, das im antioxidativen Verteidigungssystem gegen Sauerstoffradikale und Schäden durch UV- und ionisierende Strahlen wirkt. Tatsache ist, dass Karzinompatienten erniedrigte Selenspiegel aufweisen und dass in selenarmen Regionen verschiedene Krebserkrankungen gehäuft auftreten. Obwohl noch keine großen randomisierten Studien vorliegen, kann aufgrund vieler Untersuchungen von einer starken **antikarzinogenen** Wirkung des Selens ausgegangen werden.

**STUDIEN**

Im Rahmen der Linxian-Studie, der bekanntesten Studie zu Selen, wurden Selen, Vitamin E und β-Carotin verabreicht. Die Gesamtsterblichkeit der Karzinompatienten (29.000) nahm um 15 % ab. Die Sterblichkeit am Magenkarzinom sank sogar um 43 % [143].

In einer anderen Studie führten 200 µg Selenhefe, verabreicht in Selenmangelgebieten, bei Hautkarzinomen zu einer niedrigeren Letalität und Krankheitsinzidenz. Die Rezidivbildung bei Prostata-, Kolorektal- und Lungentumoren war um 50 % reduziert [1014].

In der „Nutritional Prevention of Cancer"-Studie wurde untersucht, ob bei ehemaligen Malignompatienten die Gabe von Selen vor Rezidiven schützt. Dies war nicht der Fall. Allerdings hatte die mit Selen supplementierte Gruppe deutlich weniger Lungen-, Prostata und Darmkrebs [1221].

In einem Vergleich von Blutwerten japanischer und amerikanischer Frauen, die gesund waren oder eine fibrozystische Mastopathie oder Brustkrebs hatten, wiesen die Japanerinnen, die im Vergleich zu den Amerikanerinnen das 3fache an Selen zu sich nahmen, ein niedrigeres Brustkrebsrisiko auf [1218].

Neben Asbest sind auch die Selenantagonisten Arsen, Cadmium, Cobalt und Zinn lungenkarzinogen. Ausreichend mit Selen versorgte Zellen sind daher resistenter gegen die genannten Karzinogene und gegenüber Asbest. Ist die maligne Transformation bereits erfolgt, hat Selen keine prophylaktische Wirkung mehr. Dennoch ist Selen, wie alle Mikronährstoffe, zur **komplementären Tumortherapie** geeignet. Es kann die nephrotoxische Wirkung des Cisplatins reduzieren [656] und im Verbund mit anderen Mikronährstoffen wesentlich zur Steigerung der Lebensqualität während Chemo- oder Strahlentherapie beitragen.

**Rheumatische Erkrankungen** Autoimmunprozesse bewirken eine verstärkte Bildung von Entzündungsmediatoren. Diese führen zu einem starken Anstieg von Superoxidradikalen. Ist der antioxidative Schutzschirm nicht in der Lage, diese Radikale zu neutralisieren, werden Gelenkstrukturen geschädigt. Als Cofaktor der Glutathionperoxidase ist Selen daher unerlässlich in der Behandlung rheumatischer Erkrankungen. Es ist nicht nur wirksames Antioxidans, sondern führt über eine immunologische Stimulierung von Abwehrzellen und Hemmung von Prostaglandinen und Leukotrienen (➤ Kap. 6.10.1) zu einer Besserung der Gelenkbeschwerden.

**PRAXISTIPP**

Selen sollte nicht als Monosubstanz gegeben werden, da es seine beste Wirkung nur mit den übrigen Antioxidanzien entfalten kann.

**GEFAHR**

Das häufig eingesetzte Cortison erniedrigt den Selen-Plasmaspiegel.

**Schwangerschaft und Stillzeit** Schwangere, Stillende und Säuglinge haben einen erhöhten Selenbedarf. Der Selengehalt der Muttermilch variiert mit der Zufuhr. Da der Selengehalt der Kuhmilch – standortabhängig – niedriger als der der Muttermilch ist, entwickeln mit Kuhmilch ernährte Säuglinge schnell ein Selendefizit.

**PRAXISTIPP**

Die in der Schwangerschaft gefürchtete EPH-Gestose bzw. Präeklampsie (Schwangerschaftsvergiftung) kann zuverlässig durch Selengaben vermindert werden (➤ Abb. 2.39) [1404].

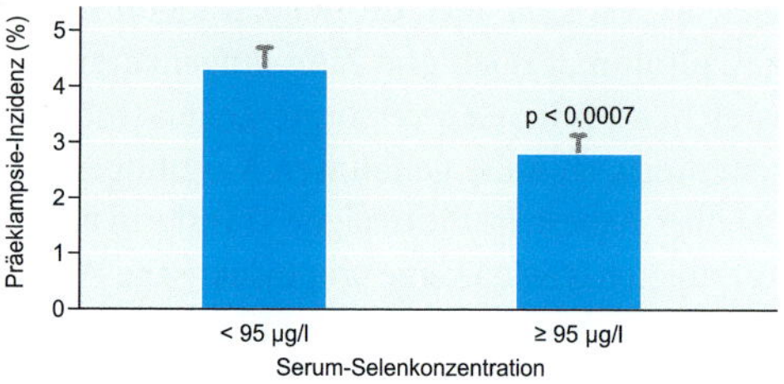


**Abb. 2.39** Korrelation zwischen Präeklampsie-Inzidenz und Serum-Selenkonzentration weltweit. (Nach [1404]; [L141])

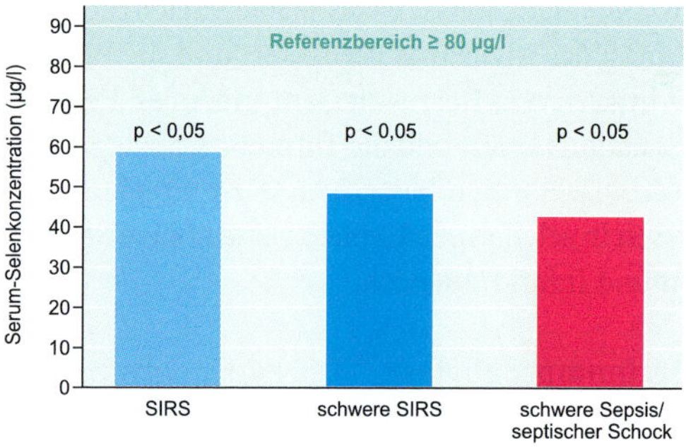


**Abb. 2.40** Korrelation zwischen Serum-Selenkonzentration und systemischem inflammatorischem Response-System (SIRS), schwerem SIRS sowie schwerer Sepsis/septischem Schock. (Modifiziert nach [1177]; [L141])

**Diabetes mellitus** Bei Diabetes mellitus Typ 2 werden vermehrt Sauerstoffradikale gebildet und somit eine erhöhte Lipidperoxidation, bei insgesamt erniedrigter antioxidativer Kapazität, in Gang gesetzt. Da die Langerhans-Zellen gegen radikalische Angriffe sehr sensibel sind, kann durch die bei Vitamin-E- und Selenmangel auftretenden morphologischen Veränderungen ein prädiabetischer Zustand begünstigt werden.

Es gibt positive Hinweise auf eine Beeinflussung des Glucosestoffwechsels durch Selen bei Ratten [667, 855, 937].

**Augenerkrankungen und Sehstörungen** Das Auge ist naturgemäß einer maximalen oxidativen Belastung ausgesetzt. Netzhaut und Iris sind besonders reich an Selen. Mittels Selensubstituierung konnten therapeutische Erfolge bei Patienten mit diabetischer Netzhautschädigung und Rauchern mit niedrigem Selenspiegel sowie Makuladegeneration erzielt werden [1217].

**Sepsis** In der Intensivmedizin hat sich die Selengabe im Rahmen einer Sepsis bewährt, da hier Selen stark verbraucht wird (➤ Abb. 2.40) [1177]. Weitere Untersuchungen an Sepsispatienten konnten die Bedeutung des Selens bei diesen massiven Infektionen aufklären (➤ Abb. 2.41) [657]. Dies erklärt auch die Bedeutung des Selens bei weniger aggressiven Infektionen.

## Interaktionen

### Medikamente

Es kann davon ausgegangen werden, dass Corticosteroide den Selen-Plasmaspiegel senken. Weitere Interaktionen mit Medikamenten ➤ Tab. 2.168.

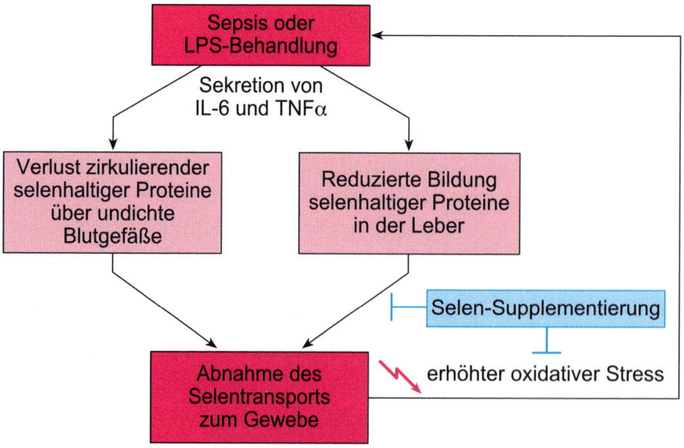


**Abb. 2.41** Zyklische Verringerung des Selenstatus bei Sepsis und Wirkung einer Selensupplementierung. (Modifiziert nach [657]; [L141])

**Tab. 2.168** Interaktionen zwischen Selen und Medikamenten

| Medikamente | Interaktionen |
|---|---|
| Aminoglykoside | Bei Se-Mangel verstärkte Ototoxizität und Nephrotoxizität |
| Anthracycline | Bei Se-Mangel verstärkte Kardiotoxizität |
| Cisplatin | Se-Gaben verbessen die Wirkung von Cisplatin und reduzieren die Nebenwirkungen |
| Tamoxifen | Se unterstützt die tumorzerstörende Wirkung von Tamoxifen |

**Tab. 2.169** Interaktionen zwischen Selen und speziellen Nährstoffen (modifiziert nach [202, 489])

| Nährstoffe | Interaktionen |
|---|---|
| Arsen | Se-Antagonist |
| Cadmium | Se-Antagonist |
| Cobalt | Se-Antagonist |
| Quecksilber | Bindung von Quecksilber in unlösbare Komplexe |
| Schwefel | Se-Antagonist |
| Vitamin C | Vitamin-C-Mangel vermindert Metabolismus und Utilisation von Se-Speichern im Körper. Vitamin C kann mit anorganischem Se im Darm reagieren und die Resorption mindern |
| Vitamin E | Vitamin-E-Mangel erhöht den Se-Bedarf im Gewebe. Schlechter Se-Status erhöht den Bedarf an Vitamin E |
| Zinn | Se-Antagonist |

### Nährstoffe

Zu den Interaktionen mit Nährstoffen ➤ Tab. 2.169.

## Täglicher Bedarf

Die heutigen Empfehlungen der DGE für den täglichen Selenbedarf decken ausschließlich die Grundversorgung, d. h., bei diesem Wert treten keine Mangelerscheinungen auf. Allerdings ist diese Menge **nicht ausreichend,** um alle selenhaltigen Proteine in der erforderlichen Menge zu bilden und ihre Funktionen zu gewährleisten. Außerdem sind weder die Prävention noch eine optimale Immunfunktion berücksichtigt worden.

**DGE-Empfehlungen**

| | |
|---|---|
| Kinder: | 10–40 µg/Tag |
| Jugendliche und Erwachsene: | 60–95 µg/Tag |
| Schwangere und Stillende: | 60–95 µg/Tag |

**Einnahmeempfehlung**

während der Mahlzeiten, vorzugsweise auf mehrere Einzeldosen über den Tag verteilt.

Bei gleichzeitiger Einnahme von Vitamin C – auch über die Nahrung – und Natriumselenit wird Selen in eine nicht kompatible Form übergeführt. Daher ist ein Mindestabstand von 1 Stunde zu beachten [675].

**PRAXISTIPP**

**Organische** Verbindungen (Selenomethionin, Selenocystein, Selenhefe) sind der meist in Supplementen verwendeten anorganischen Verbindung Natriumselenit vorzuziehen, da sie weniger toxisches Potenzial entwickeln und besser in die Glutathionperoxidase eingebaut werden können. Dabei wird Selenomethionin in Selenocystein übergeführt.
**Anorganische** Selensupplemente eignen sich zur schnellen Entgiftung, in der Onkologie und bei akutem Bedarf.

## Vorkommen in Nahrungsmitteln

Pflanzliche Quellen spielen in selenarmen Regionen wie Deutschland kaum eine Rolle. Die selenreiche Hefe enthält überwiegend Selenomethionin. Die wichtigsten Selenquellen in Nordeuropa sind Fleisch, Fisch und Eier. Linsen und Spargel enthalten ebenfalls Selen. In Ländern mit selenreichen Böden tragen Getreide und Brot zur Selenversorgung bei.

Die Bioverfügbarkeit des Selens in Nahrungsmitteln ist sehr unterschiedlich. Im Getreide, über das wir kaum Selen erhalten, liegt sie bei 90–100 %, im Thunfisch bei 25 % und im Fischmehl lediglich bei 10 %. Die industrielle Verarbeitung von Nahrungsmitteln verursacht ebenfalls sehr hohe Selenverluste, so z. B. bis zu 75 % beim Ausmahlen des Getreides für Weißmehl (➤ Tab. 1.5).

**PRAXISTIPP**

Immer wieder werden Paranüsse als gute Selenspender genannt. Dies ist im Prinzip zwar richtig, jedoch schwankt der Selengehalt der Paranüsse zwischen 0,03 und 512 mg/kg FG [382]. Dies liegt daran, dass die bei uns erhältlichen Paranüsse in der Regel geschält und damit selenarm sind. Ungeschälte Paranüsse sind oft mit Radon und Aflatoxinen verunreinigt, weshalb die EU-Kommission entweder eine Reinigung oder das Schälen der Paranüsse vorschreibt.

## 2.5.17 Zink (Zn)

### Chemie und Eigenschaften

Zink ist ein 2-wertiges Übergangsmetall, das im Gegensatz zu Kupfer oder Eisen nicht direkt an Redoxreaktionen beteiligt ist. Das essenzielle Spurenelement gewährleistet Wachstum und Reifung, ist am Kohlenhydrat-, Lipid-, Protein-, Porphyrin-, DNA-, RNA- und Hormonstoffwechsel (Insulin enthält Zink) beteiligt und unentbehrlich für den Säure-Basen- und Enzymhaushalt (Metalloprotein, Aktivator). Aufgrund seiner Elektronenkonfiguration bildet Zink in der Regel koordinative Bindungen, vor allem mit Aminosäuren und Proteinen. Kupfer verfügt über ähnliche physikochemische Eigenschaften, so dass es mit Zink zu antagonistischen Wechselwirkungen kommt [352, 513]. Nach Eisen ist Zink das zweithäufigste Spurenelement im menschlichen Organismus. Durch seine allumfassende Beteiligung an vielen biologischen Reaktionen ist es für die Gesundheit entscheidend.

### Resorption

Zink wird im Wesentlichen durch aktiven und passiven Transport vorwiegend im Duodenum und im Jejunum resorbiert. Die Zinkresorption unterliegt einem **Regelkreis:** Ist die Versorgungssituation des Körpers mit Zink gut, so ist die Resorptionsrate von Zink aus der Nahrung niedrig. Bei schlechter Versorgungssituation ist sie dagegen hoch.

Bei einer niedrigen luminalen Konzentration wird Zink in Form von $Zn^{2+}$ mithilfe des divalenten Metalltransporters (DMT-1), vermutlich als Glycin-Glycin-Histidin-Zink-Komplex, mittels zinkspezifischer Carrier (Zip-Proteine) in die Enterozyten aufgenommen. Die Absorption ist energieabhängig und bei hoher Zinkkonzentration im Darmlumen gesättigt. Bei hohen Zinkdosen (Supplemente) wird das Spurenelement zusätzlich parazellulär durch passive Diffusion absorbiert [626].

**PRAXISTIPP**

Auch für Zink gilt, dass inadäquate Zufuhren sinnlos sind. Niedermolekulare Komplexbildner wie Aminosäuren und Citrat fördern die Resorption, höhere Dosen von Kupfer, Eisen, Kalzium, Phosphat, Phytinsäure in Getreide, Ballaststoffe und Schwermetalle behindern die Aufnahme.

In den Enterozyten wird das Zink an spezielle Proteine gebunden, zum einen an das **Metallothionein,** ein schwermetallbindendes zytosolisches Protein mit einem hohen Gehalt an Cystein, zum anderen an das **cysteinreiche intestinale Protein (CRIP).** Beide Proteine transportieren Zink durch das Zytosol zur basolateralen Membran und speichern das Spurenelement in der Zelle.

Die Synthese von Metallothionein wird durch eine hohe Zinkzufuhr angeregt, die Expression von CRIP durch ein niedriges Zinkangebot im Darmtrakt. Das Metallothionein speichert überschüssiges Zink in Form von **Zinkthionein** intrazellulär und gibt es erst bei Bedarf an das Blut in freier Form von $Zn^{2+}$ ab. Metallothionein ist der wichtigste Sensor für die Regulierung der Zinkhomöostase. Mithilfe des Zinktransporters-1 gelangt das $Zn^{2+}$ durch die basolaterale Membran ins Blut.

Das Zink in der Muttermilch ist ebenfalls an Proteine gebunden, die für eine gute intestinale Resorption bei Neugeborenen sorgen. Im Gegensatz dazu ist das Zink in der Kuhmilch an Casein gebunden, einer Mischung aus verschiedenen Proteinen, die teilweise schwer verdaulich sind und daher eine schlechte Bioverfügbarkeit aufweisen [122, 352].

Die Absorptionsrate von Zink liegt bei 15–40 % und ist von verschiedenen Faktoren abhängig (Zinkversorgung, Zinkbedarf, Nahrungsbestandteile).

**PRAXISTIPP**

Bei einem erhöhten Zinkbedarf werden vermehrt DMT-1, Zip-Proteine und CRIP in den Enterozyten ausgeschüttet, so dass die Zinkaufnahme auf 30–100 % ansteigt.

### Verteilung und Ausscheidung

Der Gesamtkörperbestand beim Erwachsenen beträgt etwa 1,5–2,5 g. Zink findet sich in allen Körperkompartimenten. Es liegt zu 95–98 % intrazellulär vor, nur ein sehr geringer Teil befindet sich außerhalb der Zellen. In beiden Bereichen ist Zink überwiegend an Proteine gebunden [513, 1023], in den Zellen teilweise an Metallothionein. Die höchsten Zinkkonzentrationen weisen Iris, Retina, Testes, Prostata, Langerhans-Inseln (Pankreas), Knochen, Leber, Niere, Haare, Haut, Nägel, Harnblase und Myokard auf. Mengenmäßig enthalten die Muskulatur (60 %) und Knochen (20–30 %) das meiste Zink.

**PRAXISTIPP**

Die Expression von Metallothionein wird, neben einer hohen Zinkzufuhr, durch Hormone (Glucocorticoide, Glucagon, Adrenalin) angeregt, die bei Stress und Krankheiten ausgeschüttet werden, so dass es zur Zinkumverteilung im Organismus kommt [122, 513, 661].

Im Blut finden sich nur etwa 0,8 % des Gesamtbestandes an Zink, davon 12–22 % im Plasma und 78–88 % in den zellulären Bestandteilen (Erythrozyten, Leukozyten, Thrombozyten). Mehr als die Hälfte des Plasma-Zinks ist an Albumin gebunden, 1 Drittel an α-2-Makroglobuline, wie dem Coeruloplasmin. Weitere Bindungspartner sind Transferrin (β-Globulin), γ-Globuline (Immunglobulin A und G) und Aminosäuren (Cystein, Histidin) [122].

**PRAXISTIPP**

Bei akuten Entzündungen, Infektionen, körperlicher Belastung, Stress, chronischen Erkrankungen, Hypoalbuminämie, oralen Kontrazeptiva und Schwangerschaft kommt es zu einer vermehrten Zinkaufnahme in das Gewebe und daher zu einem Mangel im Serum.
Corticosteroide, Zytokine (Interleukin-1 und -6) und venöse Stauung bei der Blutabnahme führen zu einer erhöhten Serum-Zinkkonzentration [1023].

**GEFAHR**

Bei einer ungenügenden Zinkzufuhr wird der Serumspiegel durch Freisetzung von gebundenem Zink aus Muskel und Knochen konstant gehalten. Dadurch kann der Serumspiegel immer noch im Normbereich liegen, obwohl intrazellulär bereits ein Zinkmangel vorliegt.

In den Blutzellen ist die Zinkkonzentration in den Leukozyten am höchsten. Bezogen auf das Vollblut enthalten die Erythrozyten mit 80–84 % am meisten Zink. In den roten Blutkörperchen ist Zink vor allem an die Carboanhydrase (80–88 %) und nur zu etwa 5 % an die Cu/Zn-Superoxiddismutase gebunden. In den Leukozyten ist Zink hauptsächlich an die alkalische Phosphatase gebunden. In den Blutzellen wird zusätzliches Zink an Metallothionein gebunden.

**PRAXISTIPP**

Die höchste Zinkkonzentration in Sekreten hat das Sperma, sie übersteigt diejenige im Blutplasma um den Faktor 100 [1023].

Der menschliche Organismus verfügt über keine großen Zinkreserven, bei Bedarf kann das Zink aus Blutplasma, Leber, Pankreas, Niere und Milz zur Verfügung gestellt werden. In Knochen, Muskeln und Erythrozyten wird Zink nur langsam aufgenommen und auch nur langsam wieder freigegeben, Vitamin-D-Gaben verstärken diese Retention zusätzlich [352].

**GEFAHR**

Durch den geringen metabolisch aktiven Zinkpool kommt es bei mangelnder Zufuhr rasch zu gesundheitlichen Störungen und Symptomen.

Für die inter- und intrazelluläre Zinkverteilung verfügt der Organismus über verschiedene transmembrane Transportcarrier:

- **Divalenter Metalltransporter (DMT-1):** transportiert das $Zn^{2+}$ in die Zellen; Expression in vielen Geweben und Organen.
- **Spezifischer Zinktransporter ZnT-1:** transportiert das $Zn^{2+}$ aus den Zellen heraus; Expression im Dünndarm.
- **Spezifischer Zinktransporter ZnT-2:** transportiert das $Zn^{2+}$ aus den Zellen heraus; Expression im Dickdarm und der Leber.
- **Spezifischer Zinktransporter ZnT-3:** transportiert das $Zn^{2+}$ sowohl in die Zellen als auch aus den Zellen heraus; Expression im Gehirn und in den Testes mit vesikulärer Anreicherung, daher wird eine Beteiligung an der Spermatogenese vermutet.
- **Spezifischer Zinktransporter ZnT-4:** transportiert das $Zn^{2+}$ sowohl in die Zellen als auch aus den Zellen heraus; Expression in intrazellulären Vesikeln, Niere, Darm, Gehirn, Brustepithel. ZnT-4 reguliert die Zinkkonzentration der Muttermilch.

**Ausscheidung:** Unter physiologischen Bedingungen wird Zink hauptsächlich mit den Fäzes (90 %) ausgeschieden, dabei handelt es sich um nicht resorbiertes Zink, um abgeschilferte Enterozyten und um das in intestinalen Sekreten enthaltene Zink (Pankreas, Galle und Darmsekret). Nur etwa 10 % des Zinks werden renal über die Nieren eliminiert. Über Haut, Haare, Schweiß, Sperma und Menstruationsblut geht ein geringer Anteil verloren.

**PRAXISTIPP**

Mit steigender oraler Zinkzufuhr erhöht sich die Zinkausscheidung in den Fäzes, nicht aber die renale Ausscheidung.

Bei Erkrankungen mit einer Störung der Hämsynthese kann die renale Zinkausscheidung ansteigen: nephrotisches Syndrom, Diabetes mellitus, chronischer Alkoholkonsum, Leberzirrhose, Porphyrie, postoperativ, Hungerzustand.

### Biochemische Funktion

**Enzymfunktion** Zink wirkt bei > 200 katabolen und anabolen Enzymreaktionen mit, ohne dabei verbraucht zu werden. Es ist für die Konfiguration nichtenzymatischer Proteine relevant und erfüllt strukturelle, regulatorische und katalytische Aufgaben bei einer Vielzahl an Metalloenzymen: DNA- und RNA-Polymerasen, Carboanhydrasen, Dehydrogenasen, Oxidoreduktasen, Transferasen, Hydrolasen, Isomerasen, Ligasen, Alkalische Phosphatasen, Phospholipasen. Zink fungiert entweder als Cofaktor oder als essenzieller Proteinbestandteil bei folgenden Enzymfunktionen (nur die wichtigsten genannt):

- **Proteinstoffwechsel:** Zink ist an vielen für den Proteinmetabolismus erforderlichen Metalloenzymen beteiligt; zinkabhängige Transkriptionsfaktoren; essenziell für den Metabolismus der Aminosäure Cystein (Haut, Haare, Nägel).
- **Fettsäure- und Prostaglandinstoffwechsel:** Zink unterstützt die Desaturasen 3–6 und die Elongasen, die aus einfach ungesättigten Fettsäuren Omega-3-Fettsäuren bilden können, und verhindert eine übermäßige Lipidperoxidation.
- **Carboanhydrase:** Das Enzym steuert die wichtige Reaktion:

$$H^+ + HCO_3^- \leftrightharpoons H_2CO_3 \leftrightharpoons H_2O + CO_2$$

  Nur eine funktionierende Carboanhydrase ermöglicht die schnelle Freisetzung und Abatmung des **Kohlendioxids.** In den Nieren beschleunigt sie die Bildung von Kohlensäure. Ein Mangel an Carboanhydrase aufgrund eines Zinkdefizits fördert eine saure Stoffwechsellage.
- **Pankreas-Carboxypeptidase, α-Amylase:** für die Eiweißverdauung unerlässliche Enzyme.
- **Alkoholdehydrogenase** (➤ Kap. 6.7.1): sorgt für den **Alkoholabbau** in der Leber, benötigt pro Molekül 4 Zinkatome.
- **Alkalische Phosphatase:** Aufbau der Knochensubstanz.
- **Zn-Superoxiddismutase:** s. unten: antioxidative Funktion.
- **Neurotransmitter:** Zink beeinflusst die Aktivität der γ-Decarboxylase, die für die GABA-Synthese (hemmender Neurotransmitter) wichtig ist.
- **Zuckerstoffwechsel:** Zink unterstützt Pankreasenzyme, die den Glucosemetabolismus regulieren. Es verhindert mit anderen Vitalstoffen eine frühzeitige Insulinresistenz.

**GEFAHR**

Bei Zinkmangel kommt es zu einem Aktivitätsverlust zinkabhängiger Enzyme, daher ist das Spurenelement entscheidend für die Funktion des Protein-, Lipid- und Kohlenhydratmetabolismus und für den Säure-Basen-Haushalt.

**Antioxidative Funktion** Zink schützt die Zellen durch seine Beteiligung an der SOD vor radikalischen Angriffen, und zwar in allen Zellen und Organellen mit Ausnahme der Mitochondrien (dort sind die SOD manganabhängig). Als Antagonist von Eisen und Kupfer reduziert es deren Reaktivität im Prozess der Radikalbildung (z. B. bei rheumatoider Arthritis). Das Vorhandensein des Hydroxylradikalfängers Metallothionein und des reduzierten Glutathions in den Zellen ist zinkabhängig.

**Hormonstoffwechsel** Zink ist am Stoffwechsel von Schilddrüsenhormonen, Wachstumshormonen, Insulin und Prostaglandinen beteiligt. Über die zinkvermittelte Bildung von Testosteron beeinflusst es die Entwicklung und Reifung **männlicher Geschlechtsorgane** sowie die **Spermatogenese.**

**Immunmodulation** Die Aktivität von TH-Zellen, T-Killerzellen und NK-Zellen hängt von einer ausreichenden Zinkversorgung ab. Im Tierversuch führt eine Mangelversorgung an Zink zu Thymusatrophie und nachfolgender Verarmung an T-Lymphozyten. Ähnlich wie bei den T-Zellen ist die Ausbildung etlicher Lymphokine an eine ausreichende Zinkversorgung gebunden. Makrophagen entfalten ihre volle Wirkung nur bei ausreichender Zinkversorgung.

**Nukleinsäuremetabolismus** Zink stabilisiert die Strukturen von RNA, DNA und Ribosomen, schützt sie vor Oxidation und fördert Differenzierung und Genexpression.

**Vitamin-A-Stoffwechsel** Zink wird zur Synthese des Retinol bindenden Proteins benötigt. Ein langfristigerer, erheblicher Zinkmangel kann somit auch einen klinisch manifesten Vitamin-A-Mangel bewirken (➤ Kap. 2.2.1).

**Haut und Hautanhangsgebilde** Zink ist für die normale Funktion von Haut, Haaren und Nägeln unerlässlich. Es beeinflusst die Umwandlung vom Stratum germinativum (innerste Schicht) zum Statum corneum (äußere Schicht) der Haut. Außerdem beeinflusst es die Dehydrierung von Linolsäure zu Linolensäure, die für eine regelrechte Verhornung essenziell ist. Über die Beeinflussung des Cysteinstoffwechsels fördert Zink die Festigkeit und Struktur von Haaren und Nägeln.

**Zellproliferation** Blutbildung, Zellregeneration, Entwicklung und Wachstum (Feten, nach Verletzungen, Wundheilung etc.), Aufrechterhaltung von Membran- und Proteinstrukturen. Bei großflächiger Wundheilung und Verbrennungen werden hohe Zinkmengen benötigt.

**Schwermetalle** Zink vermindert die intestinale Resorption von Blei, Cadmium und Quecksilber.

## Normwerte und Bestimmung

Zink kann über verschiedene biochemische Testverfahren aus Körperflüssigkeiten bestimmt werden.

**Normwerte**

| | |
|---|---|
| Zinkspiegel im Plasma: | 13–20 µmol/l |
| Zinkspiegel im Haar: | 135–245 µg/g |

## Versorgungssituation

Da die Resorption und die Bioverfügbarkeit von Zink aus tierischen Produkten im Vergleich zu pflanzlichen wesentlich besser sind, ist bei rein vegetarischer Ernährung bereits bei Gesunden mit Zinkmängeln zu rechnen. Von einem latenten Zinkmangel sind auch Kinder, Jugendliche, Schwangere, Stillende und ältere Menschen häufig betroffen. Neue Untersuchungen deuten auf weit verbreitete latente Defizite in großen Teilen der Bevölkerung hin. Schwere Zinkmangelzustände sind in unserer Region selten, können aber hin und wieder (z. B. bei Magersüchtigen) beobachtet werden.

**STUDIEN**

Laut der Nationalen Verzehrsstudie von 2008 erreichen in **Deutschland** 66 % der Männer und 30 % der Frauen im Alter von 35–50 Jahren die empfohlene Zinkzufuhr nicht. Dabei fehlen den am schlechtesten versorgten Männern 7,4 mg/Tag (Fehlbetrag 53 %) den am schlechtesten versorgten Frauen 2,7 mg/Tag (Fehlbetrag 34 %). Ab dem 4. Schwangerschaftsmonat steigt der Zinkbedarf um 3 mg/Tag an, dadurch kommt es zu einem Fehlbetrag von 5,6 mg/Tag bei den am schlechtesten versorgten werdenden Müttern. Bei stillenden Frauen liegt der Mehrbedarf bei 5 mg/Tag, so dass die am schlechtesten versorgten Stillenden einen Fehlbetrag von 7,6 mg/Tag aufweisen [919].

In **Österreich** wird im Mittel die empfohlene Zinkzufuhr in allen Altersgruppen erreicht. Die mittlere tägliche Zufuhr wird bei den Frauen mit 9 mg und bei den Männern mit 12 mg angegeben. Dennoch erreichten 31,5 % der Teilnehmer die empfohlene Zufuhr nicht [1167]. Bei einer Bestimmung der Zink-Plasmaspiegel von 872 Personen im Alter von 6–80 Jahren (44,5 % männliche, 55,5 % weibliche Teilnehmer) wurde festgestellt, dass sie bei 40 % der männlichen und 22 % der weiblichen Schulkinder und bei 28 % der Männer und 33 % der Frauen marginal waren. Gleichzeitig lag die Zinkzufuhr über die Nahrung bei 38 % der Jungen, 32 % der Mädchen sowie bei 64,5 % der Männer unterhalb der nationalen Zufuhrempfehlungen [355].

3 große Studien in **Frankreich** ergaben, dass 80 % der Männer und 90 % der Frauen nicht die Minimalwerte für Zink erreichten [1288 a].

In einer aktuellen Studie hatten Kinder mit ADHS niedrige Zinklevel mit einem erhöhten Kupfer-Zink-Verhältnis, verglichen mit den Kindern der Kontrollgruppe [1414].

## Klinische Symptomatik

### Ursachen eines Zinkmangels

**Mangelhafte Zinkzufuhr:**

- **Bestimmte Personengruppen:** Säuglinge mit auf Kuhmilch basierender Ernährung, Senioren
- **Ernährung:** Reduktionsdiäten, rein vegetarische Ernährung, Ernährung ausschließlich über Großküchen (z. B. in Altersheimen), parenterale Ernährung, einseitige Ernährung z. B. aus religiösen Gründen
- Anorexia nervosa, Bulimie
- Alkoholismus
- Schwermetallbelastung

**Verminderte Zinkresorption:**

- **Darmerkrankungen:** CED (Colitis ulcerosa und Morbus Crohn), Darmtumore
- Laxanzienabusus
- **Pankreas- und Lebererkrankungen:** Pankreatitis, Hepatitis, Fettstühle (z. B. durch Orlistat)
- **Ernährung:** hohe Zufuhr an Kalzium, Phosphor, Oxalsäure und/oder Phytin, rein vegetarische Ernährung
- **Acrodermatitis enteropathica:** genetisch bedingte autosomal-rezessive Zinkmangelkrankheit

**Erhöhte Zinkverluste:**

- **Erkrankungen:** Nierenfunktionsstörungen, Diabetes mellitus, Anämie, Psoriasis (Abschilferung zinkreicher Hautzellen)
- **Elektrolytverluste:** starkes Schwitzen, chronische Diarrhö
- **Medikamente und Therapie:** vor allem Antibiotika, Steroide, orale Kontrazeptiva, Chelat- und Diuretikatherapie
- Alkoholabusus

**Erhöhter Zinkverbrauch:**

- Schwangerschaft, Stillzeit
- Chronisch-entzündliche, Autoimmun- und Tumorerkrankungen

**Verschiedene beeinflussende Faktoren:**

- **Traumata und postoperative Zustände:** Verbrennungen (z. T. sehr hoher Verbrauch und Verluste), Frischoperierte (erhöhter Verbrauch und Verluste)
- **Malignompatienten:** Verbrauch erhöht, Resorption erniedrigt, z. T. hohe Verluste
- **Infektionen und Intoxikationen:** akute Infektionen der Atemwege, hoher Zinkbedarf bei Intoxikationen, durch Agens meist reduzierte Zinkaufnahme
- **Lebererkrankungen:** hoher Verbrauch und Resorptionsstörungen
- **Myokardinfarkt und koronare Herzkrankheit:** hoher Zinkbedarf und meist reduzierte Resorption (aufgrund der erforderlichen Medikamente)
- **Sichelzellanämie:** erhöhte Zinkausscheidung über die Niere und kontinuierliche Verluste aus den Erythrozyten

### Mangelsymptome

**Fertilität** Die Testosteronbildung durch die Leydig-Zellen und die Umwandlung in aktives Dihydrotestosteron erfordern ausreichende Zinkvorräte. Ein Zinkmangel führt dauerhaft zur Unfruchtbarkeit des Mannes aufgrund der Gonadenunterfunktion und Oligospermie.

**Haut und Haare** Zinkmangel ruft Wundheilungsstörungen und Schleimhautveränderungen vor, da Zink zum Aufbau bzw. zur Degradierung von Bindegewebe erforderlich ist. Zudem können Akne-ähnliche Symptome und eine verstärkte Verhornungstendenz auftreten. Durch altersbedingte Ulzera, die sich vor allem bei Bewohnern von Altersheimen durch verminderte Zufuhr von Mikronährstoffen entwickeln, erhöht sich gleichzeitig der Zinkverlust. Eine Zinksubstituierung bei Ulkuspatienten kann schnell zur Besserung der Beschwerden beitragen. Bei Acrodermatitis enteropathica ist die Zinkresorption, genetisch bedingt, gestört. Wird kein Zink substituiert, entwickeln sich erythematöse, pustulös-papulöse Hautveränderungen.

Zinkmangel führt zu fortschreitendem, kreisrundem Haarausfall, der nach Substituierung reversibel ist.

**Stoffwechsel** Aufgrund der vielfältigen Stoffwechselfunktionen von Zink kommt es bei Zinkmangel rasch zu latenten Mangelsymptomen. Die Patienten erscheinen kachektisch und berichten über einen Gewichtsverlust trotz erhöhter Nahrungszufuhr. Dauerhafter Zinkmangel führt zu einem Versagen der Betazellen im Pankreas. In der Folge entwickelt sich ein Altersdiabetes. Diabetiker sind meist durch eine enorm verstärkte Zinkausscheidung im Urin von einem Zinkmangel betroffen.

**Immunsystem** Zink ist für die Immunhomöostase, d. h. für die meisten Abwehrfunktionen unerlässlich (➤ Kap. 6.10.1). Es steuert die Lymphozytenproliferation und die Blastogenese der B-Zellen. Zink ist integraler Bestandteil des Peptidhormons Thymulin, das die Reifung der T-Lymphozyten in der Thymusdrüse garantiert. Zudem ist die Stimulierbarkeit der Lymphozyten Voraussetzung für die Freisetzung von Zytokinen, den wichtigsten Kommunikationsmitteln für Abwehrreaktionen. Zink spielt auch bei der Aufrechterhaltung der verschiedenen T-Zellpopulationen in ausgewogener Menge eine wichtige Rolle; nur dadurch ist die Funktionsfähigkeit des Immunsystems gewährleistet. In der unspezifischen Immunabwehr, der Phagozytose und der Komplementaktivierung ist Zink aktivierender Faktor. Durch Hemmung der zellulären Abwehr kommt es zu einer verstärkten Infektanfälligkeit und evtl. zur Ausbildung eines CFS (➤ Kap. 6.12.6).

**Blut** Da Zink für verschiedene Blutzellen ein wichtiger Bestandteil ist, verursacht Zinkmangel eine chronische Anämie und Blutgerinnungsstörungen.

**Sinnesorgane** Bei Zinkmangel sind Geruchs- und Geschmacksempfindung z. T. derart reduziert, dass nur noch extreme Gerüche (z. B. Essig) wahrgenommen werden können. Die Sehkraft ist bei einem Zinkdefizit häufig vermindert. Typisch für einen Zinkmangel sind vor allem Nachtblindheit und Dunkeladaptationsstörungen. Auch ein Katarakt, der mit Schwellung und Trübung der Hornhaut einhergeht, tritt vermehrt auf. Nicht selten sind die beschriebenen Sehstörungen mit Innenohrschwerhörigkeit kombiniert.

**Wachstum** Aufgrund der hormonellen Wirkungen geht ein Zinkmangel mit Wachstumsstörungen, Wachstumsverzögerungen und verspäteter sexueller Entwicklung einher.

**Zentralnervensystem** Bei Zinkmangel treten verstärkt psychische Störungen auf, wie Depressionen, Psychosen, Schizophrenie, Lethargie, Aggressivität, Hyperaktivität und Lernschwäche.

**Magen-Darm-Trakt** Schwere Diarrhöen und Appetitlosigkeit.

### Symptome bei Überdosierung

Eine akute hohe Zufuhr (225–450 mg) führte zu Übelkeit, Erbrechen, Bauchschmerzen, Krämpfe und Diarrhö. Bei einer dauerhaft überhöhten Zinkzufuhr (150–300 mg/Tag) kommt es zum Kupfermangel mit Anämie, Neutropenie und einer eingeschränkten Immunantwort [334, 919]. In Studien kam es bei einer Zinkzufuhr von 160 mg/Tag über 6 Wochen zu einer verringerten HDL-Cholesterinkonzentration, in anderen Studien kam es bei 150 mg/Tag zu keinem Einfluss auf den Fettstoffwechsel [370].

Bei den üblicherweise verwendeten Dosierungen der gängigen Supplemente sind Überdosierungen und Nebenwirkungen nicht zu erwarten. Die therapeutische Breite ist hoch. Im Tierversuch zeigten sich toxische Reaktionen erst ab einer Zufuhr von 500 mg/kg KG. Bei Dosierungen von über 30 mg/Tag über einen längeren Zeitraum müssen Wechselwirkungen mit Kupfer, Eisen, Mangan und Kalzium beachtet werden.

**PRAXISTIPP**

Die sichere tägliche Höchstmenge für Zink liegt bei 25 mg. Die höchste Dosis von Zink, die bei dauerhafter Einnahme keine erkennbaren oder messbaren negativen Auswirkungen hat, wurde laut der EFSA auf 50 mg/Tag festgesetzt [370].

## Anwendungsgebiete

Anwendungsmöglichkeiten für Zink in der täglichen Praxis ergeben sich bereits bei Betrachtung der Mangelsymptome. Aufgrund der besonderen Bedeutung von Zink sollte generell eine Supplementierung von 10 mg/Tag erwogen werden.

### Erhöhter Bedarf

- **Schnelles Wachstum:** Schwangerschaft, Stillzeit, Kindheit und Jugend
- **Ernährung:** vegetarische und vegane Ernährung, chronisches Fasten
- **Darm- und Pankreaserkrankungen:** entzündliche Darmerkrankungen (z. B. Morbus Crohn, Colitis ulcerosa), Diarrhö, Pankreasinsuffizienz
- **Alkoholabusus**
- **Erkrankungen:** Diabetes mellitus, Acrodermatitis enteropathica, Leber- und Nierenerkrankun-

gen, chronische Infektionen und Entzündungen (z. B. rheumatische Arthritis), Psoriasis, Neurodermitis
- Hohe **Kalziumzufuhr** durch Supplemente

## Indikationen

**Diabetes mellitus** Ein Zinkmangel wirkt sich negativ auf die Leistungsfähigkeit der Betazellen des Pankreas aus. Auch die Funktion in der Biochemie von Glucagon der Alphazellen ist zinkabhängig [897]. Zink stimuliert die Insulinsekretion und erhöht dessen Empfindlichkeit und Durch Zinksupplementierung wird die Restleistungsfähigkeit der Betazellen gesteigert. In der Regel kommt es zu einer Stabilisierung der Zuckereinstellung und zu einer Abnahme der Gesamtglucose und des $HbA_{1c}$ im Serum. Da Zink viele Folgeerkrankungen eines Diabetes mellitus lindern kann, ist sein Einsatz auch bei aufgehobener Insulinproduktion des Pankreas sinnvoll. Diabetiker sollten täglich 15–30 mg Zink ergänzen.

**STUDIEN**

In einer brasilianischen Übersichtsarbeit wurde bei Typ-2-Diabetikern ein niedriger Zinkgehalt im Organismus mit einer erhöhten renalen Zinkausscheidung festgestellt. Dabei gab es eine negative Korrelation zwischen den $Hba_{1c}$-Werten und der Plasma-Zinkspiegel. Durch Zinksupplemente sanken die $Hba_{1c}$-Spiegel signifikant [300].

**PRAXISTIPP**

Zink interagiert in vielen Funktionen mit anderen Vitalstoffen und sollte daher normalerweise nicht als Monotherapie eingesetzt werden.

**Wundheilung** Es ist mittlerweile unumstritten, dass traumatische oder chirurgische Wunden wesentlich besser heilen, wenn Zink oral und lokal zugeführt wird. Besonders Brandverletzte können erhebliche Zinkmengen über ihre Wunden verlieren und sogar systemische Zinkmangelsymptome entwickeln. Je nach Größe der Wunden sollten 15–30 mg Zink/Tag ergänzt und lokal Zinksalben aufgetragen werden.

**Augenerkrankungen** Menschen mit Nachtblindheit oder ungenügender Dunkeladaptation können von einer Zinksubstituierung profitieren. Scheinbar ist ein schleichender Zinkverlust im Alter mit der in dieser Phase häufig auftretenden AMD assoziiert. Allerdings wurden deutlich erhöhte Zinkkonzentrationen in den Drusen verstorbener AMD-Patienten entdeckt. Das Zink lag dabei in ionischer und/oder leicht proteingebundener Form in der Retina vor [818]. Ob Zink nun protektiv oder progressionsfördernd für eine AMD wirkt, ist daher unklar. Abgeraten werden sollte auf jeden Fall vor zu hohen Dosen an Zinksupplementen [46].

**Hauterkrankungen, Haare** Schuppende Hauterkrankungen wie Psoriasis können erhebliche Zinkverluste (durch die abfallenden Schuppen) hervorrufen. Bei diesen Patienten ist die Zinksubstituierung obligat. Auch bei nahezu allen anderen Hautkrankheiten hat sich der Einsatz von Zink bewährt. Bei Aknepatienten erreicht Zink dieselbe Wirkung wie Antibiotika, ohne deren Nebenwirkungen.

Bei Haarausfall ist ein Therapieversuch mit Zink angezeigt. Inwiefern dadurch eine evtl. Schwermetallbelastung therapiert oder immunmodulatorische Effekte induziert werden können, ist unklar. Im dermatologischen Bereich haben sich Dosierungen von 10–30 mg/Tag bewährt.

**STUDIEN**

In einer Studie mit 103 Vitiligopatienten und gleich vielen gesunden Kontrollteilnehmern wurde ein signifikanter Unterschied der Serum-Zinkspiegel festgestellt. Die Patienten mit generalisierter Vitiligo wiesen eine Zinkkonzentration von 81,3 µg/dl auf, die Kontrollteilnehmer von 91,8 µg/dl. Auch die Länge der Krankheitsdauer korrelierte mit dem Zink-Serumspiegel [966].

**Infektionen und Immunsystem** Zink darf aufgrund seiner immunmodulatorischen Eigenschaften bei der Behandlung **akuter** und **chronischer Infekte** nicht fehlen. Wenn in der Infektionszeit dem Organismus zu wenig Zink zur Verfügung steht, sind exzessive Entzündungen bis hin zur Sepsis die mögliche Folge. Eine Supplementierung besonders zu Beginn des grippalen Infektes kann helfen, die Symptome zu reduzieren [844].

Auch Patienten mit einem CFS profitieren in der Regel von einer Zinksupplementierung. Bei banalen Infekten mit Rhinoviren wird die Krankheitsdauer verkürzt und der Verlauf abgemildert. Diese Ergebnisse lassen sich optimieren, wenn weitere Mikronährstoffe, vor allem Vitamin C und Pycnogenol®, supplementiert werden. Es sollten täglich 10–30 mg Zink zugeführt werden. Bei **rheumatischen Patienten** bewirkt die Zinksupplementierung wohl am ehesten über immunologische Prozesse eine Schmerzreduzierung.

**GEFAHR**
Steroidale und nichtsteroidale Antirheumatika (NSAR) können den Zinkspiegel drastisch reduzieren.

**Niereninsuffizienz/Hämodialyse** Die starken renalen Zinkverluste bei Patienten mit chronischer Niereninsuffizienz oder Hämodialyse bedingen die hohe Infektanfälligkeit dieser Patienten.

**STUDIEN**
Im Rahmen einer randomisierten Doppelblindstudie konnte nachgewiesen werden, dass durch Zinksupplementierung eine signifikante Besserung der Immunfunktion zu erzielen war. Die Anzahl der B-Lymphozyten stieg an, das Verhältnis der TH- und Suppressorzellen normalisierte sich [607].

**Schwangerschaft und Fertilitätsstörungen** Neben Fertilitätsstörungen beim Mann sind Schwangerschaftskomplikationen wie z. B. Plazentaablösung, Früh- oder Fehlgeburten sowie kindliche Fehlbildungen mit einem Zinkmangel assoziiert. Da Zink auch das Wachstum und die Entwicklung der Föten beeinflusst, muss es in der Schwangerschaft und Stillzeit ausreichend supplementiert werden (10–30 mg/Tag).

**STUDIEN**
Chinesische Studien ergaben, dass Männer mit einer reduzierten Fertilität höhere Blei- und Cadmiumspiegel aufweisen und gleichzeitig der Zinkspiegel in der Samenflüssigkeit reduziert ist [1338].

**Alkoholabusus** Chronische Alkoholiker scheiden enorme Zinkmengen über die Nieren aus. Gleichzeitig ist die Resorption stark beeinträchtigt, manifeste Zinkmangelzustände sind die Folge. Zusätzlich zur Alkoholkarenz ist zwingend eine Substituierung mit 20–40 mg Zink/Tag erforderlich.

**Psychiatrie** Histadelie und Histapenie sind mit einem erhöhten Kupferspiegel assoziiert. Da Zink ein Kupferantagonist ist, können die Folgen der oben erwähnten Erkrankungen durch Zinkzusatz gebessert werden. Auch bei Pyrroluriepatienten ist aufgrund der renalen Zinkverluste eine Zinksubstituierung sinnvoll. Generell sollten bei psychiatrischen Krankheitsbildern täglich 10–30 mg Zink substituiert werden.

## Interaktionen

Aufgrund der besonderen Bedeutung von Zink für das Immunsystem sollten die Interaktionen mit Medikamenten (➤ Tab. 2.170) und Nährstoffen (➤ Tab. 2.171) in der täglichen Praxis beachtet werden.

**PRAXISTIPP**
Diabetiker weisen hohe renale Zinkverluste auf. Eine Zinksupplementierung verbessert das Ansprechen der Antidiabetika und führt zum schnelleren Abheilen von Haut- und Schleimhautdefekten [91, 112, 1285].

## Täglicher Bedarf

Die Bedarfswerte sind altersabhängig und bei Erwachsenen abhängig von der Phytatzufuhr. Dabei entspricht eine niedrige Phytatzufuhr 330 mg, eine mittlere 660 mg und eine hohe 990 mg/Tag. Je mehr Vollkornprodukte und Hülsenfrüchte (u. a. Soja), verzehrt werden, umso höher ist die Phytatzufuhr (➤ Tab. 2.172).

**GEFAHR**
Eine rein vegetarische und vegane Ernährung führt durch den hohen Gehalt an pflanzlichen Proteinen zu einer verminderten Zinkabsorption.

**Einnahmeempfehlung**
Zink sollte möglichst unabhängig von den Mahlzeiten eingenommen werden, beim Infekt vorzugsweise auf mehrere Einzeldosen über den Tag verteilt.

Zink in Form von Chelat, Orotat, Gluconat und Proteinhydrolysat besitzt eine bessere Bioverfügbarkeit als das anorganische Zinksulfat, das – vor allem auf

**Tab. 2.170** Interaktionen zwischen Zink und Medikamenten (modifiziert nach [202])

| Medikamente | Interaktionen |
|---|---|
| ACE Hemmer | Zn wird vermehrt renal ausgeschieden |
| Alkohol/alkoholhaltige Pharmaka | Zn-Resorption und renale Zn-Ausscheidung (↓) |
| Aminoglykoside | Renale Zn-Ausscheidung (↓) |
| Antazida | Zn-Resorption (↓) |
| Antibiotika | Zn-Resorption (↓) |
| Corticosteroide | Renale Zn-Ausscheidung (↓) |
| Dimercaprol | Renale Zn-Ausscheidung (↓) |
| Diuretika | Renale Zn-Ausscheidung (↓) |
| DMSO (Dimethylsulfoxid) | Renale Zn-Ausscheidung (↓) |
| EDTA | Renale Zn-Ausscheidung (↓) |
| Glucocorticoide | Zn-Resorption (↓) |
| Gyrasehemmer | Zn-Resorption sinkt mit steigender Dosis |
| Isoniazid | Zn-Ausscheidung (↑) |
| Kontrazeptiva, orale | Zn-Spiegel im Blut (↓) |
| Laxanzien | Stimuliert die Darmpassage, so dass Zn nicht ausreichend aufgenommen werden kann |
| Mercaptopurin | Zn-Bedarf (↑) |
| Methotrexat | Zn-Bedarf (↑) |
| Methylprednison | Zn-Resorption (↓) |
| Penicillamin | Komplexbindung und renale Zn-Ausscheidung (↑) |
| Phenytoin | Zn-Bedarf (↑) |
| Prednison | Zn-Resorption (↓) |
| Tetracyclin | Bildet mit Zn schwer resorbierbares Chelat, daher Zn-Resorption (↓), Tetracyclinresorption (↓), renale Zn-Ausscheidung (↑) |
| Thiaziddiuretika | Renale Zn-Ausscheidung (↓) |
| Valproinsäure | Zn-Spiegel im Serum (↓) |

nüchternen Magen genommen – bei vielen Menschen Übelkeit verursacht.

## Zink in der Therapie

Es gibt zahlreiche Zinkformen auf dem Markt, die sich in der Bioverfügbarkeit stark unterscheiden (➤ Tab. 2.173). Meist enthalten sie Zink-Ionen in Form anorganischer oder organischer Salze sowie als Aminosäurekomplexe. Die Resorptionsfähigkeit von Zinksulfat sowie beeinflussende Faktoren sind in verschiedenen Studien untersucht worden, daher wird es als Referenz für die Resorptionsrate der anderen Zinkformen verwendet.

**Organische Säuren** wie Glucuronsäure, Galacturonsaure oder Citronensäure hatten (im Gegensatz zur Picolinsäure) einen fördernden Einfluss auf die Zinkresorption. **Aminosäuren** wie Glutaminsäure, Glycin und Histidin hatten ebenfalls einen positiven Einfluss (Tierversuch) [1438]. In einem weiteren Tierversuch zeigten nur Histidin und Cystein eine Verbesserung der Resorption um den Faktor 10 bzw. 14. Valin, Phenylalanin und Tryptophan verbessern die Resorption nur geringfügig, Glycin, Tyrosin, Lysin, Methionin und Asparaginsäure dagegen nicht [1228].

Die **beste Bioverfügbarkeit** hat Zink-Histidin, allerdings ist diese Form für Allergiker in der Regel ungeeignet, gefolgt von Zinkgluconat, Zinksulfat, Zinkorotat und Zinkoxid. Für Zinkaspartat fehlen weitere Studien.

**Tab. 2.171** Interaktionen zwischen Zink und speziellen Nährstoffen (modifiziert nach [202])

| Nährstoffe | Interaktionen |
|---|---|
| Alkohol | Stimuliert die Darmpassage, so dass das Zn nicht ausreichend aufgenommen werden kann |
| Aminosäuren | Zn-Resorption (↑) durch Cystein, Methionin, Glutamin, Histidin |
| Arsen | Zn-Ausscheidung (↑) |
| Ballaststoffe | Bilden Komplexe mit Zn, Zn-Resorption (↓) durch hohe Dosen |
| Blei | Bindet Zn durch Komplexbildung |
| Cadmium | Bildet mit Zn schwer lösliche Komplexe (v. a. $Cd^{4+}$). Zn-Resorption (↓), da $Cd^{2+}$ Zn von DMT-1 verdrängt |
| Chrom | Zn-Resorption (↓) |
| Citrat | In physiologischen Dosen Zn-Resorption (↑), in hohen Dosen wird diese jedoch gehemmt |
| Cobalt | Zn-Resorption (↓) |
| Cystein | Zn-Resorption (↑) |
| Eisen | Zn-Antagonist. Fe-Resorption (↓) durch Zn. Zn-Resorption (↓), wenn das Präparat ein Verhältnis von $Fe^{2+}$ zu $Zn^{2+}$ von > 2 : 1 besitzt. $Fe^{3+}$ hemmt die Zn-Aufnahme weniger, Hämeisen hat keinen Einfluss. $Fe^{2+}$ konkurriert mit $Zn^{2+}$ um das DMT-1 und behindert so den Transport. Bei Fe-Mangel Zn-Resorption (↑). Wenn Schwangere Fe ergänzen, sollten sie zur Vermeidung von Zn-Verlusten auch Zn ergänzen |
| Glucosinolate | Bilden in hoher Konzentration Komplexe, Zn-Resorption (↓) |
| Kalzium | Antagonistische Wirkung. Ca-Resorption (↓) durch hohe tägliche Zn-Zufuhr, wenn Ca-Zufuhr niedrig ist. Zn-Resorption (↓) durch hohe Ca-Zufuhr. Ca bildet mit Zn und Phytinsäure unlösliche Zn-Kalziumphytat-Komplexe, die nicht resorbiert werden. $Ca^{2+}$ konkurriert mit $Zn^{2+}$ um das DMT-1 und behindert so den Transport |
| Koffein | Zn-Resorption (↓) |
| Kupfer | Zn-Antagonist. Cu-Resorption (↓) durch hohe Dosen von Zn-Supplementen. Zn-Resorption (↓) durch Cu und renale Zn-Ausscheidung (↑) |
| Magnesium | Mg-Resorption (↓) durch hohe Dosen von Zn-Supplementen |
| Mangan | Mn-Aufnahme im Plasma (↑) durch Zn |
| Nickel | Zn-Resorption (↓) |
| Phosphat | Zn-Resorption (↓) durch hohe Phosphatdosen |
| Phytate | Zn-Resorption (↓), Bildung unlöslicher Zn-Kalziumphytat-Komplexe, so dass auch die Rückresorption vermindert wird |
| Picolinsäure | Zwischenstufe im Metabolismus von Tryptophan. Fördert in physiologischen Dosen die Zn-Resorption, in hohen Dosen wird diese jedoch gehemmt |
| Proteine (tierische) | Zn-Resorption (↑) |
| Tannine | Binden Zn, Zn-Resorption (↓) |
| Vitamin A | Zn-Resorption (↑) |
| Vitamin $B_2$ | Zn-Resorption (↑) |
| Vitamin $B_6$ | Zn-Resorption (↑). Zn-Spiegel im Plasma (↓) durch Vitamin-$B_6$-Mangel |
| Vitamin C | Fördert in physiologischen Dosen die Zn-Resorption, in hohen Dosen wird diese jedoch gehemmt |
| Vitamin E | Zn-Spiegel im Plasma (↓) durch Vitamin-E-Mangel, die Auswirkungen eines Zn-Mangels können durch Vitamin-E-Mangel verschärft sein |

**Tab. 2.172** Täglicher Bedarf an Zink (in mg Zink/Tag)

| Alter | Niedrige Phytatzufuhr (ca. 330 mg/Tag) | Mittlere Phytatzufuhr (ca. 660 mg/Tag) | Hohe Phytatzufuhr (ca. 990 mg/Tag) |
|---|---|---|---|
| Säuglinge 0–4 Monate | 1,5 (Schätzwert) | | |
| Säuglinge 4–12 Monate | 2,5 | | |
| Kinder 1–4 Jahre | 3 | | |
| Kinder 4–7 Jahre | 4 | | |
| Kinder 7–10 Jahre | 6 | | |
| Kinder 10–13 Jahre | Männlich 9, weiblich 8 | | |
| Kinder 13–15 Jahre | Männlich 12, weiblich 10 | | |
| Kinder 15–19 Jahre | Männlich 14, weiblich 11 | | |
| Erwachsene 19–24 Jahre | Männlich 11, weiblich 7 | Männlich 14, weiblich 8 | Männlich 16, weiblich 10 |
| Erwachsene ab 25 Jahren | Männlich 11, weiblich 7 | Männlich 14, weiblich 8 | Männlich 16, weiblich 10 |
| Schwangere 1. Trimester | 7 | 9 | 11 |
| Schwangere 2. und 3. Trimester | 11 | 13 | 14 |

**Tab. 2.173** Zinkformen, ihre Anwendung und Bioverfügbarkeit [969]

| Zinkform | Anwendung | Bioverfügbarkeit |
|---|---|---|
| Zinkcarbonat | Kein üblicher Bestandteil von Supplementen [614] | Schlecht löslich, schlechte Resorptionsrate [1390]. |
| Zinksulfat | Arzneimittel | Schlechte Resorption bei Einnahme mit der Mahlzeit, Erhöhung der Serumwerte um den Faktor 2 bei Einnahme nüchtern [729]. Zusätzlich erhöht sich die renale Zn-Ausscheidung um 140 % bei 50 mg Einnahme nüchtern [1335]. Bei Menschen mit Nierenfunktionsstörungen ungeeignet. |
| Zinkoxid | Wund- und Heilsalben, aber auch Nahrungsergänzungsmittel oft ohne amtliche Zulassung | Relative Bioverfügbarkeit von 61 % im Tierversuch, bei der Einlagerung im Knochen (Verwertung) waren es nur 44 % [1453]. Bei Störungen der Magensäureproduktion ungeeignete Form [553]. |
| Zinkgluconat | | Im Alltag hohe Bioverfügbarkeit und gute Verträglichkeit. Eine Verteilung der Dosis auf mehrere Einzeldosen verbessert die Aufnahme. |
| Zinkorotat | | Orotsäure wurde negativ beschrieben, da die Wirksamkeit nicht nachgewiesen wurde [189]. Schlechte Dokumentation der Bioverfügbarkeit. Orale Gabe scheint langsamer resorbiert zu werden, parenterale Gabe besser geeignet (Tierversuch) [24]. |
| Zinkpantothenat | In Deutschland nicht im Handel | Nach oraler Gabe geringfügig schlechtere Bioverfügbarkeit im Tierversuch. |
| Zinkaspartat | Häufiger Einsatz als Supplement | Nur in einer Tierstudie bessere Resorption, ansonsten schlechtere Aufnahme. In magensaftresistenter Zubereitung wird es nicht resorbiert [340]. Neuere Studien fehlen. |
| Zink-Lysin und Zink-Methionin | Nicht im Handel | Tierstudien führten zu gegensätzlichen Ergebnissen. In einer Studie an Hühnern erbrachte es je nach Futter eine Bioverfügbarkeit von 117 bzw. 177 % [1454]. |
| Zink-Histidin | An Aminosäure gebundenes Zink weist eine bessere Bioverfügbarkeit auf als anorganische Zinksalze. | Nach Zinksulfat die am besten untersuchte Form. Histidin wirkt resorptionsfördernd, hat physiologische Cotransportfunktion und eine gute Verträglichkeit. Hohe Dosen an Histidin (Verhältnis Histidin zu Zink 130 : 1) hemmen die Resorption [13]. Histidin kann bei Atopikern allergische Reaktionen hervorrufen. |

**Tab. 2.174** Hitliste zinkreicher Nahrungsmittel (in mg Zn/100 g FG) (nach [122])

| Kategorie | Zink (mg/100 g) | Lebensmittel |
|---|---|---|
| Sehr zinkreich | > 5 | Auster, Weizenkeime |
| Zinkreich | 2–5 | Muskelfleisch (Rind, Kalb, Schwein, Geflügel), Innereien (Leber, Nieren, Herz) |
| Mäßig zinkreich | 0,5–2 | Eier, Milch, Käse, Fisch, Karotten, Kartoffeln, Vollkornbrot |
| Zinkarm | < 0,5 | Obst, grüne Gemüse, Hülsenfrüchte, Fette, Weißbrot |

### Vorkommen in Nahrungsmitteln

Für die tägliche Praxis hat sich die Einteilung ➤ Tab. 2.174 bewährt.

Generell gilt, dass Zink tierischen Ursprungs (inklusive Eier und Käse) am besten resorbiert wird, da hier die hohe Proteinbindung die Resorption nach dem Verzehr fördert. Pflanzliche Zinkquellen mit hoher Proteinbindung (s. o.) sind ebenfalls gute Zinkquellen, aber durch Schälen und Verarbeitung kann es zu erheblichen Verlusten kommen.

Bei pflanzlichen Zinkquellen wirkt die dort vermehrt vorkommende Phytinsäure hemmend auf die Zinkresorption, weshalb Zink aus tierischen Lebensmitteln vorzuziehen sind. Dies ist speziell für **Veganer** wichtig. Oft haben Veganer ein Phytat-Zink-Verhältnis von > 15 : 1, was den Zinkbedarf um gut 50 % steigen lässt. Es gibt Hinweise darauf, dass Erwachsene mit der Zeit diese verminderte Resorption durch einen noch nicht näher bekannten Adaptationsmechanismus kompensieren.

**PRAXISTIPP**

Veganer können durch den Verzicht auf Fleisch und tierische Produkte nicht ausreichend Zink zuführen und sollten es daher einige Zeit täglich supplementieren. Hat der Organismus dieses Manko kompensiert, ist eine Supplementierung nicht zwingend. Kinder können den Zinkmangel bei veganer Ernährung dagegen nicht kompensieren.

## 2.5.18 Nickel (Ni)

### Chemie und Eigenschaften

Das Schwermetall Nickel gehört zur Eisengruppe und ist ein Übergangsmetall. Mittlerweile ist unstrittig, dass Nickel ein essenzielles Spurenelement ist. Im menschlichen Körper liegt der Bestand bei 0,001 %. Nickel ist Bestandteil von Enzymen wie den Ureasen und Lactatdehydrogenase. In der Medizin wird Nickel als Legierungsbestandteil bei chirurgischen Instrumenten, in der Prothetik und bei Brillen eingesetzt.

### Resorption, Verteilung und Ausscheidung

Nickel stammt zu über 90 % aus pflanzlicher Nahrung und wird im Duodenum und Jejunum resorbiert. Es wird vermutet, dass die Resorptionsrate bei etwa 1–10 % liegt.

Nach der Resorption wird der größte Teil des Nickels im Körper an Albumin gebunden, dort wetteifert es mit Kupfer um die Bindungsstellen. Durch kleine Peptide oder Aminosäuren (v. a. Histidin) wird ein Teil des Nickels komplexiert. Das Transportprotein **Nickeloplasmin,** ein $\alpha_2$-Globulin, bindet Nickel im Plasma in schwer austauschbarer Form.

Der Körperbestand wird auf 0,5–10 mg geschätzt. Das Spurenelement ist in der Lunge, den Nieren und hormonbildenden Geweben enthalten.

Nickel wird nach der Resorption rasch wieder eliminiert. Die Ausscheidung findet zum Großteil über die Nieren statt. Schwer lösliche Nickelverbindungen werden nur unvollständig resorbiert und über den Fäzes ausgeschieden. Ein kleiner Anteil des Nickels wird über Haare, Haut, Milch und Schweiß eliminiert [992]. Nickel kann wie Zink über abschilfernde Hautzellen verloren gehen. Unter physiologischen Bedingungen spielen diese Verluste jedoch keine Rolle.

### Biochemische Funktionen

Viele Funktionen des Nickels sind bisher nicht bekannt. Gesichert ist, dass es integraler Bestandteil folgender **Enzyme** ist, an deren Funktionen es als Cofaktor oder koordinierend beteiligt ist:

- Glutamatdehydrogenase: Stickstoffmetabolismus, Freisetzung von Ammonium
- Lactatdehydrogenase: Milchsäuregärung
- Urease: Harnstoffspaltung in Ammoniak und $CO_2$
- Nickel-Eisen-Hydrogenase: Wasserstoff produzierende und nutzende Enzyme
- Methyl-Coenzym-M-Reduktase: katalysiert den letzten Schritt der biologischen Methansynthese
- HMG-CoA-Reduktase (3-Hydroxy-3-Methyl-glutaryl-Coenzym-A-Reduktase): geschwindigkeitsbestimmendes Enzym bei der Cholesterinsynthese
- Acetyl-CoA-Synthase: ist am Metabolismus von Acetat beteiligt
- Nickel-Superoxiddismutase: schützt Zellen vor oxidativen Schäden

Im Normalfall bindet Nickel an weitere Enzyme und Proteine, kann aber bei Bedarf auch durch andere Kationen ersetzt werden:

- Alpha-Foetoprotein: kann Nickel binden, ist aber kein Enzym
- Aciredukton-Dioxygenase: Methionin-Salvage-Stoffwechselweg, bindet Nickel oder anderes 2-wertiges Kation
- Polyribonukleotid-5'-Hydroxylkinase CLP1: benötigt als Cofaktor Magnesium, Mangan oder Nickel

Hohe Nickelkonzentrationen finden sich auch in der RNA und DNA; dort übernimmt es wahrscheinlich stabilisierende Funktionen. Nickel-Ionen stabilisieren einen veränderlichen Faktor innerhalb der Blutgerinnung. Es gibt Hinweise darauf, dass Nickel einen gewissen Schutz vor Pankreatitis, Nephritis und Leberzirrhose bietet.

Nickelabhängige **Hormone** (Synthese und Funktion):

- Prolactin
- Adrenalin
- Noradrenalin
- Aldosteron
- Vasopressin: verbesserte Wirkung durch Nickel
- Insulin: verstärkte Wirkung durch Nickel

## Normwerte und Bestimmung

Nickel kann im Serum, aus den Haaren, dem Urin und den Fäzes bestimmt werden. Die Haarbestimmung erfordert relativ viel Material, so dass die Bestimmungen aus Urin oder Fäzes vorzuziehen sind.

| Normwerte | |
|---|---|
| Nickel im Serum: | 0,1–0,6 µg/l |
| Nickel im 24-Stunden-Urin: | 1–3 µg/24 h |

**PRAXISTIPP**

In belasteten Regionen können die Nickel-Serumwerte auf 7,5 µg/l ansteigen, ohne dass es zu Auffälligkeiten kommt [992].

## Versorgungssituation

Die Versorgungssituation gilt in unseren Breiten unter physiologischen Bedingungen als sehr gut, da die 6- bis 7fache Menge des Tagesbedarfs über die Nahrung zugeführt wird. Im Durchschnitt wird geschätzt, dass die tägliche Zufuhr bei 300–500 µg liegt. Neben der Nahrung atmen wir auch Nickel ein (2–14 µg/Tag in Städten) und führen es über das Trinkwasser (2 µg/Tag) zu.

**GEFAHR**

Eine Zigarette enthält etwa 2,3 ng Nickel [992]. Eine gerauchte Packung Zigaretten bedeutet einen zusätzliche Nickelzufuhr von bis zu 4 µg [1392].

## Klinische Symptomatik

### Mangelsymptome

Bei dem sehr seltenen isolierten Nickelmangel finden sich folgende Symptome:

- Eisenverwertungsstörung
- Verminderte Wirksamkeit des Citratzyklus
- Störungen des Glucoseabbaus

### Symptome bei Überdosierung

Über die Symptomatologie bei Nickelintoxikationen liegt bisher wenig vor. In der Industrie kann es durch Inhalation asthmaähnliche Symptome geben. 1–2 % der Männer und mehr als 20 % der Frauen leiden aber an einer **Nickelallergie.** In 2 Drittel der Fälle liegt gleichzeitig ein Zinkmangel vor. Bei aufgefüllten Nickeldepots kann der Kontakt mit Nickellegierungen eine Dermatitis mit starkem Juckreiz auslösen. Nickelhaltige Endoprothesen können täglich bis zu 20 µg/kg KG an Nickel freisetzen.

**PRAXISTIPP**
Nickel-Allergiker leiden meist unter einem Zinkmangel.

Die giftigste Nickelverbindung ist das flüchtige **Nickelcarbonyl** $Ni(CO)_4$, da es stark lipophil ist und daher gut resorbiert wird und die Blut-Hirn-Schranke überwindet. Nach dem Einatmen kann es zu Übelkeit, Kopfschmerzen, Schwindel, Dyspnoe und Schlaflosigkeit kommen. In der Folge kann eine diffuse chemische Pneumonie, mit Akutem Atemnotsyndrom (ARDS) bis zum Tod auftreten. Zusätzlich sind Blutungen und Hirnödeme sowie schwerwiegende Komplikationen der Leber, Niere und Nebenniere möglich, die ebenfalls letal sein können. Beim Überleben treten oft schwere bleibende Schäden auf [992].

**GEFAHR**
Nickelverbindungen sind teilweise krebserregend (Nickelcarbonat, Nickel(hydr)oxid, Nickelsubsulfid, Nickelsulfat, Nickeltetracarbonyl), zu Neoplasmen kommt es hauptsächlich in der Lunge [992].

### Anwendungsgebiete

Spezielle Anwendungsgebiete für Nickel sind bisher nicht beschrieben. Inwieweit Nickel bei Leberzirrhose, Urämie oder Pankreatitis als Supplement sinnvoll ist, muss noch geklärt werden.

### Interaktionen

Interaktionen sind in der Regel nicht zu erwarten. Die Interaktionen mit den angegebenen Mikronährstoffen (> Tab. 2.175) betreffen unphysiologisch hohe Zufuhren.

**PRAXISTIPP**
Obwohl Nickel eine elektrochemische Ähnlichkeit mit anderen 2-wertigen Metallen hat, wie Kalzium, Magnesium, Kupfer, Zink und Eisen, kommt es bei physiologischen Dosierungen jedoch nur bei Eisen zu Resorptionsstörungen [992].

**Tab. 2.175** Interaktionen zwischen Nickel und speziellen Nährstoffen

| Nährstoffe | Interaktionen |
|---|---|
| Eisen | Behindert in größeren Mengen die Ni-Resorption, bei Ni-Mangel kommt es zu Fe-Verwertungsstörungen und ggf. Anämie, Fe-Mangel fördert die Ni-Resorption |
| Kalzium | Hohe Mengen verringern die Ni-Resorption |
| Kupfer | Behindert in größeren Mengen die Ni-Resorption |
| Zink | Behindert in größeren Mengen die Ni-Resorption, Ni-Mangel reduziert den Zn-Gehalt der Leber |

### Täglicher Bedarf

Der Tagesbedarf eines Erwachsenen liegt bei 2–50 µg. Wie schon erwähnt (s Versorgungssituation), liegt die tatsächliche tägliche Zufuhr um den Faktor 6–7 darüber.

### Vorkommen in Nahrungsmitteln

Besonders nickelreich sind pflanzliche Nahrungsmittel. Folgende Nahrungsmittel tragen zur Nickelversorgung bei:

- Kakao und Kakaoprodukte
- Sojabohnen, Linsen, Bohnen und Erbsen
- Kopfsalat, Spargel und Petersilie
- Haferflocken
- Backwaren
- Fleisch und Wurst

Fleisch und Wurst enthalten zwar relativ wenig Nickel, doch aufgrund ihres hohen Anteils an der bundesdeutschen Ernährung tragen sie dennoch stark zur Nickelversorgung bei. Relativ viel Nickel enthält Straußenfleisch, das darüber hinaus fett- und cholesterinarm ist.

## 2.5.19 Fluor (F)

### Chemie und Eigenschaften

Fluor gehört zu der Gruppe der Halogene, ist extrem reaktionsfreudig und kommt in der Natur nur chemisch gebunden vor (z. B. in Kryolith, Apatit). Wichtigster Vertreter ist Kalziumflorid ($CaF_2$). Für den menschlichen Organismus sind nur die anorganischen Verbindungen von Interesse, da sie Fluorid freigeben können. In der Medizin findet es Anwendung in Arzneimitteln, z. B. Antirheumatika und Nebennierenrindenhormone.

**GEFAHR**

Fluorverbindungen finden sich ebenfalls in Schadstoffen industrieller Abgasemissionen (Kraftwerke, Müllverbrennung, Keramik-, Zement-, Aluminium- und Emailleindustrie) [347].

## Resorption, Verteilung und Ausscheidung

Das über die Nahrung und Wasser aufgenommene Fluor wird im gesamten Gastrointestinaltrakt zu 100 % resorbiert. Im Magen wird Fluorid nach Protonierung zu Flusssäure bereits teilweise über passive Diffusion absorbiert, die restliche Menge wird dann vorwiegend im Dünndarm ebenfalls durch passive Diffusion, unabhängig vom pH-Wert, aufgenommen. Die gleichzeitige größere Zufuhr von Aluminium, Kalzium und Magnesium kann die Fluorresorption behindern, da sich schwer lösliche Komplexe bilden können. Die Bioverfügbarkeit von Fluorid in freier Form (gelöst in Wasser) ist besser als diejenige der proteingebundenen Form.

**PRAXISTIPP**

Es werden fast 100 % des Natriumfluorids in wässriger Lösung resorbiert [352 a]. Die Aufnahmerate in Mischkost beträgt 80–90 % [513 c].

Fluor verteilt sich nach der Resorption rasch und gleichmäßig im gesamten Körper, Speicherort ist das Skelettsystem inklusive des Zahnapparats (Zahnschmelz). Ein geringer Anteil ist in Haut, Haaren und Nägeln vorhanden. Der Gesamtkörperbestand beträgt 2–4 g.

99 % des Fluors ist in Knochen und Zähnen in Form von Fluorapatit [$Ca_5(PO_4)_3F$] gespeichert. Steigt der Fluoridgehalt im Blutplasma an, wird das Spurenelement vermehrt im harten Gewebe eingelagert, sinkt die Plasmakonzentration, wird es vermehrt freigesetzt [513 c]. Im Säuglingsalter können zwischen 50–90 % des löslichen Fluorids retiniert werden, bei Erwachsenen nur noch bis zu 10 %.

**PRAXISTIPP**

Etwa 60–80 % des Fluorids bleiben im Skelett retiniert, nur ein geringer Teil ist austauschbar [352 a].

Die Ausscheidung erfolgt zu über 90 % über den Urin, nur ein geringer Rest wird intestinal eliminiert [321 b]. Der Organismus passt langfristig die Ausscheidung der Versorgungslage an [513 c].

## Biochemische Funktionen

Fluor ist für die Bildung von Apatit (Härtung von Knochen und Zähnen) essenziell, der bei Fluormangel kaum gebildet wird. Daher ist eine ausreichende Fluorversorgung wichtig zur Prophylaxe von Karies, Osteoporose und verschiedenen Knochenkrankheiten. Das Fluorid dient im Hartgewebe als Kristallisationskeim. Es wird gegen Hydroxyl-Ionen ausgetauscht und in die Apatitkristalle in Knochen und Zahn eingelagert, so dass es zur Härtung des Gewebes kommt. Darüber hinaus ist Fluor für folgende Reaktionen nötig:

- Förderung des Thymidineinbaus (Knochenhärtung) in den Knochen bildenden Zellen (konnte bisher nur im Labor nachgewiesen werden)
- Remineralisierung des Zahnschmelzes
- Hemmung der Glucose abbauenden Enzyme der Mundbakterien mit Hemmung der Karies fördernden Säuren
- Aktivität der Alkalischen Phosphatase
- Förderung des Hydroxyprolineinbaus in Kollagen
- Förderung der Kalziumablagerung in neugebildetem Knochen

**PRAXISTIPP**

Eine negative Korrelation zwischen Fluoridgehalt im Trinkwasser und der Prävalenz von Karies wurde in epidemiologischen Studien nachgewiesen. Daher ist gerade in der Phase der Zahnentwicklung bei Kindern auf eine ausreichende Fluoridzufuhr zu achten [513 c].

Im Knochen werden zwar ebenfalls Hydroxygruppen durch Fluorid in der kristallinen Apatitstruktur ersetzt, so dass sich die Knochendichte erhöht, jedoch wird gleichzeitig die Elastizität verringert, so dass Fluor nicht der Frakturprophylaxe dient [352 a].

## Normwerte und Bestimmung

Die Bestimmung erfolgt mittels spezieller, fluorsensitiver Elektronen.

**Normwerte**

| | |
|---|---|
| Fluor im Serum: | 5–20 µg/l |
| Fluor im Urin: | < 500 µg/l |

## Versorgungssituation

Zu Fluor können keine einheitlichen Aussagen gemacht werden, da es im Wesentlichen über das Trinkwasser zugeführt wird und der Fluorgehalt des Wassers starken regionalen Schwankungen unterliegt. Insgesamt gilt Deutschland als Fluormangelgebiet, da die Böden nach den Eiszeiten arm an Fluor und Jod sind. Über 90 % der Trinkwässer in Deutschland enthalten < 0,30 mg Fluor/l. Ein gesunder Erwachsener müsste demnach bis zu 12 Liter Wasser am Tag trinken, um seinen Fluorbedarf zu decken.

**PRAXISTIPP**

Eine Fluoridergänzung ist im 1. Lebensjahr besonders wichtig, da der Zahnschmelz vor allem vor dem Zahndurchbruch in die Mundhöhle mit Nahrungsfluorid versorgt werden sollte.

## Klinische Symptomatik

### Mangelsymptome

Ein andauernder Mangel erhöht das Risiko, speziell bei Kindern, für Karies und Zahnfäule. Bei Frauen steigt das Osteoporoserisiko durch dauerhaften Fluormangel.

**PRAXISTIPP**

Karies entsteht nicht durch einen Fluormangel, sondern durch Ernährung mit viel Kohlenhydraten (zuckerhaltige Nahrung) und schlechter Mundpflege. Kalzium, Phosphor, Vitamin A und Vitamin D spielen bei der Kariesentstehung ebenfalls eine Rolle [52].

Bei Tieren kommt es durch Fluoridmangel zu einem verminderten Wachstum, beim Menschen ist dies nicht bestätigt.

### Symptome bei Überdosierung

Fluorid kann akut oder chronisch toxisch wirken, wenn es überdosiert wird. Eine akute Toxizität tritt bei einer Einnahme > 1 mg/kg KG auf. Symptome sind Übelkeit, Erbrechen und Bauchschmerzen. Eine chronische Überdosierung tritt auf, wenn in den ersten 8 Lebensjahren zu viel Fluorid zugeführt wird. Die Folge sind bandförmige, weißliche Flecken im Zahnschmelz [321 b], eine sogenannte Dentalfluorose, die während der Schmelzbildung entstehen kann. In besonders schweren Fällen ist die Zahnschmelzhärte so reduziert, dass es zu oberflächigen, hypoplasieartigen Defekten kommt [124 a].

Die Symptome einer Überdosierung sind abhängig von der zugeführten Fluormenge (zugrunde gelegt werden physiologische Zufuhren über das Trinkwasser von 25–35 mg/kg KG am Tag):

- **Bis 2 mg Fluor/l Trinkwasser:** Dentalfluorose (Raucherzähnen ähnliche kalkige Ablagerung an den Zähnen).
- **5–8 mg Fluor/l Trinkwasser:** Knochenfluorose (mit Skelettveränderungen wie Osteosklerose, Spondylarthrose).
- **10 mg Fluor/l Trinkwasser:** Skelettfluorose bei älteren Kindern und Erwachsenen möglich.
- **> 20 mg Fluor/l Trinkwasser:** schnelle Verknöcherung der Wachstumsfugen und somit starke Beeinträchtigung des Wachstums. Bei Erwachsenen kommt es zu Ankylosierung der Wirbelsäule, Gelenkversteifung und Gelenkschmerzen.

**GEFAHR**

Enthält das Trinkwasser > 0,7 mg Fluorid/l, brauchen keine Supplemente oder angereichertes Speisesalz zugeführt werden.

## Anwendungsgebiete

Eine Fluorsubstituierung mit der Nahrung ist heute in Deutschland unumstritten, sie trägt erheblich zur Prophylaxe von Karies und Osteoporose bei. Die Substituierung per Tablette wird inzwischen jedoch nicht mehr praktiziert, da die lokale Zufuhr zur Kariesprophylaxe ausreichend ist und vermehrt Fluoroseflecken (➤ Kap. 6.5) aufgetreten sind.

Kinder und Erwachsene sollten darauf achten, dass ihre Nahrung Fluorzusätze enthält. Sehr wichtig für die Zahnfestigkeit bei Erwachsenen sind Fluorzusätze in der Zahnpasta. Sie sind aber nur wirksam, wenn sich die Zahnpasta ausreichend lange im Mund befindet (2–3 Minuten). Die Substituierung von Schwangeren mit Fluortabletten hat gegenüber einer Optimierung der Nahrung mit Fluorzusätzen keinen Vorteil.

**PRAXISTIPP**

Sind die Zähne fertig entwickelt, ist eine topische Fluoridanwendung über die Zahnpasta und die Verwendung von fluoridreichem Speisesalz sinnvoll. Kinder bis zum 3. Lebensjahr sollten die Zähne fluoridfrei gereinigt bekommen. Vom 3. bis zum 6. Lebensjahr sollte die Fluoridkonzentration in der Zahnpasta niedrig sein (25–50 mg/100 g). Zahnpasta für Erwachsene weist mit 100–150 mg/100 g einen hohen Fluoridgehalt auf.
Kleinkinder, die mit fluoridhaltiger Zahnpasta die Zähne gepflegt bekommen, sind bereits ausreichend systemisch versorgt und sollten keine zusätzlichen Supplemente oder angereichertes Speisesalz bekommen. Frühgeborene sollten erst ab einem Körpergewicht von 3.000 g Fluoridsupplemente erhalten [321 b].

## Interaktionen

Unter physiologischen Bedingungen sind Interaktionen (➤ Tab. 2.176) nicht zu erwarten. Antazida, die Kalzium, Magnesium oder Aluminium enthalten, können die Fluorresorption reduzieren.

**Tab. 2.176** Interaktionen zwischen Fluor und speziellen Nährstoffen

| Nährstoffe | Interaktionen |
|---|---|
| Aluminium | Fluorresorption (↓) |
| Kalzium | Fluorresorption (↓). Bei hohen Dosen gibt es eine Wirkumkehrung und Ca kann die toxische Wirkung von Fluor steigern |
| Magnesium | Fluorresorption (↓) |
| Vitamin D | Hohe Vitamin-D-Dosen können die toxische Wirkung von Fluor steigern |

**Tab. 2.177** Täglicher Bedarf an Fluorid (in mg Fluor/Tag) (modifiziert nach [1023])

| Alter | Fluorid (mg/Tag) | |
|---|---|---|
| | männlich | weiblich |
| Bis 4 Monate | 0,25 | 0,25 |
| 4.–12. Monat | 0,5 | 0,5 |
| 1.–4. Lebensjahr | 0,7 | 0,7 |
| 4.–10. Lebensjahr | 1,1 | 1,1 |
| 10.–13. Lebensjahr | 2,0 | 2,0 |
| 13.–19. Lebensjahr | 3,2 | 2,9 |
| 19 Jahre und älter | 3,8 | 3,1 |
| Schwangere und Stillende | – | 3,1 |

## Täglicher Bedarf

Der tägliche Bedarf ist alters- und geschlechtsabhängig (➤ Tab. 2.177).

## Vorkommen in Nahrungsmitteln

In Nahrungsmitteln ist relativ wenig Fluor enthalten, am meisten noch in schwarzem Tee, Algen, Meerestieren, Meeresfischen (v. a. in Gräten und Schalen) sowie in Kräutern und Gewürzen. Der Bedarf wird heute vor allem über fluorierte Speisesalze, fluorierte Mineralwässer und Zahnpasta gedeckt.

# 2.5.20 Vanadium (V)

## Chemie und Eigenschaften

Das Schwermetall Vanadium kommt mit 1- bis 6-wertigen Verbindungen in Pflanzen und Böden vor. Durch die Zufuhr über pflanzliche Nahrungsmittel, vor allem aus Ölen, nimmt der Mensch Vanadium auf. Bisher ist Vanadium nicht als eindeutig essenziell deklariert, aber es ist im Organismus an einer Reihe wichtiger Prozesse beteiligt.

## Resorption, Verteilung und Ausscheidung

Vanadium wird über den gesamten Gastrointestinaltrakt resorbiert. Allerdings wird nur ein geringer Teil aus der Nahrung aufgenommen. Die Ausscheidung erfolgt im Wesentlichen über den Urin. Nach der Resorption verteilt sich das Vanadium vor allem auf Knochen, Nieren, Lunge, Leber und Milz. Der Körperbestand beträgt bis zu 100 g.

### Biochemische Funktionen

Vanadium ist beteiligt an:

- Mineralisierung von Zähnen und Knochen
- Initiierung der Cholinsynthese
- Steuerung der Cholinesterase-Aktivität
- Hemmung der Cholesterinsynthese in der Leber
- Essenzieller Bestandteil des Eisenstoffwechsels
- Regulierung des Cystinmetabolismus
- Katalysator von Redoxsystemen
- Im Tierversuch insulinähnliche Wirkung, deren Mechanismus bis dato unbekannt ist

### Normwerte, Bedarf, Versorgungssituation

Der Gesamtkörperbestand liegt bei 17–43 mg. Die tägliche Aufnahme kann nur geschätzt werden, allerdings variieren die Angaben der einzelnen Autoren erheblich zwischen 5 µg und 2 mg/Tag. Wahrscheinlich liegt der tägliche Bedarf bei 15–30 µg. Ein Mangel beim Menschen ist bisher nicht bekannt.

### Überdosierung

Bei hohen Aufnahmen durch Kontakt im Beruf können Krämpfe, Depressionen, gastrointestinale und psychische Störungen auftreten.

### Vorkommen in Nahrungsmitteln

Vanadium ist vor allem in Pflanzenölen reichlich enthalten, in Gelatine und im Buchweizen. In den meisten anderen Lebensmitteln kommt es nur in geringen Mengen vor. Lieferanten sind auch Hülsenfrüchte, Obst, Gemüse, Austern und Nüsse.

**GEFAHR**
Das Erhitzen von Pflanzenölen zerstört Vanadium.

## 2.5.21 Bor (B)

### Chemie und Eigenschaften

Bor ist ein sehr hitzebeständiges Halbmetall. Für Pflanzen ist Bor essenziell, da es dem strukturellen Aufbau der Zellwände und dem Energiestoffwechsel dient. Ob es für den Menschen essenziell ist, ist immer noch nicht bewiesen. In der Natur kommt es meist in komplexen, für Pflanzen essenziellen Verbindungen (mit Glucose, Vitamine $B_2$, $B_6$ und C) vor. Sauerstoffhaltige Verbindungen sind z. B. Natriumborat (Borax), Kernit und Borsäure. In Gestein, Böden, Meer- und Süßwasser und Pflanzen existieren anorganische Borverbindungen. Es wird zur Herstellung von Herbiziden, Dünge- und Reinigungsmitteln eingesetzt sowie in der Lebensmittelindustrie (Borsäure: Konservierungsmittel E 284), in Lebensmittelverpackungen, Waschmitteln, Klebstoffen, Farben und Insektiziden. Auch im medizinischen und pharmazeutischen Bereich findet es dank seiner antiseptischen Wirkung Anwendung [530].

### Resorption, Verteilung und Ausscheidung

Das in der Nahrung enthaltene Bor wird aus den komplexen Verbindungen gelöst und im Magen-Darm-Trakt in Borsäure umgewandelt. In dieser Form kann das Bor rasch resorbiert werden und wird ohne Anreicherung im Gewebe wieder rasch ausgeschieden.

### Biochemische Funktionen

Obwohl es noch nicht als essenziell eingestuft wurde, scheint eine gute Versorgung mit Bor einen positiven Einfluss auf die menschliche Gesundheit zu haben. Metabolische Regelkreise, die bei der enzymatischen Aktivität und zellulären Signalübertragung eine Rolle spielen, werden von Bor beeinflusst. Organische Verbindungen (Riboflavin, Pyridoxin, Glucose, Glykoproteine) können mit Borsäure reagieren und Komplexbindungen eingehen. Serinproteasen werden durch Bor gehemmt, indem das Spurenelement mit der Hydroxygruppe des Serins einen Komplex bildet.

**Homonstoffwechsel** Bor spielt eine wichtige Rolle bei der Synthese von Steroidhormonen wie Östrogen, Testosteron und Vitamin D [1004]. Borverbindungen liefern die Hydroxygruppen, die die Synthese der Hormone erst ermöglichen. Außerdem wird Bor ein gewisser Schutz der Steroidhormone vor einem vorzeitigen Abbau zugesprochen. Es wird vermutet, dass Bor die Halbwertszeit von Vitamin D und Östradiol verlängern kann [1101].

**PRAXISTIPP**

Bor wird zur Therapie einer Osteoporose eingesetzt. Frauen, die Bor bekamen, hatten doppelt so hohe Östrogenspiegel (17-β-Östradiol) wie bei einer Östrogentherapie. Gleichzeitig verbessern sich unter Bor die Östradiolvorstufen und der Testosteronspiegel.

**Knochengesundheit** Bor scheint die renale Ausscheidung von Kalzium, Magnesium und Phosphor bei postmenopausalen Frauen zu reduzieren – alles Mineralstoffe, die für die Knochenstruktur wichtig sind. Studien in Zellkulturen zeigten, dass der Zusatz von Bor die Bildung von mineralisierten Knötchen in Osteoblasten und mineralisiertem Gewebe sowie die Expression von Kollagen Typ 1 und der Knochenformationsmarker Knochen-Sialoprotein, Osteopontin, Osteocalcin und RunX fördert. Bor steigert auch die Spiegel knochenmorphogenetischer Proteine (BMP4, BMP6, BMP7) sowie in vitro die odontogene und osteogene Differenzierung humaner Zahnkeimzellen [493].

**Hemmung der Hyaluronidase** Zusammen mit Vitamin C und Bioflavonoiden verhindert Bor den Abbau der Hyaluronsäure (➤ Kap. 2.8.3) durch Hemmung des Enzyms Hyaluronidase. Dadurch Linderung arthritischer Beschwerden.

**Krebsprophylaxe** In Prostatakarzinom-Zelllinien steigert Bor die antiproliferative Effektivität von chemopräventiven Substanzen (Selen und Genistein) [493]. Das prostataspezifische Antigen (PSA) induziert als Serinprotease die Zersetzung des IGF-bindenden Proteins 3 mit einem Anstieg des IGF-1-Spiegels als Folge. IGF-1- und IGF-2 spielen eine wichtige Rolle bei der Entstehung und Progression von Prostatakarzinomen. Durch die verstärkte Aktivierung des IGF-Signalwegs kommt es zur Proliferation und zur Apoptosehemmung in Prostatakarzinomzellen. Bor wirkt als Inhibitor der Serinprotease und verhindert dadurch diese Aktivierung des IGF-Signalwegs. Im Tierversuch reduziert Bor die Tumorgröße und die Proliferationsrate des Prostatakarzinoms [493]. Auch in Brustkrebs-Zelllinien konnten wachstums- und proliferationshemmende Effekte nachgewiesen werden, ebenso bei Gebärmutterhals- und Lungenkrebs [493].

**STUDIEN**

In einer Studie wurden die Daten von 8.700 gesunden Männern und 95 Prostatakrebspatienten ausgewertet. Es wurde festgestellt, dass die Männer mit der höchsten Boraufnahme (1,36–1,54 mg/Tag; gemäß Interviewangeben zur Ernährung) ein um 64 % reduziertes Risiko hatten, Prostatakrebs zu bekommen, im Vergleich zu Männern mit einer niedrigen Borzufuhr (0,52–0,64 mg/Tag). Allerdings sollte man dieses Ergebnis nach Meinung der Autoren noch mit Vorsicht betrachten [284]. Eine andere Studienauswertung mit über 35.200 Männern, von denen 832 ein Prostatakarzinom entwickelten, konnte diese Vermutung nicht bestätigen [465].

**GEFAHR**

Ob Borsäure und Borax reproduktionstoxische Stoffe sind, kann nicht gänzlich ausgeschlossen werden. In Tierversuchen haben sie negative Wirkungen gezeigt [530].

**Gehirn, ZNS** Eine verringerte Borzufuhr führt bereits nach kurzer Zeit zu Veränderungen im Gehirnstoffwechsel mit Funktionseinschränkungen. Bei älteren gesunden Frauen und Männern kam es bei borarmer Diät (0,25 mg/2.000 kcal) im EEG zu einer signifikanten Steigerung der niederfrequenten Hirnaktivität als Zeichen einer reduzierten Bewältigung psychomotorischer Aufgaben und zur Abnahme der hochfrequenten Aktivität als Zeichen der Gedächtnisleistung [1073].

**GEFAHR**

Unter Borentzug kommt es vermehrt zu Störungen beim Lernen und der manuellen Geschicklichkeit und zu einer Abnahme der Aufmerksamkeit, der Wahrnehmung und des Langzeitgedächtnisses [1071, 1072].

**Antientzündliche Wirkung** Bor hemmt die Cyclooxygenase und die Lipoxygenase, interagiert mit NF-κB und verringert die Leukotriensynthese sowie die ROS-Synthese (Respiratory burst ↓) [493].

## Normwerte und Bestimmung

Der Blutplasmaspiegel liegt zwischen 15 und 100 µg/l.

## Versorgungssituation

Bor wird täglich aus verschiedenen Quellen aufgenommen, zum größten Teil aus der Nahrung. Die tägliche Zufuhr kann nicht eindeutig festgestellt werden. Üblicherweise werden ca 3–6 mg/Tag zugeführt [197].

Gemäß EFSA ist ein physiologischer Bedarf an Bor nicht bewiesen. Sie empfiehlt für Erwachsene, maximal 10 mg/Tag aufzunehmen.

**PRAXISTIPP**

Vegetarier können mit der Zufuhr vieler borhaltiger Nahrungsmittel die empfohlene maximale Zufuhr von 10 mg Bor/Tag einfach erreichen.

## Klinische Symptomatik

### Mangelsymptome

Ein Bormangel beim Menschen ist bisher nicht nachgewiesen worden. Allerdings sind Menschen in Ländern mit borarmen Böden (z. B. Jamaika, Mauritius) häufiger von einer Arthritis belastet. Bewohner nehmen dort im Schnitt nur etwa 1–2 mg Bor am Tag zu sich.

Bei einer geringen Zufuhr kam es in Experimenten zu einer verringerten Wellenlänge der Hirnströme. Die Folgen sind eine reduzierte Motorik und Aufmerksamkeitsdefizite (s. Biochemische Funktionen). Außerdem steigt bei Bormangel die renale Ausscheidung von Kalzium und Magnesium an.

**PRAXISTIPP**

Bei nutritivem Stress (Magnesiummangel, Aluminiumbelastung) und metabolischen Stress (z. B. Abfall der Östrogenspiegel) erhöht sich der Borbedarf [493].

### Symptome bei Überdosierung

Eine zu hohe Borzufuhr wirkt toxisch, da Enzymaktivitäten gehemmt werden. Es kommt zu Erbrechen, Diarrhö, Kopfschmerzen, Unruhe und Nierenschädigungen bei sehr hohen Dosierungen (> 100 mg/Tag).

**GEFAHR**

Eine Intoxikation mit Borsäure ist bei Kleinkindern bei 3–6 g und bei Erwachsenen bei 15–20 g tödlich [337].

## Anwendungsgebiete

In den USA ist Bor in geringen Mengen in Nahrungsergänzungsmitteln enthalten, die den Knochenaufbau fördern. Patienten mit einer **Osteoarthritis** profitieren von 6 mg Bor/Tag. In einer doppelblinden, placebokontrollierten Studie gingen innerhalb von 8 Wochen die Schmerzen zurück und die Beweglichkeit der Gelenke verbesserte sich [1020].

**PRAXISTIPP**

Neben einem Selenmangel scheint auch ein Bormangel bei der Pathogenese der **Kaschin-Beck-Krankheit** (➤ Kap. 2.5.16: Mangelsymptome) eine Rolle zu spielen. In Regionen mit einer täglichen Boraufnahme von < 1 mg liegt die Inzidenz für Arthrose bei 20–70 %, in Regionen mit einer Boraufnahme von 3–10 mg/Tag nur noch bei 0–10 % [1020].

## Interaktionen

Bor kann durch gechlortes Wasser, Alkohol und chlorhaltige Antibiotika verloren gehen. Es gibt Hinweise, dass Bor bei hochdosierten Vitamin-D-Gaben den Abbau von 25(OH)$D_3$ reduziert und dadurch zu einer Akkumulation von dem (in diesen hohen Mengen) schädlichen Steroidhormon führen kann. So ließe sich die höhere Mortalitätsrate bei sehr hohen Vitamin-D-Spiegeln möglicherweise erklären [433]. Bor kann mit B-Vitaminen wie Riboflavin und Pyridoxin einen Komplex bilden, daher sind Interaktionen nicht auszuschließen.

**PRAXISTIPP**

In einer Dosierung von 3–15 mg Bor/Tag sind keine Nebenwirkungen und Interaktionen bekannt.

## Vorkommen in Nahrungsmitteln

Bor kommt vor allem in pflanzlichen Nahrungsmitteln vor, wie Trockenobst, Früchte, Gemüse, Avocado, Nüsse, Wein und Bier. Heringsroggen und Austern sind gute Lieferanten. Andere tierische Produkte (Fleisch, Fisch, Milch) haben einen geringeren Borgehalt. Auch das Trinkwasser enthält Bor, mit etwa 0,1–0,3 mg pro Liter Leitungswasser. Im Mineralwasser sind etwa 0,75 mg/l enthalten.

**GEFAHR**

Kosmetika, Arzneimittel und Spielzeuge enthalten ebenfalls Bor, das dadurch vermehrt aufgenommen werden kann.

## 2.5.22 Silicium (Si)

### Chemie und Eigenschaften

Das Halbmetall Silicium ist das zweithäufigste Element der Erdkruste. Es hat eine hohe Affinität zu Sauerstoff und liegt oft in Form von Silikat beziehungsweise Siliciumdioxid vor. Ob es für den Menschen essenziell ist, ist umstritten und bis jetzt nicht nachgewiesen.

### Resorption, Verteilung und Ausscheidung

Das Silicium aus Nahrungsmitteln wird im Gastrointestinaltrakt nach hydrolytischer Spaltung durch Pankreasenzyme in Form von Silikat ($SiO_4^{4-}$) resorbiert. Daneben kann Silicium aus der Atemluft über die Lungenalveolen resorbiert werden. Die Resorptionsrate ist abhängig vom Ballaststoffgehalt der Nahrung, von Alter und Geschlecht sowie von der Leistungsfähigkeit des Pankreas. Die Absorptionsrate ist mit etwa 4 % generell gering.

Das aufgenommene Silicium wird über die Blutbahn ins Gewebe (Bindegewebe, Blutgefäße, Trachea, Sehnen, Knochen, Haut) verteilt und dem Gesamtbestand von 1–1,5 g zugefügt. Den höchsten Gehalt haben die Knochen mit 100 mg/kg. Angereichert werden kann überschüssiges Silicium in Lunge und Lymphknoten.

Mit zunehmendem Alter nimmt der Siliciumgehalt im Gewebe ab. Dies liegt nicht an einem Mangel des Spurenelements, sondern am allgemeinen Abbau der Knochenmineralien Kalzium, Phosphor, Magnesium, Zink und Mangan.

**PRAXISTIPP**

Osteoporose und Atherosklerose gehen mit einer verringerten Gewebskonzentration an Silicium einher.

Das nicht resorbierte Silicium (> 90 %) wird über den Fäzes eliminiert. Der resorbierte Anteil wird größtenteils renal in Form von Magnesiumorthosilikat ausgeschieden (Erwachsene täglich etwa 9 mg Silicium mit dem Urin). Stillende Frauen geben über die Muttermilch zusätzlich Silicium ab.

Die Siliciumhomöostase wird über die renale Ausscheidung reguliert.

### Biochemische Funktionen

Silicium ist wichtiger Bestandteil der Glykosaminoglykane (➤ Kap. 2.8). Silicium unterstützt die Qualität der Haare und Nägel, spendet der Haut Feuchtigkeit und unterstützt, unabhängig vom Vitamin D, die Knochenbildung.

### Normwerte und Bestimmung

Da der genaue Bedarf unbekannt ist, gibt es auch keinen Normwert und keine relevante Bestimmungsmethode im medizinischen Bereich.

### Versorgungssituation

Es gibt keine Untersuchungen zur Versorgungslage mit Silicium.

### Klinische Symptomatik

**Symptome bei Überdosierung** Eine hohe langfristige Exposition mit siliciumhaltigen Stäuben (Keramikindustrie) kann zur Berufskrankheit Silikose (Staublungen- und Nierenkrankheit) führen. Über die Nahrungsaufnahme ist eine Überdosierung nicht möglich.

### Interaktionen

Eine hohe Siliciumzufuhr erhöht die Aluminiumausscheidung über die Nieren. Eine übermäßige Ballaststoffzufuhr vermindert die ohnehin niedrige Resorptionsrate an Silicium.

### Vorkommen in Nahrungsmitteln

Pflanzliche Nahrungsmittel (Gerste, Hafer, Wurzelgemüse) beinhalten mehr Silicium als tierische Nahrungsmittel, durch die überwiegend polymeren Bindungsformen der Silikate ist es jedoch vermutlich schlechter bioverfügbar. Bier enthält ebenfalls viel Silicium.

## 2.5.23 Lithium (Li)

### Chemie und Eigenschaften

Ob Lithium essenziell ist, ist bisher nicht belegt. Dennoch ist es wichtig vor allem für die psychische Gesundheit des menschlichen Organismus. Das silberweiße, sehr leichte und weiche Alkalimetall kommt in der Natur in Gesteinen, im Boden und im Meerwasser vor. In der Industrie findet es Anwendung in der Gummiproduktion, bei Röntgenfilmen, in der Herstellung von Batterien und für Legierungen mit Kupfer, Nickel und Blei. In der Medizin wird es bei psychischen Störungen in Form von Salzen als Medikament angewendet.

### Resorption, Verteilung und Ausscheidung

Das wasserlösliche Ion ($Li^+$) wird im oberen Gastrointestinaltrakt rasch resorbiert. Die Aufnahmezeit hängt von der Nahrungsmenge im Magen ab und liegt bei 1–6 Stunden. Lithium wird durch die Glomeruli der Niere als freies Ion gefiltert und zu etwa 70–80 % in den proximalen Tubuli rückresorbiert.

**GEFAHR**

Bei einer Hyponatriämie (z. B. durch Schwitzen) reduziert sich die Natriumkonzentration im proximalen Tubulus, so dass das Lithium vermehrt rückresorbiert wird und der Lithiumspiegel leicht in toxische Plasmakonzentrationen kommen kann.

Ein geringer Teil des Lithiums wird am distalen Tubulus durch epitheliale Natriumkanäle rückresorbiert, die für Lithium durchlässiger sind als für das Natrium. Je nach Funktion der $Na^+/K^+$-ATPase wird das Lithium renal eliminiert. Da das Lithium kein geeignetes Substrat für diese Art der Pumpe ist, kann es leicht zu einer intrazellulären Lithiumakkumulation kommen, sowie in der Folge zu Schädigungen der Tubuluszellen und zu Nierenfunktionsstörungen.

**PRAXISTIPP**

Kaliumsparende Diuretika blockieren den epithelialen Natriumkanal und verhindern so die Entwicklung eines Diabetes insipidus durch Lithium, da sie die Rückresorption von Lithium im distalen Nephron verhindern [534].

Die Verteilung von Lithium im Organismus ist ungleichmäßig und etwa 12 Stunden nach Aufnahme abgeschlossen. Es findet sich vor allem in Lymphknoten, in der Lunge, Leber und Gehirn. In Knochen und Zähnen kommt es in Verbindung mit Phosphorsäuren vor.

Die Lithiumausscheidung findet fast ausschließlich über die Nieren statt und entspricht bei Nierengesunden der endogenen Zufuhr. Sie unterliegt zahlreichen Einflüssen, wie Veränderungen des Elektrolythaushalts und der Sekretion von Aldosteron.

**GEFAHR**

Bei eingeschränkter Nierenfunktion mit reduzierter Clearence im hohen Lebensalter kann es zu hohen Lithium-Serumspiegeln kommen.

### Biochemische Funktionen

Die genauen Wirkmechanismen von Lithium sind noch nicht aufgeklärt. Es aktiviert wohl die Natriumkanäle an präsynaptischen Neuronen, so dass es zur Abflachung des $Na^+$-Gradienten kommt und die Aufnahme von Serotonin und Noradrenalin dadurch beeinträchtigt ist. Das Lithium diffundiert durch die Natriumkanäle in die Zellen hinein und reichert sich dort an, dadurch reduziert sich die intrazelluläre Kaliumkonzentration. Lithium agiert als Gegenion zu Magnesium und greift in den Phosphatidylinositol-Metabolismus ein (Hemmung der Inosytolpolyphosphat-1- und der Inosytolmonophosphat-Phosphatase).

Die Gabe von Lithium in der Psychiatrie hat sich etabliert. Sie darf aber nur von Fachärzten durchgeführt werden. Lithium findet als Medikament seit vielen Jahren Einsatz bei psychischen Störungen, vor allem bipolarer (manischer) und unipolarer chronischer Depression. Es beruhigt und fördert die Wirkung anderer antidepressiver Medikamente und beugt Rückfällen vor. Nach neueren Untersuchungen scheint das Spurenelement auch bei leichteren psychischen Störungen sinnvoll zu sein, es soll beispielsweise Aggressionen vermindern. Lithium verbessert die geistige Leistungsfähigkeit und sorgt für ein stabileres psychisches Gleichgewicht.

## Normwerte und Bestimmung

Lithium wird normalerweise nur bei medikamentöser Therapie bestimmt, dies sollte allerdings zu Beginn engmaschig erfolgen, da die therapeutische Breite gering ist. Anfänglich wöchentlich, nach etwa einem Monat kann auf monatliche Kontrollen umgestellt werden. Sind die Werte stabil, kann nach einem halben Jahr vierteljährlich kontrolliert werden. Die Blutentnahmen sollten etwa 12 Stunden nach Einnahme der letzten Dosis erfolgen.

Therapeutische Lithiumspiegel: 0,5–1,2 mmol/l.

**GEFAHR**

Höhere Lithiumspiegel führen zu einer Intoxikation, ab 3–3,5 mmol/l besteht Lebensgefahr.

## Versorgungssituation

Die tägliche Zufuhr in Deutschland liegt bei etwa 0,8 mg (Schwankungsbreite 0–3 mg). Geht man von einem täglichen Bedarf von 10 mg aus, würde eine erhebliche Unterversorgung bestehen, allerdings gibt es dazu bisher zu wenig Studien.

## Klinische Symptomatik

**Mangelsymptome** Mangelsymptome sind nicht bekannt. Man geht derzeit davon aus, dass es zu psychischen Störungen und aggressivem Verhalten kommen kann.

**Symptome bei Überdosierung** Durch die Nahrung sind keine Überdosierungen bekannt. In der Therapie gegen Depressionen wird Lithium mit grenzwertig toxischen Dosen eingesetzt, so dass es zu Nebenwirkungen kommen kann. Mögliche Nebenwirkungen sind Erbrechen, Diarrhö, Krämpfe und Tremor.

## Anwendungsgebiete

Lithium wird vor allem bei **psychischen Störungen** eingesetzt, gerne auch als Prophylaxe zur Vermeidung eines Rezidivs.

- Akute Manie
- Manisch-depressive Psychosen
- Unipolare, affektive Psychosen
- Therapieresistente Depressionen
- Chronische Suizidalität
- Zwangsstörung
- Cluster-Kopfschmerzen

Die **Nebenwirkungen** einer Lithiumtherapie sind vielfältig, ein häufiges Problem ist die Gewichtszunahme. Weitere Nebenwirkungen sind:

- Übelkeit, Diarrhö
- Muskelschwäche
- Tremor der Hände
- Gedächtnisstörungen
- Müdigkeit
- Ödeme im Gesicht und Knöchelbereich
- Lithium-Akne

**GEFAHR**

Durch Lithiumeinnahme kann eine euthyreote Struma auftreten, da das Medikament die Thyroxinfreisetzung aus der Schilddrüse hemmt.

Die häufigsten Nebenwirkungen sind Nephropathien mit reduzierter Harnkonzentration, Veränderungen der Tubuli bis hin zum Nierenversagen. Ein Diabetes insipidus mit Polyurie und Polydipsie ist möglich.

Lithium ist **teratogen.** In der Schwangerschaft kann es zu Fehlbildungen am Herzen kommen, die Trikuspidalklappe ist dabei betroffen (Ebstein-Anomalie).

**PRAXISTIPP**

Organisches Lithium wirkt schneller als anorganische Salze. Eine Lithiumtherapie gehört in ärztliche Betreuung.

## Interaktionen

Lithium geht Interaktionen mit Kationen wie Natrium, Kalium, Kalzium und Magnesium ein, es kann diese intrazellulär ersetzen, jedoch unvollständig. Im Metabolismus kann es unlösliche Substanzen lösen, wie die Harnsäure. Auch Neurotransmitter interagieren mit Lithium, das Spurenelement kann die Wirkung anderer Antidepressiva verbessern.

**GEFAHR**

Bei einer Hyponatriämie steigt das Risiko einer Lithiumintoxikation an, da der Wirkstoff vermehrt renal resorbiert wird.

### Täglicher Bedarf

Der genaue Bedarf an Lithium ist nicht bekannt, geschätzt wird er auf 10 mg/Tag.

### Vorkommen in Nahrungsmitteln

In der Nahrung ist Lithium nur in sehr geringen Mengen enthalten. Die wichtigsten Quellen sind Fleisch, Milch und Eier. Gemüse, Kartoffeln und Fisch enthalten ebenfalls Lithium. Einige Mineralwässer, Limonaden und das Trinkwasser enthalten geringe Mengen.

## 2.6 Aminosäuren

### 2.6.1 Überblick

Die frei oder als Eiweißbausteine gebunden vorkommenden, mit einer stickstoffhaltigen Gruppe (Aminogruppe) versehenen Carbonsäuren werden unter Gesichtspunkten der Biosynthese in essenzielle, semiessenzielle und nicht essenzielle Aminosäuren unterteilt.

Die erste entdeckte Aminosäure, Asparagin, wurde 1805 von den Forschern Vauquelin und Robiquet in Paris aus dem Saft von Spargel isoliert.

Aminosäuren sind die Grundbausteine aller **Proteine** Insgesamt sind derzeit 100.000 Proteine bekannt. Sie fungieren als:

- Enzyme, d. h. als Katalysatoren biochemischer Reaktionen
- Peptidhormone (Insulin und Wachstumshormone)
- Repressor- und Aktivatorproteine (z. B. bei der Genregulation)
- Membranproteine (z. B. Aquaporine; Rhodopsin)
- Strukturproteine z. B. im Stütz- und Bindegewebe (Kollagen, Elastin; Keratin)
- Transportproteine z. B. für Ionen oder Fettsäuren (Lipoprotein), aber auch für Medikamente
- Kontraktile Proteine z. B. in Muskelfasern (Aktin und Myosin)
- Schutzproteine (z. B. Immunoglobuline; Fibrinogen, Thrombin)
- Trägerproteine (z. B. Hämoglobin; Cytochrome; Transferrin)

Die Bereitstellung der benötigten Proteine ist genetisch determiniert. Am Prozess der Biosynthese von Proteinen aus Aminosäuren sind beteiligt:

- Messenger RNA (mRNA)
- Ribosomen
- Transfer RNA (tRNA)
- Enzyme und Proteinfaktoren
- Aminosäuren

Bisher sind 300 Aminosäuren bekannt, doch nur 20 gelten für den Menschen bezogen auf die Proteinbildung als relevant. Weitere Aminosäuren beteiligen sich an der Regulierung des Stoffwechsels, wie Citrullin und Ornithin.

### Aufbau und räumliche Struktur

Aminosäuren – organische Verbindungen – bestehen aus 2 funktionellen Einheiten: der **Aminogruppe** ($-NH_2$) und der Säuregruppe oder auch **Carboxygruppe** ($-COOH$) (➤ Abb. 2.42a). Die Aminogruppe wirkt als Base und kann ein Proton aufnehmen, die Carboxygruppe wirkt als Säure und kann ein Proton

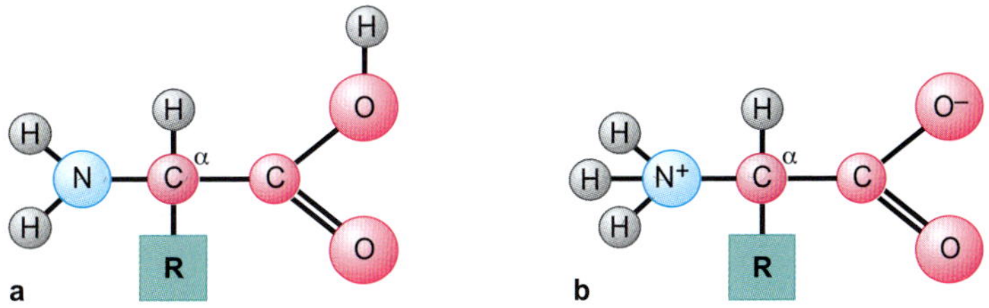


**Abb. 2.42** Grundstruktur von Aminosäuren: **a**) ungeladene und **b**) zwitterionische Form (R = Rest). [L141]

abgeben. In wässrigen Lösungen liegen Aminosäuren daher als **Zwitterionen** vor (➤ Abb. 2.42b). Die Aminosäuren unterscheiden sich durch ihre Seitenkette, die auch Aminosäurerest oder kurz **Rest (= R)** genannt wird.

Als **proteinogene Aminosäuren** werden alle Aminocarbonsauren bezeichnet, die die Bausteine der Proteine von Lebewesen sind. Bei den proteinogenen Aminosäuren handelt es sich stets um **α-Aminocarbonsäuren,** das heißt, die Aminogruppe steht am C-Atom, das zur endständigen Carboxygruppe unmittelbar benachbart ist (➤ Abb. 2.42).

Bis auf die Aminosäure Glycin ist für alle proteinogenen Aminosäuren das α-Kohlenstoffatom **chiral.** Chiralität bedeutet „Händigkeit" (➤ Abb. 2.43). Von jeder der proteinogenen Aminosäuren existieren 2 Enantiomere (Spiegelbilder). Je nachdem, ob der Rest R in der Fischer-Projektion nach rechts (D) oder links (L) weist, werden die Aminosäuren als D- oder L-Aminosäuren bezeichnet.

**PRAXISTIPP**

Nur die L-Aminosäuren sind proteinogen, weshalb nur L-Aminosäuren für die Therapie von Bedeutung sind.

Oft wird nur die D-Form als solche gekennzeichnet, ansonsten ist automatisch die **L-Form** gemeint.

## Einteilung

Von den **proteinogenen** Aminosäuren sind bisher 23 bekannt. Für 20 von ihnen gibt es sog. Codons (bestehend aus jeweils 3 Basen) im genetischen Material. Bei der Biosynthese von Proteinen werden die Aminosäuren über ihre jeweiligen tRNAs zu den Ribosomen transportiert und dort gemäß der auf der mRNA festgelegten Reihenfolge der Codons aneinandergeknüpft. Diese 20 Aminosäuren werden auch als **kanonische Aminosäuren** oder Standardaminosäuren bezeichnet. Die zum Aufbau der Aminosäuren notwendigen Strukturen wie die Ribosomen, die tRNA, die tRNA-Synthetase – zuständig für die Beladung der tRNA mit Aminosäuren – und andere sind selbst auch chiral und können nur die L-Variante der proteinogenen Aminosäuren erkennen. Die kanonische Aminosäure Prolin besitzt im Gegensatz zu anderen kanonischen Aminosäuren keine primäre, sondern eine sekundäre Aminogruppe und wird daher auch als sekundäre Aminosäure bezeichnet (oder veraltet und falsch als Iminosäure).

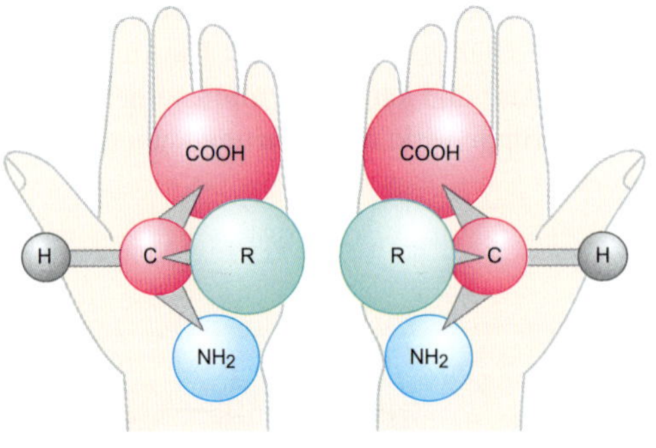


**Abb. 2.43** Chiralität am α-C-Atom: L- und D-Form von Aminosäuren. [L141]

Alle anderen Aminosäuren, die darüber hinaus in Proteinen zu finden sind, lassen sich in 3 Klassen einteilen:

1. Aminosäuren, die durch eine **Recodierung** des genetischen Codons in Proteine eingebaut werden können. Hierzu zählen die 21. und die 22. proteinogenen Aminosäuren **Selenocystein** und Pyrrolysin. Während dem Selenocystein (➤ Kap. 2.5.16) eine wichtige Rolle im menschlichen Stoffwechsel zukommt, wird Pyrrolysin nur von einigen Archaeen und Bakterien verwendet.
2. Aminosäuren, die auf einer Veränderung der kanonischen Aminosäuren *nach* der Proteinsynthese beruhen. Beispiele sind die **Hydroxylierung** von Prolin zu Hydroxyprolin oder die **Carboxylierung** von Glutamat zu Carboxyglutamat. Eine wesentliche Änderung des Aminosäurerestes stellt auch die **Glykosylierung** dar. Durch die Übertragung von Kohlenhydratresten auf die Aminosäurereste entstehen die Glykoproteine.
3. Aminosäuren, die der Organismus nicht von einer kanonischen Aminosäure unterscheiden kann und deshalb **unspezifisch** anstelle der kanonischen Aminosäure im Stoffwechsel verwendet. Als Beispiel sei hier das **Selenomethionin** genannt, bei dem der Schwefel durch Selen ersetzt wurde (➤ Kap. 2.5.16). Aminosäuren dieser Gruppe sind oft toxisch (nicht jedoch Selenomethionin).

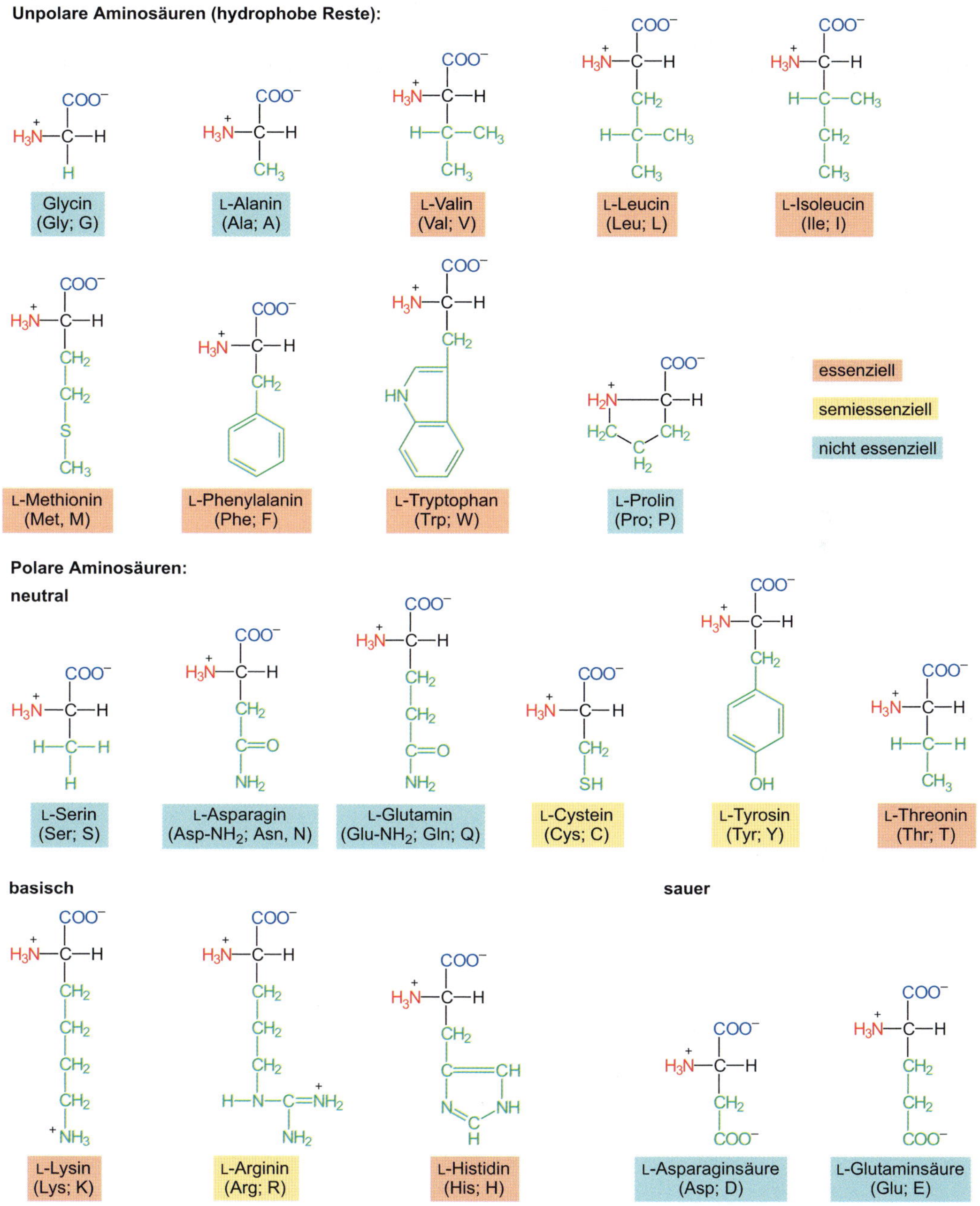


**Abb. 2.44** Übersicht über die 20 kanonischen Aminosäuren. [L253]

Der Mensch selbst nutzt die 20 kanonischen Aminosäuren sowie Selenocystein. Von den 20 kanonischen Aminosäuren werden 11 vom menschlichen Organismus bzw. durch die im menschlichen Mikrobiom Darm lebenden Darmbakterien synthetisiert. Die restlichen 9 Aminosäuren sind für den Menschen essenziell (➤ Abb. 2.44).

**PRAXISTIPP**

Obwohl Aminosäuren sowohl für die Körpersubstanz als auch im Intermediärstoffwechsel eine wichtige Stoffgruppe darstellen, ist eine Substituierung nur in Ausnahmefällen erforderlich, da der Bedarf an semiessenziellen und essenziellen Aminosäuren gut über die Nahrung zu decken ist. Zudem können unphysiologisch hohe Zufuhren schwere gesundheitliche Störungen hervorrufen.

- **Nicht essenzielle Aminosäuren** werden durch verschiedene Stoffwechselprozesse synthetisiert. Ihre Bedarfsdeckung ist daher unabhängig von der Zufuhr über die Nahrung. Nur bei Patienten mit einem hohen Aminosäurenverbrauch (z. B. Verbrennungspatienten) müssen evtl. auch nicht essenzielle Aminosäuren substituiert werden.
- **Semiessenzielle Aminosäuren** werden im Körper unter definierten Stoffwechselbedingungen gebildet, unter physiologischen Bedingungen ist keine Substituierung erforderlich. Bei eingeschränkter Leber- und Nierenfunktion können semiessenzielle Aminosäuren essenziell werden. Arginin und Histidin sind im Säuglingsalter grundsätzlich essenziell.
- **Essenzielle Aminosäuren** müssen mit der Nahrung zugeführt werden. Die für den Proteinaufbau unerlässlichen Aminosäuren haben besondere Bedeutung für Wachstum, Entwicklung und Fortpflanzung.

**GEFAHR**

Ein Mangel an essenziellen Aminosäuren verursacht schnell eine negative Stickstoffbilanz (definiert als Verhältnis von Nahrungsstickstoff zu ausgeschiedenem Stickstoff < 1). Die Folge sind Störungen des Protein- und Hormonstoffwechsels, Wachstumsstillstand und Störungen der humoralen und zellulären Immunität.

## Funktionen

Aminosäuren sind Bestandteile vieler Verbindungen, die im Stoffwechsel eine wichtige Rolle spielen (➤ Tab. 2.178).

**Tab. 2.178** Stoffwechselprodukte wichtiger Aminosäuren und ihre Funktion (nach [123], ergänzt nach Kyberg Vital Produktkompendium)

| Aminosäure | Stoffwechselprodukte | Physiologische Funktion |
|---|---|---|
| Alanin | Bildung aus Pyruvat (Glykolyse) | Harnstoffzyklus; Energiestoffwechsel (Muskel-Kohlenhydrat-Stoffwechsel = Cori-Zyklus) |
| Arginin | Keratin | Vorstufe von Keratinphosphat<br>Harnstoffzyklus |
| Asparaginsäure | Pyrimidinbasen | Bestandteile der Nukleinsäuren und Nukleotide |
| | Coenzym A | Aktivator im Zellstoffwechsel |
| Cystein | Taurin | Bestandteil der Gallensäuren<br>S-S-Bindungen in Keratin und Insulin |
| Glutamin | Glutaminsäure | Energiesubstrat für gastrointestinale Zellen; renale Ammoniakausschüttung; Säure-Basen-Haushalt<br>Glutathionbaustein |
| Glutaminsäure | GABA | Zellbestandteil (v. a. im Gehirn) |
| | Glutamin | Transmittersubstanz im Gehirn<br>Zwischenträger der $NH_2$-Gruppen bei Aminierungen und Amidierungen |
| Glycin | | Glutathionbaustein |
| | Purinbasen | Bestandteil der Nukleinsäuren und Nukleotide |
| | Porphyrin | Bestandteil von Hämoglobin und Cytochromen |
| | Kreatin | Vorstufe von Kreatinphosphat |
| | Hippursäure | Entgiftungsprodukt der Benzoesäure |
| | Konjugierte Gallensäuren | Erforderlich für die Fettverdauung |

**Tab. 2.178** Stoffwechselprodukte wichtiger Aminosäuren und ihre Funktion (nach [123], ergänzt nach Kyberg Vital Produktkompendium) *(Forts.)*

| Aminosäure | Stoffwechselprodukte | Physiologische Funktion |
|---|---|---|
| Histidin | Histamin | Transmittersubstanz der Nervenenden; Stimulierung der Magensäuresekretion; Antiallergen |
| | 3-Methylhistidin | Wichtiger Bestandteil von Muskelzellen |
| Isoleucin | | Muskelaufbau und Leberstoffwechsel; fördert Insulinausschüttung |
| Leucin | | Muskelaufbau und Leberstoffwechsel; Energiesubstrat bei Glykogenmangel |
| Lysin | Hydroxylysin | Bestandteil von Kollagen |
| | Carnitin | Transport von Fettsäuren zu den Mitochondrien |
| Methionin | Kreatin, Cystein, Cholin | Vorstufe von Kreatinphosphat |
| | Taurin und Carnitin | Bestandteil der Phospholipide |
| Ornithin | Bildung aus Arginin | Harnstoffzyklus |
| | Zwischenprodukt im Harnstoffzyklus | Entgiftungsunterstützend |
| Phenylalanin | Noradrenalin, Adrenalin | Transmittersubstanz der Nervenenden |
| Prolin | Kollagen | Bindegewebe |
| Serin | Ethanolamin und Cholin | Bestandteil der Phospholipide |
| | Acetylcholin | Transmittersubstanz der Nervenenden |
| Taurin | | Antioxidans; Gallensäurekonjugat |
| Tryptophan | 5-Hydroxytryptamin (Serotonin) | Transmittersubstanz der Nervenenden |
| | Nicotinsäure (Vitamin $B_3$) | Bestandteil der Pyridinnukleotide |
| Tyrosin | Adrenalin | Hormon |
| | Noradrenalin | Hormon, Transmittersubstanz der Nervenenden |
| | Thyroidhormone | Hormone |
| | Melanin | Pigmente der Haare und der Haut |
| Valin | | Muskelaufbau und Leberstoffwechsel |

## Resorption

Die Resorption der Aminosäuren – ca. 50 % der über die Nahrung aufgenommenen Aminosäuren sind essenziell – erfolgt über eiweißhaltige Nahrung. Um Aminosäuren für den Stoffwechsel optimal nutzen zu können, empfiehlt sich die Zufuhr abends, da nachts verstärkt Stoffwechselprozesse ablaufen. Im Magen erfolgt mithilfe von Pepsin die Aufspaltung der zugeführten Proteine in Polypeptidgemische, die im Dünndarm durch Peptidasen und Proteinasen in einzelne Aminosäuren zerlegt und z. T. hier verstoffwechselt werden. Der größte Teil gelangt über das Pfortaderblut in die Leber und dient zum Aufbau körpereigener Proteine bzw. für weitere Stoffwechselprozesse (z. B. Hormonproduktion).

Aminosäuren werden vor allem im oberen Teil des Dünndarms resorbiert.

- Neutrale und basische Aminosäuren folgen dem Natriumtransportsystem und können bei kochsalzarmer Diät verarmen. Ist eine solche Diät erforderlich, sollten die entsprechenden Aminosäuren ergänzt werden.
- Glutamat und Aspartat werden durch einen Carrier transportiert. Die Resorption erfolgt hingegen wieder passiv.
- Glycin wird gesondert transportiert.

**PRAXISTIPP**

Proteine werden bei der Nahrungsaufnahme zu 85 % denaturiert und hydrolysiert. Der Rest wird „unverdaut" aufgenommen und kann Allergien auslösen. Daran sollte man bei unerklärlichen Nahrungsmittelallergien denken.

Ungefähr 10 % der Nahrungsproteine erreichen das Kolon und werden dort über Darmbakterien gespalten. Auf diesem Weg können geringe Mengen an Aminosäuren regeneriert werden.

## Verteilung und Abbau

Aminosäuren werden vor allem in der Leber gespeichert, mit Ausnahme von Leucin, Isoleucin und Valin (Muskulatur). Leberfunktionsstörungen bedingen erhebliche Verluste an Aminosäuren bzw. aufgrund der gestörten Syntheseleistung eine Kumulation mancher Aminosäuren (z. B. Phenylalanin bei Phenylketonurie). Da die Aminosäuren in der Niere fast vollständig rückresorbiert werden, ist der Verlust über den Urin nur gering. Bei Nierenfunktionsstörungen können jedoch in kurzer Zeit beträchtliche Defizite auftreten.

**GEFAHR**

Leber- und Nierenfunktionsstörungen können zu erheblichen Aminosäuremängeln führen. Bei Leberfunktionsstörungen können Aminosäuren aber auch gefährlich kumulieren.

Die proteinogenen Aminosäuren werden auf vielfältige Weise abgebaut. Ein Abbauweg (glucogen) bildet Vorstufen für die Gluconeogenese. Ein anderer Abbauweg (ketogen) bildet Vorstufen für die Synthese von Ketonkörpern.

- **Rein ketogen sind:** Leucin, Lysin
- **Rein glucogen sind:** Alanin, Arginin, Asparagin, Aspartat, Cystein, Glutamat, Glutamin, Glycin, Histidin, Methionin, Prolin, Serin, Threonin, Valin
- **Sowohl glucogen als auch ketogen sind:** Isoleucin, Phenylalanin, Tryptophan, Tyrosin

## Bedarf

Aminosäureabhängige Stoffwechselprozesse setzen eine ausreichende Zufuhr der vom Körper nicht synthetisierbaren Aminosäuren voraus (➤ Tab. 2.179).

**PRAXISTIPP**

Der Bedarf an Aminosäuren in der Kinder- und Jugendzeit übertrifft den Bedarf im Erwachsenenalter um das bis zu 10fache.

Im Folgenden werden die in der Therapie relevanten Aminosäuren vorgestellt.

## 2.6.2 Leucin, Isoleucin und Valin

Die 3 verzweigtkettigen Aminosäuren L-Leucin, L-Isoleucin und L-Valin (**BCAA** = branched-chain amino acids) machen mehr als 50 % der über die Nahrung zugeführten essenziellen Aminosäuren aus. Im Gegensatz zu anderen Aminosäuren werden sie nicht über die Leber verstoffwechselt, sondern stehen dem Körper direkt zu Verfügung. Sie sind vor allem im Muskelgewebe lokalisiert und werden unter Stressbedingungen vermehrt verbraucht. In der Orthomolekularen Medizin werden Leucin, Isoleucin und Valin in Situationen mit stressbedingter Belastung empfohlen, denn hohe BCAA-Spiegel fördern den Proteinaufbau und hemmen den Aminosäurekatabolismus. Leucin, Isoleucin und Valin sollten im Verhältnis 1 : 1 : 1 oder 2 : 1 : 1 supplementiert werden. Sie können Ihre Wirkung nur bei gleichzeitiger Einnahme entfalten.

**Tab. 2.179** Bedarf an nicht synthetisierbaren Aminosäuren (in mg/kg KG) [1023]

| Aminosäure | Kleinkinder | 10–12 Jahre | Erwachsene |
|---|---|---|---|
| Isoleucin | 111 | 28 | 20 |
| Leucin | 153 | 49 | 39 |
| Lysin | 96 | 59 | 30 |
| Methionin + Cystein | 50 | 27 | 15 |
| Phenylalanin + Tyrosin | 90 | 27 | 25 |
| Threonin | 66 | 34 | 15 |
| Tryptophan | 19 | 3,7 | 4 |

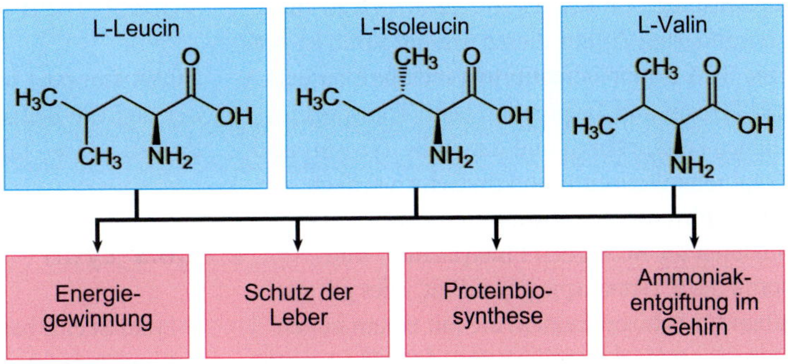


**Abb. 2.45** Wichtige Funktionen von Leucin, Isoleucin und Valin im Stoffwechsel. (Modifiziert nach: Kyberg-Akademie; [L141])

## Biochemische Funktionen

**Steckbrief: BCAA**

**Leucin:** kommt in den meisten Proteinverbindungen des menschlichen Organismus vor. Besonders leucinreich sind Serumalbumine und -globuline. Leucinmangel tritt häufig bei chronischem Alkoholabusus auf. Eine Überdosierung senkt den Tryptophanstoffwechsel und erhöht so den Niacinbedarf.
**Isoleucin:** proteinbildende, essenzielle Aminosäure; reduziert die Niacinausscheidung und wird in der orthomolekularen Psychiatrie eingesetzt (z. B. bei Schizophrenie, um den therapeutischen Einsatz von Niacin zu optimieren).
**Valin:** in allen körpereigenen Proteinen in Konzentrationen von 5–8 %; unentbehrlich für die Funktionsfähigkeit von Nerven und Muskeln.

Wichtige Funktionen der BCAA ➢ Abb. 2.45.

**Muskulatur** Die in der Skelettmuskulatur am stärksten vertretenen Aminosäuren sind **Glutamin und Alanin** in einem Verhältnis von 10 : 1. Unter körperlicher Belastung werden große Mengen an Glutamin zu Alanin verstoffwechselt. Dieses Alanin wird von den Muskelzellen ins Blut abgegeben, um die Glykogenproduktion in der Leber zu steigern. Hierdurch kommt es zu einer erhöhten Freisetzung von Ammoniak in der Leber, welcher dann über die Nieren als Urin ausgeschieden wird. In der Summe geht dem Muskel Glutamin verloren und die Stickstoffbilanz wird negativ beeinflusst. Die Muskelzellen versuchen daher, Glutamin aus anderen Aminosäuren herzustellen. Die BCAA bieten sich als beste und schnellste Quelle für den Glutaminnachschub an.

**PRAXISTIPP**

Sportler oder Menschen mit großer körperlicher Belastung sollten diese Aminosäuren 60–90 Minuten nach dem Training oder der körperlichen Arbeit ergänzen.

**Gehirn** Insulin steigert den Abbau von BCAA. Dadurch konkurrieren die BCAA weniger mit Tryptophan an der Blut-Hirn-Schranke, wodurch vermehrt Tryptophan ins Gehirn gelangt und dort zu einem Anstieg der **Serotoninkonzentration** führt (vgl. ➢ Abb. 2.50). Dies kann in der Behandlung der Depression sinnvoll sein, allerdings würde eine Verarmung der BCAA zu massiven körperlichen Symptomen führen. Indirekt führt auf diese Weise eine kohlenhydratreiche Ernährung über eine vermehrte Insulinfreisetzung zu mehr Serotonin im Gehirn. Dies erklärt einerseits die positiven Gefühle bei kohlenhydratreicher Ernährung (hohes Insulin → wenig BCAA → hoher Serotoninspiegel) und andererseits das Gegenteil – daher depressive Verstimmungen – bei kohlenhydratarmer Ernährung (Low-Carb oder No-Carb).

**PRAXISTIPP**

Menschen, die eine Low-Carb- oder No-Carb-Diät machen, erhöhen unbewusst den Anteil an BCAA-Aminosäuren und reduzieren so ihren Serotoninspiegel im Gehirn. Um depressiven Verstimmungen vorzubeugen, sollten die BCAA ergänzt werden oder diese Diätform sollte nicht länger als 3 Monate durchgeführt werden.

## Anwendungsgebiete

- **Schwere Leberfunktionsstörungen:** Häufig liegen erhöhte Phenylalanin-, Tyrosin- und Tryptophanspiegel im Körper vor. Zusätzlich zu einer verminderten Zufuhr dieser Aminosäuren ist evtl. eine BCAA-Supplementierung indiziert, da BCAA mit Tyrosin und Tryptophan beim Transport ins Gehirn konkurrieren und damit die Tyrosin- und Tryptophankonzentration im Gehirn senken.

- **Schizophrenie:** Bei bestimmten Formen reduzieren die BCAA den Phenylalanin- und somit auch Tyrosinspiegel im Blut. Dies gilt vor allem für Schizophrenien, die mit einem hohen Dopaminspiegel assoziiert sind, da beide Aminosäuren (Phenylalanin und Tyrosin) Vorläufer von Dopamin sind.
- **Neurologische Erkrankungen:** Es gibt positive Hinweise zur Symptomlinderung bei ALS (amyotrophe Lateralsklerose) oder Chorea Huntington nach BCAA-Supplementierung. Umfassende Untersuchungen oder gar Studien stehen noch aus. Vermutet werden verminderte BCAA-Konzentrationen oder eine verminderte Wirksamkeit in den Zielorganen.
- **Erhöhter Proteinverbrauch:** Bei körperlicher Belastung, Verletzungen, Verbrennungen oder proteinarmen Diäten werden vermehrt BCAA benötigt, um die Proteindepots des Körpers zu erhalten. Da die Proteinzufuhr in Deutschland eher zu hoch ist, ist eine Supplementierung jedoch umstritten.
- **Aufbau der Skeletmuskulatur:** Die BCAA sind leberschonend und gut geeignet für den Muskelaufbau [227].
- **Förderung der Wundheilung.**

### Vorkommen in Nahrungsmitteln

BCAA kommen in vielen Lebensmitteln vor, so dass der tägliche Bedarf bei ausgewogener Ernährung zu decken ist (➤ Tab. 2.180).

## 2.6.3 Lysin

L-Lysin ist eine basische, proteinogene und essenzielle Aminosäure (➤ Abb. 2.44). Sie ist in pflanzlichen Lebensmitteln kaum enthalten und verbessert daher die Qualität der mit der Nahrung aufgenommenen pflanzlichen Proteine.

### Biochemische Funktionen

**Carnitinsynthese** Lysin ist zusammen mit Methionin eine der Vorstufen, aus denen in Leber, Nieren und Gehirn – mit Vitamin C, Vitamin $B_6$, Eisen und Niacin als Cofaktoren – **Carnitin** (➤ Kap. 2.4.2) synthetisiert wird. Carnitin transportiert langkettige Fettsäuren durch die innere Mitochondrienmembran zu ihrem anschließenden Abbau durch β-Oxidation im Citratzyklus (➤ Kap. 2.3.5: Biochemische Funktionen: Fettsäuremetabolismus). Dadurch wirkt Lysin indirekt kardioprotektiv (durch die energievermittelte Leistungssteigerung am Herzen) und lipidsenkend (durch die Verbrennung der Triglyceride). Eine Erhöhung der Carnitinkonzentration im Körper wirkt zudem immunstimulierend, da Carnitin die Funktion von T- und B-Lymphozyten, Makrophagen und Neu-

**Tab. 2.180** BCAA-Quellen in Nahrungsmitteln (in mg Aminosäure/100 g) (modifiziert nach [202])

| Lebensmittel | Leucin (mg/100 g) | Isoleucin (mg/100 g) | Valin (mg/100 g) |
|---|---|---|---|
| Vollmilch | 3.500 | 2.100 | 2.300 |
| Weizenkeime | 2.920 | 2.280 | 1.680 |
| Erdnüsse | 2.030 | 1.230 | 1.450 |
| Thunfisch | 2.170 | 1.210 | 1.420 |
| Lachs | 1.770 | 1.160 | 1.390 |
| Rindfleisch (Filet) | 1.700 | 1.090 | 1.150 |
| Kalbfleisch (Filet) | 1.660 | 1.110 | 1.120 |
| Kichererbsen | 1.460 | 1.140 | 980 |
| Hüttenkäse | 1.230 | 790 | 825 |
| Reis, unpoliert | 690 | 340 | 500 |

trophilen steigert (➤ Kap. 6.10.1). Ein Lysinmangel kann zu einem Carnitinmangel führen und so die Umwandlung von Fettsäuren in Energie behindern.

**Kalziumaufnahme** Lysin steigert die intestinale Kalziumaufnahme und schützt absorbiertes Kalzium vor exzessiver Ausscheidung. Es fördert dadurch das Knochenwachstum und die Verknöcherung.

**GEFAHR**

Bei einem kombinierten Vitamin-D- und Vitamin-K-Mangel können hohe Lysinkonzentrationen die Kalziumkumulation im Organismus fördern und so zu einer verstärkten Atheroskleroseentstehung beitragen.

**Antivirale Wirkung** Lysin kann das Ausbrechen einer *Herpes-simplex*-Infektion vermeiden bzw. die Heilung beschleunigen. Es blockiert die Bildung von Arginin, das das Herpesvirus für seinen Stoffwechsel benötigt.

**PRAXISTIPP**

Die Gabe von 1–2 g L-Lysin in der Akutphase einer *Herpes-simplex*-Infektion hat sich bewährt.

Lysin hat Affinität zur Rezeptorbindungsstelle von Lp(a) und Apo(a), die beide über Rezeptorblockierung die fibrinolytische Aktivität von Plasminogen hemmen. Lysin kann daher die Wirkung von Lp(a) und Apo(a) senken.

**Enzymsysteme** Lysin ist im Zentrum der meisten **Carboxylasen** enthalten, an der Bindungsstelle des Coenzyms (Biotin) an das Apoenzym (➤ Kap. 2.3.9: Biochemische Funktionen). Es ist somit an der Vermittlung der Carboxygruppe zwischen Coenzym und Substrat beteiligt und gewährleistet die Funktionsfähigkeit der Carboxylasen.

**Weitere Funktionen**

- Beteiligung am Aufbau von Muskelgewebe und Bindegeweben (Kollagen und Elastin)
- Anregung der Zellteilung und der Nukleinsäuresynthese
- Beteiligung an der Trypsinsynthese

## Anwendungsgebiete

### Erhöhter Bedarf

- **Streng vegetarische Ernährung:** Lysin liegt in pflanzlichen Eiweißen nicht in ausreichend verwertbaren Mengen vor.
- **Schwangerschaft und Stillzeit:** um den erhöhten Energiebedarf zu decken.
- **Wundheilung:** vor allem bei großflächigen Wunden, bei denen ein rascher Kollagenaufbau erforderlich ist.

### Indikationen

- **Hypertriglyzeridämie:** unterstützende Wirkung bei Ernährungsumstellung durch bessere Fettverbrennung
- **Herzinsuffizienz:** verbesserte Bereitstellung von Energieträgern
- **Herpes simplex:** in Kombination mit den Vitaminen C, $B_6$, $B_{12}$ und Zink zur Unterstützung der immunkompetenten Zellen

## Vorkommen in Nahrungsmitteln

Eine ausgewogene Ernährung, aber auch eine laktovegetabile Ernährung ermöglichen eine ausreichende tägliche Zufuhr an Lysin (➤ Tab. 2.181).

**Tab. 2.181** Lysinquellen in der Nahrung (in mg Lysin/100 g) (modifiziert nach [202])

| Lebensmittel | Lysin (mg/100 g) |
|---|---|
| Parmesankäse | 3.170 |
| Thunfisch | 2.210 |
| Schweinefleisch (Filet) | 2.120 |
| Garnele | 2.020 |
| Rindfleisch (Filet) | 2.020 |
| Sojabohnen | 1.900 |
| Weizenkeime | 1.900 |
| Linsen | 1.890 |
| Huhn (Schlegel) | 1.790 |
| Erdnüsse | 1.100 |

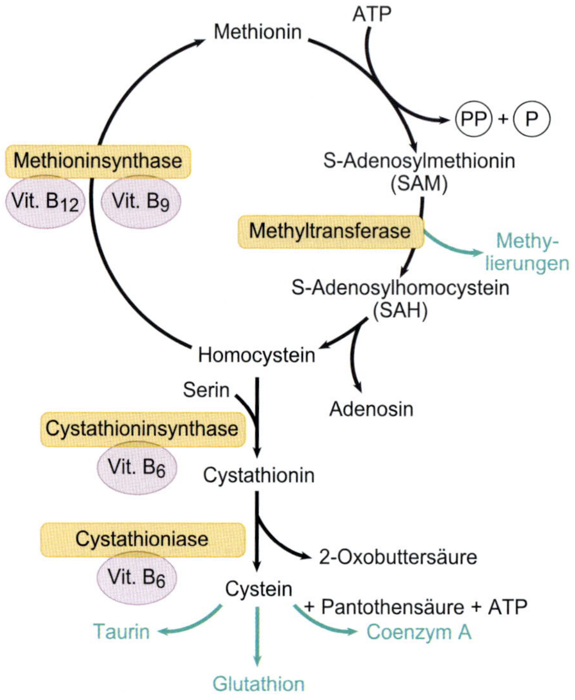


**Abb. 2.46** Schematische Darstellung des Methioninstoffwechsels. [L141]

## 2.6.4 Methionin

L-Methionin ist mit der ebenfalls schwefelhaltigen Aminosäure Cystein der wichtigste Donator für organisch gebundenen Schwefel. Die aktive Form **S-Adenosylmethionin (SAM)** entsteht über Kondensation von Methionin und ATP.

### Biochemische Funktionen

#### Proteinsynthese

Methionin ist in der Nahrung Vorstufe von Cystein und Taurin und somit ein wesentlicher Bestandteil der Proteinbiosynthese.

#### Methylierungsfunktion

Über seine Funktion als Methylgruppenüberträger in Form von **SAM** (➤ Kap. 2.3.9: Biochemische Funktionen) ist Methionin an zahlreichen Reaktionen des Intermediärstoffwechsels beteiligt (z. B. Bildung von Cholin, Kreatin, Cystein, Carnitin, Melatonin, Adrenalin und Acetylcholin sowie von Polyamiden) und wirkt über Methylierungsreaktionen an den meisten Entgiftungsvorgängen der Leber mit.

Nach Abspaltung der Methylgruppe entsteht S-Adenosylhomocystein (SAH) und daraus **Homocystein.** Dieses wirkt stark atherosklerotisch. Es kann mittels der Vitamine $B_{12}$ (Cobalamin), $B_9$ (Folsäure) und $B_6$ (Pyridoxin) zu Methionin umgewandelt oder zu Cystein und Taurin abgebaut werden (➤ Abb. 2.46). Da Cystein ein wichtiger Bestandteil des Glutathions ist und Glutathion über die Glutathionperoxidase stark antioxidativ wirksam ist, reduziert der Abbau von Homocystein nicht nur das Atheroskleroserisiko, sondern steigert auch die antioxidative Kapazität.

SAH ist ein Hemmer der meisten Methylierungsreaktionen und wirkt damit dem SAM entgegen. Der Quotient aus SAM zu SAH beschreibt den sogenannten **Methylierungsindex.**

**PRAXISTIPP**

Der Methioninstoffwechsel setzt einen funktionierenden Leberstoffwechsel voraus, daher sollte SAM bei einer gestörten Leberfunktion nur im Ausnahmefall eingesetzt werden. Dosierungen > 5 g/Tag führen zu Verschiebungen des Säure-Basen-Haushaltes und sind in der Regel nicht erforderlich. Aufgrund der vielfältigen Wechselwirkungen

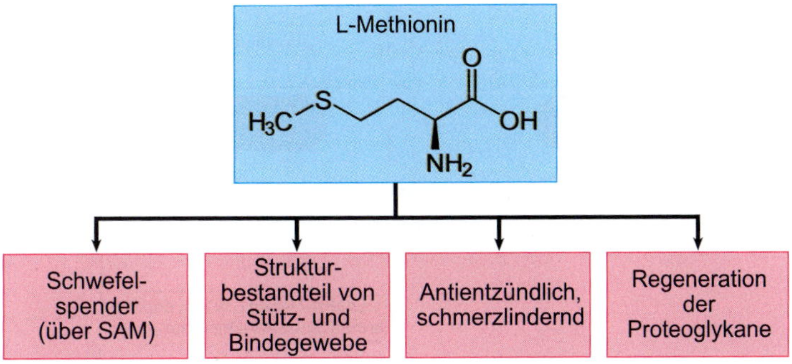


**Abb. 2.47** Funktionen von Methionin bei Arthrose. (Modifiziert nach: Kyberg-Akademie; [L141])

mit den B-Vitaminen sollte SAM immer in Kombination mit diesen gegeben werden.

### Arthrose

Die Funktionen von Methionin bei Arthrose zeigt ➢ Abb. 2.47.

### Weitere Wirkungen von Methionin

- Methionin bewirkt eine Harnansäuerung, die zu einer reduzierten Anhaftung von Bakterien in der Harnblase beiträgt, und ist daher wirksam bei Blasenentzündung.
- Vorbeugung vor Phosphatsteinen.
- Optimierung der Wirkung von Antibiotika, die ein saures Milieu bevorzugen.

### Kontraindikation einer Supplementierung

- Metabolische Azidose, renale tubuläre Azidose
- Schwere Leberinsuffizienz
- Hyperurikämie, Hyperurikosurie
- Harnsäure-Cystinstein-Diathese
- Oxalose
- Angeborene Stoffwechselstörung wie Homocysteinurie
- Schwere Niereninsuffizienz
- Säuglinge und Kinder unter 12 Jahren

### Vorkommen in Nahrungsmitteln

Auch die tägliche Methioninversorgung lässt sich mit einer ausgewogenen Misch- oder laktovegetabilen Kost sicherstellen (➢ Tab. 2.182).

**Tab. 2.182** Methioninquellen in der Nahrung (in mg Methionin/100 g bzw. /Ei) (modifiziert nach [202])

| Lebensmittel | Methionin (mg/100 g bzw. Ei) |
|---|---|
| Garnelen | 2.230 |
| Emmentaler Käse | 830 |
| Lachs | 700 |
| Truthahn (Brust) | 630 |
| Huhn (Brust) | 620 |
| Rindfleisch (Filet) | 570 |
| Sojabohnen | 580 |
| Weizenkeime | 560 |
| Cashewkerne | 330 |
| Hühnerei (1 mittleres) | 240 |

## 2.6.5 Phenylalanin

L-Phenylalanin ist eine essenzielle aromatische Aminosäure (➢ Abb. 2.44). Es ist Ausgangsstoff für die Synthese von Codein und Morphin.

Bei Phenylalanin ist – anders als bei den anderen Aminosäuren – auch die D-Form wirksam. **L-Phenylalanin** (gemäß Fischer-Projektion) ist die in Proteinen vorkommende Form und hauptverantwortlich für die Hormonsynthese. Das synthetisch hergestellte **D-Phenylalanin** ist gut analgetisch wirksam, da es den Abbau natürlich im Körper vorkommender Schmerzstiller hemmt. Zusätzlich besteht eine antidepressive Wirkung und der Appetit wird gezügelt. Das synthetische, in Supplementen verwendete **DL-Phenylalanin** vereint die Vorteile beider Phenylalaninformen auf sich und ist besonders stark schmerzstillend wirksam.

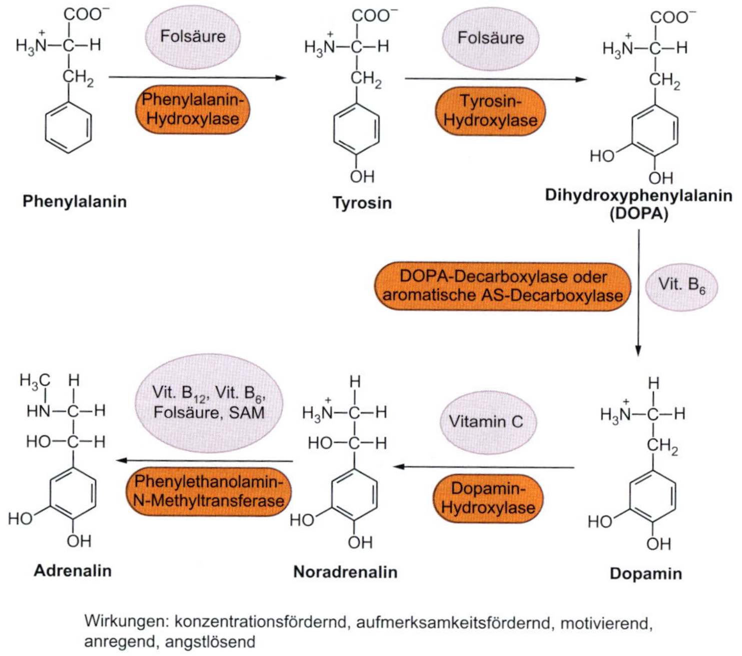


**Abb. 2.48** Synthese der Catecholamine aus Phenylalanin bzw. Tyrosin. [L141]

## Biochemische Funktionen

**Hormonsynthese** Phenylalanin ist für die Synthese einiger Hormone unerlässlich, da es in der Leber zu **Tyrosin,** dem zentralen Metaboliten für die Synthese der Schilddrüsenhormone und Catecholamine, umgewandelt werden kann (➢ Abb. 2.48). Die Synthese folgender Hormone ist von Phenylalanin abhängig:

- **Schilddrüsenhormone:** Thyroxin und Trijodthyronin.
- **Nebennierenrindenhormone:** Adrenalin und Noradrenalin.
- **Melanin** (Farbpigment).
- **Dihydroxyphenylalanin (DOPA):** Vorstufe von Dopamin, einem wesentlichen Transmitter im ZNS.
- **Weitere Hormone:** Zusätzlich werden Tyramin, Dopamin, Norepinephrin und Epinephrin im Gehirn aus Phenylalanin synthetisiert.

**PRAXISTIPP**

Ein Phenylalaninmangel macht Tyrosin zur essenziellen Aminosäure

Darüber hinaus hat ein **Phenylalaninmangel** auch – durch den daraus resultierenden **Dopaminmangel** induziert – andere zum Teil schwerwiegende Folgen:

- Verminderte extrapyramidale Motorik
- Senkung der Wahrnehmungsfähigkeit
- Senkung der Durchblutung von Niere und Darm
- Verschlechterung der Stimmungslage mit Ausbildung einer Depression
- Gesteigertes Schmerzempfinden

## Anwendungsgebiete

### Steigerung der Phenylalaninzufuhr

- **Morbus Parkinson:** Aufgrund der verminderten Dopaminkonzentration führt eine zusätzliche Gabe von Phenylalanin (über Steigerung der DOPA-Bildung) nachweisbar zu einem Anstieg der DOPA-Konzentration im Gehirn.
- **Depressionen:** bessern sich aufgrund der gesteigerten Epinephrin- und Norepinephrinspiegel im Blut (antidepressive Wirkung).
- **Schmerztherapie:** D-Phenylalanin reduziert den Abbau der Endorphine und Enkephaline (natürliche Analgetika mit opiatähnlichen, schmerzlindernden Eigenschaften). Die für Opiate typischen Nebenwirkungen treten nicht auf. Die analgetische Wirkung tritt erst nach einigen Tagen auf. D-Phenylalanin ist somit nur für chronische Schmerzen geeignet.

Phenylalaninsupplemente können als D- oder L-Isomer zugeführt werden. Obwohl alle Aminosäuren im Organismus nur in L-Form vorliegen, kann bei Phenylalanin aus dem D-Isomer das L-Isomer gebildet werden.

**PRAXISTIPP**

Gemischte DL-Isomeren-Supplemente sind in der Schmerztherapie wesentlich wirkungsvoller als reine D- oder L-Isomere.

- **Gewichtsreduzierung:** Phenylalanin stimuliert die Produktion von Cholecystokinin (CKK). CKK steigert das Sättigungsgefühl. 10 g L-Phenylalanin 20 Minuten vor der Mahlzeit führen zu einer 30 % verminderten Kalorienaufnahme [66].

### Reduzierung der Phenylalaninzufuhr

- **Phenylketonurie:** autosomal rezessive Erbkrankheit. Durch Fehlen des Enzyms, das Phenylalanin in der Leber zu Tyrosin umwandelt, erhöht sich die Gewebekonzentration von Phenylalanin um das 400- bis 500fache. Eine phenylalaninarme oder -freie Diät verhindert eine Schädigung des Körpers, insbesondere im Gehirn, da es sonst durch die hohe Phenylalaninkonzentration zu einer geistigen Retardierung kommen kann.
- **Lebererkrankungen:** Schwerste Leberfunktionsstörungen (z. B. Leberzirrhose) können die Umwandlung von Phenylalanin in der Leber behindern und eine Kumulation des Phenylalanins bewirken. Eine phenylalaninarme Diät (s. Vorkommen in Nahrungsmitteln) ist zu empfehlen.
- **Hyperaktivität:** Bei einigen hyperaktiven Kindern lagen hohe Phenylalaninspiegel vor. Eine phenylalaninarme Diät (s. Vorkommen in Nahrungsmitteln) kann die Symptome bessern.

### Kontraindikation einer Supplementierung

- **Schwangere und Stillende** sollten kein Phenylalanin supplementieren bzw. nur unter ärztlicher Aufsicht.
- **Diabetiker** sollten Phenylalanin nur unter ärztlicher Aufsicht substituieren.

**Tab. 2.183** Phenylalanin-Quellen in der Nahrung (in mg Phenylalanin/100 g bzw. /Ei) (nach [202])

| Lebensmittel | Phenylalanin (mg/100 g bzw. Ei) |
|---|---|
| Sojabohnen | 1.970 |
| Emmentaler Käse | 1.800 |
| Erdnüsse | 1.540 |
| Weizenkeime | 1.200 |
| Mandeln | 1.140 |
| Thunfisch | 1.050 |
| Rindfleisch (Filet) | 930 |
| Forelle, blau | 920 |
| Hüttenkäse | 635 |
| Hühnerei (1 mittleres) | 400 |

- Phenylalanin ist bei der **Phenylketonurie,** bei **Angststörungen** und bei der Gabe von **trizyklischen Antidepressiva** kontraindiziert.
- **Psychiatrische Erkrankungen:** Bei Patienten, die mit MAO-Hemmern behandelt werden, können hypertensive Krisen auftreten. Bei Schizophreniepatienten mit hohen Dopaminspiegeln sollte kein Phenylalanin supplementiert werden, da es die Dopaminkonzentration steigern kann.

### Vorkommen in Nahrungsmitteln

Ein Erwachsener konsumiert durchschnittlich ca. 5 g Phenylalanin täglich, meist in Form von rotem Fleisch, Nüssen, Eiern und Käse (➤ Tab. 2.183).

## 2.6.6 Tyrosin

L-Tyrosin ist eine aromatische semiessenzielle Aminosäure (➤ Abb. 2.44), die aus Phenylalanin gebildet wird und daher, wie oben beschrieben, bei einem Phenylalaninmangel essenziell wird.

### Biochemische Funktionen

**Hormonsynthese:** Tyrosin ist Ausgangsstoff für **Neurotransmitter und Hormone** wie Dopamin, Melanin, Adrenalin und Noradrenalin (➤ Abb. 2.48). Diese Funktion ist vom Vorhandensein der Cofaktoren

Folsäure, Pyridoxin (Vitamin $B_6$), Eisen, Kupfer und Magnesium abhängig. Sind die Cofaktoren im Mangel, so ist die Bildung der genannten **Catecholamine** stark vermindert. Überschüssiges Tyrosin wird unter Mitwirkung der Cofaktoren Vitamin C, Folsäure und Kupfer enzymatisch abgebaut.

Darüber hinaus ist Tyrosin Grundbaustein der **Schilddrüsenhormone.** Oft kommt es schon durch Tyrosingabe zu einem Anstieg der Schilddrüsenhormonwerte.

**Weitere Funktionen:**

- Tyrosin ist Baustein von Opiopeptiden, den **Endorphinen.**
- Tyrosin wirkt stimmungsaufhellend und ist bei leichten Depressionen wirksam.

Tyrosin sollte nicht überdosiert werden, da hohe Gaben das Umwandlungsenzym Tyrosinhydroxylase hemmen. Da die optimale Dosierung sehr individuell ist, sollte eine langsame Dosissteigerung bis zum Erreichen des persönlichen Wirkoptimums angestrebt werden. Idealerweise, um die Resorption zu optimieren, sollte Tyrosin mit einer proteinreichen Ernährung kombiniert werden.

**PRAXISTIPP**

Allgemein gelten Dosierungen bis 100 mg Tyrosin/kg KG als ausreichend. Werden Dosierungen > 300 mg/kg KG angestrebt, sollte die Gabe mit Kohlenhydraten kombiniert werden, da Tyrosin an der Blut-Hirn-Schranke mit anderen Aminosäuren konkurriert (vgl. ➤ Abb. 2.50). Tyrosin darf daher nicht mit den BCAA kombiniert werden.

### Anwendungsgebiete

**Morbus Parkinson:** Gehirnzellen – vor allem in der Substantia nigra –, die Dopamin produzieren, sterben ab und es kommt zu einer Verarmung an **Dopamin.** Da Dopamin aus Tyrosin gebildet wird, kann Tyrosin bei Parkinsonpatienten eingesetzt werden. In klinischen Studien konnte nachgewiesen werden, dass sich bei frühzeitiger Gabe von 100 mg Tyrosin/kg KG die Krankheitssymptome bei Morbus Parkinson deutlich verbessern lassen [485].

Dopamin selbst ist zur Behandlung obsolet, denn es überwindet nicht die Blut-Hirn-Schranke und würde zu erheblichen Nebenwirkungen im Körper führen. Pharmakologisch wird daher mit der Vorstufe **Levodopa** (DOPA) behandelt. Allerdings muss Levodopa mit Carbidopa oder Benserazid stabilisiert werden.

**Hypothyreose:** Milde Formen der Hypothyreose können mittels Tyrosin gebessert werden. Liegt eine Autoimmunkrankheit-bedingte Hypothyreose vor, sollte immer auch organisches Selen ergänzt werden, um die Dejodasen zu aktivieren.

## 2.6.7 Threonin

L-Threonin wird als Zwischenprodukt im Methioninstoffwechsel gebildet.

### Biochemische Funktionen

Langfristige Mängel führen zu Störungen des Wachstums und der Knochenreifung. Threonin kann im Körper zu der nicht essenziellen Aminosäure Glycin umgewandelt werden. Threonin ist unerlässlich für:

- **Harnsäureregulierung:** Nach Umwandlung zu Glycin ist Threonin an der Harnsäureregulierung beteiligt, indem es die Harnsäureausscheidung beschleunigt.
- **Funktionsfähigkeit der Thymusdrüse.**
- **Dämpfung der neuromuskulären Erregbarkeit.**

### Vorkommen in Nahrungsmitteln

Threonin findet sich in vielen Nahrungsmitteln in hoher Konzentration (➤ Tab. 2.184). Unter normalen Bedingungen ist eine ausreichende Versorgung

**Tab. 2.184** Threoninquellen in der Nahrung (in mg Threonin/100 g bzw. /Ei) (modifiziert nach [202])

| Lebensmittel | Threonin (mg/100 g bzw. Ei) |
|---|---|
| Weizenkeime | 1.560 |
| Sojabohnen | 1.490 |
| Linsen | 1.120 |
| Bachforelle | 1.080 |
| Hammelfleisch (Filet) | 1.010 |
| Sonnenblumensamen | 910 |
| Huhn (Brust) | 890 |
| Erdnüsse | 850 |
| Hüttenkäse | 640 |
| Hühnerei (1 mittleres) | 355 |

gewährleistet, eine Substitutionsempfehlung erübrigt sich daher.

## 2.6.8 Tryptophan

L-Tryptophan ist eine essenzielle proteinaufbauende Aminosäure (➤ Abb. 2.44).

### Biochemische Funktionen

Tryptophan dient als Ausgangssubstanz für die Synthese biogener Amine wie **Serotonin** und **Tryptamin,** die Umwandlung ist abhängig von Vitamin $B_6$ (Pyridoxin) und Folsäure. Bei einem Vitamin-$B_6$-Mangel wird Tryptophan vermehrt abgebaut. Dies erklärt die neurologischen Beschwerden, die oft mit einem Pyridoxinmangel assoziiert sind. Für die Umwandlung von Tryptophan zu Serotonin ist das Enzym Tryptophanhydroxylase entscheidend (➤ Abb. 2.49). Ist dieses im Mangel, kann trotz Zufuhr von Tryptophan nur wenig Serotonin gebildet werden. Ein **Tryptophanhydroxylasemangel** findet sich häufig bei:

- Stress
- Insulinresistenz
- Magnesiummangel
- Pyridoxinmangel

**Seronotinsynthese** Serotonin ist an der Schmerzempfindung beteiligt und steuert u. a. den **Schlaf-Wach-Rhythmus** und die Stimmungslage des Menschen. Die Förderung der Serotoninsynthese bewirkt Stimmungsaufhellung, Reduzierung des Appetits und gesteigerte Leistungsfähigkeit. Speziell chronifizierte Schmerzen sprechen gut auf eine gesteigerte Tryptophanzufuhr an. In der Nacht ist Serotonin die Vorstufe des Schlafhormons **Melatonin.** Auch für diese Reaktion ist eine gute Versorgung mit den Vitaminen $B_6$ und $B_{12}$ notwendig (➤ Abb. 2.49).

Tryptophan überwindet die Blut-Hirn-Schranke mittels aktiven Transportes (➤ Abb. 2.50). Wie schon bei den BCAA erwähnt (➤ Kap. 6.2.2), steigert eine kohlenhydratreiche Kost den Serotoninspiegel, da die Insulinfreisetzung den Abbau der BCAA (Leucin, Isoleucin, Valin) fördert, welche mit Tryptophan an der Blut-Hirn-Schranke konkurrieren. Hingegen senkt eine proteinreiche Kost die Serotoninfreisetzung.

**Niacinsynthese** Tryptophan hat Provitamineigenschaften: Bei hoher Tryptophanzufuhr wird es in Niacin umgewandelt, aus dem das Coenzym **NAD** gebildet

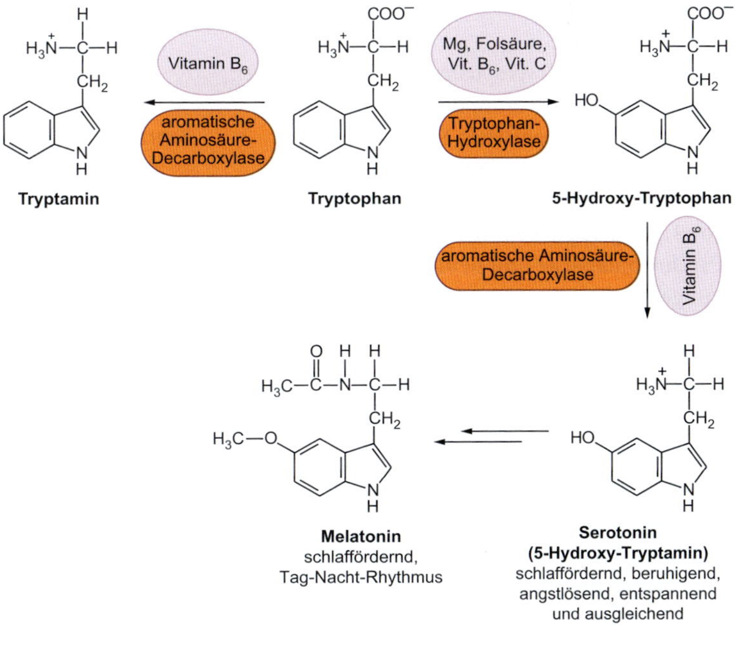


**Abb. 2.49** Synthese von Tryptamin, Serotonin und Melatonin aus Tryptophan. [L141]

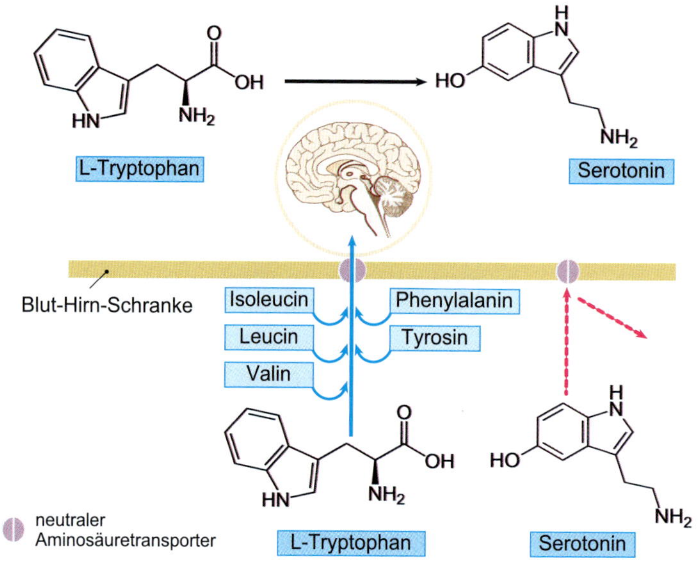


**Abb. 2.50** Blut-Hirn-Schranke: Transport von Tryptophan und Synthese von Serotonin im Gehirn. (Nach: Labor neurolab, München; [L141])

wird (➤ Kap. 2.3.4). Aus 60 mg Tryptophan entstehen 1 mg Niacin (Niacinäquivalent). Dieser Syntheseweg setzt einen Überschuss an Tryptophan voraus.

**Zinkmetabolismus** Über den Tryptophanmetaboliten Picolinsäure wird die Zinkaufnahme aus der Nahrung gesteigert.

## Anwendungsgebiete

Eine Steigerung der Tryptophanzufuhr ist sinnvoll bei:

- **Schmerztherapie:** vermindert das Schmerzempfinden bei chronischen Schmerzen (z. B. bei Arthritis); niedriges Serotonin triggert die Schmerzen bei einer Fibromyalgie. Dosierungen von 1,5–2 g/Tag haben sich als effektiv erwiesen.
- **Psychosomatische und neurologische Erkrankungen:**
  - **Depressionen mit oder ohne manischen Phasen** [585, 970]: Die Wirkung wird verbessert durch gleichzeitige Gabe von Vitamin $B_6$ (Pyridoxin) und Niacin. Effektiv scheint eine Tryptophanzufuhr von 0,5–3 g/Tag zu sein.
  - **Schlafstörungen** [1265]: Tryptophan bildet Melatonin aus Serotonin, reguliert so den Schlaf-Wach-Rhythmus und wirkt positiv bei Schlafstörungen. Ideal ist eine Dosierung von 0,5–1 g/Tag. Cofaktoren für eine optimale Wirkung sind Vitamin C, Pyridoxin, Niacin und Kohlenhydrate. Sehr niedrige Melatonin- und Tryptophanspiegel finden sich bei Anorexie, Hypertonie, manischer Depression, Schizophrenie und Psoriasis.
- **Tremor:** Reduzierung der Tremorfrequenz.
- **Morbus Parkinson:** In einer Dosierung von 150–500 mg/Tag verbessert Tryptophan die Wirkung einer Therapie mit L-DOPA. Dosierungen bis 1,5 g/Tag verbessern bei Morbus Parkinson visuelle Ergebnisse und Halluzinationen.

## Kontraindikation und Toxizität

Längere Zeit wurde das sog. Eosinophilie-Myalgie-Syndrom mit einer Tryptophanzufuhr in Zusammenhang gebracht, ein temporäres Verkaufsverbot war die Folge. Allerdings stellte sich heraus, dass alle Patienten japanische Präparate eingenommen hatten, die scheinbar verunreinigt waren. Es ist auch möglich, dass Tryptophan, ähnlich wie Phenylalanin, in hoher Konzentration eine Enzymblockade verursacht. Tryptophan ist heute als Arzneimittel bei Schlafstörungen wieder zugelassen.

**PRAXISTIPP**

Therapeutische Dosen > 3 g/Tag sind nicht sinnvoll und potenziell über Enzymhemmung schädlich.

**GEFAHR**
Tryptophan darf auf keinen Fall mit **MAO-Hemmern** und selektiven Serotonin-Wiederaufnahme-Hemmern **(SSRI)** kombiniert werden. Es kann zu einer toxischen Kumulation von Serotonin kommen mit möglicherweise letalem Ausgang.

- Das aus Tryptophan gebildete **Tryptamin** wirkt **blutdruckerhöhend,** deshalb sind der Supplementierung enge Grenzen gesteckt.
- Um unerwünschten Enzyminduktionen vorzubeugen, sollte Tryptophan nicht in der **Schwangerschaft oder bei Kinderwunsch** gegeben werden.
- Da Tryptophan einen leicht sedierenden Effekt hat, darf es im **Straßenverkehr** nicht genommen werden.
- Tryptophan sollte nicht mit **Alkohol** kombiniert werden, da es die Alkoholwirkung verstärkt.

### Vorkommen in Nahrungsmitteln

Nahrungsmittel, die unter physiologischen Bedingungen die tägliche Versorgung mit Tryptophan sichern, zeigt ➤ Tab. 2.185.

## 2.6.9 Ornithin

L-Ornithin ist eine basische, nichtproteinogene Aminosäure, die im Stoffwechsel aus Arginin gebildet werden kann. Im Gegensatz zu Arginin findet sich Ornithin in pflanzlicher Nahrung nur in Spuren.

**Tab. 2.185** Tryptophanquellen in der Nahrung (in mg Tryptophan/100 g bzw. /Ei) (modifiziert nach [202])

| Lebensmittel | Tryptophan (mg/100 g bzw. Ei) |
|---|---|
| Emmentaler Käse | 500 |
| Cashewkerne | 450 |
| Kalbfleisch | 350 |
| Weizenkeime | 330 |
| Sonnenblumensamen | 310 |
| Thunfisch | 300 |
| Huhn, Brust | 270 |
| Rindfleisch, Filet | 260 |
| Haferflocken | 190 |
| Hühnerei (1 mittleres) | 165 |

### Biochemische Funktionen

Ornithin baut im **Harnstoffzyklus** (➤ Abb. 2.51) überschüssigen Stickstoff ab und reduziert den Ammoniakspiegel, wenn dieser erhöht ist [1334]. Dies erklärt die Wirkung bei bestimmten Formen des CFS, die mit einem erhöhtem Ammoniakspiegel assoziiert sind.

## 2.6.10 Arginin

L-Arginin ist eine nicht essenzielle, basische Aminosäure, im Säuglingsalter ist sie jedoch essenziell. Es kann in den meisten Organen über den Harnstoffzyklus aus Citrullin gebildet werden (➤ Abb. 2.51). Citrullin kann im Darm aus Glutamin direkt synthetisiert werden.

### Biochemische Funktionen

Arginin ist für viele metabolischen Funktionen unerlässlich (➤ Abb. 2.52) [488]. Es ist Ausgangsprodukt für Polyamine wir Sermin und Spermidin, welche die DNA-Struktur stabilisieren.

#### Bildung von Stickstoffmonoxid (NO)

Aus Arginin werden über die **Stickstoffmonoxidsynthase (NOS)** Citrullin und NO gebildet. Im arteriellen Gefäßendothel erfolgt die Reaktion durch die dort vorhandene endotheliale Stickstoffmonoxidsynthase **(eNOS)** (➤ Abb. 2.2). NO ist wichtig für die Vasodilatation der Blutgefäße und für die Erektion des Mannes. Arginin wirkt daher bei **arterieller Hypertonie, KHK und erektiler Dysfunktion.** Zusätzlich wird **cGMP** (zyklisches Guanosinmonophosphat) durch NO freigesetzt, ein sekundärer Botenstoff, der Signale von primären Boten wie Neurotransmitter und Hormone in die Zelle weitergibt.

Der erste Schritt in der Atherogenese ist die Schädigung der arteriellen Gefäßwand, welche zu einer endothelialen Dysfunktion führt. Daraus resultiert

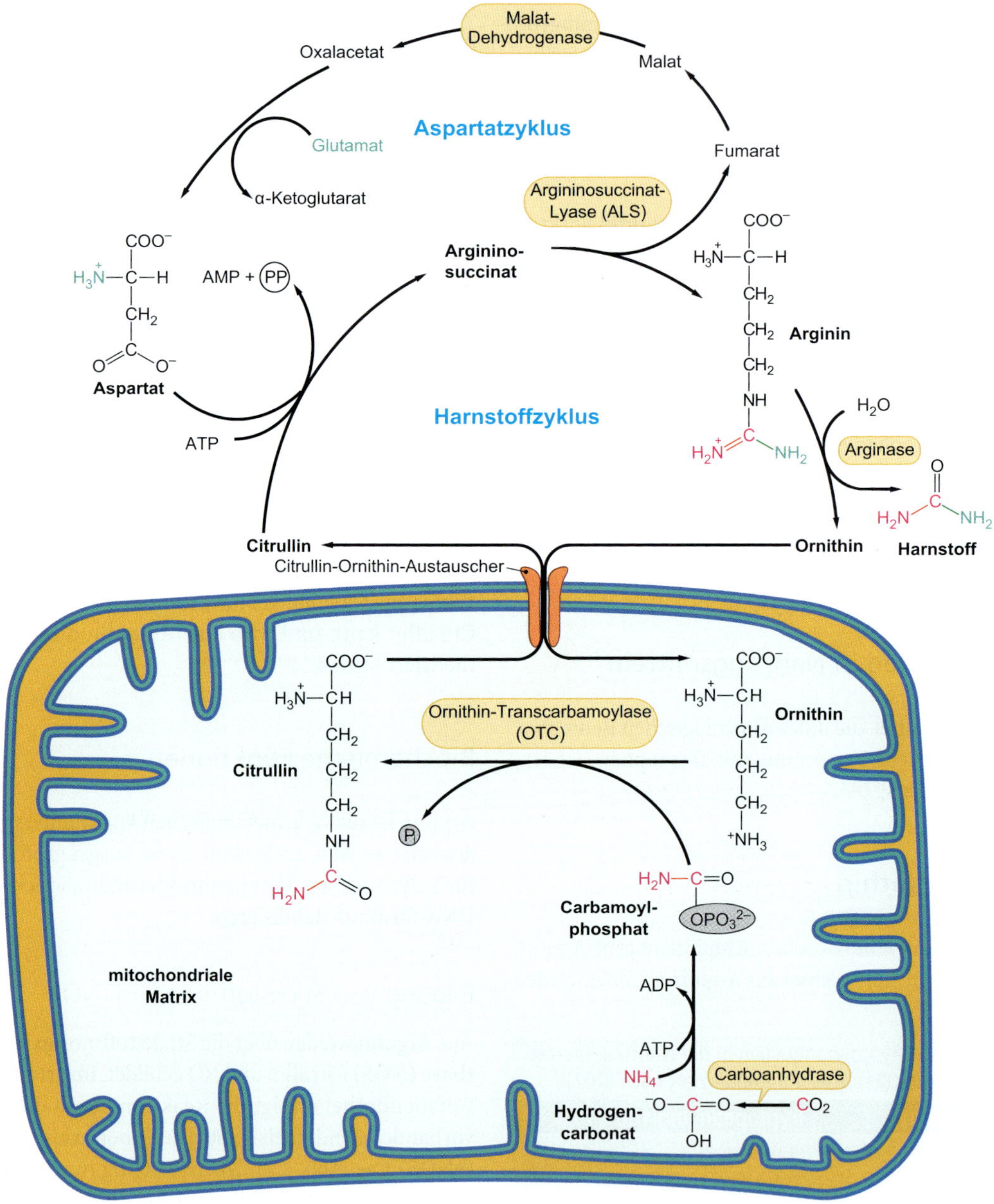


**Abb. 2.51** Vereinfachtes Schema des Harnstoffzyklus. [L141]

eine erhöhte Permeabilität, die die Basis für das Eindringen von Plasmabestandteilen in die Gefäßwand ist. Die NO-induzierte Senkung des intrazellulären Kalziumspiegels bewirkt eine Entspannung der endothelialen Gefäßmuskulatur und so die Vasodilatation der Arterien (➤ Abb. 2.53).

### Exkurs

NO hält die arteriellen Gefäße elastisch und stabilisiert die Gefäßwand. Diese Erkenntnis brachte 1998 den Robert F. Furchgott, Louis J. Ignarro und Ferrid Murad den Nobelpreis für Medizin ein. Die Forscher postulierten zunächst einen Faktor, der zu einer Entspan-

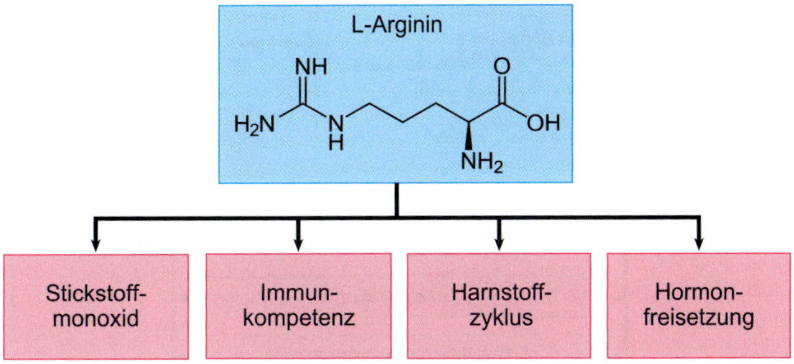


**Abb. 2.52** Funktionen von Arginin im Stoffwechsel. (Zusammengestellt nach [488]; [L141])

nung der glatten Gefäßmuskulatur führt, und nannten ihn EDRF (Endothelium Derived Relaxing Factor). Bei der Untersuchung der Wirkung von Nitroglycerin als Medikament – welches zu einer sofortigen Entspannung der Gefäßwand führt – stellte sich heraus, dass hierfür das freigesetzte NO verantwortlich ist. Später wurde festgestellt, dass EDRF und NO identisch sind.

Nach neuesten Erkenntnissen hat NO folgende Wirkungen:

- Signalmolekül im Nervensystem
- Infektionsschutz
- Blutdruckregulierung, Vasodilatation
- Schutz vor Atherosklerose
- Wichtig für den Riechprozess
- Steigerung der Gedächtnisleistung

Die endogene Umwandlung von Citrullin in Arginin erfolgt über einen 2-stufigen enzymatischen Prozess (➤ Abb. 2.51) und findet zu ca. 70 % in der Niere statt. Die Datenlage zeigt, dass eine orale Zufuhr von **Citrullin** die Verfügbarkeit von Arginin im Plasma steigert. Indirekt stellt dies einen NO-Nachschub da, so dass eine vermehrte bzw. verlängerte Vasodilatation der Gefäße sowie eine verbesserte Hemmung der Thrombozytenaggregation und -adhäsion möglich ist.

Ein Argininmangel führt zu einer vermehrten Bildung von asymmetrischen Dimethylarginin **(ADMA)** welches die Atheroskleroseentstehung massiv fördert.

**PRAXISTIPP**

Die Bestimmung von ADMA im Rahmen einer Vorsorge zur Abklärung des individuellen Atheroskleroserisikos ist sehr aussagekräftig und für nahezu jedes Labor möglich.

Eine Übersicht über das Zusammenspiel von Arginin, ADMA und NO und dessen Auswirkungen zeigt ➤ Abb. 2.54.

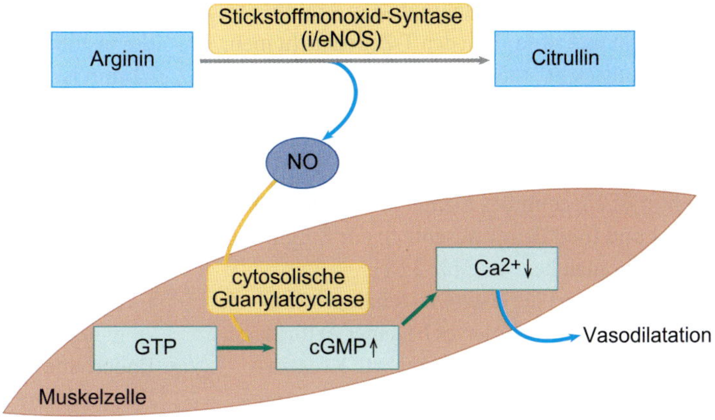


**Abb. 2.53** Funktion von Arginin bei der Vasodilatation. (Modifiziert nach: Kyberg-Akademie; [L141])

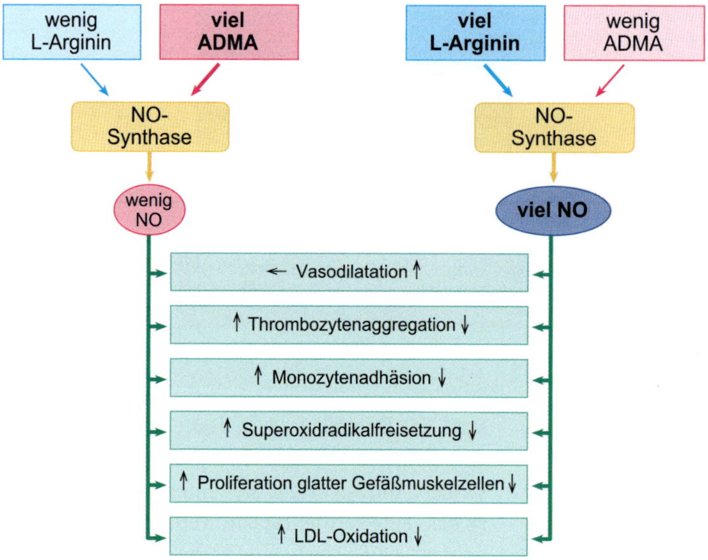


**Abb. 2.54** Zusammenspiel von Arginin, ADMA und NO. (Modifiziert nach: Kyberg-Akademie; [L141])

### Immunsystem

Arginin ist ein **Komplementfaktor** bei der unspezifischen Immunantwort, was wohl seine antiviralen Eigenschaften erklärt. T-Zellen benötigen für ihren Metabolismus und speziell für die Vermehrung Arginin. Arginin stimuliert so das Immunsystem durch eine verbesserte NK-Zellen-Aktivität und T-Zellfunktion und steigert die Leistungsfähigkeit der Thymusdrüse und der Milz. Arginin stimuliert die Bildung antientzündlich wirksamer **Zytokine.**

Bei **Autoimmunerkrankungen** ist eine Restriktion der Argininzufuhr erforderlich. Dadurch wird über eine verminderte Bildung von Immunzellen eine überschießende Immunreaktion vermieden. Das Enzym Arginase sorgt dafür, dass Makrophagen Arginin verstoffwechseln und so Arginin den T-Zellen nicht mehr zur Verfügung steht [185].

### Weitere Funktionen

- Arginin ist ein zentrales Element im **Harnstoffzyklus** und trägt damit wesentlich zur Entgiftung von Ammoniak bei (➤ Abb. 2.51).
- Arginin reduziert die **Osteoklastenaktivität** die oft Hauptursache des Schmerzes bei einer Arthritis ist.
- Arginin steigert über eine vermehrte **Kreatinbildung** und Anregung der Wachstumshormone den Muskelaufbau und den Fettabbau.

## Anwendungsgebiete

Arginin wird vielfach in der Therapie eingesetzt (➤ Abb. 2.55) [1146].

- **Arterielle Hypertonie:** Blutdrucksenkung durch Vasodilatation.
- **Virale Infekte:** verbesserte Immunantwort.
- **Erektile Dysfunktion:** bessere Funktion der Schwellkörper durch Verbesserung der Durchblutung.
- **Wundheilungsstörungen:** Arginin bildet auch Prolin; zusammen mit Vitamin C, Zink und organischem Selen fördert dies die Wundheilung.
- **Diabetes mellitus:** Arginin in höheren Dosierungen fördert die Insulinsekretion und senkt die Insulinresistenz. Zusammen mit organischem Chrom ist Arginin in der Behandlung des Diabetes mellitus – vor allem Typ II – wichtig [979, 980, 1084].

### Kontraindikation und Toxizität

- Der OSL-Wert (Obsered Safe Level), bis zu dem L-Arginin als sicher einzustufen ist, wurde auf 20 g/Tag festgelegt.
- Dauerhafte Dosierungen > 20 g verursachen Durchfall und können einen latenten Herpesinfekt „aufblühen" lassen.

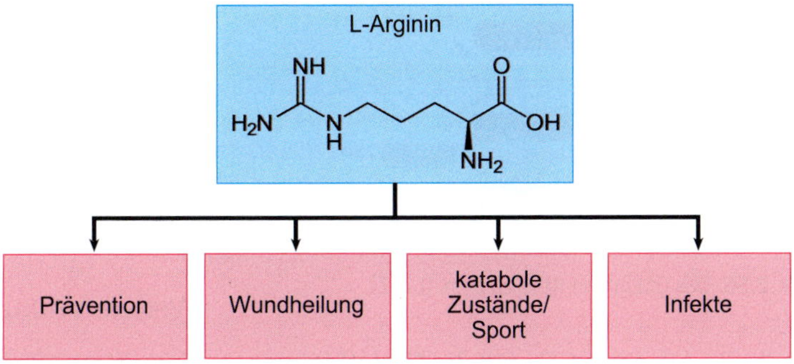


**Abb. 2.55** Arginin in der Therapie. (Zusammengestellt nach [1146]; [L141])

**Tab. 2.186** Argininquellen in der Nahrung (in mg Argining/100 g)

| Lebensmittel | Arginin (mg/100 g) |
|---|---|
| Kürbiskerne | 5.353 |
| Erdnüsse, geröstet | 2.832 |
| Pinienkerne | 2.413 |
| Walnüsse | 2.278 |
| Erbsen, getrocknet | 2.186 |
| Hähnchenbrustfilet | 1.436 |
| Schweinefleisch, roh | 1.394 |
| Lachs, roh | 1.221 |
| Buchweizenkörner | 982 |
| Hühnerei | 820 |
| Weizen (Vollkornmehl) | 642 |
| Reis, ungeschält | 602 |
| Mais (Vollkornmehl) | 345 |
| Kuhmilch (3,7 % Fett) | 119 |

- Werden zur Blutdrucksenkung Antihypertonika eingesetzt, verstärkt sich deren Wirkung mit der Folge von Hypotonien und daraus resultierenden Cephalgien.

### Vorkommen in Nahrungsmitteln

Folgende Nahrungsmittel sichern unter physiologischen Bedingungen die tägliche Versorgung mit Arginin (➤ Tab. 2.186).

## 2.6.11 Glutathion

Glutathion ist keine einzelne Aminosäure, sondern ein Tripeptid aus den Aminosäuren Glutamin, Cystein und Glycin (➤ Abb. 2.44). Die Glutathionkonzentration ist ein Gradmesser für die körpereigene antioxidative Kapazität.

### Biochemische Funktionen

#### Antioxidans

Glutathion ist ein zentrales **antioxidatives Molekül** im Zellstoffwechsel. Die Schutzwirkung des Glutathions beruht auf seiner Fähigkeit, Elektronen aufzunehmen und wieder abzugeben **(Glutathion-Redoxsystem).** Reduziertes Glutathion **(GSH)** wird durch die Glutathionperoxidase oxidiert und gibt dabei Elektronen und Protonen ($H^+$) ab. Das oxidierte Glutathion (Glutathiondisulfid, **GSSG**) wird durch die Glutathionreduktase wieder zu GSH reduziert. Der normale Glutathionspiegel variiert zwischen 0,1 und 10 mM. Die höchste Konzentration an Glutathionperoxidase findet sich an Orten mit hohem oxidativem Stress wie Leber, Augenlinse, Nieren, Milz, Erythrozyten und Leukozyten (➤ Tab. 2.166).

Das Verhältnis von GSH zu GSSG bestimmt die antioxidative Leistungsfähigkeit dieses Antioxidanssystems. Man nennt dies den **Redoxstatus** der Zelle (➤ Kap. 1.5.1).

**PRAXISTIPP**

Der Redoxstatus und somit die antioxidative Potenz einer Zelle ist definiert als das Verhältnis von GSH zu GSSG. Im Idealfall liegt es bei 9 : 1.

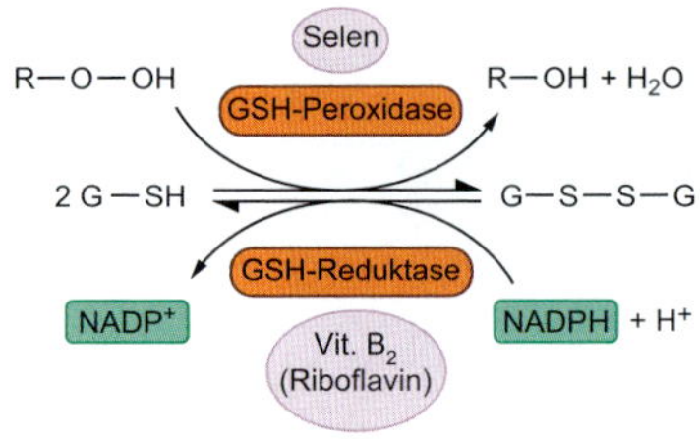


**Abb. 2.56** Das Glutathion-Redoxsystem. [L141]

Bei der Reaktion von GSH mit der **Glutathionperoxidase** werden Wasserstoffperoxid und organische Peroxide (R–O–OH) bzw. deren Radikale zu Wasser und dem entsprechenden Alkohol (ROH) neutralisiert (➤ Abb. 2.56). Im Zentrum der Glutathionperoxidasen befinden sich 4 Moleküle Selenocystein (➤ Kap. 2.5.16). Damit sind organisches Selen und Glutathion Basis des wichtigsten, weil effektivsten endogenen Antioxidanssystems des menschlichen Körpers. Dieser Mechanismus ist bei jeder Form der Entgiftung essenziell, daher sollte auf eine ausreichende Glutathion- und Selenversorgung geachtet werden.

Die zur Regenerierung des oxidierten Glutathions erforderliche **Glutathionreduktase** benötigt für ihre Funktion ausreichend Niacin (Vitamin $B_3$). Dabei werden Protonen und Elektronen vom NADPH auf das GSSG übertragen und es entstehen GSH und NADP. Neben dem Recycling von Glutathion übernimmt die Glutathionreduktase auch das Recycling von Vitamin C, so dass dieses erneut Radikale abfangen kann.

## Entgiftungsfunktion

Die **Glutathion-S-Transferasen (GST)** sind Enzyme, die sich an Xenobiotika (körperfremde Wirkstoffe, u. a. Abbauprodukte von Medikamenten) anlagern und diese im Komplex aus dem Körper entfernen können. GST verhindern so die Anhäufung von toxischen Substanzen und reduzieren die Nebenwirkungen von Medikamenten. GST sind auch für die Entgiftung bzw. Biotransformation von toxischen und karzinogenen Substanzen zuständig. Diese werden zunächst oxidiert, reduziert oder hydrolytisch gespalten (Phase I: Umwandlungsreaktion), die Endprodukte werden anschließend gebunden und ausgeschieden (Phase II: Konjugationsreaktion). Die GST wirken zum Beispiel in der Leber bei der Entgiftung von Aflatoxinen, Benzidin und Nitrosaminen mit.

Die GST-Aktivität fällt vom oberen zum unteren Dünndarm und vom oberen Dickdarm zum Kolon hin ab. Gastrointestinale Erkrankungen können mit einem GST-Mangel assoziiert sein. Menschen mit Colitis ulcerosa und Morbus Crohn haben extrem niedrige Glutathionspiegel und eine sehr niedrige GSH-Enzymaktivität [1261].

## Weitere Wirkungen von Glutathion

Vorzeitiges Altern wird oft mit einem Glutathionmangel assoziiert. Valide Studien zu dieser Aussage gibt es bis jetzt allerdings nicht.

**PRAXISTIPP**

Glutathion ist ein hochpotentes **Antioxidans** (Wasserstoff- und Hydroxylradikale) für den Zellschutz und vermindert daher auch DNA-Schäden durch Radikale. Es reguliert das Redoxpotenzial der antioxidativen Vitamine und der daraus resultierenden Enzymfunktionen bei nahezu allen metabolischen Prozessen.

**Chronische Krankheiten** weisen oft einen niedrigen Glutathionspiegel auf, was auf einen erhöhten Verbrauch durch die Krankheit hindeutet. Bei Krebserkrankungen und vielen neurodegenerativen Erkrankungen (Substantia nigra bei Patienten mit Morbus Parkinson) sind oft der Glutathionspiegel, aber auch der Selenspiegel vermindert.

**GEFAHR**

**Zu viel Glutathion** kann einen Schwefelüberhang bewirken, der wiederum zu einer Verarmung an diversen Spurenelementen führt. Der Münchner Toxikologe Max Daunderer warnte schon vor langem vor einer einseitigen Verwendung von Glutathion als Allheilmittel der Entgiftung. Nach dem Giftunfall im indischen Bhopal konnte keine positive Wirkung gezeigt werden, vielmehr wurde das vorhandene Gift durch Glutathion im Körper verteilt [644].

Dies zeigt einmal mehr, dass einzelne Vitalstoffe zwar ihre Wirkung haben, aber für die Gesundheit nur im Verbund mit anderen Vitalstoffen wirksam sind.

Unmaskierte (nicht vor Oxidation geschützte) Glutathionsupplemente sind nicht sinnvoll, da die Halbwertszeit < 2 Minuten beträgt. Wenn überhaupt, müssen acetylierte, daher **maskierte** und so vor Oxidation geschützte Supplemente gegeben werden. Dies gelingt am besten über entsprechende Infusionen.

Um den Glutathionspiegel zuverlässig auf hohem Niveau zu halten, ist es ausreichend, wenn genügend

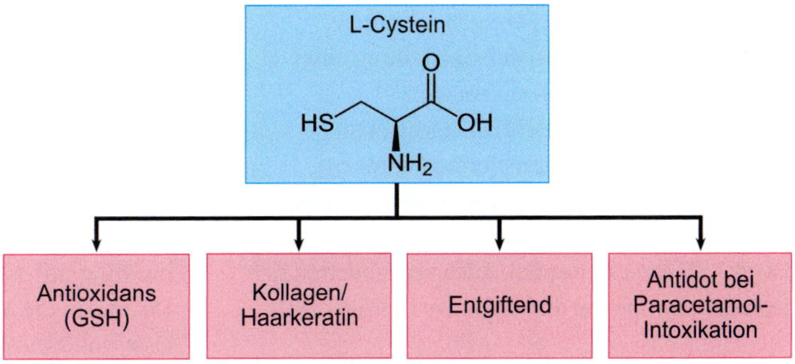


**Abb. 2.57** Funktionen von Cystein im Stoffwechsel. (Modifiziert nach: Kyberg-Akademie; [L141])

Cystein (Bestandteil des Tripeptids Glutathion) in der Nahrung vorhanden ist bzw. wenn entsprechende Supplemente verwendet werden.

## 2.6.12 Cystein

L-Cystein ist eine semiessenzielle, proteinogene schwefelhaltige Aminosäure. Sie kann im Körper aus der ebenfalls schwefelhalteigen Aminosäure Methionin gebildet werden. Cystein ist eine unmittelbare Vorstufe von Glutathion.

Wichtige Funktionen von Cystein zeigt ➤ Abb. 2.57.

## 2.6.13 Glutamin

L-Glutamin ist die häufigste frei zirkulierende nicht essenzielle Aminosäure (➤ Abb. 2.44).

### Biochemische Funktionen

Glutamin ist ein Nährstoff für Zellen mit hohem Grundumsatz. Es dient vor allem dazu, leere **Glykogenspeicher** – zum Beispiel nach körperlicher Belastung – schnell wieder zu füllen [162].

Glutamin bindet das schädliche **Ammoniak** und stimuliert die **Muskulatur** zur Proteinbildung.

Glutamin wirkt im **Immunsystem** positiv auf

- die Differenzierung von T-Lymphozyten und B-Lymphozyten,
- die Aktivierung von Killerzellen,
- die Stimulierung der RNA-Synthese,
- die Erhöhung der IL-1- Sekretion,
- die Stimulierung der Phagozytoseleistung,
- die Stimulierung der Antigenpräsentation.

Eine Glutamingabe verbessert daher die Immunfunktion und steigert den Glutathionpool (gilt besonders für den Gastrointestinaltrakt, damit dort auch Arginin und Citrullin gebildet werden können).

**GEFAHR**

Menschen mit Lebererkrankungen sollten kein Glutamin supplementieren. Die gesteigerte Proteinbildung kann die Leber zusätzlich belasten.

## 2.6.14 Glycin

L-Glycin ist eine nicht essenzielle aliphatische Aminosäure (➤ Abb. 2.44).

### Biochemische Funktionen

- Glycin wird für die Synthese von **DNA-Bausteinen** benötigt (Thymin, Purinbasen).
- Glycin unterstützt Insulin bei der **Blutzuckerregulierung.**
- Glycin unterstützt das Immunsystem im Rahmen der **Infektabwehr.**
- Glycin wirkt als **Neurotransmitter** im ZNS (Reduzierung der Muskelkontraktion).
- Glycin scheint die Aufmerksamkeit zu fördern (Dosierung 100 mg/Tag). Eine stimmungsaufhellende Wirkung konnte allerdings nicht festgestellt werden.
- Glycin blockiert wie GABA – allerdings auch im Gehirn – Neurone, die für Stress und Anspannung verantwortlich sind. Es sorgt damit für mentale Entspannung.

- Glycin neutralisiert körpereigene Schmerztransmitter und kann so der Entstehung eines **Schmerzgedächtnisses** vorbeugen.
- Durch Stimulierung der NMDA-Rezeptoren (N-Methyl-D-aspartat-Rezeptoren) konnte bei austherapierten Patienten mit Schizophrenie eine Verbesserung der Gesamtsituation durch Gabe von 0,8 g/kg KG erreicht werden. Auch verminderten sich depressive Symptome und kognitive Defizite [563].

### 2.6.15 Taurin

L-Taurin (2-Aminoethansulfonsäure) ist eine semiessenzielle Aminosäure. Da sie eine Aminosulfonsäure und keine Aminocarbonsäure ist, kann sie keine Peptide bilden, ist also nicht proteinogen.

#### Biochemische Funktionen

- Taurin stimuliert **Glykolyse und Glykogenese.** Es gilt als Stoffwechselstimulans und ist Hauptbestandteil von **Energy Drinks,** da es die stimulierende Wirkung von Zucker und Koffein steigert. Gleichzeitig wirkt es den Nebenwirkungen des Koffeins entgegen, indem es die Blutgefäße weitet und den Blutdruck senkt. Insofern sind Energy Drinks problematisch, wenn sie mit Alkohol kombiniert werden, denn dann kann es zu massiven Hypotonien kommen.
- Taurin stabilisiert den **Leberstoffwechsel** und verbessert die **Retinafunktion.**

#### Toxizität

- Starke hypotone Kreislaufreaktionen in Verbindung mit Alkohol.
- Da Taurin die Magensäurekonzentration ansteigen lässt, sollte es nicht mit ASS oder NSAR (nichtsteroidale Antirheumatika) kombiniert werden.
- In hohen Dosen sind depressive Verstimmungen und Durchfälle möglich.

## 2.7 Lipide und Fettsäuren

### 2.7.1 Überblick

#### Einteilung

Der Begriff Lipide bezeichnet streng genommen eine große Stoffgruppe, die sich durch Unlöslichkeit in Wasser und Löslichkeit in organischen Lösungsmitteln auszeichnet. Unter dem Sammelbegriff finden sich eine Reihe verschiedener Stoffklassen mit unterschiedlichen Funktionen im Organismus (➤ Tab. 2.187). Man kann die Lipide im Hinblick auf ihren biologischen Stellenwert als **strukturgebend**

**Tab. 2.187** Einteilung der Lipide, ihre Bestandteile und ihr Vokommen

| Lipidtyp | Bestandteile und Eigenschaften | Vorkommen (Beispiele) |
|---|---|---|
| **Fettsäuren**<br>• gesättigte<br>• ungesättigte | Kohlenwasserstoffketten (mit und ohne Doppelbindung)<br>Ohne Esterbindung, nicht verseifbar | Bestandteil verseifbarer Lipide; Ausgangssubstanz der Prostaglandine, Leukotriene, Thromoxane |
| **Einfache Lipide**<br>• Wachse<br>• Triglyceride | Fettsäure(n), die mit einem einwertigen Alkohol (Wachse) oder mit Glycerin verestert sind<br>Esterbindung, verseifbar | Speicherfett (Triglyceride) |
| **Komplexe Lipide**<br>• Phospholipide<br>• Sphingolipide<br>• Glykolipide | Glycerin bzw. Sphingosin, Acylrest und weitere Komponenten<br>Diesterverbindungen, verseifbar, amphiphil | Zellmembranbestandteile; Signaltransduktion |
| **Isoprenderivate**<br>• Terpene<br>• Terpenoide<br>• Steroide, Gallensäuren | Aus dem Grundbaustein Isopren bestehende Polyprenylverbindungen<br>Nicht verseifbar | Membranbestandteile; Hormone; Signalsubstanzen; fettlösliche Vitamine |

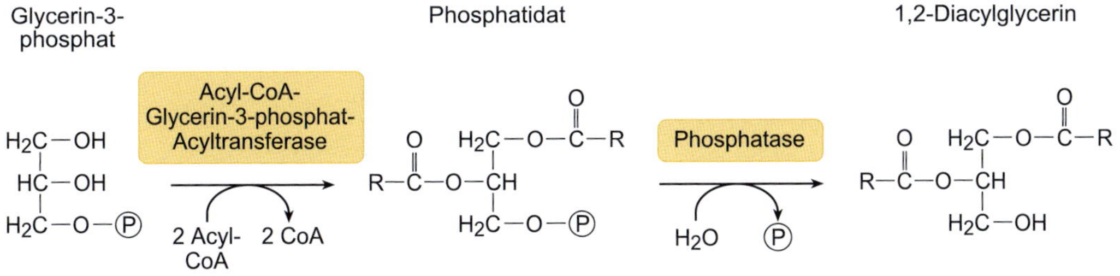


**Abb. 2.58** Biosynthese eines Diglycerids. [L141]

(Membranbildung), **energiespeichernd** oder **funktionell** ansehen.

**Polyprenylverbindungen** stammen vom **Isopren** ab (➤ Kap. 2.1.9), einem in der Natur und der Industrie wichtigen Kohlenwasserstoff, der polymerisationsfähig ist, was unter anderem zu Kautschukverbindungen führt. Medizinisch wichtige Polyprenyle sind:

- Steroide
- Gallensäuren
- Fettlösliche Vitamine (Vitamine A, D, E, K)
- Terpene
- Ubichinon

Die **Fettsäuren** sind aliphatische, meist unverzweigte Monocarbonsäuren. Sie sind Bestandteile der Triglyceride sowie von Wachsen in Pflanzen und Tieren Ein **Wachs** besteht im einfachsten Fall aus einer Fettsäure, die mit einem langkettigen einwertigen Alkohol verestert ist. Je länger die Kohlenstoffkette der Fettsäure ist, desto fester ist das Wachs.

Die größte Gruppe sind die **Triglyceride** (Triacylglycerole), bei denen 3 (meist verschiedene) Fettsäuren mit dem dreiwertigen Alkohol Glycerin (Glycerol) verestert sind. Sie werden als Speicherlipide bezeichnet, da sie mit 9 kcal/1 g eine beträchtliche Energiereserve bilden, die in den Adipozyten gelagert ist. Die Menge an Körperfett ist variabel, beim Mann 8–15 kg und bei der Frau 10–20 kg. Als **Fette** bezeichnet man Triglyceride, die bei Raumtemperatur fest sind, während **fette Öle** bei Raumtemperatur flüssig sind.

Durch Einführen von Doppelbindungen in lange veresterte Fettsäuren und anschließender Oxidation entstehen die **Eicosanoide,** die regulatorische Funktionen auf zellulärer Ebene ausführen:

- Leukotriene
- Thromboxane
- Prostaglandine
- Prostacycline

Eine weitere Gruppe sind die **Phospholipide,** die der wesentliche Bestandteil organischer Membranen sind. Ist ihre Phosphatgruppe an ein Glycerin gebunden, so nennt man sie **Glycerophospholipide** (auch: Phosphoglyceride). Lipide, bei denen als Grundbaustein anstelle eines Glycerinmoleküls ein Sphingosin tritt, ein Aminoalkohol mit langer gesättigter Seitenkette, werden als **Sphingolipide** bezeichnet. Phospholipide und Sphingolipide sind Strukturlipide.

Die Biosynthese eines Diglycerids aus Glycerin zeigt ➤ Abb. 2.58.

## Struktur und Nomenklatur der Fettsäuren

Natürliche Fettsäuren sind Carbonsäuren mit einer geraden Anzahl von C-Atomen. Je nach Länge der Carbonsäure werden sie unterteilt in:

- Kurzkettige Fettsäuren < 6 C-Atome
- Mittelkettige Fettsäuren 6–10 C-Atome
- Langkettige Fettsäuren > 10 C-Atome

Außerdem wird nach dem Grad der Sättigung bzw. nach der Anzahl ihrer Doppelbindungen unterschieden:

- Gesättigte Fettsäuren (z. B. Palmitinsäure)
- Einfach ungesättigte Fettsäuren (z. B. Ölsäure)
- Mehrfach ungesättigte Fettsäuren (z. B. Linolsäure)

Einige für den Menschen wichtige Fettsäuren zeigt ➤ Abb. 2.59.

### Kurzschreibweise und Zählweise gesättigter und ungesättigter Fettsäuren

Man zählt gewöhnlich vom C-Atom der Carboxygruppe aus. Eine andere Zählweise benutzt das griechische Alphabet, wobei das zur COOH-Gruppe benachbarte C-Atom den Buchstaben α erhält. Das C-Atom am

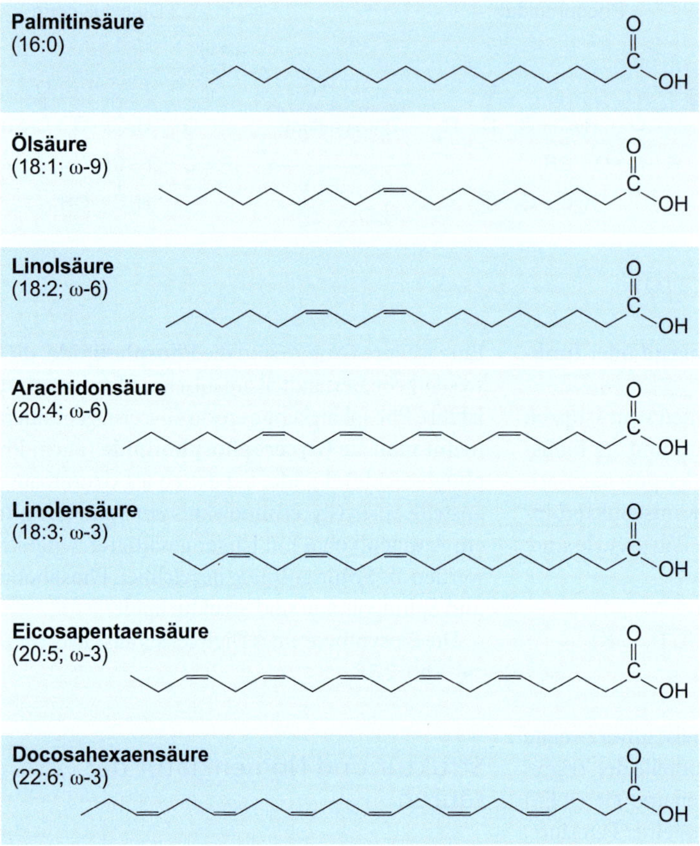


**Abb. 2.59** Wichtige Fettsäuren im Überblick. [L141]

Ende der Kohlenstoffkette wird immer mit ω (omega) bezeichnet (➤ Abb. 2.60).

Die Beschreibung einer Fettsäure muss mindestens die **Anzahl der C-Atome,** die **Anzahl der Doppelbindungen** und die **Lage der ersten Doppelbindung** enthalten. Verwirrenderweise ändert man die Zählrichtung, wenn man die Lage der ersten Doppelbindung in Fettsäuren beschreiben will. Beispiel:

Linolensäure (18:3; $\omega$-3)

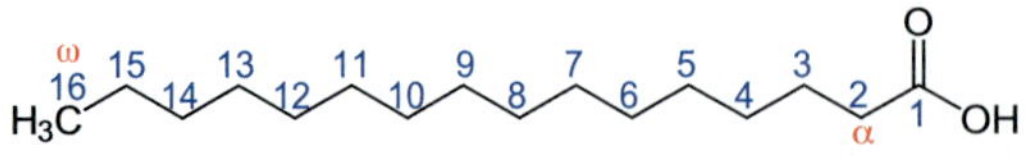


**Abb. 2.60** Zählweise gesättigter Fettsäuren (Beispiel: Palmitinsäure). [L141]

Linolensäure besitzt 18 C-Atome, durchnummeriert vom C-Atom der Carboxygruppe aus, und 3 Doppelbindungen. Diese Säure ist eine Omega-3-Fettsäure. Aber: Nicht etwa das 3. C-Atom aus der durchnummerierten Reihe der Kohlenstoffatome trägt die erste Doppelbindung, sondern das 3. von hinten (vom ω-C an gezählt). Das ist in der Reihe das 15. C-Atom (➤ Abb. 2.61).

Bei der **vollständigen Beschreibung** gibt man zusätzlich noch die Lage der Doppelbindungen an. Im Falle der Linolensäure sind dies die C-Atome 9, 12 und 15 – aber von der COOH-Gruppe aus gezählt (!). Die vollständige Beschreibung der Linolensäure lautet also:

Linolensäure (18:3; 9,12,15; $\omega$-3)

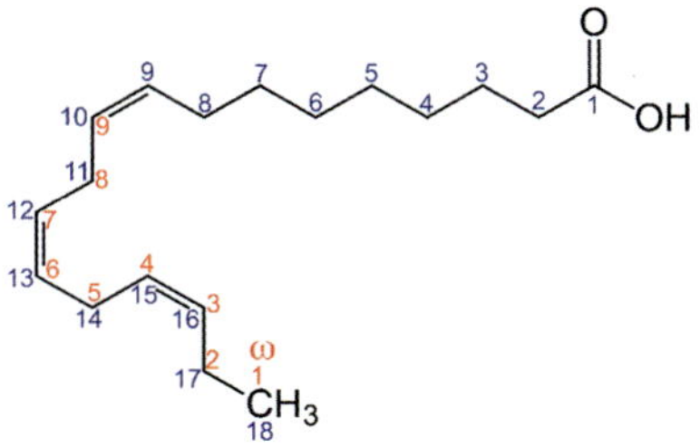


**Abb. 2.61** Zählweise ungesättigter Fettsäuren (Beispiel: Linolensäure). [L141]

## Cis-trans-Konfiguration von Doppelbindungen

Alle natürlichen Fettsäuren kommen ausschließlich in der **cis-Form** vor. Diese Art der Doppelbindung erlaubt die Rotation des Moleküls in sich, unter Winkelbildung bei jeder Doppelbindung. So ergibt sich bei mehreren Doppelbindungen in der Fettsäure eine dreidimensionale „elastische" Molekülform. Je mehr Doppelbindungen in einer Fettsäure enthalten sind, desto flüssiger ist sie bei Raumtemperatur. Auf diese Weise können unterschiedlich fluide Strukturen von Zellen durch den Einbau mehr oder weniger ungesättigter Fettsäuren sichergestellt werden (➤ Abb. 1.5).

Die **trans-Form** erlaubt dagegen nur Ketten, die zwar in sich drehbar, nicht aber „biegbar" sind (➤ Abb. 2.62). Diese Fette werden in der Margarineherstellung verwendet. Sie sind bei Raumtemperatur nicht flüssig, sondern streichfähig. Der Anteil der trans-Fettsäuren nimmt in unserer Nahrung durch Hydrogenisierungsprozesse bei der Erzeugung von Streichfetten, Salat- und Cocktailsaucen zu. Margarine darf man letztlich einen Kunststoff nennen, auch wenn die Hersteller mit dem Zusatz „unter Verwendung von Omega-3- und Omega-6 Fettsäuren" werben. Trans-Fettsäuren, die in der Natur nur in sehr kleinen Mengen vorkommen, sind kardiovaskuläre Risikofaktoren [453, 990, 1387] und sollten vermieden werden.

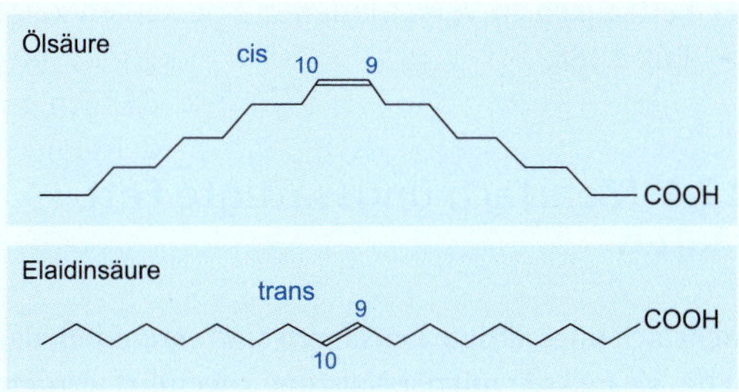


**Abb. 2.62** Cis- und trans-Konfiguration: Strukturformeln von Ölsäure (cis) und Elaidinsäure (trans). [L141]

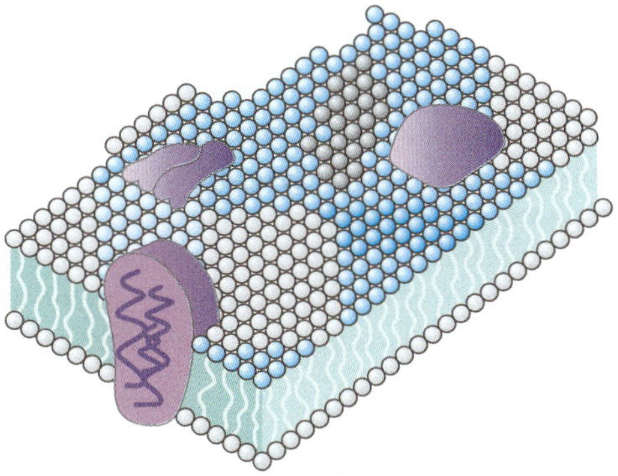

**Abb. 2.63** Modell einer biologischen Membran. [L141]

## Bedeutung von Fettsäuren in Membranen

Singer und Nicolson entwickelten 1972 ein Membranmodell **(Fluid Mosaic Model),** das heute in seinen Grundprinzipien noch Gültigkeit hat (➤ Abb. 2.63). Die amphiphilen Lipide bilden in wässriger Umgebung eine Lipiddoppelschicht mit ca. 5 nm Dicke. Der polare hydrophile Anteil besteht aus Glycerin, Zuckern und Phosphaten. Die unpolaren Fettsäuren sind als lipophile Bestandteile einander zugeordnet. Auf diese Weise entsteht eine Doppelschicht, die als „flüssig" bezeichnet werden darf. Die Membranfluidität hängt entscheidend von der Fettsäurebestückung der Lipide ab. Bedingt durch die Bindung am Glycerin besteht zwischen hydrophilem Kopf und lipophilem Schwanz eine drehbare Verbindung. Gleichzeitig können die Fettsäuren umso besser schwingen, je mehr kürzere und ungesättigte Fettsäuren mit cis-Doppelbindungen eingebaut sind. Auch die in der Membran enthaltenen Proteine beeinflussen die Membranfluidität.

In die Doppelschicht eingelagert sind globuläre Membranproteine mit unterschiedlichsten Aufgaben. Die Komplexität des Membranaufbaus sichert die vielfältigen funktionellen Eigenschaften.

- Integrale Proteine durchspannen ein- oder mehrfach die Doppelschicht und sind unregelmäßig über die Zellmembran verteilt. Sie haben Rezeptoreigenschaften oder dienen einer Kanalfunktion.
- Periphere Proteine sind mehr oder weniger fest mit Membrankomponenten assoziiert. Sie „schwimmen" gewissermaßen auf der Membran. Proteine zur Zellerkennung sind periphere Proteine.

#### Problemfeld gesättigte und trans-Fettsäuren

Sind zu viele nicht biegbare gesättigte und trans-Fettsäuren in der Nahrung (z. B. „fast food") kommt es zu starren Gefäßwänden. An der Universität Saarland konnten erstmals hochreine Membranen zur Forschung gewonnen und untersucht werden. Im Test wurden Hefezellen mit gesättigten, starren Fettsäuren überflutet. Die Zellen wurden hart und bauten immer weniger Funktionsproteine ein. Als Stressantwort kam es zu einer zusätzlichen Bildung von gesättigten Fettsäuren in der Zelle (= inverse Reaktion) und dadurch zu chronischem Zellstress. In der Evolution war ein solches Ungleichgewicht nicht vorgesehen, was die inverse Reaktion begründet [940, 1393]. Die Folge von Zellstress sind chronische Krankheiten und Zelltod. Durch diese Arbeit fand sich endlich eine pathophysiologische Erklärung für Krankheiten wie Diabetes Typ 2 und metabolisches Syndrom. Ursachen sind:
- Zuviel gesättigte Fettsäuren in der Nahrung
- Zu wenig (Cave Statine) oder zu viel Cholesterin (>300 mg/dl)

### 2.7.2 Gesättigte Fettsäuren

Tierische Organismen sind grundsätzlich in der Lage, Fettsäuren zu synthetisieren. Die Hauptorgane der Fettsäuresynthese sind die Leber und das Fettgewebe. Die Endprodukte sind Palmitin- und Stearinsäure, aus denen in Verbindung mit Glycerin die Triglyceride gebildet werden. Bei der Ernährung der deutschen Bevölkerung stammt mehr als 1 Drittel aller zugeführten Kalorien aus Fett (1 g Fett = 9–9,3 kcal), und zwar aus gesättigten Fettsäuren überwiegend tierischer Herkunft.

**PRAXISTIPP**

Eine Ernährung, die reich an Kohlenhydraten und arm an gesättigten Fettsäuren ist, erhöht die endogene (energieverbrauchende) Fettsäuresynthese. Bei der typischen Zusammensetzung der Nahrung in Deutschland findet jedoch aufgrund des hohen Fettsäureangebotes kaum mehr eine körpereigene Fettsäuresynthese statt. Stattdessen steigt die alimentäre Einlagerung von Speicherfetten, mit allen persönlichen und gesellschaftlichen Folgen.

### 2.7.3 Einfach ungesättigte Fettsäuren

Zelluläre Membranen benötigen zur Aufrechterhaltung ihrer Fluidität ungesättigte Fettsäuren. Gesättigte und einfach ungesättigte Fettsäuren kann der Körper aus Glucose oder Aminosäuren zum Teil selbst bilden. Ölsäure (18:1), die wichtigste einfach ungesättigte Fettsäure, wird durch das Enzym Δ-9-Desaturase durch „Entsättigung" des 9. und 10. C-Atoms gebildet, wobei zwischen diesen beiden C-Atomen eine Doppelbindung eingeführt wird. Beim Menschen ist dies nur bis zum 9. C-Atom möglich, da bei ihm die Δ-12-Desaturase fehlt.

Die Aktivität der Δ-9-Desaturase wird reduziert durch
- Fasten,
- Diabetes

und verstärkt durch
- erhöhte Eiweißzufuhr,
- Insulingabe,
- cholesterinreiche Kost.

Eine Steigerung der Aktivität der Δ-9-Desaturase hat eine Zunahme des Verhältnisses von einfach ungesättigten Fettsäuren (vor allem 18:1) zu gesättigten Fettsäuren (vor allem 18:0) zur Folge. Die Membranfluidität steigt.

Den Anteil einfach und mehrfach ungesättigter Fettsäuren in verschiedenen Speiseölen zeigt ➤ Tab. 2.188.

### 2.7.4 Mehrfach ungesättigte Fettsäuren

Mehrfach ungesättigte Fettsäuren sind **essenziell,** das heißt, sie müssen mit der Nahrung zugeführt werden. Pflanzen können in eine einfach ungesättigte Fettsäure

Doppelbindungen einführen und so zum Beispiel aus Ölsäure (18:1; ω-9)
- **Linolsäure** (18:2; ω-6) oder
- **Linolensäure** (18:3; ω-3) bilden.

Diese beiden Familien von essenziellen Fettsäuren sind im Organismus nicht ineinander konvertierbar. Wichtige Quellen für diese Fettsäuren sind:

**Tab. 2.188** Anteil einfach und mehrfach ungesättigter Fettsäuren in verschiedenen Speiseölen

| Speiseöl | einfach ungesättigt | mehrfach ungesättigt |
|---|---|---|
| Olivenöl | 77 % | 9 % |
| Rapsöl | 66 % | 27 % |
| Erdnussöl | 46 % | 32 % |
| Sonnenblumenöl | 27 % | 65 % |
| Maiskeimöl | 25 % | 62 % |
| Sojaöl | 24 % | 61 % |

| Linolsäure | Linolensäure |
|---|---|
| Sonnenblumenöl | Leinöl |
| Getreidekeimöle | Spinat |
| Distelöl | Linsen |
| Rapsöl | Walnüsse |
| Sojaöl | Portulak (➤ Abb. 2.64) |

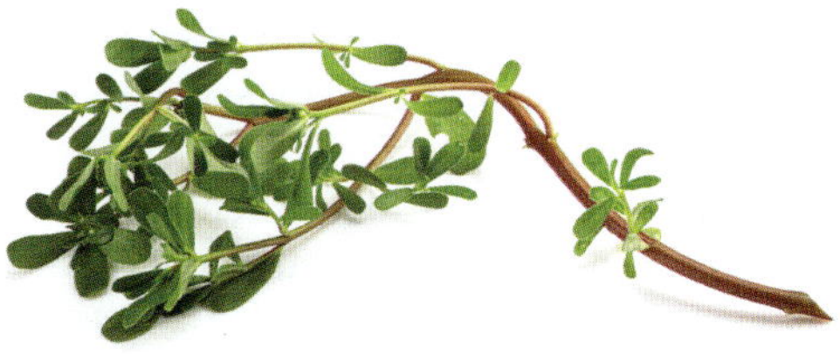

**Abb. 2.64** Portulak (*Portulaca oleracea*). [J787]

Durch Kettenverlängerung (Elongation) und Desaturierung kann der Mensch aus diesen 2 Vorstufen längere mehrfach ungesättigte Fettsäuren selbst herstellen. Aus Linolsäure und Linolensäure werden im Organismus **Arachidonsäure** (20:4; ω-6) und **Eicosapentaensäure** (20:5; ω-3) gebildet (➤ Abb. 2.65).

## EPA und DHA (die wichtigsten Omega-3-Fettsäuren)

Die hochungesättigten ultralangen Omega-3-Fettsäuren **Eicosapentaensäure (EPA)** (20:5; ω-3) und **Docosahexaensäure (DHA)** (22:6; ω-3) finden sich in hohen Konzentrationen in Algen, Moosen und Farnen. Über die Nahrungskette Algen (*Spirulina*) und Krill gelangen sie in hoher Konzentration in die Kaltwasserfische Makrele, Hering, Lachs und Forelle. Für den Krill besitzen diese Fettsäuren eine hohe Bedeutung, da sie die Fluidität von Zellen und des Blutes auch bei arktischen Temperaturen bis unter den

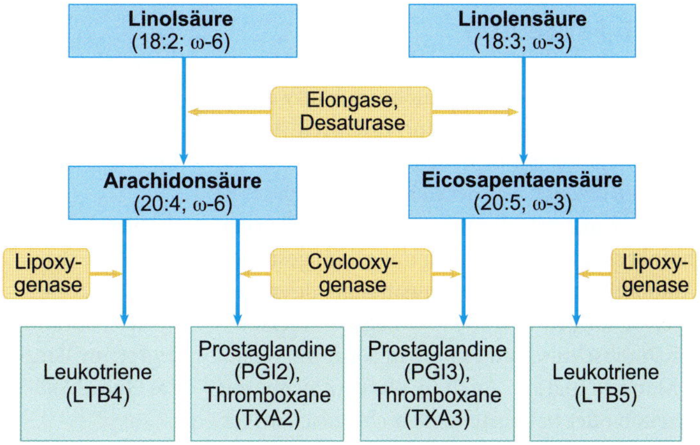


**Abb. 2.65** Bildung von Arachidonsäure und Eicosapentaensäure und daraus abgeleiteter Fettsäuren und Eicosanoide. [L141]

Gefrierpunkt (Salzwasser!) erhalten. Darüber hinaus kommen sie im Fleisch von Wildtieren vor, die Moose und Farne fressen.

Auch diese Fettsäuren können vom Menschen in den Leukozyten und in der Leber durch Desaturierung und Elongation gebildet werden [71]. Trotz dieser möglichen enzymatischen Synthese hängt ihre Konzentration wesentlich von ihrer Zufuhr ab.

**PRAXISTIPP**

Menschen, die große Mengen an EPA und DHA aus Fischen und Fischölen zu sich nehmen, haben deutlich höhere Plasma- und Gewebsspiegel dieser beiden Fettsäuren auf Kosten von Linolensäure und Arachidonsäure. Umgekehrt haben Vegetarier höhere Konzentrationen von Linolsäure und Arachidonsäure.

### P/S-Quotient

Wegen der gesundheitlichen Bedeutung der Omega-3-Fettsäuren hat man den P/S-Quotienten eingeführt. Es beschreibt das Verhältnis von mehrfach ungesättigten (**p**olyunsaturated) Fettsäuren zu gesättigten (**s**aturated) Fettsäuren, wobei einfach ungesättigte Fettsäuren unberücksichtigt bleiben.

Je höher der Quotient ist, umso mehr mehrfach ungesättigte Fettsäuren sind in einem Fett enthalten und umso flüssiger ist es. Tierische Fette – mit Ausnahme von Hühnerfett und Fischöl – haben in der Regel einen niedrigen Quotienten, vegetabile einen höheren. In der normalen Kost findet sich gewöhnlich ein Quotient von 0,3. Für eine optimale Ernährung sollte der P/S-Quotient **möglichst bei 1** liegen.

## Omega-6-Fettsäuren

**Linolsäure** (18:2; ω-6) kann nicht im Stoffwechsel synthetisiert werden und ist somit essenziell. Aus ihr werden in begrenztem Umfang die anderen Omega-6-Fettsäuren erzeugt, was durch äußere Einflüsse wie Alkohol, Zinkmangel oder Virusinfekte erheblich eingeschränkt sein kann. Personen mit einem gesteigerten Alkoholkonsum, Bewegungsmangel oder auch Raucher benötigen weit mehr Omega-6-Fettsäuren als der Durchschnitt und es besteht sogar die Gefahr einer Mangelsituation. Auch in Wachstumsphasen, Stresszeiten oder bei bestehenden chronischen Verdauungs- und/oder Resorptionsstörungen benötigt der Organismus mehr Omega-6-Fettsäuren als üblich.

Linolsäure kommt vor allem in Distelöl vor. Sie ist sehr oxidationsempfindlich, weshalb linolsäurehaltige Lebensmittel nicht zu lange an der Luft stehengelassen werden dürfen. Tierische Erzeugnisse wie Schweineschmalz und Eier enthalten die Omega-6-Fettsäuren dagegen in Form von Arachidonsäure.

**Gamma-Linolensäure** (18:3; ω-6) wird in einem begrenzten Rahmen aus Linolsäure synthetisiert und kann anschließend weiter zu Arachidonsäure umgewandelt werden. Sie kann sich positiv auf entzündliche Prozesse im Körper auswirken, kommt jedoch ergiebig nur in Borretsch- und Nachtkerzenöl vor, weshalb es nicht allen Menschen gelingt, die täglich erforderliche Menge über die Nahrung aufzunehmen.

**Arachidonsäure** (20:4; ω-6) kommt nicht in pflanzlichen Lebensmitteln vor, sondern ist vor allem in Schweineleber, Eigelb und Thunfisch zu finden. Als Phospholipid ist Arachidonsäure ein häufiger Bestandteil von Biomembranen. Besonders für Nerven- und Gehirnzellen ist sie wichtig, um die normale Zellmembranstruktur aufrechtzuerhalten, was wiederum zu einem erhöhten Schutz vor neurologischen Erkrankungen führt. Bei Patienten mit schwerwiegenden psychischen Störungen und Kindern mit ADHS/ADH treten oftmals zu niedrige Arachidonsäurespiegel auf. Ist zu wenig Arachidonsäure im Körper vorhanden, wird auch das Immunsystem geschwächt und die Wundheilung verlangsamt.

**PRAXISTIPP**

Ein Übermaß an Arachidonsäure in der Ernährung steht in Zusammenhang mit erhöhter Entzündungsneigung und Gefäßschädigungen bzw. in der Konsequenz Arthrose, Arthritis, Atherosklerose und Herz-Kreislauf-Erkrankungen. Arachidonsäure in der Ernährung beeinflusst die Blutfettwerte negativ, eine erhöhte Konzentration im Blut in Folge übermäßigen Fleischverzehrs wird als zentrale Ursache für Arthrose gesehen.

## Eigenschaften ungesättigter Fettsäuren

Eine Übersicht über die Eigenschaften ungesättigter im Vergleich zu gesättigten Fettsäuren zeigt ➤ Tab. 2.189.

**Tab. 2.189** Eigenschaften verschiedener Fettsäuren im Überblick: Auswirkungen auf Lipoproteine (modifiziert nach [123])

| Fettsäure | Formel | LDL | HDL | VLDL | Lp(a) | Aggregation | essenziell |
|---|---|---|---|---|---|---|---|
| Laurinsäure | (12:0) | ↑ | | ↑ | | | |
| Myristinsäure | (14:0) | ↑ | | ↑ | | | Nein |
| Palmitinsäure | (16:0) | ↑ | ↑ | ↑ | ↓ | | Nein |
| Stearinsäure | (18:0) | -/↑ | ↓ | | | ↑ | Nein |
| Ölsäure | (18:1, ω-9) | ↓ | ↑ | ↓ | - | | Nein |
| Linolsäure | (18:2, ω-6) | ↓ | ↓ | - | - | ? | Ja |
| Linolensäure | (18:3, ω-3) | ↓ | - | ↓ | | ↓ | Ja |
| Arachidonsäure | (20:4, ω-6) | | | | | ↑ | ? |
| EPA | (20:5, ω-3) | ↓ | - | ↓ | ↓ | ↓ | |
| DHA | (22:6, ω-3) | ↑ | | ↓ | ↓ | ↓ | ja |
| Trans-Fettsäuren | | ↑ | ↓ | ↑ | ↑ | ↑ | nein |

## Eicosanoide

Eicosanoide (Prostaglandine, Thromboxane und Leukotriene), die immer aus einer Polyensäure mit 20 C-Atomen entstehen (eikos, griechisch, bedeutet 20), nehmen eine Mittelstellung zwischen den klassischen Hormonen und den Transmittersubstanzen ein und werden daher auch als Mediatoren, lokale Hormone oder Gewebshormone bezeichnet.

- Die Eicosanoide, deren Vorstufe **Arachidonsäure** (20:4; ω-6) ist, werden als Prostanoide der **Serie 2** und als Leukotriene der **Serie 4** bezeichnet.
- Solche, die als Vorstufe **EPA** (20:5; ω-3) haben, werden als Prostanoide der **Serie 3** und Leukotriene der **Serie 5** bezeichnet.

**Prostaglandine** wurden erstmals in der Prostata von Menschen und Schafen entdeckt, daher der Name. Sie sind aber nahezu ubiquitär im Gewebe und in Organen von Säugetieren in sehr geringen Konzentrationen vorhanden. Prostaglandine entstehen aus den Polyensäuren durch Einführung eines Sauerstoffmoleküls (mittels Cyclooxygenasen) und durch Bildung eines Rings aus 5 C-Atomen (mittels Prostaglandinsynthasen). Nach ihrer chemischen Struktur werden sie in Klassen von PGA bis PGI eingeteilt, ein angefügter Index bezeichnet die Anzahl der Doppelbindungen außerhalb des Rings.

Prostaglandine beeinflussen als Mediatoren die Enzymaktivitäten in Abhängigkeit von ihrem Bildungsort in unterschiedlichster Weise. So beeinflussen Prostaglandine den Blutdruck und wirken auf die glatte Muskulatur. Sie beeinflussen die Herzfrequenz und das Schmerzempfinden und wirken gefäßerweiternd. **Prostacyclin** ($PGI_2$) senkt den Blutdruck, erweitert die Blutgefäße und verhindert die Plättchenaggregation. Es ist der physiologische Gegenspieler zum Thromboxan $TXA_2$.

**Thromboxane** entstehen in den Blutplättchen, kommen aber in allen Geweben vor. Am besten untersucht sind die Wirkung auf die Plättchenaggregation und die vasokonstriktive Wirkung am Herzen.

**Leukotriene** werden in den weißen Blutkörperchen gebildet und sind Mediatoren für allergische und entzündliche Vorgänge. Leukotriene wirken konstriktiv auf die Bronchialmuskulatur und sind ganz wesentlich bei der Pathophysiologie des Asthmas beteiligt. Schließlich sind die Leukotriene und weitere Lipoxygenaseprodukte sowie die Prostaglandine immunmodulatorisch wirksam; die Leukotriene des Typs 4 wirken im allgemeinen immunsuppressiv.

Die Aufnahme von **EPA** – zum Beispiel aus Fischöl – führt dazu, dass nahezu die gesamte Arachidonsäure aus Membranphospholipiden in fast allen Zellen ersetzt wird. Folglich führt die Zufuhr von EPA (und auch von DHA) zur Bildung von **Prostanoiden der Serie 3 und 5** (➤ Tab. 2.190), die

- antithrombotisch,
- antichemotaktisch,
- antivasokonstriktiv und
- antiinflammatorisch wirken.

**Tab. 2.190** Eigenschaften von Eicosanoiden der Arachidonsäure (AA) und der Eicosapentaensäure (EPA)

| Eicosanoide der AA (20:4; ω-6) | | Eicosanoide der EPA (20:5; ω-3) | |
|---|---|---|---|
| Thrombozyten | | | |
| $TXA_2$ | Proaggregatorisch | $TXA_3$ | Nicht proaggregatorisch |
| | Vasokonstriktiv | | Nicht vasokonstriktiv |
| Endothel | | | |
| $PGI_2$ | Antiaggregatorisch | $PGI_3$ | Nicht antiaggregatorisch |
| | Vasodilatativ | | Vasodilatativ |
| Makrophagen, periphere Granulozyten | | | |
| $LTB_4$ | Stark chemotaktisch | $LTB_5$ | Wenig chemotaktisch |

**Veränderungen im Stoffwechsel:**

- Reduzierte Bildung von Prostaglandin-$E_2$-Metaboliten.
- Reduzierte Bildung von Thromboxan $A_2$ ($TXA_2$ steigert die Plättchenaggregation und die Vasokonstriktion).
- Reduzierte Bildung von Leukotrien B4 (induziert Entzündungen und steigert die Chemotaxis und die Adhäsion von Leukozyten).
- Zunahme von Thromboxan $A_3$ (ein schwacher Plättchenaggregator und ein schwacher Vasokonstriktor).
- Zunahme von Prostacyclin $PGI_3$ (ohne Abnahme von $PGI_2$).
- Zunahme von Leukotrien $B_5$.

### Bedarf an essenziellen Fettsäuren

Der Tagesbedarf an Omega-3-Fettsäuren wird mit 0,2–0,6 % der Tagesenergie angegeben, was einer Zufuhr von ca. 1 g entspricht. Diese Menge wird hierzulande normalerweise erreicht, entspricht aber nicht der optimalen Menge von 2–4 g. Das optimale **Verhältnis von Omega-6- zu Omega-3-Fettsäuren sollte bei 5 : 1** liegen. Im Altertum – so schätzt man – wurde dies erreicht, aber durch die heutigen Lebensmittelproduktionsprozesse und Ernährungsgewohnheiten liegt es hierzulande bei etwa 10 : 1, im Extremfall kann es auch 20 : 1 erreichen. Das Verhältnis 5 : 1 kann zwar durch die Steigerung des Verzehrs von Fisch (teuer) und vegetabilen Nahrungsbestandteilen angestrebt werden, ob das aber immer gelingt, bleibt offen. Deshalb bleibt in vielen Fällen die Supplementierung zu prüfen (➤ Kap. 2.7.6).

Klinisch auffällige Mangelsituationen beobachtet man beim Menschen eher selten, weil essenzielle mehrfach ungesättigte Fettsäuren eine Zeitlang in Form von Arachidonsäure aus den nicht unbeträchtlichen Vorräten von Ölsäure gebildet werden können. Dieser Syntheseweg ist jedoch ungünstig, weil dann vermehrt Eicosanoide der Gruppen 2 und 4 anfallen (➤ Tab. 2.190). Wenn es aber dazu kommt, finden sich in erster Linie Veränderungen an der Haut und eine höhere Empfänglichkeit für Infektionen. Veränderungen an Zellgeweben und subzellulären Strukturen, die die Funktion beeinträchtigen, treten jedoch schon lange vor einem klinisch auffälligen Mangel auf.

## 2.7.5 Bedeutung der Fettsäuren in der Orthomolekularen Medizin

### Problemfeld rheumatische Erkrankungen

Schon vor 2.500 Jahren vermutete Hippokrates einen Zusammenhang zwischen rheumatischen Erkrankungen und der Ernährung. Noch vor wenigen Jahrzehnten lehnte die Medizin diesen Zusammenhang ab. Das hat sich inzwischen geändert, weil man die biochemischen Grundlagen zu verstehen beginnt. Es soll keineswegs der Sinn und Nutzen klassischer Therapieformen in Frage gestellt werden. Wir sind heute froh, zum Wohl unserer Patienten zum Beispiel COX-Hemmer zur Verfügung zu haben. Trotzdem sind orthomolekulare Überlegungen sinnvoll. Schon allein Fasten kann eine sinnvolle orthomolekulare Überlegung sein, da damit je nach Ausgangssituation die alimentäre Zufuhr von Arachidonsäure verhindert

wird. Fasten kann man selbstverständlich nicht lange durchhalten, zumal dadurch auch der Mikronährstoffmangel verschärft wird.
Die folgerichtige orthomolekulare Überlegung führt zu einer vegetabilen Kost mit einer Supplementierung, die geeignet ist, neben einer Mikronährstoffgrundversorgung das Verhältnis von Omega-6- zu Omega-3-Fettsäuren zu optimieren. Das führt in der Praxis häufig zu einem deutlich geringeren Verbrauch an Antirheumatika, deren Nebenwirkungen die Lebensqualität zusätzlich zum Krankheitsbild belasten.

Anzumerken ist noch, dass die Vitamine A, C und E die Umwandlung der Arachidonsäure in die Entzündungsmediatoren hemmen. Und letztlich sollte noch beachtet werden, dass die hochungesättigten Omega-3-Fettsäuren sehr oxidationsempfindlich sind. Eine Supplementierung mit Tocopherol ist daher in jedem Fall sinnvoll, um das erwünschte Ergebnis nicht zu gefährden.

## Omega-3-Fettsäuren in der Therapie

In der Orthomolekularen Medizin haben Omega-3-Fettsäuren einen hohen Stellenwert [1280]. Die Optimierung des meist ungünstigen Verhältnisses von Omega-6- zu Omega-3-Fettsäuren hilft, die Konzentration ungünstiger Eicosanoide zu senken. Omega-3-Fettsäuren hemmen entzündliche Prozesse und beeinflussen die Blutgerinnung durch eine Verminderung der Plättchenaggregation und Adhäsion, indem sie die Umwandlung von Linolsäure in Arachidonsäure vermindern (➤ Kap. 2.7.4).

Omega-3-Fettsäuren können eingesetzt werden zur Behandlung von:

**Herz-Kreislauf-Erkrankungen** Hypertonie, Herzrhythmusstörungen; Omega-3-Fettsäuren wirken blutdrucksenkend, senken erhöhte Triglyceridwerte (Risikofaktor), haben einen positiven Einfluss auf Rhythmusstörungen und wirken protektiv auf die Pathogenese der Atherosklerose [1280]. Zwar ist die Pathophysiologie der Atherosklerose heute erst teilweise bekannt. Man weiß aber, dass inflammatorische und thrombotische Prozesse die entscheidende Rolle spielen. In diesem Zusammenhang sind die antientzündlichen und antithrombotischen Eigenschaften der Omega-3-Fettsäuren als protektiv zu werten. In einer Studie ließ sich die Gesamtmortalität in den 2 Folgejahren nach einem Herzinfarkt durch erhöhten Verzehr von Omega-3-Fettsäure-reichen Fisch um 29 % reduzieren [205].

**Chronisch-entzündliche Erkrankungen**

- **Rheumatoide Arthritis** (verhindert Progression). Mittlerweile ist unstrittig, dass Omega-3-Fettsäuren bei Rheuma entzündungshemmend und schmerzstillend wirken [1242]. Der zum Teil nicht unerhebliche Einspareffekt an NSAR ist zwischenzeitlich belegt. Aufgrund der vielfältigen Nebenwirkungen von NSAR – vor allem bei Langzeiteinnahme – ist dies von besonderer Bedeutung [1235]. In klinischen Studien haben sich die Fischöle als wirksame Therapeutika bei chronischer Polyarthritis erwiesen, eine Dosis-Wirkungs-Beziehung zwischen der Zufuhr von EPA und der Besserung der klinischen Symptome konnte nachgewiesen werden [1085].
- **Morbus Crohn** (Symptombesserung). Im Rahmen einer Studie mit Jugendlichen mit Morbus Crohn ließ sich die Schubhäufigkeit um gut 1 Drittel reduzieren, wenn die Betroffenen 600 mg Omega-3-Fettsäuren zu sich nahmen [1153]. In der eigenen Praxis setzen wir bei diesen Patienten im Mittel 2.000 mg ein, was die Schubhäufigkeit über 50 % reduziert.
- **Psoriasis** (Symptombesserung) [918].
- **Asthma bronchiale** (Symptombesserung).

**Osteoarthritis** In einer Studie mit 177 Patienten mit der Diagnose Osteoarthritis zeigte die Kombination von Omega-3-Fettsäuren mit Glucosamin eine deutlich bessere Schmerzreduktion (27 %) als Glucosamin allein. Über 50 % der Studienteilnehmer gaben an, weniger Morgensteifigkeit, Knieschmerzen und Hüftschmerzen zu haben [498].

**Migräne** Reduzierung der Anfälle um bis zu 80 % bei gleichzeitiger Gabe von Omega-3-Fettsäuren und Nano-Curcumin, und Einsparung von Medikamenten [1].

**Schwangerschaft** Senkung des Risikos für Schwangerschaftskomplikationen [109]. Schwangere, die Omega-3-Fettsäuren supplementieren, haben ein niedrigeres Risiko für Frühgeburten und weniger Wochenbettdepressionen, die Kinder dieser Schwangeren haben einen höheren IQ und ein niedrigeres Risiko, an Adipositas zu erkranken [579, 883].

**Stillzeit und Wachstumsphase** Omega-3-Fettsäuren reduzieren bei Säuglingen das Risiko für chronische Atemwegserkrankungen um 30–54 % [134]. DHA ist eine der wichtigsten Fettsäuren bei der Bildung von Strukturlipiden des Gehirns, die vor allem während der Wachstumsphasen benötigt werden. In verschiedenen tierexperimentellen Studien konnte gezeigt werden, dass die Zusammensetzung der Kost in Abhängigkeit von DHA und EPA das kognitive Verhalten der Tiere beeinflusst. Auch beim Menschen wurde die Wichtigkeit einer ausreichenden Versorgung aufgezeigt: Säuglingsmilch mit < 1 % der Gesamtkalorien in Form von essenziellen mehrfach ungesättigten Fettsäuren verursachte Wachstumsstörungen und Hautveränderungen (schuppige, rissige, verdickte Haut).

**Gehirn** Die ungesättigten Fettsäuren verbessern den Gehirnstoffwechsel und stimulieren die Informationsübertragung zwischen den einzelnen Neuronen maßgeblich.

- **Schlaganfallrisiko:** Omega-3-Fettsäuren können außerdem das Risiko eines Schlaganfalls um ca. 30 % verringern [676].
- **ADHS, Schizophrenie, Depression:** Patienten mit ADHS/ADS, Depression und Schizophrenie sind überproportional schlecht mit DHA/EPA versorgt.
- **Autismus, Demenz, Dyslexie, Dyspraxie:** sind ebenfalls mit Omega-3-Fettsäuren-Mangel assoziiert [139].

**Augenerkrankungen** Supplemente wirken zusammen mit organischem Selen bei der AMD vorbeugend und können im Krankheitsfall die Sehkraft verbessern (die Netzhaut ist sehr reich an Omega-3-Fettsäuren) [842].

**Krebsrisiko** Deutliche Reduzierung des **Brustkrebsrisikos** in einer Metaanalyse bei 880.000 Frauen [1526] und deutliche Reduzierung des **Prostatakrebsrisikos** durch Omega-3-Fettsäuren [39].

**Diabetes mellitus** Im Tierversuch konnte nachgewiesen werden, dass beim Vorliegen eines Diabetes mellitus der antiinflammatorische Rezeptor GPR 120 nicht aktiviert ist. Durch Zugabe von Omega-3-Fettsäuren wird dieser Rezeptor aktiviert und die Insulinsensitivität verbessert. Gleichzeitig fand sich eine deutliche Reduzierung von chronischen Entzündungen [1040]. Ein Tierversuch ist zwar nicht auf den Menschen übertragbar, aber es wäre sinnvoll, hier entsprechende Studien durchzuführen.

**These: Omega-3-Frettsäuren erhöhen das Blutungsrisiko** Im Rahmen der OPERA-Studie an 1.516 Patienten konnte nachgewiesen werden, dass Omega-3-Fettsäuren das **Blutungsrisiko** vor und nach Operationen **nicht** erhöhen. Eher das Gegenteil ist der Fall [15].

## Omega-6-Fettsäuren in der Therapie

**Haut** Linolsäure wird vermehrt in die Haut eingelagert. Dies schützt vor **Allergien** und kann zur Verbesserung der Beschwerden bei **Neurodermitis** führen. Die Schuppenbildung und der Juckreiz nehmen ab und das Hautbild wird geklärt. Weiterhin kann Linolsäure auch zur Behandlung von **Dermatitis und Ekzemen** eingesetzt werden, wo sie Entzündungen hemmt und die Heilung fördert. Linolsäure verhindert die Entstehung von **Hautkrebs** durch zu viel UV-Strahlung und reduziert Altersflecken und Mitesser in ihrer Anzahl. Aus diesem Grund sind einige **Kosmetika** mit zusätzlichen Omega-6-Fettsäuren angereichert, um Hautprobleme einfach und schnell zu beseitigen. In dieser Form helfen die ungesättigten Fette auch gegen trockene Haut und trockenes Haar sowie gegen Haarausfall und brüchige Nägel [213].

**Sauerstofftransport** Linolsäure dient dem Sauerstofftransport durch die Lungenmembranen bis hin zu den roten Blutkörperchen und dem Hämoglobin.

**Prämenstruelles Syndrom** Omega-6-Fettsäuren lindern die Schwere der **PMS-Symptome,** wie Krämpfe im Unterleib, Erschöpfung und teilweise auch Depressionen. In einer Studie mit 120 Frauen nahmen bei einer speziell auf das PMS abgestimmten Zufuhr von Omega-6-Fettsäuren in Form von *Borrago-officinalis*-Öl zusammen mit Vitamin E die Beschwerden bereits nach 3 Monaten ab. Höhere Dosen brachten deutlich mehr Erfolg als niedrige [1149]. In diesem Zusammenhang ergibt sich auch eine positive Wirkung der mehrfach ungesättigten Fettsäuren auf den **weiblichen Hormonhaushalt,** welcher bei einer ausreichenden Zufuhr von einem gestörten wieder in den Normalzustand gebracht werden kann.

**Gehirn** Gamma-Linolensäure besitzt essenzielle Bedeutung für das Gehirn, indem sie die **Reizleitung** unterstützt. Omega-6-Fettsäuren sind weiterhin dazu in der Lage, eine medizinisch notwendige **Alkoholentwöhnung** zu unterstützen und **Depressionen** abzuschwächen. Auch die **Hyperaktivität** von Kindern kann mithilfe von Omega-6-Fettsäuren verringert und ihre Leistungen in der Schule somit verbessert werden.

**Diabetes mellitus** Ein wichtiges Einsatzgebiet von Omega-6-Fettsäuren ist die Zuckerkrankheit. Patienten weisen eine nur sehr geringe Umwandlung von Linolsäure zu Gamma-Linolensäure auf, weshalb Neuropathien begünstigt werden. Dies kann mit einer zusätzlichen Zufuhr von Gamma-Linolensäure verhindert werden, womit gleichzeitig Retinopathien (Schädigungen der Netzhaut) vorgebeugt wird.

**Herz-Kreislauf-Erkrankungen** Da Gamma-Linolensäure den **Blutdruck** senkt, wird mit ihrer Hilfe das Risiko von Herz-Kreislauf-Erkrankungen wie Atherosklerose oder einem Herzinfarkt reduziert und die Thrombosegefahr eingedämmt.

**Krebsrisiko** Omega-6-Fettsäuren senken das Risiko für Brust- und Prostatakrebs und fördern im Falle einer bereits vorhandenen Erkrankung die Heilung. Sie verändern die Zellmembranen dahingehend, dass Tumorzellen nur schwer zu anderen Organen gelangen können und die Metastasierung somit erschwert wird [945].

## 2.7.6 Zusammenfassung

In ➤ Tab. 2.191 und in ➤ Abb. 2.66 sind wichtige Parameter zu langkettigen Fettsäuren sowie der Einfluss diätetischer Maßnahmen auf ihre Funktionen im menschlichen Körper zusammengefasst.

**Tab. 2.191** Wichtige langkettige Fettsäuren und ihr Vorkommen in Nahrungsmitteln

| Fettsäure | Formel | Lebensmittel |
|---|---|---|
| Stearinsäure | (18:0) | Tierische Fette |
| Ölsäure | (18:1; ω-9) | Stoffwechselprodukt aus Stearinsäure |
| Linolsäure | (18:2; ω-6) | *Borrago-officinalis*-Öl und Nachtkerzenöl |
| Gamma-Linolensäure | (18:3; ω-6) | *Borrago-officinalis*-Öl und Nachtkerzenöl |
| Arachidonsäure | (20:4; ω-6) | Tierische Fette; auch Stoffwechselprodukt aus Linolsäure |
| Linolensäure | (18:3; ω-3) | Leinöl, Perillaöl |
| Eicosapentaensäure (EPA) | (20:4; ω-3) | Fischöl |
| Docosahexaensäure (DHA) | (22:6; ω-3) | Fischöl |
| Eicosatetraensäure | (20:5; ω-3) | Fischöl; auch Stoffwechselprodukt aus DHA |

In der Orthomolekularen Medizin haben die Omega-3-Fettsäuren einen hohen Stellenwert. Die Optimierung des heutzutage meist ungünstigen Verhältnisses von Omega-6- zu Omega-3-Fettsäuren ist aufgrund biochemischer Überlegungen geeignet, die Konzentration ungünstiger Eicosanoide zu senken. Damit ergeben sich Anwendungsmöglichkeiten in den folgenden schlagwortartig aufgeführten Krankheitsbildern:

- Senkung des Blutdrucks (Borderline-Hypertonie und mäßig erhöhter Blutdruck)
- Hypertriglyceridämie
- Herzrhythmusstörungen
- Rheumatoide Arthritis
- Psoriasis
- Bronchialasthma
- Entzündliche Darmerkrankungen (Morbus Crohn und Colitis ulcerosa)
- Migräne (Versuch zusammen mit Antioxidanzien)

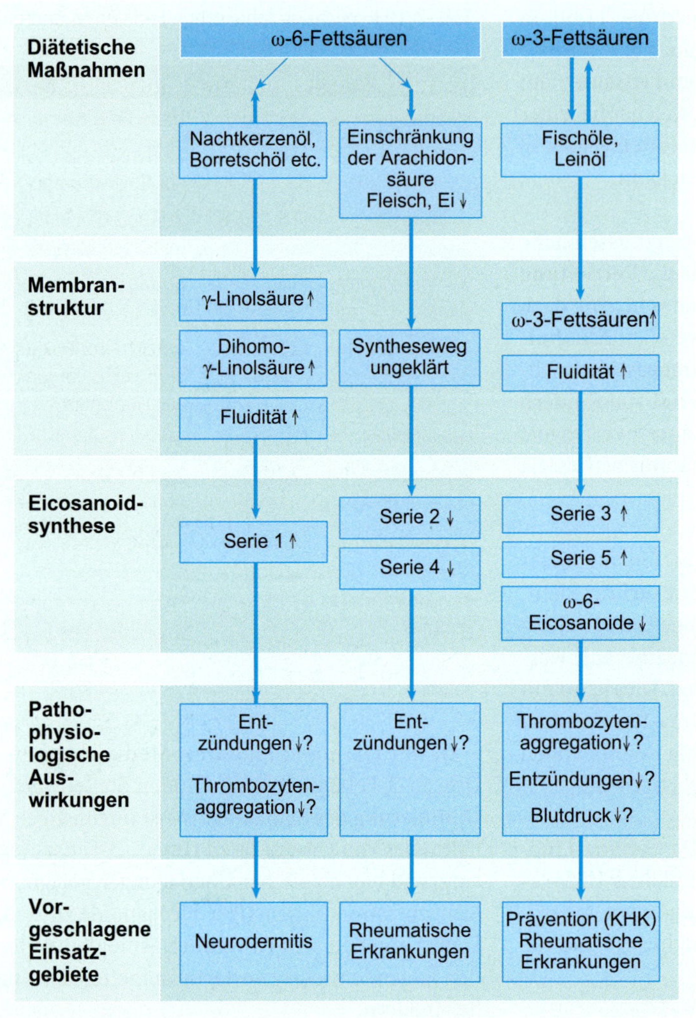


**Abb. 2.66** Einfluss diätetischer Maßnahmen auf Omega-6- und Omega-3-Fettsäuren und daraus beeinflusster Faktoren, pathophysiologische Auswirkungen und vorgeschlagene Einsatzgebiete. [L141]

# 2.8 Glykosaminoglykane

## 2.8.1 Überblick

Glykosaminoglykane (GAG; auch Mucopolysaccharide genannt) sind lineare Polysaccaridketten, die aus sich wiederholenden Disaccharideinheiten aufgebaut sind. Sie stellen den Hauptbestandteil der **Proteoglykane** dar, großen Makromolekülaggregaten mit einem Kohlenhydratanteil (Glykananteil) von etwa 80–94 % und einem Proteinanteil von lediglich 6–20 %. Proteoglykane bestehen aus einer langen, linearen zentralen Disaccharidkette, der **Hyaluronsäure.** Mit diesem „Faden" können mehr als 100 Proteoglykanuntereinheiten assoziiert sein. Jede dieser Untereinheiten besteht aus einem langen Polypeptidstrang, dem **Kernprotein (Core-Protein),** an dessen Serinreste kovalent etwa 150 **Glykosaminoglykane** gebunden sein können. Die Untereinheiten gleichen in ihrer Struktur Flaschenbürsten. Kleine **Linker-Proteine** stabilisieren die Assoziation zwischen den Untereinheiten und der zentralen Hyaluronsäure.

Zusammen mit den **Kollagenen** (Strukturproteine des Bindegewebes) machen Proteoglykane den Hauptbestandteil der extrazellulären Grundsubstanz des **Gelenkknorpels** und der **Gelenkflüssigkeit** (Synovia) aus [1329]. Sie sind die Gerüstsubstanz des kollagenen Netzwerks, stabilisieren dieses und schützen die

Kollagene vor dem Angriff von Proteasen von außen. Glykosaminoglykane sind negativ geladen und stark hydratisiert, dadurch ziehen sie Natriumkationen an, die für einen Wassereinstrom sorgen. Die Kohlenhydratseitenketten der Proteoglykane sind daher von einer **Wasserhülle** umgeben [626], deren Größe von der Anzahl, der Länge und dem Typ der Glykosaminoglykanketten abhängt [858]. Durch diese Hydrathülle reagiert der Knorpel wie ein Schwamm. Sobald der Druck im Gelenk nachlässt, nimmt er Wasser auf, wenn sich der Druck verstärkt, presst er die Flüssigkeit wieder heraus. So wirkt der Knorpel wie eine Art Stoßdämpfer bei Bewegungen, ohne Schaden zu nehmen [858, 1329, 1361].

Glykosaminoglykane werden nach der Zusammensetzung der Disaccharideinheiten und den daran gebundenen Sulfat- und Acetylgruppen eingeteilt. Ein wichtiges Monomer ist der Aminozucker **Glucosamin,** der oft acetyliert (N-Acetylglucosamin) oder sulfatiert (Glucosaminsulfat) ist (➤ Kap. 2.8.2).

- **Hyaluronsäure** (➤ Kap. 2.8.3): besteht aus Glucuronsaure und N-Acetylglucosamin. Sie ist als einziges Glykosaminoglykan an keinen Proteinstrang gebunden.
- **Heparine** (➤ Kap. 2.8.4): bestehen aus aus einer Uronsäure und Glucosamin, die beide meist sulfatiert sind.
- **Heparansulfat:** strukturell ähnlich dem Heparin, besitzt jedoch weniger N- und O-Sulfatgruppen und mehr N-Acetylgruppen.
- **Chondroitinsulfate** bzw. **Dermatansulfat** (➤ Kap. 2.8.5): bestehen aus Glucuronsäure bzw. Iduronsäure und N-Acetylgalactosamin; stark sulfatiert.
- **Keratansulfat** (➤ Kap. 2.8.6): besteht aus Galactose und sulfatiertem N-Acetylglucosamin.

Im hyalinen Gelenkknorpel kommen vor allem Chondroitin- und Keratansulfate vor [858]. Chondroitinsulfatketten sind länger und besitzen mehr Ladungen, können daher auch mehr Wasser binden als die Keratansulfatketten.

**GEFAHR**

Mit zunehmendem Alter reduziert sich die Ladungsdichte und daher auch die Wasserbindungskapazität der Proteoglykane [1361, 1362].

Im Alter werden auch die Core-Proteine und die Polysaccharidseitenketten strukturell verändert. Sie werden kürzer, ihre Synthesekapazität lässt nach und die Proteinstränge bestehen mehr aus basischen und aromatischen Aminosäuren. Die Bindungsfähigkeit am zentralen Hyaluronsäurestrang verringert sich und es kommt zur Abnahme der Packungsdichte der Proteoglykanuntereinheiten [1361, 1362]. Im Alter verliert daher der Knorpel an Härte und Elastizität, die Oberfläche wird rau. Reibungswiderstände und Abrieb steigen, so dass die Kollagenfibrillen leichter reißen können.

**GEFAHR**

Im Alter steigt das Risiko für eine Arthrose bzw. eine Osteoarthritis in sämtlichen Gelenken des Organismus aufgrund der Strukturänderungen an.

**PRAXISTIPP**

Glykosaminoglykane stimulieren den Knorpelaufbau und hemmen katabole Prozesse sowie Entzündungen im Knorpel, daher können sie Arthrosesymptome reduzieren und die Gelenkfunktion verbessern [190].

## 2.8.2 Glucosamin und Glucosaminsulfat

### Chemie und Eigenschaften

Das Monosaccharid D-Glucosamin ist im menschlichen Organismus Bestandteil des Bindegewebes, des Knorpels und der Synovia. Glucosamin ist ein Derivat der D-Glucose, bei der die Hydroxygruppe (OH) am 2. Kohlenstoffatom durch eine Aminogruppe ($NH_2$) ausgetauscht ist. Es handelt sich also um einen Aminozucker. An der Aminogruppe kann eine Sulfatgruppe ($SO_4$) **(Glucosaminsulfat)** oder eine Acetylgruppe (**N-Acetylglucosamin,** GlcNAc) gebunden sein.

Glucosamin ist Bestandteil der der Disaccharide, aus denen die Glykosaminoglykane bestehen. Das Nukleotid Uridindiphosphat (UDP) liefert die nötige Energie, um das GlcNAc auf eine Uronsäure zu übertragen und somit die Disaccharideinheiten der Glykosaminoglykane Hyaluronsäure und Keratansulfat zu synthetisieren. Durch teilweise Deacetylierung des GlcNAc-Restes und Sulfatierung zu Glucosaminsulfat werden Heparin und Heparansulfat gebildet [857, 1142, 1170].

## Synthese

Im menschlichen Organismus wird Glucosamin aus **Fructose-6-phsophat** und **Glutamin** gebildet. Die Biosynthese beginnt mit der Übertragung der $NH_2$-Gruppe von Glutamin auf das Fructose-6-phosphat durch das Enzym Glutamin-Fructose-6-phosphat-Transaminase. Durch Isomerisierung entsteht Glucosamin-6-phosphat und durch anschließende Abspaltung der Phosphatgruppe (Dephosphorylierung) **Glucosamin.** Durch die Bindung einer Hydrochloridgruppe (–HCl) an dessen Aminogruppe wird Glucosaminhydrochlorid gebildet. Im letzten Schritt wird das Hydrochlorid durch eine Sulfatgruppe ersetzt und es entsteht **Glucosaminsulfat.**

Zur **industriellen Herstellung** von Glucosamin zur therapeutischen Anwendung (Glucosaminhydrochlorid, Glucosaminsulfat) wird **Chitin** verwendet. Chitin ist ein weit verbreiteter Naturstoff aus dem Tier- und Pilzreich. Das stickstoffhaltige Polysaccharid ist der Hauptbestandteil des Exoskeletts von Gliedertieren, Bestandteil der Mundwerkzeuge vieler Weichtiere und Zellwandkomponente bei den Pilzen. Es besteht aus monomeren Bausteinen, vor allem aus N-Acetylglucosamin, aber auch aus Glucosamin, die miteinander β-1,4-glykosidisch verknüpft sind. Bei der industriellen Glucosaminherstellung wird das Chinin aus Abfällen der Fischerei von Krustentieren (Krebse und Krabben) gewonnen. Dafür werden zerkleinerte Flusskrebspanzer und Krabbenschalen durch eine Natronlauge deproteiniert und unter Einwirkung von Salzsäure von Kalkbeständen befreit. Das so gewonnene Chitin wird anschließend mit heißer Salzsäure behandelt, um es in seine Monomere zu spalten und diese zu deacetylieren, wodurch aus GlcNAc Glucosamin entsteht. Zum Schluss erfolgt die Bindung von Hydrochlorid **(Glucosaminhydrochlorid)** oder von Sulfatgruppen **(Glucosaminsulfat)** an die Aminogruppe [59, 976, 999].

## Resorption

Bisher ist nur wenig über die Resorption von Glucosamin und Glucosaminsulfat bekannt. Es gibt Hinweise, dass Glucosamin im oberen Dünndarm mithilfe transmembraner Carrierproteine durch einen aktiven Prozess in die Enterozyten absorbiert wird. Der $Na^+$/Glc-Cotransporter-1 **(SGLT-1)** scheint hier eine Rolle zu spielen, der abnehmend vom Duodenum zum Ileum D-Glucose und Derivate wie Glucosamin zusammen mit Natrium-Ionen in die Zelle schleust [212, 1150]. Bei Glucosaminsulfat muss die Sulfatgruppe enzymatisch abgespalten werden, damit es in Form von Glucosamin vom SGLT-1 in die Enterozyten gelangen kann [12]. Bei einem hohen Substratangebot steigt die intrazelluläre Expression des Carriersystems und dessen Einbau in die apikale Enterozytenmembran, bei niedrigem Angebot wird die Expression von SGLT-1 vermindert.

**GEFAHR**

Die Substrate konkurrieren um die Bindungsstellen des SGLT-1, sodass bei hoher Glucosekonzentration im Darmlumen das Glucosamin verdrängt wird und seine Absorptionsrate sinkt.

Angetrieben wird der SGLT-1 durch einen zelleinwärts gerichteten **Natriumgradienten,** der durch die $Na^+/K^+$-ATPase aufrechterhalten wird. Diese befindet sich in der basolateralen Zellmembran und bewirkt unter ATP-Verbrauch den Transport von $Na^+$-Ionen aus den Enterozyten in die Blutbahn und von $K^+$-Ionen in die Enterozyten. Der SGLT-1 kommt auch im proximalen Tubus der Niere vor, wo er für die Rückresorption von Glucose und Glucosamin zuständig ist [212, 1150, 1481].

In den Enterozyten kommt es zur enzymatischen **Resulfatierung** von Glucosamin zu Glucosaminsulfat. Dieser Vorgang kann auch in der Leber oder in anderen Organen stattfinden [12].

Die intestinale Resorption von oral zugeführtem Glucosamin und Glucosaminsulfat erfolgt **schnell und fast vollständig** (bis zu 98 %). Glucosaminsulfat ist 250-mal kleiner als das Glykosaminoglykan Chondroitinsulfat, dessen Absorptionsrate auf 0–8 % geschätzt wird [983].

**PRAXISTIPP**

Das Monomer Glucosaminsulfat hat wegen seiner geringeren Molekülgröße eine hohe Bioverfügbarkeit, im Gegensatz zu den Glykosaminoglykanen, die aus vielen Disacchariden bestehen.

## Transport, Verteilung und Ausscheidung

Nach der schnellen Resorption gelangt oral zugeführtes Glucosamin und Glucosaminsulfat rasch in die Blutbahn und wird zügig in Organe und Gewebe verteilt [513, 1239].

Der Transport aus den Enterozyten durch die basolaterale Zellmembran in die Pfortader findet durch den Glucosetransporter-2 (GLUT-2) statt. Er besitzt eine sehr hohe Transportkapazität und eine niedrige Substrataffinität, so dass neben Glucose und Glucosederivate auch Fructose und Galactose transportiert werden. Der GLUT-2 kommt auch in der Leber und in den Betazellen der Pankreas vor und sorgt hier für die Aufnahme von Kohlenhydraten in die Zellen sowie für deren Abgabe in die Blutbahn [212, 1391].

Bevorzugt wird der Aminozucker in **Gelenkstrukturen** eingebaut, hier vor allem in die extrazelluläre Matrix von Knorpeln, Bändern und Sehnen. Hier kommt vor allem Glucosaminsulfat vor, da das freie Glucosamin einer enzymatischen Sulfatierung unterzogen wird [626].

Die Aufnahme von Glucosaminsulfat in den Gelenkknorpel erfolgt durch einen aktiven Mechanismus mittels transmembraner Carrier. In die meisten anderen Gewebsarten wird Glucosaminsulfat durch passive Diffusion aufgenommen [1238]. Die Verweildauer von Glucosamin und seinem Sulfat im Blutplasma ist nur kurz, zum einen durch die rasche Aufnahme in Gewebe oder Organe, zum anderen durch Inkorporation in Plasmaproteine wie α- und β-Globulin [1239].

Die Plasmakonzentration von oral zugeführtem Glucosamin ist 5-mal niedriger als von parenteral (i. v. oder i. m.) verabreichtem. Dies liegt am **First-Pass-Metabolismus** der Leber, der nur oral zugeführtes Glucosamin betrifft. Dabei wird ein hoher Glucosaminanteil zu kleineren Molekülen und anschließend zu $CO_2$, Wasser und Harnstoff abgebaut, so dass der Anteil an Glucosamin, der an die Blutbahn abgegeben wird, nur gering ist [1239].

Glucosaminsulfat wird hauptsächlich renal (etwa 30 %), vor allem in Form von Glucosamin, eliminiert. Da fast alles intestinal resorbiert wird, liegt der über den Fäzes ausgeschiedene Anteil nur bei etwa 1 %. Ein geringer Anteil wird auch über die Atemluft ausgeschieden [1238].

## Biochemische Funktionen

Glucosaminsulfat beeinflusst verschiedene physiologische Vorgänge im Organismus [626].

**PRAXISTIPP**

Glucosaminsulfat stimuliert im Gelenk die Synthese von Knorpelkomponenten und Synovialflüssigkeit. Zusätzlich fördert es die Aufnahme von Schwefel, der essenziell für die Stabilität der extrazellulären Matrix der Gelenkstrukturen ist.

Im Gelenkknorpel reguliert Glucosaminsulfat das dynamische Gleichgewicht von Auf- und Abbau des Knorpelgewebes durch Förderung anaboler und Hemmung kataboler Prozesse. Zur Aufrechterhaltung der Gelenkfunktion ist Glucosaminsulfat unerlässlich und findet Anwendung bei arthrotischen Erkrankungen.

**Förderung anaboler, knorpelprotektiver Effekte:**

- Wichtigstes Substrat für die Kollagensynthese und für die Synthese von Glykosaminoglykanen bzw. Proteoglykanen in der extrazellulären Matrix des Knorpelgewebes
- Förderung des Einbaus von Prolin und Sulfat in die Knorpelmatrix
- Förderung der Proteoglykansynthese in humanen Chondrozyten
- Vermehrte Adhäsion von Chondrozyten an Fibronektin (Glykoprotein), einen wichtiger Reparaturstoff für Gewebe
- Stimulierung der Synoviozyten und damit Förderung der Viskosität der Gelenkflüssigkeit

**Hemmung kataboler Prozesse:**

- Hemmung proteolytischer (proteinabbauender) Enzyme wie Stromelysin (Endopeptidase), welches die Peptidbindungen innerhalb eines Moleküls (Proteoglykan, Fibronektin, einige Kollagenarten) löst
- Hemmung der Kollagenase- und Phospholipase-A2-Aktivität, dadurch wird der Knorpelabbau verhindert
- Hemmung der Synthese von Zytokinen, vor allem IL-1 und TNF-α, und der von ihnen induzierten NO-Freisetzung in Kulturen humaner Chondrozyten
- Hemmung der Peroxidbildung und der Aktivität lysosomaler Enzyme, die Makromoleküle (Proteine, Polysaccharide, Lipide, Nukleinsäuren) spalten

**Antiinflammatorische Prozesse:**

Hemmung proinflammatorischer Mediatoren, ohne dass die Prostaglandinsynthese beeinflusst wird.

**Weitere positive Wirkungen** [626]:

Als positiver Nebeneffekt der Glucosaminanwendung bei Arthrose (s. Anwendungsgebiete) verminderte sich das Sterberisiko für ein Herz-Kreislauf-Ereignis [873]:

- Die Hazard Ratio für ein Herz-Kreislauf-Ereignis betrug 0,85 (95 %-Konfidenzintervall 0,80–0,90).
- Einen Herz-Kreislauf-Tod erlitten die Anwender von Glucosamin zu 12 % seltener (Hazard Ratio 0,78; 0,70–0,87).
- Eine KHK trat 18 % (Hazard Ratio 0,82; 0,76–0,88) und ein Apoplex 9 % (Hazard Ratio 0,91; 0,83–1,00) seltener auf.

## Klinische Symptomatik

Folgende Symptome können einen **Glucosaminmangel** anzeigen:

- Gelenkschmerzen
- Gelenksteifheit
- Muskelsteifheit
- Verlust an Muskelfasern und -stärke
- Knacken der Gelenke
- Osteoarthritis
- Verminderte Knochendichte

## Anwendungsgebiete

Ein **erhöhter Bedarf** besteht bei Gelenkbeschwerden, Osteoarthritis, Osteopenie, Osteoporose.

**Arthrose** Glucosaminsulfat gehört wie Chondroitinsulfat zu den **Chondroprotektiva** und findet Anwendung bei degenerativen Gelenkerkrankungen. Sie zählen auch zu den **SYSADOA** (Symptomatic Slow Acting Drugs in Osteoarthritis) und verfügen über keine direkte analgetische Wirkung über die Schmerzneurone. In mehr als 30 Studien mit etwa 8.000 Teilnehmern konnte die klinische Relevanz von Glucosaminsulfat nachgewiesen werden. Der Wirkstoff verfügt über eine indirekte schmerzstillende und abschwellende Funktion bei Gelenkbeschwerden. Glucosaminsulfat soll bereits geschädigtes Knorpel- und Sehnengewebe wieder regenerieren können und daher zu einer Funktionsverbesserung der betroffenen Gelenke führen [190, 994, 1027, 1131]. Glucosaminsulfat ist eine krankheitsmodifizierende Substanz und gehört zu den **DMOAD** (Disease Modifying Osteoarthritis Drugs).

**STUDIEN**

Nach 24-wöchiger Einnahme von 1.500 mg Glucosamin täglich konnten die Gelenkschmerzen bei Gonarthrose um 65,7 % gesenkt werden [259].

Die Behandlung mit täglich 1.500 mg oral zugeführtem Glucosaminsulfat konnte bei Patienten mit einer Gonarthrose innerhalb von 3 Jahren die zu erwartende Verschmälerung des Kniegelenkspalts von 0,31 mm um 70 % senken [513].

In einer klinischen Langzeitstudie über 3 Jahre zeigte sich, dass Glucosaminsulfat die Symptome der Gonarthrose, wie Schmerzen, Steifigkeit und Funktionsverlust, reduzieren kann und Strukturveränderungen im Kniegelenk verhindert. Dadurch wurde die Progression der Gonarthrose verlangsamt [293, 862, 924, 995, 1066, 1129, 1139, 1278]. Der Gelenkspalt hat sich in der supplementierten Gruppe nicht verringert.

Glucosaminsulfat zeigte eine länger anhaltende Wirksamkeit und Schmerzlinderung bei einer sehr guten Verträglichkeit gegenüber nichtsteroidalen Antirheumatika (NSAR, NSAID). Nach dem Absetzen der 3-monatigen Therapie hielt die symptommodifizierende Wirkung noch mindestens 2 weitere Monate an, im Gegensatz dazu hörte sie bei NSAR nach dem Absetzen auf [1066, 1129, 1374].

## Interaktionen

In Kombination mit Acenocumarol, Cumarinen und Warfarin besteht das Risiko einer unerwünschten Verstärkung der blutgerinnungshemmenden Wirkung von Cumarin-Antikoagulanzien [198, 199].

Bisher gibt es solche Fallberichte nicht für den Wirkstoff Phenprocoumon, der ebenfalls zu den Cumarin-Antikoagulanzien gehört. Daher sollte in diesen Fällen eine zusätzliche Glucosamineinnahme von täglich 390–790 mg oder mehr nur in Absprache mit dem behandelnden Arzt erfolgen [199].

Auch Diabetiker sollten die Einnahme mit dem behandelnden Arzt besprechen [199].

**GEFAHR**

Krebstier-Allergiker können unerwünschte Wirkungen durch Glucosamine bekommen.

### Täglicher Bedarf

Der genaue Bedarf ist nicht bekannt, nimmt mit dem Alter jedoch zu. Eine tägliche Aufnahme von 2.000 mg Glucosamin wurde in Studien als sicher eingestuft (OSL, observed safe level) [533].

Für gesunde, nicht schwangere Erwachsene zeigte sich kein Risiko, sofern die Dosis der Nahrungsergänzung mit Glucosamin unterhalb der medizinischen Dosis von 1.250 mg liegt [199].

**PRAXISTIPP**

Glucosaminsulfat in einer Dosis von 700–1500 mg/Tag wird gut vertragen, führt zu einer symptommodifizierenden Aktivität und wirkt der Progression einer Arthrose entgegen.

Als **Nahrungsergänzung** wird Glucosamin in 3 verschiedenen Verbindungen angeboten:

- **Glucosamin-HCl (Glucosaminhydrochlorid):** Hydrochloride weisen eine gute Bindung zu basischen Stoffen wie Glucosamin auf, so dass in solchen Produkten der Glucosaminanteil höher ist als in den anderen Verbindungen. Jedoch gibt es nur sehr wenige Studien mit dieser Verbindung und diese zeigten keine besonderen Wirkungen. Viele Hersteller verwenden dennoch diese Form.
- **Glucosaminsulfat:** Korrekt handelt es sich um D-Glucosaminsulfat, zu dem es zahlreiche Studien gibt. Dies liegt an dem Umstand, dass Sulfatverbindungen die Biomembranen zu 90–98 % über Transportmechanismen überwinden können. Außerdem enthalten Sulfate auch schwefelige Stoffe, die zusätzlichen Nutzen für den Knorpel bringen und leicht ins Gewebe integrieren. D-Glucosaminsulfat besitzt daher die beste Bioverfügbarkeit von allen Glucosaminverbindungen.
- **N-Acetylglucosamin:** In diesem Fall handelt es sich um eine Verbindung zwischen Glucosamin und Essigsäure mit einer sehr geringen Bioverfügbarkeit. Nur wenig Präparate enthalten diese bisher auch kaum in Studien erprobte Verbindung.

### Vorkommen in Nahrungsmitteln

Meerestiere wie Muscheln, Krabben, Garnelen, Hummer oder Haifische sind einige der wenigen Nahrungsmittel, die natürliche Glucosaminquellen darstellen. Bei der industriellen Herstellung von Glucosamin wird das Chinin aus Abfällen der Fischerei von Krustentieren (Krebse und Krabben) gewonnen (s. oben: Chemie und Eigenschaften).

## 2.8.3 Hyaluronsäure

### Chemie und Eigenschaften

Hyaluronsäure kommt im menschlichen Organismus fast ubiquitär vor. In größeren Mengen befindet sie sich in der Haut, in Knochen, Bandscheiben, der Synovialflüssigkeit und im Glaskörper des Auges. Als einziges Glykosaminoglykan ist Hyaluronsäure nicht an einen zentralen Proteinstrang gebunden.

Bei der Hyaluronsäure handelt es sich um eine lange lineare Kette aus **Disacchariden,** die jeweils aus **D-Glucuronsäure** und **N-Acetyl-D-glucosamin** bestehen. Beide unterscheiden sich von der D-Glucose durch eine Substitution an einem Kohlenstoffatom: Bei der Glucuronsäure ist die Hydroxygruppe am C6 durch eine Carboxygruppe ersetzt, bei N-Acetylglucosamin trägt das C2 eine Amino- anstelle einer Hydroxygruppe. Hyaluronsäure besteht aus **250 bis 50.000 Disaccharideinheiten.** In neutraler wässriger Lösung bilden sich **Wasserstoffbrückenbindungen,** hauptsächlich zwischen den Carboxygruppen und den N-Acetylgruppen. Das Glykosaminoglykan kann durch körpereigene Enzyme aus einzelnen Bausteinen zu einem komplexen Gebilde zusammengefügt werden.

Medizinisch wird Hyaluronsäure zur Behandlung einer Arthrose eingesetzt, in der Kosmetik findet sie Anwendung zur Faltenunterspritzung und in Hautpflegeprodukten.

### Resorption und Verteilung

Im Magen-Darm-Trakt findet **keine Resorption** der Hyaluronsäure statt.

**Synthese:** Im Gegensatz zu den anderen Glykosaminoglykanen wird Hyaluronsäure nicht im endoplasmatischen Retikulum oder im Golgi-Apparat zusammengefügt, sondern von integralen Membranproteinen, den **Hyaluronsynthasen.** Wirbeltiere verfügen über 3 verschiedene Typen. Diese Enzyme hängen von der Zellinnenseite her immer neue Monosaccharidbausteine an die Kette an, so dass sich diese ständig verlängert und durch ABC-Transporter durch die Zellmembran aus der Zelle transportiert wird.

Hyaluronsäure ist Hauptbestandteil des Bindegewebes und befindet sich in der Haut, im Skelett und den verbindenden Strukturen (Bändern und Gelenken). Sie wird von Fibroblasten und anderen spezialisierten Bindegewebszellen synthetisiert. Der Abbau erfolgt über die Endothelzellen der Lebersinusoide.

## Biochemische Funktionen

Hyaluronsäure kann aufgrund ihrer Struktur Wasser binden und so zur Stabilität und Funktion der Gelenke beitragen. In der Haut sorgt sie für die Elastizität und Straffheit des Bindegewebes. Das Hyaluronsäurenetzwerk reguliert den Wasserhaushalt, interagiert mit Zelloberflächen und Proteinen und beeinflusst die Proliferation von Zellen. Hyaluronsäure kann auch die Regeneration (Remyelinisierung) der Markscheiden der Axone positiv beeinflussen [58].

Es gibt verschiedene Formen von Hyaluronsäure, die alle als Natriumhyaluronate vorliegen:

- Hochmolekulare Hyaluronsäure:
  - Molekülmasse 1.500 Kilodalton (kD) und größer
  - Wirkt nur kurzfristig
  - Bildet einen feuchtigkeitsspendenden Film auf der Hautoberfläche
  - Wirkt entzündungshemmend
- Niedermolekulare Hyaluronsäure:
  - Molekülmasse 50 kD und kleiner
  - Wirkt langfristig
  - Wird im Bindegewebe gespeichert
  - Hat nachhaltige Anti-Falten-Wirkung
- Oligohyaluronsäure:
  - Molekülmasse 3 kD und kleiner
  - Wirkt langfristig
  - Wird im Bindegewebe gespeichert
  - Hat nachhaltige Anti-Falten-Wirkung

## Normwerte und Bestimmung

Erhöhte Hyaluronsäurespiegel im Serum sind bei Lebererkrankungen entweder durch eine eingeschränkte Eliminierung (Leberfibrose, Leberzirrhose) oder durch eine gesteigerte Synthese (Entzündung) bedingt. Auch bei einer gesteigerten Produktion außerhalb der Leber finden sich erhöhte Hyaluronsäurewerte, z. B. bei:

- Rheumatoider Arthritis
- Sklerodermie
- Psoriasis
- Chronischen Lungenerkrankungen
- Bestimmten Tumoren
- Niereninsuffizienz
- Bei Rauchern

Der Normwert ist abhängig vom Alter und vom Geschlecht. Er wird beeinflusst durch die Nahrungsaufnahme und durch physische Aktivitäten. Bei Gesunden zwischen 16 und 79 Jahren beträgt die mittlere Hyaluronsäurekonzentration 36,7–23,5 ng/ml.

**PRAXISTIPP**

Nach dem Aufstehen und mit steigendem Alter sind höhere Werte nachweisbar [935].

## Versorgungssituation

Mit zunehmendem Alter geht der natürliche Anteil von Hyaluronsäure zurück.

## Klinische Symptomatik

### Mangelsymptome

Knackende Gelenke können ein Hinweis für mangelnde Hyaluronsäure in der Synovialflüssigkeit sein. Auch faltige und trockene Haut zeigt eine Unterversorgung an.

### Symptome bei Überdosierung

Da es sich um eine natürliche Körpersubstanz handelt, sind Nebenwirkungen weitestgehend unbekannt. In seltenen Fällen können lokale Unverträglichkeiten der Haut auftreten oder Infektionen nach Injektionen. Bei akuten Gelenkentzündungen ist eine Hyaluroninjektion kontraindiziert.

**GEFAHR**

Bei Hyaluroninjektionen muss auf steriles Arbeiten geachtet werden, um Infektionen zu vermeiden.

### Anwendungsgebiete

**Arthrose** Bei der Viskosesupplementierung wird Hyaluronsäure direkt in die Gelenkzwischenräume injiziert. Sie ist natürlicher Bestandteil der Synovialflüssigkeit und verbessert dadurch die Beweglichkeit.

**Schleimhaut** Hyaluronsäure wird vielen Nasensprays zur lokalen Behandlung der Nasenschleimhäute zugesetzt, um die Schleimhaut vor Austrocknung zu schützen. Auch in Augentropfen findet der Wirkstoff Anwendung. Hyaluronsäure schützt das Auge vor Austrocknung durch Bildung eines dünnen wasserbindenden Films und verbessert so die Tränenflüssigkeit.

**Ästhetische Medizin** Hyaluronsäure findet Anwendung in zahlreichen Cremes und Spritzen. Sie dient der Faltenunterspritzung, die je nach verwendetem Gel etwa 6–12 Monate wirken kann. Auch zur Formung von Lippen, Brüsten oder Gesäß wird Hyaluronsaure injiziert. In der Kosmetikindustrie wird sie über Cremes auf die Haut aufgetragen und soll leichte Falten beseitigen. Allerdings ist die gewünschte Wasserbindung nur sehr oberflächlich, tiefe Hautschichten werden bei lokaler Applikation nicht erreicht.

**PRAXISTIPP**

1 g Hyaluronsäure kann bis zu 6 l Wasser binden. Dabei bildet sich ein gelförmiges Material.

### Interaktionen

Hyaluronsäure darf nicht zusammen mit Desinfektionsmitteln angewendet werden, die das Konservierungsmittel Benzalkoniumchlorid enthalten, da es dann zur Auskristallisierung der Hyaluronsäure kommen kann und damit die Wirkung verloren geht.

Wechselwirkungen mit Medikamenten sind bisher nicht bekannt.

**GEFAHR**

Falls die Hyaluronsäure aus Hahnenkamm gewonnen wurde, sollte sie nicht bei Hühnereiweiß-Allergikern angewendet werden.

### Vorkommen

Die ersten Produkte auf dem Markt, zu Beginn der 1980er Jahre, enthielten Hyaluronsäure aus tierischen Quellen. Seit 1997 wird die verwendete Hyaluronsäure fermentativ mithilfe von Bakterien gewonnen. Daher hat sich das allergene Risiko auf tierisches Eiweiß erheblich reduziert. In der Kosmetikindustrie werden lediglich kleine Fragmente verwendet, da diese besser von der Haut aufgenommen werden.

## 2.8.4 Heparin

### Chemie und Eigenschaften

Der Name Heparin leitet sich von altgriech. hepar = Leber ab. Es handelt sich um Polysaccharide, die hemmend auf die Blutgerinnung wirken. Chemisch handelt es sich bei diesen Polyelektrolyten um Glykosaminoglykane mit einer molaren Masse zwischen 4.000 und 40.000. Therapeutisch finden Heparine Anwendung als Antikoagulanzien.

Heparine bestehen aus Disaccharideinheiten mit den Monomeren **Glucuronsäure oder Iduronsäure** und **Glucosamin.** Die Hydroxygruppen beider Bestandteile sowie die Aminogruppe des Glucosamins sind oft **sulfatiert.**

### Resorption und Verteilung

Da Heparin nicht aus dem Magen-Darm-Trakt resorbiert werden kann, muss es parenteral appliziert werden.

Heparine kommen physiologisch in den basophilen Granulozyten der Leber und den Mastzellen vor.

### Biochemische Funktionen

Heparine wirken **gerinnungshemmend,** da sie das im Blut zirkulierende Enzym Antithrombin III (Protease-Inhibitor) binden, das aktivierte Gerinnungsfaktoren wie Thrombin und Faktor Xa (FXa) hemmt. Die Wirkung der Heparine setzt bereits nach ein paar Stunden ein, daher sind sie besonders sinnvoll bei Operationen. Sie hemmen die Bildung von Thrombin aus Prothrombin in der sekundären Gerinnungskaskade.

**PRAXISTIPP**

Heparin verstärkt die Wirkung des körpereigenen Gerinnungshemmer Antithrombin III um das 100fache und hemmt den Gerinnungsfaktor X.

## Normwerte und Bestimmung

Die Methode der direkten Heparinbestimmung beruht auf der Komplexierung von Heparin durch Protamin und gilt als Point-of-Care-Methode. Sie nutzt die Lichtstreuung der Nanopartikel, die sich spontan aus Heparin-Protamin-Komplexen bilden, für die quantitative Bestimmung. Dafür wird eine kleine Blutprobe (etwa 3 ml) entnommen.

Eine weitere Methode ist die Fluoreszenzlöschung zur quantitativen Heparinbestimmung [917].

**GEFAHR**

Heparin kann Laboruntersuchungen verfälschen, da es mit den beigefügten Reagenzien interagieren kann.

## Klinische Symptomatik

### Mangelsymptome

Der hereditäre Heparin-Cofaktor-II-Mangel geht mit einer erhöhten Thromboseneigung einher. Ein erworbener Mangel kann bei Lebererkrankungen, Diabetes mellitus und Verbrauchskoagulopathien (disseminierte intravasale Gerinnung, DIC) auftreten.

### Symptome bei Überdosierung

Blutungen aus Haut- und Schleimhäuten, im Magen-Darm-Trakt, Urogenitaltrakt und aus Verletzungen.

**GEFAHR**

1.000 IE Heparin können 1 l Schafs- oder Rinderblut bei 37 °C eine Stunde lang nicht gerinnbar machen.

Unerwünschte Nebenwirkungen sind:

- Überschießende Blutungsneigung
- Erhöhte Leber-Transaminasen (GOT, GPT, GGT)
- Heparininduzierte Thrombozytopenie: HIT I und HIT II (selten)
- Osteoporose, vor allem bei hochdosierter Dauertherapie
- Hyperaldosteronismus bei Patienten mit Niereninsuffizienz oder als Wechselwirkung mit ACE-Hemmern → Kalium im Plasma ↑
- Lokale Gewebsreaktion

## Anwendungsgebiete

Heparin findet Anwendung zur Prophylaxe und Therapie von **Thrombosen,** bei **Immobilität** und **Operationen.** Dabei wird es parenteral verabreicht. Die Dosierung wird in Internationalen Einheiten (IE) angegeben. Bei der Gewinnung von Blutproben wird es ebenfalls zur Gerinnungshemmung zugegeben. Als Salbe wird Heparin zur unterstützenden Behandlung bei Hämatomen und Schwellungen verabreicht, obwohl es die Haut nicht durchdringen kann.

Prophylaktisch eingesetzt wird es bei Patienten mit Vorhofflimmern, abgelaufenen Thrombosen und Lungenembolien. Hohe Dosen werden bei der Akutbehandlung von tiefen Beinvenenthrombosen, Lungenembolien und zur Behandlung des akuten Koronarsyndroms verabreicht.

**PRAXISTIPP**

Bei mangelnder Wirkung durch Heparin liegt dies meist an einem Antithrombin-III-Mangel.

**GEFAHR**

Bei Patienten mit Leber- und Nierenfunktionsstörungen sowie bei Senioren und Säuglingen sollten während der Therapie die Gerinnungswerte regelmäßig kontrolliert werden. Kontraindiziert ist Heparin bei einer akuten infektiösen Endokarditis sowie bei Gefäß- und Organläsionen.

Während einer Therapie mit Heparinen muss das Risiko einer heparininduzierten Thrombozytopenie vom Typ II (HIT II) ausgeschlossen werden, vor allem wenn unfraktionierte Heparine angewendet werden. Hier liegt die Gefahr einer HIT II bei 2,6 %, bei niedermolekularen Heparinen bei 0,2 %. Bei dieser Komplikation handelt es sich um eine antikörpervermittelte Immunreaktion, bei der sich Antikörper gegen Heparin-Protein-Komplexe richten – vor allem gegen den Heparin-Plättchenfaktor-4-Komplex. Dabei kommt es nach einigen Tagen zu einem drastischen Abfall der Thrombozytenwerte auf < 30.000/µl, in seltenen Fällen sogar auf < 10.000/µl. In der Folge

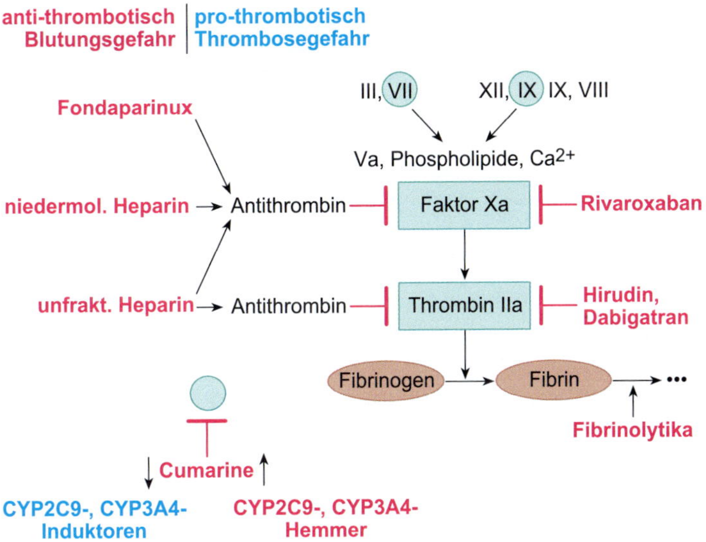


**Abb. 2.67** Schema zum Einfluss von Heparin und anderen Pharmaka auf die Blutgerinnung. (Nach [310]; [L141])

können schwere Blutungen auftreten sowie lebensbedrohliche Gefäßthrombosen. In diesem Fall ist Heparin sofort abzusetzen.

**GEFAHR**

Die Thrombozytenzahl erholt sich innerhalb von einer Woche nach dem Weglassen des Medikaments, allerdings besteht für 4 Wochen ein erhöhtes Thromboserisiko.

Möglicherweise liegt dies an den gebildeten Antikörperkomplexen, die sich erst langsam auflösen. Die HIT I verläuft dagegen komplikationslos und manifestiert sich bereits in den ersten Tagen einer Heparintherapie. Bei dieser Form sinken die Thrombozytenzahlen selten auf Werte < 100.000/μl [310].

## Interaktionen

### Medikamente

Die Wirkung von Heparin und anderen Pharmaka auf die Blutgerinnung veranschaulicht ➢ Abb. 2.67. Weitere Interaktionen zwischen Heparin und Medikamenten ➢ Tab. 2.192.

Protaminsulfat ist Antagonist von Heparin und wird bei einer Überdosierung eingesetzt. Beim Mischen von Heparinlösungen mit anderen Wirkstoffen kann es zu unlöslichen Komplexen kommen.

**PRAXISTIPP**

1 mg Protamin neutralisiert 100 IE Heparin.

### Nährstoffe

Nikotin und Vitamin C senken die Heparinwirkung.

**GEFAHR**

Während einer Heparintherapie besteht die Gefahr von Blutungen ins Gewebe bei intramuskulären Injektionen und bei Verletzungen. Es kommt leicht zur Hämatombildung.

## 2.8.5 Chondroitinsulfat

### Chemie und Eigenschaften

Chondroitinsulfate bestehen aus sich wiederholenden Disacchariden, die aus einer **Uronsäure** und **N-Acetylgalactosamin** aufgebaut sind. Sie reagieren meist stark sauer, da regelmäßig **Sulfatgruppen** an Sauerstoffatome gebunden sind (O-Sulfatgruppen).

- **Chondroitinsulfate A bzw. C:** Aufbau aus Glucuronsaure und N-Acetylgalactosamin, bei dem die Hydroxygruppe vorwiegend am Kohlenstoffatom C4 bzw. C6 sulfatiert ist.

**Tab. 2.192** Interaktionen zwischen Heparin und Medikamenten

| Medikamente | Interaktionen |
|---|---|
| ACE-Hemmer | Plasma-Kalium (↑) |
| Acetylsalicylsäure | Bei Verwendung mit Heparincremes und -salben > 180.000 IE kann aufgrund von Wechselwirkungen mit gerinnungshemmenden Medikamenten oder Schmerzmitteln eine vermehrte Blutungsneigung auftreten |
| Antihistaminika | Heparinwirkung (↓) |
| Antikoagulanzien | Bei Verwendung mit Heparincremes und -salben > 180.000 IE kann aufgrund von Wechselwirkungen mit gerinnungshemmenden Medikamenten oder Schmerzmitteln eine vermehrte Blutungsneigung auftreten |
| Ascorbinsäure | Heparinwirkung (↓) |
| Clopidrogel | Verstärkte Wirkung von Medikamenten, die die Blutgerinnung beeinflussen |
| COX-Hemmstoffe | Heparinwirkung (↑) |
| Cumarinderivate | Heparinwirkung (↑) |
| Dextrane (Plasmaersatzmittel) | Verstärkte Wirkung und Blutungsneigung |
| Dipyridamol | Verstärkte Wirkung von Medikamenten, die die Blutgerinnung beeinflussen |
| Fibrinolytika | Verstärkte Wirkung von Medikamenten, die die Blutgerinnung beeinflussen |
| Glyceroltrinitrat (gefäßerweiterndes Mittel auf Nitro-Basis) | Heparinwirkung (↓) |
| GPIIb/IIIa-Rezeptorantagonisten | Verstärkte Wirkung von Medikamenten, die die Blutgerinnung beeinflussen |
| Herzglykoside | Heparinwirkung (↓) |
| Kolloidale Lösungen (HAES) | Heparinwirkung (↑) |
| Nitroglycerin | Heparinwirkung (↓) |
| NSAR und Antiphlogistika | (Zum Beispiel Phenylbutazon, Indometacin, Sulfinpyrazon) führen zu einer verstärkten Blutungsneigung |
| Penicillin (Antibiotikum) | Hochdosierte Penicillingaben können die Wirkung verstärken und zur Blutungsneigung führen |
| Propranolol (Betablocker) | Verstärkung der Betablocker-Wirkung durch Heparin durch dessen Verdrängung aus der Plasmaproteinbindung |
| Tetracycline (Antibiotika) | Heparinwirkung (↓) |
| Thrombozytenaggregations-Hemmer | Heparinwirkung (↑) |
| Ticlopidin | Verstärkte Wirkung von Medikamenten, die die Blutgerinnung beeinflussen |
| Warfarin-Abkömmlinge | Verstärkte Wirkung von Medikamenten, die die Blutgerinnung beeinflussen |

vgl. https://mobil.bfr.bund.de/cm/343/glucosaminhaltige_nahrungsergaenzungsmittel.pdf

- **Chondroitinsulfat B (Dermatansulfat,** β-Heparin**):** verfügt über eine ähnliche Struktur, besteht aber aus Iduronsäure anstelle von Glucuronsäure; vorwiegend sind die Hydroxygruppen am C2 der Iduronsäure und am C4 des N-Acetylgalactosamins sulfatiert.

Chondroitinsulfate werden über die Nahrung aufgenommen, der Organismus kann sie aber auch aus Glucosaminsulfat synthetisieren. Sie werden als tierische Proteoglykane vor allem ins Knorpelgewebe eingebaut und stellen den interzellulären Hauptbestandteil von Bindegewebe, Knorpel und Knochen dar. Auch in Haut und Körperschleimen konnten Chondroitinsulfate nachgewiesen werden [1361, 1362].

## Biochemische Funktionen

**Knorpelfunktion und -gesundheit** Chondroitinsulfate sind, wie auch die anderen Glykosaminoglykane, negativ geladen und stark hydratisiert. Dadurch ziehen sie positiv geladene Natrium-Ionen an, die zu einem Wassereinstrom und zur Ausbildung einer **Hydrathülle** führen.

**PRAXISTIPP**

Chondroitinsulfate sind die Glykosaminoglykane mit der höchsten Wasserbindungskapazität [1361, 1362]. Sie sorgen für vermehrte Flüssigkeit in den Proteoglykanen und damit in der extrazellulären Matrix des Gelenkknorpels und der Synovia (Gelenkflüssigkeit).

Der reife **Knorpel** enthält als Hauptbestandteile der Interzellularsubstanz Kollagen und Proteoglykane sowie bis zu 75 % Wasser. Daher ist die Wasserbindung der Proteoglykane für die Gelenkknorpel von essenzieller Bedeutung für die Gesunderhaltung und Neubildung. Durch das gebundene Wasser wird der Knorpel druck- und biegungselastisch und die innere Spannung wird aufrechterhalten. Diese Funktionen sorgen für die mechanische Belastbarkeit, eine reibungslose Bewegung, Elastizität und Stoßdämpfung [1361, 1362].

Die Chondroitinsulfate A, B und C sind wichtig zur Aufrechterhaltung der Knorpelgesundheit und -funktion, vor allem in **Gelenken** und **Bandscheiben.** Die Bandscheiben enthalten neben Wasser kollagene Bindegewebsfasern und Faserknorpel.

**PRAXISTIPP**

Chondroitinsulfat fördert die Funktion der Bandscheiben und beugt einer Degeneration vor [1361, 1362].

Das Chondroitinsulfat schützt bestehendes Knorpelgewebe vor frühzeitigen Verschleiß, da es die Aktivität knorpelkataboler Enzyme hemmt (Kollagenase, Elastase). Dadurch wird der Abbau von Kollagenen in der Knorpelmatrix verhindert. Für die innere Quervernetzung und Stabilität von Bindegewebe und Knorpelsubstanz ist das kollagene Netzwerk erforderlich [626].

**Arthrose** Ein Mangel an Glykosaminoglykanen und vor allem an Chondroitinsulfaten führt durch die steigende Aktivität kataboler Enzyme zu einem vermehrten Abbau von Proteoglykanen, Kollagenen und Chondrozyten. Dadurch kommt es zur Verminderung der Knorpelsubstanz, mit erhöhtem Reibungswiderstand und vermehrten Abrieb und mit erhöhtem Arthroserisiko [1389].

**GEFAHR**

Mit zunehmendem Alter steigt das Risiko für eine Arthrose an, da die Fähigkeit der Eigensynthese von Chondroitinsulfat nachlässt.

In der Folge wird auch die Synthese von Proteoglykanen und Kollagen reduziert. Außerdem sinkt die Aktivitätshemmung von knorpelabbauenden Enzymen und dadurch verstärkt sich der Katabolismus der Knorpelmasse [1361, 1362].

**PRAXISTIPP**

Alte Menschen profitieren von der Supplementierung mit Chondroitinsulfat, besonders bei degenerativen Gelenkerkrankungen [821].

Glucosaminsulfat und Chondroitinsulfat gehören zu den knorpelschützenden Substanzen **(Chondroprotektiva)** und zu den **SYSADOA** (Symptomatic Slow Acting Drugs in Osteoarthritis) [821]. Sie verfügen über keine direkte analgetische Wirkung. Da sie **synergistisch** wirken, profitieren Menschen mit degenerativen Gelenkerkrankungen von einer Kombination. Beide regen die Neubildung von Knorpelgewebe an und hemmen gleichzeitig die Aktivität von knorpelabbauenden Enzymen. Arthrosepatienten profitieren daher 3fach von Chondroprotektiva: Sie fördern die Regeneration des Knorpelgewebes, verhindern den Verlust der Knorpelmasse und stoppen das Fortschreiten des Krankheitsprozesses [259]. Zusätzlich wirken sie wohl antiinflammatorisch, so dass es zum Rückgang von Schmerzen und Schwellungen kommt und sich die Beweglichkeit und Funktion der Gelenke verbessern kann.

## Versorgungssituation

Je älter die Menschen sind, desto niedriger ist der Chondroitingehalt im Knorpelgewebe.

## Klinische Symptomatik

**Mangelsymptome:** Bei Chondroitinmangel im Knorpel bilden sich arthrotische Läsionen.

## Anwendungsgebiete

Da Chondroitinsulfat dem Knorpel Stabilität verleiht sowie dem äußeren Druck entgegenwirkt, ist es besonders bei Arthrosepatienten in der Therapie von Bedeutung. Da es sich um einen körpereigenen Stoff handelt, ist er gut verträglich. Positive Effekte bewirkt es ebenfalls bei rheumatischen Beschwerden.

**PRAXISTIPP**

In Studien waren Tagesdosierungen von 300–1.200 mg Chondroitinsulfat bei Arthrose erfolgreich. Besonders effektiv ist die Kombination mit Glucosaminsulfat und Omega-3-Fettsäuren. Auch die Kombination mit Selen und Pycnogenol® (➤ Kap. 2.1.6) verbessert den Behandlungserfolg.

Da Knorpel nur einen sehr langsamen Metabolismus aufweisen, bringen kurzfristige Therapien keinen Erfolg. Frühestens nach 3 Monaten Supplementierung verbessern sich die Beschwerden, da es so lange dauert, bis sich der Knorpel zu regenerieren anfängt. Höhere Dosierungen können dennoch einmal am Tag eingenommen werden.

**STUDIEN**

Eine Metastudie (2015; mit 43 Studien) zeigte, dass eine Kurzzeitanwendung von Chondroitin (< 6 Monate) zu einer signifikanten Schmerzreduktion geführt hat. Die Einnahme von Chondroitinsulfat allein oder in Kombination mit Glucosamin führte im Vergleich zur Placebogruppe zu einer Schmerzreduktion von durchschnittlich 10 % auf einer Skala von 1 bis 100. Chondroitinsulfat zeigte ein geringeres Risiko an Nebenwirkungen im Vergleich zu anderen Präparaten [1269].
Bei einer Vergleichsuntersuchung an 1.583 Patienten zwischen Chondroitin, Glucosamin, einem pharmazeutischen Schmerzmittel (Celecoxib) und Placebo war der Effekt von Chondroitin und Glucosamin zwar bei leichter Arthrose nicht ausreichend unterscheidbar vom Placebo, bei schwerer Arthrose zeigten aber beide Stoffe klare Wirkungen [259].
In einer doppelblinden, randomisierten Studie aus 2013 wurden insgesamt 692 Patienten mit Arthrose im Alter von 50–80 Jahren untersucht. 2 Chondroitinpräparate traten gegeneinander und gegen ein Placebo an. Die Studie zeigte einen signifikanten Effekt auf Arthrosebeschwerden für beide Chondroitinpräparate [384].

**PRAXISTIPP**

In der Prävention und Behandlung beanspruchter oder degenerierter Gelenke ist Chondroitin, vorzugsweise in seiner Form als Chondroitinsulfat, einer der wichtigsten Vitalstoffe.

Leistungssportler setzen ihre Gelenke oft einer großen Belastung aus, so dass sie auch in jüngeren Jahren von einer Supplementierung mit Chondroitin profitieren.

**PRAXISTIPP**

Chondroitinsulfat wird bei oraler Zufuhr nur sehr schlecht resorbiert, daher empfiehlt sich bei Arthrosepatienten die Behandlung mit Glucosaminsulfat, das der Organismus in Chondroitinsulfat umwandeln kann [1361, 1362]. Nur so kann die biochemische Funktion gewährleistet werden.

**GEFAHR**

Auf dem Markt befindliches Chondroitinhydrochlorid ist instabiler als das Chondroitinsulfat und daher in der Wirkung unterlegen.

## Interaktionen

Die Kombination von Chondroitin mit Anisindionen, Dicumarol und Warfarinen kann zu einer leichten Blutung führen. Es sollte eine Kontrolle des INR-Werts durchgeführt werden, um die Medikamentendosis anzupassen.

Fischeiweiß-Allergiker könnten unerwünschte Wirkungen bekommen.

## Täglicher Bedarf

Der genaue Bedarf von Chondroitinsulfat ist nicht bekannt, steigt aber mit zunehmendem Alter an. Eine tägliche Aufnahme von 1.200 mg entspricht der höchsten beobachteten Aufnahmemenge in Studien und gilt auch als sicher [533]. Allerdings weist das BfR darauf hin, dass die gesundheitliche Bewertung von Chondroitinsulfat in einer Dosierung von 800–1200 mg/Tag wegen unzureichender Datenlage mit Unsicherheiten behaftet sein kann [200].

### Vorkommen in Nahrungsmitteln

Chondroitinsulfat kann in geringen Mengen über tierische Nahrungsmittel aufgenommen werden. Es kommt in Fleisch, Meerestieren, Muscheln und Austern vor. Allerdings ist es vor allem Bestandteil im Knorpelgewebe, welches selten verzehrt wird. Gewonnen wird es aus Knorpelgewebe von Rindern, Schweinen und Haifischen. Auch Vögel und andere Fischarten liefern Chondroitinsulfat.

## 2.8.6 Keratansulfat

### Chemie und Eigenschaften

Keratansulfat setzt sich aus Disaccharideinheiten zusammen, die aus Galactose und **N-Acetylglucosamin-6-sulfat** (O-Sulfatierung am C6) bestehen. Es kommt in der Kornea (Hornhaut des Auges), im Knorpel, in der Aorta und den Bandscheiben vor. Im Gegensatz zu den anderen Glykosaminoglykanen enthält Keratansulfat keine Uronsäure. Durch die Acetyl- und die Sulfatgruppe am Glucosamin ist das Keratansulfat stark sauer.

Keratansulfate wurden ursprünglich auf Grundlage des Gewebstyps (Kornea; Skelett) eingeteilt. Es bestehen geringfügige Unterschiede in der Zusammensetzung der Monosaccharide, jedoch große Unterschiede in der Art und Weise auf, wie sie mit den Kernproteinen (➤ Kap. 2.8.1) verbunden sind. Daher erfolgt die Einteilung heute in:

- **KSI:** durch N-Acetylglucosamin an spezifische Asparaginreste N-verknüpft gebunden
- **KSII:** durch N-Acetylgalactosamin an spezifische Serin- oder Threoninreste O-verknüpft gebunden
- **KSIII:** durch Mannose an spezifische Serin- oder Threoninreste O-verknüpft gebunden

### Biochemische Funktionen

**Kornea** Der Keratangehalt in der Kornea ist 10-mal höher als im Knorpel und 2- bis 4-mal höher als in anderen Gewebsarten. **Keratansulfat** wird von den Hornhautkeratozyten gebildet und dient wohl als dynamischer Puffer für die **Hornhauthydratation.** Die Hornhaut-Keratansulfate bestehen aus einer Reihe von Domänen, die unterschiedliche Sulfatierungsgrade aufweisen. Die längste Kette kann 8–32 Disaccharideinheiten lang sein.

Im Stroma (80–90 % des Korneagewebes) dominieren **Proteoglykane** des Keratansulfats, gefolgt von Dermatansulfat und Chondroitinsulfat [480]. Die Funktion der Proteoglykane besteht wahrscheinlich in der Regulierung des interfibrillären Abstands durch exakte Positionierung der **Kollagenfibrillen** sowie in der Aufrechterhaltung der Dehnbarkeit und Reißfestigkeit der Fasern [894].

**Knochen und Knorpel** Keratansulfat dient im Knorpel als **mechanische Stütze** und hat **Stoßdämpferfunktion.** Knochen und Knorpel enthalten Kernproteine (Osteoadherin, Fibromodulin und PRELP), die durch N-verknüpfte Keratansulfatketten modifiziert werden. Dabei sind die Osteoadherin- und Fibromodulin-verknüpften Ketten kürzer als die in der Hornhaut gefundenen Keratansulfatketten. Es wird angenommen, dass die Struktur der Keratansulfate eher durch die gewebsspezifische Verfügbarkeit von Glykosyltransferasen bestimmt wird als durch den Verknüpfungstyp mit dem Kernprotein. Das Knorpel-Keratansulfat ist fast vollständig sulfatiert. Es besteht aus disulfatierten Monomeren, die gelegentlich durch ein einzelnes monosulfatiertes Lactoseamin-Monomer unterbrochen werden.

**Gelenke** In Gelenken dienen die großen Keratansulfate mit ihren starken Hydrathüllen als Polster, um mechanische Stöße abzupuffern.

**Nervensystem** Keratansulfat wird auch im ZNS synthetisiert. Nach Verletzungen ist es an der Entwicklung und Bildung von Glia-Narben beteiligt.

### Klinische Symptomatik

#### Mangelsymptome

Es gibt eine seltene progressive Störung, die als Makula-Hornhaut-Dystrophie (MCDC) bezeichnet wird. Bei dieser Erkrankung fehlt entweder die Synthese von Keratansulfat (MCDC Typ I) oder sie ist abnormal (MCDC Typ II).

### Symptome bei Überdosierung

Durch einen Enzymdefekt für den Aufbau der Glykosaminoglykane (Mucopolysaccharide) häuft sich das Keratansulfat an und führt zu Veränderungen im Wirbelkörper und der Femurepiphysen. Diese Abbaustörung wird Morquio-Syndrom oder Mukopolysaccharidose Typ IV genannt. Nachgewiesen wird das nicht abgebaute Keratansulfat im Urin der Betroffenen [1124].

## Interaktionen

Es sind keine spezifischen Interaktionen bekannt.

## Vorkommen

Keratansulfat kommt hauptsächlich in Knochen- und Knorpelgewebe sowie in der Kornea vor.

KAPITEL

# 3 Oxidativer Stress



Die **Diagnostik des oxidativen Stresses** umfasst 3 Schwerpunkte: die Abschätzung des antioxidativen Potenzials, die Messung der einzelnen endogenen und exogenen Antioxidanzien und die Feststellung oxidativer Folgeprodukte. Auch einzelne genetische Marker stehen zur Verfügung, die das individuelle Risikopotenzial umschreiben.

Die im Folgenden genannten, häufigsten labordiagnostischen Techniken sind:

| | |
|---|---|
| EIA | Enzymimmunoassay |
| FRAS | Free Radical Analytical System |
| GC-MS | Gaschromatografie mit Massenspektrometer-Detektion |
| HPLC | Hochdruckflüssigkeitschromatografie |
| HPLC-EC | HPLC mit elektrochemischer Detektion |
| IPC | Ionenpaarchromatografie |
| LC-MS | Flüssigkeitschromatografie mit Massenspektrometer-Detektion |
| | Nephelometrie |
| ORAC | Oxygen-Radical Absorbance Capacity Assay |
| | Photometrie |
| RT-PCR | Reverse-Transkriptase-Polymerasekettenreaktion |
| TAS | Total Antioxidant Species Test |

## 3.1 Antioxidatives Potenzial

Idealerweise sollte das antioxidative Potenzial des Körpers (➤ Kap. 1.5.1) ein Summenwert der Kapazität der verschiedenen antioxidativen Mechanismen sein, die unter Berücksichtigung der aktuellen oxidativen Belastung verfügbar sind. Die derzeit verfügbaren Marker, die im Blut gemessen werden, können jedoch diesen Anspruch nur ansatzweise erfüllen. Die Gewebekonzentrationen der Antioxidanzien sind unterschiedlich und korrelieren nicht mit der Konzentration im Serum bzw. im Vollblut. Die oxidative Belastung der Gewebe, Zellen und zellulären Kompartimente ist ebenfalls sehr unterschiedlich und die oxidativen Folgeprodukte stehen nicht im Steady-State mit dem Blut bzw. den Blutzellen. Vor allem ist die Konzentration der spezifischen Antioxidanzien im Blut im Vergleich zu Blutbestandteilen wie Harnsäure, Hämoglobin, Bilirubin oder Albumin, die ebenfalls antioxidativ wirken, sehr niedrig. Eine methodische Komplikation, die meist nicht berücksichtigt ist, stellt auch die unterschiedliche Fett- und Wasserlöslichkeit der einzelnen Marker dar, meist gehen nur die wasserlöslichen Blutmarker in die Messungen ein.

## Bestimmung der Quenching-Kapazität

Bei den derzeit angewendeten Verfahren wird in der Regel durch Zugabe eines Katalysators (Eisen-Ionen) und ggf. eines Oxidationsmittels (Wasserstoffperoxid, $H_2O_2$) die Autooxidation der Serum-/Plasmabestandteile (Lipide) bzw. die Radikalfreisetzung aus Peroxiden initiiert. Anhand der Farbentwicklung eines Oxidationsmarkers wird dann die Quenching-Wirkung des Blutes gemessen. Die Quenching-Kapazität wird mit dem antioxidativen Potenzial gleichgesetzt. Die bekanntesten Tests sind:

TAS-Test (Total Antioxidant Species, RANDOX-Assay, TEAC-Assay):
**Material:** Serum.
**Methode:** Oxidation von ABTS mit $H_2O_2$ und Peroxidase zum blaugrünen Radikal $ABTS^{*+}$. Messung der Hemmwirkung von Serum auf die Farbreaktion. Durch Verwendung verschiedener Lösungsmittel können hydrophile oder lipophile Antioxidanzien erfasst werden. Photometrische Messung der Reaktion bei 600 nm.
**Normbereich:** 1,3–1,7 mmol/l.

ORAC-Assay (Oxygen-Radical Absorbance Capacity):
**Methode:** Die Fluoreszenz von Phycoerythrin wird durch den Peroxylradikal-Generator AAPH reduziert. Antioxidanzien im Plasma hemmen die Radikalbildung. Durch Einsatz unterschiedlicher Lösungsmittel kann die antioxidative Kapazität sowohl der wässrigen als auch der Lipidphase gemessen werden.
**Normbereiche:**

| | |
|---|---|
| • Gesamt-ORAC: | 3.300–5.000 μM |
| • Wässriger ORAC: | 480–1.000 μM |
| • Lipid-ORAC: | 960–1.910 μM |

FRAS-Test (Free Radical Analytical System):
**Methode:** Durch katalytische Wirkung von $Fe^{2+}$ werden aus Plasmaperoxiden Peroxylradikale generiert, die mit einem Chromogen (Alchilamin) unter Farbentwicklung reagieren. Antioxidanzien im Plasma hemmen die Radikalentwicklung.
**Normbereich:**
263–361 Carr U. (1 Carr U. = 0,08 mg $H_2O_2$/dl).

PCL-Assay (Photochemiluminescence):
**Methode:** Photochemische Generierung von freien Radikalen (Luminol) aus Hydroperoxiden, die durch Plasma-Antioxidanzien gehemmt und mittels Chemilumineszenz gemessen wird. Ein besonders empfindlicher und schneller Test.

## Bestimmung des Redoxzustandes

Eine Alternative zu diesen Testverfahren stellt die Bestimmung des Redoxzustandes von Glutathion bzw. seiner syntheselimitierenden Vorstufe Cystein dar (➤ Kap. 1.5.1).

**Redoxpaare** Die Redoxpaare **GSH : GSSH** (GSH = reduziertes Glutathion, GSSG = oxidiertes Glutathion, ➤ Kap. 2.6.11) bzw. **Cys : Cyss** (Cys = Cystein, Cyss = Cystin) stehen im Äquilibrium mit dem zellulären Redoxpool der Gewebe. GSH ist allerdings erheblich oxidationsresistenter als Cystein, das rasch autoxidiert wird und in höherer Konzentration zytotoxisch wirkt. Die Cystinkonzentration im Plasma ist daher 4- bis 5fach höher als diejenige von Cystein, während GSH ca. 10fach höher konzentriert vorliegt als GSSG.

**PRAXISTIPP**
Der Quotient GSH : GSSG repräsentiert tendenziell mehr den zellulären Antioxidanzienzustand, der stärker oxidierte Quotient Cystein : Cystin eher die aktuelle oxidative Belastung.

Das Redoxpotenzial des Paars GSH/GSSG im Plasma liegt bei –137 mV, das Redoxpotenzial von Cys/Cyss bei –80 mV (➤ Kap. 1.5.1)

**Steckbrief GSH:GSSG-Quotient**
**Material:** Serum
**Methode:** HPLC
**Normbereich:** > 10

**Steckbrief Cys:Cyss-Quotient**
**Material:** Serum
**Methode:** HPLC-EC
**Normbereich:** > 5

### Bestimmung des antioxidativen Potenzials

Ein sehr interessanter Weg zur Feststellung des antioxidativen Potenzials ist die Bestimmung von Folgeprodukten der Lipidperoxidation in der Atemluft. Diese Methode bietet die Möglichkeit, jeweils aktuell den oxidativen Stress des Gesamtorganismus (Lipidfraktion) unter Berücksichtigung der antioxidativen Mechanismen zu messen.

**Steckbrief Ethan, Pentan**

**Material:** Atemluft
**Methode:** GC, IPC
**Normbereiche:**

| | |
|---|---|
| • Pentan | 4,49–5,45 pmol/(kg · min) |
| • Ethan | 4,69–6,17 pmol/(kg · min) |

## 3.2 Antioxidanzien

Antioxidanzien werden in endogene und exogene Faktoren unterteilt, die endogenen außerdem in enzymatische und nicht-enzymatische Faktoren.

**Antioxidative Enzyme** haben eine herausragende, primäre Entgiftungsfunktion in der Zelle. Sie kommen zum Teil in mehreren molekularen Varianten vor. Genetische Defektvarianten sind nicht bekannt, da sie offensichtlich nicht mit dem Leben vereinbar wären. Alle antioxidativen Enzyme sind belastungsabhängig induzierbar, d. h. bei geringer Belastung sind die messbaren Enzymaktivitäten niedrig, bei Belastung hoch bis erhöht und bei chronischer Belastung des Schutzsystems unter Umständen erniedrigt.

### SOD (Superoxiddismutase)

Die Superoxiddismutase ist das wichtigste endogene antioxidativ wirkende Enzym, das im Organismus in 3 molekularen Varianten vorkommt. Sie katalysiert die Reduktion des Superoxidanions, das im Rahmen der mitochondrialen Atmung als Hauptradikal anfällt. Die Mitochondrien verfügen über eine eigene, manganabhängige SOD 2. Außerdem existieren eine kupfer- und zinkabhängige SOD 1 im Zytoplasma der Zelle und eine extrazelluläre Cu,Zn-SOD 3. Die SOD generiert Wasserstoffperoxid ($H_2O_2$) aus dem Superoxidanion ($O_2^{\bullet -}$) (➤ Kap. 2.5.13: Biochemische Funktionen).

**Steckbrief SOD**

**Material:** EDTA-Vollblut, Speichel
**Methode:** Photometrie. Enzymatische Bestimmung der gesamten SOD-Aktivität im Vollblut (SOD 1–3).
**Normbereiche:**

| | |
|---|---|
| • Serum | 130–505 U/ml |
| • Speichel | 0,18–0,9 U/ml |

### GPX (Glutathionperoxidase)

Die Glutathionperoxidase ist ein wichtiges selenabhängiges Enzym des endogenen antioxidativen Systems, das Hydroperoxide wie Wasserstoffperoxid und Lipidhydroperoxide aus den Membran- und Plasmalipiden zu unschädlichen Verbindungen abbaut. Bei der Aktivierung von GPX wird reduziertes Glutathion oxidiert (➤ Kap. 2.6.11).

**Steckbrief GPX**

**Material:** EDTA-Vollblut
**Methode:** Photometrie
**Normbereich:** 4.170–10.880 U/ml

### GR (Glutathionreduktase)

Die Glutathionreduktase regeneriert das bei der Entgiftung von reaktiven Sauerstoffspezies oxidierte Glutathion und stellt dadurch aktives (reduziertes) Glutathion für weitere Entgiftungsreaktionen bereit. Bei hohem Glutathionverbrauch steigt auch der Aktivität der Glutathionreduktase an. Da reduziertes Glutathion für die Aufrechterhaltung des zellulären Redoxgleichgewichts verantwortlich ist, hat die Regenerierung durch die GR besonderen Stellenwert.

**Steckbrief GR**

**Material:** EDTA-Vollblut
**Methode:** Photometrie
**Normbereich:** 3–73 U/l

## KAT (Katalase)

Die Katalase ist ein Hämprotein, das wie die Glutathionperoxidase den Abbau von Wasserstoffperoxid zu Wasser und Sauerstoff und die Reduktion der Lipidperoxide zu nicht-toxischen Alkoholen katalysiert. Während die GPX im Zytoplasma und den Mitochondrien aktiv ist, ist die Katalase in den Peroxisomen, vor allem der Leber und Erythrozyten, aktiv.

**Steckbrief KAT**

**Material:** EDTA-Vollblut
**Methode:** Photometrie
**Normbereich:** 7,9–30,6 kU/ml

## GSH (Glutathion)

Im Serum ist Glutathion in reduzierter Form als GSH und in oxidierter Form als GSSG (2 über eine Disulfidbrücke verbundene oxidierte Glutathionmoleküle, ➤ Kap. 2.6.11) nachweisbar. Der GSH-Gehalt der Erythrozyten ist ca. 100-fach höher als derjenige im Serum und daher besser geeignet, den Gehalt im Gewebe wiederzugeben. Auch die Stabilität bei Lagerung ist erheblich besser. Schließlich besteht im speziellen Fall, z. B. bei gestörter zellulärer Immunfunktion, auch die Möglichkeit der Bestimmung des GSH-Gehaltes von T-Zellen oder NK-Zellen im Blut.

**Steckbrief GSH**

**Material:** Serum (tiefgefroren), Heparinblut
**Methode:** HPLC, Durchflusszytometrie
**Normbereiche:**

| | |
|---|---|
| • GSH Serum | 2,4–4,4 µmol/l |
| • GSSG Serum | < 0,5 µmol/l |
| • GSH Erythrozyten | 785–1.095 µmol/l (Vollblut) |
| • GSH T-Zellen | 175–395 $FI_{mean}$ |
| • GSH NK-Zellen | 187–425 MI |

## Coenzym $Q_{10}$ (Ubichinon)

Coenzym $Q_{10}$ (➤ Kap. 2.4.1) wird im Körper synthetisiert, zum größeren Teil jedoch über die Nahrung zugeführt. Die Biosynthese des Chinonrings geht von der Aminosäure Tyrosin aus, die Isoprenoidseitenkette wird über Acetyl-CoA gebildet. Wegen seiner Seitenkette ist Coenzym $Q_{10}$ ausgeprägt lipophil und verfügt über eine hohe Elektronentransferkapazität. Es ist Teil der mitochondrialen Atmungskette (➤ Abb. 2.24), kommt aber auch in allen anderen Membranlipiden und Plasmalipiden vor. Es fungiert als hocheffektiver Redoxpuffer und als herausragendes zelluläres Antioxidans.

Bei Hemmung der HMG-CoA-Reduktase, die zur Synthese der Isoprenoidseitenkette benötigt wird, durch cholesterinsenkende Medikamente (Statine) kommt es zum Coenzym-$Q_{10}$-Mangel. Mit dem Alter nimmt die Plasmakonzentration von $CoQ_{10}$ erheblich ab. Für die Behandlung mit Coenzym-$Q_{10}$-Supplementen werden generell Plasmakonzentrationen als Zielwert vorgeschlagen, die erheblich höher als die Normkonzentrationen liegen.

**Steckbrief Coenzym $Q_{10}$**

**Material:** EDTA-Plasma
**Methode:** HPLC
**Normbereiche:**

| | |
|---|---|
| • bis 30 Jahre | 560–1.110 µg/l |
| • 35–50 Jahre | 420–832 µg/l |
| • > 50 Jahre | 335–670 µg/l |

**Zielbereich:** > 2.500 µg/l

## Melatonin

Melatonin wird nachts in der Epiphyse produziert, in der Regel in der Schlafphase mit einem Peak zwischen 1 und 3 Uhr. Am Tage, bei Helligkeit, sinkt die Produktion gegen Null (➤ Abb. 6.18). Daher ist die Bestimmung im Blut (oder besser im Speichel) nur während der Nacht sinnvoll, wenn der nächtliche Peak oder wenn im Rahmen mehrerer konsekutiver nächtlicher Bestimmungen die Sekretionskinetik von Melatonin gemessen werden soll. Die Melatoninproduktion unterliegt sehr ausgeprägten altersbezogenen Veränderungen. Die Hauptproduktionsphase wird im Kindesalter erreicht. Bereits im frühen Erwachsenenalter ist die Produktionsmenge um 80 % gesunken. Im weiteren Verlauf bis zum hohen Alter sinkt sie nochmals um 80 %.

Der nächtliche Sekretionspeak wird vorzugsweise im Speichel um 2 Uhr morgens gemessen, die Gesamtproduktion nach europäischem Konsensus im ersten Morgenurin.

**Steckbrief Melatonin**

**Material:** Speichel (Blut), Morgenurin
**Methode:** EIA
**Normbereiche** (für bis zu 30-Jährige, anschließend 10 % Reduktion pro Lebensjahrzehnt):

- Speichel 2 Uhr am Morgen 20–60 pg/ml
- Morgenurin 58–84,7 pg/ml

### ALA (α-Liponsäure)

α-Liponsäure (➤ Kap. 2.4.3) wird vom Organismus synthetisiert, darüber hinaus auch über Nahrungsmittel tierischer Herkunft aufgenommen und gut resorbiert. Endogene ALA liegt ausschließlich proteingebunden vor, bei exogener Aufnahme wird sie frei in der Zirkulation gefunden und kann direkt therapeutisch wirksam werden. ALA besitzt eine Reihe herausragender Eigenschaften: Fett- und Wasserlöslichkeit, hohes Redoxpotenzial, antioxidative Wirkung sowohl der reduzierten als auch der oxidierten Form (Dihydroliponsäure, ➤ Abb. 2.28), Metallentgiftung, Regeneration endogener Antioxidanzien (Glutathion, Thioredoxin, Coenzym $Q_{10}$), Wiederherstellbarkeit durch Regeneration oxidierter Methioninreste und Cofaktor-Funktion für eine Reihe von Dehydrogenasen.

Endogene, proteingebundene ALA kommt extrazellulär kaum vor, nur exogen zugeführte freie ALA kann im Blut gemessen werden. Üblicherweise werden 600–1.200 mg ALA täglich eingesetzt, aber auch erheblich höhere Dosen kommen vor.

**Steckbrief ALA**

**Material:** Serum
**Methode:** HPLC
**Therapeutischer Bereich:** 600–1.200 mg

## 3.3 Marker der oxidativen Schädigung (OxStress-Marker)

### MDA (Malondialdehyd)

Malondialdehyd ist reaktives Hauptprodukt der Peroxidation von Lipiden, vorwiegend der Plasmalipide. Es ist maßgeblich an der Oxidation der LDL-Fraktion beteiligt. Es wird weitgehend unverändert über die Nieren ausgeschieden.

**Steckbrief MDA**

**Material:** Serum, Urin
**Methode:** HPLC
**Normbereiche:**

- Serum 0,36–1,40 µmol/l
- Urin 0,2–1,45 µmol/mmol Kreatinin

### HNE (4-Hydroxynonenal)

4-Hydroxynonenal entsteht vorwiegend bei der Oxidation mehrfach ungesättigter Membranlipide. Es wird ebenfalls vorwiegend über die Nieren ausgeschieden.

**Steckbrief HNE**

**Material:** Serum
**Methode:** HPLC
**Normbereich:** < 50 nmol/l

### PGF (Isoprostan $F_{2\alpha}$, Prostaglandin $F_{2\alpha}$)

PGF leitet sich fast ausschließlich aus der mehrfach ungesättigten Omega-6-Fettsäure Arachidonsäure ab (➤ Kap. 2.7.4) und ist der wichtigste, da sensitivste Marker der Membranlipidoxidation. Die Ausscheidung erfolgt weitgehend unmetabolisiert über die Nieren.

**Steckbrief PGF**

**Material:** Urin
**Methode:** EIA, GC-MS
**Normbereich:** 0,5–3,0 ng/ml

### oxLDL (oxidierte LDL-Fraktion)

Bei der Lipidperoxidation wird das Apolipoprotein B100 der LDL-Fraktion vor allem durch Adduktbildung mit Malondialdehyd (MDA) oxidiert, außerdem werden die polyungesättigten Fettsäuren peroxidiert. Oxidiertes LDL ist ein direkter kardiovaskulärer Risikofaktor. Seit einiger Zeit sind Tests für die direkte Messung von oxidiertem LDL verfügbar. Schon seit längerem werden außerdem Antiköper gegen oxLDL bestimmt, die im Laufe der Zeit abhängig von der Menge an zirkulierendem oxLDL enstehen und ein indirektes Maß der LDL-Oxidationsrate darstellen.

**Steckbrief oxLDL**

**Material:** Serum
**Methode:** EIA
**Normbereiche:**

| | |
|---|---|
| • oxLDL direkt | < 6,0 U/ml |
| • oxLDL-Antikörper | negativ |

### OHdG (8-Hydroxy-Deguanosin)

8-Hydroxy-Deguanosin ist der am besten untersuchte und etablierte Marker der DNA-Oxidation. Die oxidierte Base Guanosin wird aus der DNA ausgeschnitten und über die Nieren ausgeschieden. Allerdings können neben den DNA-gebundenen Guanosinresten auch freie Basen im Zytoplasma oxidiert werden und OHdG kann längerlebige Addukte mit DNA und anderen zellulären Makromolekülen bilden. Die im Urin messbare Ausscheidungsquote ist daher nur näherungsweise als Maß der DNA-Oxidationsaktivität zu werten.

Alternativ zur freien oxidierten Base im Urin kann auch die zelluläre Akkumulation von oxidiertem OHdG gemessen werden, die bei geringer Exkretion und ausgeprägter Adduktbildung erheblich vom Urinergebnis abweichen kann. Zelluläres OHdG wird mittels monoklonaler Antikörper gegen OHdG (antiOHdG-mAK) durchflusszytometrisch gemessen, wobei ein mittlerer Koeffizient aus der Zahl der positiven Zellen und deren OHdG-Gehalt gebildet wird.

**Steckbrief OHdG**

**Material:** Serum, Morgenurin
**Methode:** EIA, LC-MS, HPLC-EC
**Normbereiche:**

| | |
|---|---|
| • Urin | |
| – Frauen | 0,4–1,4 nmol/mmol Kreatinin |
| – Männer | 0,5–1,7 nmol/mmol Kreatinin |
| • Zellen | < 35 Koeffizient |

### Nitrotyrosin

Der am besten untersuchte und funktionell wichtigste Marker der Proteinoxidation ist Nitrotyrosin. Vor allem das hochtoxische Peroxynitrit reagiert bevorzugt mit Tyrosin zum Nitrotyrosin.

**Steckbrief Nitrotyrosin**

**Material:** 24-h-Sammelurin
**Methode:** HPLC
**Normbereich:** 49,2–62,8 µg/24 h

### OxStress-Checkup

Ein ökonomisch und inhaltlich ausgewogenes Untersuchungsprogramm zur Feststellung des oxidativen Status beinhaltet neben dem Screening auf die antioxidative Kapazität des Blutes die wichtigsten Oxidationsmarker und Antioxidanzien:

- ORAC-Test (TAS, FRAS)
- GSH (Vollblut)
- PGF, oxLDL
- OHdG
- SOD, Vitamin E, Homocystein
- Selen

## 3.4 Detoxifizierung

Der Detoxifizierungsprozess ist ein zentrales Thema orthomolekularer Diagnostik und Behandlung und leistet einen bedeutenden, oft unterschätzten Beitrag zur oxidativen Belastung des Organismus. Die **Metabolisierungsschritte der Phase I** und die

**Konjugationsprozesse der Phase II** sind mit einem hohen Verbrauch an essenziellen Nährstoffen und Antioxidanzien, insbesondere Glutathion, verbunden. Die individuelle Entgiftungskapazität für endogene und exogene Schadstoffe ist außerdem einer erheblichen **genetischen Varianz** unterworfen. Für die Diagnostik bieten sich folgende Möglichkeiten:

- Die Prozesse der Detoxifizierung in Funktionsassays auf ihre Funktion zu prüfen.
- Die Aktivität einzelner Entgiftungsenzyme zu messen.
- Genetische Polymorphismen wichtiger Schlüsselenzyme zu analysieren.

## DeTox-Assays

Die Umwandlung von Xenobiotika in ausscheidungsfähige Metaboliten kann mit Modellsubstraten näher analysiert werden. Für die Analyse der Phase I ist der Coffeintest gut etabliert, für die der Phase II der Paracetamoltest. Beide Tests können kombiniert werden. Grundsätzlich sind Aussagen über den Aktivierungszustand einzelner Metabolisierungsschritte, deren Erschöpfung bei chronischer Belastung und über genetische Formen der fehlenden oder stark reduzierten Enzymaktivität möglich.

### Coffeintest

Beim Coffeintest werden üblicherweise 5 Metaboliten des Coffeins (1,7-Dimethyxanthin, Dimethylurat, Methylxanthin, Methylurat und Methyluracil), die unter Mitwirkung der Enzyme CYP1A2, CYP2A6, Xanthinoxidase (XO) und N-Acetyltransferase II (NAT) gebildet werden, analysiert und aus dem Mengenverhältnis wird die Enzymaktivitäten berechnet.

**Steckbrief Coffeintest**

**Material:** 5-h-Sammelurin nach Coffeinzufuhr
**Methode:** HPLC
**Normbereiche:**

| | |
|---|---|
| • CYP1A2-Aktivität | 3,58–4,28 |
| • CYP2A6-Aktivität | 0,16–0,20 |
| • XO-Aktivität | 0,59–0,69 |
| • NAT-Aktivität | 0,05–0,31 |

### Paracetamoltest

Paracetamol (PA; Acetaminophen) wird in Phase II u. a. sulfatiert, glucuronidiert oder mit GSH zum Mercapturat verestert. Aus dem Verhältnis von unverändertem Paracetamol zu den einzelnen Estern kann die Funktion und Aktivität der beteiligten Kopplungsenzyme (Sufotransferasen, Glucuronidasen, Glutathion-S-Transferasen) festgestellt werden.

**Steckbrief Paracetomoltest**

**Material:** Serum aus Vollblut
**Methode:** HPLC
**Normbereiche:**

| | |
|---|---|
| • PA-Glucuronid | 44,6–67,2 % |
| • PA-Sulfat | 24–45 % |
| • PA-Mercapturat | 2,5–5,5 % |

### GST (Glutathion-S-Transferasen)

Nur wenige Detox-Enzyme sind derzeit einer direkten Messung in der Routine zugänglich. Im Wesentlichen sind hier die Glutathion-S-Transferasen zu nennen (➤ Kap. 2.6.11). Sie bilden eine Familie multifunktioneller Isoenzyme, die maßgeblich für die Phase-II-Eliminierung zahlreicher Schadstoffe und Medikamente sind. Derzeit sind über 20 Isoenzyme bekannt, die 4 Hauptformen zugeordnet werden:

**Steckbrief GST**

| | Material: | Methode: | Normbereich: |
|---|---|---|---|
| **GST-α** | Serum | EIA | 2,1–12,5 ng/ml |
| **GST-μ** | EDTA-Blut | EIA | 0,65–1,30 U/ml |
| **GST-π** | EDTA-Blut | EIA | 101–225 ng/ml |
| **GST-ϑ** | EDTA-Blut | Photometrie | 1,6–4,2 μmol/(l · min) |

## Genetik der Detox-Enzyme

Für eine wachsende Zahl von Detox-Enzymen sind genetisch bedingte Varianten mit fehlender oder veränderter Funktion beschrieben. Am bekanntesten sind die sog. **schnellen und langsamen Acetylierer,** beruhend auf Polymorphismen der N-Acetyltransferase II. Diese Personen können aufgrund ihrer Enzymvarianten Substrate (z. B. bestimmte Pharmaka oder Umweltgifte) schneller bzw. nur langsam acetylieren und damit um- und abbauen.

Die häufigste Defektmutante ist die **GSTM1** aus der Gruppe GST-μ, die aufgrund einer Punktmutation bei mehr als der Hälfte der deutschen Bevölkerung inaktiv angelegt ist. Die Bedeutung der genetischen Analyse liegt neben der näheren Beschreibung der Detoxifizierungsleistung in der Feststellung individueller Krankheitsrisiken und insbesondere in der individuellen Dosierung hochwirksamer Medikamente unter Einbeziehung ihres Metabolismus.

Weitere etablierte Assays sind die molekulargenetische Mutationsanalyse folgender Enzyme:

- Phase I: CYP1A1, CYP1A2, CYP2A6, CYP3A5, CYP2C9, CYP2C19, CYP2D6, CYP2E1
- Phase II: GSTT1, GSTP1, NAT I, NAT II, Sulfatasen, UDP-Glucuronyltransferasen, Paraoxonase, Epoxidhydrolase, etc.

Nähere Informationen findet man in speziellen Datenbanken für umweltrelevante Entgiftungsenzyme z. B. UTOX®.

## 3.5 Entzündungsreaktion

Die Diagnostik entzündlicher Komplikationen gewinnt in der Orthomolekularen Medizin zunehmend an Bedeutung. Die Zusammenhänge zwischen Immun-inflammatorischem System, Nervensystem und der endokrinen Stressachse sind dabei zu berücksichtigen. Die wichtigsten **Promotoren** der Entzündungsreaktion sind die Zytokine TNF-α, IL-1ß und IL-6 (➤ Kap. 6.10.1). IL-6 induziert in der Leber die Synthese von CRP.

Zu den **inflammatorischen Stimuli** zählen Strahlen, UV-Licht, Chemikalien, Medikamente, Schwermetalle, oxidative Metaboliten oder auch Stresssignale wie Noradrenalin. Sie werden auf zellulärer Ebene über sog. **nukleäre Transferfaktoren,** insbesondere der NF-κB-Familie, in Entzündungsreaktionen umgesetzt. Die Aktivierung von NF-κB kann ggf. molekulargenetisch festgestellt werden.

### CRP (C-reaktives Protein)

Der wichtigste, etablierte Routinemarker entzündlicher Aktivität ist das C-reaktive Protein. Für die Differenzierung bakterieller/viraler und chronisch-entzündlicher Erkrankungen gilt die Serumkonzentration von 1 mg/dl als sinnvolle Grenze. Neuere Erfahrungen zeigen, dass auch zahlreiche andere Erkrankungen wie Atherosklerose, Diabetes mellitus, Osteoporose, Morbus Alzheimer oder Depressionen mit entzündlicher Aktivität verbunden sind, wobei erheblich niedrigere CRP-Werte diagnostisch relevant sind, die mit hochsensitiven CRP-Assays (CRPhs) gemessen werden.

**Steckbrief C-reaktives Protein**

**Material:** Serum
**Methode:** Nephelometrie, EIA
**Normbereiche:** CRP < 1,0 mg/dl; CRPhs < 0,5 mg/l

### IL-6 (Interleukin 6)

IL-6 steigt vor CRP an und fällt nach Ende der Entzündung rascher ab. Aufgrund der kürzeren Plasmahalbwertszeit im Vergleich zu CRP ist es als Marker allerdings auch weniger sensitiv.

**Steckbrief IL-6**

**Material:** Serum (tiefgefroren)
**Methode:** EIA
**Normbereich:** < 3,0 pg/ml

### TNF-α (Tumornekrosefaktor α)

TNF-α ist das wichtigste inflammatorische Zytokin. Es ist ein hochspezifischer Entzündungsmarker, aufgrund kurzer Plasmahalbwertszeit jedoch mäßig sensitiv.

**Steckbrief TNF-α**

**Material:** Serum (tiefgefroren)
**Methode:** EIA
**Normbereich:** < 20 pg/ml

## Zytokin produzierende Zellen

Die Zytokinbestimmung im Serum ist häufig unbefriedigend, zum einen wegen geringer Stabilität und zum anderen wegen der kurzen Halbwertzeit der einzelnen Zytokine. Eine häufig effektivere Möglichkeit der immun-inflammatorischen Diagnostik besteht in der Charakterisierung Zytokin produzierender Zellen. Zytokine können unspezifisch durch Mitogene, durch Antigene oder durch proinflammatorische Fremdstoffe induziert werden und intrazellulär (Zytokin-mRNA oder Zytokinproteine) oder nach Sekretion im Kulturüberstand der Zellen gemessen werden. TNF-α ist das Markerzytokin der unspezifischen inflammatorischen Immunantwort, IFN-γ (Interferon-Gamma) Marker der spezifischen inflammatorischen Antwort, IL-2 ist Indikator der zellulären Immunfunktion und IL-10 Marker der antiinflammatorischen Immunaktivität (➤ Kap. 6.10.1).

**Steckbriefe Zytokin-Check und ITT® (Immuntoleranztest)**

**Zytokin-Check**

**Material:** 10 ml Heparinblut

**Methode:** Inkubation von Patientenzellen (PBMC = mononukleäre Zellen) für 24 Std. mit Mitogen/Antigen, anschließend Messung der Markerzytokine im Überstand.

**Normwerte nach Stimulation:**

| | |
|---|---|
| • TNF-α | 2.900–4.800 pg/ml |
| • IL-2 | 250–500 pg/ml |
| • IFN-γ | 32–55 IU/ml |
| • IL-10 | 60–1.500 pg/ml |

**Immuntoleranztest**

**Material:** 10 ml Heparinblut

**Methode:** Isolierung und Inkubation von PBMC für 12 Std. mit Mitogen/Antigen. Isolierung der Zytokin-mRNA und Messung mittels quantitativer RT-PCR.

**Normwert (IL-2, IFN-γ, IL-10):** < 1,5 CU/ml

### Lebensgewohnheiten

In den letzten 20 Jahren haben sich negative Ernährungs- und Lebensgewohnheiten von Schwangeren deutlich verbessert, was sicher der guten Aufklärung in der Bevölkerung zu verdanken ist. Dennoch leben noch zu viele Schwangere ungesund und gefährden so ihre Gesundheit und die Ihrer Föten.

- Nur jede 4. Schwangere achtet auf ihre Mikronährstoffzufuhr.
- Über 95 % der Frauen haben vor der Schwangerschaft orale Kontrazeptiva eingenommen und weisen zu Beginn der Schwangerschaft zum Teil erhebliche Mikronährstoffdefizite auf.
- 10 % der Schwangeren rauchen regelmäßig mehr als 5 Zigaretten täglich.
- 20 % der Schwangeren trinken regelmäßig Alkohol (> 20 g/Tag).

### Mikronährstoffversorgung (relevanteste Mängel)

- 40 % der Schwangeren haben entleerte Eisenspeicher.
- 98 % der Schwangeren haben mangelhaft gefüllte Folsäurespeicher (gilt insgesamt auch allgemein für Vitamin-B-Speicher).
- 100 % der Schwangeren haben einen Coenzym-$Q_{10}$-Mangel
- 80–100 % der Schwangeren haben einen Vitamin-D-Mangel
- 75 % der Schwangeren haben einen Magnesiummangel
- Nahezu alle Schwangeren haben einen Selenmangel
- Nahezu alle Schwangere weisen ein erhebliches Aminosäurendefizit auf.

Für Schwangere ist die Einhaltung untenstehender Ernährungsgrundätze wichtig. Keinesfalls ist ungezügeltes Essen und Essen ohne Beachtung der Nahrungsqualität gut. Gerade unphysiologische Gewichtszunahmen in der Schwangerschaft sind Ausdruck eines Vitalstoffmangels. Aufgrund der zum Teil erheblichen Mikronährstoffdefizite in vielen modernen Lebensmitteln sollte von Anfang an auf Supplemente mit hoher Bioverfügbarkeit zurückgegriffen werden. In der Ernährungsmedizin wird dies häufig abgelehnt, was aber jeder wissenschaftlichen Grundlage entbehrt.

**PRAXISTIPP**

Erfahrungen im eigenen Patientenkollektiv seit über 20 Jahren zeigen, dass Schwangere und Stillende, die die Ernährungsgrundsätze einhalten und qualitativ hochwertige Vitalstoffe ergänzen, nur sehr selten Beschwerden oder gar schwangerschaftsassoziierte Krankheiten haben.

## 4.1.2 Ernährungsgrundsätze

Zusätzlich zur Mikronährstoffsupplementierung sind folgende ernährungsmedizinische Regeln zu beachten:

### Zu bevorzugende Nahrungsmittel

- **Nahrungsmittel mit hoher Nährstoffdichte:** z. B. frisches Obst und Gemüse, Vollkornprodukte; um hypoglykämische Situationen zu vermeiden, raffinierte Kohlenhydrate meiden.
- **Saisonale und regionale** Nahrungsmittel bevorzugen. Hierdurch versorgen sich die Schwangeren mit „Elektronenduschen“ (➤ Kap. 1.5.2) und können so einfach freie Radikale eliminieren.
- Die tägliche Nahrungszufuhr auf **5 Mahlzeiten** verteilen.
- **Fettsäuren:** Der Verzehr überwiegend einfach und mehrfach ungesättigter Fettsäuren (z. B. Leinöl, Rapsöl) ist zwar ernährungsmedizinisch sehr empfehlenswert, aufgrund einer hohen Eigenoxidation durch freie Radikale müssen aber auch immer genügend Antioxidanzien zugeführt werden.
- **Zucker:** maximal 40 g täglich. Diese Menge wird häufig bereits über die versteckten Zucker in den Nahrungsmitteln erreicht (➤ Kap. 4.2.2).
- **Ballaststoffe:** mind. 50 g täglich, mit viel Flüssigkeit, um Obstipationen zu vermeiden.
- **Flüssigkeitszufuhr:** am besten in Form von vitalem Wasser (Arteserwasser) oder Kräutertee, täglich ca. 40 ml/kg KG.
- **Eisenhaltige Nahrungsmittel:** zur Verbesserung der Eisenresorption regelmäßig Fleisch, Fisch und Vitamin-C-reiche Nahrungsmittel verzehren.

### Zu meidende Nahrungsmittel

- **Koffeinhaltige Getränke:** Sie blockieren die Resorption von Mineralstoffen und Vitaminen, zudem wird Koffein nur verlangsamt abgebaut. 2 Tassen Kaffee täglich vermindern die Durchblutung der Plazenta, ab 3 Tassen kann eine Fruchtschädigung auftreten.

- **Alkohol und Nikotin:** Jeder Zug an einer Zigarette und jedes Gramm Alkohol können den Fötus und natürlich auch die Mutter schädigen.
- **Nahrungsmittelzusätze:** Sie selbst oder ihre Spaltprodukte sind plazentagängig und haben oft eine potenziell karzinogene Wirkung (v. a. Saccharin). Aus Aspartam kann im Fötus Methanol, ein hochtoxischer Alkohol, gebildet werden.

**GEFAHR**

Die Plazenta ist für die meisten Noxen durchgängig und kann diese im Fötus konzentrieren.

## Gewichtszunahme

Ca. 20 % der Schwangeren nehmen inadäquat zu. Dies erhöht das Geburtsgewicht der Kinder und führt zu einem protrahierten Geburtsverlauf mit steigendem Hypoxierisiko für das Kind. Eine **zu starke Gewichtszunahme** ist meist Folge falscher Ernährung mit signifikanten Mikronährstoffmängeln – die Sucht nach Süßem oder Essiggurken ist hierfür ein Indiz. Ernährungstherapeutische Maßnahmen sowie die Supplementierung mit Mikronährstoffen normalisieren in über 90 % der Fälle die Gewichtszunahme. Tatsächlich ist eine hochkalorische Ernährung weder für die Mutter noch das Kind gesund. Der Energiemehrbedarf begründet sich vor allem auf die vermehrte Gewebebildung aufgrund des kindlichen Wachstumes.

Ausgehend von einer normalgewichtigen Frau nimmt eine Frau in der Schwangerschaft ca. 12 kg zu. Dies bedeutet laut DGE einen zusätzlichen Energiebedarf von ca. 80.000 kcal während der Schwangerschaft. Die DGE empfiehlt daher eine **Erhöhung der Energiezufuhr** um 250 kcal/Tag bis zum Ende des 2. Schwangerschaftstrimesters und um 500 kcal/Tag im letzten Schwangerschaftstrimester. Das setzt allerdings voraus, dass der **Verbrauch an Kalorien** durch Arbeit und Bewegung gleichbleibt. Reduziert eine Schwangere ihren Kalorienverbrauch durch reduzierte Bewegung oder gar Immobilität, so muss eventuell die Kalorienzufuhr gar nicht gesteigert werden.

Auf keinen Fall sollten Schwangere durch Diäten die physiologische Gewichtszunahme von ca. 12 kg (ca. 400 g/Woche) aufzuhalten versuchen, denn eine **Gewichtsreduzierung** bewirkt eine massive Entleerung der Mikronährstoffreserven der Mutter und eine Beeinträchtigung der fetalen Entwicklung.

**PRAXISTIPP**

Eine Untersuchung im eigenen Kollektiv wies nach, dass durch eine optimale Ernährung mit den entsprechenden Mikronährstoffsupplementen nach der Geburt das Ausgangsgewicht schnell wieder erreicht wird. Supplementierte Frauen hatten zudem nach der Schwangerschaft wesentlich weniger Probleme mit erschlafftem Bindegewebe und/oder Schwangerschaftsstreifen.

## Mehrbedarf an Vitalstoffen in Schwangerschaft und Stillzeit

Allgemein ist bekannt, dass der Vitalstoffbedarf in der Schwangerschaft ansteigt. Wie eingangs geschrieben kann – obwohl das von den Fachgesellschaften anders dargestellt wird – unsere moderne Ernährung diesen Mehrbedarf nicht decken. Schon Nicht-Schwangeren wird empfohlen, 5- bis 7-mal täglich „frisches Obst und Gemüse" zu essen. Schwangere und Stillende müssten hier schon 10–12 derartiger Mahlzeiten zu sich nehmen, was in der Praxis nicht funktioniert. „Frisches Obst und Gemüse" bedeutet im Übrigen, dieses möglichst bald nach der Ernte zu verzehren (ansonsten drohen erhebliche Verluste an Vitalstoffen), was den meisten Schwangeren und Stillenden kaum möglich sein dürfte.

Aus ernährungsphysiologischer und biochemischer Sicht ist daher der Einsatz von Vitalstoffen mit hoher Bioverfügbarkeit und Qualität für die Gesundheit von Mutter und Kind notwendig. In der Praxis haben sich komplizierte Empfehlungen für die Supplementierung von Vitalstoffen je nach Schwangerschaftstrimenon nicht bewährt. Vielmehr sollte jeweils ein **individueller Supplementierungsplan** erstellt und dann alle 4–6 Wochen bei Bedarf korrigiert werden. Idealerweise sollte **bereits ab dem Kinderwunsch** mit der Supplementierung begonnen werden, damit die Vitalstoffspeicher bei eingetretener Schwangerschaft gefüllt sind und genutzt werden können.

**PRAXISTIPP**

Der Mehrbedarf an Vitalstoffen in Schwangerschaft und Stillzeit ist individuell sehr unterschiedlich. Wird eine Frau kurz nach Ende der Pubertät schwanger oder hatte vor kurzem eine Entbindung, so sind die Vitalstoffspeicher leer und sie braucht deutlich mehr Vitalstoffe als eine Frau, auf die dies nicht zutrifft. Aber auch andere Faktoren wie z. B. Lebensgewohnheiten spielen bei der Vitalstoffergänzung eine große Rolle.

### Stillen aus orthomolekularer Sicht

Bereits eine moderate Mikronährstoffsupplementierung der Mutter gewährleistet durch einen überproportionalen Mikronährstoffgehalt der Muttermilch die optimale Versorgung des Neugeborenen. Zudem erfüllt das **Kolostrum** aus Sicht der Orthomolekularen Medizin wichtige Funktionen:

- **Antioxidative Wirkung:** Das Kolostrum enthält 10-mal so viel β-Carotin und Vitamin E als Muttermilch, wodurch der oxidative Schutz des Neugeborenen optimiert wird.
- **Immunprotektive Wirkung:** Die enthaltenen Immunproteine schützen speziell den Verdauungstrakt.

**Vorteile des Stillens** gegenüber adaptierter Kindernahrung:

- **Enthaltene Substanzen:** Muttermilch enthält sowohl alle für das Kind erforderlichen Nährstoffe, komplexen Kohlenhydrate, Hormone und Wachstumsstoffe als auch Verdauungsenzyme, die das Neugeborene benötigt und die nicht in industriellen Produkten enthalten sind.
- **Mikronährstoffe:**
  - Stehen dem Neugeborenen in der Muttermilch in hoher, ausreichender Konzentration zur Verfügung.
  - Nährstoffe werden 5- bis 10-mal besser resorbiert als aus industriellen Produkten.
  - Nur Muttermilch kann eine ausreichende Pyridoxinversorgung (➤ Kap. 2.3.6) für den Säugling bereitstellen, die entscheidend für dessen Gehirnreifung ist. Ein Pyridoxinmangel in den ersten 45 Lebenstagen wird auch mit dem später auftretenden Hyperaktivitätssyndrom bei Kindern in Zusammenhang gebracht.
  - Muttermilch stellt die Omega-3-Fettsäuren-Versorgung für den Säugling sicher. Diese gewährleisten die Ausreifung des Nervensystems und beugen der Allergieentstehung vor (➤ Kap. 2.7.5).
- Gestillte Kinder sind selten übergewichtig.
- **Immunprotektive Wirkung:** Gestillte Kinder leiden signifikant seltener an Infekten und der Krankheitsverlauf ist wesentlich moderater als bei nicht gestillten Kindern.

**PRAXISTIPP**

Stillen ist aus orthomolekularer Sicht durch nichts zu ersetzen. Auf eine nährstoffreiche Ernährung während der Schwangerschaft und Stillzeit ist zu achten, eine zusätzliche Supplementierung ist sinnvoll.

## 4.1.3 Relevante Mikronährstoffe

Der Mikronährstoffbedarf einer Frau ist zu keiner Zeit ihres Lebens höher als in der Schwangerschaft und Stillzeit und kann durch die tägliche Nahrungsaufnahme in dieser Phase nicht mehr gedeckt werden (zumal in vielen Fällen schon der normale Bedarf über die Nahrung nur unzureichend gedeckt werden kann). Da bei der Nährstoffversorgung immer der Fötus begünstigt wird, werden bei unzureichender Versorgung zunächst die Speicher der Mutter drastisch reduziert.

**GEFAHR**

Eine **Schadstoffbelastung** erhöht bei Schwangeren den Mikronährstoffverbrauch zusätzlich (wegen Eliminierung) und steigert daher die Unterversorgung mit Vitalstoffen. Im Gegensatz zu der früher vorherrschenden Meinung, die Plazenta schirme den Fötus vor Schadstoffen ab, ist genau das Gegenteil der Fall: Die Plazenta ist für eine große Zahl von Schadstoffen permeabel, teilweise werden diese im Fötus zusätzlich stärker konzentriert.

Den folgenden Mikronährstoffen kommt während der Schwangerschaft und Stillzeit eine besondere Bedeutung zu. Allerdings müssen sämtliche Mikronährstoffe vermehrt zugeführt werden.

### Vitamine

#### Vitamin A

Vitamin A ist einer der wenigen Mikronährstoffe mit **geringer therapeutischer Breite.** In der Schwangerschaft sollte weder ein Vitamin-A-Mangel noch eine Überdosierung bestehen. Beide verursachen Fehlbildungen des Fötus (Lippen-Kiefer-Gaumen-Spalte, Extremitätenfehlbildungen, Fehlbildungen des Urogenitaltrakts) sowie Aborte und Frühgeburten (➤ Kap. 2.2.1: Klinische Symptomatik; Anwendungsgebiete).

**GEFAHR**

Ein Mangel an Vitamin E und Cholin steigert das Risiko der Missbildung bei inadäquater Vitamin-A-Zufuhr.

Im Regelfall sollten 2 × 3.000 IE Vitamin A täglich nicht überschritten werden. Sinnvoller ist hier der Einsatz von β-Carotin, der universellen Vitamin-A-Vorstufe, da hieraus nur so viel Vitamin A synthetisiert wird, wie der Körper benötigt. Die früher empfohlene hoch dosierte spezielle Vitamin-A-Substituierung ist obsolet, da die benötigte Menge sehr gut nebenwirkungsfrei über Carotinoide gedeckt werden kann. Bei normal genährten Müttern würden selbst die Reserven an Vitamin A ausreichen, um eine Unterversorgung des Fötus zu verhindern.

ACE-Säfte sollten gemieden werden, da das darin enthaltene Vitamin A bei gutgemeinter, jedoch völlig inadäquater und sinnloser Zufuhr ein hohes Intoxikationsrisiko birgt.

**Empfehlung zur Supplementierung**

Carotinoide mit einem β-Carotin-Anteil von 10–20 mg/Tag. Im Regelfall 2 × 3.000 IE Vitamin A täglich, in Ausnahmefällen 3 × 3.000 IE täglich.

## Vitamin D

Gemäß diversen Statistiken sind 70–85 % der Bevölkerung in Deutschland von einem Vitamin-D-Mangel betroffen und dabei natürlich besonders massiv Schwangere. Dies ist sehr bedenklich, da Vitamin D ein Prähormon ist, das nahezu alle Wachstums- und Stoffwechselvorgänge während der Schwangerschaft und Stillzeit bei Mutter und Kind beeinflusst (➤ Kap. 2.2.2: Biochemische Funktionen).

**Empfehlung zur Supplementierung**

2.000–4.000 IE Vitamin D täglich

Ab dem 4. Schwangerschaftsmonat steigt der Vitamin-D-Bedarf von 1000 auf 2000 IE pro Tag an. Der steigende Bedarf sowie die Tatsache, dass Vitamin D den Kalziumhaushalt reguliert, erfordert eine ausreichende Zufuhr bzw. Eigensynthese. Ein dauerhafter Vitamin-D-Mangel in Schwangerschaft und Stillzeit erhöht drastisch das Rachitisrisiko bei Kindern. Auch Allergien stehen mit Vitamin D im Zusammenhang. Sowohl sehr niedrige als auch sehr hohe Vitamin-D-Spiegel in der Schwangerschaft begünstigen das Auftreten von Allergien [1459]. Dosierungen > 4000 IE Vitamin D pro Tag sind vom BfArM untersagt.

**GEFAHR**

Vitamin-D-Stoßtherapien während der Schwangerschaft und Stillzeit können beim Fötus und der Mutter klinisch manifeste Hyperkalzämien sowie beim Fötus zusätzlich eine Aortenstenose hervorrufen.

Ideal sind Vitamin-D-Spiegel von 40–60 ng/ml in der Schwangerschaft. Erst ab 40 ng/ml legt der Körper Vitamin-D-Speicher im Fettgewebe an und reichert die Muttermilch an, um das Kind zu versorgen [543].

## Vitamin E

Vitamin E kommt als wichtigstem lipophilem Antioxidans (➤ Kap. 2.2.3: Biochemische Funktionen) eine besondere Bedeutung während der Schwangerschaft und Stillzeit zu, da in dieser Phase durch die mannigfaltigen Zellteilungsprozesse sehr viele Lipidradikale generiert werden. Auf eine ausreichende Zufuhr ist daher zu achten. Wichtig ist, dass Vitamin E als Antioxidans regeneriert wird, wozu Vitamin C und Selen erforderlich sind. Alleinige Vitamin-E-Gaben sind daher nicht zielführend.

**Empfehlung zur Supplementierung**

Aufgrund verschiedener Synergismen sollten täglich 12–14 mg RRR-α-Tocopherol mit 100–200 µg organischem Selen und 500–1.000 mg Vitamin C supplementiert werden.

## Vitamin C

Vitamin C, das wichtigste wasserlösliches Antioxidans (➤ Kap. 2.3.1: Biochemische Funktionen), muss ebenfalls ausreichend zugeführt werden. Da es zusätzlich zur direkten antioxidativen Funktion auch Vitamin E von seinem Radikal befreit und dieses dadurch regeneriert und erneut reaktionsfähig macht, sind mindestens 1.000–2.000 mg hoch bioverfügbares Vitamin C täglich einzunehmen.

**Empfehlung zur Supplementierung**

1.000–2.000 mg Vitamin C täglich

### Vitamin B: Pyridoxin, Cobalamin und Folsäure

Auch die Vitamine $B_6$ Pyridoxin (➤ Kap. 2.3.6), $B_{12}$ Cobalamin (➤ Kap. 2.3.8) und $B_9$ Folsäure (➤ Kap. 2.3.7) sind unerlässlich, da bei einem Mangel die DNA-Synthese und die Zellteilung stark reduziert werden können. Oxidative Schäden bewirken den Umbau von Cytosin zu Uracil in der DNA. Falls diese Mutation durch Reparaturmechanismen nicht rückgängig gemacht wird, paart sich Uracil mit Adenin. Hierdurch wird die Informationsübergabe des Gens unterdrückt und die Transkription findet nicht statt. Störungen der Proteinbiosynthese und der Zellteilung (z. B. Spina bifida) sind die Folge. Die zur Reparatur notwendigen Mechanismen sind abhängig vom Vorhandensein der B-Vitamine. Ein guter Maßstab für einen Vitamin-B-Mangel ist ein erhöhter Homocysteinwert (➤ Kap. 2.3.7: Biochemische Funktionen).

**GEFAHR**

Zum Abbau von Homocystein ist nicht nur Folsäure erforderlich, sondern auch Pyridoxin, Cobalamin und Aminosäuren. Eine Folsäure-Monogabe reicht also nicht aus.

**Empfehlung zur Supplementierung**

Täglich 1–2 Kapseln Vitamin B-Komplex, am besten in aktivierter Form. Täglich sollten 800–1200 µg Folsäure zugeführt werden.

Der Mehrbedarf in der Schwangerschaft sowie die generell unsichere Bedarfsdeckung speziell der B-Vitamine disponiert vor allem folgende Personengruppen für eine **Mangelversorgung:**

- Sehr junge Schwangere: Durch die erst kurz zurückliegende Pubertät sind die Vitamin-B-Speicher noch leer, da in der Pubertät durch Wachstum und Organreifung (Zellteilung) B-Vitamine verstärkt verbraucht werden.
- Schwangere mit erst kurz zurückliegender Entbindung haben ebenfalls entleerte Vitamin-B-Speicher.
- Schwangere mit Mehrlingsschwangerschaften benötigen besonders viele B-Vitamine, da ja mindestens 2 Feten versorgt werden müssen.
- Schwangere aus einem ungünstigen sozioökonomischen Umfeld haben meist signifikant erniedrigte Vitamin-B-Spiegel, da sie sich in der Regel seltener ausgewogen ernähren.
- Schwangere, bei denen zwischen Absetzen der „Pille“ (Vitamin-B-Räuber) und Empfängnis nicht mindestens ein Jahr vergangen ist, haben zum Teil erheblich reduzierte Vitamin-B-Spiegel.

**STUDIEN**

Bei einem Vergleich von 2.394 Schwangeren, die Vitamine und Spurenelemente supplementierten, mit 2.310 Schwangeren, die nur gelegentlichen Spurenelemente zugeführt hatten, kam es in der Vitamingruppe zu keinem Neuralrohrdefekt, in der Spurenelementgruppe zu 6 Fällen. In der Vitamingruppe kam es zu 28, in der Spurenelementgruppe zu 47 Fällen von kindlichen Fehlbildungen [287].

## Mineralstoffe und Spurenelemente

### Magnesium

Ein Magnesiummangel (➤ Kap. 2.5.5) kann speziell in der Schwangerschaft und Stillzeit durch eine Tonussteigerung der Gefäßmuskulatur eine Hypertonie hervorrufen und durch die möglicherweise gleichzeitig entstehende Minderdurchblutung des Uterus und der Plazenta eine geistige Retardierung des Kindes. Weitere Symptome: gehäuftes Auftreten von Herzrhythmusstörungen, Frühgeburten.

Da Magnesiummangel häufig durch orale Kontrazeption bedingt ist, sind vor allem Frauen, die bis kurz vor der Schwangerschaft die „Pille“ genommen haben, oft davon betroffen. Auch ist der Magnesiumbedarf in der Schwangerschaft erhöht, da es vermehrt ausgeschieden wird.

**Empfehlung zur Supplementierung**

200–400 mg Magnesium täglich. Kann zur besseren Wirkung auch mit 1 mg Taurin kombiniert werden.

## Kalzium

Der Anstieg von Kalzium (➤ Kap. 2.5.4) erfolgt nicht linear, sondern nimmt im Verlauf der Schwangerschaft ständig zu. Wird Kalzium seitens der Nahrung nicht adäquat zugeführt, werden die Reserven der Mutter im Knochen zugunsten der Kalziumversorgung des Fötus mobilisiert. Dadurch kann bei der Mutter eine Osteoporose induziert oder eine bereits bestehende Osteoporose verstärkt werden. Bei ausreichender Kalziumsupplementierung werden bei der Mutter genügend Kalziumspeicher angelegt, damit die knöchernen Reserven nicht angegriffen werden müssen. Kalziumsubstituierungen verbieten sich jedoch, wenn der Vitamin-D- und der Vitamin-K-Spiegel zu niedrig sind. In diesem Fall wird das Kalzium nicht adäquat verwertet und kann sich in den Gefäßwänden oder Nierentubuli ablagern und so eine Atherosklerose fördern oder Ausgangspunkt für Nierensteine sein.

**Empfehlung zur Supplementierung**

800–1.200 mg Kalzium täglich, sofern die Vitamine D und K im Normbereich sind.

## Zink

Da Zink (➤ Kap. 2.5.17) wesentlich an der Zellbildung beteiligt ist und viele Frauen bis kurz vor der Schwangerschaft zinkvermindernde orale Kontrazeptiva eingenommen haben, darf dieser Mikronährstoff in der Schwangerschaft und Stillzeit nicht fehlen. Als wichtiger Bestandteil der Immunfunktion lassen sich durch eine adäquate Zinkzufuhr schwangerschaftsbedingte Blasenentzündungen häufig vermeiden.

- **Marginaler Zinkmangel:** erhöht das Risiko von niedrigem Geburtsgewicht, Fehlbildungen und Gedeihstörungen des Kindes vor und nach der Geburt.
- **Starker Zinkmangel:** Anstelle von Zink wird das toxische Cadmium in die biologischen Vorgänge integriert. Dies kann bei der Mutter Hypertonie, Proteinurie und Ödeme verursachen (mögliche Ursache einer Präeklampsie).
- **Niedrige Plasma-Zinkwerte:** können den Geburtsvorgang verlängern und Geburtskomplikationen Vorschub leisten.

**Empfehlung zur Supplementierung**

10–20 mg Zink täglich

## Chrom

In der Schwangerschaft ist das Inselzellorgan der Bauchspeicheldrüse stark belastet. Chrom (➤ Kap. 2.5.9) unterstützt die Insulinwirkung an den Zellen und verhindert eine Insulinresistenz. Dies ist ein wichtiger Schritt, um einer Präeklampsie vorzubeugen. Gemäß der EFSA sollte organisches Chrom substituiert werden, nur dieses wird zu 20–30 % resorbiert. Anorganisches Chrom wird nur zu 2–3 % resorbiert und benötigt zusätzlich Picolinsäure, die unerwünschte Interaktionen verursachen kann.

**Empfehlung zur Supplementierung**

100 µg organisches Chrom täglich

## Eisen

In der Schwangerschaft muss extrem viel Hämoglobin gebildet werden. Aus diesem Grund ist der Darm schwangerer Frauen in der Lage, 5-mal mehr Eisen (➤ Kap. 2.5.10) zu resorbieren als der Darm von nicht schwangeren Frauen. Dennoch kann der Eisenbedarf über die Nahrung nur selten gedeckt werden, d. h., speziell in den letzten Schwangerschaftsmonaten sind die Speicher der Mutter entleert und es kann sich eine Eisenmangelanämie entwickeln. Die Supplementierung mit Eisen ist spätestens ab dem 3. Schwangerschaftsmonat erforderlich.

Beim Fötus treten Mangelzustände selten auf, da hier auch dann noch ein Normalzustand gehalten wird, wenn die Eisenspeicher der Mutter erschöpft sind und sie bereits Symptome einer Anämie aufweist.

**Empfehlung zur Supplementierung**

40–80 mg Eisen täglich

## Aminosäuren

### L-Carnitin

Carnitin (➤ Kap. 2.4.2) ist für die Energiegewinnung aus dem Fettsäureabbau unerlässlich. Es wird erwiesenermaßen in der Schwangerschaft und Stillzeit vermehrt verbraucht, jedoch gleichzeitig zu wenig aufgenommen. Bei Carnitinmangel wird die Plasmakonzentration der Mutter zugunsten des Fötus stark reduziert.

**Mangelsymptome bei der Mutter:**
- Allgemeine Leistungsschwäche; CFS
- Kardiomyopathie, Herzinsuffizienz
- Infektanfälligkeit
- Insulinresistenz, Hypoglykämien
- Verminderte ATP-Bildung
- Myalgien, Myopathien
- Anämien

**Mangelsymptome beim Kind:**
- Gedeih- und Wachstumsstörungen
- Infektanfälligkeit
- Neigung zu Koliken

Wenn der Carnitinmangel beim Neugeborenen persistiert, kann dieses von allen Mangelsymptomen betroffen sein.

**Empfehlung zur Supplementierung**

100–200 mg L-Carnitin täglich

## Fettsäuren

**Omega 3 Fettsäuren** erfüllen in Schwangerschaft und Stillzeit vielfältige Funktionen. In der Schwangerschaft sind sie die Bausteine der Nervenzellen im fötalen Gehirn. Sie beeinflussen die Zellkommunikation und die Blutgerinnung und reduzieren das Risiko für Schwangerschaftskomplikationen erheblich [109]. Schwangere, die Omega-3-Fettsäuren supplementieren, haben ein niedrigeres Risiko für Frühgeburten und weniger Wochenbettdepressionen. Die Kinder dieser Schwangeren haben einen höheren IQ und niedrigeres Risiko, an Adipositas zu erkranken [579, 883]. In der Stillzeit reduziert sich bei Säuglingen das Risiko für chronische Atemwegserkrankungen um 30–54 % [134].

## Mikronährstoffstrategien

Die folgenden Mikronährstoffstrategien sind als Empfehlungen zu verstehen und müssen im Einzelfall individuell angepasst werden. In unserer Gesellschaft ist es besonders wichtig, auf eine ausreichende Zufuhr von Folsäure im Vitamin B-Komplex, Magnesium, Kalzium sowie von Antioxidanzien zu achten.

Die differierenden Mikronährstoffempfehlungen für Schwangerschaft (➤ Tab. 4.1) und Stillzeit (➤ Tab. 4.2) ergeben sich aus den unterschiedlichen Anforderungen des mütterlichen Organismus.

## 4.1.4 Schwangerschaftsbeschwerden

Schwangerschaftsbeschwerden sind einer Mikronährstofftherapie gut zugänglich. Die Nährstoffe können problemlos ohne Nebenwirkungen eingesetzt werden. Die hier angegebenen Empfehlungen dienen, wenn nötig, als Ergänzung einer bereits bestehenden Mikronährstoffsupplementierung.

**Tab. 4.1** Mikronährstoffempfehlungen für die Schwangerschaft

| Nährstoff | Empfohlene Tagesdosis |
|---|---|
| Vitamin-B-Komplex | 2 × täglich |
| Folsäure | 600–800 µg |
| Vitamin C | 750–1.500 mg |
| Vitamin D | 2.000–4.000 IE |
| Vitamin E | 30–15 mg |
| Vitamin K | 70 µg |
| Coenzym $Q_{10}$ (Ubichinon) | 100–200 mg |
| L-Carnitin | 200–400 mg |
| Chrom (organisch) | 50–100 µg |
| Eisen | 40–80 mg |
| Magnesium | 200–400 mg |
| Selen (organisch) | 100–200 µg |
| Zink | 20–40 mg |
| Omega-3-Fettsäuren | 2–4 g |
| Aminosäuremix als Basisversorgung | 1 × täglich |
| Ballaststoffe | 30–60 g |

**Tab. 4.2** Mikronährstoffempfehlungen für die Stillzeit

| Nährstoff | Empfohlene Tagesdosis |
|---|---|
| Vitamin-B-Komplex | 2 × täglich |
| Vitamin C | 750–1.500 mg |
| Vitamin D | 2.000–4.000 IE |
| Vitamin E | 30–50 mg |
| Vitamin K | 75–150 µg |
| Coenzym $Q_{10}$ (Ubichinon) | 100–200 mg |
| L-Carnitin | 200–400 mg |
| Eisen | 40–80 mg |
| Magnesium | 200–400 mg |
| Selen (organisch) | 100–200 µg |
| Zink | 20–30 mg |
| Omega-3-Fettsäuren | 2–4 g |
| Aminosäuremix als Basisversorgung | 2 × täglich |
| Ballaststoffe | 30 g |

## Darmträgheit und Sodbrennen

Um die Nährstoffversorgung während der Schwangerschaft zu sichern, wird die Resorption aus dem Darm gesteigert. Gleichzeitig sind die Darmpassage verlangsamt und die Motilität des Ösophagus und des Magenpförtners vermindert. Die Folge können Verstopfung mit Übelkeit und Sodbrennen sein. Beschwerdelindernd wirken folgende Maßnahmen:

- **Allgemeine Maßnahmen:** Verteilung der Essmenge auf 6 Mahlzeiten pro Tag, Schlafen mit erhöhtem Oberkörper, genügend Flüssigkeit (daher 40 ml/kg KG), ausreichende aber nicht übermäßige Bewegung.
- **Mikronährstoffe:** Optimierung der Mikronährstoffversorgung beschleunigt die Darmpassage des Speisebreis und steigert die Motilität der Ösophagus- und Magenmuskulatur.

**Empfehlung zur Supplementierung**

| | |
|---|---|
| Coenzym $Q_{10}$ (Ubichinon) | 100–200 mg täglich |
| Magnesium | 200–400 mg täglich |
| Omega-3-Fettsäuren | 1.000–2.000 mg täglich |
| Ballaststoffe | 50 g täglich |
| Fermentierte Essenzen | 10 ml täglich |

Weitere Mikronährstoffe nach Bedarf

## Diabetische Stoffwechsellage

5–10 % der Schwangeren entwickeln eine schwangerschaftsinduzierte, semidiabetische Stoffwechsellage oder einen manifesten Schwangerschaftsdiabetes. Bei etwa 98 % der betroffenen Frauen bilden sich die Symptome nach der Schwangerschaft zurück. Aus ernährungsmedizinischer und orthomolekularer Sicht sind folgende Maßnahmen zu empfehlen:

- **Allgemeine Maßnahmen:** regelmäßige kleine Mahlzeiten mit komplexen Kohlenhydraten, ausreichende Mengen an Ballaststoffen, regelmäßige, aber mäßige körperliche Bewegung.
- **Mikronährstoffe:** Zink, Chrom und Vitamin C stabilisieren den Glucosespiegel.

**Empfehlung zur Supplementierung**

| | |
|---|---|
| Vitamin C | 750–1.500 mg täglich |
| Chrom (organisch) | 50–100 µg täglich |
| Zink | 20–40 mg täglich |

## Hypoglykämie

Hypoglykämien bei Schwangeren sind immer die Folge unregelmäßiger Ernährung und/oder Fastenperioden aus Angst vor Gewichtszunahme. In der Folge kommt es zur Hypoglykämie, weil die Plazenta zur Versorgung des Fötus laufend Glucose aus dem mütterlichen Körper abzieht. Bei längerem Fasten bilden sich im mütterlichen Organismus Ketonkörper, die plazentagängig sind und den Gedeihvorgang des Kindes empfindlich stören können.

- **Allgemeine Maßnahmen:** 5-mal täglich ausgewogene Nahrungszufuhr, ausreichende Trinkmenge täglich (35 ml/kg KG)
- **Mikronährstoffe:** Multivitamin als Basis (1–2 × täglich), Ballaststoffe (30 g täglich)

## Hypertonie und Präeklampsie

Bei etwa 10 % der Schwangeren tritt eine Hypertonie auf, die nach der Geburt in der Regel reversibel ist. Einige Patientinnen entwickeln eine **Präeklampsie** (alte Namen: EPH-Gestose, Schwangerschaftstoxikose) mit der Trias: Arterielle Hypertonie – Proteinverlust – Ödeme. Die Ursachen von Schwangerschaftshypertonie und Präeklampsie sind nicht vollständig bekannt.

Es besteht eine Häufung bei Frauen mit Adipositas, bei Veranlagung, bei Mehrlingsschwangerschaften und bei Spätgebärenden. Im eigenen Patientenkollektiv hatten mit Vitalstoffen substituierte Frauen so gut wie nie eine Präeklampsie, so dass der Schluss nahe liegt, dass Vitalstoffmängel die Präeklampsie begünstigen. Ernährungsmedizinische und orthomolekulare Maßnahmen eignen sich daher sehr gut zur Prophylaxe der Präeklampsie und der Hypertonie bei Schwangeren:

- **Allgemeine Maßnahmen:** Vermeidung von sowohl zu geringer als auch zu starker Gewichtszunahme in der Schwangerschaft, ausgewogene Ernährung, auf ca. 6 Portionen am Tag verteilt, Vermeidung von Salzmangel.
- **Mikronährstoffe:**
  - Gemäß ➤ Tab. 4.1. Die Vitalstoffe müssen nicht alle empfohlen werden, vielmehr sollte eine individuelle Therapie erfolgen.
  - Nachtkerzenöl wirkt zusätzlich protektiv.

## 4.2 Orthomolekulare Medizin im Kindes- und Jugendalter

### 4.2.1 Nährstoffzufuhr und -bedarf

Neben der Schwangerschaft ist der Vitalstoffbedarf in der Kindheit und im Jugendalter am höchsten. Kinder wiegen bei der Geburt im Durchschnitt 3 kg bei einer Körperlänge von ca. 50 cm. Wenn die Kinder die Pubertät abgeschlossen haben, wiegen sie gut 70–75 kg und sind oft 180 cm groß. Die Zeit dazwischen ist geprägt durch Wachstum und Organreifung. Hierfür sind viele und vor allem ausreichend Vitalstoffe notwendig. Unsere moderne Ernährung wird dem kaum mehr gerecht. Kinder und Jugendliche essen zu selten und zu wenig frisches Obst und Gemüse. Hochwertige Supplemente sind daher eine gute Alternative, um die Vitalstoffversorgung in diesem Alter sicherzustellen. Kinder und Jugendliche bewegen sich immer weniger. Zu groß sind die Verlockungen von Social medias und Computerspielen.

Die **Folgen des Vitalstoffmangels und der Adynamie** sind massiv:

- Nachweisbare **atherosklerotische Veränderungen** im Kindesalter, durch ernährungsbedingten Mangel an Antioxidanzien und mehrfach ungesättigten Fettsäuren.
- **Hypertonie** und **Kreislaufstörungen,** die durch Bewegungsmangel verstärkt werden.
- **Diabetische Stoffwechsellagen** aufgrund Fehlernährung. 2019 warnten die Kinder- und Jugendärzte die Politik, dass bis 2030 die Anzahl der jugendlichen Typ-2-Diabetiker massiv ansteigen wird und die Kosten im Gesundheitswesen exponenziell wachsen werden.
- **Hypercholesterinämie, Hypertriglyzeridämie, Hyperhomocysteinämie** und **Hyperlipoproteinämie** aufgrund von Fehlernährung (zu viel Zucker, zu viel Fett).
- Spezielle **Erkrankungen:** frühzeitiges Auftreten einer Osteoporose, Allergiehäufigkeit, rezidivierende Infekte, CFS, Zunahme von Tumorerkrankungen.
- **Hyperaktivität:** Oft verbirgt sich hinter einer diagnostizierten Hyperaktivität ein zum Teil erheblicher Vitalstoffmangel. Diesen nicht auszugleichen, sondern stattdessen Medikamente einzusetzen, ist schädlich, denn auf Dauer verschärfen sich die gesundheitlichen Beschwerden.

Insgesamt gesehen führt ein schleichender Mangel an Mikronährstoffen bei Kindern und Jugendlichen zur frühen Ausbildung typischer „Alterskrankheiten“ und zu einer Abnahme der Lebenserwartung.

Kinder haben aufgrund ihres hohen Grundumsatzes einen hohen **Energiebedarf.** Ein 7-Jähriger benötigt ca. 2.000 kcal/Tag, der Bedarf eines 14-Jährigen in der Pubertät kann bis zu 4.500 kcal/Tag betragen. Kinder sollten wenig gesättigte oder gehärtete Fette zu sich führen (Merksatz für die Eltern: „Pommes und deren Freunde meiden“) und dafür mehr essenzielle Fette aus Pflanzenöl und Fisch verzehren. Die Zuckerzufuhr (Gefahr von Karies, Allergien und Übergewicht) ist zu reduzieren. Bei **Übergewicht** nehmen folgende Risiken zu:

- Ein übergewichtiger 10-Jähriger wird im höheren Lebensalter mit einer Wahrscheinlichkeit von 60 % eine KHK oder vor dem 50. Lebensjahr einen apoplektischen Insult entwickeln.
- Das Diabetes-Typ-2-Risiko liegt bei ca. 80 %, wobei sich dieser sogenannte Altersdiabetes meist schon um das 20. Lebensjahr manifestieren kann.

Kinder und Jugendliche haben in ihrer Wachstumsphase und in der Pubertät den höchsten **Bedarf an Mikronährstoffen:**

- **Vitamine:** Wachstum und Entwicklung verbrauchen die vor allem an der Zellteilung beteiligten Vitamine der B-Vitamin-Gruppe.
- **Antioxidanzien:** Der durch Wachstum und Entwicklung erhöhte oxidative Stress erfordert antioxidativ wirksame Vitamine, Aminosäuren und Mineralstoffe.
- **Mineralstoffe:** Der Aufbau des Knochengerüstes benötigt eine ausreichende Zufuhr von Mineralstoffen. Der Eisenbedarf liegt 25 %, der Magnesiumbedarf liegt 40 %, der Zinkbedarf 50 % über dem eines Erwachsenen.
- **Ernährungsbedingte Mangelversorgung:** Aufgrund der zumeist einseitigen Ernährung mit wenig Obst und Gemüse entstehen Mängel an B-Vitaminen, Vitamin C, Eisen, Zink sowie Kalzium und Selen.

## 4.2.2 Ernährungslage

Ernährungsmedizinisch können folgende Daten bei Kindern und Jugendlichen aus dem Jahr 2014 zusammengefasst werden:

- **Obst und Gemüse:** Etwa 2 Drittel der Kinder essen nur unregelmäßig frisches Obst und Gemüse. Etwa 40 % der befragten Kinder essen nie Obst und Gemüse.
- **Kindernahrung:** Sogenannte **„Kindernahrung“** ist sehr oft arm an Mikronährstoffen, dafür reich an Konservierungsstoffen. Sie enthält nicht etwa viel Kalzium oder Magnesium (Werbung), sondern **vor allem Fett und Zucker.** So enthält eine Schnitte mit Milch 30 % Zucker und 26 % Fett, Schokolade speziell für Kinder 42 % Zucker und 31 % Fett und bei Nuss-Nougat-Cremen findet man 58 % Zucker und 31 % Fett. **Milch** enthält dagegen in der Normalform 3,5 % Fett und 2,4 % Zucker, naturbelassener **Joghurt** ebenfalls 3,5 % Fett und 4 % Zucker. Interessant ist der Kalziumgehalt: Milch und Joghurt haben einen bis zu 8fach höheren **Kalziumgehalt** als die o. g. sog. „wertvollen Kindernahrungen“.
- **Zuckerverbrauch:** Kinder und Jugendliche essen heutzutage ca. 10-mal so viel Zucker wie vor 40 Jahren. Für die Eltern ist es schwierig, den Zuckerkonsum zu reduzieren, da es sehr viel „versteckten“ Zucker gibt.

**PRAXISTIPP**

Kinder und Jugendliche sollten nicht mehr als 50 g Zucker tägl. zu sich nehmen. 50 g Zucker finden sich in:

- 2 Schokoküssen
- 8 Bonbons
- 50 g Gummibärchen
- 50 g Lakritze
- 2 Gläsern Limonade
- 2 Gläsern Fruchtsaft
- 60 g Schokoriegel

Für die ärztliche Praxis ist es notwendig, die Patienten und Eltern über versteckte Zucker aufzuklären (➤ Tab. 4.3).

### Untersuchungsergebnisse

Eine Erhebung im Umfeld der eigenen Praxis ergab (5.000 Kinder und Jugendliche):

- 40 % der über 3-Jährigen sind übergewichtig.
- 40 % der 14-Jährigen gaben an, regelmäßig Alkohol zu trinken (20–40 g/Tag), d. h., Jugendliche in einer Altersphase des höchsten Mikronährstoffbedarfs führen dauerhaft einen der stärksten Mikronährstoffräuber zu sich.
- 20 % der 11-Jährigen gaben an, gelegentlich schon Alkohol zu trinken.
- 30 % der über 16-jährigen rauchen regelmäßig 10–20 Zigaretten am Tag, dadurch wird der antioxidative Schutz in diesem Lebensabschnitt

**Tab. 4.3** Versteckte Zucker in Nahrungsmitteln

| | |
|---|---|
| 1 Tüte Gummibärchen (250 g) | 77 Zuckerwürfel |
| 1 Götterspeise | 13 Zuckerwürfel |
| 1 Portion Cornflakes | 8 Zuckerwürfel |
| 1 Riegel Kinderschokolade | 7 Zuckerwürfel |
| 1 Kinderjoghurt | 7 Zuckerwürfel |
| 1 Schokokuss | 5 Zuckerwürfel |
| 1 Portion Nuss-Nougat-Creme | 5 Zuckerwürfel |
| 1 Müsliriegel | 3 Zuckerwürfel |
| 1 Kugel Speiseeis | 3 Zuckerwürfel |
| 1 Kinderfruchtquark | 3 Zuckerwürfel |
| 1 Bonbon | 3 Zuckerwürfel |

erheblich reduziert. Die sogenannten E-Zigaretten sind nach neuesten Erkenntnissen in keiner Weise als „gesünder“ anzusehen. Ihre negativen Auswirkungen sind noch nicht im Einzelnen absehbar.

- 60 % der 16-Jährigen treiben keinen Sport und haben kaum Bewegung, da sie die meiste Zeit in der Schule sitzen und ihre Freizeit vermehrt mit elektronischen Spielen oder am Smartphone verbringen.
- 45 % der Stadtkinder sind Allergiker, jedoch nur 5 % der Kinder aus dem ländlichen Bereich, d. h., bedingt durch Umwelteinflüsse, einseitigere Ernährung und Bewegungsmangel haben Stadtkinder einen erhöhten Mikronährstoffbedarf gegenüber Kindern vom Land.
- 26 % der Jugendlichen haben bis zum 18. Lebensjahr Erfahrung mit Drogen, hier vor allem Haschisch. Drogen- und Genussgiftabhängigkeit ist meist gekennzeichnet durch eine sehr schlechte Mikronährstoffzufuhr und einen (giftbedingt) erheblichen Mikronährstoffverbrauch.
- 30 % der Kinder und Jugendlichen haben bis zu ihrem 16. Lebensjahr mehrfach und z. T. regelmäßig Tranquilizer eingenommen.
- 10 % der Jugendlichen bis zum Alter von 16 Jahren konsumieren regelmäßig Ecstasy.

Auch wenn die Daten ein gesellschaftliches Problem widerspiegeln, ist eine Mikronährstoffzufuhr bei Kindern und Jugendlichen dringend notwendig, da die Zufuhr über die Ernährung nicht ausreichend ist. Es ist Kindern und Jugendlichen nur schwer vermittelbar, dass sie zur Vorbeugung und Gesunderhaltung ihre Ernährung umstellen und evtl. Nährstoffe supplementieren müssen. Aus diesem Grund sollten Eltern frühzeitig für eine gesunde Ernährung sensibilisiert werden, um Fehlentwicklungen von Anfang an zu vermeiden.

#### Prophylaxe

- Das Essen grundsätzlich frisch zubereiten, übrig gebliebenes Essen nicht noch einmal aufwärmen, eher tiefkühlen.
- Mahlzeit in Ruhe einnehmen, ohne eine andere Tätigkeit nebenbei auszuführen. Leider neigen gerade Kinder und Jugendliche dazu, ihr Smartphone auch beim Essen ständig im Blick zu haben und ggf. zu bedienen.
- Säuglingen und Kleinkindern keine Fertignahrung und „Gläschen“ geben. Sogenannte „Gläschenkinder“ sind später wesentlich schwieriger zum Essen von Obst und Gemüse in Naturform zu bewegen.
- „Kindersnacks“ meiden, da sie zu viel Fett enthalten, aber nur 10 % der in einem Glas Milch enthaltenen Mineralstoffe.

### 4.2.3 Relevante Mikronährstoffe

Kinder und Jugendliche sind für eine orthomolekulare Präventivmedizin besonders prädestiniert, da eine gesunde körperliche und geistige Entwicklung eine optimale Versorgung mit Mikronährstoffen voraussetzt, bzw. eine Mangelversorgung auf lange Sicht körperliche Störungen verursachen kann. Bisher wird der Bedarf der meisten Nährstoffe in dieser Altersgruppe nur geschätzt, genaue Zahlen sind nicht bekannt.

- **Säuglinge und Kleinkinder:** Neugeborene sind hinsichtlich der Versorgung mit Mikronährstoffen auf bestimmte Speicher der Mutter angewiesen. Nur durch das Stillen können die entsprechenden Mikronährstoffe in ausreichender Menge zugeführt werden.

**PRAXISTIPP**

Bei der Zubereitung von Säuglingsnahrung kein kupferhaltiges Leitungswasser (Kupferrohre) verwenden. Eine erhöhte Nitratkonzentration ist ebenfalls zu vermeiden. Idealerweise sollte auf vitales Wasser (Arteserwasser) zurückgegriffen werden.

- **Kinder:** Mit dem Älterwerden gleicht sich die Ernährung zunehmend der des Erwachsenen an. Eine Ernährung mit mangelhafter Mikronährstoffzufuhr entspricht jedoch nicht den physiologischen Voraussetzungen für die stattfindende Entwicklung und bildet die Grundlage für chronische Krankheiten im Erwachsenenalter, wie z. B. Osteoporose, Atherosklerose, arterielle Hypertonie.

Um im Körper eine optimale Wirkung hervorzurufen, sollten die Supplemente eine hohe Bioverfügbarkeit aufweisen und nach Arzneimittelrichtlinien hergestellt sein. Die Zuführung sollte so früh wie möglich erfolgen, d. h. bereits beim Kinderwunsch der Mutter.

Die Supplementierung ist altersabhängig. Jugendliche in der Pubertät benötigen einen Zuschlag von mindestens 50 % zur Erwachsenendosis.

**STUDIEN**

Vergleichende Blutuntersuchungen bei Wiener Schulkindern ergaben Nährstoffmängel bei Vitamin D, Vitamin $B_6$, Folsäure, Kalzium, Zink, Jod und Eisen. 5–10 % der Kinder waren untergewichtig, 10–25 % der Kinder übergewichtig. Jedes 5. Kind hatte eine ungünstige Lipidzusammensetzung [353].

## Vitamine

Mit Ausnahme von Vitamin K werden alle fettlöslichen Vitamine im Körper gespeichert. Daher sollten sowohl eine Überdosierung als auch ein Mangel vermieden werden.

### Vitamin A

**Säuglinge** In der Schwangerschaft und Stillzeit sollte weder ein Vitamin-A-Mangel noch eine Überdosierung bestehen. Beide verursachen Fehlbildungen des Fötus sowie Aborte und Frühgeburten (➤ Kap. 4.1.3). Ein Vitamin-A-Mangel scheint bronchopulmonale Dysplasien (BPD) zu verursachen:

**STUDIEN**

In einer Studie erhielten 405 sehr kleine **Frühgeborene** eine Vitamin-A-Supplementierung (5.000 IE i.v.) 3 × pro Woche über 4 Wochen, die 2. Gruppe (402 Frühgeborene) wurde nicht supplementiert. In der ersten Gruppe war die Plasmakonzentration von Vitamin A deutlich verbessert, zudem traten chronische Lungenerkrankungen seltener auf [1385].

**Kinder** In den Ländern der Dritten Welt wird bei akuten Maserninfektionen Vitamin A verabreicht, um die Mortalität zu senken. Ein evtl. Mehrbedarf an Vitamin A bei Kindern in Industrienationen sollte über natürliches β-Carotin gedeckt werden.

**Jugendliche** Bei einem Defizit schon in der Jugendzeit treten verstärkt Störungen der Dunkeladaptation und Nachtblindheit auf. Später kommt es zu Verhornungen der Epithelschicht von Haut und Schleimhäuten, was die Entstehung bakterieller Infekte begünstigt. Gedeihstörungen, Anämie, Granulozytopenie und Thrombopenie sind weitere Symptome (➤ Kap. 2.2.1: Klinische Symptomatik). Beim Auge führt die Verhornung zu einer Verdickung der Konjunktiva und später der Kornea, die typischen Biot-Flecken bilden sich. Bei Befall der Kornea kann es zum Zerfall, zur Perforation und zum Augenverlust kommen.

Akne vulgaris wird mit Vitamin-A-Säure behandelt. Aufgrund der schädigenden Wirkung auf den Fötus muss bei der Therapie eine Schwangerschaft ausgeschlossen sein.

**Empfehlung zur Supplementierung**

| | |
|---|---|
| Säuglinge | 10–20 mg β-Carotin täglich |
| Kinder | 10–30 mg β-Carotin täglich |
| Jugendliche | 20–40 mg β-Carotin täglich |

### Vitamin D

**Säuglinge** Aufgrund der geringen UV-B-Exposition ist der alimentäre Vitamin-D-Bedarf in den ersten Lebensmonaten erhöht. Dieser erhöhte Bedarf kann jedoch nicht über die Muttermilch gedeckt werden, denn bereits der schwangerschaftsbedingte Mehrbedarf (300 %) wird selten erreicht. Da ohne Supplementierung vermehrt Rachitisfälle auftreten würden, wird in Deutschland die industriell hergestellte Säuglingsmilch mit 10 µg/l angereichert und gleichzeitig werden 12,5 µg Vitamin D täglich oral verabreicht. Da Vitamin D kein Vitamin, sondern ein Prähormon ist, hat es vielfältige Funktionen im Körper. Beispielsweise kann durch täglich 2000 IE Vitamin D im ersten Lebensjahr die Gefahr eines Diabetes Typ 1 bei Kleinkindern um 78 % reduziert werden [666]. Dies ist wichtig, um eine exponenzielle Zunahme des Typ-2-Diabetes in jungen Jahren einzudämmen (➤ Kap. 4.2.1).

**Frühgeborene,** speziell vor der 32. SSW Geborene, haben gegenüber Reifgeborenen einen erhöhten Bedarf an Vitamin D, bedingt durch das stärkere Wachstum, die geringere Speichermöglichkeit, begrenzte Resorptionsmöglichkeit und den biologisch noch nicht ausgereiften Transformationsweg (➤ Kap. 2.2.2).

**PRAXISTIPP**
Kombipräparate von Vitamin D mit Fluor (z. B. Fluoretten) werden von Säuglingen oft schlecht vertragen, da das enthaltene Fluor oft zu Kopfschmerzen, Blähungen und motorischer Unruhe führt. In dieser Altersstufe sollte Vitamin D in Reinform als Tropfen zugeführt werden.

**Kinder** Bei Familien mit alternativen Ernährungsformen (z. B. vegan) oder Außenseiterdiäten (z. B. makrobiotisch) wurden Fälle von Vitamin-D-Mangel beschrieben. Eine Substituierung ist hier unumgänglich, jedoch schwer vermittelbar. Bei vergleichenden Blutuntersuchungen an Wiener Schulkindern wurden Vitamin-D-Defizite festgestellt [353]. Auch große deutsche Studien zeigen, dass die Vitamin-D-Versorgung bei den meisten Kindern mangelhaft ist. Unter den Kleinkindern im Alter bis 2 Jahre hatten die Mädchen durchschnittlich einen 25(OH)$D_3$-Spiegel von 23 ng/ml und die Jungen von 24,5 ng/ml und damit einen Fehlbetrag 50–70 % bei einem Zielwert von 75 mg/ml [1357].

**Jugendliche** Aufgrund des erhöhten Bedarfs durch schnelles Wachstum kann bei prädestinierten Jugendlichen eine Adoleszentenrachitis auftreten. Besonders gefährdet sind dunkelhäutige Jugendliche und aus religiösen Gründen verhüllte Mädchen, da bei dunkler Haut die Synthese von Vitamin $D_3$ deutlich vermindert ist (➤ Kap. 2.2.2). Eine Vitamin-D-Substituierung ist in diesen Fällen unumgänglich.

Alarmierend ist, dass der Vitamin-D-Spiegel mit zunehmendem Alter unter den Kindern und Jugendlichen abnimmt: Jungen im Alter von 14–17 Jahren und Mädchen im Alter von 11–13 Jahren weisen mit 14,2 ng/ml bzw. 13,7 ng/ml die niedrigsten Vitamin-D-Spiegel auf und damit einen Fehlbetrag ca. 80 %. Auch wurden deutliche saisonale Unterschiede der 25(OH)$D_3$-Spiegel beobachtet mit dem niedrigsten Durchschnittswert im Februar (10,56 ng/ml) und dem höchsten im August (24,16 ng/ml) [1357, 1427].

**Empfehlung zur Supplementierung**

| | |
|---|---|
| Säuglinge 0 bis 6 Monate | 1.000 IE täglich |
| 6 bis 12 Monate | 1.000 IE täglich |
| 1 bis 3 Jahre | 1.000–2.000 IE täglich |
| 4 bis 8 Jahre | 2.000–3.000 IE täglich |
| Kinder ab 9 Jahre | 2.000–4.000 IE täglich |

## Vitamin E

**Säuglinge** Bei **Frühgeborenen** wurden hämolytische Anämien und neuromuskuläre Degenerationen mit einem Vitamin-E-Mangel in Verbindung gebracht. Ebenfalls begünstigt werden folgende Störungen: bronchopulmonale Dysplasien, Neugeborenenretinopathie, intraventrikuläre Hirnblutungen. Auf eine ausreichende Vitamin-E-Zufuhr ist bereits in der Schwangerschaft und Stillzeit zu achten (➤ Kap. 4.1.3). Zu empfehlen sind 100 IE hoch bioverfügbares Vitamin E.

**Kinder** Bei Malabsorptionssyndromen, wie z. B. Mukoviszidose, kann ein Vitamin-E-Defizit eine hämolytische Anämie hervorrufen. Bei krankhafter Fettmalabsorption muss prophylaktisch Vitamin E in einer Dosierung von 200–400 IE substituiert werden, da bestehende neurologische Folgesymptome nicht mehr revidiert werden können.

**Jugendliche** Pubertierende Jugendliche haben einen erhöhten Bedarf an Vitamin E. Die einseitige und meist vitaminarme Ernährung, der evtl. Nikotinabusus und Alkoholmissbrauch steigern den Bedarf zusätzlich.

**Empfehlung zur Supplementierung**

| | |
|---|---|
| Säuglinge | 10–20 IE täglich, falls nicht gestillt |
| Kinder | 20–50 IE täglich |
| Jugendliche | 100 IE täglich |

## Vitamin K

**Säuglinge** Bei Neugeborenen sinkt der Prothrombinwert in den ersten 3 Tagen sehr stark ab. Ursachen sind der vorübergehende Vitamin-K-Mangel aufgrund der fehlenden bakteriellen Besiedelung des Darms sowie die mangelnde Zufuhr durch die Mutter. Zur Prophylaxe erhält jedes Neugeborene 2 mg Vitamin K oral, um die Synthese der Gerinnungsfaktoren aufrechtzuerhalten. In Ländern ohne Vitamin-K-Supplementierung treten vermehrt hämorrhagische Erkrankungen mit erhöhtem Morbiditäts- und Mortalitätsrisiko auf, bei Frühgeborenen besteht vor allem das Risiko intrakranieller Blutungen.

**Kinder und Jugendliche** Normalerweise besteht in dieser Altersgruppe keine Gefahr für einen Vitamin-K-Mangel. Allerdings erfordern bestimmte Krankheiten, die mit einer Malabsorption oder einer Cholestase einhergehen (z. B. Zöliakie, Mukoviszidose, chronische Lebererkrankungen), eine Vitamin-K-Zufuhr. Die Dosierung muss individuell erfolgen.

**Empfehlung zur Supplementierung**

| | |
|---|---|
| Säuglinge | Bei gestillten Kindern über die Mutter ausreichend, ansonsten in Abstimmung mit Kinderarzt |
| Kinder und Jugendliche | Nur im Einzelfall bei Mangelsymptomen erforderlich (s. oben) |

## Vitamin $B_1$ (Thiamin)

**Säuglinge** Bei der in Deutschland üblichen mikronährstoffarmen Ernährung kann bei der Mutter während der Schwangerschaft und Stillzeit ein Vitamin-$B_1$-Mangel auftreten (➤ Kap. 4.1.3). Das Risiko steigt mit der Anzahl der Schwangerschaften. Liegt bei der Mutter ein Mangel vor, sinkt die Versorgung des gestillten Kindes. Bei Fertignahrungen muss die Hitzelabilität des Thiamins ab ca. 60 °C beachtet werden. Dementsprechend wäre bei abgekochter Muttermilch eine Supplementierung sinnvoll.

**Kinder** Ein isolierter Mangel ist in dieser Altersgruppe nicht zu erwarten. Bei reiner Rohkost- oder veganer Ernährung ist eine Substituierung als Vitamin B-Komplex in einer Dosierung von 2–5 mg/Tag angezeigt.

**Jugendliche** Auch in dieser Altersgruppe sind isolierte Mängel nicht zu erwarten. Einseitige Ernährung und/oder regelmäßige Alkoholzufuhr können den Bedarf jedoch derart erhöhen, dass eine Substituierung als B-Komplex erforderlich werden kann.

**Empfehlung zur Supplementierung**

| | |
|---|---|
| Säuglinge | 5–10 mg täglich, falls nicht gestillt |
| Kinder | 10–20 mg täglich |
| Jugendliche | 30–50 mg täglich |

## Vitamin $B_2$ (Riboflavin)

**Säuglinge** Schwangere, die keine Milch zu sich nehmen, sind besonders riboflavinmangelgefährdet. Berichtet wurde von einem Riboflavinmangel bei 25–40 % der Schwangeren, der möglicherweise eine Unterversorgung des Säuglings nach der Geburt verursacht. Mangelerkrankungen bei Säuglingen sind bisher nicht bekannt. Die auf der Säuglingsstation zur Senkung einer Hyperbilirubinämie angewendete **Phototherapie** wird kontrovers diskutiert. Sie kann, so wird diskutiert, aufgrund der Lichtempfindlichkeit des Vitamins möglicherweise einen Vitamin-$B_2$-Mangel verursachen. Dazu kommt, dass Bilirubin ein für den Säugling unverzichtbares Antioxidans ist. Deshalb sollte nur bei sehr stark erhöhten Werten eine Phototherapie durchgeführt werden.

**Kinder und Jugendliche** Isolierte Mangelerscheinungen wurden nicht beobachtet. Ein Mehrbedarf ist bei regelmäßigem Alkoholkonsum bzw. Einnahme oraler Kontrazeptiva zu erwarten.

**Empfehlung zur Supplementierung**

Bei Säuglingen nur in Einzelfällen auf der Entbindungsstation erforderlich und nur nach strenger Indikationsstellung.

## Vitamin $B_6$ (Pyridoxin)

**Säuglinge** Da viele Frauen schon vor der Schwangerschaft bereits mit Pyridoxin unterversorgt sind (➤ Kap. 4.1.3), ist die Gefahr eines manifesten Mangels für den Säugling gegeben. Mangelzustände äußern sich in Wachstumsstillstand, Erbrechen, Dermatitis, Schwindel, Anämie und Krampfanfällen mit EEG-Veränderungen. Von einigen Pädiatern im angloamerikanischen Raum wird die mangelhafte Vitamin-$B_6$-Zufuhr in der Schwangerschaft und Stillzeit mit der Hyperaktivität älterer Kinder in Zusammenhang gebracht. Genauere Untersuchungen hierzu liegen aber noch nicht vor.

**Frühgeborene** können Vitamin $B_6$ über die Muttermilch besser im Körper speichern als bei Zufuhr über Milchfertignahrung. Die American Academy of Pediatrics (1977) empfiehlt für gestillte Frühgeborene eine tägliche Supplementierung von 60 µg/100 ml Muttermilch. Bei einer niedrigen täglichen Vitamin-$B_6$-Aufnahme der stillenden Mutter kommt es zu defizitären Plasmakonzentrationen des reifen Säuglings.

**Kinder** Bei vergleichenden Blutuntersuchungen an Wiener Schulkindern wurden Vitamin-$B_6$-Defizite festgestellt [353]. Eine moderate Basisversorgung mittels eines Multivitaminpräparates inklusive des B-Komplexes erscheint daher sinnvoll.

**Jugendliche** Mangelerscheinungen sind bei einseitiger Ernährung, Alkoholmissbrauch und regelmäßiger Einnahme oraler Antikontrazeptiva möglich. Eine Basisversorgung mittels eines Vitamin-B-Komplexes ist daher sinnvoll.

**Empfehlung zur Supplementierung**

| | |
|---|---|
| Säuglinge | 20–40 mg täglich, falls nicht gestillt |
| Kinder | 20–40 mg täglich |
| Jugendliche | 20–40 mg täglich |

## Vitamin $B_{12}$ (Cobalamin)

**Säuglinge** In der Regel ist die Serumkonzentration des Neugeborenen 2- bis 3-mal höher als die der Mutter. Ausgenommen sind Neugeborene von Frauen, die sich ausschließlich vegetarisch ernähren oder einen Mangel am Intrinsischen Faktor (➤ Kap. 2.3.8: Resorption) haben. Diese sollten unbedingt Vitamin $B_{12}$ supplementieren. Mangelerscheinungen beim Kind sind megaloblastäre Anämie, Glossitis und neurologische Symptome.

**Kinder und Jugendliche** Bei Familien mit alternativen Ernährungsformen (z. B. vegan) oder Außenseiterdiäten (z. B. makrobiotisch) sind Fälle von schwerem Vitamin-$B_{12}$-Mangel beschrieben worden. In diesen Fällen muss eine Substituierung erwogen werden.

**Empfehlung zur Supplementierung**

| | |
|---|---|
| Frühgeborene, Säuglinge | 10–20 µg täglich, falls nicht gestillt |
| Kinder und Jugendliche | 20–40 µg täglich |

## Vitamin $B_9$ (Folsäure)

**Säuglinge** Durch den erhöhten Mindestbedarf an Folsäure von 400 µg/Tag in der Schwangerschaft, der nicht über die Nahrung gedeckt werden kann (➤ Kap. 4.1.3), und durch die Zunahme der Schwangerschaften im Jugendalter besteht für das Kind ein Neuralrohrdefekt-Risiko von 1 : 1000. Besteht der Folsäuremangel bereits in der frühen Schwangerschaft, sind Aborte und Fehlbildungen des Fötus und weitere Störungen möglich (➤ Kap. 2.3.7: Klinische Symptomatik): Wachstumsretardierung, Knochenmarksveränderungen, megaloblastäre Anämie mit Leuko- und Thrombopenie, Ausreifungsstörungen des ZNS, ein auffälliger Status und abnorme morphologische Befunde im Dünndarm beim Neugeborenen.

Die Folsäure aus Muttermilch wird offenbar am besten resorbiert. Aufgrund des starken Wachstums der Frühgeborenen und der Hitze- sowie Lichtlabilität der Folsäure ist eine Supplementierung mit 65 µg Folat bei **unreifen Neugeborenen** sinnvoll.

**Kinder** Bei vergleichenden Blutuntersuchungen an Wiener Schulkindern wurden Folsäuredefizite festgestellt [353]. Da Kinder aufgrund ihres Wachstums eine hohe Zellteilungsrate aufweisen, benötigen sie Folsäure als Supplement.

**Jugendliche** Zudem sind vor allem jugendliche Mädchen, die aufgrund des propagierten Schlankheitswahns ihre Energiezufuhr reduzieren, prädestiniert für einen Folsäuremangel. Da orale Kontrazeptiva erhebliche Resorptionshemmungen der Mikronährstoffe verursachen, sind in diesen Fällen der Vitamin-B-Komplex mit anderen Mikronährstoffen zu supplementieren.

**Empfehlung zur Supplementierung**

| | |
|---|---|
| Säuglinge | 200–400 µg täglich |
| Kinder | 400–800 µg täglich |
| Jugendliche | 400–1.200 µg täglich |

## Vitamin C

**Säuglinge** Ein intaktes Immunsystem des Säuglings setzt einen optimalen Vitamin-C-Status der Mutter voraus. Langanhaltende Defizite verursachen rezidivierende Infekte der Atemwege, der Tuba auditiva oder der Harnblase. Bei **Frühgeborenen** mit kaseinreicher Milchfertignahrung kommt es zu erhöhten Werten an Tyrosin und Phenylalanin sowie deren Metabolite in Plasma und Urin. In diesem Fall sollte eine Supplementierung mit 500–1.000 mg Vitamin C durchgeführt werden.

**Kinder** Ein dauerhafter Vitamin-C-Mangel im Kindesalter kann den Grundstein legen für rezidivierende Atemwegsinfektionen im Erwachsenenalter. Umgekehrt zeigen rezidivierende Infekte der oberen Atemwege und Otitiden häufig einen latenten chronischen Vitamin-C-Mangel an. Ebenso kann ein erniedrigter Serum-Eisenwert (mit oder ohne klinisch Symptomatik) mit einem chronischen Vitamin-C-Mangel korrelieren, da Vitamin C wesentlich an der Eisenresorption (➤ Kap. 2.5.10) beteiligt ist.

**Jugendliche** Jugendliche weisen aufgrund einseitiger Ernährung und dem Mehrbedarf in der Pubertät häufig einen latenten Vitamin-C-Mangel auf, der oft mit unreiner Haut und Pubertätsakne verbunden ist. Im eigenen Kollektiv hatten mit Vitamin C substituierte Jugendliche 5-mal seltener unreine Haut und Pubertätsakne als nicht substituierte Jugendliche.

**Empfehlung zur Supplementierung**

| | |
|---|---|
| Säuglinge | 500–1.000 mg täglich, falls nicht gestillt |
| Kinder | 1.000–2.000 mg täglich |
| Jugendliche | 1.000–2.000 mg täglich |

## Mineralstoffe und Spurenelemente

### Kalzium

**Säuglinge** In der Schwangerschaft steigt der Kalziumbedarf stark an. Wird der erhöhte Bedarf durch die Nahrung nicht gedeckt, nimmt die Knochendichte des Neugeborenen ab. Eine Supplementierung in der Schwangerschaft ist in der Regel jedoch nicht erforderlich, wenn auf eine ausreichende Versorgung der Mutter mit Vitamin D, Vitamin K und Magnesium geachtet wird. Schwangere, die völlig auf Milch und Milchprodukte verzichten (z. B. Veganerinnen) müssen eventuell nach Rücksprache mit dem behandelnden Gynäkologen Kalzium ergänzen. Eine langfristige unzureichende Bedarfsdeckung von Kalzium und **Vitamin D** in der Schwangerschaft verursacht bei der Mutter Osteomalazie und beim Kind sekundären Hyperparathyreoidismus. Säuglinge sollten am besten über die Muttermilch mit Kalzium versorgt werden.

**Kinder** Bei vergleichenden Blutuntersuchungen an Wiener Schulkindern wurden Kalziumdefizite festgestellt [353], weshalb häufig empfohlen wird, Kalzium über Milch und Milchprodukte zuzuführen. Grünes Gemüse, Vollkornbrot und Orangen sind aufgrund zunehmender Milchallergien ebenfalls zu empfehlen. Auch bei Kindern kann eine Supplementierung mit Vitamin D und Magnesium den Kalziumspiegel steigern.

**Jugendliche** Der Bedarf an Kalzium erhöht sich im Jugendalter aufgrund des starken Wachstums auf 1.000–1.200 mg/Tag und entspricht somit dem Bedarf der Schwangeren. Für eine Kalziumunterversorgung (→ geringer Knochenmineralgehalt) sind vor allem Mädchen prädestiniert, die dem modernen Schlankheitswahn verfallen und ihre Energiezufuhr reduzieren. Auch hier sollte nur in Einzelfällen Kalzium ergänzt werden und stattdessen der Vitamin-D- und der Magnesiumspiegel angehoben werden.

### Phosphat

**Säuglinge und Kinder** Phosphatmängel in diesem Lebensabschnitt sind in der Regel nicht zu erwarten.

**Jugendliche** Durch das starke Wachstum ist der Phosphatbedarf erhöht. Mädchen, die dem propagierten Schlankheitsideal entsprechen wollen und ihre Energiezufuhr reduzieren, sind prädestiniert für einen Phosphatmangel, der aber über die Ernährung leicht ausgeglichen werden kann.

### Magnesium

**Säuglinge** Säuglinge < 3.500 g Geburtsgewicht sollten mit Magnesium supplementiert werden. Dies sollte aber immer in enger Absprache mit dem Kinderarzt erfolgen.

**Kinder** Eine Magnesiumsubstituierung kann bei plötzlichen Wachstumsschüben erforderlich werden. Hierdurch können evtl. auftretende wachstumsbedingte Knochenschmerzen reduziert werden

**Jugendliche** Weibliche Jugendliche mit krampfartigen Menstruationsbeschwerden profitieren häufig von einer Magnesiumsubstituierung, speziell wenn diese mit Kalzium kombiniert wird.

**Empfehlung zur Supplementierung**

| | |
|---|---|
| Säuglinge | 200 mg täglich, falls nicht gestillt |
| Kinder | 2 × 200 mg täglich |
| Jugendliche | 2 × 200 mg täglich |

## Zink

**Säuglinge** Bei **Frühgeborenen** kann durch die eingeschränkte Speicherung im letzten Schwangerschaftsdrittel ein Zinkmangel bestehen, der meist erst im 3. Lebensmonat symptomatisch wird.

Auch langzeitig gestillte Säuglinge ohne Supplementierung der Mutter sind für eine Zinkunterversorgung prädestiniert. Die Folgen sind Wachstumsstörungen, erythematöse Hautveränderungen im Bereich der Akren und natürlichen Körperöffnungen, Wundheilungsstörungen, Haarausfall, akute und chronische Infekte. Ein Zinkmangel im Säuglingsalter kann auch hervorgerufen werden durch parenterale Ernährung ohne Supplementierung, erhöhte fäkale Verluste bei Anus praeter und Malabsorption.

**PRAXISTIPP**

Aufgrund der allgemein defizitären Zinkversorgung in Deutschland werden Anfangsnahrungen, Frühgeborenennahrungen und bilanzierte Diäten mit Zink angereichert.

**Kinder** Bei vergleichenden Blutuntersuchungen an Wiener Schulkindern wurden Zinkdefizite festgestellt [353]. Da Zink die Funktionsfähigkeit des Immunsystems garantiert, sollten im Kindesalter mindestens 10 mg Zink täglich über die Nahrung (z. B. Linsen, Erbsen und Vollkornprodukte, ➤ Kap. 2.5.17) zugeführt oder als Supplement eingenommen werden. Außerdem ist bekannt, dass Zinkmangel zu einer Wachstumsverlangsamung führt.

**Jugendliche** Im Bedarfsfall können bis zu 20 mg täglich erforderlich sein.

**Empfehlung zur Supplementierung**

| | |
|---|---|
| Säuglinge | 10–20 mg täglich, falls nicht gestillt |
| Kinder | 20–40 mg täglich |
| Jugendliche | 20–40 mg täglich |

## Kupfer

**Säuglinge** **Frühgeborene** können einen marginalen Kupfermangel haben, der erst im 3. Lebensmonat auffällig wird. Gefährdet sind vor allem Kinder mit langfristiger parenteraler Ernährung. Ein klinischer Mangel äußert sich durch Gedeihstörungen, Leukozytopenie mit Granulozytopenie, häufig begleitet von einer sideroblastischen, eisenrefraktären, normozytären oder mikrozytären Anämie. Skelettveränderungen mit Veränderungen des Kochenalters kommen ebenfalls vor.

**Kinder und Jugendliche** Isolierte Mängel sind nicht zu erwarten. Eine generelle Substitutionsempfehlung ist nicht erforderlich.

## Eisen

**Säuglinge** In den ersten beiden Lebensjahren besteht aufgrund der schnellen Gewebevermehrung und einem Anstieg der Blutbildung ein erhöhter Eisenbedarf. Anämien und latente Mängel treten in diesem Alter häufig auf. Da die nach der Geburt vorhandenen Speicher maximal 4 Monate ausreichen, muss in der Folgezeit über die Nahrung ausreichend Eisen zugeführt werden, um eine Trimeonanämie zu vermeiden. Zu berücksichtigen sind die unterschiedlichen Resorptionsraten:

- **Schlechte Resorption** (5–10 %): Eisen aus Obst, Gemüse, Milchprodukten, Eiern und Getreide
- **Bessere Resorption:** durch Fleisch, Fisch, fermentierte Lebensmittel und Vitamin C
- **Hemmung der Resorption:** Kalzium, Phytate und Polyphenole (Milch, Vollkorn, Soja und Schwarztee)

**Empfehlung zur Supplementierung**

**Schwangerschaft:** 2-wertige Eisenverbindungen möglichst nüchtern vor dem Schlafengehen einnehmen, um eine optimale Bioverfügbarkeit zu erzielen.
**Säuglinge** unter 3.500 g Geburtsgewicht sollten mit Eisen supplementiert werden, auf mögliche Interaktionen mit Zink und Kupfer ist zu achten. Sinnvoll ist die Unterstützung der Eisenresorption mit Vitamin C.
**Frühgeborene** unter 1.500 g Geburtsgewicht können einen erhöhten Bedarf haben, in diesem Fall ist eine Supplementierung bis zum 1. Lebensjahr sinnvoll. Bei Therapie mit Erythrozytenkonzentraten sollte die Eisenprophylaxe erst 6 Wochen nach Ende der Transfusionen gegeben werden.

**Kinder** Bei vergleichenden Blutuntersuchungen an Wiener Schulkindern wurden Eisendefizite festgestellt [353]. Diese Ergebnisse korrelieren oft mit einem Vitamin-C-Mangel. Häufig genügt die Gabe von Vitamin C, um den Eisenwert zu normalisieren. Da eine übermäßige Eisenzufuhr den oxidativen Stress erhöhen kann, sollten unkontrollierte Eisengaben vermieden werden.

**Jugendliche** Auch der Pubertät steigt der Eisenbedarf durch die starke Vermehrung der Körpermasse an. Meist ist die Zufuhr über die Nahrung zu gering, so dass latente Eisenmängel und manifeste Anämien in dieser Altersgruppe häufig anzutreffen sind. Mädchen, die dem propagierten Schlankheitswahn nachkommen wollen und ihre Energiezufuhr reduzieren, sind prädestiniert für einen Eisenmangel. Eine Eisensubstituierung bei Jugendlichen ist im Bedarfsfall anzustreben.

**Empfehlung zur Supplementierung**

| | |
|---|---|
| Säuglinge | 5–10 mg täglich, falls nicht gestillt |
| Kinder | 10–20 mg täglich |
| Jugendliche | 10–20 mg täglich |

## Jod

**Säuglinge** Verschiedene Beobachtungen weisen auf eine unzureichende Jodversorgung bei Neugeborenen und Säuglingen hin. Beispielsweise gebären Frauen, die in der Schwangerschaft regelmäßige Jodprophylaxe betrieben haben, Kinder mit signifikant geringerem Schilddrüsenvolumen (Szintigrafie) oder es lassen sich niedrige Jodkonzentration im Spontanurin am 5. Lebenstag nachweisen. Vergleichende Urinuntersuchungen an 4 Monate alten gesunden Säuglingen zeigen, dass ohne Jodsupplementierung der stillenden Mutter ein erhöhtes Risiko für Jodmangel für den Säugling besteht.

**PRAXISTIPP**

Alle Frauen in der Schwangerschaft und Stillzeit sollten täglich 200 µg Jod supplementieren. Einzige Ausnahme sind Frauen mit einer ausgeprägten Hyperthyreose.

Bei der Umstellung von Stillen auf andere Kost ist auf iodangereicherte Nahrung zu achten. **Frühgeborene** sind ebenfalls stark mangelgefährdet, im 2. Lebenshalbjahr muss auf die Verwendung von angereicherten Nahrungsmitteln geachtet werden.

**Kinder** Bei vergleichenden Blutuntersuchungen an Wiener Schulkindern wurden Joddefizite festgestellt [353]. In der Regel sollte die Optimierung der Jodzufuhr über jodangereicherte Nahrung erfolgen (➤ Kap. 2.5.11). Die Jodsubstituierung muss dem behandelnden Arzt vorbehalten sein.

**Jugendliche** In Europa enthält die durchschnittliche Ernährung der Jugendlichen zu wenig Jod. Die Folge sind latente Jodmängel, die auch durch die Einführung jodierter Speisesalze nicht flächendeckend reduziert wurden (➤ Kap. 2.5.11: Versorgungssituation). Besonders jodmangelgefährdet sind Jugendliche, die sich ausschließlich vegetarisch und ohne Fisch ernähren, eine Supplementierung ist hier zwingend erforderlich.

**Empfehlung zur Supplementierung**

| | |
|---|---|
| Säuglinge | muss im Einzelfall entschieden werden |
| Kinder | 100 µg täglich |
| Jugendliche | 100–150 µg täglich |

## Selen

**Säuglinge** Da die Böden in Nordeuropa selenarm sind (➤ Kap. 2.5.16: Versorgungssituation) und in der Schwangerschaft der Bedarf an Selen steigt, muss regelmäßig substituiert werden. Auf eine physiologische Zufuhr mit organischem Selen ist zu achten, da anorganisches Selen deutlich schlechter resorbiert wird. Um das Kind mit Selen zu versorgen, muss auch während der Stillzeit Selen substituiert werden und nach dem Abstillen eine weitere Versorgung gewährleistet sein. Besonders mangelgefährdet sind Kinder mit langfristiger parenteraler Ernährung, Frühgeborene und Säuglinge mit einseitiger Beikost. Anorganisches Selen kann schneller anfluten und ist daher bei akuten Infektionen – vor allem viralen Infektionen – sinnvoll. Hier sollten 1.000–2.000 µg Natriumselenit als Infusion über 10–14 Tage gegeben werden.

**Kinder und Jugendliche** Auch diese Altersgruppen sind von der generellen Mangelversorgung betroffen. Da Selen über die Nahrung nicht adäquat aufgenommen werden kann, sollten täglich 100–200 µg organisches Selen zugeführt werden. Im eigenen Kollektiv sind supplementierte Kinder und Jugendliche wesentlich weniger infektanfällig als nicht supplementierte.

**Empfehlung zur Supplementierung**

| | |
|---|---|
| Säuglinge | 100 µg täglich |
| Kinder | 100–200 µg täglich |
| Jugendliche | 100–200 µg täglich |

## Molybdän

**Säuglinge** Ein ernährungsbedingter Mangel ist bei Säuglingen bisher nicht bekannt. Allerdings kann ein angeborener Molybdän-Cofaktormangel im Säuglings- und Kleinkindesalter auftreten. Diese Kinder haben schwere neurologische Störungen und sterben früh.

**Kinder und Jugendliche** Eine generelle Empfehlung zur Molybdänsubstituierung ist nicht erforderlich.

## Fettsäuren

**Säuglinge** Gestillte Säuglinge decken 50 % ihres Energiebedarfs aus dem Fettkörper der Muttermilch. Im Gegensatz zur Kuhmilch enthält Muttermilch mehr einfach ungesättigte Fettsäuren (v. a. Ölsäure) sowie mehrfach ungesättigte Fettsäuren (v. a. Linol-, Linolensäure), die in der Kuhmilch nur in Spuren vorkommen. Industrielle Säuglingsnahrung wird mit Linol- und Linolensäure in Form von pflanzlichen Ölen angereichert. Das Verhältnis von Linolsäure (Omega-6-Fettsäure) zu α-Linolensäure (Omega-3-Fettsäure) sollte zwischen 5 : 1 bis maximal 10 : 1 liegen (➤ Kap. 2.7.4). Gleichzeitig ist eine zu hohe Zufuhr von Linolsäure wegen der Gefahr der Lipidperoxidation und der Störungen des Arachidonsäuremetabolismus zu vermeiden.

**Früh- und Neugeborene** sind begrenzt oder gar nicht in der Lage, aus Fettsäuren der Linol- und Linolensäure längerkettige, mehrfach ungesättigte Fettsäuren zu bilden. Bei gleichzeitig unzureichender Zufuhr können verminderte Konzentrationen in den Erythrozytenmembranen und Plasmaphospholipiden sowie Störungen der Sehfunktion die Folge sein. Zudem ist die Ausreifung des kindlichen Nervensystems vermindert. Auf eine ausreichende Zufuhr von Omega-3-Fettsäuren über die Muttermilch mit mindestens 1 g täglich ist zu achten.

**Kinder** Mehrere Untersuchungen weisen darauf hin, dass langkettige Fettsäuren die kognitive Leistungsfähigkeit von Kindern und Jugendlichen steigern können. Eine Substituierung ist also sinnvoll, zumal Kinder aus kurzkettigen Fettsäuren keine langkettigen Fettsäuren aufbauen können. Viele sog. „Kindernahrungen" enthalten immer noch kurzkettige Fettsäuren (➤ Kap. 4.2.2).

**Jugendliche** Jugendliche in der Pubertät profitieren in besonderem Maße über den zusätzlichen, das Immunsystem stimulierenden Effekt der Omega-3-Fettsäuren (➤ Kap. 2.7.5) im besonderen Maße, da sie aufgrund der hormonellen Umstellung anfällig für Infekte und Allergien sind.

**Empfehlung zur Supplementierung**

| | |
|---|---|
| Säuglinge | über die stillende Mutter |
| Kinder | 1 g täglich |
| Jugendliche | 1–2 g täglich |

### Mikronährstoffstrategien

Diese Empfehlungen (➤ Tab. 4.4) gelten als Richtlinie und müssen für den Einzelfall individuell angepasst werden. Ausgegangen wird hier von Nahrungsergänzungen auf natürlicher Basis. Die Empfehlungen können auf synthetische Produkte nicht übertragen werden.

**Tab. 4.4** Mikronährstoffempfehlungen für Säuglinge, Kinder und Jugendliche (Tagesdosis)

| Nährstoff | Säuglinge | Kinder | Jugendliche |
|---|---|---|---|
| Vitamin $B_1$ | 10–20 mg | 10–20 mg | 10–20 mg |
| Vitamin $B_2$ | 10–20 mg | 10–20 mg | 10–20 mg |
| Niacin | 10–20 mg | 20–30 mg | 20–30 mg |
| Pantothensäure | 2–3 mg | 4–6 mg | 6–8 mg |
| Vitamin $B_6$ | 10–20 mg | 10–20 mg | 10–20 mg |
| Folsäure | 400 µg | 400–800 µg | 800–1200 µg |
| Vitamin $B_{12}$ | 10–20 µg | 10–20 µg | 10–20 µg |
| Vitamin C | 1.000–2.000 mg | 1.000–2.000 mg | 1.000–3.000 mg |
| Vitamin D | 1.000–1.500 IE | 1.500–3.000 IE | 1.500–3.000 IE |
| Vitamin E | 50 IE | 50–100 IE | 100 IE |
| Vitamin K | 2 mg oral bei Geburt | Vom Einzelfall abhängig | Vom Einzelfall abhängig |
| β-Carotin | 10–20 µg | 10–20 µg | 10–20 µg |
| Eisen | 2–5 mg | 5–10 mg | 10–20 mg |
| Magnesium | 100 mg | 200–400 | 200–400 mg |
| Selen (organisch) | 100 µg | 100–200 µg | 100–200 µg |
| Zink | 10–20 mg | 20–40 mg | 20–40 mg |

## 4.3 Alter

### 4.3.1 Physiologische Alterungsprozesse

Mit zunehmendem Alter verlieren vor allem folgende Organsysteme an Funktionstüchtigkeit:

- **Herz-Kreislauf-System:** Durch abnehmende Elastizität der Gefäße steigt der Blutdruck an, außerdem lässt die Leistungsfähigkeit des Herzens nach. Die Einschränkung des Herzschlagvolumens wird in Belastungssituationen oft über eine Frequenzsteigerung kompensiert. Spätestens ab dem 70. Lebensjahr entwickelt sich in der Folge eine Herzmuskelhypertrophie. Nicht selten entwickelt sich im Alter aufgrund eines Coenzym-$Q_{10}$-Mangels ein Energiedefizit. Dieses führt bei den besonders „energiehungrigen" Organen wie Leber und Herz zur Ausbildung einer latenten Insuffizienz. Beim Herzen äußerts sich dies über Herzrhythmusstörungen und bei der Leber ist oft ein nicht alimentärer Anstieg der Transaminasen zu beobachten.
- **Atmungsorgane:** Die verminderte Elastizität der Lungen fördert die Ausbildung eines Altersemphysems; die Verschlechterung der Lungenfunktion kann jedoch meist durch die enormen Leistungsreserven der Lunge kompensiert werden (Ausnahme: Lungenerkrankungen oder Rauchen).
- **Verdauungsorgane:** Es besteht eine Obstipationsneigung aufgrund der Zunahme von *Clostridien* in der Darmflora und des Rückgangs der physiologischen Darmflora. Die Atrophie von Leber und Pankreas bewirkt einen erhöhten Blutzuckerspiegel sowie den verzögerten Abbau von Substanzen, die in der Leber verstoffwechselt werden. Ältere Menschen benötigen rund 30 % weniger Kalorien als jüngere bei unverändertem Bedarf an Eiweiß, Mineralstoffen und Vitaminen; der Bedarf an Kohlenhydraten und Fetten sinkt um 35–40 %.
- **Nieren und Harnwege:** Die glomeruläre Filtrationsrate beträgt bei einem 80-Jährigen nur noch die Hälfte von der eines 20-Jährigen.
- **Immunsystem:** Die nachlassende humorale und zelluläre Immunität erhöht die Infektanfälligkeit sowie das Risiko klinischer Infektionen.
- **Skelett- und Muskelsystem:** Osteoporose bedingt eine zunehmende Porosität und Instabilität der Knochen.

Eine Übersicht über die Abnahme von Funktion und Masse verschiedener Organe, den daraus resultierenden möglichen Problemen und entsprechenden Empfehlungen zur Supplementierung zeigt ➤ Tab. 4.5.

**Tab. 4.5** Abnahme von Funktion und Masse verschiedener Organe zwischen dem 30. und dem 75. Lebensjahr, daraus resultierende mögliche Probleme und Empfehlungen zur Supplementierung

| | sinkt um | mögliche Probleme | Empfehlung zur Supplementierung |
|---|---|---|---|
| Gehirngewicht | 44 % | Sinkende Gedächtnisleistung | B-Vitamine, Vitamin D |
| Gehirndurchblutung | 20 % | Risiko bei Narkosen | B-Vitamine, $CoQ_{10}$, Omega-3-Fettsäuren |
| Nervenleitungsgeschwindigkeit | 30 % | Herabsetzung der Reaktionsgeschwindigkeit | B-Vitamine, $CoQ_{10}$ |
| Anzahl der Geschmacksknospen | 65 % | Unlust am Essen | B-Vitamine, Vitamin D |
| Maximaler Pulsschlag | 25 % | Geringere körperliche Leistungsfähigkeit | $CoQ_{10}$, Selen, Carnitin |
| Herzschlagvolumen in Ruhe | 30 % | Geringere körperliche Leistungsfähigkeit | $CoQ_{10}$, Selen, Omega-3-Fettsäuren |
| Nierenfiltrationsleistung | 31 % | Langsamere Ausscheidung von Medikamenten | Vitamin D, Mg |
| Maximale $O_2$-Aufnahme des Blutes | 60 % | Geringere Leistungsreserven | $CoQ_{10}$, Vitamin D, Pycnogenol® |
| Vitalkapazität | 44 % | Einschränkung z. B. der OP-Fähigkeit | $CoQ_{10}$, Selen, Vitamin D |
| Knochenmineralgehalt | | | Vitamin D, Vitamin K, Mg, $CoQ_{10}$, Selen und andere |
| Frauen | 30 % | | |
| Männer | 15 % | | |
| Muskelmasse | 30 % | Geringere körperliche Leistungskraft, z. B. der Handmuskulatur | $CoQ_{10}$, Selen, Vitamin D, Mg, Carnitin, Vitamin $K_2$ |
| Maximale körperliche Dauerleistung | 30 % | Höhere Verletzungsanfälligkeit durch Qualitätsverlust der Muskeln | $CoQ_{10}$, Selen, Vitamin D, Carnitin |
| Grundstoffwechsel | 16 % | Übergewicht bei nicht angepasster Ernährung | $CoQ_{10}$, Selen, Vitamin D, Mg |
| Gesamtkörperwasser | 18 % | Gehäufte Probleme im Wasserhaushalt | $CoQ_{10}$, Mg, Omega-3-Fettsäuren |

## 4.3.2 Nährstoffzufuhr und -bedarf

Mit zunehmendem Alter (ca. ab dem 40. Lebensjahr) werden aufgrund des physiologischen Alterungsprozesses Mikronährstoffe schlechter resorbiert, zudem werden einige sogar essenziell (z. B. Coenzym $Q_{10}$ ➤ Kap. 2.4.1). Außerdem ist bei einseitiger Ernährung eine ausgewogene Mikronährstoffzufuhr nicht gesichert. Die durch Mangelversorgung auftretenden Beschwerden werden häufig mit den Folgen des Alterns gleichgesetzt. Eine bestehende Mikronährstoffunterversorgung sollte bei folgenden Symptomen ausgeschlossen werden:

- Erhöhte emotionale Labilität
- Rezidivierende depressive Verstimmungen
- Reizbarkeit, Erregtheit
- Empfindlichkeit
- Verminderte Gedächtnisleistung

Untersuchungen belegen vor allem eine marginale Versorgung mit Vitamin C, Zink und Eisen (➤ Tab. 4.6). Den Werten liegen allerdings DGE-Empfehlungen zugrunde; setzt man die in diesem Buch besprochenen Werte an und geht von einem im Alter erhöhten Bedarf aus, so erreicht keiner der gesunden älteren Menschen eine sinnvolle Nährstoffversorgung.

**Tab. 4.6** Übersicht über die Nährstoffzufuhr bei gesunden älteren Menschen in Deutschland

| Nährstoff | Anteil der Personen mit Defizit | Schwankungsbreite der täglichen Zufuhr | DGE-Empfehlung (tägliche Zufuhr) |
|---|---|---|---|
| Vitamin A | 7 % | 0,4–3,4 mg | 1,0 mg |
| Vitamin $B_1$ | 6 % | 0,6–2,0 mg | 1,3 mg |
| Vitamin $B_2$ | 4 % | 0,7–2,2 mg | 1,7 mg |
| Vitamin $B_6$ | 9 % | 0,5–2,7 mg | 1,8 mg |
| Vitamin $B_{12}$ | 4 % | 2,6–13,0 µg | 3 µg |
| Folsäure | 8 % | 100–320 µg | 300 µg |
| Vitamin C | 21 % | 18–200 mg | 75 mg |
| Eisen | 22 % | 6,0–22 mg | 10 mg |
| Zink | 24 % | 4,5–15 mg | 15 mg |

Heimbewohner

Noch kritischer fallen die Ergebnisse für nicht gesunde Bewohner von Altenheimen aus. Untersuchungen zeigten, dass in Heimen noch nicht einmal die DGE-Empfehlungen bezüglich der Mikronährstoffe erreicht werden. Zudem sind 60 % der über 75-jährigen Patienten bei Aufnahme ins Krankenhaus unterernährt.

- Bei 5 % der geriatrischen Heimbewohner fanden sich **Vitamin-C**-Plasmaspiegel, die auf eine Skorbutgefährdung hinwiesen.
- 9 % der geriatrischen Heimbewohner wiesen **Retinol**-Plasmakonzentrationen auf, die auf einen klinischen Mangel hinwiesen.
- 33 % der geriatrischen Patienten leiden an **Zink- und/oder Magnesiummangel.**

## Ursachen mangelnder Mikronährstoffzufuhr

- **Grund- und Leistungsumsatz:** Durch den abnehmenden Grund- und Leistungsumsatz ist die Nahrungsaufnahme reduziert.
- **Resorptionsschwäche:** Die Fähigkeit zur Retention von Mikronährstoffen ist vermindert, dafür steigen die Ausscheidungsverluste. Zudem ist die Effektivität der Absorption schwer resorbierbarer Nahrungsbestandteile, wie z. B. der Carotinoide, der Folsäure und des Vitamin $B_{12}$, beeinträchtigt.
- **Medikamente:** 66 % der über 70-Jährigen nehmen mindestens 3 Medikamente pro Tag ein, was die Resorption spezieller Nährstoffe beeinträchtigt.

Heimbewohner

- **Nahrungsaufnahme:** Aus Personalmangel wird häufig die Nahrungszufuhr nicht überprüft, erhebliche Mikronährstoffmangel und eine unterkalorische Kachexie können die Folge sein.
- **Nahrungszubereitung:** Vielfach wird das Essen stark verkocht, um zu verhindern, dass Heimbewohner auf hartes Essen beißen und hierdurch Gebissteile verschlucken könnten. Stark verkochtes Essen beinhaltet jedoch keine nennenswerten Mengen an Mikronährstoffen (➤ Kap. 1.4.4).
- **Ernährungssonden:** Geriatrische Heimbewohner mit Ernährungssonden erhalten über die Sondennahrung in der Regel keine hochwertigen Mikronährstoffe.
- **Ulzera:** Viele Patienten auf Pflegestationen leiden an Dekubitalulcera, hier kann es zu massiven Mikronährstoffverlusten (v. a. Zink) kommen.
- **Störungen des Knochenstoffwechsels:** Bedingt durch zu wenig Bewegung und zu wenig Sonnenlicht.

### 4.3.3 Relevante Mikronährstoffe

Ziel der Orthomolekularen Medizin ist es, den physiologischen Alterungsprozess dahingehend zu unterstützen, dass die Gesundheit bestmöglich erhalten wird.

Bei 75 % der Älteren nimmt die Leistungsfähigkeit des Immunsystems ab, bei 25 % bleibt sie aufgrund genetischer Faktoren und einer vernünftigen Lebensführung, so wird vermutet, konstant. Orthomolekulare Therapiemaßnahmen kombiniert mit ordnungstherapeutischen Maßnahmen zielen darauf ab, die Immunantwort zu stärken.

**STUDIEN**

Bei 2 Gruppen von Menschen über 65 Jahren wurde eine davon mit einem Multivitaminkomplex substituiert. Der Immunstatus wurde vor und nach der einjährigen Substituierung bestimmt. Nach einem Jahr ergab sich folgendes Ergebnis [232]:

- Verbesserung der Messwerte: T-Zellen 22 %, NK (Natürliche Killerzellen) 56 %, Lymphozytenreaktion

97 %, Interleukin-2 170 %, spezifische Antikörper gegen Grippeviren 53 %.
- Abnahme der Krankheitstage durch Infektionen: substituierte Gruppe 23 Infektionstage, nicht substituierten Menschen 48. Dies führte auch zu einer Abnahme der Antibiotikaeinnahme um 44 %.

## Vitamine und Vitaminoide

Nicht nur die reduzierte Mikronährstoffaufnahme ist zu beachten, sondern auch Änderungen beim Mikronährstoffbedarf.

### Vitamin-C

Der Vitamin-C-Bedarf (➤ Kap. 2.3.1: Versorgungssituation) ist erhöht. Vor allem ältere Männer weisen bei gleicher Vitaminaufnahme signifikant niedrigere Plasmaspiegel auf als jüngere (➤ Abb. 1.3). Bei Frauen konnte dieser Zusammenhang nicht verifiziert werden. Zur Wirkung von Vitamin C bei Tumoren: ➤ Kap. 2.3.1: Anwendungsgebiete.

### Vitamin-A

Die Zufuhr gleicher Mengen an Vitamin A verursacht, im Gegensatz zu Vitamin C, bei älteren Menschen signifikant höhere Vitamin-A-Plasmaspiegel als bei jüngeren. Ein Geschlechtsunterschied ist nicht vorhanden. Die geringe therapeutische Breite des Vitamin A erfordert daher eine Reduzierung der täglichen Zufuhr. Um gesundheitliche Probleme durch Überdosierungen (➤ Kap. 2.1.1: Klinische Symptomatik) zu vermeiden, sollten als Nahrungsergänzung nur Carotinoide eingesetzt werden.

### Carotinoide

Auch Carotinoide (➤ Kap. 2.1.2) werden im Alter aufgrund verminderter Zufuhr und Resorption vermehrt benötigt. Da ältere Menschen im Vergleich zu jüngeren bei gleicher Zufuhr erniedrigte Plasmaspiegel haben, ist eine kontinuierliche Supplementierung anzuraten.

Carotinoide und andere Antioxidanzien gelten als gute Prophylaxe der sog. Alterswarzen, vorausgesetzt, die Substituierung beginnt bereits vor deren Auftreten.

### Vitamin D

Im Alter nimmt die Fähigkeit der Vitamin-D-Eigensynthese zunehmend ab, verstärkt durch seltenere Aufenthalte im Freien (➤ Kap. 2.2.2: Möglichkeiten der Bedarfsdeckung). Senioren können 4-mal weniger Vitamin D in der Haut bilden als jüngere Menschen. Nach neueren Erkenntnissen ist Vitamin D an der Pathogenese der Herzinsuffizienz beteiligt, die häufig bei älteren Menschen auftritt. In diesem Fall, in den Wintermonaten sowie bei immobilen Patienten ist eine Vitamin-D-Supplementierung sinnvoll. Ältere Menschen, die an Viren und Bakterien erkranken, sind deutlich im Vitamin-D-Defizit [118]. Zum Schutz dieser Risikogruppe vor viralen und bakteriellen Infektionen sollte daher auf eine ausreichende tägliche Versorgung mit Vitamin D geachtet werden. Gaben von 2.000–4.000 IE/Tag stellen einen wirksamen Infektionsschutz dar.

### Vitamin K

Bei Patienten mit manifester Osteoporose oder einer Osteopenie ist eine Substituierung von Vitamin K zusammen mit Vitamin D und Magnesium sinnvoll.

### Vitamin E

Die Plasmaspiegel älterer und jüngerer Menschen weisen bei Zufuhr gleich hoher Vitamin-E-Mengen keinen signifikanten Unterschied auf. Im eigenen Kollektiv konnte bei Kombination von Vitamin E (➤ Kap. 2.2.3), Selen, Vitamin C und Carotinoiden gezeigt werden, dass ältere Menschen wesentlich besser vor Infekten geschützt sind und im Krankheitsfall wesentlich weniger Medikamente (v. a. Antibiotika) benötigen. Andere Studien bestätigen dies [232].

### B-Vitamine

Die Gruppe der B-Vitamine wird im Alter wesentlich schlechter gespeichert als in jungen Jahren. Speziell Cobalamin (Vitamin $B_{12}$, ➤ Kap. 2.3.8) muss bei älteren Menschen häufig substituiert werden, da die im Alter häufig vorkommende atrophische Gastritis die Resorption von Cobalamin beeinträchtigt. Auch die übrigen B-Vitamine sollten zur Vermeidung von Folgeschäden substituiert werden:

- Im eigenen Kollektiv litten die substituierten älteren Menschen bereits nach 2 Wochen wesentlich weniger an Depressionen und Konzentrationsstörungen. Die kognitiven Fähigkeiten besserten sich bei 24 von 31 Patienten, delirante Zustände traten seltener auf.
- Eine ab dem 40. Lebensjahr durchgeführte Vitamin-B-Substituierung bietet die beste Prophylaxe für Altersstar.
- Um die Folgen einer Hyperhomocysteinämie (➤ Kap. 2.3.7: Biochemische Funktionen) auch im Alter zu vermeiden, sind ab dem 40. Lebensjahr die entsprechenden Mikronährstoffe inklusive der erforderlichen B-Vitamine zu substituieren.

**STUDIEN**

In Deutschland nehmen 89 % der Männer und 91 % der Frauen ab dem 65. Lebensjahr täglich zu wenig Folsäure zu sich (➤ Tab. 2.103) [919].
In einer amerikanischen Studie hatten 43,2 % der Männer und 46,5 % der Frauen ein erhöhtes Homocystein bei gleichzeitig niedrigen Plasmakonzentrationen an Folsäure und/oder Cobalamin. 60 % der Senioren mit der Nahrung Folsäuremengen zu sich nahmen, die nicht ausreichten, den Homocysteinspiegel im Blut im Normbereich zu halten [1233].

### Coenzym $Q_{10}$ (Ubichinon)

Coenzym $Q_{10}$ (➤ Kap. 2.4.1) wird im Alter aufgrund der abnehmenden Eigensynthese essenziell. Das Wort Alter ist hier aber missverständlich, da die Eigenproduktion von Coenzym $Q_{10}$ bereits ab dem 40. Lebensjahr nicht mehr ausreichend ist. Dies betrifft vor allem „energiehungrige“ Organe wie Herz und Leber. Ohne Supplementierung erreichen zum Beispiel 79-Jährige nur eine Coenzym-$Q_{10}$-Synthese von knapp 42 %. Schon seit den 1970er Jahren ist bekannt, dass das Herz ab einer Syntheserate < 75 % eine Herzinsuffizienz entwickeln kann [841]. Eine rechtzeitige Supplementierung von Coenzym $Q_{10}$ für ältere Menschen ist daher essenziell. In einer Studie an 442 subjektiv gesunden Schweden im Alter von knapp 80 Jahren ließ sich die Zahl der Todesfälle an Herz-Kreislauf-Erkrankungen durch die Gabe von Coenzym $Q_{10}$ und Selen halbieren [16]. Da Statine (z. B. Cholesterinsenker vom Typ der Statine) die $Q_{10}$-Produktion um 50–75 % reduzieren, sollten Statine bei älteren Menschen nie ohne die gleichzeitige Gabe von Coenzym $Q_{10}$ gegeben werden (➤ Kap. 2.4.1: Klinische Symptomatik).

Aus den genannten Gründen ist die Coenzym-$Q_{10}$-Supplementierung schon ab dem 40. Lebensjahr grundsätzlich zu empfehlen.

## Mineralstoffe und Spurenelemente

### Eisen

Im Alter finden sich häufig subnormale Eisenwerte, die aber noch als physiologisch zu werten sind. Aufgrund der Besonderheiten dieses Spurenelementes (➤ Kap. 2.5.10) sollten höhere Dosierungen nur bei entsprechender Symptomatik substituiert werden.

**PRAXISTIPP**

Eine Vitamin-C-Substituierung steigert die physiologische Eisenresorption um das 4fache und ist häufig ausreichend.

**Empfehlung zur Supplementierung**

10 mg Eisen täglich, zusätzlich 750–1.500 mg Vitamin C täglich

### Kalzium, Magnesium

Eine Supplementierung von **Kalzium** ist in seltenen Fällen sinnvoll. Allerdings führt der weit verbreitete Mangel an Vitamin D zu einem ossären Kalziumdefizit (➤ Kap. 2.5.4: Kalziumhomöostase). Bei einer kalziumreichen Ernährung reicht es meist, den Vitamin-D-Spiegel auf > 30 ng/ml zu erhöhen, um das Kalziumdefizit auszugleichen.

**GEFAHR**

Gerade im Alter ist der Vitamin-D-Mangel mit über 80 % der Bevölkerung sehr häufig. Eine Kalziumzufuhr bei dieser Personengruppe ist nicht ohne Risiko. Die Gefäße älterer Menschen sind in der Regel atherosklerotisch verändert. Da bei einem Vitamin-D-Mangel Kalzium im Körper kumuliert und oft in den Gefäßwänden gelagert wird, begünstigt eine unkontrollierte Kalziumsubstituierung die Entstehung einer Atherosklerose oder von Nierensteinen.

Ältere Menschen nehmen häufig zur Osteoporoseprophylaxe täglich bis zu 1.000 mg Kalzium zu sich, ohne

**Magnesium** zu ergänzen. Dadurch wird jedoch die Magnesiumresorption im Darm gehemmt, wodurch das Kalzium keinen Effekt mehr auf die Knochenstabilität hat und bei gleichzeitigem Vitamin-$K_2$-Mangel zur Atherosklerose führen kann.

Magnesium erfüllt im Organismus vielfältige Aufgaben (➤ Kap. 2.5.5). Magnesiumsupplemente > 250 mg in Einzeldosen werden schlecht resorbiert, weshalb Magnesium bei älteren Menschen am besten morgens und abends verabreicht wird (2 × 250 mg täglich).

Die Substituierung von Magnesium kann zwar mit der von Kalzium gekoppelt werden, dies ist aber, wie geschrieben, nicht sinnvoll.

#### Selen

Aufgrund der enormen Bedeutung von Selen (➤ Kap. 2.5.16) und der nachweislich erniedrigten Selen-Plasmaspiegel bei älteren Menschen sollte Selen im Alter höher dosiert substituiert werden als in jungen Jahren. Zusammen mit Coenzym $Q_{10}$ senkt Selen die Mortalität für Herz-Kreislauf-Erkrankungen im Alter um gut 50 % (s. oben). Selen ist auch ein gutes Prophylaktikum vor Augenkrankheiten wie Starerkrankungen, AMD und anderen, die durch übermäßigen oxidativen Stress begünstigt werden. Wichtig ist, dass bei der Supplementierung organisches Selen zum Einsatz kommt, da es wesentlich besser resorbiert wird als anorganisches und die Resorption kaum durch Komplexbildung mit Schwermetallen vermindert wird (➤ Kap. 2.5.16: Resorption, ➤ Tab. 2.165).

**Empfehlung zur Supplementierung**

100–200 µg organisches Selen täglich

#### Zink

Ein Zinkmangel im Alter ist weit verbreitet (➤ Kap. 2.5.17). Dies liegt an der fleischarmen- bzw. fleischlosen Kost, an der häufig hypokalorischen Ernährung und an altersbedingten Krankheiten. Eine generelle Zinksubstituierung ist im Alter sinnvoll.

**Empfehlung zur Supplementierung**

10–20 mg Zink täglich

#### Mikronährstoffstrategien

Die in ➤ Tab. 4.7 angegebene Mikronährstoffempfehlung muss bei vorliegenden Erkrankungen evtl. erweitert oder abgeändert werden.

## 4.4 Sportler

### 4.4.1 Nährstoffbedarf

Die Ausübung von Sport, egal in welcher Form, geht aufgrund des gesteigerten Leistungsumsatzes mit einem erhöhten Bedarf an Makro- und Mikronährstoffen einher. Die Zufuhrempfehlungen (➤ Tab. 4.8) dienen nicht der Leistungssteigerung, sondern der Gesunderhaltung des Körpers und müssen an die individuelle sportliche Beanspruchung angepasst werden. So sind Kalorienverbrauch und Elektrolytverluste eines Marathonläufers anders zu beurteilen als bei einem Golfer. Folgende Faktoren gilt es zu berücksichtigen:

- **Kraftsport oder Ausdauersport:** Durch den hohen Schweißverlust benötigen Ausdauersportler mehr Elektrolyte. Kraftsportler benötigen mehr B-Vitamine und proteinbildende Aminosäuren.
- **Leistungssport oder Freizeitsport:** Täglich trainierende Leistungssportler haben einen

**Tab. 4.7** Mikronährstoffempfehlungen für ältere Menschen

| Nährstoff | Empfohlene Tagesdosis |
|---|---|
| Vitamin-B-Komplex | mit mind. 400 µg Folsäure und 5–10 mg Pyridoxin |
| Vitamin C | 750–2.000 mg |
| Vitamin D | 2.000–4.000 IE |
| Vitamin E | 100–200 IE |
| Carotinoidgemisch | mit mind. 10–15 mg β-Carotin |
| Coenzym $Q_{10}$ (Ubichinon) | 100–200 mg |
| Magnesium | 200–400 mg |
| Selen (organisch) | 100–200 µg |
| Zink | 10–20 mg |
| Aminosäuremix als Basisversorgung | 1 × täglich |

**Tab. 4.8** Mikronährstoffempfehlung für Sportler

| Mikronährstoff | Bedeutung für den Sportler | Empfohlene Tagesdosis |
|---|---|---|
| Vitamin A | Aufrechterhaltung der Immunfunktion; Antioxidans | 3.000–6.000 IE |
| Vitamin $B_1$ (Thiamin) | Wichtig für die Verbrennung der Makronährstoffe; wichtiges Coenzym | 10–20 mg |
| Vitamin $B_2$ (Riboflavin) | Wichtig für die Verbrennung der Makronährstoffe; wichtiges Coenzym; Steigerung der Sauerstoffausschöpfung im Körper | 3–5 mg/1.000 kcal des täglich zugeführten Energieumsatzes |
| Vitamin $B_3$ (Niacin) | Wesentlicher Cofaktor für die im Sport besonders wichtige Elektronentransportkette | 10–20 mg/1.000 kcal des täglich zugeführten Energieumsatzes |
| Vitamin $B_5$ (Pantothensäure) | Wichtig für die Verbrennung der Makronährstoffe; Steigerung der Sauerstoffausschöpfung im Körper | 20–40 mg |
| Vitamin $B_6$ (Pyridoxin) | Wichtig für die Verbrennung der Makronährstoffe; wichtiges Coenzym in über 200 Enzymsystemen; wird für die Proteinsynthese benötigt | 20–30 mg |
| Vitamin $B_7$ (Vitamin H, Biotin) | Trägt zum Glykogen- und Fettsäurestoffwechsel bei; fördert die Regeneration | 200–400 µg |
| Vitamin $B_9$ (Folsäure) | Beeinflusst die Zellteilung und den Proteinstoffwechsel | 800–1.200 µg |
| Vitamin $B_{12}$ (Cobalamin) | Wichtig für die Verbrennung der Makronährstoffe; wichtiges Coenzym; steigert die Ausdauerleistung | 20–40 µg |
| Vitamin C | Wasserlösliches Antioxidans; wichtig für das kollagene Bindegewebe; regeneriert Vitamin E bei Radikalbelastung; steigert die Leistungsfähigkeit | 1.000–2.000 mg |
| Vitamin E | Fettlösliches Antioxidans; schützt Zellmembranen; steigert die Leistungsfähigkeit | 200–400 IE |
| Vitamin D | Voraussetzung für einen funktionierenden Knochenstoffwechsel; beeinflusst die Kalziumresorption | 2.000–4.000 IE |
| Vitamin K | Bestandteil der Blutgerinnung | 70–100 µg |
| Coenzym $Q_{10}$ | Steigert die Energiegewinnung in den Muskelzellen | 200–300 mg |
| L-Carnitin | Kann die Fettverbrennung in der Muskulatur steigern | 1.000–3.000 mg |
| Chrom (organisch) | Steigert die Ausdauerleistung | 50–100 µg |
| Eisen | Steigert den Sauerstofftransport und so die Leistungsfähigkeit | 20–40 mg |
| Jodid | Gleicht höhere Belastung für die Schilddrüse aus | 100–200 µg |
| Magnesium | Wichtig für die ossäre und muskuläre Funktion; beeinflusst die Nervenleitgeschwindigkeit | 200–600 mg |
| Natrium | Wichtig für Muskelfunktion; Salz- und Wasserhaushalt; Thermoregulation | 4.000–8.000 mg |
| Phosphor | Wichtig für die ossäre und muskuläre Funktion; Steigerung des Energieumsatzes | 2.000–4.000 mg |
| Selen (organisch) | Antioxidativer Schutz; optimiert die Schilddrüsenfunktion; steigert die Regeneration | 100–200 µg |
| Zink | Wichtig für die erhöhten Anforderungen an das Immunsystem; beschleunigt die Regeneration; steigert die Proteinsynthese | 20–40 mg |
| BCCA (Leucin, Isoleucin, Valin) | Steigert die Ausdauerleistung; Einnahme ca. 60 Minuten vor intensiver sportlicher Betätigung | 2.000–4.000 mg vor Wettkampf |

**Tab. 4.9** Mikronährstoffempfehlung für Patienten mit Malassimilationssyndrom

| Nährstoff | Empfohlene Tagesdosis |
|---|---|
| Vitamin A | 3.000–10.000 IE, möglichst auf 3 Einzelgaben verteilt |
| Vitamin B-Komplex | mit einem Folsäureanteil von mind. 800 µg |
| Vitamin C | 1.000–2.000 mg |
| Vitamin D | 2.000–4.000 IE |
| Vitamin E | 200–400 IE |
| Vitamin $K_2$ | 75–150 µg |
| Carotinoidgemisch | mit einem β-Carotin-Anteil von 50–100 mg |
| Coenzym $Q_{10}$ (Ubichinon) | 100–300 mg |
| Eisen | 10–20 mg |
| Magnesium | 400–600 mg |
| Selen (organisch) | 100–200 µg |
| Zink | 20–40 mg |
| Omega-3-Fettsäuren | 2.000–4.000 mg |

**Tab. 4.10** Mikronährstoffempfehlung bei veganer Ernährungsweise

| Nährstoff | Empfohlene Tagesdosis |
|---|---|
| Vitamin B-Komplex | mit einem Folsäureanteil von mind. 1200 µg |
| Vitamin D | 2.000–4.000 IE |
| Vitamin $K_2$ | 75–150 µg |
| Magnesium | 200–400 mg |
| Selen (organisch) | 200–300 µg |
| Zink | 20–40 mg |
| Omega-3-Fettsäuren | 2.000–4.000 mg |

## 4.6 Personen mit veganer Ernährungsweise

Die vegane Ernährungsweise findet immer mehr Anhänger, ganz bewusst werden Fleisch und tierische Produkte nicht verzehrt. Dadurch kommt es zu einem erheblichen Mangel an Mikronährstoffen, die vor allem über tierische Nahrung zugeführt werden, vor allem die B-Vitamine und Selen. Wenn Veganer diese Vitalstoffe nicht ergänzen, kommt es zu erheblichen gesundheitlichen Störungen. Da Supplemente in diesem Bereich immer vegan sind, sollten sie in der täglichen Nahrung nicht fehlen (➤ Tab. 4.10).

Speziell die Mangelversorgung mit Selen kann schwere gesundheitliche Störungen hervorrufen, weshalb dieses Spurenelement unbedingt ergänzt werden muss. Kostgruppen, die sich vegan ernähren, haben 92 % Risiko eines Selenmangels. Bei Kostgruppen, die sich vegetarisch ernähren, liegt das Risiko dagegen bei 74 %; bei Mischkost-Gruppen ist es mit 68 % am geringsten [580].

KAPITEL

# 5 Diagnostik



## 5.1 Laborparameter

### Möglichkeiten und Grenzen

Die Laboratoriumsdiagnostik liefert neben der im Vordergrund stehenden Anamnese und den bildgebenden Verfahren einen wesentlichen Beitrag zur **Erkennung von gesundheitlichen Defiziten und Krankheiten.** Sie dient der Verlaufsbeobachtung, Therapiekontrolle und Beurteilung der Prognose von Erkrankungen. In der Orthomolekularen Medizin, der Medizin der essenziellen und nicht essenziellen Nährstoffe, ist die labordiagnostische Feststellung des individuellen Nährstoffzustandes in Grenzen möglich. Denn sie stößt an Grenzen, da die Nährstoffdiagnostik nicht in vollem Umfang Teil der klassischen Labordiagnostik ist und oft noch entsprechend gesicherte **Referenzwerte** fehlen. Außerdem wird immer deutlicherer, dass für die Feststellung von Nährstoffdefiziten und des Nährstoffbedarfs **individuell unterschiedliche** Bedürfnisse von Bedeutung sind. Durch Funktionsassays und insbesondere durch die zunehmende Anwendung der Molekulargenetik sind die Möglichkeiten der Feststellung individueller Besonderheiten enorm verbessert worden. Neben Geschlecht, Alter und Lebensweise sind genetische Unterschiede häufig ausschlaggebend, so dass der individuelle Nährstoffbedarf stark schwankt.

### Stellenwert in der Orthomolekularen Medizin

**Referenzwerte** eines Nährstoffs, die der Normverteilung in der Bevölkerung entsprechen, sind nicht unbedingt Ausdruck einer ausreichenden oder gar optimalen Versorgung. Schließlich ist nur ein Teil der Analyseverfahren international standardisiert, **Normbereiche** können abhängig von der Analysemethode oder vom Testhersteller schwanken.

Für die Diagnostik im Rahmen der Orthomolekularen Medizin sind häufiger spezielle chemische Nachweisverfahren (Chromatografie, Atomabsorption) erforderlich, für die noch keine **standardisierten** Methoden verfügbar sind. Diese Methoden müssen vom jeweiligen Labor etabliert werden, wobei zum Teil unterschiedliche Techniken zum Einsatz kommen. Umso mehr muss darauf geachtet werden, dass das durchführende Labor für die betreffenden Verfahren nach gültigen Richtlinien **zertifiziert** ist. Häufig besteht noch Unklarheit bezüglich des geeigneten Kompartiments für die Feststellung des Gesamt-Körperstatus eines Vitamins, Metaboliten oder auch Spurenelements. Nur für einen Teil der Parameter liegen hinreichende Erfahrungen vor, die eine Festlegung des oder der geeigneten Körpermaterialien erlauben, z. B. Serum, Plasma, Vollblut, Speichel.

Die wichtigsten labordiagnostischen Techniken für die orthomolekulare Medizin sind in alphabetischer Reihenfolge:

| | |
|---|---|
| AAS | Atomabsorptionsspektrometrie |
| EIA | Enzymimmunoassay |
| FP | Flammenphotometrie |
| FPIA | Fluoreszenz-Polarisations-Immunoassay |
| GC | Gaschromatographie |
| GC-MS | GC mit Massenspektrometer-Detektion |
| GF-AAS | AAS mit Graphitrohrsystem |
| HPLC | Hochdruck-Flüssigkeitschromatographie |
| ICP-MS | Induktiv gekoppelte Plasma-Emissions-spektroskopie mit Massenspektrometer-Detektion |
| LIA | Lumineszenzimmunoassay |
| LTT | Lymphozytentransformationstest |
| PCR | Polymerasekettenreaktion |
| | Photometrie |
| RIA | Radioimmunoassay |

# 5.2 Nährstoffe und Substanzen

## 5.2.1 Vitamine

### Vitamin A (Retinol, Retinolsäure)

Unter dem Begriff Vitamin A werden mehrere Stoffe zusammengefasst, die eine ähnliche biologische Wirkung besitzen (➤ Kap. 2.2.1). Im engeren Sinne handelt es sich um die Gruppe der Retinoide, Retinolsäure und Retinol. Vitamin A kann in begrenztem Umfang im Körper auch aus Carotinoiden, vor allem aus **β-Carotin,** synthetisiert werden. Aus den mit der Nahrung aufgenommenen Retinylestern wird im oberen Dünndarm Retinol abgespalten, unter Mitwirkung von Gallensäuren und Fetten resorbiert und in der Leber als Retinolester gespeichert. Bei gestörter Fettresorption ist auch die Vitamin-A-Resorption eingeschränkt.

#### Vitamin-A-Test

Der sog. Vitamin A-Test wird bei Verdacht auf Malabsorption bzw. Maldigestion zur Feststellung der intestinalen Fettabsorption eingesetzt.

Durchführung: Zur Prüfung der intestinalen Fettabsorption wird eine Testdosis Vitamin A (600.000 IE) verabreicht. Vor Beginn und nach 3, 5 und 7 Std wird der Anstieg von Vitamin A im Serum gemessen. Ein Anstieg um mehr als 500 µg/dl (17,5 µmol/l) gilt als normaL.

**Steckbrief Vitamin A**

**Material:** Serum, lichtgeschützt lagern
**Methode:** HPLC
**Normbereich (Retinol):** 200–1.000 µg/l

### β-Carotin

β-Carotin gehört zur Gruppe der Carotinoide und gilt als das Provitamin A mit der höchsten Wirkaktivität (➤ Kap. 2.1.2: β-Carotin). Durch enzymatische Spaltung (Dioxygenase) entstehen aus 1 Molekül β-Carotin 2 Moleküle Retinal, die anschließend zu Retinol reduziert werden. Die Dioxygenaseaktivität unterliegt im Körper einer strengen Kontrolle, so dass nur so viel Retinol gebildet wird, wie der Organismus benötigt. Unabhängig von seiner Provitamin-A-Wirkung verfügt β-Carotin über eine Reihe eigener Wirkungen, vor allem als Antioxidans.

**Steckbrief β-Carotin**

**Material:** Serum
**Methode:** HPLC
**Normbereich:** 50–1.250 µg/l

### Weitere Carotinoide

Heute sind mehr als 400 Carotinoide pflanzlichen Ursprungs bekannt, von denen etwa 50 Provitamin-A-Charakter aufweisen (➤ Kap. 2.1.2). Für den menschlichen Organismus sind vor allem α- und β-Carotin, Lutein, Lycopin, Kryptoxanthin, Zeaxanthin, Canthaxanthin und Astaxanthin von Bedeutung. Alle können unterschiedlich wirkungsvoll in Vitamin A umgewandelt werden und verfügen darüber hinaus über eigene, vorwiegend antioxidative Fähigkeiten. Aufgrund ihres unterschiedlichen gesundheitlichen Potenzials ist die Bestimmung der einzelnen Carotinoide oft bedeutsam.

**Steckbrief Carotinoide**

**Material:** Serum
**Methode:** HPLC
**Normbereiche:**

| | |
|---|---|
| • Canthaxanthin | 10–68 µg/l |
| • α-Carotin | 54–489 µg/l |
| • Lutein | 129–628 µg/l |
| • Lycopin | 75–880 µg/l |
| • Kryptoxanthin | 33–509 µg/l |
| • Zeaxanthin | 30–100 µg/l |

## Vitamin $B_1$ (Thiamin, Thiaminpyrophosphat)

Vitamin $B_1$ („Anti-Beriberi-Vitamin"; ➤ Kap. 2.3.2) wird als Thiamin aktiv aus dem Dünndarm resorbiert und im Körper enzymatisch unter Mitwirkung von Magnesium in die aktive Form Thiaminpyrophosphat (TPP) umgewandelt. TPP ist Cofaktor zahlreicher Enzyme (z. B. Decarboxylasen, Aldehydtransferasen Transketolasen), die die Energieversorgung der Zelle steuern. Die Speicherfähigkeit des Organismus ist mit 30 mg gering, so dass bei mangelhafter Zufuhr innerhalb weniger Tage ein Mangelsyndrom auftreten kann. Da die Plasmakonzentration von Vitamin $B_1$ nahrungsabhängig sehr variabel ist, sollte die Bestimmung der Körperstatus in Blutzellen (Vollblut) erfolgen.

**Steckbrief Vitamin $B_1$**

**Material:** EDTA-Blut
**Methode:** HPLC
**Normbereiche:**

| | |
|---|---|
| • Thiamin | 1–5 µg/l |
| • TPP | 30–90 µg/l |

## Vitamin $B_2$ (Riboflavin, FAD)

Das in zahlreichen pflanzlichen und tierischen Lebensmitteln enthaltene Riboflavin (➤ Kap. 2.3.3) wird im Dünndarm aktiv resorbiert und im Organismus in die aktiven Formen FMN und FAD umgewandelt (➤ Abb. 2.18). Flavinenzyme, die FAD (FMN) als Kofaktor enthalten, sind an der zellulären Atmung sowie am Energie- und Eiweißstoffwechsel beteiligt. Außerdem haben sie aufgrund der molekularen Struktur des Riboflavins ausgeprägte Redoxeigenschaften.

Riboflavin ist sehr lichtempfindlich, was bei der Probennahme beachtet werden muss. Die Plasmaspiegel sind aufgrund starker nahrungsabhängiger Schwankungen erheblich weniger für die Erfassung des Körperstatus geeignet als die Konzentrationen in den Erythrozyten.

**Steckbrief Vitamin $B_2$**

**Material:** EDTA-Blut, lichtgeschützt gelagert
**Methode:** HPLC
**Normbereiche:**

| | |
|---|---|
| • Riboflavin | 15 µg/l |
| • FAD | 205–305 µg/l |

## Vitamin $B_3$ (Niacin)

Nicotinsäure und Nicotinamid (➤ Kap. 2.3.4) sind Bestandteil zahlreicher tierischer und pflanzlicher Nahrungsmittel. Sie werden im oberen Dünndarm resorbiert und haben als Bestandteil der Redoxpaare $NAD^+$/NADH und $NADP^+$/NADPH (➤ Abb. 2.19) zentrale Bedeutung im Intermediärstoffwechsel. Im Organismus kann Niacin außerdem in begrenztem Umfang aus der Aminosäure Tryptophan unter Mitwirkung der Vitamine $B_2$ und $B_6$ synthetisiert werden. Allerdings sind 60 mg Tryptophan für die Bildung von 1 mg Niacin erforderlich.

**Steckbrief Vitamin $B_3$**

**Material:** Serum, Morgenurin
**Methode:** HPLC
**Normbereiche:**

| | |
|---|---|
| • Niacin (Serum) | 1–5 µg/l |
| • Urin | 1.600–4.300 µg/g Kreatinin |

## Vitamin $B_5$ (Pantothensäure)

Pantothensäure (➤ Kap. 2.3.5) ist Baustein des Coenzym A (➤ Abb. 2.20) und nimmt damit eine zentrale Rolle im Energiestoffwechsel ein, wo es als

Acylgruppendonator fungiert und in nahezu allen Geweben am Kohlenhydrat-, Fett- und Eiweißstoffwechsel teilnimmt. Zahlreiche tierische und pflanzliche Nahrungsmittel enthalten Pantothensäure als Bestandteil von Coenzym A und der Fettsäuresynthase (➤ Kap. 2.3.5: Fettsäuremetabolismus). Im Magen-Darm-Trakt wird Pantothensäure aus diesen Verbindungen freigesetzt und nach Resorption im Gewebe rasch wieder in Coenzym A eingebaut.

**Steckbrief Vitamin $B_5$**

**Material:** Serum
**Methode:** HPLC
**Normbereich:** 0,9–8,0 µmol/l

## Vitamin $B_6$ (Pyridoxal, Pyridoxal-5-Phosphat)

Vitamin $B_6$ ist ein Sammelbegriff für Pyridoxin, Pyridoxal und Pyridoxamin und deren phosphorylierte Metabolite (➤ Kap. 2.3.6). Pyridoxalphosphat und Pyridoxaminphosphat fungieren als Coenzyme in mehr als 100 enzymatischen Reaktionen des Kohlenhydrat-, Fett- und Aminosäurestoffwechsels und der Immunabwehr. Vitamin $B_6$ ist in zahlreichen pflanzlichen und tierischen Nahrungsmitteln enthalten. Der Vitamin-$B_6$-Bedarf ist u. a. abhängig von der Aktivität Vitamin-$B_6$-abhängiger Enzyme.

Für die in den Homocysteinmetabolismus eingebundene **Cystathionin-β-Synthase (CβS)** sind genetische Polymorphismen beschrieben (Häufigkeit homozygot 1 : 100.000, heterozygot 1 : 150), die mit verminderter Enzymaktivität und infolgedessen erhöhtem Coenzymbedarf (Pyridoxal) verbunden sind.

**Steckbrief Vitamin $B_6$**

**Material:** EDTA-Blut
**Methode:** HPLC
**Normbereiche:**
- Pyridoxal 4–25 µg/l
- Pyridoxalphosphat 5–30 µg/l

### Einflussfaktoren

Auch im Alter kann trotz normaler Serumkonzentration ein funktioneller Vitamin-$B_6$-Mangel bestehen, da die Aktivität Vitamin-$B_6$-abhängiger Enzyme abnimmt. Der tatsächliche Bedarf ist anhand der Konzentration von **Cystathionin** und **Cystein** erkennbar, die bei absolutem oder relativem Vitamin-$B_6$-Mangel erniedrigt sind. Cystathionin entsteht aus Homocystein über die Vitamin-$B_6$-abhängige CβS und wird anschließend, ebenfalls Vitamin-$B_6$-abhängig, durch die γ-Cystathionase in Cystein umgewandelt (➤ Abb. 2.46). Auch die Konzentration von **Homocystein** (s. Vitamin $B_{12}$) erlaubt – zumindest in schwereren Fällen – einen Rückschluss auf die Vitamin-$B_6$-Verfügbarkeit.

**Steckbriefe Cystein, Cystathionin**

**Cystein**
**Material:** Serum (tiefgefroren)
**Methode:** HPLC
**Normbereich (Serum):** 8–10 nmol/ml

**Cystathionin**
**Material:** Urin
**Methode:** HPLC
**Normbereiche:**
- Serum < 3,0 nmol/ml
- Urin < 11,3 mmol/mol Kreatinin

## Vitamin $B_{12}$ (Cobalamin)

Vitamin $B_{12}$ (➤ Kap. 2.3.8) wird vorwiegend über Fleisch aufgenommen. Es wird im Magen durch Pepsin und HCl freigesetzt und an ein Carrierprotein (R-Protein) gebunden. Im Dünndarm wird das R-Protein abgebaut, Cobalamin an den intrinsischen Faktor gebunden und dieser Komplex über spezifische Rezeptoren im Ileum resorbiert. Im Blut erfolgt der Transport des fettlöslichen Vitamins über die Transcobalamine I–III. Der Vitamin-$B_{12}$-Pool des Körpers beträgt 2–5 mg.

**Steckbrief Vitamin $B_{12}$**

**Material:** Serum
**Methode:** EIA (RIA, LIA)
**Normbereich:** 200–950 pg/ml

### Einflussfaktoren

Bei atrophischer Gastritis kommt es durch den Mangel an Pepsin und HCl zur Malabsorption von nahrungsgebundenem (nicht jedoch von freiem!) Vitamin $B_{12}$, bei perniziöser Anämie über Autoimmunmechanismen zur Resorptionsstörung. Ca. 80 % der Patienten mit perniziöser Anämie haben Antikörper gegen die HCl-bildenden Parietalzellen und ca. 40 % Antikörper gegen den **Intrinsischen Faktor (IF).** Beide Antikörperspezies können im Routinelabor nachgewiesen werden.

**Steckbrief IF-Antikörper**

**Material:** Serum
**Methode:** Ligandenassay
**Normbereich:** negativ

Mit dem **Alter** nimmt der Vitamin-$B_{12}$-Bedarf zu, einerseits wegen einer verminderten Resorption durch Parietalzellatrophie, andererseits wegen der abnehmenden Aktivität Vitamin-$B_{12}$-abhängiger Enzyme. Dadurch weisen trotz normaler Serumkonzentration etwa 20 % der über 65-Jährigen einen funktionellen Mangel auf, der sich im Anstieg von **Methlymalonat** und von **Homocystein** äußert. Durch Aktivitätsabfall der Methylmalonyl-CoA-Mutase kommt es zur Anreicherung von Methylmalonat, durch Aktivitätsverlust der Homocystein-Methyltransferase zum Anstieg von Homocystein.

**Steckbrief Methylmalonat**

**Material:** Serum
**Methode:** HPLC, GC-MS
**Normbereich:** 7,1–66 µg/l

## Homocystein

Homocystein kommt in freier und gebundener Form vor, bestimmt wird das Gesamt-Homocystein. Homocystein wird im Organismus metabolisiert: Remethylierung unter Mitwirkung der Folat- und Vitamin-$B_2$-abhängigen Methylentetrahydrofolat-Reduktase (MTHFR) und der Vitamin-$B_{12}$-abhängigen Homocystein-Methyltransferase zu Methionin (➤ Abb. 2.21) oder Transsulfurierung unter Mitwirkung der Vitamin-$B_6$-abhängigen Enzyme Cystathionin-β-Synthase (CβS) und γ-Cystathionase zu Cystein (➤ Abb. 2.46).

### Einflussfaktoren

- **Mangel der verschiedenen Vitamin-Cofaktoren** ($B_{12}$, Folat, $B_6$ und $B_2$): bewirkt Homocysteinanstieg; häufig außerdem angeborene Genvarianten der verschiedenen Enzyme, insbesondere der MTHFR, mit reduzierter Enzymaktivität und ggf. mäßig erhöhtem Homocystein.
- **Normale Vitaminspiegel und hohes Homocystein:** molekulargenetische Bestimmung einzelner Genvarianten:
  - **Punktmutation der MTHFR:** bei 10–13 % der Bevölkerung als homozygote C677T-Mutante mit 50 % reduzierter Aktivität.
  - **Mutationen der CβS** (s. Vitamin $B_6$): sind nur im homozygoten Fall (1 : 100.000) von Bedeutung – mit bis zu 40fachem Homocysteinanstieg; bei heterozygoten Mutationen (1 : 150) ist Homocystein dagegen nur leicht erhöht. Bei der CßS sind über 60 Mutationen bekannt, von denen die 1278T- und G307S-Variante die häufigsten sind. Die Mutationshäufigkeit beschränkt die Möglichkeiten der molekulargenetischen Analyse. Die erhöhten Quotienten HoCy : Cys und HoCy : Folat sind gute metabolische Indikatoren des Enzymmangels.
- **Homocysteinkonzentrationen > 10 µmol/l:** Es besteht ein signifikanter Risikoanstieg bezüglich Herz-Kreislauf-Komplikationen, d. h., die Normalverteilung entspricht nicht dem gewünschten Zielbereich. Das **Serum** muss innerhalb 30 min nach Blutentnahme getrennt werden, da Homocystein weiterhin in Blutzellen gebildet wird. Nach einem Tag kann der Homocysteinwert ohne Serumtrennung bereits um 40–80 % erhöht sein. Alternativ wird **Kapillarblut** entnommen und in einer Stabilisatorlösung lysiert. Bei der Kapillarmethode werden 20 % niedrigere Werte als im Serum gemessen und entsprechend korrigiert.

**Steckbrief Homocystein**

**Material:** Serum, Kapillarblut
**Methode:** HPLC, FPIA
**Normbereich:** 5,0–10,0 µmol/l
**Zielbereich:** < 8,0 µmol/l

## Folsäure (Folat)

Folsäure ist Ausgangssubstanz der Folate, die zusammen das essenzielle Vitamin $B_9$ (➤ Kap. 2.3.7) darstellen. Die wichtigsten sind Tetrahydrofolsäure (THF), 5-Methyl-THF und 10-Formyl-THF. Folate liegen in der Nahrung als Polyglutamate vor, die erst nach Abspaltung der Glutamylreste als Monoglutamat der Folsäure resorbiert werden. Der Organismus enthält 5–10 mg Folate. Die biologisch aktiven Folate werden nach Denaturierung im Ligandenassay bestimmt.

### Einflussfaktoren

Der Folatgehalt im Blut wird durch die Nahrungsaufnahme erheblich beeinflusst und spiegelt nur bedingt den tatsächlichen Gewebegehalt wider (Nüchternblutentnahme!). Besser geeignet ist die Folatbestimmung in Erythrozyten (Vollblut) als Maß der Gewebekonzentration.

- **Isolierter Vitamin $B_{12}$-Mangel:** Vitamin $B_{12}$ ist an der Aufnahme von Folat in die Zelle beteiligt, so dass bei isoliertem Vitamin-$B_{12}$-Mangel Folat im Serum hoch und in Erythrozyten niedrig ist.
- **Tatsächlicher Folatbedarf:** durch Bestimmung von Homocystein (s. Vitamin $B_{12}$), dessen Serumkonzentration direkt von Folat bzw. der Aktivität der MTHFR und Vitamin $B_{12}$ abhängig ist. Bei eingeschränkter Aktivität der MTHFR (genetischer Polymorphismus, Alter) kann trotz eines normalen zellulären Folatgehalts ein funktioneller Mangel mit Anstieg von Homocystein vorliegen.

**Steckbrief Folsäure**

**Material:** EDTA-Blut, Nüchternserum
**Methode:** EIA (RIA, LIA)
**Normbereiche:**

| | |
|---|---|
| • Serum | 1,8–9,0 µg/l |
| • Vollblut | 150–450 µg/l |

## Vitamin C (Ascorbinsäure)

Vitamin C (➤ Kap. 2.3.1) wird nach der Blutentnahme sehr schnell oxidiert, so dass Entnahme und Lagerung für eine korrekte Bestimmung ausschlaggebend sind. Ein Kompromiss zwischen stabiler Lagerung und Praktikabilität ist die Blutentnahme in Lithiumheparin. Als optimal gilt jedoch allein die Entnahme mit sofortiger Ansäuerung (Molybdänphosphorsäure), Abzentrifugieren und Tieffrieren des Überstandes bei –80 °C.

### Einflussfaktoren

Bei unsachgemäßer Blutabnahme sinkt die messbare Vitamin-C-Konzentration im Blut innerhalb weniger Stunden gegen Null. Während der Vitamin-C-Gehalt des Blutes nicht nur aus methodischen Gründen erheblich variiert, scheint die Bestimmung im Vollblut (Erythrozyten) besser geeignet, die Verfügbarkeit im Gewebe zu erfassen.

**Steckbrief Vitamin C**

**Material:** Li-Heparinblut, gekühlt, lichtgeschützt
**Methode:** HPLC
**Normbereiche:**

| | |
|---|---|
| • Serum | 4,0–14,0 µg/ml |
| • Vollblut | 3,5–12,8 µg/ml |

## Vitamin D

Der Vitamin-D-Gehalt im Blut (sowohl Cholecalciferol [Provitamin] als auch Calcitriol [biologisch aktiver Metabolit, Hormon], ➤ Tab. 2.52, ➤ Abb. 2.34) ist stark von der Sonneneinstrahlung (UV-Licht) abhängig (➤ Kap. 2.2.2). Im Winter liegt der Referenzbereich generell 40–50 % niedriger als im Sommer (➤ Abb. 2.10). Im Winterhalbjahr liegt bei fast allen Einwohnern Deutschlands ein Vitamin-D-Mangel vor.

Der Zielbereich für Cholecalciferol liegt nach aktueller Einschätzung deutlich über der aktuellen Normalverteilung, da die antiproliferativen und immunmodulierenden Wirkungen von Vitamin D bei höheren Konzentrationen stärker zur Wirkung kommen. Die Obergrenze der Vitamin-D-Konzentration wird durch dessen hyperkalzämisches Potenzial festgelegt.

**Steckbrief Vitamin D**

**Cholecalciferol [$D_3$], Calcidiol [25(OH)$D_3$]**
**Material:** Serum
**Methode:** EIA (RIA)

**Normbereiche:**
- im Sommer 9–55 ng/ml
- im Winter 5.5–35

**Zielbereich:** 25–65 ng/ml

**Cholecalciferol [D3], Calcidiol [25(OH)D3]**
**Material:** Serum
**Methode:** RIA
**Normbereich:** 14–60 ng/l

## Vitamin E (α-Tocopherol)

Natürliches Vitamin E (➤ Kap. 2.2.3) enthält 8 Fraktionen, die alle biologisch wirksam sind: α-, γ-, δ-, ε-Tocopherol sowie α-, γ-, δ-, ε-Tocotrienol. Die beiden Hauptbestandteile sind α- und γ-Tocopherol, deren Serumkonzentration stark ernährungsabhängig ist. In Deutschland enthält die Ernährung überwiegend α-Tocopherol aus tierischer Quelle.

**Steckbrief Vitamin E**

**Material:** Serum
**Methode:** HPLC
**Normbereiche:**
- α-Tocopherol 3–14 μg/ml
- γ-Tocopherol 2–6 μg/ml

## Vitamin H (Biotin)

In der Nahrung liegt Biotin in freier und in eiweißgebundener Form vor. Gebundenes Biotin wird im Dünndarm zu Biocytin verdaut, das durch das Enzym Biotinidase zu Biotin und Lysin hydrolysiert wird. Dazu kommt eine variable Menge an Biotin, die durch Darmbakterien (jedoch erst im Kolon) gebildet wird. Bei angeborenem Biotinidasemangel muss Biotin lebenslang zugeführt werden, da die intestinale Produktion durch Bakterien nicht ausreicht.

**Steckbrief Vitamin H**

**Material:** Serum
**Methode:** EIA
**Normbereich:** 1.6–9.6 μg/l

## Vitamin $K_1$ (Phyllochinon)

Die in der Natur vorkommenden Vitamine $K_1$ (Phyllochinon) und $K_2$ (Menachinone mit unterschiedlich langen Seitenketten) sind für den Menschen von Bedeutung (➤ Kap. 2.2.4). Das synthetisch hergestellte Menadion (Vitamin $K_3$) ist heute ohne Bedeutung. Vitamin K ist an der Aktivierung verschiedener Gerinnungsfaktoren beteiligt. Es wirkt außerdem an der Carboxylierung verschiedener Proteine mit, u. a. des Knochenproteins Osteocalcin. Vitamin $K_1$ ist ausschließlich in pflanzlichen Nahrungsmitteln enthalten, Vitamin $K_2$ wird außerdem im unteren Darmtrakt bakteriell synthetisiert.

**Steckbrief Vitamin $K_1$**

**Material:** Serum, lichtgeschützt gelagert
**Methode:** HPLC
**Normbereich:** 50–900 ng/l

# 5.2.2 Mineralstoffe (Mengenelemente)

## Kalzium

Das Gesamtkalzium im Serum besteht aus 3 Fraktionen: dem ionisierten, freien $Ca^{2+}$, das etwa 50 % der Gesamtmenge ausmacht, dem proteingebundenen Ca (45 %) und dem fest an Anionen gebundenen Ca (5 %) (➤ Kap. 2.5.4). Das freie ionisierte $Ca^{2+}$ entspricht dem biologisch aktiven Ca und ist daher der beste Indikator des Kalziumstatus. Bei normalem Serumproteingehalt (Albumin) ist jedoch die Bestimmung des Gesamtkalziums adäquat. Im Routinelabor wird das Gesamtkalzium im Serum heute in der Regel mittels ionenselektiver Elektroden bestimmt, deren Genauigkeit jedoch nicht an die Referenzmethode der AAS oder der FP heranreicht.

Laborparameter
- **Vollblut:** Ohne Bedeutung, da die Serumkonzentration sehr präzise geregelt ist, nicht von der Nahrungsaufnahme abhängig ist und die Erythrozyten kein adäquates Maß der Gewebekonzentration bieten.
- **Haar:** Konzentration unterliegt erheblichen äußeren Einflüssen und korreliert nicht mit der Gewebekonzentration.

Bei Verdacht auf klinisch relevante Störungen der Kalziumhomöostase ist zusätzlich die Ca-Bestimmung im 24-Stunden-Urin wichtig, um die Gesamtausscheidung zu erfassen.

**Steckbrief Kalzium**

**Material:** Serum, 24-Stunden-Urin
**Methode:** ionenselektive Elektrode, FP oder AAS
**Normbereiche:**

| | | |
|---|---|---|
| • Gesamt-Ca | 2,20–2,65 mmol/l | 8,8–10,6 mg/dl |
| • Ionisiertes Ca | 1,15–1,35 mmol/l | 4,6–5,4 mg/dl |
| • Ca im 24-h-Urin: | | |
| – Frauen | < 6,2 mmol/24 h | < 250 mg/24 h |
| – Männer | < 7,5 mmol/24 h | < 300 mg/24 h |

## Magnesium

Nur etwa 1 % des gesamten Magnesiums befindet sich im Serum, davon 60–80 % in freier, ionisierter Form als $Mg^{2+}$. Die Hauptmenge ist im Knochensystem (60 %) und in der Muskulatur (40 %) konzentriert (➤ Kap. 2.5.5). Die Konzentration in den Erythrozyten liegt 3-mal so hoch wie im Serum, bei längerer Lagerung (Hämolyse) steigt der Serumwert daher an. Im Routinelabor wird Serummagnesium häufig photometrisch bestimmt, geeigneter ist die AAS.

### Laborparameter

- **Serum:** Nur mäßig brauchbar, da keine zufriedenstellende Korrelation mit dem Gesamtgewebegehalt besteht.
- **Vollblut:** Erheblich besser geeignet und im Routinelabor gut durchführbar, auch wenn dessen Gehalt nicht vollständig mit dem Gewebegehalt korreliert.
- **24-Stunden-Urin:** Kann im Einzelfall hilfreich sein, einen Anhaltspunkt für die Gesamtkonzentration im Körper zu gewinnen.
- **Haar:** Ohne Bedeutung, da die Konzentration erheblichen äußeren Einflüssen unterliegt und nicht mit der Gewebekonzentration korreliert.

**Steckbrief Magnesium**

**Material:** EDTA
**Methode:** AAS (Photometrie)
**Normbereiche:**

| | | |
|---|---|---|
| • Serum: | | |
| – Frauen | 0,77–1,03 mmol/l | 1,9–2,5 mg/dl |
| – Männer | 0,73–1,06 mmol/l | 1,8–2,6 mg/dl |
| • Erythrozyten | 1,20–1,72 mmol/l | |
| • 24-h-Urin | 3,0–5,0 mmol/24 h | 73–122 mg/24 h |

## Phosphat

Anorganisches Phosphat (➤ Kap. 2.5.7) liegt im Serum als Orthophosphat vor, im Verhältnis 4 : 1 von $HPO_4^{2-}$ zu $H_2PO_4^-$. Die Konzentration in Erythrozyten liegt höher, so dass bei längerer Lagerung von Vollblut oder bei zu hoher Temperatur die Serumkonzentration ansteigt. Auch bei einer Thrombozytose ist Phosphat im Serum erhöht. Anorganisches Phosphat wird zusammen mit Kalzium antagonistisch geregelt.

### Laborparameter

- **Serum:** hat oft nur orientierenden Wert
- **24-Stunden-Urin:** im Regelfall der Serumbestimmung vorzuziehen

**Steckbrief Phosphat**

**Material:** Serum, 24-Stunden-Urin
**Methode:** Photometrie
**Normbereiche:**

| | | |
|---|---|---|
| • Serum | 2,6–4,5 mg/dl | 0,84–1,45 mmol/l |
| • 24-h-Urin | 0,7–1,2 g/24 h | 23–40 mmol/24 h |

## Eisen

Eisen (➤ Kap. 2.5.10) ist das Zentralatom von Hämoglobin und Myoglobin und Bestandteil zahlreicher Enzyme. Im Hämoglobin finden sich ca. 2,5 g, etwa 0,5–2 g sind in Form von Ferritin gespeichert und ca. 4 mg werden an Transferrin gebunden transportiert.

Laborparameter

- **Serum:** Zur Beurteilung des Körpereisenstatus kaum geeignet, da es stark ernährungsabhängig ist, im Tagesverlauf schwankt und bei chronischen Erkrankungen vermindert ist.
- **Transferrinsättigung:** Besser geeignet; ist umso geringer, je niedriger der Eisengehalt.
- **Ferritin:** Am besten geeignet, korreliert unmittelbar mit dem Speichereisen.

**Steckbrief Eisen**

**Material:** Serum (Plasma)
**Methode:** Photometrie, AAS
**Normbereiche (µg/dl):**

| | 25 Jahre | 40 Jahre | 60 Jahre |
|---|---|---|---|
| • Frauen | 37–165 | 23–134 | 39–149 |
| • Männer | 40–155 | 35–168 | 40–120 |

### Transferrinsättigung

Eisen wird im Blut an Transferrin gebunden transportiert. Ein Transferrinmolekül bindet maximal 2 Eisenionen ($Fe^{2+}$). Je geringer der Gewebegehalt an Eisen desto höher die Konzentration an Transferrin, dessen Synthese in der Leber bei Eisenmangel gesteigert wird.

**Berechnung**

Die Transferrinsättigung Tfs ist der Quotient aus der Eisen- und der Transferrinkonzentration nach der Formel:
Tfs (%) = Fe (µg/dl) : Transferrin (mg/dl) × 70,9

**Steckbrief Transferrin**

**Material:** Serum
**Methode:** Photometrie (Eisen) + Turbidimetrie (Transferrin)
**Normbereich:** 16–45 %

### Ferritin

Serumferritin ist bei Gesunden direkt mit der Gewebekonzentration von Eisen korreliert – unabhängig von der Konzentration des Serumeisens. Ein prälatenter Eisenmangel liegt bei Ferritinwerten < 20 µg/l vor (Transferrin 360–380 mg/dl), ein latenter bzw. manifester Mangel bei Ferritinwerten < 12 µg/l (Transferrin > 380 mg/dl). Bei chronischen Erkrankungen (Leberschaden, Infekt, Tumor) kommt es zur Aufhebung der Korrelation mit ggf. exzessiv hohen Ferritinkonzentrationen durch autonome Synthese. Bei einer Hämochromatose ist hohes Ferritin das wichtigste diagnostische Kennzeichen der genetisch bedingten Eisenüberladung.

**Steckbrief Ferritin**

**Material:** Serum
**Methode:** EIA (LIA, IRMA)
**Normbereiche:**

- Frauen 22–112 µg/l
- Männer 34–310 µg/l

## 5.2.3 Spurenelemente

### Chrom

Chrom (➤ Kap. 2.5.9) kommt 2- bis 6-wertig vor. Während das $Cr^{6+}$-Ion hochtoxisch ist, erfüllt 3-wertiges $Cr^{3+}$ als integraler Bestandteil des sog. Glukosetoleranzfaktors physiologische Aufgaben. Der Gesamtgehalt des Körpers liegt bei 10–20 mg. Zink und Vanadium beeinträchtigen kompetitiv die Chromresorption.

**Steckbrief Chrom**

**Material:** Serum
**Methode:** GF-AAS
**Normbereich:** bis 0,5 µg/l

### Cobalt

Cobalt (➤ Kap. 2.5.12) kommt 2- und 3-wertig vor. Es wird nicht frei, sondern nur als Bestandteil von Vitamin $B_{12}$ resorbiert, Eisen und Mangan wirken kompetitiv. Im Blut wird Cobalt mithilfe der Transcobalamine I–III transportiert. Neben Serum ist der Cobaltgehalt im Vollblut (Erythrozyten) von Bedeutung.

**Steckbrief Cobalt**

**Material:** Serum, EDTA-Vollblut
**Methode:** GF-AAS
**Normbereiche:**
- Serum bis 0,5 µg/l
- Vollblut 0,5–3,9 µg/l

## Jod

Zur Synthese der Schilddrüsenhormone Thyroxin und Trijodthyronin werden täglich 150–200 µg Jod benötigt (➤ Kap. 2.5.11). Jodmangel führt zu eingeschränkter Syntheseleistung der Schilddrüse. Für die Feststellung der Jodmangelstruma empfiehlt sich die aufwändigere Bestimmung der Jodausscheidung im 24-Stunden-Urin.

**Steckbrief Jod**

**Material:** Serum, Urin; 24-Stunden-Urin (Jodmangelstruma)
**Methode:** ICP-MS, Ionenchromatographie
**Normbereiche:**
- Serum 50–90 µg/l
- Urin 18–269 µg/l
- 24-h-Urin: > 44,6 nmol : (mmol Kreatinin x 24 h)

## Kupfer

Der größte Teil des Kupfers im Serum (90 %) ist an Coeruloplasmin gebunden, das als Transportprotein für den Kupfertransfer ins Gewebe fungiert (➤ Kap. 2.5.13). Bei Mangel an Coeruloplasmin bzw. gestörter Kupferbindung in der Leber (Morbus Wilson) sind Serumkupfer und Coeruloplasmin stark vermindert.

Ernährungsbedingter Mangel ist selten, bei hoher Zink- oder Eisenzufuhr kann allerdings infolge kompetitiver Resorptionshemmung ein Kupfermangel auftreten.

**Steckbrief Kupfer**

**Material:** Serum
**Methode:** AAS
**Normbereiche:**
- Frauen 74–122 µg/l 11,6–19,2 µmol/l
- Männer 79–131 µg/l 12,4–19,6 µmol/l

## Mangan

Mangan (➤ Kap. 2.5.14) kommt 2- bis 4-wertig vor, je niedriger der Oxidationszustand, desto höher die Toxizität. Es ist essenzieller Bestandteil von ca. 60 Metalloenzymen. Der Körpergehalt liegt bei 20 mg. Mangan ist in zahlreichen Nahrungsmitteln vorhanden, ein Mangel ist kaum bekannt, bedenklich ist in der Regel allein die akute oder chronische Überbelastung.

Die Resorption wird durch Kalzium, Phosphat und Eisen beeinflusst, die Ausscheidung erfolgt weitestgehend über die Galle (Stuhl). Neben Serum ist der Erythrozytengehalt (Vollblut) von Interesse.

**Steckbrief Mangan**

**Material:** Serum, EDTA-Vollblut
**Methode:** GF-AAS
**Normbereiche:**
- Serum bis 0,8 µg/l
- Vollblut 7,0–10,5 µg/l

## Molybdän

Molybdän (➤ Kap. 2.5.15) kommt 2-, 3- und 6-wertig vor. Der Körpergehalt liegt bei 8–10 mg. Im Blut ist Molybdän vorwiegend an Erythrozyten gebunden, im Serum an $\alpha_2$-Globulin. Neben dem Serum- ist daher der Erythrozytengehalt (Vollblut) von Interesse. Ein Molybdänmangel tritt sehr selten auf.

**Steckbrief Molybdän**

**Material:** Serum, EDTA-Vollblut
**Methode:** GF-AAS
**Normbereiche:**
- Serum bis 1,0 µg/l
- Vollblut bis 3,0 µg/l

### Nickel

Nickel (➤ Kap. 2.5.18) kommt in der Natur ubiquitär in 4 verschiedenen Oxidationsstufen vor, physiologische Bedeutung hat $Ni^{2+}$. Der Körpergehalt liegt bei nur 1 mg, die tägliche Zufuhr bei 0,3–0,5 mg, so dass von einer sehr niedrigen Gewebe-Speicherkapazität auszugehen ist. Die Resorption wird durch Eisen und Zink beeinflusst. Nickelmangelerscheinungen sind nicht bekannt, von Bedeutung ist die toxische Überladung.

Neben Serum sind Erythrozyten (Vollblut) für die Feststellung der Nickelbelastung geeignet.

**Steckbrief Nickel**

**Material:** Serum, EDTA-Vollblut
**Methode:** GF-AAS
**Normbereiche:**
- Serum 0,05–1,08 µg/l
- Vollblut 0,05–1,05 µg/l

### Selen

Selen (➤ Kap. 2.5.16) ist Bestandteil zahlreicher Metalloproteine und -proteasen, von denen allerdings bisher nur wenige näher charakterisiert sind. Die Resorption erfolgt als Selenit oder Selenat. Sowohl Selenmangel als auch Selenintoxikation durch überhöhte Zufuhr sind von Bedeutung.

Deutschland ist ein Selenmangelgebiet, mit von Nord nach Süd zunehmender Tendenz. Der Normbereich repräsentiert daher nicht unbedingt auch die physiologisch wünschenswerte Konzentration.

**Steckbrief Selen**

**Material:** Serum
**Methode:** GF-AAS (Hydridtechnik)

| | | |
|---|---|---|
| **Normbereich:** | 74–139 µg/l | 0,94–1,77 µmol/l |
| **Zielbereich:** | 110–250 µg/l | 1,40–3,17 µmol/l |

### Silicium

Die Bedeutung von Silicium (➤ Kap. 2.5.22) wird kontrovers diskutiert. Es ist möglicherweise essenziell für den Knochenaufbau und die Bindegewebssynthese. Silicium ist ubiquitär vorhanden, Mangelzustände sind daher äußerst unwahrscheinlich.

**Steckbrief Silicium**

**Material:** Vollblut
**Methode:** GF-AAS
**Normbereich:** 190–470 µg/l

### Zink

Die Resorption von Zink (➤ Kap. 2.5.17) als 2-wertiges $Zn^{2+}$ wird intestinal durch Metallothioneine kontrolliert, wobei zahlreiche 2-wertige Metall- und Schwermetallionen beeinflussend wirken. Der Körpergehalt liegt bei 1–2,5 g, die tägliche Zufuhr bei 15 mg. Zink ist das wichtigste Spurenelement, sein Anteil liegt bei 24 % aller Spurenelemente im Blut.

Laborparameter
- **Serum:** Nur begrenzte Aussagekraft, da die Zinkkonzentration kurzfristig schwankt, von der Nahrungsaufnahme erheblich beeinflusst wird und die Gewebekonzentration kaum wiedergibt.
- **Vollblut:** Besser geeignet ist die Bestimmung in Erythrozyten.

**Steckbrief Zink**

**Material:** EDTA-Vollblut (Serum)
**Methode:** FP, AAS
**Normbereiche:**
- Serum 0,6–1,2 mg/l
- Vollblut 4,0–7,5 mg/l

## 5.2.4 Toxische Metalle

### Aluminium

Aluminium ist das am weitesten verbreitete Spurenelement. Ein Mangel ist nicht bekannt. Die toxische Dosis liegt bei 5 g. Im ZNS wirken bereits geringe

Aluminiumkonzentrationen toxisch und führen zur Aluminium-Enzephalopathie. Ein Zusammenhang zwischen einer Belastung mit Aluminium und Morbus Alzheimer wird diskutiert. Aufgrund der ubiquitären Präsenz von Aluminium ist die exakte Bestimmung der Belastung methodisch anspruchsvoll, meist werden zu hohe Werte gemessen.

**Steckbrief Aluminium**

**Material:** Serum, Vollblut, Urin, Haare
**Methode:** GF-AAS
**Normbereiche:**

| | |
|---|---|
| • Serum | 2,1–4,3 µg/l |
| • Vollblut | 2,0–7,0 µg/l |
| • Urin | < 20 µg/l |
| • Haare | 4,0–16 µg/g |
| **BAT-Wert:** | < 200 µg/l |
| **Intoxikation:** | > 100 µg/l |

## Arsen

Die toxische Dosis von Arsen liegt bei 5–50 mg, die letale Wirkung bei > 50 mg.

**Steckbrief Arsen**

**Material:** Serum, Vollblut, Urin, Haare
**Methode:** GF-AAS (Hydridtechnik)
**Normbereiche:**

| | |
|---|---|
| • Serum | < 10 µg/l |
| • Vollblut | 0,4–12,0 µg/l |
| • Urin | < 20 µg/l |
| • Haare | < 0,4 µg/g |
| **BAT-Wert:** | < 300 µg/l |
| **Toxisch:** | > 1,0 mg/l |

## Blei

Die toxische Dosis von Blei liegt bei 3,5 mg. Bei chronischer Bleibelastung (Blei im Vollblut > 400 µg/l) kommt es zur hypochromen Anämie infolge Störung der Hämoglobinsynthese. Die Ausscheidung von δ-Aminolävulinsäure nimmt zu und der Protoporphyringehalt der Erythrozyten steigt an. Für die Messung ist Serum ungeeignet, da Blei überwiegend an Erythrozyten gebunden vorliegt (90 %).

**Steckbrief Blei**

**Material:** Vollblut, Urin, Haare
**Methode:** GF-AAS
**Normbereiche:**

| | |
|---|---|
| • Vollblut | 50–270 µg/l |
| • Erythrozyten | 120–450 µg/l |
| • Urin | < 50 µg/l |
| • Haare | 1,0–5,0 µg/g |
| **BAT-Wert:** | < 750 µg/l |
| **Toxisch:** | > 1.0 mg/l |
| **δ-Aminolävulinsäure (Urin):** | < 20 mg/l |
| **Protoporhyrin (Ery):** | < 500 µg/l Vollblut |

## Cadmium

Cadmium wird über die Nahrung und beim Zigarettenrauchen aufgenommen. Während bei oraler Zufuhr nur 0.5 % resorbiert werden, steigt die Aufnahme über die Atemwege auf 10–50 %. Cadmium wird mit einer Halbwertszeit von 10–30 Jahren in zahlreichen Organen deponiert, vor allem in Leber und Nieren. Es wirkt nephro-, hepato- und neurotoxisch.

Für die Messung ist Vollblut am besten geeignet, die Bestimmung im Haar hat wegen unbefriedigender Korrelation zwischen Haar- einerseits und Leber- und Nierenkonzentration andererseits nur orientierende Bedeutung.

**Steckbrief Cadmium**

**Material:** Vollblut, Urin, Haare
**Methode:** AAS, GF-AAS
**Normbereiche:**

| | |
|---|---|
| • Vollblut | 0,32–2,72 µg/l |
| • Erythrozyten | < 7,5 µg/l |
| • Urin | 0,12–2,58 µg/l |
| • Haare | 0,03–0,22 µg/g |
| **BAT-Wert:** | < 15 µg/l |
| **Toxisch:** | > 1,0 mg/l |

## Quecksilber

Quecksilber (Hg) wird über die Nahrung (Fisch: Methyl-Hg), Atmung und über Dentalamalgam aufgenommen, als atomarer Quecksilberdampf, als anorganisches $Hg^{2+}$-Ion oder als organische Verbindung (Alkyl-Hg, u. a. Methyl-Hg, Äthyl-Hg). Im Blut liegt

Quecksilber vorwiegend an Erythrozyten gebunden vor. Es wird in allen Organen abgelagert, wirkt nephro- und neurotoxisch. Die organischen Quecksilberverbindungen reichern sich als lipophile Moleküle bevorzugt in Membranen und im Nervensystem an. Die Quecksilberkonzentration im Haar korreliert am besten mit der ZNS-Anreicherung.

### Freisetzung und Gewebebelastung

- **Speicheltest:** Aus Dentalamalgam wird Quecksilber als Dampf und als anorganisches $Hg^{2+}$ freigesetzt, das im Darm zum Teil bakteriell in Methyl-Hg umgewandelt wird. Methyl-Hg wird wesentlich effizienter als anorganisches Quecksilber resorbiert. Die Freisetzung von Quecksilber aus Dentalamalgam kann im Speicheltest nach Kauen z. B. von zuckerfreiem Kaugummi festgestellt werden, sie hat jedoch keine Aussagekraft für die Organanreicherung.
- **DMPS:** Die forcierte Quecksilberausscheidung im Urin nach Gabe von Komplexbildnern wie DMSA (Dimercaptopropansulfonsäure) oder DMPS (Dimercaptobernsteinsäure) erlaubt einen begrenzten Rückschluss auf die Gewebebelastung, repräsentiert jedoch im Wesentlichen die in den Nieren akkumulierte Quecksilbermenge, die z. B. nicht mit der Konzentration im ZNS korreliert.

**Steckbrief Quecksilber**

**Material:** Vollblut (Serum), Urin, Haare
**Methode:** GF-AAS (Hydridtechnik)

| | |
|---|---|
| **Normbereiche:** | |
| • Vollblut | < 7,2 µg/l |
| • Haare | 0,03–0,22 µg/g |
| • Urin | < 26,4 µg/l |
| | < 38,9 µg/g Kreatinin |
| • Serum | < 7,2 µg/l |
| **DMPS-(DMSA-)Test:** | < 50 µg/g Kreatinin |
| **BAT-Wert:** | |
| • (Urin) | < 200 µg/l |
| • (Vollblut) | < 50 µg/l (anorganisches Hg) |
| | < 100 µg/l (Alkyl-Hg) |
| • Speichel | < 2,7 µg/l |

## Thallium

Bei akuter Thalliumvergiftung kommt es zu gastrointestinalen Beschwerden, Erbrechen und Schmerzen, Muskellähmungen, Tachykardie. Bei chronischer Vergiftung imponieren Haarausfall und Polyneuritis.

Thallium wird fast vollständig intestinal resorbiert und rasch ausgeschieden, so dass die Blutwerte den Belastungsgrad nur bei akuter Vergiftung, bei chronischer Vergiftung jedoch evtl. nicht widerspiegeln.

**Steckbrief Thallium**

**Material:** EDTA-Vollblut, Urin, Haare
**Methode:** GF-AAS

| | |
|---|---|
| **Normbereiche:** | |
| • Vollblut | < 0,6 µg/ |
| • Erythrozyten | < 2,0 µg/l |
| • Urin | < 0,7 µg/l |
| • Serum | < 0,3 µg/l |
| • Haare | < 0,05 µg/g (toxisch > 0,25 µg/g) |

## 5.2.5 Aminosäuren

Aminosäuren (➤ Abb. 2.44) werden als Bestandteil der Nahrungsproteine aufgenommen und erfüllen neben ihrer Rolle als Bausteine der Körperproteine eine Vielzahl weiterer Funktionen im Organismus. Sie wirken z. T. unmittelbar als Neurotransmitter (GABA), als Grundbaustein von Hormonen (Katecholamine, Schilddrüsenhormone, Melatonin, Serotonin), als Methylgruppendonator (Methionin), Stickoxidgenerator (Arginin), Immunmodulatoren (Lysin, Glycin, Glutamin), Bausteine für Antioxidanzien (Glutathion, ein Tripeptid aus den Aminosäuren Glutamin, Cystein und Glycin), als Energiesubstrate der Gluconeogenese und als Kopplungsmoleküle der Detoxifizierung (Glycin, Methionin, Glutathion etc.).

Folgende Werte werden mittels HPCL nach Derivatisierung im Serum bestimmt:

**Normbereiche der Aminosäuren**

| | |
|---|---|
| **Essenzielle proteinogene Aminosäuren:** | |
| Valin (➤ Kap. 2.6.2) | 119–336 µmol/l |
| Leucin (➤ Kap. 2.6.2) | 72–201 µmol/l |
| Isoleucin (➤ Kap. 2.6.2) | 30–108 µmol/l |
| Methionin (➤ Kap. 2.6.4) | 10–42 µmol/l |
| Tryptophan (➤ Kap. 2.6.8) | 10–90 µmol/l |
| Phenylalanin (➤ Kap. 2.6.5) | 36–180 µmol/l |
| Threonin (➤ Kap. 2.6.7) | 60–225 µmol/l |
| Lysin (➤ Kap. 2.6.3) | 82–239 µmol/l |
| Histidin | 32–100 µmol/l |
| **Semiessenzielle proteinogene Aminosäuren:** | |
| Arginin (➤ Kap. 2.6.10) | 15–128 µmol/l |
| Tyrosin (➤ Kap. 2.6.6) | 34–112 µmol/l |
| **Nicht essenzielle proteinogene Aminosäuren:** | |
| Glycin (➤ Kap. 2.6.14) | 151–490 µmol/l |
| Alanin | 177–583 µmol/l |
| Serin | 58–181 µmol/l |
| Glutamin (➤ Kap. 2.6.13) | 205–756 µmol/l |
| Glutaminsäure | 10–131 µmol/l |
| Asparagin | 38–100 µmol/l |
| Asparaginsäure | 10–50 µmol/l |
| **Andere Aminosäuren:** | |
| Ornithin (➤ Kap. 2.6.9) | 30–120 µmol/l |
| Citrullin | 11–60 µmol/l |
| Taurin (➤ Kap. 2.6.15) | 51–210 µmol/l |
| α-Aminoisobuttersäure (α-Methylalanin) | 5–41 µmol/l |

## 5.2.6 Fette, Fettsäuren

### Lipide

Die Bestimmung der Blutfette Gesamt-Cholesterin, seiner Subfraktionen HDL- und LDL-Cholesterin, der Triglyceride und des atypischen Lipoproteins(a) ist fester Bestandteil des Routinelabors zur Feststellung des Atheroskleroserisikos. Dieses Programm wird heute ergänzt durch weitere cholesterinunabhängige Risikofaktoren wie Homocystein, Fibrinogen und den sensitiven Entzündungsparameter CRPhs (➤ Kap. 3.4), nachdem die Atherosklerose als chronisch-entzündliche Erkrankung erkannt wurde und sich herausstellte, dass CRP der Einzelparameter mit dem höchsten prädiktiven Wert bezüglich Herz-Kreislauf-Komplikationen ist.

### HDL- und LDL-Cholesterin

HDL- und LDL-Cholesterin werden heute nicht mehr in fehleranfälligen indirekten Verfahren nach Fällung, sondern direkt gemessen, sodass die Präzision der Ergebnisse erheblich verbessert ist. Die früher gebräuchliche Friedewald-Formel zur rechnerischen Ermittlung von LDL-Cholesterin (➤ Kap. 6.2.1) hat kaum noch Bedeutung, da sie zu ungenau ist und nur in einem begrenzten Konzentrationsbereich der Triglyceride (< 400 mg/dl) anwendbar ist.

**Atherosklerose-Checkup**

| | | |
|---|---|---|
| Gesamt-Cholesterin | ≤ 200 mg/dl | ≤ 5,2 mmol/l |
| HDL-Cholesterin: | | |
| • Frauen | ≥ 35 mg/dl | ≥ 0,9 mmol/l |
| • Männer | ≥ 40 mg/dl | ≥ 1,0 mmol/l |
| LDL-Cholesterin | ≤ 155 mg/dl | ≤ 4,0 mmol/l |
| Triglyceride | ≤ 200 mg/dl | ≤ 2,3 mmol/l |
| Lp(a) | < 30 mg/dl | |
| Homocystein | | ≤ 8,0 µmol/l |
| CRPhs | < 5,0 mg/l | |
| Fibrinogen | ≤ 350 mg/dl | |

Anstelle der Messung des Cholesterinanteils der HDL- und LDL-Fraktion wird vor allem im Angelsächsischen oft die Messung der betreffenden Apoproteine vorgezogen, deren Bestimmungsmethode präziser ist und deren prädiktiver Wert in vielen Studien höher eingestuft wird.

### Apoproteine

Die Hauptapoproteine der HDL-Fraktion sind Apolipoprotein A I und A II, wobei nur Apo-AI diagnostischen Wert hat. Apolipoprotein B (100) ist Hauptbestandteil der LDL-Fraktion.

**Steckbrief Apoproteine**

**Apolipoprotein A:**

| | |
|---|---|
| • Männer | 1,05–1,75 g/l |
| • Frauen | 1,05–2,05 g/l |

**Apolipoprotein B:**

| | |
|---|---|
| • Männer | 0,60–1,40 g/l |
| • Frauen | 0,55–1,30 g/l |

## Freie Fettsäuren

Die Menge und das Verteilungsmuster der freien Fettsäuren (➤ Kap. 2.7) im Blut sind ein wichtiger Anhaltspunkt für die Beurteilung des nutritiven Status. In diesem Zusammenhang ist vor allem der Anteil längerkettiger Fettsäuren wie Arachidonsäure, Eicosapentaensäure, Docosapentaensäure sowie der Anteil mehrfach ungesättigter Fettsäuren (PUFA) und dabei der Quotient aus Omega-6- zu Omega-3-Fettsäuren von Bedeutung (➤ Kap. 2.7.4). Er liegt wegen des ernährungsbedingten Mangels an Omega-3-PUFA in Deutschland normalerweise bei 7–11, sollte jedoch idealerweise bei 4–6 liegen.

### Einflussfaktoren

Die Verteilung der freien Fettsäuren im Serum unterliegt erheblichen ernährungsbedingten Schwankungen. Nüchternentnahme morgens nach 2–3 Tagen Standardkost ist notwendig. Eine Alternative zur Feststellung des Steady-State über einen längeren Zeitraum stellt die Analyse des Profils der freien Fettsäuren in den Membranlipiden der Erythrozyten dar. Zu diesem Zweck werden Erythrozyten nach Blutentnahme gewaschen, lysiert und die Membranfraktion isoliert und extrahiert.

**Steckbriefe freie Fettsäuren**

**Material:** Nüchternserum, Heparinvollblut (Erythrozyten)

**Methode:** GC

**Normbereiche Serum:**

| | |
|---|---|
| • Myrisitinsäure | bis 70 mg/l |
| • Myristoleinsäure | bis 10 mg/l |
| • Palmitinsäure | 350–780 mg/l |
| • Palmitoleinsäure | 15–68 mg/l |
| • Stearinsäure | 200–910 mg/l |
| • Ölsäure | 440–1.200 mg/l |
| • Linolsäure | 750–1.300 mg/l |
| • α-Linolensäure | 4–15 mg/l |
| • γ-Linolensäure | 5–23 mg/l |
| • Arachidonsäure | 20–400 mg/l |
| • Eicosapentaensäure | 3–36 mg/l |
| • Docosapentaensäure | bis 25 mg/l |
| • Docosahexaensäure | 25–80 mg/l |
| • Lignocerinsäure | 10–50 mg/l |
| • Nervonsäure | 20–70 mg/l |

| | |
|---|---|
| Fettsäuren gesamt: | 2.144–3.574 mg/l |
| Fettsäuren gesättigt: | 630–1.450 mg/l |
| Fettsäuren einfach ungesättigt: | 475–1.300 mg/l |
| Fettsäuren mehrfach ungesättigt (PUFA): | 820–1.630 mg/l |
| Quotient PUFA / gesättigte Fettsäuren: | 1,21–1,47 |
| Omega-3-Fettsäuren: | 78–130 mg/l |
| Omega-6-Fettsäuren: | 895–1.493 mg/l |
| Quotient Omega-6- / Omega-3-Fettsäuren: | |
| • Normbereich | 4,8–10 |
| • Zielbereich | 4,0–6,0 |

## Carnitin

L(–)-Carnitin (➤ Kap. 2.4.2) ist essenziell für den Transfer der Coenzym-A-aktivierten langkettigen Fettsäuren in die Mitochondrien. Nach Bindung an Carnitin können die Acyl-CoA-Carnitinester (Acyl-Carnitin) unter Mitwirkung einer spezifischen Translokase die Mitochondrienmembran passieren. Carnitinmangel führt zu energetischen Defiziten, vor allem in der Muskulatur. Der Carnitinpool bei Erwachsenen beträgt 15–20 g, davon befinden sich 95 % in der Muskulatur. Primärer Carnitinmangel ist ein seltener genetischer Defekt. Der sekundäre systemische Mangel ist an erniedrigtem freien Carnitin im Serum bzw. an einem ungünstigen Verhältnis von freiem zu verestertem Acyl-Carnitin erkennbar.

### Laborparameter

- **Serum:** Routinemäßig wird freies Carnitin im Serum bestimmt; der Carnitingehalt von Erythrozyten und Serum ist annähernd gleich.

- **Gesamt-Carnitin:** Zusätzliche Bestimmung nach alkalischer Hydrolyse ermöglicht die Ermittlung des Acyl-Carnitins aus der Differenz von freiem und Gesamt-Carnitin.

**Steckbrief Carnitin**

**Material:** Serum (tiefgeforen)
**Methode:** HPLC
**Normbereiche (nmol/l):**

| | Männer | Frauen |
|---|---|---|
| • Carnitin (frei) | 24,6–51,0 | 17,9–45,5 |
| • Gesamt-Carnitin | 29,0–58,2 | 22,9–53,3 |

KAPITEL

# 6 Einsatzgebiete und Indikationen



Komplementäre Vitalstofftherapien ähneln sich trotz unterschiedlicher Krankheitsbilder sehr oft. Dies liegt an den wesentlichen Zielen dieser Therapieform: Reduzierung des oxidativen Stresses, Stärkung des Immunsystems, Steigerung des Energielevels und Beseitigung von Mikronährstoffdefiziten. Zur besseren Übersicht wurde im Folgenden dennoch die indikationsorientierte Einteilung beibehalten.

## 6.1 Überblick

### Durchführung

- An erster Stelle steht die ausführliche **Anamnese und Untersuchung des Patienten,** in der Ernährungsgewohnheiten, Beschwerden, Erkrankungen, Genussmittelkonsum und Lebenssituationen erfragt und eruiert werden. Auf keinen Fall darf eine schwerwiegende Krankheit oder ein Malignom übersehen werden.
- Im Bedarfsfall empfiehlt sich die Erstellung eines 2- bis 4-wöchigen **Ernährungsprotokolls.**
- Aufwändige **Laboruntersuchungen,** die meist mit hohen Kosten für den Patienten verbunden sind, müssen im Interesse des Patienten abgewogen werden. In der eigenen Praxis wird in der Regel nur das Prävitamin D, da es ein Prähormon ist, gemessen. Das bedeutet nicht, dass Therapeuten, die Vitalstoffmessungen fest in ihrem Praxisalltag integriert haben, etwas falsch machen – vielmehr soll hier nur zum Nachdenken angeregt werden.

Mikronährstoffe können bei gesunden Patienten zur Prophylaxe oder als komplementäre Therapie zur Behandlung bestimmter Erkrankungen eingesetzt werden.

### Prophylaxe

Der Patient sollte über Möglichkeiten zur Vorbeugung ernährungsbedingter Erkrankungen informiert werden.

**PRAXISTIPP**

Als erstes müssen die Ernährung optimiert und der Konsum von Genussgiften eingeschränkt werden. Mikronährstoffe können kein Ersatz oder Ausgleich für eine ungesunde Lebensweise sein.

Nachdem alle Untersuchungen abgeschlossen sind und die Ernährung optimiert wurde, wird ein individueller Plan für die Mikronährstoff-Grundversorgung aufgestellt. Dieser sollte übersichtlich sein und den Patienten nicht überfordern (Compliance). Bei Verdacht auf latente Mängel kann kurzfristig (ca. 4 Wochen) eine höhere Dosierung sinnvoll sein, um die entleerten Speicher aufzufüllen. Nach dieser Zeit wird der Patient erneut einbestellt, um je nach Befund die Dosis evtl. zu reduzieren.

**PRAXISTIPP**

Prophylaxe bedeutet, dass die Substituierung regelmäßig durchgeführt wird, eine temporäre Maßnahme ist nicht sinnvoll. Eine gute Prophylaxe besteht aus einem Multivitamin-Mineralstoff-Präparat, kombiniert mit Selen und Zink inklusive bioaktiver Substanzen.

**Mikronährstoffe als Prophylaxe (Tagesdosis)**

| | |
|---|---|
| Basissupplement als Multivitamin- und als Aminosäuremix | |
| Vitamin D (je nach Messwerten) | 1.500–3.000 IE (in der Regel) |
| Coenzym $Q_{10}$ (Ubichinon) | 100–200 mg (ab 40. Lebensjahr) |
| Magnesium | 200 mg |
| Selen (organisch) | 100–200 µg |

### Komplementäre Therapie

Eine orthomolekulare Therapie ist kein Ersatz für eine schulmedizinische Behandlung, sondern als komplementär anzusehen.

Das orthomolekulare Therapieschema muss individuell erarbeitet werden. Liegen mehrere Erkrankungen vor, werden die empfohlenen Dosierungen nicht summiert, sondern – einzelfallabhängig – optimiert. Je nach Schwere der Erkrankung wird die Dosis nach 4–6 Wochen ggf. reduziert. Bei chronischen Erkrankungen ist die reduzierte Dosierung auch nach Abklingen der Beschwerden beizubehalten. Wenn sich der Patient aufgrund qualitativ hochwertiger Supplemente besser fühlt, ist die Compliance gewährleistet. Sollte sich das Befinden auch nach 4–6 Wochen nicht gebessert haben, muss die Empfehlung korrigiert werden.

### Begleitende Maßnahmen

Eine latente Mangelversorgung an Mikronährstoffen führt zu einer Einschränkung der Stoffwechselleistungen mit einer vermehrten Anhäufung von sauren Metaboliten. Zur Neutralisierung müssen alkalische Nährstoffe (Kalium, Magnesium, Kalzium, Natrium, Citrat, Carbonat) zugeführt werden. Erfolgt die Zufuhr nicht oder ist sie unzureichend, werden bei einem Mangel Mikronährstoffe aus körpereigenen Speichern entnommen, mit der Folge weiterer und verstärkter Mangelsymptome.

Zur Vermeidung von **Azidosen des Bindegewebes** sind folgende Maßnahmen sinnvoll: körperliche Bewegung, ausreichende Flüssigkeitszufuhr, Vermeidung von Stressfaktoren, gesund erhaltende Ernährung (mit wenig raffinierten Kohlenhydraten, Industrieölen wie z. B. gehärteten Fetten, und Proteinen).

**Mikronährstoffe als begleitende Maßnahmen**

- **Antioxidanzien:** Vitamin A, Carotinoide (β-Carotin, Lycopin, Zeaxanthin), Vitamin E (Tocopherol), Vitamin C, Coenzym $Q_{10}$ (Ubichinon), Liponsäure, Flavonoide und Polyphenole; Flavone (Apigenin, Luteolin), Flavonole (Quercetin, Kampfer), Anthocyanidine (Pelargonidin, Cyanidin), Pycnogenol® und andere
- **Antioxidative Enzymsysteme:** Superoxiddismutase (kupfer-, mangan-, zinkabhängig), Katalase (eisenabhängig), Glutathionperoxidase (selenabhängig)

(Dosierung s. spezifische Indikationen.)

### Mikronährstoffbedarf in bestimmten Lebensphasen

Bestimmte Lebensphasen, wie z. B. Schwangerschaft (➤ Kap. 4.1) oder Alter (➤ Kap. 4.3), erfordern eine erhöhte Zufuhr an Mikronährstoffen (➤ Tab. 6.1). Ein erhöhter Mehrbedarf bei gleichzeitig bestehenden bestimmten Erkrankungen tritt ebenfalls auf (➤ Tab. 6.2).

## 6.2 Herz-Kreislauf-System

Nach wie vor sind Erkrankungen des Herz-Kreislauf-Systems die häufigste Todesursache in westlichen Industrieländern. Verursachende Faktoren sind die moderne Lebensführung, Umweltbelastungen, eine einseitige Ernährung und die mangelnde Versorgung mit qualitativ hochwertigen Mikronährstoffen. Diese erhöhen den oxidativen Stress; atherosklerotische Veränderungen werden inzwischen bereits bei Jugendlichen gefunden.

Bei Herz-Kreislauf-Erkrankungen steht neben einer richtigen Ernährung die Zufuhr körpereigener Mikronährstoffe im Vordergrund. Ziele einer optimalen Mikronährstoffversorgung sind:

- Kausale Präventions- und Therapiemethoden zur Reduzierung bzw. Verhinderung von Krankheitsfällen
- Unterstützung der Therapie, im Idealfall Reduzierung des Medikamentenverbrauchs und Vermeidung von Rezidiven
- Steigerung der Leistungsfähigkeit, Aufrechterhaltung der Arbeitsfähigkeit

**Tab. 6.1** Gesteigerter Bedarf an Vitaminen, Mineralien und Spurenelementen in verschiedenen Lebensabschnitten bzw. Lebensumständen (nach [1201])

| Lebensphase | Vitamine, Vitaminoide, Antioxidanzien | Mineralien und Spurenelemente |
|---|---|---|
| Schwangerschaft und Stillzeit | Vitamine A, C, D, E, B-Vitamine, Folsäure, Coenzym $Q_{10}$, Pycnogenol® | Eisen, Zink, Jod, Magnesium, Fluor, Selen |
| Frühgeborene (orale Ernährung, Sonden) | Vitamin A (Mangel an RBP), Vitamin D, Vitamin E (geringe LDL-Anreicherung) | Kalzium, Magnesium, Eisen |
| Ernährung von Säuglingen | Vitamine A, D, E, K, Vitamin $B_6$ (bei Formula), Vitamin $B_{12}$ (bei veganer Mutter) | Fluor, Eisen (ab 4.–6. Monat), Selen |
| Jugendliche | Vitamin D, Vitamin E (bei fettreduzierter Kost), Carotinoide (bei gemüsearmer Kost), B-Vitamine (bei geringer Cerealienaufnahme), Pycnogenol® | Selen, Magnesium |
| Frauen im gebärfähigen Alter mit Kinderwunsch | Vitamine A, D, E, Folsäure, Pycnogenol® | Selen, Magnesium |
| Alter | Vitamin D (v. a. in Wintermonaten), B-Vitamine, Folsäure, Coenzym $Q_{10}$, Pycnogenol® | Kalzium, Zink, Selen, Magnesium |
| Veganer | Vitamine D, E, B-Vitamine, Coenzym $Q_{10}$ | Jod, Selen, Magnesium |
| Bei sportlichen Aktivitäten | Vitamine C, D, E, B-Vitamine, Aminosäuren | Kalzium, Natrium, Kalium |
| Dosierungsempfehlungen s. Kapitel 4.1 bis 4.6 | | |

**Tab. 6.2** Ausgewählte Erkrankungen, die mit einem Mehrbedarf an Vitaminen, Mineralien und Spurenelementen einhergehen (nach [1201])

| Erkrankungen | Vitamine, Vitaminoide, Fettsäuren | Mineralien und Spurenelemente |
|---|---|---|
| Augenerkrankungen (➢ Kap. 6.14) | | |
| Makuladegeneration, Katarakt | Vitamine A, D, E, β-Carotin, Lutein, Pycnogenol®, Zeaxanthin, Vitamin C (Katarakt), Coenzym $Q_{10}$, Omega-3-Fettsäuren | Zink, Selen, Magnesium |
| Erkrankungen der Atemwege (➢ Kap. 6.3) | | |
| Mukoviszidose (Maldigestion) | Vitamine A, C, D, E, K, Vitamin $B_{12}$, β-Carotin, Pycnogenol® | Selen, Magnesium |
| Erkrankungen des Gastrointestinaltraktes (➢ Kap. 6.6) | | |
| Malabsorptionssyndrom, Maldigestion | Alle Vitamine, v. a. Vitamin $B_{12}$ und Folsäure, Coenzym $Q_{10}$, Omega-3-Fettsäuren | Magnesium, alle Spurenelemente |
| Erkrankungen des Urogenitaltraktes (➢ Kap. 6.9) | | |
| Nierenerkrankungen | Vitamine C, D, Vitamine $B_1$, $B_6$, Folsäure, Coenzym $Q_{10}$, Pycnogenol®, Omega-3-Fettsäuren | Eisen (Eisenutilisation), Magnesium |
| Gynäkologische Erkrankungen (➢ Kap. 6.16) | | |
| Hypermenorrhagien; (Prä) eklampsie | Vitamine D, E, B-Vitamine, Coenzym $Q_{10}$, Pycnogenol®, Aminosäuren | Eisen, Magnesium, Selen |
| Erkrankungen des Herz-Kreislauf-Systems (➢ Kap. 6.2) | | |
| Atherosklerose, Homocystein | Vitamine D, E, K, Vitamine $B_6$, $B_{12}$, Folsäure, Coenzym $Q_{10}$, Omega-3-Fettsäuren, Aminosäuren | Selen, Magnesium, |
| Hämatologische Erkrankungen | | |
| Anämien | Vitamin $B_{12}$, Folsäure, Vitamine D, K | Eisen, Selen |
| Infektionskrankheiten (➢ Kap. 6.10) | | |
| HIV | Vitamine A, C, D, E, K, Niacin, β-Carotin, Omega-3-Fettsäuren, Coenzym $Q_{10}$, Pycnogenol®, Aminosäuren | Zink, Selen, Magnesium |
| Erkrankungen des Gelenk- und Skelettsystems (➢ Kap. 6.11) | | |
| Osteoporose | Vitamine C, D, E, K, Pycnogenol®, Coenzym $Q_{10}$, Omega-3-Fettsäuren, Aminosäuren | Kalzium, Magnesium, Bor, Kupfer, Mangan, Zink, Fluor |
| Arthrose | Vitamine C, D, K, Omega-3-Fettsäuren, Coenzym $Q_{10}$, Pycnogenol®, Aminosäuren | Selen, Magnesium |
| Rheumatische Erkrankungen | Vitamine C, D, E, K, Pycnogenol®; Coenzym $Q_{10}$, Aminosäuren | Selen, Zink, Magnesium |
| Hauterkrankungen (➢ Kap. 6.14) | | |
| Hauterkrankungen | Vitamine A, C, D, E, Vitamine $B_2$, $B_6$, $B_{12}$, Niacin, Coenzym $Q_{10}$, Aminosäuren | Selen, Zink, Kupfer, Magnesium |
| Neurologische Erkrankungen (➢ Kap. 6.12) | | |
| Schlaganfall, Demenz | Antioxidanzien, Vitamine C, D, K, Vitamine $B_6$, $B_{12}$, Folsäure, Coenzym $Q_{10}$, Aminosäuren | Zink, Magnesium, Selen |
| Stoffwechselerkrankungen (➢ Kap. 6.8) | | |
| Diabetes | Vitamine C, D, E, K, B-Vitamine, Coenzym $Q_{10}$, Pycnogenol®, Aminosäuren | Magnesium, Chrom, Zink, Selen |
| Phenylketonurie | – | Selen |
| Jodmangelerkrankungen | – | Jod |
| Intensivmedizin (parenteral) | Alle Vitamine, Fette und Phytofaktoren | Zink, Kupfer, Selen |
| Schwere Verbrennungen, Sepsis, SIRS | Vitamine C, D, Vitamin E (α-Tocopherol), Vitamin $B_1$, Coenzym $Q_{10}$; Pycnogenol®, Aminosäuren | Kupfer, Zink, Selen, Magnesium |
| Lebererkrankungen (➢ Kap. 6.6) | | |
| Lebererkrankungen | Vitamine A, C, D, K, Vitamine $B_1$, $B_2$, $B_6$, Pycnogenol®, Coenzym $Q_{10}$, Aminosäuren | Kalzium, Zink, Selen, Magnesium |
| Dosierungsempfehlungen s. Einzelkapitel | | |

## Stellenwert spezieller Mikronährstoffe

Verschiedene Mikronährstoffe gewährleisten die physiologischen Herz-Kreislauf-Funktionen (➤ Tab. 6.3).

Die Pathogenese der **Athero- bzw. Koronarsklerose** wird vor allem durch einen Mangel an Vitamin C, durch erhöhtes Lipoprotein(a) sowie erhöhte Homocysteinspiegel begünstigt. Ein Mangel an Antioxidanzien fördert ebenfalls die Entwicklung der Atherosklerose.

### Vitamin C

Ein langfristiger **Vitamin-C-Mangel** führt zum Anstieg des **Lipoproteins(a),** dem stärksten Risikofaktor für Atherosklerose (➤ Kap. 6.2.1). Zusätzlich kommt es zu:

- **Cholesterinveränderungen:**
  - Starke Lipidoxidation mit Anstieg des oxidierten LDL.
  - Erhöhung des Gesamt- und vor allem des LDL-Cholesterins.

**Tab. 6.3** Dosierung, Funktion und Wirkung der Nährstoffe auf Herz und Kreislauf (nach [325])

| Nährstoff | Tagesdosis | Funktion und Wirkung auf Herz und Kreislauf |
|---|---|---|
| Arginin | 2–4 g | Steigert NO-Freisetzung und verbessert Gefäßelastizität, Atherosklerosebildung nimmt ab |
| Biotin | 100–500 µg | Optimiert Zellfunktion |
| Carnitin | 0,2–0,6 g | Verbessert Energieversorgung im Herzen |
| β-Carotin | 20–50 mg | Antioxidans |
| Chrom (organisch) | 50–100 µg | Optimiert Zellfunktion |
| Coenzym $Q_{10}$ | 100–300 mg | Verbessert Energieversorgung im Herzen; Antioxidans |
| Eisen | 20–40 mg | Optimiert Zellfunktion; wichtiger Cofaktor der Atmungskette |
| Folsäure | 0,4–1 mg | Blutbildung; senkt Homocystein |
| Jod | 150–300 µg | Antioxidans; reguliert Stoffwechsel |
| Kupfer | 0,5–4 mg | Optimiert Zellfunktion |
| Magnesium | 200–400 mg | Optimiert Funktion der Herzzellen, beugt Rhythmusstörungen vor |
| Mangan | 2–5 mg | Optimiert Zellfunktion |
| Molybdän | 60–300 µg | Optimiert Zellfunktion |
| Nicotinamid | 20–50 mg | Senkt Lp(a), Gesamt- und LDL-Cholesterin |
| Omega-3-Fettsäuren | z. B. in Form von Fischöl 2.000–4.000 mg | Regelt Blutgerinnung, reduziert Thrombozytenaggregation; senkt Blutdruck, Lp(a), Blutfette, Fibrinogen; reduziert Oxidation des LDL-Cholesterins; vermindert Herzrhythmusstörungen |
| Pantothensäure | 20–50 mg | Optimiert Zellfunktion; reguliert Fettstoffwechsel |
| Selen (organisch) | 100–300 µg | Antioxidans; optimiert Zellfunktion |
| Vitamin A | 2.000–5.000 IE | Antioxidans; Membranstabilisierung |
| Vitamin $B_1$ | 20–50 mg | Optimiert Zellfunktion (Immunsystem) |
| Vitamin $B_2$ | 20–50 mg | Optimiert Zellfunktion (Immunsystem); senkt Homocysteinspiegel |
| Vitamin $B_6$ | 20–50 mg | Optimiert Zellfunktion (Immunsystem); senkt Homocysteinspiegel |
| Vitamin $B_{12}$ | 10–15 µg | Wichtig für Blutbildung; senkt Homocysteinspiegel |
| Vitamin C | 1.000–2.000 mg | Stabilisiert Blutgefäße; senkt Lp(a), Blutdruck, Fibrinogen, Homocysteinspiegel; reguliert Fettstoffwechsel; Antioxidans |
| Vitamin D | 2.000–4.000 IE | Steigert NO-Freisetzung und verbessert Gefäßelastizität; entzündungshemmend; Antioxidans |
| Vitamin E | 100–300 IE | Antioxidans, verhindert Lipidperoxidation |
| Vitamin K | 30–120 µg | Wichtig für Blutgerinnung |
| Zink | 10–20 mg | Optimiert Zellfunktion; wichtig für Herzzellen |

- Senkung des HDL-Cholesterins mit verstärkter Ablagerung von LDL-Cholesterin in den Gefäßen. Da HDL-Cholesterin oxidiertes LDL-Cholesterin aufnehmen und inaktivieren kann, erhöht seine Senkung das Atheroskleroserisiko.
- **Blutdruckerhöhung:** steigert die mechanische Belastung der Arterienwände.
- **Erhöhung des Fibrinogens:** fördert die Thrombenbildung.

Bezüglich der **kardioprotektiven Wirkung** von Vitamin C wurden bereits in den 1950er Jahren in Kanada eingehende Tierversuche durchgeführt [1471]:

- Im Tierversuch kam es bei einem Vitamin-C-Defizit sehr rasch zu Atherosklerose, unter adäquater Vitamin-C-Zufuhr jedoch nicht. Hohe Mengen an Vitamin C mit Cholesterin führten nicht zu Atherosklerose.
- Intimaveränderungen – ähnlich wie beim Menschen – traten auch bei normalem Cholesterinspiegel auf, fettige Ablagerungen an der Gefäßwand aber erst nach länger bestehendem Vitamin-C-Defizit. Ein chronisches Defizit bei erhöhtem Cholesterinspiegel führte schneller zu atherosklerotischen Veränderungen mit fettigen Ablagerungen.
- Im Tierversuch war die durch Vitamin-C-Entzug erzeugte Atherosklerose (durch erhöhte Vitamin-C-Gaben) reversibel.
- Wurde < 2 mg/kg KG Vitamin C aufgenommen, stieg das Lp(a) und es kam bereits nach 5 Wochen zu einer ausgeprägten Atherosklerose.

**STUDIEN**

**Vitamin C und HDL-Cholesterin:** Zwischen dem Vitamin-C-Status eines Menschen und der Höhe des HDL-Cholesterins besteht ein linearer Zusammenhang. Je mehr Vitamin C zugeführt wurde, desto höher stieg das HDL-Cholesterin an [79]. Die Höhe des HDL-Cholesterins hängt sowohl bei Männern als auch von Frauen vom Vitamin-C-Spiegel ab [685].

**Kardiovaskuläre Todesfälle:** Die Sterberate steigt bei Abfall des Vitamin-C-Spiegels exponenziell an [447].

**Gesamtmortalität:** Anhand von 12.000 Probanden konnte nachgewiesen werden, dass die Gesamtmortalität, die KHK- und die Malignommortalität durch regelmäßige Vitamin-C-Zufuhr (hier: 300 mg/Tag) abnehmen [361].

**Vitamin-C-Spiegel:** Bei Personen > 40 Jahren war der Vitamin-C-Spiegel um 50 % reduziert. Dasselbe Ergebnis zeigte sich bei einem Vergleich zwischen Rauchern und Nichtrauchern [446].

### Reduktanden von Lipoprotein(a)

Mit dem Hinweis, der Lp(a)-Wert sei genetisch determiniert und nicht veränderbar, wird häufig negiert, dass sich Lp(a) reduzieren lässt. 70 % der Patienten reagieren positiv auf Reduktanden des Lp(a): Vitamin C, Niacin, Omega-3-Fettsäuren, N-Acetylcystein. Diese positive Reaktion ist unabhängig vom von der Reduzierung des Lp(a)-Wertes. Beispielhaft sei dies an einem eigenen Patienten gezeigt.

**FALLBEISPIEL**

Der 73-jährige Patient hat eine KHK und wurde mit mehreren Stents versorgt. Aus eigenem Antrieb verweigerte er die verschriebenen Medikamente und nahm nur noch Vitalstoffe zu sich. Bei der Erstuntersuchung war sein Lp(a)-Wert 50fach erhöht. Bei der Erstvorstellung fand sich im Bild der Arteria carotis communis links eine nicht squamöse große Plaque (➤ Abb. 6.1a). Das Sonografiebild, welches ein Jahr später aufgenommen wurde, zeigte, dass sich die Plaque allein durch die Vitalstoffgabe aufgelöst hat (➤ Abb. 6.1b), und auch alle übrigen Parameter sind besser geworden – und das trotz gleichbleibend hohem Lp(a)-Wert.

Allerdings ist dieser Fall speziell. Generell ist es nicht korrekt, eine bestehende Medikation nach Leitlinien einfach durch Vitalstoffe zu ersetzen. Dies kann im Einzelfall lebensbedrohlich sein. Ob Medikamente bei Herzpatienten reduziert werden können, kann immer nur individuell entschieden werden; dabei ist eine engmaschige medizinische Kontrolle unbedingt nötig.

Durch krankheitsbedingten Lp(a)-Anstieg sind besonders atherosklerosegefährdet:

- Diabetiker vom Typ 1 und 2
- Menschen mit Autoimmunerkrankungen
- Dialysepatienten: bis zu 300fache Erhöhung des Lp(a)
- Frauen nach der Menopause: Östrogenzufuhr notwendig

**PRAXISTIPP**

Substanzen, die Lp(a) erhöhen, sollten reduziert werden: trans-Fettsäuren (z. B. Frittierfett), Alkohol, Nikotin, übermäßiger Zuckerkonsum sowie Medikamente, die Mikronährstoffmängel hervorrufen.

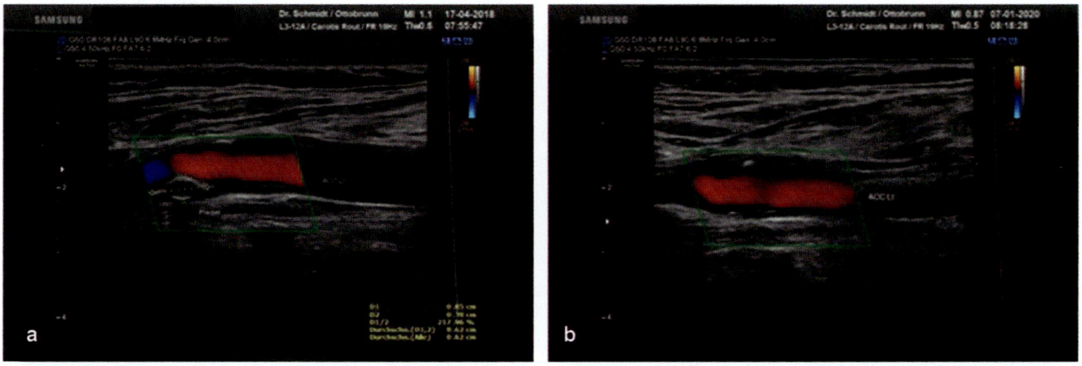


**Abb. 6.1** Sonografiebild der Arteria carotis communis links; **a)** bei Erstvorstellung des 73-jährigen Patienten und **b)** ein Jahr später. [P1081]

## B-Vitamine und Homocystein

Homocystein entsteht im Methioninstoffwechsel und kann mittels Folsäure und Vitamin $B_{12}$ wieder zu Methionin umgewandelt (➤ Abb. 2.21) oder mittels Vitamin $B_6$ zu Cystein, Taurin und Glutathion abgebaut werden (➤ Abb. 2.46). **Folsäuremangel** bewirkt einen Anstieg des Homocysteins im Blut, welches in den Gefäßwänden sehr stark atherosklerotisch wirksam ist. Eine Senkung des erhöhten Homocysteinspiegels ist daher sehr wichtig zur Vermeidung von Gefäßverschlüssen. Doch die oft propagierte Gabe von Folsäure kann jedoch Homocystein nur im Verbund mit anderen Mikronährstoffen abbauen.

**STUDIEN**

Zahlreiche Studien bestätigen die reduzierende Wirkung der Mikronährstoffe auf Lp(a) und Homocystein. In der JAVIS-Studie konnte gezeigt werden, dass die tägliche Einnahme von Folsäure, Vitamin $B_6$ und Vitamin $B_{12}$ über 1 Jahr den Homocysteinspiegel signifikant senkt, während er in der Placebogruppe unverändert blieb. Die Dicke der Intima media der Arteria carotis nahm in der Vitamingruppe signifikant ab, in der Placebogruppe nahm sie leicht zu [1365].

## Antioxidanzien

Freie Radikale spielen in der Pathogenese der Atherosklerose eine wichtige Rolle. Ein Überschuss verstärkt über eine Kaskade die Lipidperoxidation und die Oxidierung des LDL-Cholesterins. Antioxidativ wirksam sind:

**Vitamine:** Vitamin C, Vitamin E (Tocopherol), Vitamin-B-Komplex.

**Vitaminoide:** Coenzym $Q_{10}$, Liponsäure, Carnitin.

**Bioaktive Substanzen:** Flavonoide, Carotinoide, Polyphenole (vor allem Pycnogenol®), Sulfide.

**Aminosäuren:** Aus der nichtproteinogenen Aminosäure Alliin entsteht das Allicin (➤ Kap. 3.7.1). Dieses ist antioxidativ wirksam und stark bakterizid und virostatisch.

**Enzymsysteme:** Glutathionperoxidase (selenabhängig), verschiedene Superoxiddismutasen (zink-, mangan- und kupferabhängig), Katalasen (eisenabhängig).

Viele prospektive klinische Studien zeigen, dass umso mehr kardiovaskuläre Erkrankungen auftreten, je niedriger die Blutspiegel an Antioxidanzien sind. Es gilt: Je höher der antioxidative Index, desto niedriger ist die Sterberate an kardiovaskulären Erkrankungen [446, 447].

**Berechnung des antioxidativen Index**

**Antioxidativer Index:** AI = Konzentration Vitamin C × Konzentration Vitamin E × Konzentration β-Carotin × Konzentration Selen.

Dass eine Kombination antioxidativer Vitamine das Ergebnis deutlich verbessern kann, lässt sich biochemisch begründen: Antioxidanzien sind **nur im Verbund wirksam** und benötigen sich gegenseitig zur Deaktivierung freier Radikale. Einzeln gegebene Antioxidanzien können zu negativen Ergebnissen führen, da die Radikalabwehrkette bei Fehlen der anderen Antioxidanzien unterbrochen wird. Bei Vitamin-C-Mangel z. B. besteht sogar das Risiko von prooxidativen Effekten, weil das Tocopherolradikal nicht weiter reduziert werden kann.

## 6.2.1 Koronare Herzkrankheit (KHK) und Atherosklerose

**KHK:** *Pathomechanismus ist eine Koronarinsuffizienz, die zu einem Missverhältnis zwischen $O_2$-Bedarf und -Angebot im Herzmuskel führt. Meist ist eine stenosierende Atherosklerose der Herzkranzgefäße die Ursache. Dabei lagern sich an die Arterienwände Plaques an, die aufbrechen und (z. T. verkalkende) Thromben bilden können (➤ Abb. 6.2). Klinisch äußert sich die KHK als stabile Angina pectoris (AP) mit retrosternalem Schmerz bzw. Druck-/Engegefühl von kurzer Dauer (ggf. mit Ausstrahlung in Hals, Schulter oder linken Arm).*

**Atherosklerose:** *krankhaft veränderte arterielle Durchblutung durch Stenose oder Komplettverschluss von Gefäßteilen, die meist zu Funktionsstörungen von Organen führt. In über 90 % der Fälle sind ausschließlich die unteren Extremitäten befallen (periphere arterielle Verschlusskrankheit).*

**Pathogenese:** Bisher galt die Theorie, dass die Ablagerungen in der inneren Gefäßwandschicht (Intima) entstehen, zum Beispiel durch Ablagerung von Cholesterin, welches dann bindegewebig ummauert wird und so zu einem Gefäßverschluss führen kann. Zu dieser Theorie passte nicht die Erkenntnis, dass Gefäße, die gut muskulär umbaut sind wie zum Beispiel die Oberarm-Schlagader, praktisch nie von einer Atherosklerose betroffen sind. 2017 veröffentlichte der Kardiologe Professor Dr. Haverich dagegen die Theorie, dass die Atherosklerose mit einer **Schädigung der Mikrogefäße** an der Arterienaußenwand beginnt [535]. Mittlerweile ist diese These zur Entstehung der Atherosklerose anerkannt.

Dem Mediziner war bei seinen zahllosen Herz-, Gefäß- und Bypass-Operationen aufgefallen, dass auch Patienten mit hochgradig verstopften Arterien Gefäßabschnitte besaßen, die völlig frei von Ablagerungen und durchlässig waren. Die intakten Stellen sind von Muskeln umgeben, dünnwandig und frei von Vasa vasorum. Diese Mikrogefäße an der Außenwand von Arterien werden nur von Gefäßen mit einer Wandstärke > 0,5 mm zur Versorgung mit Sauerstoff und Nährstoffen benötigt. Die Vasa vasorum sprießen dann tief in die Gefäßwand ein [536]. Sie verschließen sich jedoch schnell durch Entzündungsreaktionen und durch Fettpartikel. Aufgrund der Unterversorgung sterben dann auch die Zellen der mittleren Gefäßwand ab. Das Immunsystem baut die Zellen einschließlich der Fettreste ab, erst dadurch entstehen die **Plaques,** die die Arterienwand verdicken und das Gefäß verschließen [407].

Dass **Entzündungen** die Atherosklerosekaskade auslösen, passt auch zu der Beobachtung anderer Wissenschaftler, dass die Herzinfarktrate nach Grippeepidemien oder bei hoher Feinstaubbelastung (die Entzündungen im Körper hervorruft) deutlich ansteigt. Bereits 1924 hatte ein Arzt in St. Petersburg an 300 Kindern, die alle an einer Infektionskrankheit gestorben waren, atherosklerotische Veränderungen festgestellt. Interessant ist auch eine Cochran-Datenbankanalyse, die zeigt, dass eine Grippeimpfung (die eine Infektion durch Influenza-Viren verhindert) das Risiko eines Herzinfarktes durch Gefäßverschluss nahezu halbieren kann (➤ Tab. 6.4). Allicin aus Alliin reduziert Plaques, ohne Cholesterin zu senken, da es Entzündungen bekämpft.

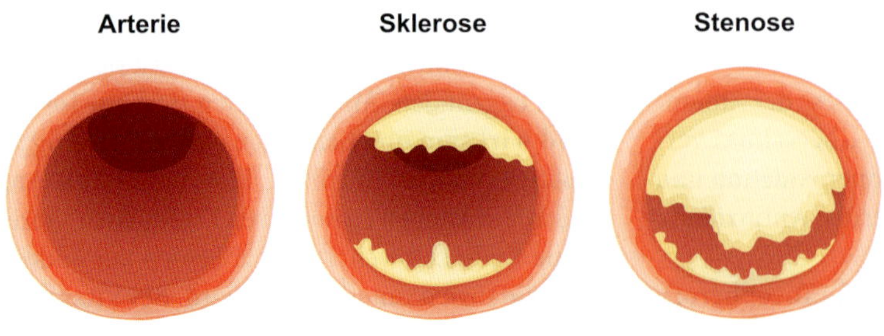


**Abb. 6.2** Schematische Darstellung atherosklerotischer Plaque. [V574]

## Risikofaktoren aus Sicht der Orthomolekularen Medizin

### Hypercholesterinämie

Der gesamte Cholesterinbestand im menschlichen Körper beträgt 140 g, davon befinden sich 40 g im Gehirn. Cholesterin stabilisiert die Zellwände und wird zur Bildung von Hormonen, Vitamin D und Gallensäuren benötigt. Täglich werden vom Körper ca. 2–3 g Cholesterin synthetisiert und über die Nahrung werden ca. 0,3–0,7 g zugeführt.

**PRAXISTIPP**

Cholesterin unterliegt einem Regelkreis: Steigt die Zufuhr, sinkt die Eigensynthese – sinkt die Zufuhr, steigt die Eigensynthese.

Da Cholesterin in jeder Körperzelle vorkommt, erscheint es unlogisch, dass es nur negative Wirkungen haben soll. Tatsächlich ist Cholesterin an folgenden Prozessen beteiligt:

- Stabilisierung der Zellmembranen.
- Vitamin-D-Bildung.
- Energiesubstrat für Gehirnzellen, Immunmodulierung.
- Grundlage aller Steroidhormone.
- Steigerung der Bildung von Desaturasen und Elongasen (➤ Abb. 2.65). Durch die Umwandlung von gesättigten in ungesättigte Fettsäuren steigt die Membranfluidität (v. a. Linolensäure), erst dadurch wird die volle Proteinwirkung in der Zelle möglich. Sehr niedrige, aber auch sehr hohe Cholesterinspiegel hemmen die Enzyme und verhärten die Membranen (➤ Abb. 1.5).

### Einsatz von Statinen

Es verwundert daher nicht, dass die Senkung des Cholesterinspiegels durch Medikamente der Substanzgruppe der **Statine** zu erheblichen Problemen führen kann. Die Folgen bei **Cholesterinmangel** sind:

- Erektile Dysfunktion (➤ Kap. 6.8.6) aufgrund Steroidhormonmangel.
- Steigerung des Cortisolspiegels und somit Steigerung des Herzinfarktrisikos [1173].
- Coenzym-$Q_{10}$-Mangel, da Statine über die Mevalonsäure nicht nur Cholesterin, sondern auch die Coenzym-$Q_{10}$-Bildung blockieren. Da ältere Menschen immer weniger Coenzym $Q_{10}$ bilden, führt dies bei ihnen zur Ausbildung einer Herzinsuffizienz und eines CFS (➤ Kap. 2.4.1: Indikationen).

**PRAXISTIPP**

Cholesterinhemmer erfordern die gleichzeitige Substituierung von Coenzym $Q_{10}$, da Bildung und Resorption dieses herzrelevanten Mikronährstoffs durch Statine stark gehemmt werden.

- Steigerung des Osteoporoserisikos (4faches Risiko) [826].
- Steigerung der Infektionshäufigkeit.
- Förderung der Demenz (anhaltende $NO_x$-Freisetzung) [1429].
- Förderung Diabetes um bis zu 46 % [230, 756].
- Hypovitaminose D: Kombinierte Statine hemmen sowohl die Vitamin-D-Aufnahme als auch die Cholesterinbildung und können den Vitamin-D-Spiegel gegen Null senken

All diese mit Studien untermauerte Erkenntnisse sollten zu einem differenzierteren Umgang mit Statinen führen. Auch nach Haverich werden Cholesterinkris-

**Tab. 6.4** Risikoreduzierung und Wirksamkeit verschiedener Interverntionen zur Vorbeugung eines Herzinfarktes

| Intervention | Prävention | Risiko | Wirksamkeit |
|---|---|---|---|
| ACE-Inhibitoren | Sekundär | 0,84 | 16 % |
| Statine | Sekundär | 0,74 | 26 % |
| Tabakentwöhnung | Sekundär | 0,68 | 32 % |
| Grippeimpfung | Sekundär | 0,51 | 49 % |
| Selen und Ubichinon | Sekundär | 0,50 | 50 % |

Daten gemäß einer Fortbildung des CRM (Centrum für Reisemedizin), Prof. Jelinek; ergänzt und modifiziert gemäß Q-Symbio- und KiSel-10-Studie.

talle aus abgestorbenen Zellen freigesetzt [536]. Dieses Cholesterin war aber schon da und so ist die Bedeutung des Serum-Cholesterinwertes nicht signifikant mit der Häufigkeit einer Atherosklerose gekoppelt. Darüber hinaus ist Cholesterin in der Entstehung der Atherosklerose nur relevant, wenn es oxidiert ist. Dies lässt sich aber mittels Antioxidanzien in der Regel gut vermeiden. Zusätzlich kann übermäßiges, nicht benötigtes Cholesterin unter anderem durch folgende Vitalstoffe nebenwirkungsfrei gesenkt werden:

- Vitamin C
- Nicotinamid
- Pantothensäure
- Omega-3-Fettsäuren
- Flavonoide

### Laborparameter und Fehlerquellen

Bei der Cholesterinbestimmung ist darauf zu achten, das sog. „schädliche", an LDL gebundene Cholesterin *nicht* nach der Friedewald-Formel (LDL-Cholesterin = Gesamtcholesterin – [TGL : 5] – HDL-Cholesterin) zu berechnen, da hier anstelle des VLDL als Näherungswert [TGL : 5] (Triglyceridwert geteilt durch 5) eingesetzt wird. Derartige Hilfsformeln weisen Fehlerquellen auf:

- Näherungswerte sind grundsätzlich ungenau.
- Der Patient muss vor der Blutentnahme mindestens 12, besser 18 Stunden (aufgrund der Triglyceride) nüchtern sein.
- Diese Näherungsformel setzt eine physiologische VLDL-Zusammensetzung voraus, was speziell bei Nieren- und Lebererkrankungen nicht der Fall ist. Bei Patienten mit hohem Cholesterin sind Leber- und Nierenfunktion häufig gestört (alkoholinduzierte Leberschädigung, Diabetes).
- Triglyceridwerte > 350 mg/dl führen nach dieser Formel grundsätzlich zu falschen Werten.

Zu beachten sind auch Alters- und Geschlechtsunterschiede:

- Der Gesamtcholesterinwert (in mg/dl) sollte etwa dem Wert „200 + Alter (in Jahren)" entsprechen.
- Frauen haben im Mittel um 10 % höhere Cholesterinwerte als Männer.

**PRAXISTIPP**

Um unnötige und teure Langzeitmedikationen zu verhindern, empfiehlt sich eine direkte Cholesterinbestimmung – unter Umgehung der Friedenwald-Formel.

### Cholesterin als Risikoindikator

Neben den epidemiologischen Untersuchungen, die einen Zusammenhang zwischen hohem LDL-Cholesterin und erhöhter Infarktrate herstellen, gibt es andere Untersuchungen, bei denen sich die Cholesterinwerte von Gesunden und Infarktpatienten nicht wesentlich unterscheiden. Daher müssen bei Herz-Kreislauf-Erkrankungen weitere Faktoren eine Rolle spielen. Bezüglich des Cholesterinrisikos gilt:

- Cholesterin ist weniger Risikofaktor als Risikoindikator.
- Zwischen dem Gesamtcholesterin und einem kardialen Risiko besteht eine schwache Beziehung; bezogen auf das LDL-Cholesterin wird sie stärker.
- Niedriges HDL-Cholesterin bzw. ein hoher Quotient LDL : HDL ist der stärkste Indikator für ein ansteigendes kardiales Risiko.
- Erhöhte Triglyceridwerte korrelieren mit einem erhöhten kardialen Risiko, am stärksten in Verbindung mit niedrigem HDL-Cholesterin.

Ob die in vielen Studien signifikant positiven Ergebnisse in der **Sekundärprophylaxe** mit **Cholesterinhemmern** ausreichen, den enormen Statinverbrauch und die damit verbundenen hohen Kosten zu begründen, ist nicht geklärt. Ein Großteil der Patienten verwendet Statine eher im Sinne einer **Primärprophylaxe,** ohne dass aussagefähige Studien im Hinblick auf die Besserung der Mortalitätsrate existieren.

**PRAXISTIPP**

Eine medikamentöse Cholesterinsenkung ist daher nur in den Fällen sinnvoll, bei denen sie die Mortalität nachgewiesenermaßen verringert. Als reine Laborkosmetik hat sie keine Relevanz für den Patienten und ist sehr teuer.

## Hyperlipidämie

Ein entscheidender Risikofaktor für Herz-Kreislauf-Erkrankungen ist das **Lipoprotein(a).** Lp(a) fungiert bei der Pathogenese der Atherosklerose als Bindeglied zwischen Fettstoffwechsel und Gerinnung. Viele große amerikanische Studien belegen, dass über 70 % der Patienten mit KHK, Apoplex und Atherosklerose Lp(a)-Werte > 25 mg/dl haben.

**STUDIEN**

Bei einem Lp(a)-Wert > 30 mg/dl besteht ein 3fach erhöhtes Risiko einer Restenose nach Bypass-Operation. Bei Lp(a)-Werten > 40 mg/dl ist das Risiko für Apoplex und KHK 6fach erhöht [545].
Durch Hypercholesterinämie allein steigt das Atheroskleroserisiko noch nicht statistisch signifikant. Erst wenn gleichzeitig Lp(a) erhöht ist, nimmt die Häufigkeit deutlich zu [1232].
Eine isolierte Erhöhung von Lp(a) fördert auch bei Gesunden das atherogene Risiko [37].

**PRAXISTIPP**

Zusammenfassend lässt sich für Lp(a) festhalten:
- Ein Lp(a)-Wert > 30 mg/dl erhöht das atherogene Risiko um das 3fache.
- Ist auch das LDL-Cholesterin erhöht, steigt das Risiko auf das 6fache.
- Erst bei gleichzeitiger Erhöhung von Lp(a) wird Cholesterin zum atherogenen Risikofaktor.

## Vitamin-C-Mangel

*„Ein Hauptgrund für die Entstehung kardiovaskulärer Erkrankungen ist ein chronischer Mangel an Vitamin C, der zur Ablagerung von Lipoprotein (a) in den Vitamin-C-verarmten Gefäßwänden führt, gefolgt von einer Anhäufung von Fibrin und LDL-Cholesterin." (Linus Pauling)*

Vitamin-C-Mangel schwächt die potenziell durchlässige Struktur der Gefäßwände. So kann sich Lp(a) einlagern und die Gefäßwände abdichten. Da dadurch Plasminogen, aus dem das Fibrin spaltende Plasmin entsteht, blockiert wird, kommt es in den Gefäßen zusätzlich zu einer Einlagerung von Fibrin.

### Exkurs: Vitamin C und Lipoprotein(a)

Vor 40 Millionen Jahren verlor der Mensch die Fähigkeit, Vitamin C zu synthetisieren (Verlust der Gulonolactonoxidase), da die Versorgung mit der Nahrung ausreichend war. Vitamin C wurde dadurch zum essenziellen Nährstoff. Durch Abwanderung in Vitamin-C-arme Regionen kam es zu einem Mangel. Die Entstehung von Lipoprotein(a) aus dem strukturell sehr ähnlichen Plasminogen liegt ebenfalls ca. 40 Millionen Jahre zurück.
Die Ablagerung von Lp(a) dient als Schutz vor der Schädigung der Gefäßwände durch den Vitamin-C-Mangel. Der Nachteil – Gefäßverschluss bei überschießender Bildung und Ablagerung von Lp(a) – blieb in der Evolution lange ohne Bedeutung, da die Menschen nur selten das 40. Lebensjahr erreichten.

## Überschuss an Homocystein

Homocystein entsteht im Methioninstoffwechsel und häuft sich bei einem Mangel an bestimmten Mikronährstoffen an. Eine Homocysteinerhöhung führt zur vermehrten Oxidation von LDL-Cholesterin. Es kommt zur Bildung sog. „Schaumzellen", die sich in Arterien mit Intimaläsionen ablagern.
Folgen eines Homocysteinüberschusses sind:
- Förderung der Atherosklerose durch Schaumzellenbildung
- Gesteigertes Wachstum von Gefäßzellen
- Vermehrte Plättchenablagerung
- Schädigung des Elastins im arteriellen Bindegewebe
- Verstärkte Lp(a)-Bindung an Fibrin
- Verhinderung der Fibrinspaltung durch Plasmin und dadurch Förderung der Thrombenbildung

Auch Personen mit normalem Lp(a)-Wert können also eine Atherosklerose entwickeln, wenn Homocystein im Überschuss vorliegt. Da Homocystein vermehrt in **tierischen Proteinen** zu finden ist, leiden Vegetarier seltener an atherosklerotischen Veränderungen und ihren Folgen.

## Argininmangel

Wie bereits ausgeführt (➤ Kap. 2.1.6: Pycnogenol; ➤ Kap. 2.6.10) ist ein Argininmangel mit einem erhöhten atherosklerotischen Risiko verbunden, da zu wenig NO in den Gefäßwänden vorhanden ist und die Gefäße dadurch ihre Elastizität verlieren.

**PRAXISTIPP**

Die Bestimmung des ADMA (asymmetrisches Dimethylarginin) zeigt an, wie ausgeprägt der Mangel an Arginin ist.

**Komplementäre Mikronährstofftherapie bei KHK (Tagesdosis)**

| | |
|---|---|
| Basissupplement (➤ Kap. 1.3.1) | |
| Folsäure | 800–1.600 µg |
| Vitamin C | 1.000–2.000 mg |
| Vitamin D | 2.000–4.000 IE |
| Vitamin E | 200–400 IE |
| Vitamin K | 75–150 µg |
| Pycnogenol® | 80–160 mg |
| Coenzym $Q_{10}$ (Ubichinon) | 300 mg |
| L-Carnitin | 300–600 mg |
| Magnesium | 200–400 mg |
| Selen (organisch) | 200–300 µg |
| Omega-3-Fettsäuren | 2.000–4.000 mg |
| L-Arginin | 2.000–4.000 mg |

Stress kann z. B. einen Magnesiummangel bewirken, der zu Tachyarrhythmien oder zu ventrikulären Extrasystolen führt. Meist genügt eine Magnesiumgabe von 100–300 mg/Tag.

**GEFAHR**

Überdosierungen provozieren Bradykardien bis hin zum Schenkelblockbild.

**Kalzium** Hyperkalzämie bewirkt bradykarde Herzrhythmusstörungen, Überleitungsstörungen und Hypertonie. Auch eine Hypokalzämie kann Ursache von Herzrhythmusstörungen sein. Aus diesem Grund ist auf einen ausgeglichenen Kalziumhaushalt zu achten.

**Thiamin** Mangel sowie übermäßige parenterale Zufuhr von Thiamin können zu Herzrhythmusstörungen führen. In der täglichen Praxis spielt vor allem der latente Thiaminmangel eine wichtige Rolle. Da es bei einer täglichen Alkoholzufuhr von 60 g zu einem Thiamindefizit kommt, sollte Thiamin bei Patienten mit regelmäßigem Alkoholgenuss und tachykarden Rhythmusstörungen substituiert werden.

**Coenzym $Q_{10}$** Patienten mit hämodynamisch nicht wirksamen, daher benignen Herzrhythmusstörungen sind eine große Gruppe, meist 30–40 Jahre alte Männer mit erheblichem beruflichem Stress. Obwohl schulmedizinisch kein Handlungsbedarf besteht, ist der Leidensdruck der Patienten groß. Statt zu Betablockern zu greifen, lohnt sich der Einsatz von Coenzym $Q_{10}$.In der Regel sistieren in 70 % der Fälle die Rhythmusstörungen bereits nach 3–4 Wochen. Wird Coenzym $Q_{10}$ mit Arginin und Citrullin (täglich 2–4 g) kombiniert, erhöht sich die Responder-Rate deutlich. Wegen der guten Verträglichkeit bei fehlenden Nebenwirkungen ist dieser Therapieansatz vor allem bei Patienten sinnvoll, die Statine einnehmen.

**Komplementäre Mikronährstofftherapie:**
➤ Kap. 6.2.3 (Hypertonie)

## 6.3 Lunge und Atemwege

Der Respirationstrakt stellt den Gasaustausch sicher und reguliert über die Eliminierung von $CO_2$ den Säure-Basen-Haushalt. Zur Aufrechterhaltung des Säure-Basen-Gleichgewichts benötigt der Körper verschiedene Mineralstoffe (Natrium, Kalium, Chlorid). Da die Schleimhaut des Respirationstrakts Kontakt mit Umwelt- und Genussnoxen hat, ist sie im Besonderen radikalischen Angriffen ausgesetzt und benötigt daher vor allem antioxidativ wirkende Mikronährstoffe zur Gesunderhaltung.

### Stellenwert spezieller Mikronährstoffe

#### Vitamin A und β-Carotin

Ein Mangel an Vitamin A hat vielfache Auswirkungen auf den Respirationstrakt:

- Verringerte Teilungsrate der Becher- und Basalzellen (reversibel bei Substituierung)
- Abflachung der Epithelzellen: führt zu relativer Basalzellhyperplasie
- Entwicklung von Plattenepithelmetaplasien bei chronischem Mangel

**STUDIEN**

Bronchiale **Metaplasien** bildeten sich, auch bei Rauchern, durch Retinoide nachweisbar zurück [469]. Leider werden jedoch bis heute die Caret- und die ATBC-Studie, die beide negativ ausgefallen waren, herangezogen, um vor den Einsatz von Mikronährstoffen bei Lungenerkrankungen zu warnen – und dies, obwohl beide Studien aufgrund ihres umstrittenen Designs von der zuständigen Ethikkommission in Finnland gestrichen worden sind (➤ Kap. 1.3.3).

#### Vitamin C

Vitamin C zählt zu den bedeutendsten Vitaminen für die Atemwegsfunktionen:

- Inaktivierung von Viren und Bakterien
- Schutz vor bakteriellen Sekundärinfektionen (bei rechtzeitiger Supplementierung)
- Verkürzung der Erkrankungsdauer und Abschwächung der Symptome
- Schutz der Lunge [1017]

- Verhinderung der oxidativen Inaktivierung des 1-Proteinase-Inhibitors
- Immunantwort (Asthma bronchiale, Allergien), zelluläre und humorale Immunabwehr mit Anstieg von IgM, IgA und C3c-Komplement

Ein Vitamin-C-Mangel kann autooxidative Prozesse fördern, die Phagozyten- und Chemotaxisfunktion der Leukozyten wird gestört. Vitamin C ist auch in neutrophilen Granulozyten enthalten, daher ist bei einem Mangel die aktive Abwehr vermindert.

**STUDIEN**

Erkältungskrankheiten führen zu einem erhöhten Vitamin-C-Verbrauch. Es wurden erniedrigte Ascorbinsäurespiegel in Plasma und Leukozyten gefunden [662, 1108, 1227].

### Weitere Antioxidanzien

Empfehlenswert sind darüber hinaus:

**Fettlösliche Antioxidanzien:** Vitamine E, D und K, Carotinoide (Lycopin, Zeaxanthin), Coenzym $Q_{10}$, α-Liponsäure

**Wasserlösliche Antioxidanzien:** einige Vitamine der B-Gruppe, Harnsäure

**Bioaktive Substanzen:** Flavonoide und Polyphenole, Pycnogenol®

**Glutathionperoxidase:** Selen als Cofaktor

### Zink

Zink steht in engem Zusammenhang mit dem Immunsystem:

- Die zelluläre und die humorale Immunität (T-Lymphozyten, antigenstimulierende B-Lymphozyten Phagozytose, Komplementaktivierung) sind zinkabhängig.
- Regulierung der Genexpression bei Zelldifferenzierung und -proliferation.
- Die Wirksamkeit von Mediatoren (Zytokine) bei der Immunantwort wird gefördert.

**STUDIEN**

Bei Zinkmangel kommt es vermehrt zu einer Immundefizienz mit rezidivierenden Infekten, oft verursacht durch atypische Keime [20].

### Sekundäre Pflanzenstoffe

**Phenolsäuren:** Ellagsäure hemmt die Karzinogenese in der Lunge [993].

**Protease-Inhibitoren:** Der Bowman-Birk-Inhibitor (Sojabohnen) beeinflusst die Entwicklung von Lungenkrebs.

## 6.3.1 Bronchitis

*Unterschieden wird zwischen akuter („banale" Erkrankung) und chronischer Bronchitis.* ***Akut*** *kommt es zu Husten und/oder retrosternalen Schmerzen, zähem Auswurf, meist Fieber und einem allgemeinen Krankheitsgefühl mit Kopf- und Gliederschmerzen. Ursache: Viren, Bakterien, Pilze oder Reizstoffe. Bei der* ***chronischen*** *Form leidet der Patient seit mind. 2 Jahren und pro Jahr mind. 3 Monate lang an Husten und Auswurf. Häufigste Ursache ist Rauchen (90 %). Dabei müssen andere Ursachen (Tumor) ausgeschlossen werden.*

### Akute Bronchitis

Sie wird schulmedizinisch i. d. R. sekretolytisch und mukolytisch behandelt. Das in Deutschland wohl meistbenutzte Mukolytikum, Acetylcystein, ist per Definition eine orthomolekulare Substanz, die als natürlicher Chelatbildner zusätzlich die Entgiftung unterstützt.

### Chronische Bronchitis

- **Einfache chronische Bronchitis:** Vermehrung der bronchialen Schleimdrüsen und Becherzellen, Degeneration des Flimmerepithels, verminderte Selbstreinigungsfunktion der Schleimhaut mit Hyper- oder Dyskrinie. Symptome: Husten und Auswurf bei normaler Lungenfunktion.
- **Chronisch-obstruktive Bronchitis:** entzündliche Veränderung der Schleimhaut mit Infiltration durch Alveolarmakrophagen, Neutrophile und T-Lymphozyten; Hypertrophie der Bronchialmuskulatur mit Ventilationsstörung (belastungsabhängige Atemnot), ventilatorische Insuffizienz durch schlecht abzuhustendes zähes Sekret.

Im Vordergrund der Therapie stehen Ursachenbeseitigung (Nikotinentwöhnung) und Flüssigkeitszufuhr.

Durch die notwendigen Medikamente kommt es zusätzlich zu einer Verarmung der Mikronährstoffe.

### Relevante Mikronährstoffe

Um den Verlauf zu mildern und eine Chronifizierung zu vermeiden, werden Mikronährstoffe zur positiven Beeinflussung der Infektabwehr eingesetzt (➤ Kap. 6.10.1). Besonders bei viralen Infekten tragen sie wesentlich zur Verkürzung der Krankheitszeit bei. Bei der Bronchitis ist der Körper starkem oxidativen Stress ausgesetzt. Daher müssen an erster Stelle die Antioxidanzien (z. B. Vitamine A, C und E, β-Carotin und Zink) substituiert werden.

**Cystein:** löst und verdünnt den Schleim in den Bronchien.

**Vitamin A:** Die chronisch-obstruktive Bronchitis bei Rauchern kann im direkten Zusammenhang mit der Vitamin-A-Zufuhr als einer der wesentlichen Risikofaktoren für die Entwicklung eines Lungenkrebses gesehen werden. Die Lunge verfügt als einziges Organ (neben Leber und Intestinalmukosa) über das Enzym 15,15'-Dioxygenase, das β-Carotin zu Vitamin A metabolisiert.

**Mineralstoffe und Spurenelemente:** Magnesium hat eine spasmolytische Wirkung. Zink und Selen sind prophylaktisch als Cofaktoren antioxidativer enzymatischer Systeme sinnvoll.

**Komplementäre Mikronährstofftherapie (Tagesdosis)**

| | |
|---|---|
| Basissupplement (➤ Kap. 1.3.1) | |
| Vitamin-B-Komplex mit mind. | 800 μg Folsäure |
| Vitamin C | 1.000–2.000 mg |
| Vitamin D | 2.000–4.000 IE |
| Vitamin E | 300–400 IE |
| Carotinoidkomplex mit mind. | 40 mg β-Carotin |
| Pycnogenol® | 40–80 mg |
| Selen (organisch) | 100–200 μg |
| Zink | 20–40 mg |
| Omega-3-Fettsäuren | 2.000–4.000 mg |

## 6.3.2 Chronisch-obstruktive Lungenerkrankung (COPD)

*Unter dem Begriff (engl. chronic obstructive pulmonary disease – COPD bzw. chronic obstructive lung disease – COLD) werden 3 Erkrankungen zusammengefasst: chronisch-obstruktive Bronchitis (➤* Kap. 6.3.1*), Asthma bronchiale (➤* Kap. 6.3.3*) und obstruktives Lungenemphysem (➤* Kap. 6.3.4*). COPD ist eine lebenslange Krankheit mit hoher Morbidität. Jeder zweite Raucher ab dem 40. Lebensjahr leidet an einer COPD, Männer sind 3-mal häufiger betroffen als Frauen. Ursachen: meist inhalatives Rauchen, zunehmende Schadstoffbelastung der Luft, sinubronchiales Syndrom (Sinusitis mit bronchopulmonalen Infekten) und endogene Faktoren wie Immundefekte bzw. -mangelsyndrome.*

Die Erkrankung verläuft in 3 Stufen: einfache chronische Bronchitis – chronisch-obstruktive Bronchitis – obstruktives Emphysem, respiratorische Insuffizienz, Cor pulmonale als Spätkomplikationen. Die Inzidenz nimmt stetig zu: COPD ist jetzt schon die häufigste Atemwegserkrankung sowie häufigste Ursache einer respiratorischen Insuffizienz und des Cor pulmonale.

### Relevante Mikronährstoffe

Bei der meist durch inhalatives Rauchen verursachten COPD ist das Gleichgewicht zwischen Oxidanzien und Antioxidanzien erheblich verschoben (oxidativer Stress ➤ Kap. 3), wodurch das Immunsystem weiter geschwächt wird. Zusätzlich zum Ausschalten der Noxe steht das Auffüllen entleerter Antioxidansspeicher im Vordergrund. Bei den meist übergewichtigen Blue-Bloater-Patienten ist außerdem auf Gewichtsreduzierung zu achten.

**Vitamin C:** wirksam gegen $NO_2$ im Zigarettenrauch. COPD-Patienten haben niedrige Serumspiegel.

**Selen:** stärkster endogener Radikalfänger über die Glutathionperoxidase. Gerade Patienten mit COPD bilden viele freie Radikale im Stoffwechsel.

**Pycnogenol®:** Pflanzenbegleitstoff mit hoher entzündungshemmender Potenz.

**Vitamin E:** bindet Ozon ($O_3$) des Zigarettenrauchs und hat positive Effekte auf Lungenparameter (v. a. bei älteren Menschen).

**Omega-3-Fettsäuren:** wirken antiinflammatorisch, antiobstruktiv und antiproliferativ. EPA und DHA senken Prävalenz der COPD und haben signifikanten Einfluss auf FEV1.

**Kalzium** und **Vitamin D:** müssen bei Therapie mit Glucocorticosteroiden (Ca-Resorption ↓, renale Ca-Ausscheidung ↑) supplementiert werden, um eine Osteoporose zu vermeiden (➤ Kap. 6.11.3).

**Komplementäre Mikronährstofftherapie (Tagesdosis)**

| | |
|---|---|
| Basissupplement (➤ Kap. 1.3.1) | |
| ACC | 400–800 mg |
| Vitamin B-Komplex mit mind. | 800 µg Folsäure |
| Vitamin C | 1.000–2.000 mg |
| Vitamin D | 2.000–4.000 IE |
| Vitamin E | 200–400 IE |
| Pycnogenol® | 40–160 mg |
| Coenzym $Q_{10}$ (Ubichinon) | 200–300 mg |
| Eisen | 10–20 mg |
| Magnesium | 200–400 mg |
| Selen (organisch) | 100–200 µg |
| Zink | 20–60 mg |
| Omega-3-Fettsäuren | 2.000–4.000 mg |

Auf eine ausreichende Flüssigkeitszufuhr von täglich 40 ml/kg KG ist zu achten.

## 6.3.3 Asthma bronchiale

*Atopische Erkrankung, familiär gehäuft (autosomal-dominant vererbte Anlage zur überschießenden IgE-Bildung). Leiden beide Elternteile an dieser Erkrankung, sind in 50 % der Fälle auch die Kinder betroffen. Chronisch-entzündliche Erkrankung mit anfallsweiser Atemnot (Atemwegsobstruktion durch hyperreagibles Bronchialsystem), ausgelöst durch endogene und exogene Reize. Verlaufsformen: allergisches (extrinsic) Asthma (10 %), nichtallergisches (intrinsic) Asthma (10 %), Mischformen (80 %). Häufigkeit: 10 % der Kinder und 5 % der Erwachsenen, Männer : Frauen = 2 : 1. Auslöser: Allergene, Infektionen, chemisch-physikalische Faktoren (Staub, kalte Luft), Anstrengung, Analgetikaintoleranz (Pseudoallergie).*

### Relevante Mikronährstoffe

Die bronchiale Hyperreagibilität ist assoziiert mit niedrigen Spiegeln von: Vitamin C, Magnesium, Mangan und Antioxidanzien. Im Vordergrund steht die Auffüllung entleerter oder erniedrigter Antioxidansspeicher. Aufgrund der inversen Beziehung zwischen Vitamin-C- und Histaminspiegel können durch Supplementierung von Vitamin C der Histamin gesenkt und die allergene Sensibilität reduziert werden. Auch die antiinflammatorische Wirkung einer Mikronährstofftherapie beruht auf ausreichend vorhandenen Antioxidanzien.

**Cystein:** löst und verdünnt den Schleim in den Bronchien.

**Vitamin E und C:** Epidemiologische Studien zeigten einen Zusammenhang zwischen hohem Konsum antioxidativer Vitamine wie den Vitaminen E und C und einer optimalen Lungenfunktion mit niedriger Asthmaprävalenz.

**Selen:** Asthmatiker haben niedrige Spiegel an Glutathionperoxidase und Selen.

**Magnesium:** relaxiert die Bronchien und wirkt so dem Asthma entgegen.

**Eisen:** Zu hohe Eisenspiegel begünstigen die Entstehung von Asthma bronchiale durch autooxidative Belastung.

**Omega-3-Fettsäuren:** schützen vor einer Hyperreagibilität der Bronchien. Vor allem Kleinkinder können mit diesen Fettsäuren wirksam vor Asthmaanfällen geschützt werden.

**Pycnogenol®:** verbessert die Lungenfunktion und die Asthmasymptome.

**STUDIEN**

Eine placebokontrollierte Doppelblindstudie mit 17 erwachsenen Asthmatikern zeigte, dass eine Substituierung mit Vitamin E (400 mg/Tag) zu einer deutlichen Verringerung der Empfindlichkeit gegenüber Ozon führte [1421].

**Komplementäre Mikronährstofftherapie (Tagesdosis)**

| | |
|---|---|
| Basissupplement (➤ Kap. 1.3.1) | |
| ACC | 400–600 mg |
| Vitamin C | 1000–2000 mg |
| Vitamin D | 2.000–4.000 IE |
| Vitamin E | 100–300 IE |
| Carotinoide mit mind. | 10 mg β-Carotin |
| Pycnogenol® | 80–160 mg |
| Magnesium | 200–400 mg |
| Selen (organisch) | 100–200 µg |
| Zink | 20–40 mg |
| Omega-3-Fettsäuren | 2.000–4.000 mg |

Eine Eisensubstituierung kann erforderlich sein, aber im Übermaß die oxidative Belastung erhöhen.

## 6.3.4 Lungenemphysem

*Irreversible Erweiterung der Lufträume distal der Bronchioli terminales infolge Destruktion ihrer Wand (WHO-Definition). Das Lungenemphysem ist in Deutschland eine der häufigsten Todesursachen, Männer sind doppelt so häufig wie Frauen betroffen. Formen: primär atrophisches Emphysem (Altersemphysem) und sekundäres Emphysem (häufigste Form). Ursachen: chronische Bronchitis, Asthma bronchiale, Narben und Teilresektionen der Lunge.*

### Relevante Mikronährstoffe

Der wichtigste pathophysiologische Faktor beim Lungenemphysem ist ein Ungleichgewicht zwischen Proteasen und Protease-Inhibitoren; ein Überwiegen der Proteasen führt zur Andauung der Bronchioli mit Ausbildung eines Emphysems. Mögliche Ursachen sind:

- **Erhöhte Aktivität der Proteasen:** chronische Bronchitis (➤ Kap. 6.3.1), Asthma bronchiale (➤ Kap. 6.3.3), Pneumonien
- **Verminderte Aktivität der Protease-Inhibitoren:** angeborener ($\alpha_1$-Antirypsinmangel) und durch oxidativen Stress (➤ Kap. 3) erworbener Mangel, meist induziert durch inhalatives Rauchen ($10^{15}$ freie Radikale pro Zug an einer Zigarette)

Bei Rauchern (eine der häufigsten Ursachen für das Emphysem) ist der Vitamin-E-Verbrauch durch erhöhten Bedarf gesteigert. Die Vitamin-E-Konzentration in den Alveolarmakrophagen liegt bei Rauchern deutlich unter der bei Nichtrauchern. Leider lässt sich dies durch Supplementierung nur umkehren, wenn eine strenge Nikotinkarenz eingehalten wird. Der Vitamin-C-Gehalt der Alveolarmakrophagen ist bei Rauchern reduziert.

Durch konsequenten Einsatz von Antioxidanzien und Verzicht auf inhalatives Rauchen lassen sich vor allem erworbene Mängel an Protease-Inhibitoren gut therapieren. Trotzdem sollten Antioxidanzien nicht allein, sondern zusammen mit wirkverstärkenden und entzündungshemmenden Mikronährstoffen gegeben werden.

**Komplementäre Mikronährstofftherapie (Tagesdosis)**

| | |
|---|---|
| Basissupplement (➤ Kap. 1.3.1) | |
| Vitamin-B-Komplex mit mind. | 800 µg Folsäure |
| Vitamin C | 2.000–4.000 mg |
| Vitamin D | 2.000–4.000 IE |
| Vitamin E | 200–400 IE |
| Carotinoide mit mind. | 20 mg β-Carotin |
| Pycnogenol® | 40–160 mg |
| Coenzym $Q_{10}$ (Ubichinon) | 200–300 mg |
| Kalzium | 600–800 mg |
| Magnesium | 200–400 mg |
| Selen (organisch) | 100–200 µg |
| Zink | 20–40 mg |
| Omega-3-Fettsäuren | 2.000–4.000 mg |

## 6.3.5 Interstitielle Lungenerkrankungen und Lungenfibrosen

*Interstitielle Lungenerkrankungen sind chronische Entzündungen des Lungeninterstitiums mit Einbeziehung der alveolokapillären Membranen. Durch Zunahme des Bindegewebes kommt es zu einer Lungenfibrose. Endzustand ist die funktionslose Wabenlunge (honey comb lung). Ursachen: Infektionen, inhalative (Gase, Aerosole, Staub, Haarspray) und andere Noxen (Pharmaka, Herbizide, ionisierende Strahlen), kreislaufbedingt (chronische Stauungslunge, fluid lung bei chronischer Niereninsuffizienz, akutes Lungenversagen), Neoplasien, systemische Erkrankungen (rheumatoide Arthritis, Mukoviszidose, Vaskulitiden, Sarkoidose); in 50 % der Fälle unbekannt.*

Symptome: anfängliche Belastungs-, später auch Ruhedyspnoe, Tachypnoe, trockener Reizhusten. Im fortgeschrittenen Stadium: Zyanose, Trommelschlegelfinger, Uhrglasnägel und Cor pulmonale.

### Relevante Mikronährstoffe

Alle Formen der Lungenfibrose weisen eine hohe Oxidationsbelastung auf, daher ist eine Therapie mit Antioxidanzien erforderlich (allerdings nicht so vorrangig wie beim Lungenemphysem). Verstärkt wird das Ungleichgewicht zwischen Oxidanzien und Antioxidanzien durch einen gleichzeitig auftretenden schweren Glutathionmangel in der Lunge. Normalerweise ist die Glutathionkonzentration in dem „Epithelial Lining Fluid", das die Lunge auskleidet, um den Faktor 50 höher als im Plasma. Aus diesem Grund darf das Selen in der Therapie nicht fehlen, zumal Deutschland ein Selenmangelgebiet darstellt. Neben den Antioxidanzien stehen bei der Therapie der Fibrose vor allem folgende Mineralstoffe im Vordergrund:

**Kalzium** und **Magnesium:** verlangsamen den fibrotischen Umbau der Lunge

**Zink:** immunmodulierende Wirkung

**Komplementäre Mikronährstofftherapie (Tagesdosis)**

| | |
|---|---|
| Basissupplement (➤ Kap. 1.3.1) | |
| ACC | 400–800 mg |
| Vitamin-B-Komplex mit mind. | 800 µg Folsäure |
| Vitamin C | 1.000–2.000 mg |
| Vitamin D | 2.000–4.000 IE |
| Vitamin E | 200–400 IE |
| Carotinoide mit mind. | 40 mg β-Carotin |
| Pycnogenol® | 80–160 mg |
| Magnesium | 200–400 mg |
| Selen (organisch) | 100–200 µg |
| Zink | 20–40 mg |
| Omega-3-Fettsäuren | 2.000–4.000 mg |

Zusätzlich ist auf eine ausreichende Flüssigkeitszufuhr (mind. 2–3 l/Tag) zu achten.

## 6.3.6 Pneumonien

*Akute oder chronische Entzündung, die den Alveolarraum und/oder das Interstitium der Lunge betrifft. Kommt v. a. in den Wintermonaten und im Frühjahr vor und ist häufigste Todesursache aller Infektionskrankheiten. Ursachen: Erreger (häufigste Form, v.a bei schwachem Immunsystem), Noxen (Strahlen, Fremdkörper, Gase, Aspiration von Mageninhalt), Kreislaufstörungen (Infarktpneumonie, Lungenembolie). Symptome: plötzlicher Beginn mit hohem Fieber, Schüttelfrost, Atemnot, Husten mit „Nasenflügeln", Thoraxschmerzen, rotbraunes Sputum, Bronchialatmen, klingende Rasselgeräusche. Röntgen: dichte, scharf begrenzte großflächige Verschattung, Labor: BKS-Erhöhung und Leukozytose.*

In der heutigen modernen Antibiotika-Ära finden sich die klassischen Symptome meist nur in abgeschwächter Form. Allerdings ändert sich die Regenerationszeit der Lunge nach einer Pneumonie nicht, so dass eine zu frühe Belastung (bei subjektivem Wohlbefinden) zu Komplikationen und Rezidiven führen kann. Ein konsequenter Einsatz der Mikronährstoffe verkürzt die Rekonvaleszenzzeit deutlich.

### Relevante Mikronährstoffe

Im Vordergrund steht die Stärkung des Immunsystems. Daneben müssen antibiotikabedingte Mikronährstoffverluste ausgeglichen und die infektbedingte Überoxidation bekämpft werden. An erster Stelle stehen:

**Vitamin A** bzw. **β-Carotin:** Schleimhautregeneration, Antioxidans.

**Vitamin C:** Inaktivierung von Viren und Bakterien, Schutz vor Sekundärinfektion, Antioxidans.

**Zink:** immunmodulierender Effekt.

**Selen:** Natriumselenit zerstört Disulfidbrücken im Inneren eines Virus. Das Virus bildet dadurch weniger Verbindungsknoten (Spikes) auf der Virusoberfläche aus. Ohne diese Spikes kann es an menschlichen Zellen nicht andocken (➤ Kap. 2.5.16: Klinische Symptomatik). Bei Viruspneumonien ist es daher sinnvoll, für ca. 10 Tage hochdosiert Natriumselenit (1.000–2.000 µg) als Infusion zu geben, um die Viruslast im kranken Körper zu reduzieren [329].

**Sulfide:** haben antibakterielle Eigenschaften (➤ Kap. 2.1.11).

**Pflanzenbegleitstoffe, vor allem Pycnogenol®:** Wirkverstärkung von Vitamin C, Antioxidans, entzündungshemmend.

**Vitamin D:** Der Ernährungsmediziner Professor Dr. Biesalski wies darauf hin, dass in gut 30 Studien Menschen mit viraler Bronchitis und Pneumonie (vor allem Coronavirus) zumeist einen schweren Vitamin-D-Mangel haben [118, 638]. Daher sollte zumindest bei den Risikogruppen auf eine ausreichende bzw. optimale Vitamin-D-Versorgung geachtet werden.

Aufgrund der vielfältigen Ursachen, die zu einer Pneumonie führen können, muss das Therapieschema im Einzelfall angepasst werden.

| **Komplementäre Mikronährstofftherapie (Tagesdosis)** | |
|---|---|
| Basissupplement (➤ Kap. 1.3.1) | |
| Vitamin-B-Komplex mit mind. | 800 µg Folsäure |
| Vitamin C | 1.000–2.000 mg |
| Vitamin D | 2.000–4.000 IE |
| Vitamin E | 200–400 IE |
| Carotinoide mit mind. | 40 mg β-Carotin |
| Pycnogenol® | 40–160 mg |
| Coenzym $Q_{10}$ (Ubichinon) | 20–300 mg |
| Eisen (je nach Ferritin und Serum-Eisen) | 10–30 mg |
| Magnesium | 200–400 mg |
| Selen (organisch) | 200–400 µg |
| Selen (anorganisch) bei Viruspneumonien | 1.000–2.000 µg parenteral für 10 Tage |
| Zink | 20–40 mg |
| Omega-3-Fettsäuren | 2.000–4.000 mg |

Zusätzlich ist auf eine ausreichende Flüssigkeitszufuhr (mind. 2–3 l/Tag) zu achten.

## 6.4 HNO-Erkrankungen

Gerade im Zuge der Corona-Pandemie kommt den Organen im Hals-Nasen-Ohren-Bereich besondere Bedeutung zu, da sie der erste Angriffsort der SARS-Cov2-Viren sind Aber auch alle anderen Erreger beginnen ihr zerstörerisches Werk an den Eintrittspforten unseres Körpers, und damit vor allem an den HNO-Organen. Vitalstoffe haben in der Behandlung einen hohen Stellenwert, da sie das lokale Immunsystem schützen und dessen Abwehrkraft steigern. Leider wird das viel zu wenig beachtet.

### Stellenwert einzelner Mikronährstoffe

#### Vitamine

**Vitamin A:** vor allem für die Zellteilung und -regenerierung von entscheidender Bedeutung. Die Zellen in den Schleimhäuten von Mund, Nase und Rachen unterliegen einem hohen Verbrauch, der bei bakteriellen und viralen Entzündungen exponenziell zunimmt. Insofern stellt eine ausreichende Vitamin-A-Versorgung sicher, dass genügend Zellen nachgebildet werden können. Da Vitamin A nur eine geringe therapeutische Breite hat, kann zur Sicherung der Versorgung auf β-Carotin zurückgegriffen werden.

**Vitamin C:** Bei der Prophylaxe und Therapie von Infektionskrankheiten hat sich Vitamin C als außerordentlich wirksam gezeigt. Als wichtigstes wasserlösliches Antioxidans stärkt es massiv das lokale Immunsystem. In der Folge kann Vitamin C bewirken, dass sich der Heilungsverlauf beschleunigt und die Zahl der Krankheitstage abnimmt.

**Vitamin E:** ist als wichtigstes fettlösliches Antioxidans der Partner von Vitamin C. Bei der Eliminierung freier Radikale wird Vitamin E selbst zum Radikal. Das Tocopherolradikal „kippt" in die wässrige Phase. Dort „übernimmt" Vitamin C das Radikal und Vitamin E kehrt wieder in die fettlösliche Phase zurück, wo es erneut zum Abfangen von Radikalen zur Verfügung steht. Vor allem ältere Menschen, die heute gerne als „Risikogruppe" bezeichnet werden, profitieren von den Vitaminen C und E. Beide tragen dazu bei, das Risiko für „Risikogruppen" wieder auf ein normales Maß zu reduzieren.

**Vitamin D:** Das Prähormon hat vielfältige Funktionen im Immunsystem. Ein Vitamin-D-Mangel führt immer zu einer Schwächung des Immunsystems. Da ein großer Teil der Deutschen im Vitamin-D-Mangel ist (➤ Kap. 2.2.2: Versorgungssituation), ist eine tägliche Substituierung für unser Immunsystem wichtig und beugt Infektionskrankheiten vor. Es ist nicht verwunderlich, dass speziell die Risikogruppen – die in der Regel immer einen Vitamin-D-Mangel haben – zu Infektionen neigen und hier eine tägliche Supplementierung besonders wichtig ist.

#### Selen

Anorganisches Natriumselenit verhindert in Viren die Ausbildung von Disulfidbrücken (➤ Kap. 6.3.6). Das behindert die Ausbildung der sogenannten „Spikes" auf der Virusoberfläche. Dadurch können sich Viren nur schlecht an menschliche Zellen anhaften und die Viruslast sinkt [329]. Daher sollte zur Vorbeugung und Behandlung von viralen Erkrankungen immer Selen supplementiert werden.

## 6.4.1 Rhinitis

*Eine Entzündung der Schleimhäute zumeist durch Viren ist in der kalten Jahreszeit weit verbreitet. Ursächlich sind zumeist sogenannte Rhinoviren, die in der Regel eine starken Sekretfluss aus der Nase verursachen. Dieser „Schnupfen“ oder auch diese „Erkältung“ heilt in der Regel folgenlos ab. Probleme können entstehen, wenn es zu einer bakteriellen Superinfektion kommt oder die körperliche Belastung trotz „Erkältung“ nicht reduziert wird.*

### Relevante Mikronährstoffe

Wie immer bei Infektionen sind die Antioxidanzien zur Überwindung des viralen Infekts sehr wichtig. Aus Gründen der Prophylaxe sollten zumindest in der kalten Jahreszeit Supplemente regelmäßig zugeführt werden. Ist die Infektion eingetreten, helfen die Vitalstoffe, den Infekt schneller zu überwinden und Superinfektionen zu vermeiden.

**Komplementäre Mikronährstofftherapie bei akuter Rhinitis (Tagesdosis)**

| | |
|---|---|
| Basissupplement (➤ Kap. 1.3.1) | |
| Vitamin C | 1000–2000 mg |
| Vitamin D | 2.000–4.000 IE |
| Vitamin E | 200–400 IE |
| Pycnogenol® | 40–80 mg |
| Magnesium | 200–400 mg |
| Selen | 100–200 µg |
| Zink | 20–40 mg |
| Omega-3-Fettsäuren | 2.000–4.000 mg |

## 6.4.2 Sinusitis

*Nicht selten kommt es im Rahmen einer Rhinitis zu einer Entzündung der Nasennebenhöhlen (Sinusitis). Ursächlich ist die Minderbelüftung der Nasennebenhöhlen durch das Anschwellen der Nasenmuscheln bei einer Rhinitis. Werden die Nasennebenhöhlen nicht adäquat belüftet, können sich vor allem anaerobe Keime schnell vermehren. Eine Sinusitis ist auch bei einer allergischen Rhinitis möglich, denn auch hier kommt es zu einer Anschwellung der Nasenmuscheln. Gefährlich sind Entzündungen des Keilbeins oder der Stirnhöhlen, da nur eine dünne Knochenlamelle das Eindringen von Keimen in das Gehirn verhindert.*

### Relevante Mikronährstoffe

Schnelles und konsequentes Therapieren ist bei einer Sinusitis wichtig. Bei gelbem Sekret oder Spiegelbildung in den Kieferhöhlen müssen oft Antibiotika gegeben werden. Aus Sicht der Vitalstofftherapie ist daher auch eine Unterstützung der Darmflora wichtig.

**Komplementäre Mikronährstofftherapie:**
➤ Kap. 6.4.1 (Rhinitis)

## 6.4.3 Pharyngitis, Tonsillitis, Epiglottitis

*Wenn Erreger den Mund-Rachen-Raum befallen, können sich die dortigen Organe entsprechend entzünden. Entzündungen der* **Gaumenmandeln** *(➤ Abb. 6.3) werden oft durch Streptokokken verursacht. In diesem Fall findet man in der Regel flüssigen fötiden Eiter in den Krypten der Gaumenmandeln. Hiervon zu unterscheiden sind gelbe Stippchen. Diese sind harmlos und werden von Nahrungsbestandteilen gebildet; man spricht dabei von Detritus. Entzündungen des* **Kehlkopfes** *gehen in der Regel mit Heiserkeit einher. In diesen Fällen ist unbedingt ein Facharzt für HNO-Heilkunde hinzuzuziehen, denn nur diese können das ganze Ausmaß der Kehlkopfentzündung beurteilen. Gerade Kinder haben im Kehlkopf einen deutlich engeren Luft-*

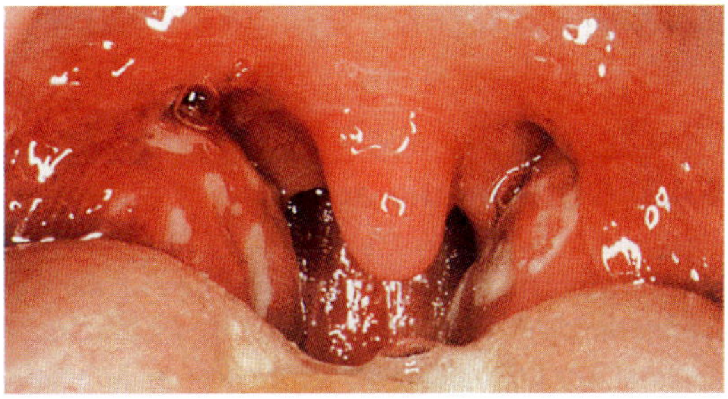

**Abb. 6.3** Entzündete Gaumenmandeln mit weißem Belag nach Streptokokkeninfektion. [G1107]

*röhrenquerschnitt und Entzündungen des Kehlkopfes können für Atemnotsyndrome verantwortlich sein.*

### Relevante Mikronährstoffe

Bei allen akuten Erkrankungen des Nasenrachenraums, des Larynx und der Trachea ist eine Therapie mit Mikronährstoffen wie bei der Rhinitis und der Sinusitis indiziert.

**Komplementäre Mikronährstofftherapie:**
➤ Kap. 6.4.1 (Rhinitis)

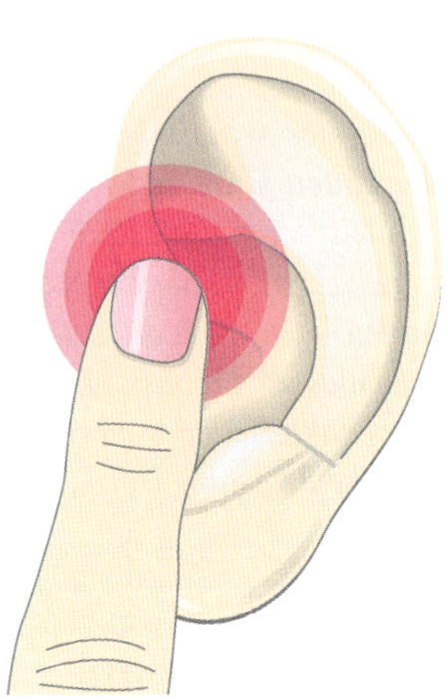

**Abb. 6.4** Otitis externa: Schmerz bei Druck auf den Tragus. [L141]

## 6.4.4 Otitis externa

*Entzündungen des äußeren Gehörgangs sind oft sehr schmerzhaft. Nicht selten führen mechanische Ursachen wie der Gebrauch von Wattestäbchen zu einer Otitis externa. Am häufigsten findet sich die Otitis externa bei Kindern. Typisches Zeichen sind Schmerzen bei Druck auf den Tragus am Ohr (➤ Abb. 6.4). Wichtig ist, von Anfang an auf eine suffiziente Analgesie zu achten.*

| Komplementäre Mikronährstofftherapie (Tagesdosis) | |
|---|---|
| Basissupplement (➤ Kap. 1.3.1) | |
| Vitamin-B-Komplex mit mind. | 800 µg Folsäure |
| Vitamin C | 1.000–2.000 mg |
| Vitamin D | 2.000–4.000 IE |
| Vitamin E | 200–400 IE |
| Pycnogenol® | 40–80 mg |
| Magnesium | 200–400 mg |
| Selen | 100–200 µg |
| Zink | 20–40 mg |
| Omega-3-Fettsäuren | 2.000–4.000 mg |

## 6.4.5 Otitis media acuta

*Die Mittelohrentzündung betrifft den Bereich der Gehörknöchelchen. Seröse oder eitrige ein- oder beidseitige entzündliche Erkrankung des Mittelohrs (➤ Abb. 6.5). Meist handelt es sich um eine Sekundärinfektion bei Nasenracheninfekt, aufsteigend über die Tuba eustachii (Tuba auditiva) bzw. als Folge einer Belüftungsstörung. Erreger: v. a. Pneumokokken, Haemophilus influenza, Moraxella, Streptokokken, Pseudomonas (dann langdauernde, meist grünliche Sekretion), ferner Viren. Symptome: klopfende, stechende Ohrenschmerzen, Fieber, Kopfschmerzen, Lymphknotenschwellung. Wichtig ist auch hier die schnelle Mitbehandlung durch einen Facharzt für HNO-Heilkunde, da Entzündungen des Mittelohres die dort befindlichen Gehörknöchelchen schädigen können, was eine Taubheit nach sich ziehen kann.*

Tritt bevorzugt bei Kleinkindern auf.

### Relevante Mikronährstoffe

| Komplementäre Mikronährstofftherapie (Tagesdosis) | |
|---|---|
| Basissupplement (➤ Kap. 1.3.1) | |
| Vitamin C | 1.000–2.000 mg |
| Vitamin D | 2.000–4.000 IE |
| Vitamin E | 200–400 IE |
| Pycnogenol® | 40–80 mg |
| Magnesium | 200–400 mg |
| Selen | 100–200 µg |
| Zink | 20–40 mg |
| Omega-3-Fettsäuren | 2.000–4.000 mg |

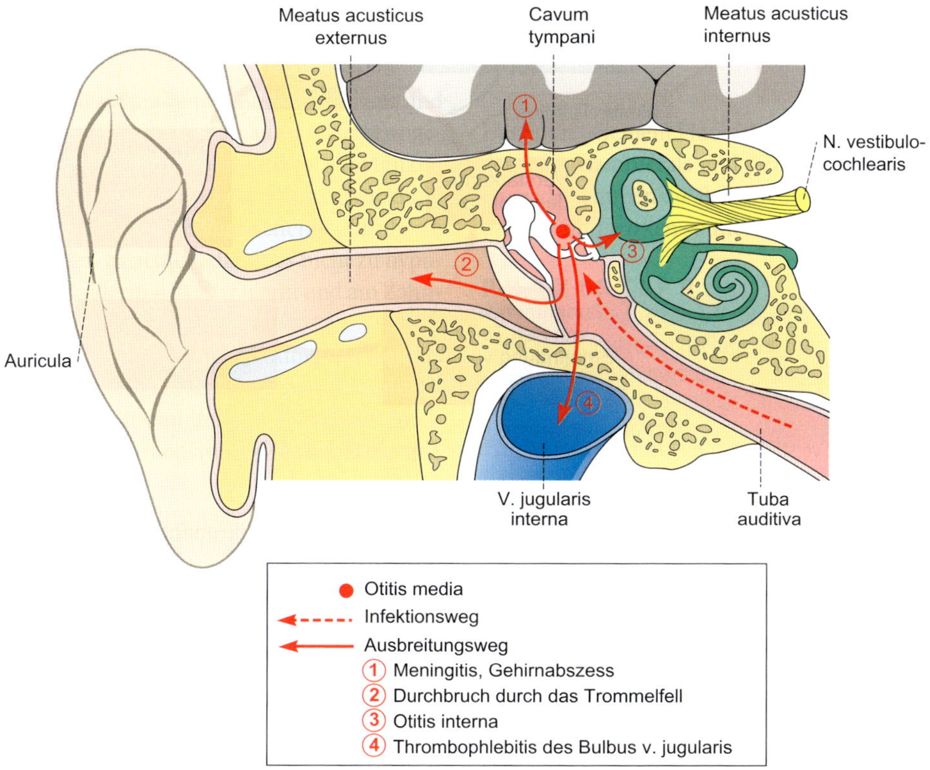


**Abb. 6.5** Otits media: Schematische Darstellung des Infektions- und des Ausbreitungswegs. [R285]

## 6.4.6 Tinnitus

*Der Tinnitus bzw. die Ohrgeräusche ohne Vorhandensein einer Schallquelle sind für die Betroffenen oft sehr störend. Vor allem nachts ist der Tinnitus Ursache für zum Teil erhebliche Schlafstörungen. Die Ursachen sind äußerst vielfältig und reichen von einem Knalltrauma über Entzündungen und Krankheiten bis hin zu Auslösern in der Psyche. Oft kommt es zu einem sich selbst verstärkenden Kreislauf (➤ Abb. 6.6).*

Die Therapie ist multifaktoriell und beinhaltet u. a. die Verbesserung der Durchblutung, die Steigerung der Nährstoffversorgung, die Verbesserung der Reizverarbeitung, Osteopathie, Lasertherapie, Tinnitus-Retraining-Therapie, Akupunktur und die Reduzierung von Stress.

**Stabilisierung der postsynaptischen Membran:** Das analoge akustische Signal wird an der Synapse zwischen innerer Haarzelle und afferentem Neuron über die Transmittersubstanz Glutamat in die Signalsprache des zentralen Hörsystems konvertiert. Dabei öffnet Glutamat an der postsynaptischen Membran des Dendriten Kalziumionenkanäle, die ein Aktionspotential des Neurons auslösen. Die Reizschwelle der postsynaptischen Membran ist durch verschiedene Faktoren beeinflussbar (Lärmschutz, Entspannung, autogenes Training etc.) und sollte bei Tinnituspatienten möglichst hoch und stabil sein, damit ausschließlich hohe, d. h. „wichtige", Wellen über das Hindernis gelangen. Bei niedriger Schwelle werden auch unwichtige, chaotische oder pathologische Reize weitergeleitet und können im Innenohr als Tinnitus empfunden werden.

### Relevante Mikronährstoffe

Da Stress, spezielle Medikamente sowie ein Mangel an Zink, Magnesium und Vitamin $B_6$ die Weiterleitung unphysiologischer Erregungen im Innenohr fördern,

**PRAXISTIPP**

Käse fördert die Remineralisierung durch den hohen Anteil an Kalzium, Phosphat, Casein und Fett.

**Molybdän** begünstigt die Fluorideinlagerung in den Zahnschmelz.

Die **Selensupplementierung** übt einen positiven Einfluss auf das Periodont (Wurzelhaut der Zähne) und die Anfälligkeit der Mundschleimhaut aus. Als hochpotentes Antioxidans schützt es die Zähne und die Schleimhaut vor Infektionen.

### Vitamine

**Vitamin D** stärkt insbesondere die Kieferknochen, in denen die Zähne verankert sind, und unterstützt im Bedarfsfall deren Regeneration. Auf eine ausreichende tägliche Zufuhr ist vor allem im Kindesalter zu achten. Als Prähormon ist Vitamin D auch ein starker Immunmodulator und wichtig für das Immunsystem der Zähne.

**Vitamin C** ist sowohl ein wichtiges Antioxidans für Zähne und Schleimhaut als auch mit einigen Aminosäuren am Aufbau des kollagenen Zahnfleisch-Bindegewebes beteiligt. Vitamin-C-Mangel führt zu Zahnfleischblutungen und -schwund (Frühsymptom des Skorbuts) sowie zu häufig rezidivierenden Zahnfleischentzündungen.

**GEFAHR**

Klinischen Beobachtungen zufolge verkürzen Hochdosisgaben von Vitamin C (v. a. aus Mais gewonnenem) die zahnärztliche Anästhesie.

Ein **Vitamin-A-Zusatz** in Zahnpasta wäre sinnvoll, da es die Epithelbarriere der Mundschleimhaut und der Zähne für Schadstoffe stärken kann.

**B-Vitamine** und insbesondere **Folsäure** sind bei der Parodontitisbehandlung wirksam. Häufig findet sich bei diesen Patienten ein stark erniedrigter Folsäurespiegel. Nach entsprechender Supplementierung bessert sich die Gingivitis (geht der Parodontitis voran).

**PRAXISTIPP**

Eine Supplementierung mit Vitamin-B-Komplex (einige Tage vor und nach einem zahnärztlichen Eingriff) bewirkt eine deutliche Reduzierung der Schmerzen und der Weichteilschwellung.

### Coenzym $Q_{10}$

Beschleunigt den Zellteilungsprozess und vermindert Zahnfleischbluten. Bei Parodontitis sind die Coenzym-$Q_{10}$-Werte im Zahnfleisch und in den weißen Blutkörperchen verringert.

## 6.5.1 Karies

*Häufigste Zahnerkrankung, bedingt durch Störung des lokalen Gleichgewichts zwischen entkalkenden, sauren und neutralisierenden Komponenten im Speichel. Im Frühstadium durch Einschränkung der Zuckerzufuhr und regelmäßige Fluoridanwendung teilweise reversibel. Bei anhaltend schlechter Mundhygiene und fehlendem Fluoridangebot schreitet die Entkalkung bis zum Einbruch der Zahnhartsubstanzen fort („Löcher"). Ohne rechtzeitige zahnärztliche Behandlung ist eine Infektion der Pulpa (Pulpitis) unvermeidlich.*

### Relevante Mikronährstoffe

Im Vordergrund der Therapie steht die Supplementierung von **Kalzium** als wichtigem Bestandteil der Zahnstruktur. Das ebenfalls für den Zahnaufbau wichtige Phosphat wird in der Regel mit der Nahrung ausreichend zugeführt.

**Komplementäre Mikronährstofftherapie (Tagesdosis)**

| | |
|---|---|
| Basissupplement (➤ Kap. 1.3.1) | |
| Vitamin-B-Komplex | 2 × täglich |
| Vitamin C | 1.000–2.000 mg |
| Vitamin D | 2.000–4.000 IE |
| Vitamin E | 200–400 IE |
| Carotinoide mit mind. | 40 mg β-Carotin |
| Coenzym $Q_{10}$ (Ubichinon) | 100–200 mg |
| Magnesium | 200–400 mg |
| Selen (organisch) | 100–200 µg |
| Zink | 10–20 mg |
| Omega-3-Fettsäuren | 1.000–2.000 mg |

### 6.5.2 Pulpitis

*Durch ausgeprägte Karies bedingte Entzündung der Pulpa, oftmals Extraktion des Zahnes erforderlich. Pulpa: feinfaseriges Bindegewebe in der Pulpahöhle im Innern des Zahnes, reich an Blutgefäßen und Nervenfasern.*

#### Relevante Mikronährstoffe

An erster Stelle stehen entzündungshemmende Nährstoffe (Zink, Carotinoide, Vitamin-B-Komplex).

| Komplementäre Mikronährstofftherapie (Tagesdosis) | |
|---|---|
| Basissupplement (➢ Kap. 1.3.1) | |
| Vitamin-B-Komplex | 2 × täglich |
| Vitamin C | 2.000–3.000 mg |
| Vitamin D | 2.000–4.000 IE |
| Vitamin E | 200–400 IE |
| Carotinoide mit mind. | 40 mg β-Carotin |
| Coenzym $Q_{10}$ (Ubichinon) | 100–200 mg |
| Magnesium | 200–400 mg |
| Selen (organisch) | 200–300 µg |
| Zink | 20–40 mg |
| Omega-3-Fettsäuren | 1.000–2.000 mg |

### 6.5.3 Gingivitis

*Akute oder chronische Entzündung des Zahnfleisches mit Rötung, Schwellung, Blutung (nach Sondierung) und Ulzerationen. Anatomisch prädisponierende Faktoren wie Engstand der Zähne und Hormonumstellungen (Pubertät, Schwangerschaft etc.) können die Symptome verstärken.*

#### Relevante Mikronährstoffe

Bei diesem Krankheitsbild müssen unbedingt Carotinoide und Vitamin C zugeführt werden.

**Komplementäre Mikronährstofftherapie:**
➢ Kap. 6.5.1 (Karies)

### 6.5.4 Parodontopathien

*Sammelbegriff für alle Erkrankungen des Zahnhalteapparats. Entzündliche Parodontalerkrankungen sind von der Ernährung abhängig. Durch Mikroorganismen in der Plaque kommt es zu reversiblen Zahnfleischentzündungen. Unbehandelt verschlechtern sich diese Entzündungen und es kommt zur Parodontitis.*

- **Parodontitis apicalis:** entzündlicher Prozess im Bereich der Wurzelspitze, ausgelöst durch eine Pulpitis mit Abszess- oder Zystenbildung.
- **Parodontitis marginalis:** weit verbreitete, durch Bakterien ausgelöste Zahnerkrankung, gekennzeichnet durch bleibende Schäden an Knochen und Gewebe unter dem Zahnfleisch. Das Zahnfleisch schwillt an und bildet sich zurück. Mundgeruch und Zahnlockerungen sind die Folge.

Parodontose ist die veraltete, aber auch heute noch vielfach benutzte Sammelbezeichnung für Zahnbetterkrankungen.

#### Relevante Mikronährstoffe

Im Vordergrund steht die Therapie mit antioxidativen Mikronährstoffen.

**Komplementäre Mikronährstofftherapie:**
➢ Kap. 6.5.1 (Karies)

### 6.5.5 Aphthen, Stomatitis aphthosa

*Kleine Bläschen an der Mundschleimhaut, die nach einigen Tagen aufgehen und dann sehr schmerzhaft sind. Meist weiß belegte Vertiefungen mit rotem Rand. Ursachen: meist nicht genau definierbar, oft ausgelöst durch Hormone, Nahrungsmittel oder Infektionen. Gehäuftes Auftreten z. B. bei Zoster, Gingivostomatitis.*

#### Relevante Mikronährstoffe

Besonders wichtig sind schleimhautschützende und immunstimulierende Nährstoffe: Zink, Carotinoide und Vitamin C.

**PRAXISTIPP**

Aphthen (bei Stomatitis aphthosa) mit Trichloressigsäure betupfen.

**Komplementäre Mikronährstofftherapie (Tagesdosis)**

| | |
|---|---|
| Basissupplement (➤ Kap. 1.3.1) | |
| Vitamin C | 2.000–3.000 mg |
| Vitamin D | 2.000–4.000 IE |
| Vitamin E | 200–400 IE |
| Carotinoide mit mind. | 40 mg β-Carotin |
| Coenzym $Q_{10}$ (Ubichinon) | 100–200 mg |
| Magnesium | 200–400 mg |
| Selen (organisch) | 100–200 µg |
| Zink | 20–40 mg |
| Omega-3-Fettsäuren | 1.000–2.000 mg |
| L-Lysin | 1.000 mg |

## 6.6 Magen-Darm-Trakt

Im Laufe seines Lebens führt der Mensch das 1.000fache seines Körpergewichts über den Magen-Darm-Trakt zu sich. Die Schleimhaut des Magen-Darm-Trakts ist hochspezifisch und sehr empfindlich für radikalische Angriffe. Da sie schnell proliferiert, ist sie auf eine ausreichende Zufuhr von **Folsäure** im Verbund mit anderen **B-Vitaminen** und von **antioxidativen Nährstoffen** angewiesen. Glutaminmangel kann zu Schleimhautatrophie führen, Vitamin-A- und Zinkmangel sensibilisieren die Magen-Darm-Schleimhaut für Metaplasien. Bei vielen Magen-Darm-Erkrankungen ist die Resorption der Mikronährstoffe vermindert, kann aber auch erhöht sein.

### Stellenwert spezieller Mikronährstoffe

Der menschliche Organismus ist auf die Resorption der Mikronährstoffe aus der Nahrung angewiesen. Bei Magen-Darm-Störungen kommt es daher zu einer Reihe von Symptomen aufgrund von Nährstoffmangel, die sich ubiquitär im Körper manifestieren können.

#### Vitamin A und β-Carotin

Auswirkungen eines Vitamin-A-Mangels auf den Magen-Darm-Trakt:
- Atrophie des schleimsezernierenden Epithels
- Begünstigt Metaplasien
- Verhornungen im Mundbereich und der Speicheldrüsen-Ausführungsgänge
- Begünstigt Leukoplakien im Mund-Rachen-Raum

#### Vitamin-B-Komplex und Folsäure

**Vitamin-$B_{12}$- und Folsäuremangel:** Schleimhautatrophie (Möller-Hunter-Glossitis), Stomatitis aphthosa bei Folsäuredefizit, Obstipation

**Vitamin-$B_2$-Mangel:** begünstigt anguläre Stomatitis (evtl. mit Dysphagie und Cheilosis)

**Vitamin-$B_2$- und/oder Niacinmangel:** Glossitis chronica atrophicans

**Biotinmangel:** Schleimhautschwellungen

**Pantothensäure:** regt Peristaltik an

#### Vitamin C

- Notwendig für den Aufbau der kollagenen Fasern, wird z. T. bereits über die Mundschleimhaut resorbiert
- Vitamin-C-Mangel begünstigt Schleimhautblutungen
- Biologische Aktivität des Gastrins ist u. a. von Vitamin C abhängig
- Zieht Wasser in den Darm und macht den Stuhlgang weich

#### Magnesium

Mangelsymptome:
- Gesteigerte Peristaltik
- Erhöhter Tonus der glatten Muskulatur (Organe und Sphinkter), Spasmen im Bereich von Kardia, Pylorus und Analsphinkter
- An- und abschwellende abdominelle Beschwerden: Übelkeit, Erbrechen, Magenkrämpfe, Diarrhö oder Obstipation

#### Ballaststoffe

- Erhöhtes Stuhlvolumen durch Wasserbindung (v. a. Ballaststoffe mit hohem Pentoseanteil)

- Anregung der Peristaltik, verkürzte Transitzeit im Darm (antikarzinogen)
- Bindung von Gallensäuren
- Beeinflussen Wachstumsrate der Darmbakterien, z. B. Oligofructose und Inulin: Wachstum von Bifidobakterien ↑, von Bacteroides-Stämmen (Clostridien, Fusobakterien) ↓
- Veränderte Enzym- und Stoffwechselaktivität der Intestinalflora (je nach Ballaststoffart unterschiedlich)

**STUDIEN**

Bei ballaststoffreicher Ernährung ist das Risiko, an Dickdarmkrebs zu erkranken, ca. 40 % niedriger als bei geringer Ballaststoffzufuhr [1379].
Eine Metaanalyse von 55 Studien ergab in 58 % der Fälle eine negative Korrelation zwischen dem Risiko, an Dickdarmkrebs zu erkranken, und der Höhe der Ballaststoffzufuhr [477].

### Bioaktive Substanzen

**Phenolsäuren:** Kaffee- und Ferulasäure hemmen die Induzierung von Magenkrebs.

**Sulfide:** antikarzinogene Wirkung (Magen- und Dickdarmkrebs).

**Fermentierte Milchprodukte:** Schutzwirkung; binden mutagene Substanzen im Darm (z. B. Nitrite).

**Flavonoide:** hemmen das Wachstum von Tumorzellen bei Dickdarmkrebs.

**STUDIEN**

- Fallkontrollstudien in Griechenland, China und Hawaii zeigten, dass **Sulfide** (hoher Verzehr von Zwiebeln u. a. Liliengewächsen) Schutz vor Magenkrebs bieten [511, 1378, 1507]. In retrospektiven Studien wurde ein verringertes Kolonkarzinomrisiko bei hohem Verzehr von Zwiebeln oder Knoblauch gefunden [363].
- Fäzes von Patienten mit Dickdarmkrebs weisen geringere Mengen an *Lactobacillus acidophilus* **(fermentierte Lebensmittel)** auf als Gesunde [832].

### Weitere Nährstoffe

**Kupfer:** Biologische Aktivität des Gastrins ist u. a. von Kupfer abhängig.

**Aminosäuren:** notwendig für die Resorption von Mineralstoffen und Spurenelementen im Jejunum.

## 6.6.1 Refluxösophagitis

*Refluxkrankheit mit makroskopisch erkennbaren Epitheldefekten und histologisch nachweisbarer entzündlicher Schleimhautinfiltration. Symptome: Luftaufstoßen (60 %), Schluckbeschwerden (50 %), Regurgitation von Nahrungsresten (40 %), epigastrische Schmerzen und Brennen (30 %). Zusätzliche Beschwerden: salziger oder seifiger Geschmack nach dem Aufstoßen, Übelkeit und Erbrechen, stenokardische Beschwerden. Symptome verstärken sich oft in Rückenlage, beim Bücken und Pressen. Hauptursachen: insuffizienter Ösophagussphinkter bei axialer Hiatushernie und aggressives Refluat. In 10–20 % der Fälle Beschwerden einer Refluxkrankheit, in 20–30 % der Fälle chronische Refluxösophagitis.*

### Relevante Mikronährstoffe

Die Ösophagusschleimhaut ist durch den Reflux in besonderem Maße radikalischen Angriffen ausgesetzt. Zusätzlich zu Antioxidanzien (Vitamine A, C, E, Selen etc.) und schleimhautschützenden Nährstoffen (Carotinoide, Vitamin-B-Komplex, Vitamin C, Omega-3-Fettsäuren) sollten Nährstoffmängel ausgeglichen werden, die durch eine Therapie mit Protonenpumpenhemmern bedingt sein können.

| Komplementäre Mikronährstofftherapie (Tagesdosis) | |
|---|---|
| Basissupplement (➤ Kap. 1.3.1) | |
| Vitamin C | 1.000–2.000 mg |
| Vitamin D | 2.000–4.000 IE |
| Vitamin E | 200–400 IE |
| Carotinoide mit mind. | 40 mg β-Carotin |
| Pycnogenol® | 40–160 mg |
| Coenzym $Q_{10}$ (Ubichinon) | 100–200 mg |
| Magnesium | 200–400 mg |
| Selen (organisch) | 100–200 µg |
| Zink | 10–20 mg |
| Omega-3-Fettsäuren | 1.000–2.000 mg |
| Fermentierte Essenzen | |

Auf eine ausreichende Flüssigkeitszufuhr (mind. 35 ml/kg KG am Tag) ist zu achten.

**PRAXISTIPP**
Die weit verbreiteten rezeptfreien Mittel gegen **Sodbrennen** enthalten meist Aluminium, das den Metabolismus von Kalzium und Phosphor beeinträchtigt.

Mit einer Kombination von Kalzium und Magnesium im Verhältnis 2 : 1 lässt sich Sodbrennen wirkungsvoll und nebenwirkungsfrei reduzieren. Der beste Effekt wird mit einer Kautablette erzielt. Enzyme der Papaya unterstützen die Therapie zusätzlich. Zur Vorbeugung des Ösophaguskarzinoms, das auf dem Boden einer chronischen Refluxösophagitis entstehen kann, eignen sich die Ellagsäure (Phenolsäure) und Protease-Inhibitoren.

## 6.6.2 Gastritis

*Akute oder chronische Entzündung der Magenschleimhaut.* **Akute** *Symptome: Übelkeit, Erbrechen, Aufstoßen, epigastrische Schmerzen, unangenehmer Geschmack im Mund. Ursachen: Stress (Trauma, Verbrennung, Schock, postoperativ u. a.), Infektion durch Helicobacter pylori.* **Chronische** *Form: meist symptomlos oder nur unspezifische Beschwerden. Unterteilung in Typ A (Korpus-, Autoimmungastritis, 5 % der Fälle), Typ B (Antrum-, Helicobacter-pylori-Gastritis, 85 % der Fälle) und Typ C (chemisch induzierte Gastritis, 10 % der Fälle). Symptome (v. a. Typ-B-Gastritis): postprandiales Völlegefühl, Sodbrennen, Aufstoßen, unspezifische Oberbauchbeschwerden, retrosternale Schmerzen.*

- **Typ-A-Gastritis:**
  - Breitet sich deszendierend von der Kardia auf die Korpusschleimhaut aus
  - In 90 % Autoantikörper gegen Belegzellen, dadurch Anazidität mit Behinderung der Folsäureresorption
  - In 50 % Autoantikörper gegen Intrinsischem Faktor, dadurch Vitamin-$B_{12}$-Resorptionsstörung, evtl. mit Ausbildung einer perniziösen Anämie (Morbus Biermer)
  - Therapie: Vitamin $B_{12}$ nicht als Monopräparat, sondern zusammen mit Folsäure (B-Komplex) und anderen Mikronährstoffen supplementieren
- **Typ-B-Gastritis:**
  - Verläuft aszendierend, mit Verschiebung der Antrum-Korpus-Grenze nach oben
  - Hypochlorhydrie (jedoch nie Achlorhydrie)
  - Therapie: Antioxidanzien, um dem hohen oxidativen Stress durch die *Helicobacter-pylori*-Besiedlung entgegenzuwirken
- **Typ-C-Gastritis:** entsteht durch Reflux von Galle

Bei der Typ-B-Gastritis (Antrumgastritis) steht der Schutz der Schleimhaut im Vordergrund, entsprechend sind vor allem Carotinoide, Omega-3-Fettsäuren, Vitamin C und die B-Vitamine zu substituieren.

### Relevante Mikronährstoffe

In erster Linie sind proliferativ (Vitamine der B-Gruppe, v. a. Vitamine $B_1$, $B_2$, Folsäure, Pantothensäure) und antioxidativ wirksame Mikronährstoffe zuzuführen. Zum Schutz vor Magenkarzinomen eignen sich auch Phenolsäuren (Kaffeesäure, Ferulasäure) und Sulfide.

**Komplementäre Mikronährstofftherapie:**
➤ Kap. 6.6.1 (Refluxösophagitis)

Bei ausgeprägter perniziöser Anämie evtl. Vitamin-$B_{12}$-Injektionen (1.000 µg Hydroxycobalamin am Tag), weitere Dosierung je nach Krankheitsverlauf.

## 6.6.3 Heliobacter-pylori-Infektion

*Infektion des Magens mit Heliobacter pylori geht mit einer erhöhten Inzidenz für Ulkuskrankheit, Magenkarzinom und Magenlymphom einher.*

Nachdem *Heliobacter-pylori*-Infektionen (HP-Infektionen) sehr weit verbreitet sind, wird an dieser Stelle spezifisch darauf eingegangen. Mikronährstoffe werden sowohl durch die Infektion selbst als auch durch die verbreitete Therapiemaßnahme mit verschiedenen kombinierten Antibiotika und Protonenpumpenhemmern negativ beeinflusst. Hauptsächlich betroffen sind davon Vitamin $B_{12}$, Vitamin C, Vitamin E und β-Carotin.

### Relevante Mikronährstoffe

**Vitamin C:**

- Verminderter Vitamin-C-Gehalt im Magensekret.
- Reduzierte aktive Form.

- Therapie mit Protonenpumpenhemmern senkt den gastralen Vitamin-C-Spiegel durch Hypochlorhydrie und erhöht die Nitrosaminkonzentration.

**STUDIEN**

In mehreren Studien wurde festgestellt, dass die HP-Infektion die Vitamin-C-Sekretion beeinträchtigt und die biologisch aktive (reduzierte) Form zugunsten der inaktiven Dehydroascorbinsäure vermindert [987, 988].
Durch Besiedelung mit sog. Cytotoxin-assoziierten Protein-A-positiven (CagA-positiven) Stämmen scheint sich der negative Einfluss der HP-Infektion auf den Vitamin-C-Gehalt des Magensaftes zu erhöhen [1152, 1525].
Bei Pateinten mit HP-Infektion kam es unter Therapie mit Protonenpumpenhemmern zu einem signifikanten Abfall der Vitamin-C-Serumwerte [987].
Nach täglicher Gabe von 5 g Vitamin C über 4 Wochen ohne weitere Therapie kam es bei 8 von 27 *Heliobacter-pylori*-positiven Patienten (30 %) zu einer Eradikation, während in der nur mit Antazida behandelten Kontrollgruppe alle 24 Patienten positiv blieben. Die 8 „Responder" in der Vitamin-C-Gruppe wiesen signifikant höhere gastrale Vitamin-C-Konzentrationen (+175 %) nach der Therapie auf als die „Non-Responder" (+71 %) [689].

**Vitamin $B_{12}$:** Reduzierung der Vitamin-$B_{12}$-Konzentration

**STUDIEN**

Nach erfolgreicher Eradikation kam es bei 40 % der Patienten zu einer Besserung der zuvor festgestellten Vitamin-$B_{12}$-Mangelanämie, ohne Supplementierung dieses Nährstoffs. Daher muss eine HP-Infektion als mögliche Ursache eines Vitamin-$B_{12}$-Mangels in Betracht gezogen werden [714].

**Weitere Nährstoffe:** Die gastralen Konzentrationen von **β-Carotin** und **Vitamin E** liegen bei HP-Infektionen deutlich unter den Werten normaler Kontrollen.

### 6.6.4 Gastroduodenale Ulkuskrankheit, peptisches Ulkus

**Erosion:** *auf die Schleimhaut begrenzter, umschriebener Substanzdefekt, oft multiple Form.* **Ulkus:** *umschriebener Substanzdefekt, reicht über die Schleimhaut hinaus und betrifft zumindest auch die Muscularis mucosae. Ein akutes Stressulkus tritt (meist einmalig) z. B. nach Polytrauma, Verbrennungen, großen Operationen, Hirntrauma oder Intensivtherapie auf. Chronische (rezidivierende) Form: multifaktorielle Ätiologie, z. B. gestörtes Gleichgewicht zwischen aggressiven Faktoren (Salzsäure, Pepsin, Galle, Stress, Rauchen, NSAR, Corticosteroide, Helicobacter pylori) und Schutzmechanismen der Schleimhaut (Schleim-Bicarbonat-Sekretion, Epithelregeneration, Mikrozirkulation), genetische Faktoren, Zollinger-Ellison-Syndrom oder Hyperparathyreoidismus (beides selten). Häufigkeit: 5–10 % der Bevölkerung, Männer zu Frauen = 4 : 1. In jungen Jahren meist Ulcus duodeni mit Hyperazidität, im Alter meist Ulcus ventriculi mit Hypoazidität.*

**PRAXISTIPP**

Ohne Säure und ohne *Helicobacter pylori* keine Ulkuskrankheit.

#### Relevante Mikronährstoffe

Im Vordergrund der Therapie stehen Antioxidanzien zur Beseitigung des oxidativen Stresses sowie B-Vitamine und Carotinoide zum Schutz der Schleimhaut.

**Aminosäuren:** S-Methylmethionin und Glutamin, beide viel in Kohl enthalten, beschleunigen den Heilungsprozess bei Magen- bzw. Darmulkus.

**Vitamin A:** schützt die Magenschleimhaut vor Verätzungen und unterstützt den Heilprozess, sollte aber nur unter ärztlicher Kontrolle eingenommen werden.

**Vitamin E:** gute Ulkusprophylaxe bei empfindlicher Schleimhaut. Bei vorhandenem Ulkus unterstützt Vitamin E die Heilung.

**Vitamin C:** beschleunigt die Heilung; umgekehrt erhöht sich das Risiko eines Ulkus bei Vitamin-C-Mangel.

**Zink:** beschleunigt die Schleimhautheilung und wirkt immunmodulierend.

**β-Carotin:** Das Provitamin A ist einfacher und sinnvoller einsetzbar als Vitamin A, da es nicht toxisch werden kann. Bei jeglicher Art der Schleimhautbeteiligung sollte es in der Therapie nicht fehlen.

**Omega-3-Fettsäuren:** Obwohl die komplexen Wirkmechanismen noch nicht abschließend geklärt sind, haben Omega-3-Fettsäuren eine sehr günstige Wirkung bei entzündlichen Darmerkrankungen (Duodenalulkus, Morbus Crohn, Colitis ulcerosa), die Entzündungsprozesse verlaufen deutlich schwächer.

**Komplementäre Mikronährstofftherapie (Tagesdosis)**

| | |
|---|---|
| Basissupplement (➤ Kap. 1.3.1) | |
| Vitamin-B-Komplex mit mind. | 800 µg Folsäure |
| Vitamin C | 1.000–2.000 mg |
| Vitamin D | 2.000–4.000 IE |
| Vitamin E | 100–200 IE |
| Carotinoide mit mind. | 40 mg β-Carotin |
| Pycnogenol® | 40–160 mg |
| Coenzym $Q_{10}$ (Ubichinon) | 200–300 mg |
| Magnesium | 200–400 mg |
| Selen (organisch) | 100–200 µg |
| Zink | 40–60 mg |
| Omega-3-Fettsäuren | 2.000–3.000 mg |
| Linolsäure | 1.000–2.000 mg |

Zusätzlich mindestens 30 g **Ballaststoffe** pro Tag zuführen.

## 6.6.8 Colon irritabile, Meteorismus

*Verdauungsstörung mit krampfartigen Unterbauchbeschwerden und Meteorismus. Durchfall oder Verstopfung als Begleitsymptom möglich. Ursache: Funktionsstörung der Darmwandmuskulatur. Vorkommen: Meist in der Lebensmitte, mehr Frauen als Männer.*

Die Verdauungsstörungen werden oft durch Laktoseunverträglichkeit, fettige Speisen, Nahrungsmittelunverträglichkeiten oder Stress ausgelöst.

### Relevante Mikronährstoffe

Wichtig ist eine ausgewogene, ballaststoffreiche Ernährung. Zusätzlich sind folgende Mikronährstoffe zu supplementieren:

**Vitamin E:** Verbesserung der Darmfunktion, Verringerung der Symptome.

**Vitamin-B-Komplex:** Verbesserung der nerval bedingten Darmträgheit.

**Ballaststoffe:** Verbesserung der Darmperistaltik. Zu Beginn können sich die Symptome wie Blähungen und Krämpfe zunächst verstärken, daher sollte eine Ernährungsumstellung auf ballaststoffreiche Kost Schritt für Schritt erfolgen.

**Milchsäurebakterien:** Die Lactaseaktivität bestimmter Milchsäurebakterien vermindert die krampfartigen Bauchschmerzen, Meteorismus, Flatulenz oder Diarrhö, die im Rahmen einer Laktoseunverträglichkeit vorkommen. Dadurch verbessert sich die Verträglichkeit von Milchprodukten.

**Weitere Maßnahmen:** ausreichende Flüssigkeitszufuhr. Bei Obstipation empfiehlt sich die Supplementierung mit Magnesium.

## 6.6.9 Kolorektale Karzinome

*Karzinome des Dick- und Mastdarms. Neuerkrankungen in Deutschland jährlich 24.000 bei Männern und 28.000 bei Frauen. Hauptrisikofaktor ist der Konsum von rotem Fleisch (Rind, Lamm, Schwein) und tierischen Fetten bei gleichzeitig mangelnder Ballaststoffzufuhr. Begünstigend: chronisch-entzündliche Darmerkrankungen und genetische Adenomatosis.*

### Relevante Mikronährstoffe

Epidemiologische Studien weisen auf eine protektive Wirkung folgender Nährstoffe hin: **Vitamine A, D, E, $B_6$, Folsäure, Selen, Kalzium.**

**Protease-Inhibitoren:** Der Bowman-Birk-Inhibitor aus Sojabohnen beeinflusst die Entwicklung u. a. von Dickdarmkrebs. Vegetarier, die sich mit einem hohen Anteil an Getreide ernähren, zeigten eine niedrigere Dickdarmkrebs-Häufigkeit [36, 274]. Es wird angenommen, dass die Protease-Inhibitoren die (durch Tumorzellen gebildeten) Proteasen durch Blockierung oder Veränderung des katalytischen Zentrums hemmen. Bei Mäusen mit einem genetischen Defekt (hohes Risiko für Dünn- und Dickdarmtumore), die mit Bowman-Birk-Inhibitor-Konzentrat (0,5 % des Futters) ernährt wurden, verringerte sich über 9 Wochen die Anzahl der Tumore in Dünn- und Dickdarm um bis zu 50 % [725].

**Phytoöstrogene:** Es wird vermutet, dass Östrogene neben der Stimulierung von Brustkrebs auch die Entstehung von Dickdarmkrebs fördern. In vitro hemmten Enterolacton und Enterodiol die Synthese primärer Gallensäuren aus Cholesterin [1187], welche durch die Dickdarmflora in sekundäre Gallensäuren umgewandelt werden und ebenfalls im Verdacht stehen, den Dickdarmkrebs zu fördern.

**Ballaststoffe:** Die prophylaktische Wirkung von Ballaststoffen auf die Entstehung eines Kolonkarzinoms belegen zahlreiche Studien. Die orthomolekulare Prophylaxe sollte unbedingt mindestens 30 g Ballaststoffe täglich beinhalten.

**STUDIEN**

Bei Fall-Kontroll-Studien wurde ein um 40 % vermindertes Dickdarmkrebsrisiko bei ballaststoffreicher Ernährung festgestellt [1379].
Bei einer Metaanalyse mit 55 Studien zeigte sich in 32 Fällen (58 %) eine negative Korrelation zwischen der Höhe des Ballaststoffverzehrs und dem Risiko, an Dickdarmkrebs zu erkranken, in 20 % war der Zusammenhang statistisch signifikant [477].

**Milchsäurebakterien** (fermentierte Lebensmittel): Patienten mit Dickdarmkrebs weisen geringere Mengen an *Lactobacillus acidophilus* im Fäzes auf als gesunde Personen. Vor allem im Fäzes von Japanern, die ein deutlich geringeres Risiko haben, an Dickdarmkrebs zu erkranken, befinden sich mehr Milchsäurebakterien [832].

## 6.7 Leber, Gallenblase, Gallenwege und Pankreas

### 6.7.1 Leber

Die Leber ist das größte und leistungsfähigste Entgiftungs- und Syntheseorgan des menschlichen Körpers und im besonderen Maße radikalischen Attacken ausgesetzt. In der Leber werden die Mikronährstoffe aus der Nahrung (Vitamine, Elektrolyte, Aminosäuren und ein Teil der Fettsäuren) metabolisiert und z. T. gespeichert. Aufgrund dieser Speicherung kann der Mensch flexibel auf wechselnde Nahrungszufuhr reagieren. In kalorisch guten Zeiten überwiegt die Speicherfunktion, in „Notzeiten" können Nährstoff- und Mikronährstoffspeicher entleert werden.

Die Entgiftungs- und antioxidativen Leistungen der Leber sind stark von endogenen Antioxidanssystemen abhängig:

- Glutathionperoxidasen (➤ Tab. 2.166) mit dem Cofaktor **Selen**
- Katalase mit dem Cofaktor **Eisen**
- Superoxiddismutasen mit den Cofaktoren **Zink, Kupfer** und intrazellulärem **Mangan**

#### Stellenwert spezieller Mikronährstoffe

**Selen:** scheint in der Leber direkt antioxidativ und entgiftend zu wirken und mäßige Vitamin-E-Verluste ausgleichen zu können.

**Vitamin C:** hemmt die Nitrosaminbildung, dadurch ist bei ausreichender Zufuhr eine Senkung der Hepatotoxizität von Nitrit und Nitrat möglich.

**Vitamin $B_6$:** Neurotransmittersynthese (Adrenalin, Dopamin, Noradrenalin) durch Vitamin-$B_6$-abhängige Carboxylierung.

**Vitamin K:** sorgt für ein gleichbleibendes chemisches Milieu in der Leber, beeinflusst Kohlenhydratmetabolismus, Infektabwehr und Blutgerinnung (➤ Abb. 2.14).

**Aminosäuren:** Bei ihrer Metabolisierung entsteht Ammonium (Grundsubstanz des von der Leber gesteuerten Harnstoffzyklus).

**Vitamine $B_1$, $B_6$, Biotin, Nicotinamid, Mangan, Magnesium, Coenzym $Q_{10}$:** sind zur Energiebereitstellung in der Leber (durch bestimmte Enzyme) notwendig.

**Protease-Inhibitoren:** Der Bowman-Birk-Inhibitor (Sojabohnen) scheint antikarzinogen zu wirken (beeinflusst die Entwicklung von Leberkrebs).

#### Mikronährstoffmängel bei Lebererkrankungen

**Fettlösliche Vitamine:** Vitamin A (Malabsorption, Zinkmangel), Vitamin D (Malabsorption, Resorption ↓), Vitamin E (Malabsorption), Vitamin K (Malabsorption)

**Wasserlösliche Vitamine:** Vitamin $B_1$ (Resorption ↓), Vitamin $B_2$ (Resorption ↓), Vitamin $B_6$ (Resorption ↓, Malabsorption, Isoniazidtherapie), Folsäure (Resorption ↓, Malabsorption), Vitamin $B_{12}$ (Resorption ↓, Malabsorption)

**Mineralstoffe:** Eisen (Resorption ↓, Malabsorption, Blutungsverluste), Zink (erhöhte renale Verluste bei portokavalem Shunt)

**Mangan:** erhöhte Serumkonzentrationen bei Hepatitis, Zirrhose, Cholestase

#### Steatosis hepatis

*Vermehrte Fetteinlagerung in der Leber, in Deutschland weit verbreitet. Außer diskreten Transaminasenerhöhungen und dem typischen sonografischen Befund sind die Patienten im Wesentlichen beschwerdefrei.*

*Es besteht jedoch das Risiko einer Fettleber bzw. einer Fettleberzirrhose. Ursachen: Alkoholabusus, chronische Überernährung, Eiweißmangel, Fettstoffwechselstörungen und Diabetes mellitus.*

### Relevante Mikronährstoffe

Zusätzlich zur Änderung der Ernährungsgewohnheiten und Alkoholkarenz sind Riboflavin im Vitamin-B-Komplex und Cholin zuzuführen, sie vermindern die alkoholbedingten Fettablagerungen. Beeinträchtigt werden vor allem die fettlöslichen Vitamine.

**Vitamine A, D:** Durch die geschädigte Leber sind die Speichermöglichkeiten für Vitamine vermindert. Dies betrifft vor allem die Vitamine A und D. Gleichzeitig ist der Syntheseweg von Vitamin A aus β-Carotin und anderen Provitaminen A reduziert. Daher muss auf eine ausreichende Zufuhr dieser beiden Vitamine geachtet werden.

**Vitamin K:** Die Vitamin-K-Syntheseleistung von Vitamin K kann beeinträchtigt sein. Somit können die Vitamine-K-abhängigen Gerinnungsfaktoren schnell reduziert sein.

**Vitamin E:** Bei Lebererkrankungen kommt es je nach Schwere zu erniedrigten Serum-Tocopherolspiegeln, die für neurologische Symptome mitverantwortlich sein können.

**Vitamin-B-Komplex:** Die B-Vitamine können reduziert sein und sollten im Komplex substituiert werden.

**Zink:** Bei Lebererkrankungen kommt es sehr schnell zu einem reduzierten Zinkstatus.

**Vanadium:** steigert die Cholinsynthese, welches die Akkumulation von Fett in der Leber verhindert.

**Komplementäre Mikronährstofftherapie (Tagesdosis)**

| | |
|---|---|
| Basissupplement (➤ Kap. 1.3.1) | |
| Vitamin-B-Komplex mit mind. | 800 μg Folsäure und 10 mg Riboflavin |
| Vitamin C | 1.000–2.000 mg |
| Vitamin D | 2.000–4.000 IE |
| Vitamin E | 100–200 IE |
| Carotinoide mit mind. | 15–20 mg β-Carotin |
| Magnesium | 200–400 mg |
| Selen (organisch) | 100–200 μg |
| Zink | 20–40 mg |
| Omega-3-Fettsäuren | 2.000–3.000 mg |
| Aminosäuremix als Basissupplement | 1 × täglich |

## Alkoholinduzierte Leberschädigung

*30–50 % aller Lebererkrankungen in Deutschland sind alkoholinduziert. Die alkoholtoxische Leberschädigung verläuft in 3 Stadien: reine Fettleber ohne Entzündungsreaktion – Fettleberhepatitis – mikronoduläre Leberzirrhose.*

**GEFAHR**

Die **toxische Alkoholgrenze** (variiert je nach Vorerkrankung, Geschlecht, Ernährung) liegt bei einer *regelmäßigen* Zufuhr von:
- ca. 60 g Alkohol/Tag beim Mann (3 Schoppen Wein oder 1 l Bier)
- ca. 20 g Alkohol/Tag bei der Frau (1 Schoppen Wein oder 0,33 l Bier)

Diese für viele Patienten geringen Mengen an Alkohol können nur abgebaut werden, wenn ausreichend (körpereigene) Alkoholdehydrogenase vorhanden ist.
- **Alkoholdehydrogenase:** Erforderlich sind folgende Mikronährstoffe:
  - **Zink:** Cofaktor der Alkoholdehydrogenase, wird bei chronischem Äthylismus häufig nur mangelhaft zugeführt.
  - **B-Vitamine und Antioxidanzien:** verminderte Resorption bei länger bestehendem chronischen Alkoholabusus.
- **Cytochrom-$P_{450}$-abhängiges alkoholoxidierendes System (MEOS):** Im weiteren Verlauf wird Alkohol nicht mehr über die Alkoholdehydrogenase, sondern verstärkt über MEOS abgebaut. Der erhöhte Sauerstoffverbrauch steigert die radikalische Belastung ebenso wie die läppchenzentrale Hypoxie und das entstehende aggressive Acetaldehyd.

### Relevante Mikronährstoffe

Aus orthomolekularer Sicht müssen bei alkoholinduzierter Leberschädigung viele Mikronährstoffe ergänzt werden, vor allem B-Vitamine und Zink, die durch die Alkoholwirkung massiv verloren gehen. Außerdem sind antioxidativ wirkende Nährstoffe empfehlenswert. Dies hat jedoch nur Sinn, wenn die Patienten ihren Alkoholkonsum einschränken bzw. aufgeben. Orthomolekulare Maßnahmen eignen sich nicht dazu, die Folgen eines dauerhaften Suchtverhaltens abzuwenden.

**Vitamin A:** Die verminderte Synthese und die Speichermöglichkeit sind noch ausgeprägter als bei Steatosis hepatis. Bei der Substituierung, die auf jeden

Fall indiziert ist, müssen höhere Konzentrationen von β-Carotin (3 × täglich 10 mg) oder evtl. sogar Vitamin A direkt (3 × täglich 3.000 IE) zugeführt werden.

**Vitamin E:** Die meisten alkoholinduzierten Lebererkrankungen gehen mit starken Vitamin-E-Mängeln einher. Folgen sind Immunmangelsyndrome, eine Zunahme vorhandener rheumatischer Beschwerden, Steigerung einer Lipidperoxidation und somit ein gesteigertes KHK-Risiko.

**Vitamin D:** Die Patienten leiden oft als Folge des Vitamin-D-Mangels unter Osteoporose. Oft sind die Serumwerte von $25(OH)D_3 < 6$ ng/ml. Bei einer Vitamin-D-Substituierung normalisiert sich zusätzlich die Kalziumresorption.

**Vitamin-B-Komplex:** Viele B-Vitamine sind bei chronischem Alkoholkonsum defizitär, v. a. die Vitamine $B_1$, $B_2$ und Folsäure. Da die anderen B-Vitamine ebenfalls reduziert sind, sollte auf jeden Fall der Komplex substituiert werden.

**Zink:** Vermutet wird die Ursache des Zinkmangels in Veränderungen des Proteinstoffwechsels, die zu einer erhöhten renalen Zinkausscheidung sowie zu einer Störung der Verteilung und des Transports führen. Gleichzeitig treten alkoholbedingte Resorptionsstörungen auf.

**Aminosäuren und essenzielle Fettsäuren:** Bei fortgeschrittener Funktionsstörung kommt es zu Aminosäuredysbalancen und zu einer geringeren Resorption von essenziellen Fettsäuren, vor allem der Linolsäure und der Omega-3-Fettsäuren.

**Weitere Nährstoffe:** Selen, Kalzium, Kalium, Phosphat, Magnesium und α-Liponsäure sollten eben falls supplementiert werden.

**Komplementäre Mikronährstofftherapie (Tagesdosis)**

| | |
|---|---|
| Basissupplement (➤ Kap. 1.3.1) | |
| Vitamin-B-Komplex mit mind. | 800 μg Folsäure und 50 mg Pyridoxin |
| Vitamin C | 1.000–2.000 mg |
| Vitamin D | 2.000–4.000 IE |
| Vitamin E | 200–400 IE |
| Carotinoide mit mind. | 20–30 mg β-Carotin oder Vitamin A (3 × 3.000 IE) |
| α-Liponsäure | 400–800 mg |
| Magnesium | 200–400 mg |
| Selen (organisch) | 100–200 μg |
| Zink | 20–40 mg |
| Omega-3-Fettsäuren | 1.000–2.000 mg |
| Linolsäure | 500 mg |

## Hämochromatose, Siderosen

*Überschreitung des normalen Eisengehalts um mind. das 5fache mit Organmanifestation. Symptome: Leberzirrhose (in 80 %), Hepatomegalie (90 %), Splenomegalie (20 %), dunkle Hautpigmentierung (75 %), sekundäre Kardiomyopathie mit digitalisrefraktärer Herzinsuffizienz, Diabetes mellitus (70 %), wegen Dunkelfärbung der Haut auch „Bronzediabetes" genannt. Einteilung: primäre Hämochromatose mit gesteigerter, nicht bewältigbarer Eisenresorption, Ursache: unbekannt (Enzymdefekt?); sekundäre Siderose mit ineffekter Erythropoese bei defekter Hb-Synthese (Thalassämie, sideroachrestische Anämie), nach langfristigen Transfusionen, Eisenablagerungen bei Alkoholikern.*

### Relevante Mikronährstoffe

Neben der gängigen Behandlung durch Aderlass oder Desferrioxamin (Förderung der Eisenausscheidung) können bestimmte Mikronährstoffe die Eisenresorption mindern (z. B. **Kalzium** und **Zink**) bzw. die Eisenausscheidung fördern **(Vitamin $B_6$).** Günstig ist eine ballaststoffreiche und laktovegetabile Ernährung, allerdings ohne eisenreiche Gemüsesorten (Blattgemüse, Pilze, Spinat). Auch schwarzer Tee vermindert die Eisenresorption. Nicht empfehlenswert ist Vitamin C (fördert die Eisenresorption).

Patienten mit Hämochromatose haben erniedrigte Serumspiegel für Retinol, α-Tocopherol und Vitamin C. Vitamin C sollte trotzdem nur bedingt substituiert werden. Eine verstärkte Lipidperoxidation konnte nachgewiesen werden.

Eine vermehrte Resorption von Cobalt, Blei, Mangan und Zink kommt bei diesem Krankheitsbild vor. Diese Spurenelemente lagern sich in Leber und parenchymatösen Organen an.

**Komplementäre Mikronährstofftherapie (Tagesdosis)**

| | |
|---|---|
| Basissupplement (➤ Kap. 1.3.1) | |
| Vitamin-B-Komplex mit mind. | 800 μg Folsäure und 15 mg Pyridoxin |
| Vitamin D | 2.000–4.000 IE |
| Vitamin E | 100–200 IE |
| Magnesium | 200–400 mg |
| Selen (organisch) | 100–200 μg |
| Omega-3-Fettsäuren | 1.000–2.000 mg |

## Morbus Wilson (hepatolentikuläre Degeneration)

*Autosomal-rezessiv vererbte Krankheit (Chromosom 13) mit verminderter Ausscheidung und pathologischer Speicherung von Kupfer in Leber und Stammganglien. Ursache des Kupferüberschusses: Coeruloplasminmangel (bindet 95 % des Serum-Kupfers). Inzidenz: 4 Fälle auf 100.000 Einwohner. Im Kindesalter als Lebererkrankung (häufigste nicht virusassoziierte Hepatopathie): Fettleber, chronische Hepatitis, Leberzirrhose (45 %). Ab der Pubertät neurologische Symptome: Rigor, Tremor, Akinese; goldbraun-grüne Verfärbung des Kornealrandes im Auge. Unbehandelt endet diese Krankheit immer letal.*

### Relevante Mikronährstoffe

Ziel der orthomolekularen Therapie ist die Reduzierung der Kupferbelastung, um die Prognose zu verbessern. Neben D-Penicillamin (Kupferausscheidung ↑) beeinflussen folgende Mikronährstoffe den Kupferstoffwechsel: **α-Liponsäure** (Kupferresorption ↓, Ausscheidung ↑) sowie **Zink, Mangan** und **Vitamin C** (Kupferresorption ↓). Sie müssen lebenslang substituiert werden, um den Therapieerfolg zu gewährleisten. D-Penicillamin muss bei Entwicklung einer Albuminurie (Zeichen einer toxischen Nephrose aufgrund Unverträglichkeit) abgesetzt und die Zinkzufuhr gesteigert werden. Außerdem reduziert dieser Chelatbildner besonders stark das Pyridoxin, daher darf Vitamin $B_6$ bei der Substituierung nicht fehlen.

Patienten mit Morbus Wilson haben reduzierte Vitamin-C- und Vitamin-E-Spiegel.

Durch die Nierenbeteiligung gehen vermehrt Aminosäuren, Kalzium und Phosphat verloren.

**Komplementäre Mikronährstofftherapie (Tagesdosis)**

| | |
|---|---|
| Basissupplement (➤ Kap. 1.3.1) | |
| Vitamin-B-Komplex mit mind. | 800 μg Folsäure und 15 mg Pyridoxin |
| Vitamin C | 1.000–3.000 mg |
| Vitamin D | 2.000–4.000 IE |
| Vitamin E | 200–400 IE |
| α-Liponsäure | 840–1.200 mg |
| Coenzym $Q_{10}$ (Ubichinon) | 100–200 mg |
| Magnesium | 200–400 mg |
| Mangan | 4–6 mg |
| Selen (organisch) | 100–200 μg |
| Zink | 40–60 mg |

## Leberzirrhose

*Zerstörung der Läppchen- und Gefäßstruktur der Leber mit entzündlicher Fibrose, Ausbildung bindegewebiger Septen und Regeneratknoten. Funktionelle Folgen: Leberinsuffizienz, portale Hypertension, Minderperfusion der Leber durch intrahepatische Shunts zwischen Portalgefäßen und Lebervenen. Ursachen: Alkohol (in 50 % der Fälle), Virushepatitis (40 %). Symptome: Leistungsminderung, Völle- oder Druckgefühl im Oberbauch, Leberhautzeichen, Dupuytren-Kontrakturen, hormonelle Störungen, veränderte Laborparameter (CHE ↓, Quickwert ↓, AT-III ↓, Albumin ↓).*

Meist kommt es zu einer Mangelernährung (wegen chronischer Oberbauchbeschwerden), bei alkoholbedingter chronischer Pankreatitis zusätzlich zu Maldigestion. Aufgrund der verminderten Gallensäurebildung und der schlechten Resorption besteht bei portaler Hypertension oft eine Malabsorption. Zusätzlich können viele der verabreichten Medikamente (z. B. Colestyramin, Neomycin) die Mikronährstoffresorption vermindern. Da die reduzierte Proteinsyntheseleistung der Leber den Transport der Mikronährstoffe (z. B. von Vitamin A) beeinträchtigt, sind Mikronährstoffmängel im gesamten Organismus die Folge. Besonders betroffen sind die fettlöslichen Vitamine (A, D, E, K) sowie Thiamin und Cobalamin. Außerdem kommt es meist zu Zink- und Selenmangelzuständen.

### Relevante Mikronährstoffe

In der orthomolekularen Therapie sind daher vor allem von Bedeutung: **Aminosäuren, fettlösliche Vitamine** (A, D, E, K) und Antioxidanzien **(Vitamin C, α-Liponsäure, Zink, Selen).**

**Vitamin $B_1$:** Thiamin verbessert die Glucoseutilisation und die Hyperglykämie bei Patienten mit Leberzirrhose, der Blutzuckerspiegel wird gesenkt [531].

**Zink:** Eine Zufuhr von höheren Mengen Zinksulfat besserte hepatische Enzephalopathien.

| Komplementäre Mikronährstofftherapie (Tagesdosis) | |
|---|---|
| Basissupplement (➤ Kap. 1.3.1) | |
| Vitamin-B-Komplex mit mind. | 1.200 µg Folsäure |
| Vitamin C mit Flavonoiden | 2.000–3.000 mg |
| Vitamin D | 2.000–4.000 IE |
| Vitamin E | 200–300 IE |
| Carotinoide mit mind. | 40 mg β-Carotin |
| α-Liponsäure | 600–1.200 mg |
| Magnesium | 200–400 mg |
| Selen (organisch) | 200–300 µg |
| Zink | 20–40 mg |
| Omega-3-Fettsäuren | 2.000–4.000 mg |

Zusätzlich weitere Mikronährstoffe nach Bedarf. Bei Hirnfunktionsstörungen Aminosäuren zuführen (BCAA ➤ Kap. 2.6.2 u. a.), die Menge bestimmt sich nach dem individuellen Fall.

## Hepatitis

*Leberentzündung (diffus, nichteitrig) durch Viren, bisher 5 Typen bekannt. Übertragungswege: Hepatitis A (20 % der Fälle) fäkal-oral – Nahrung, Wasser, Meeresfrüchte; Hepatitis B (55 % der Fälle) parenteral, Blut, sexuell, perinatal; Hepatitis C (20–25 % der Fälle) parenteral, sexuell, perinatal; Hepatitis D parenteral, sexuell, perinatal; Hepatitis E fäkal-oral. Einteilung:* **akute** *Form (in ⅔ der Fälle asymptomatisch),* **chronische** *Form (selten) mit Symptomen wie Leistungsminderung, Appetitlosigkeit, Druckschmerz der Leber, Ikterus, Leberhautzeichen und hormonellen Störungen (s. Leberzirrhose).*

### Relevante Mikronährstoffe

**Vitamin E:** zeigte in einigen kleineren Studien positive Wirkung auf die Immunfunktion (u. a. Normalisierung der Transaminasenwerte bei Hepatitis B und C)

**Zink:** niedrige Serumspiegel bei Hepatitis B und C (akut und chronische Infektionen)

**Eisen:** hochnormaler Eisenstatus bzw. Überangebot wirkt sich bei Hepatitis C ungünstig auf die Therapie aus

**Selen:** inverse Assoziation zwischen Selen-Plasmaspiegel und Entwicklung einer Hepatitis C

**STUDIEN**

- **Vitamin E:** Bei 5 von 12 Patienten mit chronischer Hepatitis B führte eine Monotherapie mit 600 IE Vitamin E am Tag zum Verlust der Hepatitis-B-DNA und zur Normalisierung der Serum-Transaminasenwerte. In der Kontrollgruppe ohne Behandlung (12 Patienten) war dies nicht der Fall [28]. In einer gerontologischen Population ließ sich durch Substituierung von 200 mg Vitamin E und 800 mg dl-α-Tocopherol eine signifikante Verbesserung der Typ-IV-Immunantwort sowie der Reaktion auf eine Hepatitis-B- und Tetanustoxoid-Impfung erreichen [954].
- **Zink und Kupfer:** Bei Hepatitis-C-Patienten fanden sich signifikant niedrigere Zink-Serumwerten im Vergleich zu gesunden Kontrollen. Bei den 22 Patienten, die nach einer 24-wöchigen IFNα-Therapie eine komplette Immunantwort zeigten, waren die Zink-Serumkonzentrationen höher und das Zink-Kupfer-Verhältnis besser als bei den 25 Non-Respondern [1001].

| Komplementäre Mikronährstofftherapie (Tagesdosis) | |
|---|---|
| Basissupplement (➤ Kap. 1.3.1) | |
| Vitamin-B-Komplex mit mind. | 1.200 µg Folsäure |
| Vitamin C | 2.000–4.000 mg |
| Vitamin D | 2.000–4.000 IE |
| Vitamin E | 200–300 IE |
| Carotinoide mit mind. | 40 mg β-Carotin |
| Pycnogenol® | 40–160 mg |
| Coenzym $Q_{10}$ (Ubichinon) | 100–200 mg |
| α-Liponsäure | 600–1.200 mg |
| Magnesium | 200–400 mg |
| Selen (organisch) | 200–300 µg |
| Zink | 20–40 mg |
| Omega-3-Fettsäuren | 2.000–4.000 mg |

Zusätzlich weitere Mikronährstoffe nach Bedarf. Bei Hirnfunktionsstörungen Aminosäuren zuführen (BCAA ➤ Kap. 2.6.2 u. a.), die Menge bestimmt sich nach dem individuellen Fall.

## 6.7.2 Gallenblase

Die Gallenblase ist das Reservoir für die Gallenflüssigkeit und an Entgiftungsreaktionen (Medikamente und Schadstoffe) beteiligt. Die Galle aus der Leber wird in der Gallenblase rückresorbiert, eingedickt sowie mit Schleim und Salzen angereichert. Auf bestimmte Reize kontrahiert sich die Wandmuskulatur, so dass die

Gallenflüssigkeit bedarfsgerecht zur Emulgierung und Resorption von Nahrungsfetten bereitgestellt wird. Auch die Resorption der fettlöslichen Mikronährstoffe ist auf einen intakten Gallenfluss angewiesen.

Die Gallenflüssigkeit besteht zu 80 % aus Wasser und enthält normalerweise Cholesterin, Phospholipide und Gallensäuren im Verhältnis 5 : 25 : 70. Durch Gallensäuren und Phospholipide wird das unlösliche Cholesterin in Form von Mizellen in Lösung gehalten.

### Stellenwert spezieller Mikronährstoffe

**Vitamin A:** Cholestatische Erkrankungen führen zu einem Vitamin-A-Mangel, da die Resorption von der intestinalen luminalen Mizellenbildung abhängt. Die Diagnosestellung ist schwierig, da es erst bei Plasmawerten < 10 µg/dl zur Entleerung der Leberspeicher kommt.

**Vitamin D:** Die Resorption ist, mit Ausnahme von $25(OH)D_3$, abhängig vom Gallenfluss. Je nach Stadium haben 20–50 % der Patienten mit primär biliärer Zirrhose (PBZ) – trotz endogener Cholecalciferolsynthese aus Cholesterin – ein Vitamin-D-Defizit. Die häufig bei PBZ vorkommende Osteopenie spricht nicht auf $25(OH)D_3$ an.

**Vitamin E:** Die Resorption ist ebenfalls von der Integration in Mizellen abhängig. Bei Erkrankungen der Gallenwege werden erhöhte Serumlipidwerte gemessen, daher sollte die Gesamtlipidkonzentration mit in die Beurteilung der Tocopherol-Serumkonzentration einbezogen werden (sonst möglicherweise falsch-positives Ergebnis).

**Vitamin K:** Resorption (sowohl mit der Nahrung zugeführtes als auch selbst synthetisiertes Vitamin K) ist auf Gallensäure angewiesen.

**Fettsäuren:** verminderte Aufnahme von Omega-3- und Omega-6-Fettsäuren bei Erkrankungen der Gallenblase.

**Andere Nährstoffe:** ebenso verminderte Aufnahme anderer fettlöslicher Mikronährstoffe (z. B. Carotinoide, α-Liponsäure, Coenzym $Q_{10}$).

### Gallensteine (Cholelithiasis)

*Lithogene Galle hat entweder einen zu hohen Cholesterin- oder einen zu niedrigen Gallensäurenanteil. Unterschieden werden Cholesterinsteine (80 %) und Bilirubin- bzw. Pigmentsteine (20 %), die nach Hämolyse oder Leberzirrhose auftreten können. Häufigkeit: 10–20 % der Bevölkerung, meist im höheren Alter. Verhältnis Frauen zu Männer 3 : 1. Symptome: in 70–80 % der Fälle Beschwerdefreiheit, sonst funktionelle Beschwerden wie Druck- und/oder Völlegefühl im rechten Oberbauch, Meteorismus, Nahrungsunverträglichkeit und Gallenkoliken.*

#### Relevante Mikronährstoffe

Ziel der orthomolekularen Therapie ist es, das Überangebot an Cholesterin zu reduzieren und/oder den Gallensäurenbestand aufrechtzuerhalten. Zahlreiche bioaktive Substanzen helfen, den Cholesterinspiegel zu senken: z. B. fermentierte Milchprodukte, Ballaststoffe, Saponine, Phytosterine, Tocotrienole, Indole, Alliin, Anthocyanine, Carotinoide (Lycopin, β-Carotin). Daher empfiehlt sich die Substituierung mit natürlichen Präparaten, die reich an sekundären Pflanzenstoffen sind.

| **Komplementäre Mikronährstofftherapie (Tagesdosis)** | |
|---|---|
| Basissupplement (➤ Kap. 1.3.1) | |
| Vitamin C | 1.000–3.000 mg |
| Vitamin D | 2.000–4.000 IE |
| Vitamin E | 200–400 IE |
| Cholin | 1.000–2.000 mg |
| α-Liponsäure | 600–1.200 mg |
| Magnesium | 200–400 mg |
| Selen | 100–200 µg |
| Zink | 40–60 mg |
| Omega-3-Fettsäuren | 2.000–4.000 mg |
| Linolsäure | 400–600 mg |

Zusätzlich Ballaststoffe (mind. 30 g/Tag) und weitere Mikronährstoffe nach Bedarf zuführen; Gewichtsreduzierung.

## 6.7.3 Pankreas

Das Pankreas hat endokrine und exokrine Funktionen. Während endokrine Funktionsstörungen (z. B. Diabetes mellitus) keine exokrinen Auswirkungen haben, können exokrine Störungen (z. B. fortgeschrittene chronische Pankreatitis) endokrine Störungen (Pankreasmangeldiabetes) nach sich ziehen.

- **Endokrine Funktion:**
  - Steuerung des Glucosestoffwechsels über Insulin (in den Betazellen bzw. Langerhans-Inselzellen gebildet) und Glucagon (in den Alphazellen gebildet).
  - Synthese von Somatostatin (Polypeptid) und weiteren Hormonen in den Deltazellen.
- **Exokrine Funktion:** Täglich werden 1.500 ml alkalisches Pankreassekret sezerniert. Es enthält Wasser und Ionen (v. a. $HCO_3^-$ und $Cl^-$) sowie folgende Verdauungsenzyme:
  - Proteolytische Enzyme: werden zum Schutz des Pankreasgewebes als inaktive Zymogene (Phospholipase A, Trypsin, Chymotrypsin, Elastase, Carboxypeptidase → bei Zinkmangel häufig inaktiv) sezerniert und erst im Duodenum aktiviert.
  - Amylase, Lipase, Nuklease: werden in aktiver Form sezerniert, da sie das Pankreasgewebe nicht schädigen. Die aktiven Pankreasenzyme spalten die Nährstoffe aus der Nahrung auf, damit sie resorbiert werden können.
  - Protease-Inhibitoren: inaktivieren vorzeitig aktivierte Proteasen.

## Stellenwert spezieller Mikronährstoffe

**Kalzium und Magnesium:** werden zur Umwandlung von Trypsinogen in Trypsin und für die Ausschleusung des Pankreassekrets in den Dünndarm benötigt.

## Akute Pankreatitis

*Die akute Entzündung entsteht meist auf dem Boden eines Gallensteinleidens (50 %) oder eines Alkoholabusus (40 %). Weitere Ursachen: idiopathisch (10–20 %), Infektionen, Medikamente, Trauma, Hyperkalzämie und weitere. Symptome (können einzeln oder gehäuft auftreten): fulminanter Beginn mit gürtelförmigen Bauchschmerzen im Oberbauch, Fieber, Übelkeit, Erbrechen, Meteorismus, Darmparesen, Hypotonie mit Schockzeichen, Aszites, EKG-Veränderungen, Pleuraerguss.*

### Relevante Mikronährstoffe

Wegen des hohen oxidativen Stresses im Akutstadium und der verminderten bis aufgehobenen Resorption müssen die entsprechenden Mikronährstoffe (v. a. Antioxidanzien) supplementiert werden; auch parenteral, falls eine parenterale Ernährung erforderlich ist. Besonders betroffen sind β-Carotin, Vitamin C und Vitamin E. Zusätzlich muss auf eine ausreichende Vitamin-D- und Kalziumzufuhr geachtet werden.

| Komplementäre Mikronährstofftherapie (Tagesdosis) | |
|---|---|
| Basissupplement (➤ Kap. 1.3.1) | |
| Vitamin C | 1.000–2.000 mg |
| Vitamin D | 2.000–4.000 IE |
| Vitamin E | 100–200 IE |
| Coenzym $Q_{10}$ (Ubichinon) | 200–300 µg |
| Magnesium | 200–400 mg |
| Selen | 100–200 µg |
| Zink | 20–40 mg |
| Omega-3-Fettsäuren | 2.000–4.000 mg |

## Chronische Pankreatitis

*Die chronische Form führt zu einer exogenen Pankreasinsuffizienz auf dem Boden eines Parenchymschadens (80 % der Fälle durch chronischen Äthylismus). Weitere Ursachen: idiopathisch (20 % der Fälle), selten Hyperparathyreoidismus und Hyperlipidämie. Charakteristische Symptome: rezidivierende Schmerzen in der „Tiefe des Oberbauchs" mit gürtelförmiger Ausstrahlung, Nahrungsintoleranz (v. a. gegen fette Speisen), dyspeptische Beschwerden, Übelkeit und Erbrechen, gelegentlich rezidivierender Ikterus. Im Spätstadium ist der Patient oft beschwerdefrei.*

### Relevante Mikronährstoffe

Aufgrund der gestörten Resorption vieler Mikronährstoffe sollte eine umfassende Supplementierung (inkl. bioaktiver Substanzen) durchgeführt werden.

**Vitamin A:** Bei chronischer Pankreatits ist die Resorptionsrate erniedrigt.

**Kalzium:** Durch die Pankreatitis kommt es zu einer Hypoalbuminämie mit Verminderung der Serum-

Kalziumwerte. Dies liegt zum einen an einer reduzierten Resorption, zum anderen an einem gestörten Vitamin-D-Metabolismus.

Durch Substituierung von **Vitamin C, Vitamin E** und **Selen** kommt es zu positiven Effekten auf Krankheitsverlauf und Schmerzintensität. Antioxidative Nährstoffe scheinen die Häufigkeit von Pankreatitisschüben zu reduzieren.

**Komplementäre Mikronährstofftherapie (Tagesdosis)**

| | |
|---|---|
| Basissupplement (➤ Kap. 1.3.1) | |
| Vitamin A | 3 × 5.000 IE |
| Vitamin C | 1.000–2.000 mg |
| Vitamin D | 2.000–4.000 IE |
| Vitamin E | 100–200 IE |
| Coenzym $Q_{10}$ (Ubichinon) | 200–300 µg |
| Magnesium | 200–400 mg |
| Selen | 100–200 µg |
| Zink | 20–40 mg |
| Omega-3-Fettsäuren | 2.000–4.000 mg |

Zusätzliche Maßnahmen: fettarme, ballaststoffarme und leicht verdauliche Kost.

## Mukoviszidose (zystische Fibrose)

*Autosomal-rezessive Erbkrankheit (Chromosom 7) mit defekten Chloridkanälen der Epithelzellmembranen. Folge: Chlorid- und Wassersekretion, Sekretion eines zähen Mukus, der Pankreasgänge, Bronchiolen u. a. exokrine Drüsengänge verstopft. Vorkommen: häufigste angeborene und früh letale Stoffwechselerkrankung bei Weißen (1 : 2.500). Charakteristische Symptome: Mekoniumileus bei der Geburt (10 %), Gedeihstörungen, mangelnde Gewichtszunahme, chronischer pertussiformer Husten, Bronchialerkrankungen, pulmonale Hypertonie, chronische Diarrhö, Pankreasinsuffizienz mit Malabsorptionssyndrom, evtl. biliäre Zirrhose (10–20 %) im Erwachsenenalter.*

### Relevante Mikronährstoffe

**Vitamin $B_{12}$:** gestörte Resorption nach Ileumresektion, bei Mekoniumileus oder insuffizienter Substituierung von Pankreasenzymen. Die anderen wasserlöslichen Vitamine sind nicht betroffen.

**Fettlösliche Vitamine:** Bei unbehandelter Mukoviszidose ist die Resorption erheblich gestört. Entsprechende Mangelerscheinungen:

- **Vitamin A:** Nachtblindheit, Xerophthalmie, Hirndrucksteigerung bei Säuglingen
- **Vitamin D:** Kalksalzverarmung im Skelett von Kleinkindern, Osteoporose bzw. Osteomalazie, instabile Knochen, häufige Wirbelfrakturen (ab 20. Lebensjahr ¼ der Patienten)
- **Vitamin E:** Nervenschmerzen, Lungenentzündung (oxidativer Stress), Neuropathien
- **Vitamin K:** Hämorrhagien bei Neugeborenen, Leberzirrhose, intrakranielle und intraabdominelle Blutungen

**GEFAHR**

Bei Patienten mit auffällig niedrigem Quickwert Schweißtest zum Ausschluss einer Mukoviszidose durchführen.

**Andere fettlösliche Nährstoffe:** Omega-3-Fettsäuren und Linolsäure sowie fettlösliche Nährstoffe wie Coenzym $Q_{10}$, α-Liponsäure, Carotinoide etc. sind ebenfalls beeinträchtigt.

**Mineralstoffe und Spurenelemente:** vielfach Defizite:

- **Kalzium:** wird bei unbehandelter Maldigestion in sehr hohen Mengen mit den Fäzes ausgeschieden
- **Natrium und Chlorid:** massive Verluste über den Schweiß (Gefahr einer hyponatriämischen Dehydrierung bzw. hypochlorämischen Alkalose des Säuglings)
- **Magnesium:** geht bei Antibiose mit Aminoglykosiden massiv über die Nieren verloren
- **Eisen:** Mangel durch chronische pulmonale Infekte
- **Zink:** Mangelzustände vor allem bei allgemeiner Hypoproteinämie (hat wiederum Einfluss auf die Resorption von Vitamin A und den Fettsäuremetabolismus)

Bei dieser Erkrankung steht die Supplementierung der fettlöslichen Nährstoffe sowie von Kalzium, Chlor und Natrium im Vordergrund. Dennoch empfiehlt sich eine umfassende Supplementierung (s. chronische Pankreatitis).

# 6.8 Hormon- und Stoffwechselerkrankungen

Hormonsystem und Stoffwechsel sind sehr stark miteinander verknüpft, leichte Störungen sind weit verbreitet und haben einen großen Einfluss auf das Wohlbefinden. Besonders Frauen sind oft von hormonellen Veränderungen betroffen, die medizinisch gesehen nicht relevant sind, da die untersuchten Parameter nur grenzwertig oder minimal verändert sind. Dennoch können diese Störungen wie die Spitze eines Eisbergs sein – unauffällig, aber mit massiver Wirkung auf den gesamten Organismus und das Lebensgefühl. Gerade Vitalstoffe können hier vielfältig eingesetzt werden und einen positiven Einfluss auf Stoffwechselstörungen haben, ohne Nebenwirkungen zu erzielen. Frühzeitig und vorbeugend ergänzt können Mikronährstoffe Störungen verhindern oder hinauszögern.

## Stellenwert spezieller Mikronährstoffe

### Aminosäuren

**Arginin:** erhöht die Spermienzahl bei Männern mit einem Spermiumdefizit.

**Carnitin:** reguliert den Fettstoffwechsel.

**Phenylalanin:** notwendig für die Bildung einiger Hormone, da es in der Leber zu Tyrosin, dem zentralen Metaboliten für die Bildung der Schilddrüsenhormone und Catecholamine, umgewandelt werden kann. Es ist wichtig für die Bildung von Thyroxin und Trijodthyronin (Schilddrüsenhormone), Adrenalin und Noradrenalin (Nebennierenrindenhormone), Melanin (Farbpigment) und DOPA (Vorstufe von Dopamin, einem wesentlichen Transmitter im ZNS). Zusätzlich werden im Gehirn Tyramin, Norepinephrin und Epinephrin aus Phenylalanin gebildet.

**Threonin:** wichtig für die Funktionsfähigkeit der Thymusdrüse.

**Tryptophan:** notwendig für die Förderung der Serotoninsynthese (Leistungsfähigkeit, Stimmungsaufheller).

### Fettsäuren

**Omega-3-Fettsäuren:** haben einen entscheidenden Einfluss auf den Stoffwechsel, indem sie z. B. die Blutfette senken, gegen Gewebeentzündungen und gegen Insulinresistenz wirken.

### Vitamin-B-Komplex

**Vitamin $B_1$ (Thiamin):** wichtig für den Stoffwechsel der Neurotransmitter des serotonergen, adrenergen und cholinergen Systems des ZNS. Wegen seiner Stoffwechselfunktion findet Thiamin bei allen Erkrankungen des zentralen und peripheren Nervensystems Anwendung.

**Vitamin $B_2$ (Riboflavin):** Bei einem andauernden Vitamin-$B_2$-Mangel versucht der Körper, lebenswichtige Stoffwechselfunktionen zu Lasten weniger wichtiger aufrechtzuhalten. Bei hyperthyreoter Stoffwechsellage (Schilddrüsenüberfunktion) kommt es zu einer vermehrten Bildung der Flavonderivate.

**Vitamin $B_3$ (Niacin):** wichtig für die Bildung von Fettsäuren und Steroiden und für die Gesundheit des Verdauungstrakts.

**Vitamin $B_5$ (Pantothensäure):** Mithilfe von Pantothensäure werden Steroide wie Cholesterin, Gallensäuren, Provitamin D, Nebennierenrinden- und Sexualhormone gebildet. Auch für die Neurotransmitter (Taurin, Acetylcholin) wird Pantothensäure benötigt sowie für die Bildung der Vitamine D und A. Vitamin $B_5$ spielt eine entscheidende Rolle bei allen wesentlichen Zellfunktionen.

**Vitamin $B_6$ (Pyridoxin):** wichtig für viele (ca. 100) enzymatische Reaktionen im Aminosäurestoffwechsel und für Enzyme des Fett-, Nukleinsäure- und Neurotransmitterstoffwechsels. Pyridoxin scheint mit Steroidhormonrezeptoren zu interagieren. Bei einem Pyridoxinmangel kommt es zu Schleimhautveränderungen im Magen-Darm-Trakt mit Störungen (z. B. Durchfall) und einer reduzierten Nährstoffaufnahme, sowie Gewichtsverlust.

**Vitamin $B_{12}$ (Cobalamin):** Beim Fettstoffwechsel in den Zellen fungiert Vitamin $B_{12}$ als Coenzym. Ein Mangel führt zu Schleimhautveränderungen im Magen-Darm-Trakt mit verminderter Nährstoffaufnahme und Gewichtsverlust.

### Weitere Vitamine

**Vitamin C:** beeinflusst die Bildung von Steroiden und Glucocorticoiden der Nebenniere. Ohne Vitamin C können die neuroendokrinen Hormone (z. B. TRH, CRH, Gastrin, Bombesin) keine biologische Aktivität entfalten.

**Vitamin $D_3$** ist eine Hormonvorstufe, $1{,}25(OH)_2D_3$ die hormonelle Wirkform. Vitamin D fungiert als hormonelle Vorstufe zur Regulierung des Kalzium- und Phosphathaushalts und steuert daher die Aufnahme dieser beiden Mineralstoffe im Dünndarm. Das Parathormon der Nebenschilddrüse stimuliert die $1{,}25(OH)_2D_3$-Bildung in der Niere und umgekehrt wird die Parathormonausschüttung durch einen hohen $1{,}25(OH)_2D_3$-Spiegel verringert.

**Vitamin K:** regt den Eiweißstoffwechsel und den Knochenstoffwechsel an und hilft bei der Energiebereitstellung.

**GEFAHR**

Bei geschädigter Darmschleimhaut oder einer reduzierten Darmflora wird nicht mehr ausreichend Vitamin K im Darm gebildet.

## Mineralstoffe und Spurenelemente

**Chrom:** wesentlicher Schutzmechanismus (mit Omega-3-Fettsäuren) gegen Insulinresistenz.

**Magnesium:** spielt eine Rolle als Enzymaktivator bei allen ATP-abhängigen Reaktionen. Die Funktion der Nebenschilddrüse ist magnesiumabhängig und damit auch die Bildung des Parathormons. Bei einem Magnesiummangel kommt es in der Regel zu einer Nebenschilddrüsenunterfunktion (Hypoparathyreoidismus) und einer verminderten Produktion von Vitamin-D-Stoffwechselprodukten, da auch der Vitamin-D-Stoffwechsel magnesiumabhängig ist.

**PRAXISTIPP**

Bei allen Störungen des Knochenstoffwechsels sollte der Magnesiumstatus geprüft werden.

**Jod:** Bei einem Jodmangel steigert die Schilddrüse die Hormonproduktion. Allerdings kann bei einer vorgeschädigten Schilddrüse eine vermehrte Jodsubstituierung eine Schilddrüsenüberfunktion auslösen.

**Kupfer, Mangan, Selen:** Kupfer ist wichtig für den Eisenstoffwechsel, Mangan ist wichtig für den Fettstoffwechsel. Selen hat erheblichen Einfluss auf die Aktivierung und Deaktivierung von Schilddrüsenhormonen über die 3 selenabhängigen Dejodasen (➤ Tab. 2.167).

**Zink:** beteiligt am Stoffwechsel von Schilddrüsenhormonen, Wachstumshormonen, Insulin und Prostaglandinen. Es beeinflusst die Reifung männlicher Geschlechtsorgane und die Spermatogenese über die zinkvermittelte Testosteronbildung. Bei einem Zinkmangel kommt es zu einem Gewichtsverlust trotz erhöhter Nahrungszufuhr, da Zink sehr vielfältige Stoffwechselfunktionen hat.

## Weitere Mikronährstoffe und bioaktive Substanzen

**Coenzym $Q_{10}$:** entscheidender Energielieferant; ein Mangel führt zu erheblichen Störungen im aeroben Stoffwechsel. Ohne Coenzym $Q_{10}$ ist eine adäquate ATP-Bildung nicht möglich.

**Ballaststoffe:** aktivieren die Darmflora durch ihr hohes Quellvermögen, erhöhen das Stuhlgewicht und fördern dadurch die Bildung von Verdauungsenzymen. Auch die Darmbewegung wird angeregt.

**Fermentierte Lebensmittel:** Durch fermentierte Milchprodukte mit ausgewählten Milchsäurebakterienstämmen kommt es zu einer Steigerung der physiologischen Darmkeime im Stuhl (v. a. *Lactobacillus* und Bifidobakterien). Dadurch werden unphysiologische pathogene Keime vermindert.

**Phytofaktoren:** Übergewichtige Menschen haben häufig auffällige Veränderungen bei den Entzündungsparametern und oxidativen Stress. Beides steht im Zusammenhang mit dem metabolischen Syndrom (➤ Kap. 6.8.2) und der daraus resultierenden Insulinresistenz.

In einer Studie der Medizinischen Universität Graz mit gesunden übergewichtigen Frauen vor den Wechseljahren zeigte die Einnahme von Phytofaktoren aus Obst- und Gemüsesaftkonzentraten positive Veränderungen (z. B. Reduktion von oxidiertem LDL-Cholesterin, TNF-α, Oxidationsstatus TOS). **Phenolsäuren und Flavonoide** schützen vor Entzündungsreaktionen und oxidativem Stress. **Phytoöstrogene** (Lignane und Isoflavonoide) schützen vor hormonabhängigen Krebsarten und können antiöstrogen (v. a. Genistein) wirken; außerdem hemmen **Isoflavonoide** den Steroidstoffwechsel in vitro um 80 % (Hemmung der 5α-Reduktase, die zum Wachstum der Prostata beiträgt). **Sulfide** fördern den Stoffwechsel. **Lektine** stabilisieren die Darmflora.

## 6.8.1 Schilddrüsenerkrankungen

Über 90 % aller Schilddrüsenvergrößerungen (Struma) sind Folge des allgemeinen Jodmangels. Fehlt der Schilddrüse **Jod,** führt dies zu einem ungezügelten Wachstum mit Kropf- und Knotenbildung. Aus diesem Grund muss der Vitalstoff Jod konsequent ergänzt werden. Idealerweise geschieht dies schon ab der Geburt. Mit Jod versetzte Nahrungsmittel sind hilfreich, aber oft nicht ausreichend. **Selen** ist an mehreren Enzymsystemen der Schilddrüse beteiligt. Ein Selenmangel führt zusätzlich zu einem Jodmangel. Ebenso ist **Zink** für die Funktionsfähigkeit der Schilddrüse unerlässlich. Um einen Kropf vorzubeugen, sollten zur Vorbeugung folgende Vitalstoffe zugeführt werden:

| | |
|---|---|
| Jodid | 100–150 µg |
| Selen | 100–200 µg |
| Zink | 40–80 mg |

**PRAXISTIPP**

Eine dauerhafte Einnahme von Thyroxin fördert den Knochenabbau vor allem bei Frauen nach den Wechseljahren und einer Veranlagung zur Osteoporose. In solchen Fällen empfiehlt sich die regelmäßige Ergänzung von 500–1.000 mg Kalzium, 1.500–3.000 IE Vitamin D und 200–300 mg Magnesium pro Tag.

### Entzündungen der Schilddrüse

**Hashimoto-Thyreoiditis:** *Autoimmunerkrankung, die zu Beginn oft symptomlos verläuft, ggf. leichte Struma; später Hypothreose-Zeichen (Antriebsarmut, Kälteempfindlichkeit, Kribbelparästhesien der Hände und Füße, Muskelschwäche, depressive Stimmungslage).*

**Morbus Basedow:** *genetische Prädisposition, bei jüngeren Patienten typische Hyperthreose-Zeichen, bei älteren Patienten oft atypischer Verlauf mit apathisch-adynamen, kardiovaskulären, myopathischen Symptomen.*

Auch bei Vorliegen einer Autoimmunerkrankung der Schilddrüse können orthomolekulare Therapieprinzipien mit Erfolg genutzt werden.

In der Regel handelt es sich um die häufigsten Autoimmunerkrankungen (**Morbus Hashimoto** oder Hashimoto-Thyreoiditis) der Schilddrüse, die auch durch starken Stress ausgelöst werden können. Zu Beginn verläuft der Morbus Hashimoto oft symptomlos, im Verlauf kommt es zu einer Schilddrüsenunterfunktion (Hypothyreose). Da diese Autoimmunerkrankungen oft mit erheblichen Beschwerden einhergehen (Antriebsarmut, Depression Muskelschwäche, Apathie, Herzbeschwerden) können Vitalstoffe hier sehr gut helfen. Beim **Morbus Basedow** – einer eher seltenen Autoimmun-Thyreoiditis – kommt es zu den bekannten Symptomen einer Schilddrüsenüberfunktion. Auch hier helfen Vitalstoffe, das Krankheitsgeschehen positiv zu beeinflussen.

**PRAXISTIPP**

Bei der Hashimoto-Thyreoiditis oder beim Morbus Basedow kann es durch eine frühzeitige Behandlung mit Schilddrüsenhormonen (Thyroxin) in Kombination mit Selen (200–300 µg/Tag) zu einer Abschwächung des Immunprozesses kommen.

**FALLBEISPIEL**

Eine 81-jährige Patientin ist wegen ihres Morbus Basedow dauerhart auf Carbamazepin eingestellt. Da das Medikament schlecht vertragen wurde, wurde ihr eine Threoidektomie vorgeschlagen. Dies wollte die Patientin nicht und unternahm einen Therapieversuch mit diversen Vitalstoffen, darunter auch Selen. Im Ergebnis nahmen die Beschwerden deutlich ab, die Laborwerte und insbesondere der TRAK-Wert besserten sich zunehmend (➤ Abb. 6.7) und die Carbamazepindosis konnte so weit reduziert werden, dass sie wieder vertragen wird. Eine Entfernung der Schilddrüse ist somit nicht mehr erforderlich.

Bei der **Hashimoto-Thyreoiditis,** der häufigsten Autoimmunerkrankung überhaupt, kann durch die frühzeitige Behandlung mit Schilddrüsenhormon (z. B. 50–75 µg Thyroxin/Tag) in Kombination mit Selen (200–300 µg/Tag) der Immunprozess abgeschwächt (rascheres Absinken der Thyreoperoxidase-Antikörper) und vermutlich auch das Fortschreiten der Schilddrüsenzerstörung gebremst werden. Hashimotopatienten sind überwiegend weiblich und leiden unter Symptomen, die oft mit einer beginnenden Menopause verwechselt werden. Eine einfache Labordiagnostik und ggf. eine Ultraschalluntersuchung können die Diagnose schnell sichern.

geb. am [redacted]

Adressfeld behandelnder Arzt

**Laborwerte**

5 Laboridents

| Laborident | | Einheit | Normalwert | 07.02.2019 | 28.09.2018 | 07.06.2018 | 09.03.2018 |
|---|---|---|---|---|---|---|---|
| FT3 | Freies T3 | pg/ml | 2,3–4,2 | 2,83 | 2,97 | 3,10 | 2,85 |
| FT4 | Freies T4 | ng/dl | 0,89–1,76 | 1,02 | 1,08 | 0,97 | 0,99 |
| MIKR | anti-TPO/mikrosomale AK | IU/ml | 0–60 | < 28,0 | | 43,6 | < 28,0 |
| TRAK | TRAK (TSH-Rez-AK/LATS) | IU/l | 0–1,8 | 1,8 | 1,8 | 1,9 | 2,9 |
| TSE1 | TSH basal | μU/ml | 0,55–4,78 | 0,64 | 0,69 | 2,01 | 3,29 |

**Abb. 6.7** Laborwerte einer Patientin mit Morbus Basedow: Fallbeispiel. [L141]

### Relevante Mikronährstoffe

Wesentlich ist die Versorgung mit **Selen,** denn Selen aktiviert über die selenabhängigen Dejodasen die Bildung von aktivem $fT_3$ (freies Trijodthyronin) aus dem Speicherhormon $fT_4$ (freies Thyroxin). Zusätzlich bremst es als Antioxidans (gesteigerte Aktivität der selenabhängigen Glutathionperoxidase) die Autoimmunreaktion.

**Komplementäre Mikronährstofftherapie bei Thyreoditis (Tagesdosis)**

| | |
|---|---|
| Basissupplement (➤ Kap. 1.3.1) | |
| Vitamin C | 1.000–2.000 mg |
| Vitamin D | 2.000–4.000 IE |
| Vitamin E | 400–600 IE |
| Pycnogenol® | 40–80 mg |
| α-Liponsäure | 400–800 mg |
| Coenzym $Q_{10}$ (Ubichinon) | 100–200 mg |
| Reduziertes Glutathion | 2 × 1 Kapsel |
| Magnesium | 200–400 mg |
| Selen | 200–300 μg |
| Omega-3-Fettsäuren | 1–2 g |

## 6.8.2 Metabolisches Syndrom

*Das metabolische Syndrom – auch Syndrom X, tödliches Quartett oder Raven-Syndrom – ist in unserer modernen Gesellschaft weit verbreitet. Es kombiniert Übergewicht, erhöhten Blutdruck, eine Fettstoffwechselstörung mit v. a. erhöhten Triglyceridwerten und eine gestörte Glucosetoleranz mit Insulinresistenz. In der Folge kommt es oft zu einem Typ-2-Diabetes. Ursache für das metabolische Syndrom ist in der Regel eine hyperkalorische Ernährung bei Bewegungsmangel.*

Besonders Männer sind betroffen, da sich bei ihnen Übergewicht in der Regel am Abdomen manifestiert. Dieses viszerale Körperfett ist stoffwechselaktiv und triggert die Entstehung eines metabolischen Syndroms. Seine Adipozyten unterliegen einer hohen Lipolyse, die nicht mehr durch Insulin gesteuert werden kann. Dadurch sinkt die Produktion von Adiponektin, einem Hormon, das insulinsensitivierend und antiatherogen wirkt. Dieser Pathomechanismus begünstigt die Entstehung einer Atherosklerose. Bei Frauen lagert sich überschüssiges Fett zumeist am Gesäß und/oder an den Oberschenkeln ab. Dieses sogenannte „Hüftgold" ist nicht stoffwechselaktiv.

### Relevante Mikronährstoffe

Im orthomolekularen Bereich können Gewichtsreduzierung und viszeraler Fettabbau durch vielfältige Maßnahmen unterstützt werden, die insgesamt eine Abnahme der Hyperinsulinämie und Insulinresistenz und eine Steigerung der Insulinsensitivität zum Ziel haben.

**Selen:** Da Selen integraler Bestandteil wichtiger Proteine ist (Selenoproteine ➤ Kap. 2.5.16), die in sehr viele Hormonfunktionen eingebunden sind, darf es in der Behandlung des metabolischen Syndroms nicht fehlen. Dennoch sah man lange keinen Zusammenhang zwischen Selenmangel und metabolischem Syndrom. Von zentraler Bedeutung ist jedoch die antioxidative Wirkung des Selens über die Glutathionperoxidase (➤ Tab. 2.166). Ein Selenmangel erhöht den oxidativen Stress, der im Zuge der Adipositas-Pathogenese auftritt (➤ Abb. 6.8) [890].

**PRAXISTIPP**

In der eigenen Praxis zeigt sich bei Patienten mit metabolischem Syndrom ein eindeutiger Behandlungsvorteil gegenüber den Patienten, die eine Selensupplementierung ablehnen.

**Carnitin und Coenzym $Q_{10}$:** Diese Vitalstoffe sind bei Übergewichtigen häufig stark defizitär. Eine ausreichend hoch dosierte Ergänzung ist sinnvoll, weil beide Mikronährstoffe die Fettverbrennung insbesondere in Verbindung mit einer hypokalorischen Ernährung und einem Muskelaufbautraining erleichtern. Coenzym $Q_{10}$ kann sogenanntes weißes Fett in braunes Fett umwandeln. Dieses ist stoffwechselaktiv und fördert die Fettverbrennung.

Die Supplementierung mit Coenzym $Q_{10}$ (reduzierte Form) senkt bei alterungsbeschleunigten Mausmutanten den oxidativen Stress und verlangsamt den Alterungsprozess, hemmt die Differenzierung der Adipozyten und reguliert den Lipidstoffwechsel [1489]. Weiter reduzierte sich der Gehalt an weißem Fettgewebe signifikant und die Funktion des braunen Fettgewebes verbesserte sich. Diese Ergebnisse deuten darauf hin, dass die Coenzym-$Q_{10}$-Ergänzung als Behandlung von Stoffwechselstörungen im Zusammenhang mit Fettleibigkeit nützlich sein kann.

**Omega-3-Fettsäuren und Linolsäure:** fördern in Kombination mit Vitamin C und Vitamin E die Fettverbrennung.

**Chrom:** steigert die Insulinsensitivität an den Zellen und die Glucosetoleranz, daher ein wichtiges Therapeutikum (am besten als organisches Chrom) beim metabolischen Syndrom.

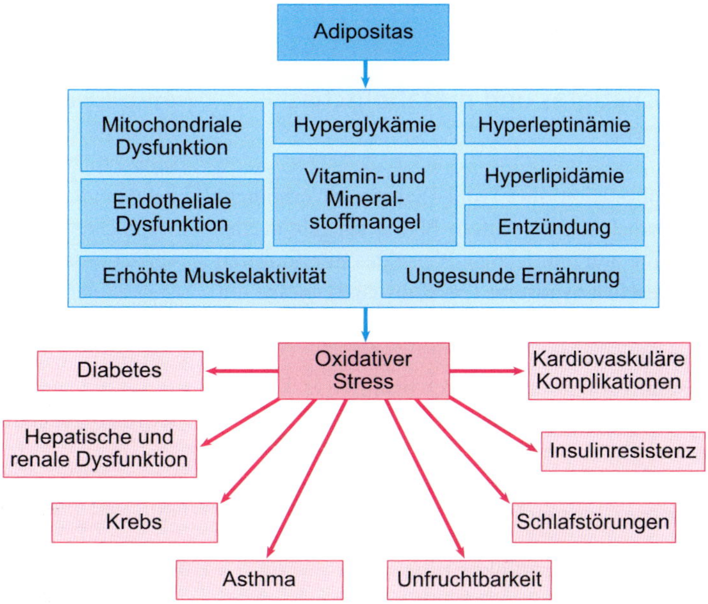


**Abb. 6.8** Adipositas und oxidativer Stress: In der Adipositas-Pathogenese auftretende Störungen und Adipositas-assoziierte Krankheitsbilder. (Nach [890]; [L141])

| Komplementäre Mikronährstofftherapie (Tagesdosis) | |
|---|---|
| Chrom (organisch) | 50–100 µg |
| Vitamin C | 1.000–2.000 mg |
| Vitamin D | 2.000–4.000 IE |
| Vitamin E | 200–400 IE |
| Biotin | 5–20 mg |
| Coenzym $Q_{10}$ (Ubichinon) | 200–300 mg |
| L-Carnitin | 1.000–1.500 mg |
| Magnesium | 200–400 mg |
| Selen | 200–300 µg |
| Zink | 20–40 mg |
| Omega-3-Fettsäuren | 2.000–4.000 mg |

Zusätzlich: Ausgleich nachgewiesener Hormondefizite (Östradiol, Testosteron, DHEAS, Wachstumshormon, Schilddrüsenhormon).

## 6.8.3 Diabetes mellitus Typ 2

*Im Gegensatz zur meist autoimmunologisch bedingten Insulinmangelerkrankung des Typ-1-Diabetes-mellitus ist der Diabetes mellitus Typ 2 über lange Strecken ein durch Hyperinsulinämie, Insulinresistenz und Insulinsekretionsstörung geprägtes Krankheitsbild. Erst sehr spät im Verlauf der Erkrankung kommt es zu einer Sekretionserschöpfung der Insulin bildenden Betazellen des Pankreas mit dann resultierendem Insulinmangel.*

### Typ-2-Diabetes und metabolisches Syndrom

Der Manifestation eines Typ-2-Diabetes mit erhöhtem postprandialen und Nüchtern-Blutzucker geht in aller Regel eine jahrzehntelange Phase des unerkannten metabolischen Syndroms (➤ Kap. 6.8.2) voraus mit folgenden Symptomen und Befunden:

- Hyperinsulinämie
- Insulinresistenz und dadurch bedingte vaskulär-endotheliale Schädigung
- Arterieller Hypertonus
- Dyslipidämie
- Gestörte Glucosetoleranz

#### Problemfeld Therapiekonzept

Über 80 % der insulinresistenten Personen mit metabolischem Syndrom entwickeln später auch eine Blutzuckerentgleisung. Erst dann gilt – nach leider immer noch gängiger Praxis – ein langjährig metabolisch Geschädigter als Diabetiker und damit als therapiebedürftig. Die Unsinnigkeit dieses Konzeptes und die geringe Erfolgsrate der dann eingeleiteten, oft sogar kontraproduktiven Maßnahmen (rascher Griff zu Medikamenten anstatt konsequenter Ernährungsumstellung und Aktivierung zu Bewegung und muskulärer Aktivität, medikamentöse Hyperinsulinierung anstatt medikamentöser Senkung der Insulinresistenz, ungenügende Therapie von arterieller Hypertonie und Dyslipidämie) sind heute zwar prinzipiell erkannt, werden in der täglichen Praxis aber vielfach nicht umgesetzt und durch unsinnige, lediglich auf Kostenminimierung abzielende Therapiepauschalisierungen erschwert. Nachdem sich das Auftreten des Typ-2-Diabetes aufgrund eines metabolischen Syndroms immer mehr verschiebt, schlugen 2019 die deutschen Kinder- und Jugendärzte Alarm: Immer mehr Kinder und Jugendliche sind übergewichtig und somit prädestiniert für das Auftreten eines Typ-2-Diabetes.
Diverse Interventionsstudien aus China, Skandinavien und den USA wiesen in den letzten Jahren übereinstimmend und überzeugend nach, dass eine Gewichtsreduzierung von nur 4–6 kg durch einfache, akzeptable und von großen Teilen der Bevölkerung umsetzbare Maßnahmen (Bewegung, gesundheitsorientierte Ernährung) zu einer eindrucksvollen Abnahme der kardiovaskulären Morbidität und der Diabetesmanifestation bei Risikopersonen führen kann. Da kardiovaskuläre Erkrankungen und Diabetes die Hauptgründe für Morbidität und Mortalität in Überflussnationen darstellen und Adipositas den entscheidenden Faktor für kardiovaskuläre Erkrankungen und Diabetes mellitus Typ 2 bildet, sollte konsequentes Gegensteuern bei sich anbahnender oder etablierter Adipositas zum verpflichtenden gesundheitspolitischen, ärztlichen und versicherungstechnischen Leistungskatalog gehören. Dies ist derzeit leider nicht der Fall.

### Relevante Mikronährstoffe

Eine prädiabetische oder diabetische Stoffwechsellage führt über vielfältige und komplexe Mechanismen zu einer chronischen Verarmung an Vitaminen, Mineralien, Antioxidanzien und energiereichen Substraten. Die Folgen sind eine Beschleunigung und Verschärfung oxidativer Schädigungen und eine

Behinderung reparativer Prozesse im gesamten makro- und mikrovaskulären System. Es verschlechtern sich die **Gewebsoxygenierung** und die **antioxidative Kapazität,** gleichzeitig wird die Entschärfung und Entsorgung toxischer Stoffwechselendprodukte (AGE: Advanced Glycation Endproducts) limitiert, während das Ausmaß der Insulinresistenz weiter steigt.

Ein optimales orthomolekulares Konzept beim Diabetes mellitus Typ 1 und Typ 2 umfasst folgende Mikronährstoffe:

- **Synergistische Vitamine, Antioxidanzien und Mineralien:** u. a. die Vitamine C, E und D, Selen, Zink, Coenzym $Q_{10}$, α-Liponsäure, N-Acetylcystein, Magnesium, Chrom, Mangan.
- Bei **Hyperhomocysteinämie und Dyslipidämie** empfiehlt sich aufgrund des erhöhten Gefäßrisikos vor allem die Substituierung der Vitamine $B_1$, $B_6$, $B_{12}$ und Folsäure. Vitamin $B_6$, Vitamin C, Nicotinamid und eine an AGE-arme Ernährungsweise können die Proteinglykosylierung reduzieren.
- Bioflavonoide, Anthocyane und Omega-3-Fettsäuren.

Orthomolekulare Maßnahmen sollten dabei nie in Konkurrenz, sondern immer in sinnvoller Ergänzung zu den etablierten medizinischen Therapieprinzipien der Schulmedizin durchgeführt werden. Angesichts des extrem hohen vaskulären Risikos des Prädiabetikers und Diabetikers sind frühzeitige **gefäßprotektive Maßnahmen** angezeigt.

**Komplementäre Mikronährstofftherapie (Tagesdosis)**

| | |
|---|---|
| α-Liponsäure | 400–800 mg |
| Vitamin $B_1$ | 10–20 mg |
| Vitamin $B_3$ | 10–20 mg |
| Vitamin $B_6$ | 10–20 mg |
| Vitamin $B_{12}$ | 10–20 μg |
| Biotin | 5–10 mg |
| Folsäure | 0,4–1,0 mg |
| Nicotinamid | 10–30 mg |
| Vitamin C | 1.000–2.000 mg |
| Vitamin E | 100–200 mg |
| Bioflavonoide | 250–1.000 mg |
| Anthocyane | 200–300 mg |
| Coenzym $Q_{10}$ (Ubichinon) | 100–200 mg |
| L-Carnitin | 500–1.000 mg |
| Chrom (organisch) | 100–200 μg |
| Magnesium | 200–400 mg |
| Selen | 200–300 μg |
| Zink | 20–30 mg |
| Omega-3-Fettsäuren | 1.500–2.000 mg |
| N-Acetylcystein | 200–600 mg |

## 6.8.4 Osteoporose

Die Osteoporose wird beim Stütz- und Bewegungsapparat behandelt, ➢ Kap. 6.11.1 (Knochenauf- und -umbau), ➢ Kap. 6.11.3 (Osteoporose).

## 6.8.5 Klimakterium

Die Wechseljahre (Menopause) sind für viele Frauen ein einschneidendes Erlebnis. Durch die hormonellen Änderungen beeinflussen sie alle möglichen Lebensbereiche. Viele Frauen haben nicht nur körperlich, sondern auch psychisch mit der Umstellung zu kämpfen. Auch in der Medizin wird viel über den Zeitraum beschrieben, in dem die Menstruationsblutung nachlässt und allmählich ausbleibt. Der Menopausenprozess ist langwierig und erfolgt in der Regel zwischen dem 48. und dem 54. Lebensjahr. Ursache ist das Nachlassen der Eierstockfunktion durch verminderte Bildung der weiblichen Sexualhormone Östrogen und Progesteron (ein Gestagen oder auch Gelbkörperhormon). Bis zum Abschluss der Wechseljahre, wenn die Regelblutung vollständig ausbleibt, vergehen in der Regel mehrere Jahre. Die Hormonverschiebung ist mit diversen Symptomen und Befindlichkeitsstörungen assoziiert und wird von Frau zu Frau unterschiedlich erlebt.

Die Symptome in den Wechseljahren sind vielfältig und häufig unspezifisch:

- Hitzewallungen sind am häufigsten und werden von vielen Frauen als äußerst belastend empfunden.
- Scheidentrockenheit bis hin zur Rhagadenbildung können äußerst schmerzhaft und Basis für rezidivierende Infektionen der Scheide sein.
- Generalisierter Juckreiz.
- Libidoverlust.
- Gelenkschmerzen.
- Depressive Verstimmung, wobei Angst- und Panikzustände überwiegen.
- Reduziertes Selbstwertgefühl.
- Nachtschweiß, der nicht mit einem Tumorleiden assoziiert ist.
- Stressintoleranz, Reizbarkeit und Erschöpfung bis hin zum CFS (➢ Kap. 6.12.6).
- Störungen des Kurzzeitgedächtnisses.
- Blasenschwäche.
- Ödeme.
- Herzrhythmusstörungen, Tachyarrhythmien.

**Tab. 6.5** Einfluss von Östrogenen und Gestagen (Gelbkörperhormon) auf Gewebe und Organe (nach [1188, 1467])

| Wirkung auf: | Östrogene | Gestagen (Gelbkörperhormon) |
|---|---|---|
| Haut | Fördern die Wassereinlagerung in der Haut und im Gewebe sowie die Bildung bestimmter Eiweißstoffe und somit eine glatte Haut. | Vermindert die Durchblutung der Haut, senkt die Hauttemperatur und reduziert dadurch die Wärmeabstrahlung. |
| Blutgefäße, Herz-Kreislauf-System | Erweitern die Blutgefäße und senken damit den Blutdruck. Daraus resultiert während der fruchtbaren Jahre ein geringeres Risiko für Herzinfarkt als nach der Menopause. | Erweitert die Venen und verengt die Arterien (Effekt wird vom Östrogeneffekt überlagert) |
| Nervensystem | Wirken stimmungsaufhellend. | Wirkt beruhigend. |
| Fettstoffwechsel | Stellen ein ausgewogenes Verhältnis zwischen („gutem") HDL- und („schlechtem") LDL-Cholesterin her. | Hat keinen Einfluss |
| Zuckerstoffwechsel | Haben eine günstige Wirkung auf den Blutzuckerspiegel. Sie sorgen einerseits dafür, dass die Zellen nicht insulinresistent werden, und andererseits, dass der Blutzuckerspiegel nach einer Mahlzeit nicht zu stark ansteigt (verbesserte Glucosetoleranz). | Hat kaum Einfluss auf den Zuckerstoffwechsel. |
| Lunge | Haben einen positiven Einfluss auf die Lungenfunktion. | Fördert die Atemtiefe und Atemfrequenz |
| Knochen | Hemmen die Osteoklastenaktivität und damit den Knochenabbau und stimulieren die Osteoblasten, die für den Knochenaufbau zuständig sind. | Hat keinen Einfluss. |
| Darm | Verstärken die Darmbewegungen und fördern somit eine gute Darmfunktion. | Vermindert die Darmbewegungen, kann Verstopfungen fördern. |

Bezogen auf den Hormonmangel erklären sich die Symptome, wie in ➤ Tab. 6.5 dargestellt.

So vielfältig, wie die Symptome sind, sind die Therapieoptionen. Vitalstoffe haben bei der Behandlung der Wechseljahrbeschwerden eine herausragende Rolle, werden jedoch zu wenig eingesetzt, obwohl sie nebenwirkungsfrei angewendet werden können. Auf jeden Fall müssen die betroffenen Frauen immer von einem Facharzt für Gynäkologie mitbehandelt werden, denn die Sicherung der Diagnose ist wichtig und andere Gründe für die Beschwerden sollten ausgeschlossen werden.

## Relevante Mikronährstoffe

**Coenzym $Q_{10}$** Die Menopause findet normalerweise im Alter um die 50 Jahre statt. Die körpereigene Synthese von Coenzym $Q_{10}$ sinkt jedoch bereits ab dem 40. Lebensjahr und dies spielt auch bei der Hormonumstellung eine wichtige Rolle, da Coenzym $Q_{10}$ wesentlich für die Energieversorgung ist. Jede menschliche Körperzelle hat – je nach Energiebedarf – zwischen 4.000 und 11.000 Mitochondrien. Bei 80 Billionen Zellen im menschlichen Körper ergibt dies eine enorme Zahl an Mitochondrien, die alle auf Coenzym $Q_{10}$ als wesentlichen Faktor zur ATP-Bildung angewiesen sind (Atmungskette ➤ Abb. 2.24). Der Bedarf in den Wechseljahren liegt bei 100–200 mg/Tag. Tatsächlich können wir über die Nahrung – unabhängig von der Ernährungsform – nur ca. 5 mg Coenzym $Q_{10}$ zuführen. Daher verwundert es nicht, dass nahezu alle Wechseljahrbeschwerden positiv auf eine Supplementierung mit Coenzym $Q_{10}$ reagieren. Im Handel befinden sich sehr viele, unterschiedliche Produkte (➤ Kap. 2.4.1: Nahrungsergänzung mit $CoQ_{10}$). Die höchste Bioverfügbarkeit haben diejenigen, bei denen die $CoQ_{10}$-Moleküle vollständig in Öl gelöst sind (z. B. $Q_{10}$-Bio-Qinon Gold von Pharma Nord, dessen gute Bioverfügbarkeit in einer unabhängigen Studie bestätigt wurde [863]).

**Selen** Da der oxidative Stress in den Wechseljahren sehr hoch ist und vor allem für die diversen Befindlichkeitsstörungen und vielen Infekte verantwortlich ist, darf Selen in der Behandlung von Wechseljahrbeschwerden nicht fehlen. Allein die Glutathionperoxidase benötigt 4 Selenatome in ihrem Zentrum, um freie Radikale abfangen zu können. In Deutschland können über die Nahrung nur etwa 35 µg Selen zugeführt werden (vgl. ➤ Abb. 2.37), tatsächlich werden aber 100 µg bzw. besser 200 µg am Tag benötigt, um alle selenabhängigen Proteine ausreichend mit Selen versorgen zu können. Frauen in den Wechseljahren haben oft Probleme mit der Schilddrüse. Hier kann eine Selengabe schnell zu einer deutlichen Besserung der Beschwerden führen. Generell gilt der Merksatz: „Wo Jodmangel, da auch Selenmangel". Das Spurenelement ist Bestandteil der Dejodasen, die aktives Schilddrüsenhormon $T_3$ aus dem Speicherhormon $T_4$ freisetzen können (➤ Kap. 2.5.16: Biochemische Funktionen). Da die Dejodasen in der Hierarchie der Selenoproteine ganz weit hinten stehen, bekommen sie bei der Selenversorgung über die Nahrung in der Regel kein Selen ab und sind daher funktionslos.

Über die Nahrung lässt sich der Selenbedarf nicht decken (➤ Kap. 2.5.16: Vorkommen in Nahrungsmitteln), eine Supplementierung ist daher generell und vor allem bei Frauen in der Menopause ein entscheidender Behandlungsschritt. Das Angebot an Selenprodukten ist groß und leider verwirrend. Für die orale Langezeittherapie sollte organisches Selen eingesetzt werden, das nahezu vollständig resorbiert wird, Selenspeicher bildet und mit nahezu allen Vitalstoffen kombiniert werden kann (➤ Tab. 2.165). Anorganisches Selen kann dagegen nicht mit Vitamin C kombiniert werden. Solche Einschränkungen wirken sich negativ auf die Compliance aus und Einnahmefehler sind vorprogrammiert.

**Vitamin D, Kalzium und seine Interaktionspartner** Durch den sinkenden Östrogenspiegel kommt es zu einer starken Verminderung der Knochendichte, in der Folge kann sich eine Osteoporose entwickeln (➤ Kap. 6.11.3). Vitamin D ist wichtig für die Kalziumaufnahme aus der Nahrung und für seinen Einbau in die Knochen zur Stabilisierung des Knochengerüstes. Wichtig ist, dass nicht gleichzeitig ein Mangel an Vitamin $K_2$ vorliegt, das Kalzium zu den Knochen und Zähnen transportiert und ebenfalls für seinen Einbau sorgt. Fehlt Vitamin K, lagert sich das Kalzium in Organen und Gefäßen ab und fördert eine Atherosklerose. Vitamin D ist eine Hormonvorstufe, daher sollte es täglich gegeben werden, damit alle genabhängigen Funktionen genutzt werden können.

**PRAXISTIPP**

Führt die Vitamin-$D_3$-Supplementierung, trotz guter Produktqualität, zu keinem Anstieg der 25(OH)$D_3$-Spiegel, liegt dies an einem gleichzeitig vorliegenden Magnesiummangel. In diesem Fall sollte zusätzlich Magnesium ergänzt werden, das zudem ebenfalls die Knochenstabilität unterstützt.

Vitamin D und Magnesium stärken zusätzlich die Muskulatur, was ebenfalls zu einer besseren Knochenmineralisation beiträgt. Vitamin D hat einen regen Stoffwechsel in allen Körperzellen des weiblichen Reproduktionstrakts und gleicht Zyklusunregelmäßigkeiten aus, die während der Menopause als störend empfunden werden. Das Risiko von Krebserkrankungen, auch der weiblichen Geschlechtsorgane, die nach der Menopause zunehmend auftreten können, wird durch Vitamin D reduziert. Es gibt zunehmend Hinweise, dass Vitamin D Wechseljahrbeschwerden wie chronische Müdigkeit, Depression und Schlafstörungen positiv beeinflussen kann. Dies gelingt allerdings nur bei täglicher Versorgung.

**Magnesium** Ausgerechnet in den Wechseljahren wird Magnesium vermehrt über die Niere ausgeschieden. Magnesium verhindert einen übermäßigen Progesteronabbau und wirkt so schlaffördernd. Zusätzlich stabilisiert es die Reizleitung am Herzen, so dass die in der Menopause häufig auftretenden Rhythmusstörungen und Tachykardien weniger oft auftreten. Auch wirkt Magnesium der im Wechsel häufigen Wassereinlagerung entgegen.

**B-Vitamine** Speziell in den Wechseljahren ist der Vitamin-B-Bedarf zum Teil deutlich erhöht. Vitamin $B_6$ (Pyridoxin) ist an der Bildung von Serotonin, Dopamin und Noradrenalin beteiligt, die stimmungsaufhellend wirken und die Schlafarchitektur verbessern. Damit hilft Vitamin $B_6$ gegen die in den Wechseljahren häufig auftretenden Depressionen und Schlafstörungen. Auch scheint Vitamin $B_6$ den Beginn der Wechseljahre zu verzögern. Das ist wichtig, denn je früher die Menopause beginnt, desto länger halten die Beschwerden an und desto stärker sind die Symptome. Es gibt Hinweise, dass Vitamin $B_6$ und Vitamin $B_2$ das Brustkrebsrisiko in den Wechseljahren reduzieren können, eine verlässliche Studie steht bisher noch aus. Hingegen hat sich der Verdacht, dass

Folsäure das Brustkrebsrisiko erhöhen kann, nicht bestätigt. Folsäure (Vitamin $B_9$) ist für die Senkung des Homocysteinspiegels wichtig, der eine Atherosklerose speziell in den Wechseljahren fördert (➤ Kap. 2.3.7: Biochemische Funktionen).

**PRAXISTIPP**

B-Vitamine interagieren sehr stark. Um hier keine Einnahmefehler zu provozieren, sollte als Basis immer ein Vitamin-B-Komplex empfohlen werden, um alle Interaktionen abzudecken. Spezielle B-Vitamine können dann zusätzlich, je nach Bedarf, etwas höher supplementiert werden.

**Vitamine E und C** Beide Vitamine sind durch ihre antioxidative Funktion effektiv in der Eliminierung freier Radikale. Freie Radikale, v. a. Sauerstoffradikale, kommen in den Wechseljahren verstärkt vor und sind mitverantwortlich für diverse Beschwerden. Vitamin E ist in der fettlöslichen Phase wirksam, z. B. in den Zellwänden, und Vitamin C in der wasserlöslichen Phase, z. B. im Gewebe. Zu ihren Wirkungen gehören:

- Verminderung der Schwere und Häufigkeit von Hitzewallungen
- Verminderte Scheidentrockenheit
- Verminderte Faltenbildung
- Vorbeugung vor Osteoporose

**Pycnogenol** Pycnogenol® ist ein komplexer Pflanzenextrakt (➤ Kap. 2.6.1), der große Mengen an Bioflavonoiden, vor allem aus der Gruppe der Polyphenole, beinhaltet. Als Antioxidans wirkt es sogar effektiver als Vitamin C und Vitamin E. Da Pycnogenol® viele Pflanzenbegleitstoffe vereint und diese besonders gut bei Wechseljahrbeschwerden helfen, sollte es in der Therapie nicht fehlen. Zu seinen Wirkungen gehören [1495]:

- **Beschwerden und Schmerzen:** vermindert Hitzeschübe und nächtliches Schwitzen; verbessert Erschöpfung, Konzentrations- und Gedächtnisprobleme; hilft bei Haarverlust, Schwindelgefühl, Gewichtszunahme und dem Gefühl der Aufgeblähtheit; reduziert Scheidentrockenheit
- **Kardiovaskuläre Risiken:** verbessert Gefäßfunktion, unterstützt Gefäßelastizität, reduziert Cholesterin, Triglyceride, arteriellen Blutdruck, Homocystein- und Blutzuckerwerte; vermindert Angstzustände und Schlafstörungen
- **Hautbeschaffenheit:** reduziert sichtbare Alterserscheinungen; verbessert Hautelastizität und Hautfeuchtigkeit; erhöht die Kollagen-, Elastin- und Hyaluronsäurebildung; vermindert die Erscheinung bräunlicher Hautflecken

**Isoflavone und Phytoöstrogene** Diese Pflanzenbegleitstoffe haben dasselbe Wirkprofil wie das Hormon Östrogen, verursachen aber keine Nebenwirkungen. Sie finden sich vor allem in Soja und Rotklee. Typischerweise bessern Isoflavone (➤ Kap. 2.1.8) und Phytoöstrogene (➤ Kap. 2.1.10) folgende Beschwerden:

- Hitzewallungen
- Scheidentrockenheit
- Knochenabbau
- Depression

**GEFAHR**

Isoflavone beeinträchtigen bei gleichzeitiger Einnahme die Resorption von Thyroxinpräparaten im Darm und sollten daher zeitversetzt eingenommen werden.

**Omega-3- und -6-Fettsauren** Omega-3-Fettsäuren verbessern die Signalübertragung im Gehirn und fördern den Serotonineinbau, was Depressionen vorbeugt. Auch Hitzewallungen könnten so beeinflusst werden. Zudem wird Östrogen zur Bildung der langkettigen Docosahexaensäure (DHA) benötigt. Da in den Wechseljahren weniger Östrogen produziert wird, wird ein Mangel an langkettigen Omega-3-Fettsäuren begünstigt. Omega-6-Fettsäuren vermindern vor allem Krämpfe im Unterleib, Erschöpfung und Depressionen. Dies konnte in einer Studie verifiziert werden, allerdings kommt es erst nach 8–10 Wochen zu einem Wirkeintritt [1149].

Generell sind mehrfach ungesättigte Fettsäuren in der Lage, den Hormonhaushalt der Frau wieder zu stabilisieren, auch wenn diesem Prozess in den Wechseljahren natürlich Grenzen gesetzt sind.

**Tryptophan** Die Aminosäure Tryptophan ist bei Frauen im Wechsel unerlässlich, da aus ihr die Botenstoffe Serotonin und Melatonin hervorgehen. Das sogenannte „Glückshormon" **Serotonin** verbessert die oft gedrückte Stimmungslage bei Frauen im Wechsel und beugt Depressionen vor (➤ Kap. 6.13). Es wird über einen 2-stufigen Prozess gebildet (➤ Abb. 2.49).

Die Umwandlung ist abhängig von Vitamin $B_6$ und Folsäure. Serotonin ist in der Nacht Vorstufe des Schlafhormons **Melatonin.** Auch für diese Reaktion ist eine gute Versorgung mit den Vitaminen $B_6$ und $B_{12}$ notwendig. Melatonin steuert den Schlaf-Wach-Rhythmus und verhindert die in den Wechseljahren so häufigen Schlafstörungen.

**Mikronährstoffempfehlung für die Wechseljahre (Tagesdosis)**

| | |
|---|---|
| Vitamin-B-Komplex | 3faches der DGE-Empfehlung als Basis |
| Vitamin $B_6$ | 2–3 mg |
| Vitamin $B_{12}$ | 10–20 µg |
| Folsäure | 400–800 µg |
| Vitamin C | 1.000–2.000 mg |
| Vitamin D | 2.000–4.000 IE |
| Vitamin E | 200–300 mg |
| Vitamin $K_2$ (Kontraindikation: Vitamin-$K_1$-Blocker-Therapie) | 75–150 µg |
| Pycnogenol® | 80–160 mg |
| Coenzym $Q_{10}$ (Ubichinon) | 100–200 mg |
| Magnesium | 200–400 mg |
| Selen (organisch) | 100–200 µg |
| Zink | 15–30 mg |
| Omega-3/6-Fettsäuren | 2.000–4.000 mg |
| L-Tryptophan | 2.000–4.000 mg |

Da die Beschwerden in den Wechseljahren fast alle Frauen betreffen, sollten sie über die Möglichkeiten einer Vitalstofftherapie aufgeklärt werden. Vitalstoffe haben ein sehr breites und sehr gutes Wirkspektrum zur Behandlung der oft sehr lästigen und unangenehmen Symptome – und dies ohne Nebenwirkungen.

**PRAXISTIPP**

Obige Tabelle ist lang und schreckt die Betroffenen möglicherweise ab. Aus eigener Erfahrung beginnen wir immer mit den ersten 3–4 individuell wichtigsten Vitalstoffen und bestellen die Patientin nach etwa 3 Wochen wieder ein. Wenn die Patientin eine Besserung verspürt, kann man die Mikronährstofftherapie ausweiten und weitere Komponenten empfehlen. Sollte keine Besserung der Beschwerden eingetreten sein, wird der Therapieplan geändert. In vielen Fällen lässt sich dadurch eine Hormontherapie vermeiden.

### 6.8.6 Andropause (in Analogie zur Menopause bei Frauen)

Die Andropause beim Mann ist zum Teil immer noch umstritten, muss allerdings heute als Realität angesehen werden.

**Synonyme**

- Männliche Wechseljahre
- Klimakterium virile
- Andropause (in Analogie zur Menopause bei Frauen)
- PEDAM (Partielles endokrines Defizit des alternden Mannes)
- PADAM (Partielles Androgendefizit des alternden Mannes)

Ähnlich wie bei Frauen stellt sich die Hormonbildung ab dem 50. Lebensjahr um. Jedoch ist der Begriff Andropause irrführend. Übersetzt würde er heißen „Tod des Mannes", während Menopause „nur" bedeutet „Tod der Periode". Zusätzlich kommt es beim Mann nicht zu einem völligen Versiegen der Hormonproduktion in kurzer Zeit, wie dies bei Frauen geschieht, sondern zu einer Hormonmangelsituation. Der Testosteronspiegel sinkt langsam über mehrere Jahrzehnte ab, während der SHGB-Spiegel steigt (SHGB: Sex hormone binding globulin). Wissenschaftlich korrekt ist daher die Verwendung der Begriffe PEDAM oder PADAM.

Zusätzlich zu dem oben genannten Testosteron verringert sich auch die Konzentration des Wachstumshormons Somatotropin sowie von DHEA (Dehydroepiandrosteron) und DHEAS (Dehydroepiandrosteronsulfat).

Dieser Hormonmangel kann zu folgenden Symptomen führen:

- Leistungsminderung, Müdigkeit, Antriebsschwäche
- Libidomangel, erektile Dysfunktion
- Gedächtnisstörungen, kognitive Defizite
- Konzentrations- und Aufmerksamkeitsstörungen
- Schlafstörungen
- Vegetative Symptome (Schwitzen, Hitzeschübe, Palpitationen)
- Vermehrter Haarausfall
- Ängstlichkeit, Schwinden von Durchsetzungsfähigkeit und Selbstvertrauen
- Gemütsveränderungen, depressive Stimmungslage
- Anämie
- Gelenkbeschwerden, Rückenschmerzen

- Abnahme der Muskelmasse
- Zunahme des Bauchfettes

Entscheidend ist, dass die hier beschriebenen Symptome längst nicht alle Männer treffen. Wer letztlich betroffen ist, ist nicht vorhersehbar, sicher hängt dies auch von der jeweiligen Disposition ab. Neben hormonellen Veränderungen sind als mögliche weitere spezifische Belastungen zu beachten:

- Psychische Belastung
- Physische Belastung
- Mangelnde Fitness
- Ernährung, Genussmittel
- Umweltbelastungen

In der Therapie werden gerne Hormonersatztherapien beworben. Sie können aber mit erheblichen Problemen behaftet sein und sollten nur bei einem erheblichen Hormonmangel durchgeführt werden. Absolut kontraindiziert sind sie beim hormonsensitiven Prostatakarzinom.

Von den Betroffenen selbst werden gerne potenzsteigernde Medikamente eingesetzt. Diese können aber negative gesundheitliche Folgen haben. und u. a. das Herz-Kreislauf-System massiv belasten:

- Erektile Dysfunktion, Libidoverlust, Endotheliale Dysfunktion, Kopfschmerzen, Bluthochdruck
- Herz- und Kreislaufprobleme, Benigne Prostatahyperplasie (BPH)
- Haarausfall, Hautprobleme, Gewichtsmanagement, Muskelabbau, Arthrose und Osteoporose
- Hormon- und Stoffwechselstörungen, depressive Verstimmung, Abgeschlagenheit, Schlafprobleme

Sie sollten daher nur unter ärztlicher Aufsicht eingesetzt werden.

## Relevante Mikronährstoffe

Einer der wesentlichen Faktoren ist die nachlassende Libido und/oder nachlassende Erektion. Denn es gilt die Trias: „Ohne Sex kein Testosteron – ohne Testosteron keine Libido – ohne Libido kein Sex". Zumindest die Erektion ist stark von Stickstoffmonoxid abhängig, da bei der Erektion die Blutgefäße des männlichen Gliedes stark beansprucht werden. NO verbessert massiv die Gefäßfunktion und so auch die Erektion. Der NO-Anteil wird durch Arginin, Coenzym $Q_{10}$, Vitamin D und Pycnogenol® deutlich gesteigert. Daher wirken diese Vitalstoffe erektionsfördernd ohne Nebenwirkungen.

### Exkurs: Erektile Dysfunktion

Die erektile Dysfunktion ist für den alternden Mann, aber auch für jüngere Männer mit entsprechenden Problemen sehr belastend und wird speziell bei Jüngeren immer häufiger.

- Im Alter < 40 Jahre hat die erektile Dysfunktion meist psychische/funktionelle Gründe im Sinne von Versagensängsten, einhergehend mit einem erhöhten Tonus des Sympathikus und einer erhöhten Ausschüttung von Adrenalin und Noradrenalin, in Expertenkreisen auch als „Potenzkiller" bezeichnet.
- Im höheren Alter überwiegen organische Ursachen wie Durchblutungs- bzw. Abflussstörungen (venöses Leck/Schwellkörperinsuffizienz). Bei 20–30 % der Männer spielen auch Hormonstörungen eine Rolle, wie Testosteronmangel (Hypogonadismus) bzw., seltener, eine Prolactinüberproduktion (Hyperprolaktinämie).

Neuronaler Ablauf der Erektion: Durch die Reizung des Parasympathikus wird vermehrt NO freigesetzt, worauf sich der Schwellkörper mit Blut füllt (➤ Abb. 6.9). Der Parasympathikus fördert die Erektion, der Sympathikus hemmt sie über die Freisetzung von Noradrenalin [129].

**Arginin und Pycnogenol®** Aus der Aminosäure **Arginin** wird über verschiedene biochemische Zwischenschritte der Erektionsstoff cGMP (zyklisches Guanosinmonophosphat) im Schwellkörper gebildet.

**STUDIEN**

Bereits in früheren Studien konnte nachgewiesen werden, dass durch tägliche Gabe hoher Arginindosen (3–5 g) die Erektion verbessert werden kann [240, 1532].
Mehrere Studien haben ergeben, dass die Kombination aus Arginin und Pycnogenol® positive Effekte bei erektiler Dysfunktion aufweist. 2003 wurde in einer klinischen Untersuchung Männern von 25–45 Jahren mit Erektionsstörungen Pycnogenol® und Arginin kombiniert bzw. nur Arginin gegeben. Die Einnahme von 1.700 mg Arginin allein war wirkungslos, die Einnahme von Arginin mit 80 bzw. 120 mg Pycnogenol® brachte bei > 80 % der Männer eine Besserung der Erektionsfähigkeit [1309].
2008 wurden, mit einem verbesserten Studiendesign, nochmals 50 Männer im durchschnittlichen Alter von knapp 40 Jahren untersucht. Im Ergebnis konnte bei > 90 % von ihnen eine Verbesserung der Erektionsfähigkeit festgestellt werden. Zudem erhöhte sich der Testosteronspiegel signifikant [1310].

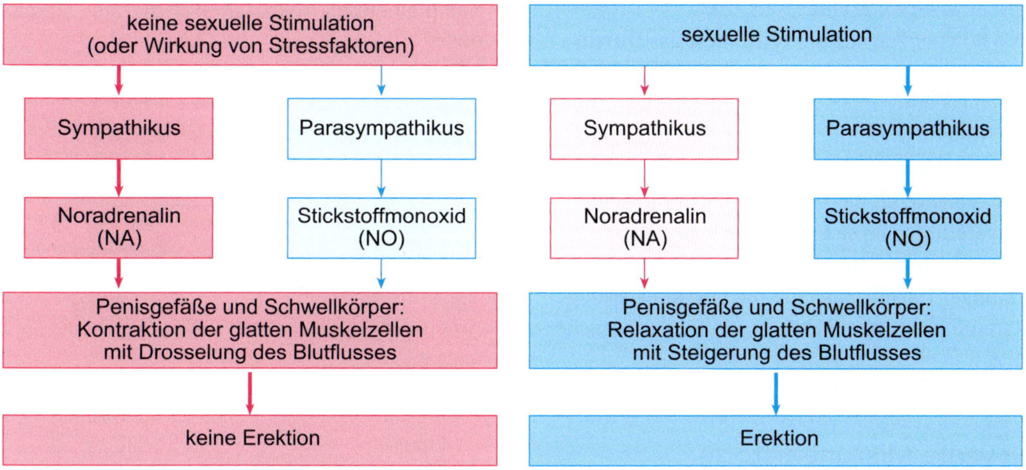


**Abb. 6.9** Neuronaler Ablauf der Erektion. (Nach [129]; [L141])

**Pycnogenol®** kommt dabei vermutlich die Funktion zu, dass es die Entstehung von NO in den Zellen der Gefäßinnenwände fördert. Dies führt zu einer Steigerung des Blutflusses und einer Gefäßerweiterung.

Weitere kleinere Studien sind zu ähnlichen Ergebnissen gekommen. Die Kombination von Pycnogenol® und Arginin scheint damit eine gute nicht-pharmakologische Methode, die Hauptursache von Potenzstörungen (schlecht funktionierende Gefäße) zu bekämpfen. Insbesondere auch, weil Nebenwirkungen in den Studien nicht aufgetreten sind [791].

**Komplementäre Mikronährstofftherapie (Tagesdosis)**

| | |
|---|---|
| Basissupplement (➤ Kap. 1.3.1) | |
| Vitamin B-Komplex | 1 × täglich |
| Vitamin C | 1.000–2.000 mg |
| Vitamin D | 2.000–4.000 IE |
| Vitamin E | 300–400 IE |
| Vitamin K | 80–200 µg |
| Pycnogenol® | 40–80 mg |
| Coenzym $Q_{10}$ (Ubichinon) | 100–200 mg |
| L-Carnitin | 250–500 mg |
| Chrom (organisch) | 100–200 µg |
| Magnesium | 200–400 mg |
| Selen | 200–300 µg |
| Zink | 20–40 mg |
| Omega-3-Fettsäuren | 2.000–4.000 mg |
| L-Arginin | 1.000–2.000 mg |

### 6.8.7 Chronic-Fatigue-Syndrom (CFS)

➤ Kap. 6.12.6

## 6.9 Urogenitalsystem

### 6.9.1 Benigne Prostatashyperplasie (BPH)

*Synonyme sind Prostataadenom, oder benignes Prostatasyndrom (BPS). Bei der BPH blockiert eine vergrößerte Prostata die Harnröhre. Die BPH ist weit verbreitet, sie betrifft über 75 % der Männer im Alter von 60–80 Jahren.*

Bei der Entstehung einer BPH wirken mehrere Faktoren mit:

- Veränderungen der extrazellulären Matrix: Vermehrte Bindung von Wachstumsfaktoren führt zu einer Zellvermehrung und einer Verhinderung des natürlichen Absterbens der Zellen.
- Die Abnahme des Testosteronspiegels im Alter führt zu einer relativen Zunahme des Östrogens im Hormonhaushalt. Dies kann eine fördernde Wirkung auf eine BPH haben.
- Genetische Faktoren spielen insgesamt nur eine geringe Rolle.

Typische Symptome einer BPH sind:

- Nächtlicher Harndrang verhindert das Durchschlafen.
- Auch tagsüber muss wegen häufigen Harndrangs die Toilette in immer kürzeren Abständen aufgesucht werden. Befindet sich keine Toilette in der Nähe, steigt das persönliche Unwohlsein.
- Das Gefühl, dass sich die Blase beim Wasserlassen nicht vollständig entleert.
- Häufiger Harndrang trübt die Lust auf Geselligkeit und führt zum Verzicht auf Theaterbesuche o. ä.

### Relevante Mikronährstoffe

Pflanzenbegleitstoffe sind in der Therapie und Prävention einer BPH hochwirksam. Die Ernährung des Mannes sollte ab einem höheren Alter entsprechend ausgerichtet sein. Alternativ eignen sich auch fermentierte Essenzen mit einem hohen Anteil an Pflanzenbegleitstoffen.

**STUDIEN**

Speziell für Pycnogenol® wurde eine Studie getätigt, die exemplarisch zeigt, wie wirksam Vitalstoffe sein können. Die Probanden waren in 3 Gruppen eingeteilt:

- Die Pycnogenolgruppe erhielt 60 Tage lang 3 × täglich 50 mg Pycnogenol® verabreicht.
- Die Kontrollgruppe erhielt eine Standardbehandlung.
- Die Medikamentenguppe erhielt Dutasterid und Finasterid (beides 5α-Reduktase-Hemmer)

Das Ergebnis war eine signifikante Verbesserung der BPH-Symptome durch Pycnogenol® ohne Nebenwirkungen (➤ Tab. 6.6) [806].

**Komplementäre Mikronährstofftherapie (Tagesdosis)**

| | |
|---|---|
| Basissupplement (➤ Kap. 1.3.1) | |
| Vitamin C | 1.000–2.000 mg |
| Vitamin D | 2.000–4.000 IE |
| Vitamin E | 100–300 IE |
| Pycnogenol® | 60–200 mg |
| Coenzym $Q_{10}$ (Ubichinon) | 100–200 mg |
| Magnesium | 200–400 mg |
| Selen | 100–200 µg |
| Zink | 20–40 mg |
| Omega-3-Fettsäuren | 2.000–4.000 mg |
| Aminosäuren | |
| • L-Glycin | 2.000 mg |
| • L-Arginin | 2.000 mg |
| • L-Citrullin | 1.000 mg |
| • L-Alanin | 300 mg |
| • L-Cystein | 500 mg |
| • L-Glutamin | 700 mg |
| Fermentierte Essenzen | 10 ml |

## 6.9.2 Prostatakarzinom (PCA)

*Als Prostatakrebs werden bösartige Tumoren bezeichnet, die in der Vorsteherdrüse (Prostata) entstehen, eines der inneren männlichen Geschlechtsorgane. In frühen Erkrankungsstadien äußert sich Prostatakrebs nur selten durch Symptome. Prostatakrebs ist die häufigste Krebsart beim Mann. Zu den wichtigsten Risikofaktoren gehören Alter und familiäre Veranlagung. Die meisten Männer sind bei der Diagnose 70–80 Jahre alt. Vor dem 50. Lebensjahr tritt Prostatakrebs vergleichsweise selten auf. Für einen 70-jährigen Mann liegt das Risiko, in den nächsten 10 Jahren an Prostatakrebs zu erkranken, bei > 6 %, bei 40-Jährigen nur bei 0,1 %. Häufige Entzündungen der Prostata als Ursache für eine maligne Entartung wird diskutiert, ist aber noch nicht bewiesen.*

Es gibt mehrere Behandlungsmöglichkeiten. Die Therapie kann im Bereich der Prostata oder im ganzen Körper gegen den Tumor wirken.

**Tab. 6.6** Veränderung der BPH-Symptome durch Verabreichung von Pycnogenol® und Medikamentenbehandlung (nach Daten aus [806])

| Symptome | Pycnogenolgruppe | Kontrollgruppe | Medikamentengruppe |
|---|---|---|---|
| Nykturie (Verbesserung) | 31 % | 18 % | 9 % |
| Häufigkeit des Harndrangs (Abnahme) | 37 % | 12 % | 14 % |
| Restharnvolumen nach Blasenentleerung (Besserung) | 42 % | 9 % | 6 % |

Meist können Männer mit Prostatakrebs geheilt werden. Auch wenn der Krebs nicht geheilt werden kann, verläuft er oftmals langsam. Ein rasches Fortschreiten ist seltener. Aufgrund immer besserer Früherkennung und der Tatsache, dass der Tumor nur langsam wächst und sehr spät streut, sind die Heilungschancen hoch. Die relative 5-Jahres-Überlebensrate liegt bei über 90 %. Wird bei einem über 70-jährigen Patienten die Krebsdiagnose gestellt, so ist dessen Lebenserwartung auch ohne Therapie nur mäßig vermindert. Vor invasiven Schritten – zumal im höheren Alter – muss dies beachtet werden.

Die orthomolekularen Maßnahmen entsprechen denen der Behandlung beim BPH. Wichtig ist, dass diese immer in enger Zusammenarbeit mit dem behandelnden Urologen durchgeführt werden.

## 6.9.3 Prostatitis

*Da die Prostata sehr gut durchblutet ist, kann es dort schnell zu Infektionen kommen. Neben den typischen Infektionszeichen wie Fieber und Adynamie können auch Schmerzen im zentralen Becken auf eine Prostataentzündung (Prostatitis) hinweisen. Männer, die auf einem harten Sattel viel Fahrrad fahren, sind überzufällig oft von einer Prostatitis betroffen.*

Die Prostatitis wird nach der US-amerikanischen Klassifikation eingeteilt in [769]:

I. Akute bakterielle Prostatitis (von Bakterien verursacht)
II. Chronische bakterielle Prostatitis (von Bakterien verursacht)
III. Chronisches Beckenschmerzsyndrom (CBSS)/ chronische (abakterielle) Prostatitis (nicht von Bakterien verursacht)
   A: Entzündliche Form
   B: Nichtentzündliche Form
IV. Asymptomatische entzündliche Prostatitis: Keine Krankheitszeichen, nicht von Bakterien verursacht. Entweder anhand von Entzündungszellen im Prostatasekret oder im Sperma entdeckt oder aber in entferntem Gewebe mikroskopisch nachgewiesen (z. B. in der Prostatabiopsie; deshalb auch „**histologische** Prostatitis" genannt). Keine Behandlung erforderlich.

### Relevante Mikronährstoffe

| **Komplementäre Mikronährstofftherapie (Tagesdosis)** | |
|---|---|
| Basissupplement (➤ Kap. 1.3.1) | |
| Vitamin B als Komplex mit mind. | 800 µg Folsäure |
| Vitamin C mit Flavonoiden (v. a. Quercetin) | 2.000–4.000 mg |
| Vitamin D | 2.000–4.000 IE |
| Vitamin E | 200–400 IE |
| Pycnogenol® | 40–160 mg |
| Magnesium | 200–400 mg |
| Selen | 100–200 µg |
| Zink | 20–40 mg |
| Omega-3-Fettsäuren | 1.000–2.000 mg |

## 6.9.4 Rezidivierende Harnwegsinfekte (HWI)

*HWI betreffen aufgrund der anatomischen Verhältnisse vor allem Frauen. Sie können schnell aufsteigen und die Nieren befallen. In der Regel handelt es sich um bakterielle Infektionen mit Darmbakterien. Patienten bzw. Patientinnen mit chronischen Krankheiten und solche mit immunsuppressiver Therapie sind besonders häufig betroffen. Tritt mehr als 3-mal im Jahr ein HWI auf, so spricht man von einem chronischen HWI.*

Ein HWI beginnt in der Regel sehr plötzlich und ist durch folgende Symptome gekennzeichnet:

- Plötzlich einsetzendes Fieber
- Ständiger Harndrang
- Häufiges Wasserlassen, später Blasenatonie möglich
- Starke Unterbauchschmerzen
- Blut im Urin

Die schulmedizinische Therapie besteht in der Regel in einer kurzfristigen Gabe eines Breitbandantibiotikums. Die meisten Betroffenen reagieren darauf positiv, doch manche Frauen bekommen dadurch regelmäßig eine vaginale Candidose. Die Behandlung der Candidose führt dann oft zu länger anhaltenden Beschwerden. Gerade in diesen Fällen haben sich Vitalstoffe bewährt.

**PRAXISTIPP**

Die Erfahrung in der eigenen Praxis zeigt, dass gut 80 % der HWI durch orthomolekulare Maßnahmen geheilt und so auch Candidosen verhindert werden können. Speziell bei chronischen HWI sollte auf jeden Fall eine genaue urologische Untersuchung durchgeführt oder veranlasst werden, um versteckte Ursachen nicht zu übersehen.

### Relevante Mikronährstoffe

**Polyphenole:** Tannine aus der Gruppe der Proanthocyane (z. B. in Moosbeerensaft, Cranberrys) unterdrücken signifikant die Anlagerung von Darmbakterien an der Urogenitalschleimhaut.

**Milchsäure:** Die antimikrobielle Wirkung von Milchsäurebakterien (z. B. aus Joghurt) kommt nicht nur im Darm, sondern auch in anderen Körperkompartimenten zum Tragen. Im Tierversuch konnten durch *E. coli* induzierte Urogenitalinfektionen verhindert werden.

**Komplementäre Mikronährstofftherapie bei akutem Infekt (Tagesdosis)**

| | |
|---|---|
| Basissupplement (➤ Kap. 1.3.1) | |
| Vitamin B-Komplex | 3faches der DGE-Empfehlung |
| Vitamin C | 1.000–2.000 mg |
| Vitamin D | 2.000–4.000 IE |
| Pycnogenol® | 40–160 mg |
| Magnesium | 200–400 mg |
| Selen | 100–200 µg |
| Zink | bis 100 mg |
| L-Methionin | 2.000–4.000 mg |
| Fermentierte Essenzen | 10–20 ml |

## 6.9.5 Harnblasentumoren (Urothelkarzinom, TCC)

*In Deutschland erkranken jedes Jahr gut 30.000 Menschen neu am Blasenkrebs. Vor allem Männer > 70 Jahre sind betroffen. Gut 70 % der Erkrankten waren aktive oder ehemalige Raucher. Aber auch chemische Substanzen und chronische Entzündung der Harnwege können einen Harnblasentumor auslösen.*

Früher wurde hoher Kaffeekonsum mit Harnblasentumoren in Verbindung gebracht, dies hat sich jedoch nicht bestätigt. Hingegen begünstigt regelmäßiger Alkoholkonsum, vor allem hochprozentiger Alkohol, das Entstehen von Harnblasentumoren. Die Kombination von Alkohol und Nikotin hat die höchste Inzidenz für das Entstehen eines Harnblasentumors.

### Relevante Mikronährstoffe

Gerade für Blasentumore gibt es einige interessante Zusammenhänge bezüglich ihrer Protektion durch die **Inhaltstoffe von Obst und Gemüse.** Generell ist bekannt, dass Blasentumore bei Menschen, die sich vor allem laktovegetabil ernähren, sehr selten sind.

**STUDIEN**

Dies belegen 3 große Kohortenstudien mit zusammen knapp 60.000 Teilnehmern [254, 963, 1314] und 9 Fallkontrollstudien mit über 3.000 Probanden.
In der EPIC-Norfolk-Studie (n = 19.496) wurde nachgewiesen, dass eine Portion Obst oder Gemüse pro Tag den Plasma-Vitamin-C-Spiegel um 20 µmol/l anheben kann und die Mortalität am TCC dadurch um 20 % gesenkt wurde [736].

Hinweise für positive Effekte existieren außerdem für diverse weitere **Vitamine bzw. Antioxidanzien** (Vitamine E, C, Carotinoide, Selen, grüner Tee). Bereits seit langem ist bekannt, dass ein Vitamin-A-Defizit die Entstehung des TCC begünstigt [1477].

**STUDIEN**

2 Kohortenstudien und 8 Fallkontrollstudien zu Vitamin A sowie mehrere Studien zu Carotinoiden und Retinoiden konnten einen Urothelschutz dokumentieren. Trotz vereinzelter gegenteiliger Ergebnisse liegen aus prospektiven Studien auch zahlreiche klinische Hinweise auf die Schutzfunktion von Vitamin A bzw. β-Carotin vor [18, 1315, 1327, 1505].
In einer älteren, kleinen Vergleichsstudie (n = 65, prospektiv, randomisiert, doppelblind) wurden zur Prophylaxe des TCC noch „Megadosen" eingesetzt, die heute generell stark an Bedeutung verlieren. Patienten mit histologisch gesichertem TCC erhielten dabei in der Metaphylaxe 40.000 IE Vitamin A, 100 mg Vitamin $B_6$, 2.000 mg Vitamin C, 400 IE Vitamin E und 90 mg Zink. Die Rezidivraten nach 5 Jahren lagen in den Vitamingruppen bei 41 % gegenüber 91 % unter Placebo [790].

Im Tierversuch wurden speziell für die aus Knoblauch stammenden **Sulfide** (➤ Kap. 2.1.11) krebshemmende Wirkungen auf verschiedene Organe (darunter Blasenkrebs) festgestellt [798, 902].

Eine japanische Fallkontrollstudie zeigt, dass das Risiko, an einem Harnblasentumor zu erkranken, deutlich sinkt, je häufiger pro Woche **fermentierte Milchprodukte** (➤ Kap. 2.1.14) zugeführt werden [1041].

## 6.9.6 Urolithiasis

*Steinbildung in den Nieren und den ableitenden Harnwegen sind nicht selten. In der Regel sind Männer doppelt so häufig betroffen wie Frauen. Prädisponierend für Steinleiden sind ungesunde Ernährung, Flüssigkeitsmangel, Noxen und Stoffwechselerkrankungen. Wenn ein Stein die Urinableitung völlig blockiert, kann es zu sehr schmerzhaften Koliken und/oder Stauung der Nieren kommen.*

Folgende Steinarten sind möglich:
- Kalziumoxalatsteine (59 % der Fälle)
- Kalziumphosphatsteine (10 % der Fälle)
- Harnsäuresteine (auch: Uratsteine; 17 % der Fälle)
- Struvitsteine (12 % der Fälle)
- Sehr seltene Formen wie Cystin- und Xanthinsteine

### Relevante Mikronährstoffe

**Kalium- und Magnesiumcitrat:** erhöhen die Menge an Citrat im Urin und beugen so der Steinbildung vor.

**Kalzium:** beseitigt Oxalsäure aus Lebensmitteln im Darm und beugt so den Kalziumoxalatsteinen vor.

**Vitamin $B_6$ (Pyridoxin):** fördert den Oxalatabbau im Organismus.

**Omega-3-Fettsäuren:** verhindern als Gegenspieler der Arachidonsäure eine zu hohe Kalzium- und Oxalatausscheidung. Dadurch sinkt das Risiko einer Steinbildung.

**Antioxidanzien:** senken den oxidativen Stress und wirken so der Steinbildung entgegen.

**Methionin:** Sollten Struvit- oder Kalziumphosphatsteine für ein Steinleiden ursächlich sein, wirkt sich ein saurer Urin günstig auf die Steinauflösung aus. In diesen Fällen sollte der Urin mit Methionin angesäuert werden.

**GEFAHR**

Bei Kalziumoxalatsteinen sollte nicht mehr als 1.000 mg Vitamin C am Tag zugeführt werden. Höhere Dosierungen könnten die Steinbildung fördern.

Ernährungsumstellung auf oxalatarme Kost. Daher müssen folgende Lebensmittel **gemieden** werden: Bohnen, Schokolade, Instantkaffee, Petersilie, Rhabarber, Spinat, Karotten, Sellerie, Gurken, Grapefruit, Erdnüsse, Tee.

**Komplementäre Mikronährstofftherapie (Tagesdosis)**

| | |
|---|---|
| Basissupplement (➤ Kap. 1.3.1) | |
| Vitamin A/Carotinoide | 5.000 IE |
| Vitamin $B_6$ (Pyridoxin) | 20–40 mg |
| Vitamin C | 500–1.000 mg |
| Vitamin D | 2.000–4.000 IE |
| Vitamin E | 100–200 IE |
| Pycnogenol® | 40–160 mg |
| Coenzym $Q_{10}$ (Ubichinon) | 100–200 mg |
| Kalzium | 800–1.200 mg |
| Magnesium | 200–400 mg |
| Selen | 100–200 µg |
| Omega-3-Fettsäuren | 2.000–4.000 mg |
| L-Methionin | 2.000–4.000 mg |

## 6.9.7 Chronische Niereninsuffizienz

*Immerhin gut 50 von 100.000 Bundesbürgern werden jedes Jahr hochgradig niereninsuffizient und in der Regel dialysepflichtig. Typischerweise sind alte Menschen von einer Niereninsuffizienz betroffen.*

Ursachen für dauerhafte Nierenschäden sind:
- Diabetes und Bluthochdruck, Entzündungen der Nieren; Medikamente, die langfristig eingenommen werden, vor allem Schmerzmittel
- Nierensteine, Tumoren oder Vernarbungen, die den Harnabfluss stören
- Angeborene Nierenerkrankungen, beispielsweise Zystennieren

Bei einer Niereninsuffizienz kumulieren toxische Substanzen im Körper. In der Ernährung muss die Proteinzufuhr erheblich reduziert werden. Dadurch verlangsamt sich die Progression der Nephropathie um das 4- bis 5fache.

### Relevante Mikronährstoffe

Aufgrund der reduzierten Zufuhr von Proteinen kann der Eisenwert absinken. In diesen Fällen ist eine Substituierung erforderlich.

Schweren Niereninsuffizienzen gehen immer mit einer Störung der Ausscheidung von schwefelhaltigen Aminosäuren einher. Dadurch steigt der Homocysteinspiegel exorbitant an. Bei dialysepflichtigen Patienten ist er oft um den Faktor 100 erhöht. Hier müssen die bekannten Antagonisten entsprechend substituiert werden.

**GEFAHR**

Die Gabe aller wasserlöslichen Vitamine hat sich bewährt. Demgegenüber ist eine Vitamin-A-Substituierung (wegen erhöhtem Spiegel bei Urämie) kontraindiziert.

**Komplementäre Mikronährstofftherapie (Tagesdosis)**

| | |
|---|---|
| Basissupplement (➤ Kap. 1.3.1) | |
| Vitamin-B-Komplex mit mind. | 1.200 µg Folsäure |
| Vitamin $B_6$ | 10–30 mg |
| Vitamin $B_{12}$ | 3 µg |
| Vitamin C | 1.000–3.000 mg |
| Vitamin D | 2.000–4.000 IE |
| Vitamin E | 200–400 IE |
| Eisen | 20–40 mg |
| Kalium | 2.000–3.000 mg |
| Kalzium | 1.000–1.500 mg |
| Magnesium | 200–400 mg |
| Natrium | 2.000–2.400 mg |
| Phosphat | < 1.000 mg |
| Selen | 100–200 µg |
| Zink | 20–40 mg |
| Omega-3-Fettsäuren | 2.000–4.000 mg |

### 6.9.8 Sterilität/Infertilität

*Unerfüllter Kinderwunsch ist in der orthomolekularen Praxis immer wieder ein Thema bei Patienten. In der Regel liegen vor der Beratung bereits umfangreiche Untersuchungen vor. Wenn nicht, müssen diese vor einer orthomolekularen Beratung erfolgen. In der eigenen Praxis war die Erfolgsrate bei den entsprechenden Patienten nicht sehr groß. Aber schon die wenigen Erfolge lassen die saloppe Aussage „Einen Versuch ist es wert" zu, denn eine Mikronährstofftherapie ist frei von Nebenwirkungen und im Vergleich zu Hormontherapien sehr kostengünstig.*

#### Relevante Mikronährstoffe

Zu Beginn sollte zunächst die Ernährung optimiert oder umgestellt werden. Im Vordergrund sollte eine laktovegetabile Kost stehen. Auch Noxen wie Nikotin und übermäßiger Alkoholgenus sollten gemieden werden.

**Komplementäre Mikronährstofftherapie (Tagesdosis)**

| | |
|---|---|
| Basissupplement (➤ Kap. 1.3.1) | |
| Vitamin-B-Komplex aus | |
| • Vitamin $B_{12}$ | 2,5 µg |
| • Folsäure | 400–800 µg |
| L-Arginin | 2.000–4.000 mg |
| Vitamin C | 1.000–2.000 mg |
| Vitamin D | 2.000–4.000 IE |
| Vitamin E | 200–400 IE |
| Carotinoide mit mind. | 10 mg β-Carotin |
| Pycnogenol® | 80–160 mg |
| Chrom (organisch) | 100–200 µg |
| Eisen | 20–40 mg |
| Kalzium | 200–500 mg |
| Magnesium | 200–400 mg |
| Phosphat (bei Bedarf) | 100–200 mg |
| Selen | 100–200 µg |
| Zink | 20–40 mg |
| Omega-3-Fettsäuren | 2.000–4.000 mg |

## 6.10 Immunsystem

### 6.10.1 Komponenten des Immunsystems

Seit Beginn der Corona-Pandemie Anfang 2020 wurde das Thema Immunsystem in der Öffentlichkeit zunehmend besser bekannt. Funktion und Arbeitsweise des Immunsystems sind aber hochkomplex und in vielen Kommentaren fällt auf, dass nur wenig fundiertes Wissen darüber vorhanden ist. Daher soll dieses Kapitel in die Thematik einführen und aufzeigen, in welcher Weise Vitalstoffe das Immunsystem unterstützen und stärken können.

Unser Immunsystem muss beim Eindringen körperfremder Stoffe in den Organismus unterscheiden können, ob die jeweilige Substanz schädlich oder gesundheitsfördernd ist. Schädliche Substanzen müssen erkannt und eliminiert werden, wofür das Immunsystem entsprechende Abwehrzellen etablieren muss. Auch ist es Aufgabe des Immunsystems, entartete Zellen dem Zelltod, d. h. der Apoptose, zuzuführen.

In einem ersten Schritt eliminiert der Körper über diverse physikalische Abwehrmechanismen bereits einen großen Teil der schädlichen Substanzen:

- Lysozym in Speichel, Schweiß, Nasensekret, Tränenflüssigkeit und Cerumen; Husten und Niesen
- Atemwege: Flimmerhärchen, „Mukuziliäre Clearance"
- Haut, Schleimhäute: antimikrobielle Substanzen, Antikörper; Schutzbarriere der Haut, pH-Wert der Haut von 5,7
- Darm
- Magen, Blase, Harnröhre, Geschlechtsorgane: Magensäure, Harn, Vaginalsekret, Spermin

In einem weiteren Schritt kommen angeborene und erworbene Immunreaktionen zum Einsatz (➢ Tab. 6.7), die gemeinsam zu einer komplexen Immunantwort beitragen (➢ Abb. 6.10).

Die einzelnen Komponenten des Immunsystems sind aufeinander abgestimmt, der Ausfall einer Komponente kann das Immunsystem kollabieren lassen (z. B. HIV). Oxidativer Stress durch Umwelteinflüsse und Infektionen reduzieren das Immunsystem massiv.

Infektionen – vor allem virale – verursachen im Finalstadium oft überschießende Immunantworten mit einer Selbstzerstörung gesunder Zellen. Dies ist die häufigste Todesursache bei Infektionen mit dem Coronavirus SARS-CoV-2. Die Vermeidung einer überschießenden Immunantwort ist bei guter Vitalstoffversorgung selten. Diesem Umstand wird in der Schulmedizin zu wenig Rechnung getragen.

Die verschiedenen Bestandteile des Immunsystems interagieren stark mit Vitalstoffen. Ohne Vitalstoffe kann das Immunsystem nicht funktionieren:

- Physikalische Barrieren (s. oben): Vitamin $B_{12}$, Glutamin, Arginin, Taurin, Cystein, Methionin
- Unspezifische und spezifische Abwehr auf zellulärer Ebene: Arginin + Lysin, Methionin, Glutamin, Glycin + Cystein, Vitamin C + B-Vitamine, Kupfer, Zink, Mangan, Selen.
- Humorale Bestandteile: Aminosäuren

## Tumornekrosefaktor (TNF oder TNF-α)

Hierbei handelte es sich um einen multifunktionellen Signalstoff des angeborenen Immunsystems, der über Makrophagen ausgeschüttet wird und zu den Zytokinen gehört. TNF-α

- regelt die Aktivität der Immunzellen und daher Zelltod (Apoptose), Zellproliferation, Zelldifferenzierung und Bereitstellung weiterer Zytokine,
- löst Fieber aus, um die Erreger abzutöten,

**Tab. 6.7** Eigenschaften und Komponenten des Immunsystems

| | Angeborene Immunantwort | Erworbene Immunantwort |
|---|---|---|
| Eigenschaften | Unspezifisch | Spezifisch |
| | Sofort: Minuten bis Stunden | Verzögert: Tage bis Wochen |
| | Kein Gedächtnis | Gedächtnis |
| Zelluläre Komponenten | **Monozyten:** Vorläufer der Makrophagen<br>**Makrophagen** („Riesenfresszellen")<br>**Dendritische Zellen:** präsentieren (neben Monozyten, Makrophagen und B-Zellen) Antigene, schütten Zytokine aus<br>**Natürliche Killerzellen (NK-Zellen):** erkennen und töten Tumorzellen und virusinfizierte Zellen<br>**Granulozyten** (neutrophile, eosinophile, basophile): bekämpfen Bakterien, Parasiten und Pilze | **T-Zellen (T-Lymphozyten):** entstehen im Knochenmark, wandern zum Thymus, wo sie geprägt werden und sich spezialisieren z. B. zu<br>• T-Helferzellen (TH-Zellen): Sekretion von Zytokinen<br>• T-Killerzellen: Apoptose (Zelltod)<br>• T-Gedächtniszellen |
| Humorale Komponenten | **Antimikrobielle Proteine, Enzyme:** markieren Erreger, locken Immunzellen an<br>**Komplementsystem:** Zusammenschluss mehrerer Plasmaproteine, die an Erreger andocken und Phagozyten und Leukozyten anlocken<br>**Zytokine:** Proteine, die als Botenstoffe wirken; Beispiele: Interferone, Interleukine, Tumornekrosefaktor | **B-Zellen (B-Lymphozyten):** entstehen beim Menschen im Knochenmark; Träger der humoralen Immunantwort; differenzieren sich nach Antigenkontakt zu<br>• Plasmazellen: produzieren Antikörper<br>• B-Gedächtniszellen<br>**Antikörper:** Immunglobuline IgM, IgA, IgG, IgE, IgD |

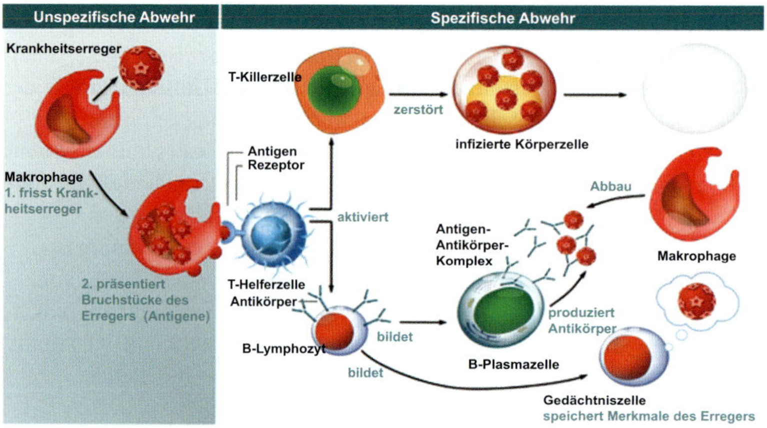


**Abb. 6.10** Vereinfachtes Schema der Immunantwort. [W1169]

- fördert den Einstrom von neutrophilen Granulozyten.

**Vitalstoffe zur Steigerung der TNF-Aktivität**

- Vitamine C, D, K
- Pycnogenol®, Flavonoide und Polyphenole
- Coenzym $Q_{10}$ (Ubichinon)
- Selen
- L-Glutamin, L-Arginin, L-Cystein

## T-Helferzellen

T-Helferzellen (TH-Zellen) sind für die Erkennung von Antigenen verantwortlich, die von Antigen-präsentierenden Zellen „vorgestellt" werden. Dadurch leiten sie die spezifische Immunantwort ein (Ausschüttung von Zytokinen → Anlocken von Makrophagen und zytotoxischen T-Zellen). TH-Zellen sind selbst nicht zytotoxisch aktiv.

**Vitalstoffe zur Steigerung der TH-Aktivität**

- Vitamine C, D, E, K
- Pycnogenol®
- Selen
- Omega-3-Fettsäuren
- L-Cystein

## CD-Moleküle

Bei den CD-Molekülen (CD = Cluster of Differentiation, „Unterscheidungsgruppen") handelt es sich um membrangebundene Glykoproteine mit Rezeptor-, Signal- oder Enzymfunktion. CD-Moleküle sind wesentlich für die intrazelluläre Kommunikation der Immunzellen. Sie kommen z. B. an Granulozyten, Monozyten, T- und B-Zellen und Thrombozyten vor. Etwa 400 CD-Moleküle sind bekannt; deutlich mehr sind vorhanden.

CD4 und CD8 vermitteln als Auxiliärproteine an T-Zellen die stabile Bindung an die Antigen-präsentierenden Zellen. Beide T-Zelltypen werden durch SARS-CoV-2 befallen, wodurch die Antigenpräsentation unterbleibt. Die fehlende Zellkommunikation kann eine überschießende Immunantwort nach sich ziehen.

**Vitalstoffe zur Steigerung der CD-Aktivität**

- Vitamine C, D, K
- Pycnogenol®
- Coenzym $Q_{10}$ (Ubichinon)
- Selen
- Eisen, Kupfer, Magnesium (als Bestandteil von SOD und Katalase)

## Makrophagen

Makrophagen erkennen und vernichten Bakterien und Viren im Sinne einer Phagozytose. Der Erreger wird einverleibt, in Phagosomen eingeschlossen und in Phagolysosomen zersetzt. Dabei werden unter hohem Energieverbrauch reaktive Sauerstoffspezies (ROS) gebildet, die zu einem hohen oxidativen Stress führen (➤ Abb. 6.11). Die Zelle selbst schützt sich vor Schäden durch die Katalase, die über das Glutathion-Redoxsystem $H_2O_2$ abbaut (➤ Kap. 2.6.11).

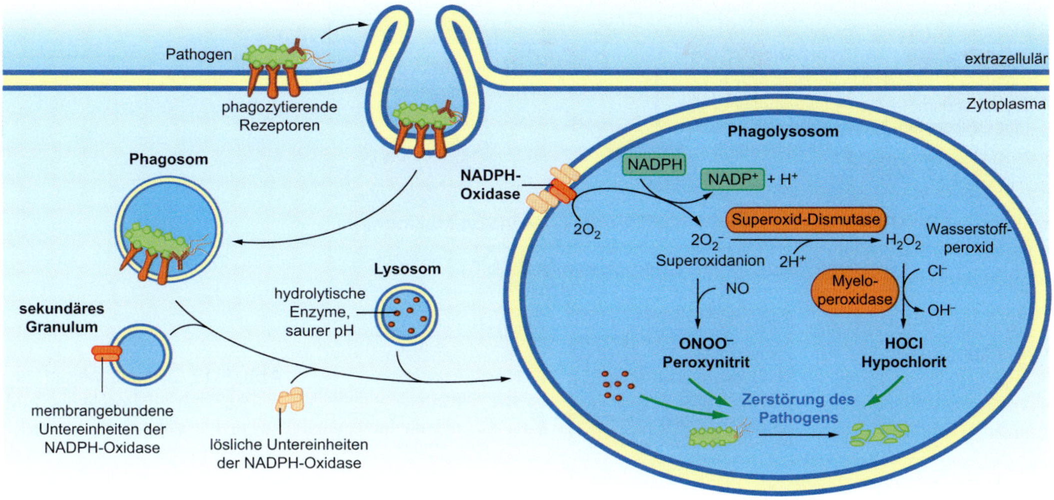


**Abb. 6.11** Produktion von reaktiven Sauerstoff- und Stickstoffspezies in Makrophagen. [L141]

Ohne Antioxidanzien können Makrophagen kaum wirken.

**Vitalstoffe zur Steigerung der Makrophagenaktivität**

- Vitamine C, D, K
- Pycnogenol®
- Coenzym $Q_{10}$ (Ubichinon)
- Selen
- Eisen, Kupfer, Magnesium (als Bestandteil von SOD und Katalase)

## Interleukine

Als Interleukine (IL) bezeichnet man eine Gruppe von Botenstoffen (Zytokine), die von körpereigenen Abwehrzellen (Leukozyten und Makrophagen) sezerniert werden und der Regulierung des Immunsystems dienen. Beispiele für Interleukine sind:

- IL-1: entzündungsfördernder Signalstoff, der u. a. Erreger, defekte oder entartete Zellen bekämpfen soll und auch bei der Atherosklerose eine Rolle spielt (➤ Abb. 6.12) [830]; vor allem von Makrophagen sezerniert.
- IL-2: wird von TH-Zellen nach Erkennen eines Antigens sezerniert und bewirkt u. a. deren Vervielfältigung. IL-2 wird daher zu den Wachstumsfaktoren gezählt.
- IL-4: wird von TH2-Zellen sezerniert; wirkt antiinflammatorisch; verringert u. a. die Produktion von TH-Zellen, Makrophagen und IL-12; wichtig für die Homöostase des Immunsystems.
- IL-12: wird von B-Zellen und Makrophagen sezerniert; bewirkt u. a. die Fortdauer einer T-Helferzell-Immunantwort, beeinflusst den Verlauf intrazellulärer Infektionen und fördert die Möglichkeit von T-Killerzellen, in einen Tumor einzudringen.
- IL-17: wird von TH17-Zellen sezerniert; spielt u. a. eine Rolle bei der Entwicklung von Bluthochdruck und wird mit Autoimmunerkrankungen in Verbindung gebracht.

**Vitalstoffe zur Steigerung der IL-Aktivität**

- Vitamine C, D, E, K
- Pycnogenol®
- Coenzym $Q_{10}$ (Ubichinon)
- Selen
- Eisen, Kupfer, Magnesium (als Bestandteil von SOD und Katalase)
- Omega-3-Fettsäuren

## Immunglobuline

Immunglobuline (= Antikörper) sind Eiweiße im Blut, die typischerweise eine Y-Form mit 2 Bindungsstellen

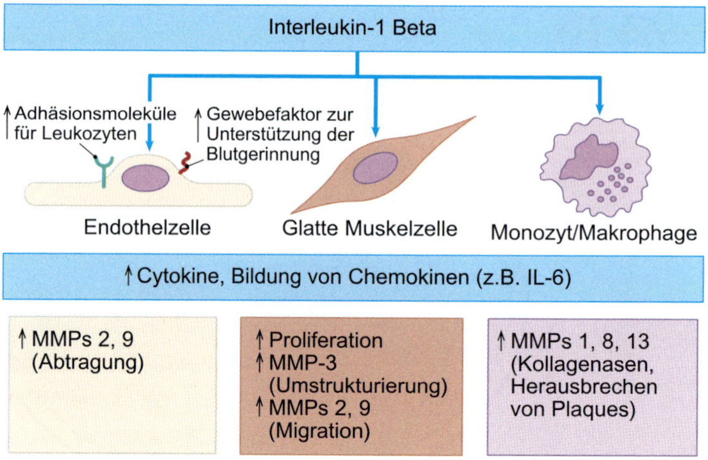


**Abb. 6.12** Wirkungsweisen von IL-1β bei der Atherosklerose; MMP: Matrix-Metalloproteinase. (Nach [830]; [L141])

**Tab. 6.8** Kennzeichen der fünf Immunglobulin-Klassen (modifiziert nach [640])

| | IgM | IgG | IgA | IgE | IgD |
|---|---|---|---|---|---|
| Aufbau | Pentamer | Monomer | Dimer mit sekretorischer Komponente | Monomer | Monomer |
| Zahl der Antigen-Bindungsstellen | 10 | 2 | 4 | 2 | 2 |
| relativer Anteil im Serum | 6 % | 80 % | 13 % | 0,002 % | 1 % |
| Funktion | Wichtigster Antikörper der primären Immunantwort; aktiviert die Komplementsystem-Kaskade; monomere Form dient als B-Zell-Rezeptor. | Wichtigster Antikörper der sekundären Immunantwort im Blut; neutralisiert Toxine. | Wird in Schleim, Tränenflüssigkeit, Speichel und Kolostrum sezerniert. IgA existiert auch als monomere Form im Blut. | Reaktion gegen Allergene und Parasiten; bindet an Mastzellen oder basophile Granulozyten | B-Zell-Rezeptor |

haben (➤ Tab. 6.8). Kommt der Körper mit Fremdstoffen im Blut (= Antigene, zum Beispiel Viren oder Bakterien) in Kontakt, so ergreifen die Ig-Moleküle wie Zangen die Antigene, halten sie fest und machen sie teilweise unschädlich und lösen weitere Abwehrmechanismen aus. Unter anderem wird das sogenannte Komplementsystem aktiviert. Makrophagen und Phagozyten werden angelockt, welche dann die Krankheitserreger zerstören. Außerdem können Immunglobuline Bakteriengifte unschädlich machen.

**PRAXISTIPP**

IgG („Gammaglobulin"), das am häufigsten im Blut vorkommende Immunglobulin, wird ebenso wie die anderen Ig-Klassen von speziellen weißen Blutkörperchen (Plasmazellen) gebildet, nachdem diese in Kontakt mit Krankheitserregern gekommen sind. Treten bestimmte Erreger das erste Mal im Blut auf, so werden zunächst IgM ins Blut ausgeschüttet. Erst später produzieren die Plasmazellen vermehrt IgG. Daher lässt sich anhand der IgM- und IgG-Konzentrationen sehen, ob eine Infektion eher frisch ist oder vermutlich schon länger besteht.

IgG ist das einzige Globulin, das die **Plazenta** durchdringen kann – somit können die IgG-Moleküle in das Blut des ungeborenen Kindes gelangen und das Neugeborene vor bestimmten Krankheiten schützen. Die Halbwertszeit von IgG beträgt etwa 3 Wochen. Kinder bilden erst im Laufe der Jahre ein eigenes voll funktionstüchtiges Immunsystem aus, daher steigt die IgG-Konzentration mit zunehmendem Alter an. Bei Erwachsenen liegt die normale IgG-Konzentration im Blutserum bei 7–16 g/l.

**Normwerte für IgG**

| | |
|---|---|
| **Blutserum:** | |
| Erwachsene | 7,00–16,00 g/l |
| Kinder bis 7 Tage | 7,00–16,00 g/l |
| bis 3 Monate | 2,50–7,50 g/l |
| 4 bis 6 Monate | 1,80–8,00 g/l |
| 7 bis 12 Monate | 3,00–10,00 g/l |
| 13 Monate bis 2 Jahre | 3,50–10,00 g/l |
| 3 bis 5 Jahre | 5,00–13,00 g/l |
| 6 bis 8 Jahre | 6,00–13,00 g/l |
| 9 bis 13 Jahre | 7,00–14,00 g/l |
| **Liquor:** | bis 40 mg/l |
| **Urin:** | bis 10 mg/g Kreatinin |
| | bis 15 mg im 24-Stunden-Urin |

Es ist wichtig zu wissen, dass die Immunreaktion erst dann tatsächlich beginnt, wenn ein Krankheitserreger die mechanischen Schutzbarrieren unseres Körpers überwindet.

**Vitalstoffe zur Steigerung der Aktivität von Immunglobulinen**

- Vitamine C, D, E, K
- Pycnogenol®
- Coenzym $Q_{10}$ (Ubichinon)
- Selen
- Eisen, Kupfer, Magnesium (als Bestandteil von SOD und Katalase)
- L-Arginin, L-Cystein, L-Glutamin, L-Methionin

### Granulozyten

Granulozyten sind an der angeborenen zellulären Immunantwort beteiligt. Sie werden im Knochenmark gebildet und ins Blut abgegeben, wo sie über die Hälfte der weißen Blutkörperchen (Leukozyten) ausmachen. Sie können die Blutbahn aber auch verlassen und ins Gewebe einwandern.

- **Neutrophile** Granulozyten sitzen sozusagen als Wächter in der Blutbahn. Sie werden von Erregern angelockt, die sie schädigen und abtöten oder phagozytieren. Der Abbau zerstörter Gewebszellen erfolgt unter Eiterbildung. Neutrophile Granulozyten sind mit 50–60 % die häufigsten Leukozyten.
- **Eosinophile** Granulozyten machen etwa 1–5 % der Leukozyten im Differentialblutbild aus. Ihren Namen beziehen sie vom Farbstoff Eosin, mit dem sie angefärbt werden können.
- **Basophile** Granulozyten besitzen intrazelluläre Granula, die unter anderem Histamin, Serotonin und Heparin enthalten. Im Differentialblutbild haben sie einen Anteil von 0–1 % der Leukozyten.

**Vitalstoffe zur Steigerung der Granulozytenaktivität**

- Vitamine C, D, E, K
- Pycnogenol®
- Coenzym $Q_{10}$ (Ubichinon)
- Selen
- Eisen, Kupfer, Magnesium (als Bestandteil von SOD und Katalase)

## 6.10.2 Vitalstoffe und ihre Bedeutung für das Immunsystem

### Vitamin C

L-Ascorbinsäure hat eine starke **antioxidative Wirkung.** Als Radikalfänger fängt Vitamin C vor allem toxische Sauerstoffradikale, wie Superoxid, Wasserstoffperoxid, Singulettsauerstoff sowie Hydroxyl- und Peroxylradikale ab. Die wichtigste Aufgabe von Vitamin C ist die Regenerierung des Tocopherolradikals (Vitamin-E-Radikals).

Die antioxidative Wirkung von Vitamin C beeinflusst die humorale und zelluläre Immunabwehr. Bei Infektionen muss immer ausreichend Vitamin C (1.000–2.000 mg/Tag) gegeben werden, da das Immunsystem im Vitamin-C-Mangel nicht leistungsfähig ist, was den Infekt fördert.

Das wasserlösliche Vitamin C und das fettlösliche Vitamin E sind die wichtigsten direkten Radikalfänger im Organismus. Daher sollten immer beide Vitalstoffe supplementiert werden. Die antioxidativen Funktionen von Vitamin C stehen in enger biochemischer Wechselwirkung mit denen von Vitamin A, β-Carotin und Vitamin E. Physiologische Dosen von Vitamin C verbessern die Zinkaufnahme.

**GEFAHR**

Eine Hochdosistherapie (> 2 g/Tag) vermindert die Zinkresorption.

## Zink

Die Zink-Superoxiddismutase und die Zink-Thioneine schützen zuverlässig vor diversen **freien Radikalen.** Dadurch wird das zelluläre und humorale Immunabwehrsystem in seiner Leistung gesteigert und optimiert. Zink sorgt auch für eine ausreichende Menge an reduziertem Glutathion, dem Substrat der Glutathionperoxidase und Bestandteil des Glutathion-Redoxsystems (➤ Abb. 2.56). Dies ist wichtig, da die Halbwertzeit von reduziertem Glutathion gering ist und es daher ständig neu gebildet werden muss.

**PRAXISTIPP**

Nicht nur bei Covid-19 (SARS-CoV-2-Infekten) sind die Sinnesfunktionen wie Riechen und Schmecken eingeschränkt. Zink kann diese Infektfolgen verhindern oder schnell bessern.

Die Aktivität der TH-Zellen, T-Killerzellen und NK-Zellen hängt von einer ausreichenden Zinkversorgung ab. Im Tierversuch führt eine Mangelversorgung an Zink zu Thymusatrophie und nachfolgender Verarmung an T-Lymphozyten.

Makrophagen entfalten ihre volle Wirkung nur bei ausreichender Zinkversorgung.

## Vitamin D

Das Prähormon (➤ Kap. 2.2.2: Chemie) hat sehr viele Funktionen im Immunsystem, von denen hier nur die wichtigsten aufgeführt werden können. Schwerwiegende Infektionen mit Bakterien und Viren sind oft mit einem Vitamin-D-Mangel assoziiert, speziell bei den sogenannten Risikogruppen wie alten Menschen und solchen mit Vorerkrankungen.

**STUDIEN**

Niedrige Vitamin-D-Spiegel sind mit vermehrten Infektionen des Atmungstraktes assoziiert [455, 786].
Niedrige Vitamin-D-Spiegel sind mit erniedrigten Cathelicidinspiegeln bei Patienten mit Sepsis assoziiert [690].
Eine Metaanalyse verschiedener Studien ergab, dass nur bei täglicher Dosierung eine ausreichende Wirkung von Vitamin D auf die Infektbekämpfung gegeben ist [104].
Erniedrigte $25(OH)D_3$-Serumspiegel korrelieren bei älteren Patienten (> 65 Jahre) mit überschießenden Entzündungsmarkern wie TNF-α, C-reaktives Protein (CRP) und IL-6 [303]. Dies bezeichnet die letale Phase einer Entzündung.

Vitamin D wirkt sowohl auf das angeborene als auch auf das erworbene Immunsystem; zu den Wirkungen im Einzelnen ➤ Kap. 2.2.2 (Biochemische Funktionen: Immunsystem).

### Exkurs: Toll-like-Rezeptoren (TLR)

TLR werden im Allgemeinen in dendritischen Zellen und Makrophagen exprimiert. Durch sie vermag das angeborene Immunsystem zwischen „selbst“ und „nicht selbst“ zu unterscheiden. TLR gehören zu den sogenannten PRR (Pattern Recognition Receptors, Mustererkennungsrezeptoren, ➤ Kap. 2.2.2: Biochemische Funktionen). Sie erkennen bestimmte Strukturen, die ausschließlich auf oder in Krankheitserregern vorkommen, sogenannte PAMP (Pathogen-Associated Molecular Patterns), und steuern die entsprechende Genaktivierung zur Abwehr (Aktivierung des antigenspezifischen erworbenen Immunsystems).
Über die Aktivierung der TLR auf Makrophagen wird u. a. die 1a-Hydroxylase (CYP27B1) aktiviert, die $25(OH)D_3$ durch Einfügen einer weiteren OH-Gruppe in das biologisch aktive $1{,}25(OH)_2D_3$ umwandelt (➤ Kap. 2.2.2: Verteilung und Speicherung), so dass vermehrt körpereigene Abwehrstoffe gebildet werden können. Allerdings benötigt der Organismus dafür die tägliche Versorgung mit Vitamin $D_3$.

Vitamin D beeinflusst u. a. die Proliferation, Differenzierung und Immunfunktion von Lymphozyten und von primären Monozyten und Makrophagen (➤ Abb. 2.9).

- Es regt die Produktion **antimikrobieller Peptide** in Makrophagen an: Cathelicidin (Bakterien, Viren, Pilze) und Defensine (Bakterien, Viren, Toxine). Cathelicidin ist ein effektiver Virusblocker. Auch die dämpfende Wirkung auf das

Renin-Angiotensin-System (➤ Abb. 2.33; ACE-Rezeptoren-Reduktion wesentlich bei Covid-19-Erkrankung) verhindert das Andocken von Viren an menschlichen Zellen.

- Es hat „bremsende" Effekte auf eine überschießende Lymphozytenbildung [845], hemmt die Lymphozytenproliferation [816] und fördert die Entwicklung regulatorischer T-Zellen. Diese unterdrücken die Aktivierung des Immunsystems und dienen dadurch der **Regulierung der Selbsttoleranz.** Beim gesunden Menschen wird so die Entstehung von Autoimmunkrankheiten verhindert.

  Es hemmt auch die Sekretion von TH1-Lymphozyten (IFN-g) und stimuliert die Freisetzung des antiinflammatorischen IL-4 aus TH2-Zellen [817]. Außerdem hemmt es die Sekretion von IL-2 und IL-17 in TH-Zellen [699]. Auch dadurch verhindert es eine überschießende Immunantwort und hat Einfluss auf die Immuntoleranz.
- Es hemmt die überschießende Immunglobulinsynthese in B-Lymphozyten [815].

Darüber hinaus erhöht Vitamin D die Aktivität der Glutamat-Cystein-Ligase und der Glutathionreduktase. Dadurch steigt die Synthese von reduziertem Glutathion, das für das Glutathion-Redoxsystem benötigt wird (s. oben bei Zink).

## Vitamin $K_2$

Vitamin $K_2$-MK7 kann den Transkriptionsfaktor NF-κB inhibieren und so Entzündungen reduzieren und vor Krebs schützen.

MK-7 ist strukturverwandt mit Coenzym $Q_{10}$, so dass es vermutlich ein $Q_{10}$-Mimetikum (Bindung an den gleichen Rezeptor) ist und daher die mitochondriale ATP-Produktion der Atmungskette verbessern kann.

## Pycnogenol®

Pycnogenol® hemmt die Proteasen, die bei einer Entzündung das Gewebe zerstören können (wirksamer als Hydrocortison).

Pycnogenol® reduziert den oxidativen Stress und beugt der Radikalbildung vor. Sein **antioxidatives Potenzial** ist etwa 20-mal höher als das von Vitamin C und 40-mal höher als das von Vitamin E. Pycnogenol® vernichtet freie Radikale effektiver als Vitamin C und das Vitamin-E-Derivat Trolox. Auch unterstützt es die Produktion antioxidativer Enzymsysteme, wie SOD, Katalase und das Glutathion-Redoxsystem. So kommt es zu einer Besserung der unterschiedlichsten Erkrankungen durch Hemmung der Ausschüttung vieler Entzündungsmarker (Sofortwirkung).

Es wurde beobachtet, dass im Blut von Personen, die Pycnogenol® einnehmen, der entzündungsfördernde „Hauptschalter" NF-kB im Schnitt um 15 % erniedrigt war. Nach der Einnahme von Pycnogenol® sonderten aktivierte Abwehrzellen wesentlich weniger bindegewebszerstörende Matrix-Metalloproteasen (MMP-9) ab. Diese Enzyme beeinträchtigen stark die Lungenfunktion von Asthmatikern [482].

Bei akuten Atemwegsinfektionen lindert Pycnogenol® die Erkältungssymptome (➤ Abb. 2.3) und verringert die nötige Verwendung von rezeptfreien Medikamenten (OTC, Over the Counter) [97].

## Selen

Selen wirkt als Oxidationsmittel und direkt antiviral. Es reagiert direkt mit den Sulfhydrylgruppen (=SH) im aktiven Zentrum des viralen Proteins. Auf diese Weise verliert der virale hydrophobe Spike des Virus seine Fähigkeit, an Zellmembranen anzudocken (➤ Kap. 2.5.16: Klinische Symptomatik) [329].

**PRAXISTIPP**

Obwohl die Erkenntnisse nicht neu sind, wurden sie in der SARS-CoV-2-Pandemie gänzlich nicht beachtet. In der eigenen Praxis wurden immer wieder viral erkrankte Patienten mit Selenit-Infusionen behandelt. In der Regel kam es schnell zu einer Befundbesserung. Da in Deutschland die Böden arm an Selen sind und daher die Selenaufnahme mit der Nahrung zu gering ist (➤ Abb. 2.37), wäre die tägliche Selensupplementierung gerade für Menschen aus den Risikogruppen ein wirksamer Schutz vor viralen Infektionen.

Zusätzlich ist Selen als wichtiger Bestandteil der Glutathionperoxidase maßgeblich am Abfangen freier Radikale beteiligt.

## 6.11 Stütz- und Bewegungsapparat

Über 200 Knochen halten unseren Körper aufrecht und garantieren Beweglichkeit und Stabilität. Dabei muss das Skelettsystem über Jahrzehnte funktionieren.

Das Skelettsystem ist ein dynamisches System, das neben den rein mechanischen Belastungen einer komplizierten hormonellen Kontrolle unterliegt. Täglich werden die Bestandteile des Skeletts vor allem im trabekulären (d. h. porösen) Bereich durch Osteoblasten und Osteoklasten auf- und abgebaut.

### 6.11.1 Knochenauf- und -umbau

Die Knochenmatrix besteht zu ca. 60–70 % aus anorganischen Mineralien, zu ca. 10–15 % aus Wasser und zu ca. 20–25 % aus organischer Substanz (Kollagene, Proteine). Mineralien wie Kalzium in Form von Hydroxylapatit sind für die Härte, Dichte und Stabilität des Knochens verantwortlich. Die Knochenbildung ist beeinflusst durch den lokalen pH-Wert und durch die Sauerstoffversorgung. Übersäuerung sowie Sauerstoffunterversorgung bzw. Hypoxie führen zu einer Hemmung der Osteoblasten und einer Stimulierung der Osteoklasten, was zu einem Knochenabbau führt [38].

Unter der **Knochendichte** versteht man das Verhältnis der mineralisierten Knochensubstanz zu einem definierten Knochenvolumen. Im Alter von 25–30 Jahren erreicht sie ihren Maximalwert („peak bone mass"). Die Knochendichte wird durch ständigen An- und Abbau von Knochenmaterial reguliert. Mit zunehmendem Alter überwiegt der Knochenabbau.

Der **Knochenumbau** findet durch **Basic Multicellular Units (BMU)** statt, von denen der Mensch etwa 2,6–3 Millionen besitzen soll. Ihre Lebensdauer beträgt 160–200 Tage. Der Beginn des Knochenumbaus (Dauer ca. 20 Tage) wird ausgelöst durch ein entsprechendes Signal (körperliche Be- oder Entlastung, systemische oder lokale Hormonwirkung). Das osteozytäre Netzwerk leitet diese Information zu den Knochen (Aktivierungsphase).

Beim Auf- und Umbau des Knochens sind beteiligt (➤ Abb. 6.13) [1140]:

- Osteoblasten (Knochenbildung).
- Osteozyten (Mechanosensoren, Produktion der Signalstoffe RankL und Sclerostin).
- Osteoklasten (Knochenabbau, Resorption), die aus Vorläuferzellen unter der Kontrolle von RankL entstehen.

Die Mineralsalze des Knochens werden durch einen erniedrigten pH-Wert im Zwischenraum zwischen den **Osteoklasten** und der Knochensubstanz herausgelöst (Resorptionsphase). Die Osteoklasten geben proteolytische Enzyme ab, welche die kollagene Knochenmatrix auflösen. Anschließend werden die dabei freigesetzten Kollagenfragmente phagozytiert.

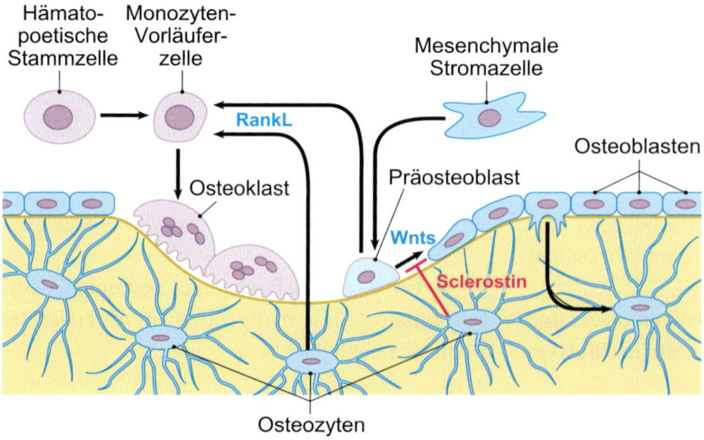


**Abb. 6.13** Schema des Knochenumbaus: Abbau durch Osteoklasten und Aufbau durch Osteoblasten. (nach [1140]; [L141])

Ein Osteoklast kann die gleiche Menge Knochen abbauen, die 100 Osteoblasten in dieser Zeit aufbauen. Während die Osteoklasten zum Abbau 6 Wochen am Werk sind, benötigen die aufbauenden Osteoblasten für die Produktion 20 Wochen.

Der **Osteoblast** übernimmt die entscheidende Rolle für eine ausgeglichene Knochenbilanz. Die Osteoblasten wandern in die Resorptionslakunen ein und synthetisieren die organische Knochengrundsubstanz (**Osteoid,** besteht hauptsächlich aus Kollagen Typ I), die dann mineralisiert wird (Formationsphase). Die Phase des Knochenaufbaus dauert ca. 120–150 Tage.

Mit voranschreitender Knochenbildung rücken die Osteoblasten auseinander und mauern sich quasi in die Knochengrundsubstanz ein. In diesem deutlich weniger stoffwechselaktiven Zustand nennt man sie **Osteozyten.** Osteozyten sind nicht mehr zur Zellteilung fähig. Sie dienen der Erhaltung der Knochenmatrix und der Kalziumhomöostase.

Im Jahresschnitt erfolgt auf diese Weise der Umbau von insgesamt 25 % des trabekulären und 3 % des kortikalen, d. h. festen Knochenanteils. Etwa ab dem 30. Lebensjahr steht dem abbaubedingten Jahresverlust nur ein Aufbau von 98 % gegenüber. Zu hormonellen Wechselwirkungen beim Knochenumbau ➤ Kap. 6.11.3.

Die Aktivierungsfrequenz der BMU kann durch unterschiedliche Faktoren erhöht sein (z. B. Östrogenabfall in der Menopause, fehlende Muskelmasse im höheren Alter). Je nach Aktivierung wird unterschieden zwischen:

- **High-turnover-Situation:** Treten pro Zeiteinheit mehr Resorptionslakunen auf, geht vermehrt Knochen verloren. Da gleichzeitig die Osteoklastenaktivität nicht mehr gebremst wird, entstehen tiefere Resorptionslakunen und der trabekuläre Knochen bricht eher. Häufigkeit: etwa 20 % der Frauen mit Osteoporose und etwa 6–10 % der Männer. Zunahme im höheren Alter.
- **Low-turnover-Situation:** alle übrigen Fälle mit normalem Knochenumsatz.

Eine Unterscheidung zwischen High- und Low-turnover-Situationen ist sinnvoll, da der therapeutische Ansatz unterschiedlich ist.

## Relevante Mikronährstoffe

Die spezifischen anatomischen Strukturen der Knochen, Sehnen, Muskeln und Gelenke sind in ihrer Funktion stark von einer adäquaten Mikronährstoffzufuhr abhängig. Zu achten ist vor allem auf eine ausreichende Zufuhr der Mineralstoffe (Kalzium, Magnesium, Phosphor, Zink) und der Antioxidanzien (Vitamine A, C, E, Vitamin-B-Komplex, Selen). Eine gute orthomolekulare Prophylaxe ist wichtig zur Vermeidung einer Osteoporose.

**Komplementäre Mikronährstofftherapie (Tagesdosis)**

| | |
|---|---|
| Multivitamin-Basissupplement | |
| Vitamin C | 800–1.500 mg |
| Vitamin $D_3$ | 1.500–3.000 IE |
| Vitamin E | 100–200 IE |
| Vitamin K | 100–200 mg |
| Coenzym $Q_{10}$ (Ubichinon) | 100–200 mg |
| Kalzium | 1.000–1.200 mg |
| Magnesium | 200–400 mg |
| Selen (organisch) | 100–200 µg |
| Zink | 15–30 mg |
| Omega-3-Fettsäuren | 1.000–2.000 mg |
| L-Arginin | 500 mg |
| L-Lysin | 1.200 mg |

## 6.11.2 Gelenke und deren Funktion

Gelenke sind bewegliche Verbindungen zwischen zwei Knochen. Jedes Gelenk besteht aus den Gelenkflächen der beteiligten Knochen, einem Gelenkspalt und einer Gelenkkapsel (➤ Abb. 6.15 links).

Die Gelenkflächen der Knochen sind mit einer **Knorpelschicht** überzogen. Sie misst 0,2–0,5 mm, an der Kniescheibe bis zu 6 mm. Die Knorpelschicht bildet eine glatte Oberfläche, damit die Knochen im Gelenk möglichst wenig aufeinander reiben. Der Knorpel verteilt den Druck im Gelenk auf den darunterliegenden Knochen. Das ist besonders bei den Gelenken wichtig, die ein hohes Gewicht tragen, wie Hüft- oder Kniegelenk.

Die **Synovia** (auch Synovialflüssigkeit oder Gelenkschmiere) ist eine in Gelenken, Schleimbeuteln und Sehnenscheiden enthaltene viskose Flüssigkeit mit

### 6.11.3 Osteoporose

*Die Osteoporose betrifft das gesamte Skelettsystem. Zu unterscheiden ist die primäre (idiopathisch, senil, postmenopausal) von der sekundären Osteoporose, die sehr viele Ursachen hat. Fast alle endokrinen Krankheiten und die meisten Medikamente können eine Osteoporose auslösen. Die Pathogenese der Osteoporose ist nicht plötzlich, sondern wird über Jahre bis Jahrzehnte angelegt. Daneben spielen genetische Faktoren eine Rolle. Aktuell haben in Deutschland schätzungsweise 5,2 Millionen Frauen und 1,1 Millionen Männer ab 50 Jahren eine manifeste Osteoporose. Eine von 4 Frauen und einer von 17 Männern über 50 Jahre sind betroffen. Jedes Jahr erkranken 885.000 Menschen in Deutschland neu an Osteoporose.*

Bei der Osteoporose ist der Wiederaufbau der Knochensubstanz beeinträchtig (➤ Abb. 6.13), was zu einer verminderten Knochendichte führt (➤ Abb. 6.14). Im Verlauf steigt das Frakturrisiko erheblich an. Um Spontanfrakturen zu vermeiden, sind eine gute Diagnostik (Knochendichtemessung nach dem Dexa-Verfahren) und vorbeugende Maßnahmen mit Vitalstoffen unabdingbar.

Knochenbrüche aufgrund von Osteoporose ereignen sich meist an bestimmten Stellen des Skeletts. Vorrangig betroffen sind

- die Wirbelkörper in der Lendenwirbelsäule,
- der Oberschenkelhals und
- die Speiche im Handgelenk.

**STUDIEN**

Studien haben ergeben, dass Frauen ab dem 37. Lebensjahr am Oberschenkelhals und ab dem 48. Lebensjahr an der Wirbelsäule Knochenmineralstoffverluste erleiden [659]. Gemäß einer deutschen Studie erlitten innerhalb von 4 Jahren fast jede 2. Frau und 2 von 3 Männern mit Osteoporose einen Knochenbruch [510].

Die Höhe der oralen Kalziumaufnahme ist eng mit dem Risiko für Hüftfrakturen verknüpft. Durch die Kalziumeinnahme von 800–1.000 mg/Tag kam es zu einer verminderten Osteoklastenaktivität mit einer verminderten Frakturhäufigkeit [299, 800].

Eine Osteoporose wird gefördert durch:

- Übergewicht
- Nikotin und oder regelmäßiger Alkoholkonsum
- Bewegungsmangel (Muskeltraining regt die Knochenbildung an)
- Alter und Geschlecht (Frauen sind wesentlich häufiger betroffen)
- Vitalstoffdefizite (hier vor allem Vitamin D, Vitamin K und in Grenzen Kalzium)

#### Hormonelle Wechselwirkungen

Parathormon reguliert, zusammen mit dem Calcitonin, den Kalziumhaushalt des Körpers. Es erhöht die Kalziumaufnahme aus dem Darm, verstärkt die Abgabe von Kalzium und Phosphat vom Knochen ins Blut, senkt die Kalziumausscheidung über die Nieren und erhöht die Kalziumkonzentration im Blut. Das Parathormon benötigt für seine Wirksamkeit Vitamin D. Es bestehen folgende hormonelle Wechselwirkungen bei der Osteoporose:

- Sinkt der Kalziumspiegel, wird **Parathormon** aktiviert. Dadurch werden Osteoklasten angeregt, Knochensubstanz abzubauen, um den Kalziumspiegel zu erhöhen. Diese Wirkung ist **Vitamin-D-abhängig.**
- **Calcitonin** bremst die Osteoklastentätigkeit. Dadurch wird ein übermäßiger Abbau von Kalzium vermieden und der Knochenaufbau gefördert.
- **Sexualhormone** für einen gesunden Knochenstoffwechsel unabdingbar. Die Östrogene der Frau

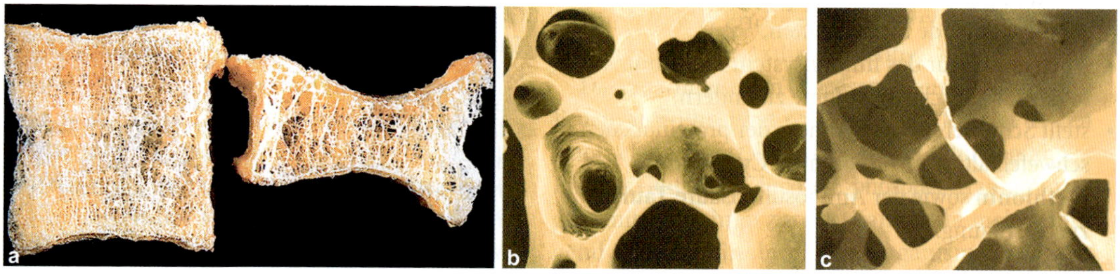


**Abb. 6.14** Entwicklung von einer gesunden Knochen-Grundsubstanz zu einer osteoporotisch veränderten. [E437]

hemmen die Osteoklasten; das Testosteron beim Mann baut den Knochen auf.

Im orthomolekularen Bereich bieten sich zur Prävention und Therapie der Osteoporose diverse wirksame Ansätze.

### Relevante Mikronährstoffe in Prävention und Therapie

Die Interaktionen der verschiedenen Vitalstoffe zur Behandlung der Osteoporose in der Knochenmatrix sind kompliziert (➤ Abb. 2.8). Folgende Vitalstoffe sind in der Osteoporosetherapie unerlässlich:

**Vitamin K** aktiviert Osteocalcin und somit die Knochenmineralisierung.

**Vitamin $D_3$** hat vielfältige Funktionen am Knochen und erhöht die Kalziumaufnahme.

**Kalzium** sorgt für eine ausreichende Mineralisation des Knochens.

**Arginin** verbessert die Einsprossung von Blutgefäßen in den Knochen, was die Osteoblastenaktivität steigert.

**Lysin** erhöht die Kalziumaufnahme in den Knochen und reduziert dessen Ausscheidung. Zusätzlich bildet es Kollagen.

Darüber hinaus werden eingesetzt:

**Vitamin C** fördert den Aufbau von kollagenem Bindegewebe.

**Selen und Glutathion** senken den oxidativen Stress und erleichtern so den Knochenaufbau.

**Kupfer** sorgt für die Quervernetzung der Kollagenfasern und so für einen festen Knochen.

**Mangan** begünstigt die Bildung der Knochengrundsubstanz, fördert die Knochenmineralisation und verbessert die Knorpelbildung.

**Coenzym $Q_{10}$** und **α-Liponsäure** optimieren die ATP-Bildung und stellen so den hohen Energiebedarf im Knochenmetabolismus sicher.

**Bor** reduziert die Kalziumausscheidung im Urin und verbessert so die Kalziumbilanz

**Fluorid** aktiviert in physiologischen Dosierungen die Osteoblasten.

**Komplementäre Mikronährstofftherapie (Tagesdosis)**

| | |
|---|---|
| Multivitamin-Basissupplement | |
| Vitamin-B-Komplex mit mind. | 800 µg Folsäure |
| Vitamin C | 1.000–2.000 mg |
| Vitamin D | 1.500–3.000 IE |
| Vitamin E | 100–400 IE |
| Vitamin K | 70–140 µg |
| Coenzym $Q_{10}$ (Ubichinon) | 100 mg |
| Magnesium | 200–400 mg |
| Selen (organisch) | 100–200 µg |
| Zink | 10–20 mg |
| L-Arginin | 500–1.000 mg |
| L-Lysin | 1.200 mg |

Zur Behandlung und Vorbeugung einer Osteoporose sind zusätzlich flankierende Maßnahmen erforderlich:

1. Ausgewogene Ernährung, laktovegetabil ausgerichtet.
2. Meidung von Alkohol und Nikotin.
3. Ausreichende Bewegung; regelmäßiger körperlicher Sport beugt einer Osteoporose vor.

## 6.11.4 Entzündliche Prozesse bei Erkrankungen des Bewegungsapparats

Zahlreiche klinische und experimentelle Befunde belegen die Bedeutung der **Eicosanoide** (Prostaglandine, Thromboxane, Leukotriene, ➤ Kap. 2.7.4) bei der entzündlichen Reaktion in Gelenken:

- **Prostaglandine** bewirken sowohl die Bildung von Zytokinen als auch deren Hemmung.
- **IL-1** stimuliert die Bildung der Prostaglandine, während andere Zytokine, wie TNF-α und Interferone, die Funktion der Lymphozyten und deren Prostaglandinbildung reduzieren.
- **Thromboxan, $PGI_2$** und **LTB 4** werden im entzündlichen Gelenk vermehrt gebildet.
- **Thromboxan** wird nach Antigenpräsentation von den Thrombozyten freigesetzt. Es aktiviert das Komplementsystem und bewirkt die Akkumulation von Leukozyten im entzündlichen Gelenk.

Bei immunologischen Erkrankungen ist die Abwehrreaktion überschießend und muss durch entsprechende Vitalstofftherapien beeinflusst werden. Die komplexen Interaktionen zwischen den arthritisauslösenden Substanzen (Viren? Bakterienantigene? Nährstoffmangel?), Zytokinen und Eicosanoiden sind erst modellhaft untersucht. Ebenso ist die Bedeutung anderer Mediatoren wie der Lipoxine, Epoxide und Isoprostane noch nicht abschließend geklärt. Es ist jedoch eindeutig, dass das molekulare Verständnis der Vorgänge, die zur Bildung von Eicosanoiden und der Oxidation der Arachidonsäure führen, eine neue Bewertung der Mikronährstoffe mit ihrer Wirkung auf diese Systeme als Therapeutika bei rheumatologischen Erkrankungen notwendig macht.

### Orthomolekulare Therapie

Eine entzündungshemmende Therapie zielt darauf ab, die Arachidonsäure (➤ Kap. 2.7.4: Omega-6-Fettsäuren) im Gewebe zu vermindern und deren Umwandlung zu Eicosanoiden zu hemmen (➤ Abb. 2.65).

**PRAXISTIPP**

Eicosanoide sind Auslöser und Mediatoren bei der Gelenkentzündung. Omega-3-Fettsäuren und Antioxidanzien hemmen die Bildung der Eicosanoide.

Zu Beginn der orthomolekularen Therapie sollten keinesfalls Medikamente abgesetzt werden. Eine bedarfsgerechte Reduzierung der NSAR und der evtl. eingesetzten Glucocorticoide ist nach ca. 4–8 Wochen möglich. Da die Wirkung orthomolekularer Maßnahmen langsam einsetzt (aber dann stetig zunimmt), erfolgen die Anreicherung der entzündungshemmenden Omega-3-Fettsäuren, die Wirkung der Antioxidanzien sowie der Abbau der Arachidonsäure sehr langsam. Eine Ernährungsumstellung (vollwertige Ernährung, wenig bis kein rotes Fleisch) muss unbedingt erfolgen und als neue Kostform lebenslang eingehalten werden. Diese Ernährungsform schützt gleichzeitig vor der entzündungsbedingten Osteoporose.

Die Forschungen der letzten Jahre haben die Wirkungen der Mikronährstoffe auf das Entzündungsgeschehen bei Erkrankungen des Bewegungsapparats geklärt.

- **Bestimmte Omega-6-Fettsäuren** wirken als Vorstufe der Entzündungsmediatoren (Eicosanoide und Zytokine), die direkt in das Entzündungsgeschehen an Knochen und Gelenken eingreifen.
- **Antioxidanzien** wirken den Sauerstoffradikalen entgegen und reduzieren so die Entzündungsreaktion vor allem an den Gelenken.
- **Spurenelemente** sind Cofaktoren vieler Enzyme in immunologischen Abläufen, welche sowohl abgeschwächt als auch verstärkt werden können. **Selen** kommt in diesem Zusammenhang eine besondere Bedeutung zu. Es wirkt als Bestandteil der Glutathionperoxidase stark antioxidativ und ist gleichzeitig ein Synergist zu Vitamin E und den schwefelhaltigen Aminosäuren. Selen wirkt daher bei rheumatoiden Erkrankungen besonders stark entzündungshemmend.

## Relevante Mikronährstoffe

### Mehrfach ungesättigte Fettsäuren

Die wichtigsten Nährstoffe mit einer eindeutigen Wirkung auf das Entzündungsgeschehen sind die mehrfach ungesättigten Fettsäuren (➤ Kap. 2.7.4). Sie sind nicht nur Ausgangssubstanzen für unterschiedliche Eicosanoide, sondern konkurrieren auch untereinander um den Einbau in die Zellmembrane und um die Verstoffwechselung zu Eicosanoiden. Diese Prozesse hängen von der Menge der einzelnen Fettsäuren und ihrem relativen Verhältnis zueinander in unserer Nahrung ab. Folgende Interaktionen sind bei der Therapie besonders zu berücksichtigen:

- **Arachidonsäure:** Eine hohe Zufuhr reduziert die entzündungshemmende Wirkung der Omega-3-Fettsäuren Eicosapentaensäure (EPA) und Docosahexaensäure (DHA) („Fischöl-Fettsäuren"), indem sie die Aufnahme von EPA vermindert und die Hemmung der Cyclooxygenase durch EPA aufhebt.
- **Linolsäure:** Fördert die Arachidonsäurebildung und vermindert die Aufnahme der Gamma-Linolensäure aus der Nahrung. Die Umwandlung der Gamma-Linolensäure in EPA wird durch eine sehr hohe Linolsäurezufuhr gehemmt.
- **Vitamin E:** Der Bedarf wird durch die Zufuhr von mehrfach ungesättigten Fettsäuren erhöht und kann durch eine Steigerung der Leukotrienbildung das Entzündungsgeschehen verstärken.

**Komplementäre Mikronährstofftherapie: Fettsäuren (Tagesdosis)**

| | |
|---|---|
| Mäßige Zufuhr von Linolsäure | ca. 4 g |
| Niedrige Zufuhr der Arachidonsäure | < 50 mg |
| Erhöhung der Zufuhr an Linolensäure | 2–4 g |
| Erhöhung der Zufuhr an Omega-3-Fettsäuren | 2–4 g |

**Linolsäure** (18:2, ω-6) ist die quantitativ wichtigste mehrfach ungesättigte Fettsäure in unserer Nahrung. Sie dient als Vorstufe der Arachidonsäure und darf daher nicht im Übermaß zugeführt werden (➤ Abb. 2.65).

**Arachidonsäure** (20:4, ω-6) wird ausschließlich mit Produkten tierischer Herkunft zugeführt. Aus dem in Industrienationen üblicherweise hohen Konsum von Eiern, Fleisch und Wurstwaren resultieren überhöhte Arachidonsäurespiegel in den Phospholipiden und Cholesterinestern des Plasmas.

**PRAXISTIPP**

Aus den Versuchen mit arachidonsäurefreier Formeldiät lässt sich berechnen, dass Angehörige der Industrienationen etwa 30 g Arachidonsäure im Körper angesammelt haben. Der Verbrauch für die Eicosanoidbildung und der Second Messenger beträgt nur 0,001 g/Tag. Eine arachidonsäurereduzierte Kost führt daher frühestens nach 3 Monaten zu positiven Behandlungsergebnissen.

Arachidonsäure wird effektiver als alle anderen Fettsäuren über den Darm aufgenommen und in den Phospholipiden der Lipoproteine angereichert. Zudem gelangen nur etwa 10 % der zugeführten Arachidonsäure zur Oxidation (Energiegewinnung), während andere Fettsäuren einschließlich der Linolsäure zu 50–70 % sofort der Energiegewinnung dienen. Die erhöhte Zufuhr von Arachidonsäure verursacht einen sofortigen Anstieg der Eicosanoidbiosynthese. Umgekehrt lässt eine fehlende Arachidonsäurezufuhr die Eicosanoidbildung binnen 24 Stunden auf die Hälfte des Ausgangswertes absinken. Möglicherweise ist die Besserung der Arthritis durch Fasten auf die fehlende Arachidonsäurezufuhr zurückzuführen.

**Linolensäure** (18:3, ω-3; auch α-Linolensäure) wird von grünen Pflanzen und Meeresalgen gebildet. Tiere, vor allem Fische, können aus Linolensäure EPA aufbauen. Dazu werden die gleichen Enzyme benötigt, die für den Aufbau der Arachidonsäure aus Linolsäure erforderlich sind (➤ Abb. 2.65). Auch bei Menschen bewirkt die Zufuhr von Linolensäure über einen längeren Zeitraum in den Geweben messbare EPA-Spiegel. Werden Linolensäure und Linolsäure in gleicher Menge über 2 Wochen gegeben, so beträgt der EPA-Spiegel etwa 30 % des Arachidonsäurespiegels.

**Eicosapentaensäure (EPA):** „Fischöl-Fettsäuren" sind die wirksamsten Hemmstoffe der Eicosanoidbildung in unserer Nahrung. Neben EPA (20:4) und DHA (22:6) gehört Docosapentaensäure (DPA, 22:5) zu ihnen. Je kälter der Lebensraum der Fische ist, desto mehr dieser Omega-3-Fettsäuren entstehen aus Linolensäure. EPA ist die Omega-3-Fettsäure mit der wichtigsten Stoffwechselfunktion. Sie verdrängt die Arachidonsäure aus den Membranlipiden und hemmt die Umwandlung der Arachidonsäure zu Eicosanoiden.

Die bisher publizierten Untersuchungen zeigen einen günstigen Effekt der EPA bei Patienten mit rheumatoider Arthritis. Die erforderliche Dosis liegt bei 3–6 g/Tag. Diese Menge kann vermindert werden, wenn man gleichzeitig eine arachidonsäurereduzierte Kost zuführt, was durch die kompetitive Hemmung der EPA auf den Arachidonsäurestoffwechsel erklärt wird. Entsprechend der eingehaltenen Kost variiert die Zufuhr der Fischölfettsäuren stark, in Mitteleuropa liegt sie durchschnittlich bei nur 0,1–0,2 g/Tag.

### Exkurs: Gamma-Linolensäure

Eine hohe Zufuhr von Gamma-Linolensäure (18:3, ω-6) hat ähnlich günstige Effekte wie die der Omega-3-Fettsäuren (Linolensäure, EPA, DHA) auf die entzündliche Reaktion bei rheumatischen Erkrankungen Die zur Entzündungshemmung nötigen Mengen an Gamma-Linolensäure können nur durch Supplementierung mit im Handel erhältlichen Konzentraten erreicht werden. Da die Kettenverlängerung problemlos durchgeführt werden kann, erfolgt unter Supplementierung ein Anstieg der Dihomo-Gamma-Linolensäure (20:3, ω-6). Es kommt aber zu keiner Desaturierung zur Arachidonsäure (20:4, ω-6), deren Spiegel durch die Dihomo-Gamma-Linolensäure gesenkt wird. Die Wirkung der Gamma-Linolensäure entspricht somit der der Omega-3-Fettsäuren. Bisher haben sich jedoch keine definitiven Vorteile gegenüber einer Supplementierung mit Omega-3-Fettsäuren zeigen lassen. Offen ist noch die Frage, ob Dihomo-Gamma-Linolensäure und Omega-3-Fettsäuren additiv bei der Entzündungshemmung wirksam sind.

## Antioxidanzien

**STUDIEN**

In einer prospektiven Studie an 1.419 Personen über 20 Jahre wurde ein niedriger Antioxidanzienstatus (Selen, Vitamin B, Carotin) als Risikofaktor für das Auftreten einer rheumatoiden Arthritis identifiziert [123].

Die synergistisch-antioxidative Wirkung beruht auf folgenden Wirkmechanismen: Vitamin E und die selenabhängige Glutathionperoxidase verhindern die Oxidation der Arachidonsäure. Schwefelhaltige Aminosäuren wie Cystein dienen als Vorstufe von Glutathion.

Die antiphlogistische (entzündungshemmende) Wirkung der Antioxidanzien beruht auf der Hemmung folgender Enzyme:

- Phospholipasen, die Arachidonsäure aus der Zentralmembran zur Eicosanoidbildung freisetzen
- Eicosanoidbildende Cyclo- und Lipooxygenasen, zu deren Aktivierung Sauerstoffradikale erforderlich sind

| Komplementäre Mikronährstofftherapie: antioxidative Vitamine (Tagesdosis) | |
|---|---|
| β-Carotin | 15–30 mg |
| Vitamin C | 1.000–2.000 mg |
| Vitamin E | 100–400 IE |

**Vitamin E** hemmt in vitro die Phospholipase $A_2$. Dementsprechend ist bei Vitamin-E-Mangel die Eicosanoidbildung gesteigert, während Vitamin-E-Zufuhr die Lipidperoxidation hemmt und die Eicosanoidbildung vermindert.

Der erhöhte Verbrauch von Vitamin E im entzündeten Gelenk führt zu einer Vitamin-E-Verminderung im Entzündungsgebiet. Untersuchungen an Patienten mit aktiver rheumatoider Arthritis zeigten in der Gelenkflüssigkeit nur ⊠ des Plasmaspiegels im Vergleich zu Gesunden.

**Vitamin A** wird vom Retinol bindenden Protein, zu dessen Synthese Zink erforderlich ist, ins Plasma transportiert. Als Antioxidans ist Vitamin A weniger wirksam, im Gegensatz zu seiner Vorstufe **β-Carotin.** Patienten mit chronischer Polyarthritis oder Morbus Bechterew weisen erniedrigte Spiegel des Retinol bindenden Proteins auf. In einer Studie an 61 Patienten mit chronischer Polyarthritis wurden verminderte Serumspiegel von Vitamin A und Retinol bindendem Protein beschrieben [123].

**Vitamin C** ist das wichtigste wasserlösliche Antioxidans des Extra- und Intrazellulärraumes. In der Redoxkette dient Vitamin C zur Reduzierung des oxidierten Vitamin E, welches dann wiederum antioxidativ in der Lipidphase tätig werden kann. Entzündliche Erkrankungen bewirken einen verminderten Serumspiegel.

**PRAXISTIPP**

Patienten mit chronischer Polyarthritis weisen z.T. erheblich erniedrigte Vitamin-C-Spiegel auf. Eine ausschließliche Supplementierung mit Vitamin C besserte das Krankheitsbild nicht, nur durch weitere Supplementierung anderer Antioxidanzien und Mineralien konnte eine Besserung der Symptome erzielt werden.

## Spurenelemente

**Kupfer, Zink, Selen und Eisen** sind Bestandteile antioxidativ wirksamer Metalloproteine. **Zink** ist ein essenzieller Bestandteil der Superoxiddismutase, deren Aktivität mit dem Zinkspiegel korreliert. Gleichzeitig ist es zur Kollagensynthese erforderlich – ein Grund, weshalb die bei chronischer Polyarthritis auftretende Osteoporose mit einem Zinkmangel in Zusammenhang gebracht wurde. Die Zink-Serumspiegel sind bei Patienten mit rheumatischen Erkrankungen aus mehreren Gründen erniedrigt:

- **Mangelnde Zufuhr:** Patienten mit rheumatischen Erkrankungen nehmen weniger als die empfohlene Zinkmenge zu sich. Generell nehmen die Bundesbürger zu wenig Spurenelemente zu sich. So werden in Deutschland nur etwa 1 Drittel der von der DGE empfohlenen Selenmenge mit der Nahrung aufgenommen.
- **Erhöhter Verbrauch:** Entzündliche Erkrankungen steigern den Zinkverbrauch, vor allem die peripheren Neutrophilen weisen einen verminderten Zinkgehalt auf.
- **Medikamente:** Glucocorticoide senken die Zinkspiegel im Plasma. Bei gleichzeitiger Gabe von Eisen kommt es zu einer Verminderung der Zinkresorption.

**STUDIEN**

Finnische Studien an Patienten mit chronischer Polyarthritis ergaben keine eindeutige Besserung durch eine Zinksupplementierung. Allerdings fand sich eine Korrelation zwischen dem niedrigen Zinkspiegel im Serum und dem Auftreten von Osteoporose. Auch hier gilt, dass eine Monogabe eines Mineralstoffes nicht wesentlich zur Besserung einer rheumatischen Erkrankung beitragen kann [610].

Neben den zahlreichen Wirkungen des **Selens** sind die antioxidativen Eigenschaften als Bestandteil der Glutathionperoxidase bei rheumatoider Arthritis von besonderer Bedeutung. Die Selen-Serumspiegel bei Patienten mit rheumatischen Erkrankungen sind erniedrigt. Ein Teil der Studien an Patienten mit chronischer Polyarthritis ergab durch die Supplementierung mit Selen eine Besserung der klinischen Symptome und Laborparameter.

**PRAXISTIPP**

Die eindrucksvollste Besserung lässt sich nach eigenen Erfahrungswerten bei Patienten im Frühstadium mit rheumatoider Arthritis erreichen.

### Pycnogenol®

Pycnogenol® (➤ Kap. 2.1.6) reduziert die entzündungs- und schmerzfördernden Cyclooxygenasen auf dem Niveau von NSAR. Es reduziert die Aktivität von NF-kB und reduziert so Entzündungen.

**STUDIEN**

Die Einnahme von täglich 150 mg Pycnogenol® führte nach 3 Monaten zu 43 % weniger Schmerzen und 35 % weniger Steifheit. In einer Folgestudie mit 100 mg Pycnogenol® täglich verbesserte sich die Gelenkfunktion um 52 % und der Analgetikaverbrauch konnte, im Gegensatz zur Placebogruppe, um 58 % verringert werden [95, 385].

Im Rahmen einer Gelenkentzündung verbessert Pycnogenol® kontinuierlich die Knorpelintegrität, wodurch die Symptome Schmerz und Steifheit deutlich reduziert werden. Pycnogenol® stimmuliert die Produktion von Kollagen und Hyaluronsäure für den Knorpel. Es reduziert die Chondrozytenentzündung und schafft die Voraussetzungen für eine Knorpelerneuerung.

## 6.11.5 Entzündlich-rheumatische Gelenkerkrankungen (Arthritiden)

*Entstehen durch Entzündung der Synovialis. Gehen meist mit Rötung, Schmerzen, Schwellung (auch ohne Belastung), Überwärmung, Bewegungseinschränkung und evtl. Gelenkerguss einher. Meist sind die kleinen Gelenke betroffen, v. a. der Hände, es bestehen Nacht- und Ruheschmerz, Morgensteifigkeit und langanhaltende Schmerzen. Oft schubweiser Verlauf. Ursachen können sein: Infektion (z. B. eitrige Angina), Autoimmunvorgänge (rheumatoide A. = chronische Polyarthritis, Psoriasis-A., A. bei Morbus Bechterew, Morbus Reiter, Morbus Crohn, Colitis ulcerosa, Lupus erythematodes, Vaskulitissyndromen), allergische Reaktion, Stoffwechselerkrankungen (Gicht), Blutgerinnungsstörungen (Hämophilie).*

Orthomolekulare Therapiemaßnahmen zielen darauf ab, Mangel- und Fehlernährung auszugleichen, Entzündungsprozesse zu reduzieren und möglichen Folgen (Osteoporose) vorzubeugen.

- **Ernährungstherapie und diätetische Maßnahmen:**
  - Verminderung der Arachidonsäure in der Nahrung (keine tierischen Produkte)
  - Steigerung der Zufuhr von Omega-3-Fettsäuren: 2.000–4.000 mg/Tag
  - Ausreichend Flüssigkeitszufuhr (Sicca-Syndrom)
  - Diätetische Beratung vor allem bei Mangel- und Fehlernährung (40 % der Fälle), Immundiäten und Gewichtsreduzierung (nur bei Übergewicht geeignet)
- **Mikronährstoffe:** Zufuhr der relevanten Antioxidanzien

### Relevante Mikronährstoffe

Zahlreiche Untersuchungen haben gezeigt, dass ein hoher Prozentsatz der Patienten mit rheumatoider Arthritis unterernährt ist, oft liegt eine Fehlernährung vor. Ein kalorisches Defizit resultiert aus dem durch den Entzündungsprozess gesteigerten Energiebedarf. Gleichzeitig müssen Patienten häufig anorektisch wirksame Medikamente wie z. B. Metothrexat und NSAR einnehmen, die zu dem kalorischen Defizit beitragen.

Besonders häufig liegt ein Mangel an B-Vitaminen vor. Metothrexat als Folsäureantagonist kann zusätzlich Mangelsymptome bewirken. Besonders bedeutsam ist ein Kalziummangel, der zum Auftreten der Osteoporose beiträgt.

**Komplementäre Mikronährstofftherapie (Tagesdosis)**

| | |
|---|---|
| Multivitamin-Basissupplement | |
| Vitamin-B-Komplex mit mind. | 800 µg Folsäure |
| Vitamin C | 1.000–2.000 mg |
| Vitamin D | 1.500–3.000 IE |
| Vitamin E | 100–400 IE |
| Pycnogenol® | 80–120 mg |
| Coenzym $Q_{10}$ (Ubichinon) | 100–300 mg |
| Magnesium | 200–400 mg |
| Selen (organisch) | 100–200 µg |
| Zink | 10–20 mg |
| Omega-3-Fettsäuren | 2.000–4.000 mg |
| L-Glutamin | 5–10 g |
| L-Cystein | 600 mg |
| L_Prolin | 500 mg |

Weitere Mikronährstoffe nach Bedarf.

## 6.11.6 Arthrosen

*Hierbei handelt es sich um eine chronische, schmerzhafte Zerstörung des Gelenkknorpels und Entzündung der Innenschicht der Gelenkkapsel, die zur zunehmenden Funktionsbehinderung bis zur völligen Versteifung eines Gelenks führen kann. Arthrose ist die Folge eines Missverhältnisses zwischen Belastungsfähigkeit und tatsächlicher Belastung eines Gelenks. Ursachen können sein: Abnutzung im Alter, angeborene oder erworbene Deformierungen, vorausgegangene Entzündungen, hormonelle Störungen. Risikofaktoren sind v. a. Übergewicht, bestimmte gelenkbelastende Sportarten oder Schwerstarbeit. Meist sind die großen Gelenke betroffen, v. a. Hüfte und Knie. Es besteht Anlauf- und Belastungsschmerz von meist kürzerer Dauer, der abends stärker als morgens ist. Langsam fortschreitender Verlauf.*

4 von 5 Senioren über 60 Jahren leiden an einer Arthrose.

- **Latenzphase:** Die arthrotischen Prozesse beginnen für den Betroffenen unbemerkt, denn der Knorpel hat keine Schmerzrezeptoren.
- **Akutphase:** Nach fortgeschrittener Zerstörung des Knorpels kommt es wiederholt zu akutschmerzhaften Phasen aufgrund von Entzündungen der Gelenkinnenhaut. In diesem Stadium der aktivierten Arthrose ist eine Schwellung meist sicht- und tastbar. Weitere Symptome sind Überwärmung, Rötung, Schmerzen, Spannungsgefühle und Bewegungseinschränkungen.
- **Dekompensation:** Diese geht mit der Zerstörung des Gelenks einher (➤ Abb. 6.15). Es kommt zu dauerhaften Schmerzen und wesentlichen Funktionsstörungen. In dieser Phase treten die Schmerzen bereits bei geringen Bewegungen oder sogar in Ruhestellung des Gelenks auf. Auch chronische Schmerzen (Dauerschmerzen) sind möglich.

### Relevante Mikronährstoffe

Um eine Arthrose zu vermeiden, müsste jeder Bundesbürger für ausreichend Bewegung sorgen, Übergewicht vermeiden und seine Mikronährstoffzufuhr optimieren. Die Inzidenz der Arthrose scheint in Bevölkerungsgruppen mit niedrigem **Vitamin-D**-Spiegel höher zu sein als bei Gruppen mit ausreichender Vitamin-D-Versorgung (Ergebnis mehrerer Studien: 500–1.000 IE/Tag).

Da degenerative Prozesse häufig mit erhöhtem oxidativem Stress und Entzündungsreaktionen einhergehen, ist vor allem auf eine ausreichende Versorgung mit **Antioxidanzien** und **Omega-3-Fettsäuren** zu achten.

Folgende **Mikronährstoffe** haben sich in der Behandlung der Arthrose bewährt (vgl. ➤ Kap. 6.11.2):

- Glucosaminsulfat, Chondroitinsulfat, Prolin, Methionin, Taurin
- Vitamine $B_6$, C, E und Folsäure
- Pycnogenol®
- Molybdän, Selen, Mangan, Zink, Kupfer

Immer wieder wird die Vitalstofftherapie bei der Behandlung der Arthrose kritisiert. Zum einen liegt dies an mangelndem biochemischen Hintergrundwissen, zum anderen ist ein Gelenkersatz wesentlich lukrativer. Natürlich kann dieser nötig werden, doch sollte diese Maßnahme ganz am Ende der möglichen Therapien bei Arthrose stehen.

➤ Tab. 6.9 zeigt eine teilweise Übersicht über evidenzbasierte Studien bei Arthrose.

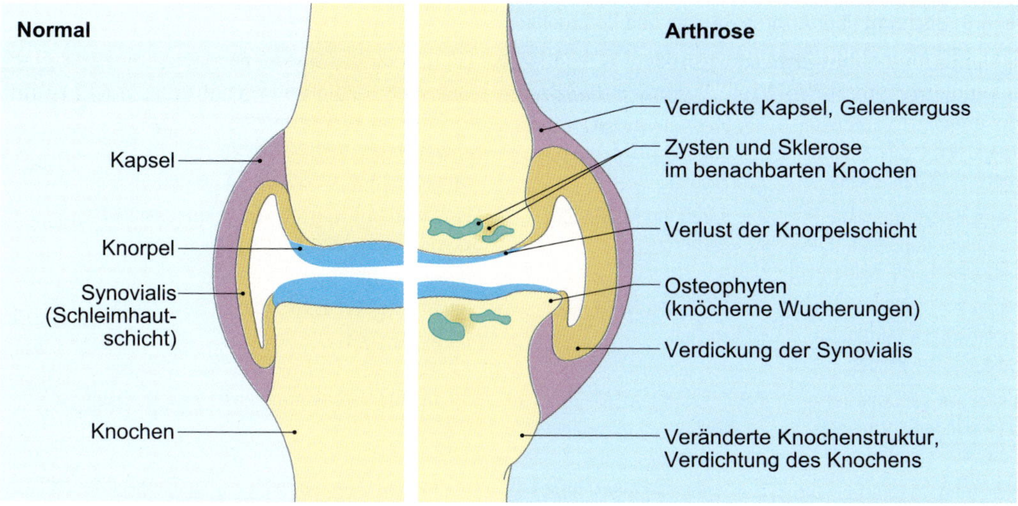


**Abb. 6.15** Arthrose: gesundes Gelenk (links) und pathophysiologische Veränderungen bei einer Arthrose (rechts). (Nach https://www.rheumaliga.ch/rheuma-von-a-z/arthrose; [L141])

| Komplementäre Mikronährstofftherapie (Tagesdosis) | |
|---|---|
| Vitamin-B-Komplex mit mind. | 800 µg Folsäure |
| Vitamin C | 1.000–2.000 mg |
| Vitamin D | 1.500–3.000 IE |
| Vitamin E | 100–200 IE |
| Pycnogenol® | 80–120 mg |
| Coenzym $Q_{10}$ (Ubichinon) | 100–200 mg |
| Chondroitinsulfat | 600 mg |
| Glucosaminsulfat | 1.200 mg |
| Magnesium | 400–600 mg |
| Selen (organisch) | 100–200 µg |
| Zink | 10–20 mg |
| Omega-3-Fettsäuren | 2.000–4.000 mg |
| L-Prolin | 1.500 mg |
| L-Methionin | 800 mg |
| L-Taurin | 500 mg |

## 6.11.7 Fibromyalgie

Fibromyalgiesyndrom (= generalisierte Tendomyopathie) mit Schmerzen an den Sehnenansätzen und Muskeln (tiefe Muskelschmerzen) mit schmerzhaften Druckpunkten, vegetativen Störungen und psychosomatischem Hintergrund. Geht mit Schmerzen und Bewegungseinschränkung einher. Ursachen sind degenerative und funktionelle, nicht entzündliche Erkrankungen, die Auslöser sind nicht bekannt. Vermutet werden genetische Gründe oder veränderte Nervenfasern (warum?) und seelische Traumata. Bis zu 30 % der depressiven Personen entwickeln ein Fibromyalgiesyndrom. Fibromyalgie gilt als nicht heilbar, aber beherrschbar, allerdings ist die begleitende pharmakologische Therapie für die Betroffenen oft sehr einschneidend.

Fibromyalgiepatienten klagen zusätzlich oft über Adynamie bis hin zu CFS (➤ Kap. 6.12.6), Schlafstörungen und depressive Stimmungslagen. Diese können jedoch auch durch die ständigen Schmerzen ausgelöst werden. Weitere häufige Symptome sind Kopfschmerzen bis zur Migräne und ein chronisches Reizdarmsyndrom. Eine spezielle Variante der Fibromyalgie ist das Temporomandibulargelenk-Syndrom oder auch „schmerzendes Gesicht“. Vor allem Bewegung des Kiefers sind hoch schmerzhaft, so dass die Betroffenen Beschwerden beim Kauen haben. Nicht selten ist die Fibromyalgie mit einem Restless-Legs-Syndrom (➤ Kap. 6.12.1) kombiniert, was die Schlafstörungen verschärft. Die Behandlung ist schwierig, denn gängige Schmerzmittel bringen keine Linderung (Ausnahme Tramadol, da dieses auch antidepressiv wirksam ist)

Auch unter der Mikronährstoffoptimierung ist die Behandlung der Fibromyalgie langwierig und zum Teil frustran. Zusätzlich sind physikalische und naturheilkundliche Maßnahmen hilfreich. Wichtig ist, dass die Betroffenen „in Bewegung“ bleiben, denn die Immobilität verstärkt die Beschwerden.

**Tab. 6.9** Übersicht über Arthrosestudien und ihr Ergebnis

| Studiendesign/Zahl der Teilnehmer | Vitalstoffe (Tagesdosis, Dauer) | Ergebnis | Ref. |
|---|---|---|---|
| Gold-Standard (placebokontrolliert, doppelblind, randomisiert), 118 Teilnehmer | 3 × 500 mg Glucosamin, 3 × 500 mg MSM, über 12 Wochen | Signifikanter Rückgang von Schmerzen und Schwellungen. Verbesserte Beweglichkeit. Kombination ist besser als Einzelstoffe. | 1 |
| Gold-Standard (placebokontrolliert, doppelblind, randomisiert), 50 Teilnehmer | 2 × 3.000 mg MSM, über 12 Wochen | Signifikanter Rückgang von Schmerzen und Schwellungen. Verbesserte Beweglichkeit. | 2 |
| Prospektive, randomisierte, doppelblinde kontrollierte Studie, 60 Teilnehmer | 3 × 1.125 mg MSM, über 12 Wochen | Signifikante Verbesserungen in Beweglichkeit und Schmerzen. | 3 |
| Prospektive, randomisierte, doppelblinde kontrollierte Studie, 49 Teilnehmer | 3 × 1.125 mg MSM, über 12 Wochen | Signifikante Verbesserungen in Beweglichkeit. | 4 |
| Gold-Standard (placebokontrolliert, doppelblind, randomisiert), 100 Teilnehmer | 2 × 3.000 mg MSM, über 26 Wochen | Signifikante Verbesserungen in Beweglichkeit und Schmerzen. Nach Ende der Anwendung haben diese wieder zugenommen. | 5 |
| Randomisiert, doppelblind, placebokontrolliert, 37 Teilnehmer | 150 mg Pycnogenol®, über 3 Monate | Signifikante Verbesserungen in Schmerzen, Gelenksteifigkeit und -funktion. | 6 |
| Randomisiert, doppelblind, placebokontrolliert, 100 Teilnehmer | 150 mg Pycnogenol®, über 3 Monate | Signifikante Verbesserungen in Schmerzen, Gelenksteifigkeit* und -funktion*. Kein signifikanter Unterschied zur Placebogruppe, jedoch geringerer Analgetikaverbrauch. | 7 |
| Doppelblind, placebokontrolliert, 156 Teilnehmer | 100 mg Pycnogenol®, über 3 Monate | Signifikante Verbesserungen in Schmerzen, Gelenksteifigkeit und -funktion sowie Laufleistung, Reduzierung von Ödemen. | 8 |

Referenzen: **1:** Usha PR, Naidu MU. Randomised, double-blind, parallel, placebo-controlled study of oral glucosamine, methylsulfonylmethane and their combination in osteoarthritis. Clin Drug Investig. 2004; 24(6): 353–363. **2:** Kim LS et al. Efficacy of methylsulfonylmethane (MSM) in osteoarthritis pain of the knee: a pilot clinical trial. Osteoarthritis Cartilage. 2006; 14(3): 286–294. **3:** Debi R et al. The role of msm in knee osteoarthritis: A double blind, randomized, prospective study. Osteoarthr Cartil. 2007; 15:C231, doi: 10.1016/S1063-4584(07)62057-3. **4:** Debbi EM et al. Efficacy of methylsulfonylmethane supplementation on osteoarthritis of the knee: a randomized controlled study. BMC Complement Altern Med. 2011; 11:50, doi: 10.1186/1472-6882-11-50. **5:** Pagonis TA et al. The effect of mMethylsulfonylmethane on osteoarthritic large joints and mobility. Int Orthop. 2014; 1(1): 19–24. **6:** Farid R et al. Pycnogenol supplementation reduces pain and stiffness and improves physical function in adults with knee osteoarthritis. Nutr Res. 2007; 27(11): 692–697. **7:** Cisár P et al. Effect of pine bark extract (Pycnogenol) on symptoms of knee osteoarthritis. Phytother Res. 2008; 22(8): 1087–1092. **8:** Belcaro G et al. Treatment of osteoarthritis with Pycnogenol. The SVOS (San Valentino Osteo-arthrosis Study). Evaluation of signs, symptoms, physical performance and vascular aspects. Phytother Res. 2008; 22(4): 518–523.

* nach 2 Monaten.

### Relevante Mikronährstoffe

Die hier aufgeführten Mikronährstoffe haben sich im Verbund mit den oben genannten Therapieoptionen am besten bewährt.

| **Komplementäre Mikronährstofftherapie (Tagesdosis)** | |
|---|---|
| Basissupplement (➤ Kap. 1.3.1) | |
| Vitamin-B-Komplex mit mind. | 800 µg Folsäure |
| Vitamin C | 250–500 mg |
| Vitamin D | 1.500–3.000 IE |
| Vitamin E | 100–200 IE |
| Pycnogenol® | 40–120 mg |
| Coenzym $Q_{10}$ (Ubichinon) | 100–200 mg |
| Magnesium | 400–600 mg |
| Selen (organisch) | 100–200 µg |
| Zink | 10–20 mg |
| Omega-3-Fettsäuren | 1000–2000 mg |
| L-Arginin | 3.000 mg |
| BCAA (L-Leucin, L-Valin, L-Isoleucin) | 2.000–5.000 mg (im Verhältnis 2 : 1 : 1) |
| L-Tryptophan | 1.000 mg |
| L-Tyrosin | 500–3.000 mg |

Weitere Mikronährstoffe nach Bedarf.

## 6.11.8 Rückenbeschwerden und Lumbago

*Durch sensible Eigeninnervation der Lendenwirbelsäule ausgelöster, meist akut einsetzender „Hexenschuss", zunächst segmentaler, meist stechender Kreuzschmerz ohne Irritation der Ischiaswurzeln; oft mit Lähmungsgefühl, Zwangshaltung, Bewegungssperre, Hartspann, Dornfortsatzdruckschmerz etc.; nach schmerzarmem Intervall evtl. Übergang in chronische Form. In der Diagnostik ist es wichtig, andere schwerwiegende Ursachen wie Bandscheibenvorfall, Entzündungen oder Malignome auszuschließen.*

### Relevante Mikronährstoffe

Mikronährstoffe wirken schmerzlindernd sowie durch die Reduzierung der Entzündungsreaktionen antiödematös. Bewährt haben sich Antioxidanzien in Verbindung mit Omega-3-Fettsäuren.

| **Komplementäre Mikronährstofftherapie (Tagesdosis)** | |
|---|---|
| Coenzym $Q_{10}$ (Ubichinon) | 100–200 mg |
| Vitamin C | 750–1.500 mg |
| Vitamin D | 1.500–3.000 IE |
| Vitamin E | 100–200 IE |
| Magnesium | 400–600 mg |
| Selen (organisch) | 100–200 µg |
| Omega-3-Fettsäuren | 2.000–3.000 mg |

Weitere Mikronährstoffe nach Bedarf.

**PRAXISTIPP**

Bei einer hochakuten Lumboischialgie ist die epidurale Überflutung ein bewährtes Therapieverfahren. In der Regel wird die epidurale Überflutung mit einem therapeutischen Lokalanästhetikum durchgeführt. Am eigenen Patientenkollektiv konnte gezeigt werden, dass die Kombination eines Lokalanästhetikums mit Vitamin B und Vitamin C einen wesentlich besseren analgetischen Effekt hat als eine reine Analgetikagabe mit oder ohne Corticosteroid.

# 6.12 Nervensystem

Bei neurologischen Erkrankungen kann die Mikronährstofftherapie aufgrund der biochemischen, meist mikronährstoffabhängigen Reaktionen kausal oder adjuvant eingesetzt werden. Auch die Funktionsfähigkeit des Nervensystems ist von einer ausreichenden Mikronährstoffzufuhr abhängig. Die folgenden physiologischen Mechanismen können therapeutisch genutzt und durch Mikronährstoffgaben optimiert werden.

### Stellenwert spezieller Mikronährstoffe

#### Antioxidanzien

Antioxidanzien sind ebenso wie antioxidativ wirksame Enzymsysteme unerlässlich zur Reduzierung des oxidativen Stresses, der ein häufiger pathophysiologischer Cofaktor bei neurologischen Erkrankungen ist.

### Vitamine

**Vitamin $B_1$** (➤ Kap. 2.3.2): Ein Thiaminmangel kann zusammen mit oxidativem Stress eine Störung der Blut-Hirn-Schranke, d. h. eine unkontrollierte Einschwemmung neurotoxischer Substanzen in das Gehirn bewirken und pathologische Reaktionen verursachen. Vitamin $B_1$ ist auch für den Stoffwechsel von Neurotransmittern unerlässlich.

**Vitamin $B_6$** (➤ Kap. 2.3.6): Wichtige Neurotransmitter wie Dopamin entstehen über eine pyridoxinabhängige Decarboxylierungsreaktion. Pyridoxin vermittelt außerdem die Bildung der Neurotransmitter GABA, Serotonin und Histamin.

**Vitamin C:** Für die Hormonsynthese (Noradrenalin aus Dopamin) ist ein Vitamin-C-abhängiger Hydroxylierungsschritt erforderlich.

### Mineralstoffe

NO, ein unerlässlicher Neurotransmitter für das Langzeitgedächtnis, wird über einen **kalziumabhängigen** Syntheseschritt gebildet. Ein Mangel an **Kupfer** beeinträchtigt über eine Störung von Monoaminooxygenasen die Bildung verschiedener Neurotransmitter.

## 6.12.1 Restless-Legs-Syndrom

*Polyneuropathie unklarer Genese: idiopathisches oder primäres Restless-Legs-Syndrom (pRLS) vermutlich durch Gendefekte, die den Neurotransmitterstoffwechsel beeinträchtigen, sekundäres Restless-Legs-Syndrom (sRLS) aufgrund von Erkrankungen und Störungen (z. B. Fibromyalgiesyndrom; Porphyrie; Alkohol- und Nikotinabusus; Hyper- und Hypothyreose). Symptome: Parästhesien (Knie und Oberschenkel) und verstärkter Bewegungsdrang, in Ruhe und abends Verschlechterung, durch körperliche Aktivität teilweise Besserung. Anfangssymptome z. T. diskret (führen nur selten zum Arztbesuch). Objektive Parameter z. B. Labortests gibt es nicht.*

Da die Beschwerden zu den Öffnungszeiten der meisten Praxen nicht reproduzierbar sind, sollte auch bei nur ansatzweise vorhandenen Symptomen an ein Restless-Legs-Syndrom gedacht werden.

### Relevante Mikronährstoffe

Von einer Mikronährstofftherapie profitieren vor allem pRLS-Patienten (mit beeinträchtigtem Neurotransmitterstoffwechsel).

**Eisen:** bei vielen RLS-Patienten liegt ein Eisenmangel vor (Eisensubstituierung bessert Symptome).

**Schilddrüsenhormone (Thyroxin):** Im eigenen Kollektiv war zu beobachten, dass RLS-Patienten wesentlich besser auf die Mikronährstoffgabe reagierten, wenn sie gleichzeitig Schilddrüsenhormone einnahmen. Wenn keine Schilddrüsenhormontherapie indiziert war, wurden den Patienten minimale Dosen Thyroxin (25 µg/Tag) verabreicht. Auch das steigerte die Wirkung der Mikronährstofftherapie. Allein durch Thyroxinsubstituierung (ohne zusätzliche Mikronährstoffgabe) besserte sich die Symptomatik nicht.

Dieses rein empirische Ergebnis ist durch die bisherige Datenlage nicht zu erklären.

| **Komplementäre Mikronährstofftherapie (Tagesdosis)** | |
|---|---|
| Basissupplement (➤ Kap. 1.3.1) | |
| Vitamin-B-Komplex mit mind. | 800 µg Folsäure |
| Vitamin C | 750–1.500 mg |
| Vitamin D | 1.500–3.000 IE |
| Vitamin E | 100 mg |
| Coenzym $Q_{10}$ (Ubichinon) | 100–200 mg |
| Thyroxin | 25–50 µg |
| Eisen (bei Ferritin-Serumwerten < 75 µg/l) | 10–20 mg |
| Magnesium | 200–400 mg |
| Selen (organisch) | 100–200 µg |
| Zink | 10–20 mg |
| Omega-3-Fettsäuren | 1.000–2.000 mg |

## 6.12.2 Morbus Parkinson

*Degeneration von melaninhaltigen Dopamin produzierenden Zellen in der Substantia nigra mit nachfolgendem Dopaminmangel in den Stammganglien. Unklare Genese: diskutiert wird neurotoxische Wirkung von Glutamat oder freien Sauerstoffradikalen. Sporadisch oder selten genetisch (autosomal-rezessiv und autosomal-dominant).*

*Symptome: Rigor, Tremor, Hypokinese; kleinschrittiger, schlurfender Gang mit vornüber gebeugtem Oberkörper, Bewegungsstörungen der Rumpfmuskulatur (erschwertes Drehen im Bett), vegetative Störungen (Hypotonie, seborrhoische Dermatitis, Hyperhidrosis) und psychische Veränderungen (Depression, selten demenzielle Entwicklung).*

### Relevante Mikronährstoffe

Verstärkter oxidativer Stress durch die veränderte Lebenssituation fördert die bereits zugrunde liegende Schädigung Dopamin produzierender Zellen. Fehlt **Dopamin,** so können die Muskeln im Zusammenspiel von An- und Entspannung nicht mehr reguliert werden. Bei einem Absinken des Dopamingehalts um 70–80 %, treten Parkinsonsymptome auf. Die häufig erhöhte Eisenbelastung begünstigt den oxidativen Stress durch Bildung reaktiver Hydroxylradikale weiter. Eine adäquate orthomolekulare Medikation kann die Beschwerden lindern und evtl. den Medikamentenverbrauch reduzieren. Eine proteinarme Ernährung steigert die Wirkung von DOPA, das dadurch besser im Gehirn aufgenommen werden kann. Zur Vermeidung einer Eisenüberladung sollte die Ernährung „eisenarm" sein (➤ Kap. 2.5.10).

Die Substituierung mit Dopamin ist nicht unproblematisch und Gegenstand der pharmazeutischen Therapie durch die behandelnden Neurologen. Unterschätzt wird der Einfluss von Tyrosin, welches Dopamin bilden kann (➤ Abb. 2.48), ohne Nebenwirkungen auszulösen.

**Tyrosin,** das aus Phenylalanin gebildet wird, ist eine semiessenzielle Aminosäure, die nur bei einem Phenylalaninmangel essenziell wird. Zur Behandlung eines manifesten Morbus Parkinson sollte aber auf Tyrosin zurückgegriffen werden.

**PRAXISTIPP**

Die Gabe von Tyrosin sollte immer mit einer proteinreichen Ernährung kombiniert werden. Hohe Tyrosindosen (> 300 mg/kg KG täglich) sollten mit Kohlenhydraten kombiniert werden, da Tyrosin an der Blut-Hirn-Schranke im Wettbewerb mit den Aminosäuren aus Proteinen steht (➤ Abb. 2.50).

**GEFAHR**

Tyrosin sollte nicht zusammen mit MAO-Hemmern (Monoaminooxidase-Hemmern) gegeben werden, da sonst unerwünschte Reaktionen wie Übelkeit, Hyperhidrosis und Hypertonie auftreten können. MAO-Hemmer verhindern den Tyrosinabbau, das kumulierende Tyrosin führt zum Blutdruckanstieg.

Tyrosin kann durch Darmbakterien in Tyramin umgewandelt werden, was ebenfalls zu einem Blutruckanstieg führen kann. Tyramin findet sich in hoher Konzentration auch in Käse.

Koffein verstärkt die Wirkung von Tyrosin.

| **Komplementäre Mikronährstofftherapie (Tagesdosis)** | |
|---|---|
| Multivitamin-Basissupplement | |
| Vitamin-B-Komplex mit mind. | 800 µg Folsäure |
| Vitamin C | 750–1.500 mg |
| Vitamin D | 1.500–3.000 IE |
| Vitamin E | 100–200 mg |
| Selen (organisch) | 100–200 µg |
| Magnesium | 200–400 mg |
| Zink | 10–20 mg |
| Omega-3-Fettsäuren | 2.000–4.000 mg |
| Tyrosin | bis zu 150 mg/kg KG |

Weitere Mikronährstoffe je nach Bedarf.

## 6.12.3 Epilepsie

*Chronisch-rezidivierende epileptische Anfälle auch ohne erkennbare Auslösung, d. h. spontan, durch abnorme Erregungsbildung und -ausbreitung im Gehirn, entweder fokal (auf bestimmte Hirnregionen beschränkt) oder generalisiert. Vielfältige Ursachen, erbliche Einflussfaktoren gelten als gesichert. Erstmanifestation bei Erwachsenen häufig erst nach dem 40. Lebensjahr.*

Speziell bei Kindern besteht möglicherweise ein Zusammenhang mit Nahrungsmittelallergien. Auch nach stundenlanger Nutzung von Video- und elektronischen Spielen können Anfälle (nach immer kürzerer Spieldauer) auftreten.

### Relevante Mikronährstoffe

Bei Epileptikern sollte eine Schwermetallbelastung ausgeschlossen werden, da diese die Krampfneigung steigert. Im Vordergrund steht die Therapie mit antioxidativen Mikronährstoffen und Substanzen, die den Neurotransmitterstoffwechsel beeinflussen.

Viele Epileptiker haben sehr niedrige **Vitamin-E- und Selen**-Serumspiegel. Daher reduziert eine Supplementierung bei fast 50 % der Epileptiker die Anfallshäufigkeit.

**Pyridoxin** und **Magnesium** steigern die Produktion des Neurotransmitters GABA, der die Anfallshäufigkeit reduziert.

Ein Mangel an **Zink, Magnesium** und **Mangan** scheint die Anfallshäufigkeit zu erhöhen. Viele Epileptiker weisen deutlich erniedrigte Serumspiegel auf.

| Komplementäre Mikronährstofftherapie (Tagesdosis) | |
|---|---|
| Multivitamin-Basissupplement | |
| Vitamin C | 500–1.000 mg |
| Vitamin D | 1.500–3.000 IE |
| Vitamin E | 200–300 IE |
| L-Carnitin | 250–1.000 mg |
| Magnesium | 200–400 mg |
| Selen (organisch) | 100–200 µg |
| Zink | 20–40 mg |
| Taurin | 500–2.000 mg |

## 6.12.4 Migräne

*Anfallsartige, pulsierende, einseitige Kopfschmerzen mit Übelkeit, Erbrechen, Licht- und Geräuschempfindlichkeit. Häufig begleitet von Parästhesien, Schwindel oder konjunktivalen Injektionen. Dauer: Stunden bis Tage. Vorausgehend oft Sehstörungen (z. B. Schleier- oder Flimmersehen), neurologische Ausfälle (Hyperästhesien, Paresen der Augen- und Extremitätenmuskeln). Betroffen sind v. a. Mädchen und Frauen (Männer zu Frauen = 1 : 4). Meist durch Stress, Menstruation, Ovulationshemmer, Schlafmangel, Hunger und bestimmte Nahrungsmittel (Schokolade, Wein, Milchprodukte, Zitrusfrüchte) bedingt.*

Die Positronenemissionstomografie (PET) zeigte während eines Migräneanfalls eine verminderte Durchblutung hinterer Hirnregionen unter Beteiligung des Sehzentrums.

### Relevante Mikronährstoffe

Bei Migränepatienten findet sich eine deutlich erhöhte neuromuskuläre Übererregbarkeit. Dies korreliert häufig mit einem stark erniedrigten **Magnesium**-Plasmawert. Gehäufte Migräneattacken bei Frauen während des Zyklus sind durch eine östrogenbedingte Magnesiumumverteilung zu erklären: Das ungünstige Verhältnis von Kalzium zu Magnesium in den Zellen erhöht den Gefäßtonus der Blutgefäße.

**PRAXISTIPP**

Im eigenen Patientengut hat sich die Kombination von **Magnesium und Ubichinon** bewährt (Abnahme der Anfallshäufigkeit um 40–60 %): es mussten deutlich weniger Triptane oder andere Medikamente verordnet werden.

**Akuter Anfall:** Empfohlen wird Magnesium i. m. oder i. v. zu verabreichen. Die besten Ergebnisse erbrachte die Kombination von 500 mg Aspisol und 800 mg Magnesium oral.

| Komplementäre Mikronährstofftherapie (Tagesdosis) | |
|---|---|
| Multivitamin-Basissupplement | |
| Vitamin-B-Komplex | 2 × täglich |
| Vitamin D | 1.500–3.000 IE |
| Coenzym $Q_{10}$ (Ubichinon) | 100–300 mg |
| Magnesium | 200–400 mg |
| Selen (organisch) | 50–100 µg |

Weitere Mikronährstoffe sind vom Einzelfall abhängig.

## 6.12.5 Morbus Alzheimer

*Organisch bedingte, schwerwiegende Minderung der in früheren Lebensabschnitten erworbenen intellektuellen Fähigkeiten, meist über längere Zeit progredient und nicht reversibel. Uncharakteristische Anfangssymptome (Konzentrationsschwäche, Vergesslichkeit, Schwindel, Interesse- und Initiativlosigkeit), deutliche Störungen der Merkfähigkeit (Kurz-, später auch Langzeitgedächtnis), Desorientiertheit (zu Ort, Zeit, später zur Person), evtl. Denkstörungen. Langsamer Beginn, progredienter Verlauf. Relativ gut erhalten bleiben Persönlichkeitsmerkmale und soziale Umgangsformen.*

### Relevante Mikronährstoffe

Gut zugänglich für eine Mikronährstofftherapie sind Amyloidablagerungen (nehmen im Laufe der Erkrankung zu), erhöhter oxidativer Stress, Störungen des Energie- und Zuckerstoffwechsels, pathologische

Immunreaktionen und Hypercholesterinämien (hoher Anteil an oxidiertem LDL-Cholesterin). Die komplementäre Mikronährstofftherapie sollte daher alle **Antioxidanzien** (z. B. Vitamine A, C, E) und **Immunmodulatoren** (z. B. Zink) umfassen. Auch die Aminosäure **Tyrosin** hat sich in der Behandlung bewährt.

| **Komplementäre Mikronährstofftherapie (Tagesdosis)** | |
|---|---|
| Multivitamin-Basissupplement | |
| Vitamin-B-Komplex mit mind. | 800–1.200 µg Folsäure |
| Vitamin C | 750–1.500 mg |
| Vitamin D | 1.500–3.000 IE |
| Vitamin E | 200–400 IE |
| Coenzym $Q_{10}$ (Ubichinon) | 100–300 mg |
| Magnesium | 200–400 mg |
| Selen (organisch) | 100–200 µg |
| Zink | 10–20 mg |
| Omega-3-Fettsäuren | 2.000–4.000 mg |

### 6.12.6 Chronic-Fatigue-Syndrom (CFS)

*International anerkannt für das chronische Erschöpfungssyndrom ist die Definition der Centers of Disease Control (CDC) mit Major-, Minor- und Ausschlusskriterien, dass keine somatische oder psychiatrische Störung (z. B. Depression) die Beschwerden verursacht. Ätiologie: multifaktoriell; diskutiert werden chronische virale Infekte (als häufigste Ursache), z. B. durch Herpes- (HHV-6), Epstein-Barr-, Zytomegalieviren, Toxizität von Substanzen wie Amalgam oder Pyrethroide, eine bisher unbekannte immunologische Grunderkrankung oder eine Somatisierungsstörung. Auszuschließen ist auch, dass kleine, unentdeckte Entzündungsherde im Hals-, Nasen- (v. a. Keilbeinhöhle) und Zahnbereich (z. B. Zahnwurzelabszesse) ein CFS vortäuschen. In dem Fall kommt es oft zu migräneähnlichen Kopfschmerzen.*

In Deutschland leiden etwa 300.000 Menschen an CFS. Die überwiegende Mehrzahl der Fälle betrifft Frauen. Die Erstmanifestation tritt meist in einem Alter von 29–35 Jahren auf.

Lange Zeit wurde dieser Zustand abnormer Erschöpfung als „psychisch" abgetan oder den Betroffenen unterstellt, nur das eigene Freizeitverhalten zu pflegen und zu übertreiben. Heute gilt das CFS als schwerwiegende neuroimmunologische Erkrankung. Patienten mit CFS sind nicht belastbar. Schonung und Ruhe verbessern den Zustand nicht. Insgesamt sind die Leistungsfähigkeit und die Lebensqualität praktisch aufgehoben. Etliche Patienten sind bettlägerig und auf Pflege angewiesen.

#### CDC-Kriterien

- **Hauptkriterium (Major-Kriterium):** neu aufgetretene anhaltende Müdigkeit oder leichte Ermüdbarkeit über mind. 6 Monate, die durch Bettruhe nicht verschwindet und die persönliche Leistungsfähigkeit um mehr als 50 % reduziert.
- **Nebenkriterien (Minor-Kriterien):** mit oder nach Beginn der Müdigkeit akut oder subakut einsetzende Symptome, die mind. 6 Monate anhalten:
  - Subfebrile Temperaturen von 37,6 °C, Halsschmerzen, schmerzhafte Lymphknotenschwellungen
  - Muskelschwäche, wechselnde Gelenkschmerzen (ohne Rötung oder Schwellung), Myalgien
  - Schlafstörungen
  - Diffuse Kopfschmerzen und neuropsychologische Beschwerden (z. B. Photophobie, vorübergehende Gesichtsfeldausfälle, Vergesslichkeit, Reizbarkeit, Konzentrationsschwäche)
- **Befundkriterien** (mind. 2 × im Abstand von mind. 1 Monat vom Arzt dokumentiert): subfebrile Temperaturen (37,6–38,6 °C, oral gemessen), nicht-exsudative Pharyngitis, tastbare und/oder druckempfindliche Lymphknoten (v. a. zervikal oder axillär).
- **Ausschlusskriterien:**
  - Chronische Erkrankungen: Tumor-, Autoimmun-, neurologische Erkrankungen, Entzündungen, endokrine oder Stoffwechselstörungen u. a.
  - Postinfektiöse Zustände: Hepatitis B oder C, Lyme-Borreliose, Tbc, HIV-Infektion
  - Psychiatrische Erkrankungen: psychotische Depression, manisch-depressive Erkrankung, Schizophrenie

Zusätzlich müssen bisher unerkannte **Allergien** (sehr häufig Nahrungsmittelunverträglichkeiten) bzw. ein chronischer **Mikronährstoffmangel** durch Mangel- oder Fehlernährung in Betracht gezogen werden. In über 90 % der Fälle bessern sich die Beschwerden innerhalb von 2 Wochen erheblich (Behandlung evtl. vorhandener Entzündungsherde steht im Vordergrund).

- **Klassisches CFS:** Bei Patienten ohne (entzündlichen) Fokus führt eine Mikronährstofftherapie häufig relativ schnell zur Symptomfreiheit. Wird danach die therapeutische Dosis reduziert, flackern die Beschwerden nicht selten erneut auf.
- **CFS-ähnliche Fokuserkrankung:** Bei bisher unerkanntem Fokus bessern sich die Beschwerden deutlich, doch Symptomfreiheit wird selten erzielt. Reduzierung der zugeführten Mikronährstoffe bewirkt rasch wieder eine Zunahme der Beschwerden.

### Relevante Mikronährstoffe

Nach aktuellem Stand der Wissenschaft ist CFS eine Multisystemerkrankung mit starker Störung des Immun- und des Energiesystems. Oft kommt es nach einer Virusinfektion zur Ausbildung eines CFS. Allerdings gibt es auch Fälle mit schleichendem Verlauf. Hier stehen Mitochondriopathien im Fokus der Wissenschaft.

- Kommt es aufgrund einer Fehlfunktion der Mitochondrien zu einem CFS, ist der Einsatz von Coenzym $Q_{10}$ essenziell, dem maßgeblichen Vitalstoff für die Energieversorgung in den Mitochondrien (➤ Kap. 2.4.1). In der eigenen Patientenklientel sind die Therapieerfolge bei Menschen mit CFS und Coenzym-$Q_{10}$-Mangel oft sehr eindrucksvoll, denn schon nach knapp 2 Wochen kommt es zu einer signifikanten Verbesserung der Gesamtsituation.
- Kommt es nach einem Infekt zu einem CFS, kommen verschieden Vitalstoffe zum Einsatz. Der Erfolg ist dann in der Regel nicht so schnell zu erwarten, stellt sich aber in der Mehrzahl der Fälle ein.

**Komplementäre Mikronährstofftherapie (Tagesdosis)**

| | |
|---|---|
| Basissupplement (➤ Kap. 1.3.1) | |
| Vitamin B-Komplex | 1 × tgl. |
| Vitamin C | 1.000–2.000 mg |
| Vitamin $D_3$ | 2.000–4.000 IE |
| Vitamin E | 300–400 mg |
| Vitamin K | 80–200 µg |
| Pycnogenol® | 40–80 mg |
| L-Carnitin | 250–500 mg |
| Coenzym $Q_{10}$ (Ubichinon) | 200–300 mg |
| Magnesium | 200–400 mg |
| Selen | 200–300 µg |
| Zink | 20–40 mg |
| Omega-3-Fettsäuren | 2.000–4.000 mg |
| L-Arginin | 1.000–2.000 mg |

Zusätzlich weitere Mikronährstoffe nach Bedarf. Dosisanpassung nach Besserung der Beschwerden (meist nach 2–4 Wochen).

## 6.12.7 Schmerztherapie

Akute und vor allem chronische Schmerzen sind ein häufiges Problem und werden von vielen Therapeuten schnell als psychosomatisch fehldiagnostiziert. Viele Mikronährstoffe haben – ähnlich wie NSAR – eine antiinflammatorische und antiphlogistische Wirkung. Dies gilt vor allem für die Vitamine E, K, $B_1$, $B_2$, $B_6$ und $B_{12}$ sowie für Flavonoide und Eicosanoide. Man vermutet, dass eine große Zahl der Phytofaktoren diese Vitaminwirkungen noch steigert. Sie sollten daher begleitend in der Schmerztherapie eingesetzt werden, aber auch die übrigen Vitamine, da sie Radikale eliminieren oder den Stoffwechsel anregen können.

### Relevante Mikronährstoffe

#### Schmerztherapie mit nichtsteroidalen Antirheumatika (NSAR)

NSAR sind die mit Abstand am häufigsten eingesetzten Schmerzmittel in der ärztlichen Praxis. Hauptproblem der **älteren NSAR** (Diclofenac-Typ) sind unerwünschte Wirkungen im Magen- und Darmtrakt, die von einer Entzündung bis hin zu einem fulminanten Ulkus reichen können. Hochselektive NSAR der **neueren** Generation (COX-2-Hemmer) sollen keine Auswirkungen auf das Gastrointestinum mehr haben. Dies bestätigte sich in der eigenen Patientenklientel, dafür traten vermehrt Unterschenkelödeme, depressive Verstimmungen und Stenokardien auf.

Die Erfahrung zeigt, dass durch Supplementierung von Mikronährstoffen die NSAR-Dosis reduziert oder in Einzelfällen sogar abgesetzt werden kann, bei gleichzeitiger Verminderung der Nebenwirkungen.

| **Komplementäre Mikronährstofftherapie (Tagesdosis)** | |
|---|---|
| Multivitamin-Basissupplement | |
| Vitamin-B-Komplex (auf 2 Tagesdosen verteilt): | |
| • Vitamin $B_1$ | 5–10 mg |
| • Vitamin $B_2$ | 5–10 mg |
| • Vitamin $B_6$ | 10–20 mg |
| • Vitamin $B_{12}$ | 5–10 µg |
| • Folsäure | 800–1.200 µg |
| Vitamin C | 750–1.500 mg |
| Vitamin D | 1.500–3.000 IE |
| Vitamin E | 50–100 IE |
| Pycnogenol® | 40–120 mg |
| Magnesium | 200–400 mg |
| Selen (organisch) | 100–200 µg |
| Zink | 10–30 mg |
| Omega-3-Fettsäuren | 1.000–2.000 mg |

### Schmerztherapie mit Steroiden

Längerfristige Steroidbehandlung führt aus orthomolekularer Sicht zu einem erhöhten Bedarf nahezu aller Mikronährstoffe. Die vielfältigen Folgen einer Steroid-Langzeittherapie lassen sich durch eine komplementäre Mikronährstofftherapie lindern, jedoch nur selten vermeiden (therapieresistent sind v. a. Stammfettsucht und Striae).

| **Komplementäre Mikronährstofftherapie (Tagesdosis)** | |
|---|---|
| Multivitamin-Basissupplement | |
| Vitamin-B-Komplex (auf 2 Tagesdosen verteilt): | |
| • Vitamin $B_1$ | 10–20 mg |
| • Vitamin $B_2$ | 10–20 mg |
| • Vitamin $B_6$ | 20–40 mg |
| • Vitamin $B_{12}$ | 20–40 µg |
| • Folsäure | 800–1600 µg |
| Vitamin C | 1.000–2.000 mg |
| Vitamin D | 1.500–3.000 IE |
| Vitamin E | 200–400 IE |
| Coenzym $Q_{10}$ (Ubichinon) | 100–200 mg |
| Magnesium | 200–400 mg |
| Selen (organisch) | 100–200 µg |
| Zink | 20–40 mg |
| Omega-3-Fettsäuren | 1000–2000 mg |

### Schmerztherapie mit Nicht-NSAR-Medikamenten

Nahezu jeder Bundesbürger nimmt gelegentlich Schmerzmedikamente, die in Vielzahl auf dem Pharmaziemarkt angeboten werden. Da viele Schmerzmedikamente den Mikronährstoffverbrauch erhöhen und der daraus resultierende Mangel das Schmerzgeschehen verstärken kann, ist das Wissen um Medikamenten-Nährstoff-Interaktionen hilfreich.

**PRAXISTIPP**

Grundsätzlich sollte man Patienten, die gelegentlich zu Schmerzmedikamenten greifen, auf die schmerzlindernde Wirkung der Mikronährstoffe hinweisen. Bei einer konsequenten Mikronährstoffsupplementierung ist es vielen Patienten möglich, auf ihre Tabletten zu verzichten. Bei Therapieresistenz hat sich eine Dosissteigerung der Omega-3-Fettsäuren bewährt, ggf. lohnt sich Therapieerweiterung mit Coenzym $Q_{10}$.

| **Komplementäre Mikronährstofftherapie (Tagesdosis)** | |
|---|---|
| Multivitamin-Basissupplement | |
| Vitamin-B-Komplex (auf 2 Tagesdosen verteilt): | |
| • Vitamin $B_1$ | 3–5 mg |
| • Vitamin $B_2$ | 3–5 mg |
| • Vitamin $B_6$ | 3–5 mg |
| • Vitamin $B_{12}$ | 5–10 µg |
| • Folsäure | 400–1.200 µg |
| Vitamin C | 500–1.000 mg |
| Vitamin D | 1.500–3.000 IE |
| Vitamin E | 100–200 IE |
| Coenzym $Q_{10}$ (Ubichinon) | 100–200 mg |
| Magnesium | 200–400 mg |
| Selen (organisch) | 100–200 µg |
| Omega-3-Fettsäuren | 1.000–2.000 mg |

### Schmerztherapie durch therapeutische Lokalanästhetika (TLA)

TLA verursachen nur selten systemische Nebenwirkungen (i. d. R. anaphylaktische Reaktionen). Die orthomolekulare Begleittherapie beeinflusst nahezu ausschließlich das Schmerzgeschehen. Die Mikronährstofftherapie kann Wirkdauer und -intensität der TLA steigern.

**PRAXISTIPP**

Manchmal ist zusätzlich eine Entsäuerung des Gewebes (i. v. mit Natriumbicarbonat) sinnvoll. Bei Therapieresistenz hat sich eine Dosissteigerung der Omega-3-Fettsäuren bewährt, ggf. lohnt sich Therapieerweiterung mit Coenzym $Q_{10}$.

| Komplementäre Mikronährstofftherapie (Tagesdosis) | |
|---|---|
| Multivitamin-Basissupplement | |
| Vitamin-B-Komplex (auf 2 Tagesdosen verteilt): | |
| • Vitamin $B_1$ | 3–5 mg |
| • Vitamin $B_2$ | 3–5 mg |
| • Vitamin $B_6$ | 3–5 mg |
| • Vitamin $B_{12}$ | 5–10 µg |
| • Folsäure | 400–1.200 µg |
| Vitamin C | 500–1.000 mg |
| Vitamin D | 1.500–3.000 IE |
| Vitamin E | 100–200 IE |
| Coenzym $Q_{10}$ (Ubichinon) | 100–200 mg |
| Magnesium | 200–400 mg |
| Selen (organisch) | 100–200 µg |
| Omega-3-Fettsäuren | 1.000–2.000 mg |

### Manuelle Schmerztherapie und physikalische Maßnahmen

Die Wirkung dieser naturheilkundlichen Therapiemaßnahmen lässt sich durch Mikronährstoffsupplementierung verbessern. Lokale Übersäuerung, Chondrose und Arthrose, die den Beschwerden meist zugrunde liegen, können mit antiinflammatorisch, antiphlogistisch und schmerzlindernd wirkenden Mikronährstoffen reduziert werden.

| Komplementäre Mikronährstofftherapie (Tagesdosis) | |
|---|---|
| Multivitamin-Basissupplement | |
| Vitamin-B-Komplex | 2 × täglich |
| Magnesium | 200–400 mg |
| Selen (organisch) | 100–200 µg |
| Omega-3-Fettsäuren | 1.000–2.000 mg |

### Schmerztherapie mit Akupunktur

Die Akupunktur ist mittlerweile anerkannt und wird zunehmend als effektives Therapieverfahren eingesetzt. Da es sich bei ihr um ein natürliches Verfahren handelt, bietet es sich geradezu an, ihre Wirkung durch Mikronährstoffe zu steigern.

**PRAXISTIPP**

Bei Patienten mit starker Myogelosenbildung, Arthrosen und entzündlichen Gelenkerkrankungen hat sich zusätzlich eine Entsäuerung (i. v. mit Natriumbicarbonat) bewährt.

| Komplementäre Mikronährstofftherapie (Tagesdosis) | |
|---|---|
| Multivitamin-Basissupplement | |
| Vitamin-B-Komplex | 2 × täglich |
| Vitamin C | 750–1.500 mg |
| Vitamin D | 1.500–3.000 IE |
| Vitamin E | 100–200 IE |
| Coenzym $Q_{10}$ (Ubichinon) | 100–200 mg |
| Magnesium | 200–400 mg |
| Selen (organisch) | 100–200 µg |
| Omega-3-Fettsäuren | 1.000–2.000 mg |

## 6.12.8 Multiple Sklerose (MS)

*Sehr unterschiedlich verlaufende chronisch-entzündliche Erkrankung des Nervensystems, beginnt meist im frühen Erwachsenenalter, verläuft häufig in Schüben. Ursachen: noch nicht geklärt. Symptome: Taubheits- und Kribbelgefühle, Lähmungserscheinungen u. a.*

### Relevante Mikronährstoffe

Von besonderer Bedeutung sind **antioxidative** (Vitamine A, C, E u. a.) und **immunmodulierende** (Zink, Omega-3-Fettsäuren) Mikronährstoffe.

| Komplementäre Mikronährstofftherapie (Tagesdosis) | |
|---|---|
| Multivitamin-Basissupplement | |
| Vitamin-B-Komplex | 2 × täglich |
| Vitamin C | 1.000–2.000 mg |
| Vitamin E | 200–400 IE |
| Vitamin D | 1.500–3.000 IE |
| Pycnogenol® | 40–160 mg |
| Coenzym $Q_{10}$ (Ubichinon) | 200–400 mg |
| Magnesium | 200–400 mg |
| Selen (organisch) | 200–300 µg |
| Zink | 20–40 mg |
| Omega-3-Fettsäuren | 2.000–4.000 mg |

## 6.13 Psychische und psychosomatische Störungen

Für die Entstehung psychischer und psychosomatischer Erkrankungen gibt es zahlreiche Erklärungsansätze, z. B. psychodynamische, verhaltensorientierte oder neurobiologische. Während die psychodynamische Sichtweise psychische Störungen als Folgen innerpsychischer Konflikte begreift oder als unbewusste Versuche, diese Konflikte zu lösen und einen schmerzlichen inneren Aufruhr zu dämpfen, sieht die Neurobiologie psychische Erkrankungen im Zusammenhang mit kleinen und kleinsten Störungen in der Übertragung von Botschaften zwischen den Neuronen bzw. mit Normabweichung in der Aktivität verschiedener Neurotransmitter. Dabei sind aus Sicht der Orthomolekularen Medizin diese im Gehirn stattfindenden Stoffwechselprozesse besonders anfällig für umweltbedingte radikalische Belastungen und Mikronährstoffmängel, da das Gehirn zwar nur ca. 2 % des Gesamtkörpergewichts ausmacht, aber ca. 30 % des Energieaufwands und Stoffwechsels beansprucht.

Auch wenn die Ausführungen zur orthomolekularen Psychiatrie des kanadischen Psychiaters und Neurologen Abram Hoffer (1917–2009) nach wie vor richtig sind, dessen Arbeiten für die Entwicklung der gesamten Vitalstofftherapie wegweisend waren, sind sie in unserer modernen Welt für die praktische Arbeit nicht mehr zeitgemäß. Im vorliegenden Werk behandeln wir daher die wesentlichen und häufigsten psychischen Störungen, nämlich Stress, Burnout und Depression (➤ Kap. 6.13.1). Diese Ausführungen können aber auch auf alle anderen psychischen Krankheiten übertragen werden. Vitalstoffe sind bei allen Formen von psychischen und psychosomatischen Erkrankungen wirksam (➤ Kap. 6.13.3), aber diese alle einzeln zu behandeln, würde den Rahmen des Buches bei weitem sprengen.

**GEFAHR**

Bei schweren psychischen Störungen sollten immer ein Facharzt für Psychiatrie bzw. Psychotherapeuten involviert sein.

### 6.13.1 Stress, Burnout und Depression

#### Stress

Der amerikanische Physiologe Walter Bradford Cannon (1871–1945) postulierte nach seinen Erfahrungen mit Soldaten aus dem ersten Weltkrieg mit posttraumatischen Belastungsreaktionen, dass Leben nur dann möglich ist, wenn unser „inneres Milieu" unter sich verändernden Umweltbedingungen konstant gehalten werden kann. Er entwickelte das Konzept der Homöostase aus physiologischer Sicht:

**Definition**

Die Homöostase ist das physiologische Streben nach Einhaltung eines Gleichgewichts, das für die Lebenserhaltung und Funktion eines Organismus oder eines Organs notwendig ist. Demzufolge nach ist **Stress die Kraft, die Homöostase bedroht.**

Als Stress wird daher allgemein ein Zustand der starken psychischen Belastung bezeichnet.

Die Übertragung auf unser heutiges Leben mit möglichen Stressoren und ihren Folgen, wenn „das Fass überläuft", zeigt ➤ Abb. 6.16.

- Akuter Stress führt zur Freisetzung von Stresshormonen wie Adrenalin, Noradrenalin und Cortisol, um die Leistungsfähigkeit kurzfristig zu steigern. Diese gesunde Reaktion wird auch als **positiver Stress (Eustress)** bezeichnet. Wird die freigesetzte Energie genutzt, werden auch die Stresshormone wieder abgebaut und das Hormonsystem reguliert sich von selbst.
- Ansonsten kommt es zum **negativen Stress (Distress),** der zu erhöhter Anspannung und Dauerstress führen kann. Ursache ist die fehlende Möglichkeit, die Stresshormone abzubauen.

Der amerikanische Neurophysiologe und Neuroendokrinologe Bruce Sherman McEwen (1938–2020) befasste sich vor allem mit den Auswirkungen von Stress und prägte den Begriff „allostatische Last" (oder auch „der Preis, den dein Körper bezahlt") [931]. Demnach reagieren **allostatische Systeme** (Hormonsystem, autonomes Nervensystem, Immunsystem, kardiovaskuläres System, etc.) wie folgt:

- Kurzfristige Aktivierung: Adaptierung des Körpers an Stress.

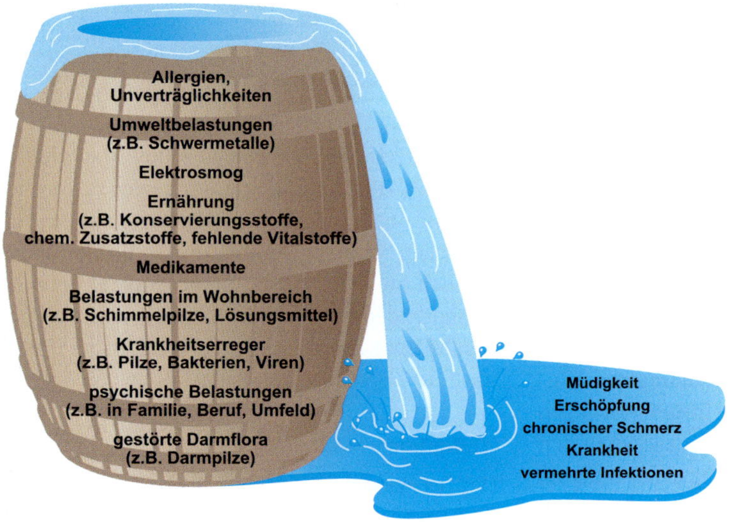


**Abb. 6.16** „Fassmodell": mögliche Stressfaktoren und -symptome. [L141]

- Langfristige Aktivierung: Chronische Unter- oder Überaktivität von allostatischen Systemen führt zu Abnützung des Körpers.

Die Liste der **Symptome,** die durch anhaltenden Stress auftreten können, ist lang. Typisch sind:

- Gereiztheit, Zynismus, aber auch Antriebslosigkeit, Mutlosigkeit, Angstzustände
- Verlust des Selbstwertgefühls, nachlassende Libido, Appetitverlust
- Geschwächtes Immunsystem
- Einschlaf-, Durchschlaf-, Aufwachstörungen
- Vegetative Störungen, Verdauungsprobleme, Tinnitus, Zähneknirschen
- Herz-Kreislauf-Probleme, Herzrhythmusstörungen
- Kopf- und Rückenschmerzen

Der ungarisch-kanadische Arzt, Biochemiker und Hormonforscher Janos Selye (1907–1982) schuf in den 1930er Jahren die Grundlagen der Lehre vom Stress und vom dazugehörigen Adaptationssyndrom (Selye-Syndrom). Selye ist somit der „Vater der Stressforschung". Er postulierte:

- Die Stressantwort ist unspezifisch:
- Alle Stressoren, ob nun physisch oder psychologisch, rufen immer die gleiche physiologische Reaktion hervor. Diese kann unterteilt werden in eine Alarm-, eine Widerstands- und eine Erschöpfungsphase (vgl. ➤ Abb. 6.17).

## Hormonhaushalt

Nach dem Nervensystem stellt der Hormonhaushalt das wichtigste Kommunikationsnetz im Körper dar. Die Stresswahrnehmung im Gehirn wird über verschiedene Hormonachsen in physiologische Stressreaktionen des Organismus übertragen. Die Hauptaufgabe der 2 wichtigsten Achsen ist die Erhöhung der Leistungsbereitschaft:

- **Sympathikus-Nebennierenmark-Achse:** vermittelt eine schnelle, nervale Reaktion auf Stress und stimuliert die Freisetzung von Adrenalin aus dem Nebennierenmark. Dies führt zu gesteigerter Schweißsekretion, Blutdruckanstieg, Zunahme der Herzfrequenz und Herzinotropie, Steigerung der Sauerstoffaufnahme, Erweiterung der Pupillen (Verbesserung der Sehleistung) und Einschränkung des viel Energie verbrauchenden Gastrointestinaltraktes. All diese Maßnahmen sind dazu geeignet, durch Kampf oder Flucht z. B. Fressfeinde etc. abzuwehren.
- **Hypothalamus-Hypophysen-Nebennierenrinden-Achse:** Unter Stresseinwirkung wird im Hypothalamus CRH (Corticotropin-Releasing-Hormon) gebildet, das zum Hypophysenvorderlappen gelangt, wo es corticotrope Zellen aktiviert. Diese bilden verstärkt Proopiomelanocortin (POMC), aus dem u. a. ACTH (Adrenocorticotropes Hormon) abgespalten wird. In der Nebennierenrinde

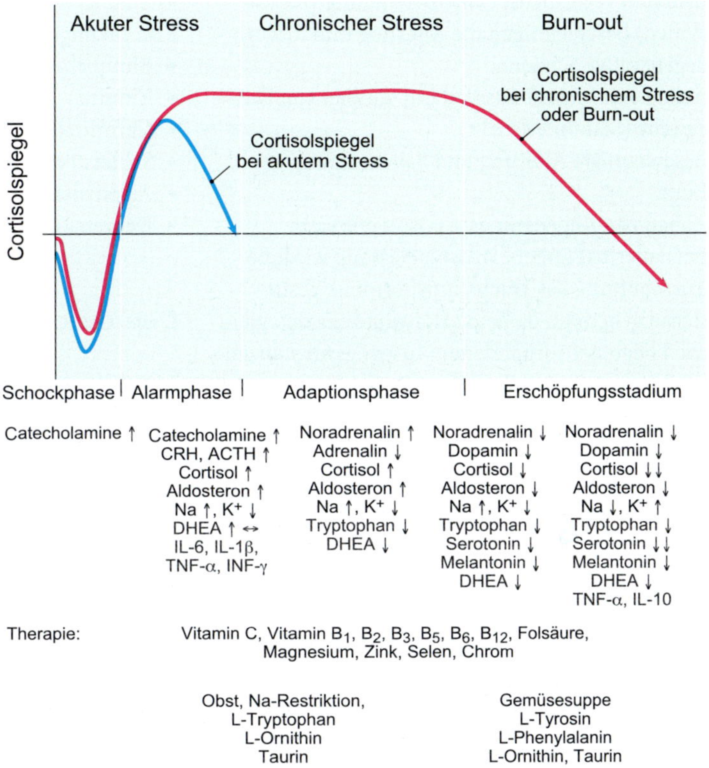


**Abb. 6.17** Stressphasen: Cortisolspiegel (bei akutem Stress sowie bei chronischem Stress und Burnout), mögliche Parameter zur Stressmessung und Therapiemöglichkeiten. (Nach Kyberg-Akademie; [L141])

bindet ACTH an den ACTH-Rezeptor, der über G-Protein-gekoppelte Signalwege verschiedene Enzyme stimuliert, die für die Steroidsynthese relevant sind. Die entscheidende Rolle in diesem System spielt das Cortisol.

**Cortisol** (Hydrocortison) ist ein lebensnotwendiges Steroidhormon, das in der Zona fasciculata, der 2. von 3 Zonen der Nebennierenrinde, gebildet und schubartig etwa 7- bis 10-mal täglich freigesetzt wird. Ohne Cortisolausschüttung würde der Mensch binnen weniger Tage sterben. Die Cortisolbildung erfolgt in den Mitochondrien der Nebennierenrinde. Ausgangsstoff ist **Pregnenolon,** ein Abkömmling des Cholesterins, das der Rohstoff für die Bildung aller Steroide ist. Cortisol wird vermehrt bei anhaltendem Stress freigesetzt und deshalb oft als Stresshormon bezeichnet.

Cortisol, **für kurze Zeit aktiv,** hat viele positive Eigenschaften für unseren Körper:

- Es dämpft das Schmerzempfinden.
- Es vermindert allergische Reaktionen.
- Es verstärkt Immunreaktionen.
- Es fördert den Proteinabbau und wandelt Aminosäuren zur schnellen Energiegewinnung in Glucose um; aus demselben Grund steigert es die Gluconeogenese.
- Es wirkt entzündungshemmend.
- Erhöhte Cortisolausschüttung ist die Reaktion des Körpers auf Dauerstress.

Wenn das Cortisol **dauerhaft** im Körper wirksam ist, überwiegen die negativen Eigenschaften oder die positiven Wirkungen werden umgekehrt. Dies ist vergleichbar mit der medikamentösen Cortisolgabe: Zu Beginn der Therapie mit Cortison werden die meisten Symptome schnell besser, aber mit zunehmender Dauer überwiegen die negativen Wirkungen. Dauerhaft hohes Cortisol beschleunigt somit die Lebensuhr. Cortisol **im Übermaß** führt zu:

- Vergesslichkeit und seelische Störungen.
- Förderung einer Insulinresistenz und so Ausbildung eines Diabetes mellitus Typ 2.
- Vermehrte Glykation (d. h. Reaktion von Proteinen, Lipiden oder Nukleinsäuren mit Kohlen-

hydraten wie Glucose ohne Beteiligung von Enzymen) beschleunigen die Alterung und fördern degenerative Schäden.
- Abbau von Muskelmasse, dafür Aufbau von Fettgewebe (Stammfettsucht).
- Beschleunigte Alterung und Faltenbildung der Haut.
- Abbau von Knochenmasse (Osteoporose).
- Bei dauerhaft hoher Cortisolbelastung wird die Ausschüttung des Wachstumshormons Testosteron gehemmt, da beide Hormone aus den gleichen begrenzt vorhandenen Ausgangssubstanzen gebildet werden.

Ob Stressparameter gemessen werden sollen oder man sich nur auf die klinischen Symptome verlässt, bleibt jedem Therapeuten selbst überlassen. Die Möglichkeiten zur Stressmessung sind in ➤ Abb. 6.17 zusammengefasst.

Wie bei der Depression kommt es beim Stress zu einer dauerhaften Erhöhung der Stresshormone im Körper. Burnout und Depression sind die logische Folge von andauerndem Stress. Umgekehrt gibt es aber auch Hinweise, dass Menschen mit einer vorhandenen Depression sehr viel leichter in Stress geraten, da ihr Kontrollsystem für Stresshormone gestört ist.

**PRAXISTIPP**

„Normaler" Stress kann häufig durch Entspannungstraining oder auch körperliche Aktivität abgebaut werden, eine Stressdepression hingegen bedarf einer psychotherapeutischen Behandlung, oft sind auch Medikamente erforderlich.

## Burnout

Burnout ist die Folge von dauerhafter Überlastung im Arbeits- und/oder Berufsleben. Es ist die Endstufe von Stress (vgl. ➤ Abb. 6.17) und somit für den Organismus dauerhaft hochgradig gefährlich. Im Verlauf kommt es zu einem Gefühl des „Ausgebranntseins". Damit werden Leistungseinbußen, emotionale Erschöpfung, Frustration etc. beschrieben.

Erschöpfungsgefühle und andere gesundheitliche Beschwerden, die im Zusammenhang mit dem Burnout stehen, sind nicht gleichzusetzen mit einer psychischen Erkrankung wie der Depression. Ein Burnout kann allerdings das Risiko erhöhen, verschiedene Erkrankungen zu entwickeln. Dazu gehören körperliche Erkrankungen wie beispielsweise:
- Bluthochdruck
- Tinnitus
- Chronische Kopf- und Rückenschmerzen
- Schlafstörungen
- Angstzustände
- Depressionen

## Depression

Etwa jeder 5. Bundesbürger im Alter von 18–65 Jahren kennt eine Depression aus eigener Erfahrung [683]. Gemäß einer Prognose der WHO werden Depressionen bis 2030 die häufigste Erkrankung weltweit sein. Die Depression stellt schon jetzt weltweit eine der Hauptursachen für krankheitsbedingte Arbeitsunfähigkeiten dar.

Etwa 5 Millionen Deutsche (laut WHO) leiden jährlich an Depressionen, aber nur 2 Drittel davon gehen wegen körperlicher Symptome zum Arzt. Aus Angst, als „nicht belastbar", „schwach" oder „überfordert" abgestempelt zu werden, verstecken viele Depressionskranke ihr Leiden. Tatsächlich ist es für außenstehende Laien oft nicht nachvollziehbar, wenn ein nach außen hin gesunder Mensch aufgrund einer Depression nicht leistungsfähig ist. Oft hören Betroffene Sätze wie „Das Glas ist nicht halbleer, sondern halbvoll" oder lapidar „Stell dich nicht so an", die natürlich wirkungslos verpuffen, oder sie werden sogar angefeindet oder als faul verunglimpft. Dabei ist die Depression eine schwerwiegende Erkrankung mit einem hohen Potenzial zur Chronifizierung und mit dem höchsten Anteil von erfolgreichen Suiziden weltweit (über 50 % der Suizide werden von Menschen mit Depressionen verübt).

Die Ursache einer Depression ist meist ein Zusammenspiel verschiedener auslösender Faktoren:
- Seelische und psychosoziale Belastungen (z. B. Trauer, Krankheit, Stress)
- Eine genetische Veranlagung
- Biologische Vorgänge im Zentralnervensystem

Die Psyche und das körperliche Wohlbefinden sind von der **Aktivität der Nervenzellen** im Gehirn abhängig und werden vom **Biorhythmus** beeinflusst.

Verantwortlich für die reibungslose Kommunikation zwischen den Nervenzellen sind verschiedene Botenstoffe (Neurotransmitter), darunter z. B. Acetylcholin und Hormone wie Serotonin, Dopamin und Noradrenalin. Sie werden durch Exozytose von der angeregten, signalgebenden Nervenzelle in den Zwischenraum zwischen 2 Nervenzellen, dem synaptischen Spalt, entlassen. Auf der anderen Seite des Spaltes werden sie über Rezeptoren an der signalempfangenden Zelle gebunden und lösen dort einen Reiz aus. Geraten diese Nervenbotenstoffe aus dem Gleichgewicht, ist die Kommunikation zwischen den Nervenzellen gestört und eine Depression kann entstehen.

Die bei der Depression typische Verminderung der Neurotransmitter betrifft schnell das limbische System (Gefühlsverarbeitung) im Gehirn und die Schlafarchitektur. Eine gestörte Schlafarchitektur kann eine Depression sehr schnell verschlechtern.

Entscheidend für unsere psychische Gesundheit ist der zirkadiane Rhythmus, da unsere Körperfunktionen einem speziellen 24-Stunden-Rhythmus unterliegen. Der zentrale Taktgeber dabei ist eine winzige Struktur im Zwischenhirn, der **Nucleus suprachiasmaticus (SCN),** die gerne als die **„innere Uhr"** bezeichnet wird. Der SCN steuert u. a. die Wach- und Schlafphasen, die zeitliche Anpassung der Körperkerntemperatur und des Blutdrucks sowie die Ausschüttung von Botenstoffen wie z. B. Cortisol und Melatonin.

Der SCN gibt einen Zyklus von ungefähr 24 Stunden vor. Äußere Reize, insbesondere Licht und Dunkelheit, sorgen dafür, dass sich die innere Uhr der Umwelt anpasst. Gerät sie aus dem Takt, so dass der Einklang unserer Biorhythmen gestört ist, macht sich dies ziemlich schnell bemerkbar. Schlafstörungen, Antriebslosigkeit und Appetitverlust können erste Hinweise sein. Insgesamt wird der Gesundheitszustand geschwächt, es steigt das Risiko für bestimmte Erkrankungen – vor allem für Depressionen.

Neurobiologische Untersuchungen haben gezeigt, dass bei depressionskranken Menschen die zirkadiane Rhythmik verschoben, verflacht oder erhöht zum Tag-Nacht-Wechsel verläuft (➤ Abb. 6.18).

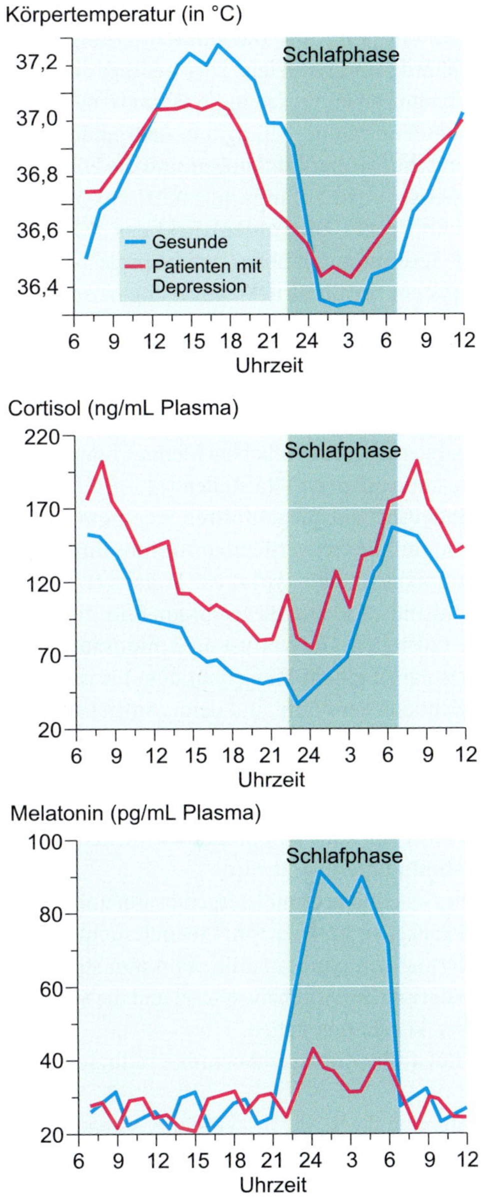


**Abb. 6.18** Zirkadiane Rhythmik bei Depression: Körpertemperatur, Cortisol- und Melatoningehalt im Plasma. (Nach [1533]; [L141])

## Beteiligte Vitalstoffe bei Stress, Burnout und Depressionen

Bei allen 3 Krankheitsbildern steigt der Vitalstoffbedarf stark an, da diese verstärkt verbraucht werden. Die Einnahme von Mikronährstoffen kann nachweislich die Stresstoleranz verbessern und gleichzeitig körperliche Schäden verringern [1204].

Durch die vermehrte Ausschüttung der Stresshormone Adrenalin und Cortisol wird der Stoffwechsel verändert und der Bedarf an Mikronährstoffen deutlich erhöht [448]. Die Darmdurchblutung und die Verdauung sind reduziert. Dies bedingt chronische Entzündungen im Verdauungstrakt und eine schlechte Vitalstoffaufnahme. Müdigkeit, Energiedefizit und chronische Darmerkrankungen sind die Folge.

Cortisol wird anfangs vermehrt ausgeschüttet (➤ Abb. 6.17). Dies unterdrückt das „Glückshormon" **Serotonin.** Der hohe Cortisolspiegel beeinflusst das System zur Blutdruckregulierung in der Nebennierenrinde und steigert unter Energie- und somit Vitalstoffverbrauch die Herzfrequenz und die kardiale Erregbarkeit (s. oben). Darüber hinaus reduzieren hohe Cortisolspiegel die Leistungsfähigkeit des Immunsystems unter deutlichem Mehrverbrauch an vor allem antioxidativen Vitalstoffen.

Hohe Cortisolspiegel führen zu einem Proteinabbau, um die freiwerdenden Aminosäuren in Zucker umzuwandeln. Auf diese Weise versucht der Organismus, die Energieversorgung für das Gehirn sicherzustellen. Der Verlust an Aminosäuren führt aber auch zu einem Mangel an dem für die Psyche so wichtigen Serotonin und dem „Antriebshormon" **Dopamin.**

Ständig erhöhte Cortisolwerte führen zu Schlafstörungen, da der Körper nachts durch das viele Cortisol nicht zur Ruhe kommt und das schlaffördernde **Melatonin** unterdrückt wird.

Die Nebenniere ermüdet irgendwann und der Cortisolspiegel sinkt. Dies führt jedoch nicht zu einer Besserung der Symptomatik, denn nun steigt kompensatorisch der Adrenalinspiegel und die Symptome bleiben konstant bestehen.

**Vitalstoffe, die Stresshormone reduzieren können:**

Vitamine $B_1$, $B_2$, $B_6$, $B_{12}$, Folsäure, Vitamin C, Vitamin D, Magnesium, Selen, Zink, Kupfer.

**Vitalstoffe, die einem Energiedefizit entgegenwirken:**

Coenzym $Q_{10}$, Magnesium, Omega-3-Fettsäuren und Carnitin.

**Vitalstoffe zur Synthese von Serotonin, Melatonin und Dopamin:**

Eine eiweißreiche Nahrung ist wichtig, um die folgenden Aminosäuren in ausreichender Menge zuzuführen:

- Aus **Tryptophan** wird in Zwischenschritten Serotonin gebildet, wofür Vitamin $B_6$, Folsäure, Vitamin C, Omega-3-Fettsäuren sowie Magnesium und Zink benötigt werden (➤ Abb. 2.49). In einem weiteren Schritt entsteht Melatonin. Dies ist von besonderer Bedeutung, da eine gestörte Schlafarchitektur (Schlafstörungen) die Symptome der besprochenen Krankheitsbilder massiv verschärfen.

**PRAXISTIPP**

Die Umwandlung von Tryptophan zu 5-Hydroxytryptophan kann durch Nährstoffmängel, Blutzuckerschwankungen und hohen Stresshormonpegel gestört sein. Wichtig ist, dass Menschen mit Stress, Burnout und/oder Depression sich nicht kohlenhydratreduziert ernähren, da die Aminosäuren Valin, Leucin, Isoleucin (BCAA) bei kohlenhydratfreier oder -armer Kost kumulieren. Diese konkurrieren mit Tryptophan an der Blut-Hirn-Schranke (➤ Abb. 2.50).

- Aus **Phenylalanin** entsteht Tyrosin, das über einen 2-stufigen Prozess in Dopamin umgewandelt wird. Aus Dopamin werden dann die Neurotransmitter Noradrenalin und Adrenalin synthetisiert. Alle Synthesestufen sind von der Zufuhr verschiedener Vitamine abhängig (➤ Abb. 2.48).

### Weitere Vitalstoffe

**Omega-3-Fettsäuren** gelten heute als wesentlicher Bestandteil einer antidepressiven Therapie. Dementsprechend sind sie in vielen psychiatrischen Kliniken integraler Bestandteil der Therapie von Depressionen und auch manischen Depressionen [1331]. Es wird angenommen, dass ein Mangel an Omega-3-Fettsäuren die Verbindung zwischen den psychischen Symptomen und den häufig begleitend auftretenden körperlichen Symptomen herstellt [1332].

**Vitamin $B_9$ (Folsäure) und Vitamin $B_{12}$:** Mikronährstoffe wie Folsäure, Vitamin $B_{12}$ und Omega-3-Fettsäuren (DHA, EPA) haben einen großen Einfluss auf die Entwicklung und Progression von neuropsychiatrischen Erkrankungen wie Depressionen oder ADHS. Depressive Patienten haben häufig einen unzureichenden Folsäure- und Vitamin-$B_{12}$-Status.

Beide Vitamine spielen eine zentrale Rolle bei der Synthese und Regulierung von Neurotransmittern, da ein Mangel die Synthese von Methionin und SAM und folglich die SAM-abhängigen Methylierungen hemmt (➤ Abb. 2.21), z. B. die Umwandlung von Noradrenalin in Adrenalin oder von Serotonin in Melatonin

(s. oben) [484]. Da das neurotoxische Homocystein im gestörten Methionin-Homocystein-Zyklus nicht verbraucht wird, kumuliert es und scheint zusätzlich die Ausprägung und Entwicklung neuropsychiatrischer Phänomene nachteilig zu beeinflussen [1368]. Verschiedene Studien belegen darüber hinaus, dass SAM die Verfügbarkeit von Serotonin im ZNS steigert.

**STUDIEN**

B-Vitamine und Folsäure unterstützen erfolgreich eine medikamentöse Therapie der Depression. So zeigte eine Studie aus den USA bei 110 Patienten mit schweren Depressionen, dass die angewendeten Medikamente bei niedrigen Folsäurespiegeln im Blut deutlich schlechter wirken [1060].

**Carnitin:** Einen wichtigen Teil zur Therapie der Depression steuert Carnitin bei. Es reguliert die Ausschüttung der Neurotransmitter an den Nervenenden [1351] und trägt zum Erfolg einer medikamentösen Therapie bei.

**Sekundäre Pflanzenstoffe:** Vitalstoffe aus Äpfeln wirken zusammen mit den darin enthaltenen sekundären Pflanzenstoffen mehr als 200-mal stärker antioxidativ als einzelne (isolierte) Vitamine. Pflanzenbegleitstoffe haben somit eine hohe antioxidative Potenz und wirken auf die anderen Vitalstoffe wirkverstärkend [345].

**PRAXISTIPP**

Mikronährstoffkombinationen haben sich deutlich besser bewährt als die Gabe einzelner Vitalstoffe. Gute Multivitaminsupplemente bedienen alle nötigen Interaktionen, die bei der Vitalstoffsupplementierung zwangsläufig entstehen und sollten als Basissupplement immer empfohlen werden. Die eingesetzte Mikronährstoffergänzung sollte nicht nur alle Vitamine und Spurenelemente, sondern auch sekundäre Pflanzenstoffe, Omega-3-Fettsäuren und Carnitin enthalten.

## 6.13.2 Problemfeld medikamentöse Therapie in der Psychiatrie

Moderne Medikamente sind bei den besprochenen Krankheitsbildern oft nötig. Allerdings gibt es vielfältige Probleme, die in der überwiegenden Mehrzahl durch Interaktionen oder Blockaden von Vitalstoffen entstehen. Das Wissen um diese Probleme ermöglicht es, den Medikamentenverbrauch zu reduzieren und die Wirkung der Medikamente zu optimieren. Hierzu gibt es leider keine Studie, aber in über 20 Jahren Praxiserfahrung in der eigenen Patientenklientel hat sich gezeigt, dass Antidepressiva und andere Antipsychotika eigentlich nur bei einer adäquaten Vitalstoffzufuhr gut funktionieren. Typischerweise sind die Wirkspiegel vieler Antidepressiva erst nach einer Vitalstoffoptimierung im Normbereich, unabhängig von der Konzentration des eingesetzten Medikaments.

**Antidepressiva** Antidepressiva sollen die Verfügbarkeit der Botenstoffe Serotonin, Dopamin, Noradrenalin und Melatonin steigern.

**GEFAHR**

Fatalerweise nehmen die Nebenwirkungen trotz verminderter Wirkung nicht ab, wie sich am eigenen Patientenkollektiv zeigte.

- Der Vitamin-D-Spiegel liegt unter Einnahme von Antidepressiva meist im Bereich „schwerer Mangel" mit allen negativen Folgen. Ausreichende Wirkspiegel für Antidepressiva werden so nur in Ausnahmefällen erreicht. Erst eine Vitamin-D-Supplementierung führt zu einer ausreichenden Wirksamkeit der Antidepressiva.
- Folsäure, Vitamin $B_6$ und Vitamin $B_{12}$ reduzieren einen hohen Homocysteinspiegel, der Depressionen begünstigen kann.
- Omega-3-Fettsäuren verbessern die Wirkung von Antidepressiva erheblich (3–4 g täglich erforderlich).
- Coenzym $Q_{10}$ steigert den Energielevel der Nervenzelle um bis zu 300 % und schützt so vor QT-Zeit-Verlängerungen und Herzrhythmusstörungen.
- Magnesium wird durch Antidepressiva vermehrt verbraucht und sollte ergänzt werden, um Herzrhythmusstörungen vorzubeugen oder zu therapieren. QT-Zeit-verlängernde Medikamente – wie viele Antipsychotika – führen zum Magnesiummangel.

**SSRI (Selektive Serotonin-Wiederaufnahmehemmer)** SSRI erhöhen die Serotoninkonzentration im synaptischen Spalt. Sie blockieren die Serotoninrezeptoren an der ausschüttenden Nervenzelle und verhindern dadurch den Rücktransport des Serotonins in die Nervenzelle.

**GEFAHR**

Die kombinierte Gabe von SSRI mit Tryptophan in höherer Dosierung (> 1000 mg) kann zu schweren Nebenwirkungen bis hin zu einem Schock mit Koma führen oder gar letal enden.

- Folsäuremangel beeinträchtigt die Wirksamkeit von SSRI.
- Eine regelmäßige Supplementierung von Folsäure in Kombination mit den Vitaminen $B_{12}$ und $B_6$ kann die Response auf eine SSRI-Therapie steigern.
- SSRI gehören zu den QT-verlängernden Medikamenten und führen zu Magnesiummangel.

**NARI (Selektive Noradrenalin-Wiederaufnahmehemmer)** NARI regulieren das Gleichgewicht der Botenstoffe, indem sie die Rezeptoren zur Wiederaufnahme von Noradrenalin blockieren und damit dessen Konzentration im synaptischen Spalt erhöhen.
- Coenzym $Q_{10}$ als Energie-Booster verbessert die Wirkung erheblich (200 mg/Tag).

**SNRI (Serotonin-Noradrenalin-Wiederaufnahmehemmer)** SNRI hemmen sowohl die Wiederaufnahme von Serotonin als auch diejenige von Noradrenalin. Dies hat eine stimmungsaufhellende und in höheren Dosierungen antriebssteigernde Wirkung.
- B-Vitamine (Folsäure, $B_6$, $B_{12}$) verstärken diesen Effekt.
- Coenzym $Q_{10}$ verbessert die Antriebssteigerung.

**MAO-Hemmer (Monoaminooxidase-Hemmer)** MAO-Hemmer erhöhen ebenfalls die Konzentration von Serotonin und Noradrenalin, allerdings blockieren sie nicht die Rezeptoren der Nervenzellen, sondern die Monoaminooxidase, die für den Abbau der Botenstoffe im synaptischen Spalt sorgt.
- Es sollten wenig Lebensmittel verzehrt werden, die durch Pökeln, Trocknung, Gärung oder Fermentierung hergestellt wurden. Sie enthalten häufig Tyramin, das bei der Zersetzung von Eiweißen aus Tyrosin entsteht. Tyramin kann durch die blockierte MAO nicht verstoffwechselt werden, in der Folge kommt es zu hohem Blutdruck mit Cephalgien.

**MASSA (Melatonin-Agonist und spezifischer Serotonin-Antagonist)** MASSA steigern die Wirkweise von Melatonin, das für die Einstellung des natürlichen Tag-Nacht-Rhythmus und der inneren Uhr sorgt. Außerdem verbessern sie durch Freisetzung eines größeren Anteils an Noradrenalin und Dopamin in bestimmten Gehirnregionen die depressiven Symptome.
- Unter der Therapie mit MASSA kommt es zu einer Reduzierung der B-Vitamine, was die Wirkung vermindert. Daher sollten bei diesen Medikamenten unbedingt die B-Vitamine supplementiert werden.

**NASSA (Noradrenerge und spezifisch serotonerge Antidepressiva)** NASSA regen die Ausschüttung von Noradrenalin und Serotonin an und erhöhen somit deren Konzentration im synaptischen Spalt.
- Folsäure und Vitamin $B_{12}$ verstärken die Wirkung erheblich

**Trizyklische und tetrazyklische Antidepressiva** Die Medikamente hemmen die Wiederaufnahme von Serotonin, Noradrenalin und Dopamin in die Nervenzellen, wirken aber im Gegensatz zu neueren Antidepressiva weniger selektiv.
- Sie führen vor allem zu einem Mangal an Vitamin-$B_2$ und Magnesium (QT-Zeit-Verlängerung) und einem Abfall des Coenzym-$Q_{10}$-Spiegels.

**Neuroleptika** Neuroleptika blockieren die Übertragung von Informationen zwischen bestimmten Gehirnzellen durch Hemmung der Dopaminübertragung.
- Phenothiazine reduzieren Vitamin $B_2$ und andere B-Vitamine.
- Clozapine führen zu einem hohen oxidativen Stress.
- Clozapine beeinträchtigten den Selenstatus.

Insbesondere ein Mangel an den Vitaminen B, C, D und E spielt eine wichtige Rolle bei der Entstehung der Schizophrenie und führt zu schwerwiegenderen Symptomen. Ein Vitamin-D-Mangel während Schwangerschaft und dem 1. Lebensjahr erhöht das Risiko, später Schizophrenie zu bekommen.

**Hyperaktivitätssyndrom: Methylphenidat (bei ADHS)**

- Die Supplementierung von Magnesium kann die Wirksamkeit von Methylphenidat bei hyperkinetischen Verhaltensstörungen verbessern und den Bedarf an Psychostimulanzien verringern. Kinder mit hyperkinetischer Verhaltensstörung weisen häufig einen Magnesiummangel auf (erythrozytäre Mg-Spiegel < 2,2 mmol/l). Magnesium verbessert die ADHS-Symptome (Hyperaktivität, Impulsivität, Stimmungsschwankungen).
- Omega-3-Fettsäuren (EPA/DHA) unterstützten die Therapie hyperkinetischer Verhaltensstörungen und können die Wirksamkeit von Methylphenidat bei hyperkinetischen Verhaltensstörungen verbessern sowie den Bedarf verringern.
- Kinder mit hyperkinetischer Verhaltensstörung weisen häufig einen diätetischen Zinkmangel auf. In Studien hat die Supplementierung von Zink einen günstigen Einfluss auf die ADHS-Symptomatik (z. B. Hyperaktivität, Impulsivität, kognitive Leistungsfähigkeit, Stimmungsschwankungen) und die Wirksamkeit von Methylphenidat.
- Auch der Status von Eisen (Ferritin) und Vitamin $B_6$ sollte optimiert werden.

## 6.13.3 Vitalstoffe in der Therapie psychischer Erkrankungen

### B-Vitamine

**Vitamin $B_2$ (Riboflavin):** Flavoproteine, die Vitamin $B_2$ entweder als ADP-Ester (FAD) oder als Phosphatester (FMN) enthalten (➤ Kap. 2.3.3), spielen in entgiftenden Enzymsystemen wie den CYP-Monooxygenasen eine zentrale Rolle, daher auch bei der Einnahme von Antidepressiva. Ein Mangel an Vitamin $B_2$ erhöht den Plasma-Homocysteinspiegel. Trizyklische Antidepressiva führen zu einem Vitamin $B_2$-Mangel.

Vitamin $B_2$ sollte als Begleittherapie bei Patienten, die mit Riboflavinantagonisten wie Promethazin (Neuroleptikum, Beruhigung), Phenothiazinderivate (Antidepressiva), trizyklische Psychotropika (Imipramin, Amitriptylin) behandelt werden, ergänzt werden.

**Vitamin $B_3$ (Niacin, ➤** Kap. 2.3.4): In den Mitochondrien wird NADH in der Atmungskette zur Übertragung von Elektronen benötigt. Niacin hat daher einen positiven Einfluss auf die Energiebereitstellung und somit deutliche antidepressive Wirkungen. Die depressive Verstimmung (vor allem Altersdepression) ist ein wichtiges Einsatzgebiet von Vitamin $B_3$.

Bei einem Mangel kommt es zu Verwirrung, Konzentrationsstörungen und Nervosität, bei einem erheblichen Mangel sind Depressionen, Halluzinationen und Verwirrung nicht selten. Antiepileptika (Phenytoin, Phenobarbital) führen zu einem ausgeprägten Niacinmangel.

**Pantothensäure (Vitamin $B_5$, ➤** Kap. 2.3.5): Pantothensäure ist wichtig für Energiebereitstellung und Stressabwehr. Sie ist beteiligt an der Biosynthese von Coenzym A und der Aminosulfonsäure Taurin, die als Neurotransmitter wirkt.

Taurin fördert das Wachstum von Gehirnzellen (durch Verbesserung der Mitochondrienfunktion) und von Neuriten (wichtig für Kommunikation der Gehirnzellen). Bei 2 spezifischen Erkrankungen wurde der Nutzen von Taurin bereits nachgewiesen, bei Parkinson und bei Depressionen (Klinik St. Georg, Bad Aibling). Depressionen kommen bei Blutzuckerschwankungen häufig vor (Diabetes), Taurin hatte hier positiven Einfluss.

**Vitamin $B_6$ (Pyridoxin, ➤** Kap. 2.3.6): Pyridoxin ist wichtig als Coenzym für den Lipid-, Neurotransmitter- und Nukleinsäurestoffwechsel; es unterstützt die Niacinsynthese aus Tryptophan und somit die Taurinsynthese. Pyridoxin fördert die Bildung von GABA (wichtiger Neurotransmitter im ZNS) und lindert so Angst, Schlafstörungen und Depressionen, sowie die Bildung von Serotonin, Dopamin etc. Ein Vitamin-$B_6$-Mangel führt zu einem eingeschränktem Tryptophanstoffwechsel und so zu depressiven Verstimmungen.

Pyridoxin ist wirksam bei Schizophrenie, Autismus, Lern- und Verhaltensstörungen, Depressionen und Konzentrationsstörungen. Ein Pyridoxinmangel im frühen Kindesalter wird als Ursache für das Hyperaktivitätssyndrom diskutiert. Im eigenen Patientenkollektiv ist es immer das Mittel der ersten Wahl und besonders bei Kindern kann so auf Methylphenidat oft verzichtet werden.

Bei Frauen im Wechsel können PMS-Symptome, insbesondere psychische Symptome wie Traurigkeit, Stimmungsschwankungen und Depressionen, durch die Einnahme von Vitamin $B_6$ gelindert werden. Ist der Homocysteinspiegel erhöht, können Vitamin $B_6$, Folsäure und Vitamin $B_{12}$ den Homocysteinspiegel im Blut signifikant senken, was auch depressive Symptome deutlich mildert.

**Biotin (Vitamin $B_7$, ➤ Kap. 2.3.9):** Versorgt Gehirn und Nervenzellen mit Energie, folglich kann ein Biotinmangel zu Depressionen und Burnout führen.

**Folsäure (Vitamin $B_9$, ➤ Kap. 2.3.7):** Folsäure ist an der Bildung von Serotonin und Dopamin beteiligt und wirkt so einer Depression entgegen. Auch die Umwandlung von Glycin in Serin (wichtiger Schritt zum Homocysteinabbau) ist von Folsäure abhängig. Folsäure fördert so die Reizleitung an den Neuronen und mindert depressive Symptome.

Bei einem Folsäuremangel kommt es zu Symptomen wie Polyneuropathie, Depression, Reizbarkeit und Demenz im Alter. Gemäß DGE-Angaben haben etwa 80 % der Deutschen einen Folsäuremangel, bei Senioren (> 65 Jahre) ist die Zahl mit 89 % der Männer und 91 % der Frauen noch höher.

**Vitamin $B_{12}$ (Cobalamin, ➤ Kap. 2.3.8):** Vitamin $B_{12}$ unterstützt die Bildung von Serotonin („Glückshormon") und Dopamin („Antriebshormonen"). Vitamin $B_6$, Folsäure und Vitamin $B_{12}$ lassen den Homocysteinspiegel im Blut signifikant sinken, was die Depression deutlich reduziert.

Nach einer Studie ist ein manifester oder latenter Vitamin-$B_{12}$-Mangel die Hauptursache von Depressionen und Demenz [330]. Mit zunehmenden Alter verringert sich die Vitamin-$B_{12}$-Resorptionsrate deutlich. Dieser Umstand ist wohl für die relative häufige Altersdepression verantwortlich. Besonders häufig finden sich Demenzen und Depressionen in Kombination mit regelmäßigem Alkoholkonsum, da Alkohol die Vitamin-B-Aufnahme stark behindert

**PRAXISTIPP**

Ein Mangel an Vitamin $B_{12}$ ist eine häufige und einfach zu behandelnde Ursache von Depressionen und Demenzen.

## Weitere Vitamine

**Vitamin D** (➤ Kap. 2.2.2): Vitamin D steigert die Umwandlung von Tryptophan zu 5-Hydroxytryptophan, der Vorstufe von Serotonin (➤ Abb. 2.49). Ein Mangel an Vitamin D führt zu strukturellen Veränderungen im Gehirn und beeinflusst die Verwertung von Dopamin und die Synthese von Noradrenalin (Norepinephrin) [727, 934]. Menschen mit hohem Vitamin-D-Spiegel haben ein um die Hälfte reduziertes Risiko, eine Depression zu bekommen. Dementsprechend verwundert es nicht, dass Suizidanten überzufällig häufig einen Vitamin-D-Mangel aufwiesen [611, 1469].

**PRAXISTIPP**

Je ausgeprägter der Vitamin-D-Mangel ist, umso schlimmer sind die Symptome der Depression. Ein Anheben des Vitamin-D-Spiegels führt umgekehrt zu einem Abklingen der Symptome und oft können erforderliche Medikamente zumindest eingespart werden. Die bisher verfügbaren Studien legen nahe, dass das Risiko einer Depression ab einem Blutspiegel von 30 ng/ml deutlich abnimmt. Solche Werte werden üblicherweise mit Dosen von täglich 2.000–3.000 IE von den meisten Menschen erreicht.

Besonders auffällig ist das starke saisonale Auftreten von Depressionen im Winter („Winterdepression"). Eine Gabe von 100.000 IE Vitamin D konnte die Depression der Versuchsteilnehmer auf der üblichen Depressionsskala um 74 % verbessern, während eine Lichttherapie in einer Kontrollgruppe keine solche Verbesserung bewirken konnte [461].

**Vitamin C** (➤ Kap. 2.3.1): Vitamin C ist wichtig für die Bildung der Neurotransmitter Serotonin und Noradrenalin (Hydroxylierung von Dopamin) und an der Synthese von Neuropeptiden (CRH, TRH) und Glucocorticoiden beteiligt. Die Aktivierung von Folsäure zu Tetrahydrofolsäure benötigt ebenfalls Vitamin C. Eine ältere Studie aus Großbritannien zeigte Erfolge bei 1 g/Tag, da eine depressive Episode mit hohem oxidativem Stress einhergeht.

## Omega-3-Fettsäuren

Bei Depressionen konnte ein Mangel an EPA und DHA nachgewiesen werden [278] und in Zellmembranen depressiver Patienten waren die Gesamt-Omega-3-Fettsäure-Anteile, vor allem die von DHA, gegenüber Gesunden signifikant reduziert [1069]. Ein eindeutiger Mechanismus für diese mögliche antidepressive Wirksamkeit ist bisher noch nicht belegt. Es wird angenommen, dass auch Effekte von Omega-3-Fettsäuren auf Interleukine oder $PGE_2$ zu einer antidepressiven Wirkung beitragen könnten. Eine Veränderung der Multi Drug Resistance, speziell in Bezug auf das P-Glykoprotein, könnte die Wirksamkeit klassischer Antidepressiva durch Omega-3-Fettsäuren verstärken [1069].

**PRAXISTIPP**

Das menschliche Gehirn besteht zu einem großen Anteil aus Omega-3-Fettsäuren. Dies ist wichtig für die Signalübertragung und ungestörte Membranfunktion, also für die wichtigen Funktionen, die auch für psychische Gesundheit von großer Bedeutung sind.

**STUDIEN**

Eine PubMed-Recherche ergab 11 randomisierte, placebokontrollierte Studien, in denen die Wirkung von EPA, DHA oder einer Kombination beider auf depressive Personen ermittelt wurden. Vor allem in Studien, in denen eine Kombination von EPA und DHA verwendet wurde, gab es gute Ergebnisse, EPA und vor allem DHA allein zeigten weniger positive Effekte. Eine Kombination von Omega-3-Fettsäuren mit bestehender, antidepressiver Medikation zeigte sich in den ausgewählten Studien als erfolgreich [1003].
In einer Studie mit 1.746 Teilnehmern (30–65 Jahre) in den USA neigten 25,6 % der teilnehmenden Frauen zu depressiven Symptomen und 18.1 % der Männer. Nur 5,2–17,2 % aller Teilnehmer nahmen genug EPA und DHA zu sich. Der höchste Konsum von Omega-3-Fettsäuren führte bei Frauen zu einem um 49 % gesenktem Depressionsrisiko. Dabei wird vermutet, dass erniedrigte Omega-3-Spiegel die Entwicklung einer Depression begünstigen, nicht aber umgekehrt [111].
Eine epidemiologische Untersuchung an 380 Frauen nach der Geburt ergab einen Hinweis auf eine Reduzierung dokumentierter depressiver Symptome um 59 % bei um 1 % höheren DHA-Spiegeln [884].

## Carnitin

In etlichen Studien fanden sich niedrige Carnitinspiegel bei mittelschweren und schweren Depressionen. Carnitin fördert die Zellregenerierung und steigert die Energieausschöpfung in den Zellen. Üblicherweise sind Dosierungen von 1–3 g/Tag anzustreben.

**STUDIEN**

Im Rahmen einer Metaanalyse mit 12 randomisierten, evidenzbasierten Studien, bei denen Acetyl-L-Carnitin als Monosubstanz verabreicht wurde, fanden sich bei den insgesamt 791 Teilnehmern (Durchschnittsalter 54 Jahre, 65 % Frauen) folgende Ergebnisse [1411]:

- Carnitin lindert die depressiven Symptome im Vergleich zum Placebo signifikant.
- In 3 der Studien wurde die Wirkung der Nahrungsergänzung mit derjenigen von Antidepressiva verglichen (jeweils 162 Patienten). Dabei schien Carnitin vergleichbar zu den klassischen antidepressiven Medikamenten auf die depressiven Symptome zu wirken, allerdings mit deutlicher weniger Nebenwirkungen.
- Besonders ältere Erwachsene schienen gut auf die Nahrungsergänzung anzusprechen und profitierten besonders von Acetyl-L-Carnitin.

## Pycnogenol®

Pycnogenol® reduziert die Zeit der Immobilisierung durch eine manifeste Depression.

Oxidativer Stress wird als Mechanismus einer schweren Depression angesehen. Mäuse mit depressionsähnlichem Verhalten wurden langfristig mit Corticosteron behandelt. Die Immobilitätszeit war durch Corticosteronexposition signifikant länger als bei den unbehandelten Mäusen. Nach dem Ende der Behandlungsperiode erhielten sie 20 Tage lang Pycnogenol® oral mit dem Trinkwasser verabreicht, wodurch sich die Immobilitätszeit signifikant verkürzte. Die Ergebnisse zeigen, dass Pycnogenol® durch seine antioxidative Wirkung und seine Radikalfängeraktivität dazu dienen kann, corticosterininduzierten Stress zu reduzieren [943].

## Mineralstoffe und Spurenelemente

**Magnesium** beeinflusst die Ausschüttung des Stresshormons Adrenalin und das hormonelle Gleichgewicht der Nebennieren-, Nebenschilddrüsen- (Parathormon) und Schilddrüsenfunktion (TSH) sowie die Blutzuckerregulierung. Es hat Einfluss auf die Erregungsleitung, sorgt für eine Muskelrelaxation und schützt die Neurone vor Übererregung. Depressionen bei Diabetikern sind seltener, wenn Magnesium zugeführt wird.

Ein Phosphatüberschuss und ein Mangel an B-Vitaminen ($B_1$, $B_2$, $B_6$) senken die Magnesiumresorption. Orale Kontrazeptiva erhöhen den Magnesiumbedarf. Östrogene führen zu einer verstärkten Einlagerung in das Skelett, wodurch der Magnesiumspiegel im Blut und in den Muskeln sinkt.

Ein **Magnesiummangel** steigert die Ausschüttung von Acetylcholin und erhöht so die vagotone Aktivität.

- Starker, langandauernder Mangel: vagotoner Schock; die Patienten beschreiben häufig das Gefühl, ihr Kopf „sei in einem Schraubstock eingeklemmt".
- Weniger starker Mangel: Konzentrationsstörungen; Kopfdruck und Kopfschmerzen häufig als „atypische Migräne" bezeichnet; Schwankschwindel, Taumel, Gangunsicherheit, Angstzustände, rasche Ermüdbarkeit, schwere Depressionen.

**Selen** ist wichtig für den Hirnstoffwechsel; die Konzentration im ZNS wird auch bei einem peripheren Organmangel noch aufrechterhalten. Bei einem Mangel treten vermehrt Depressionen und psychische Symptome auf. Deutschland ist ein Selenmangelgebiet. Eine Selensupplementierung ist bei Menschen mit Depression daher immer sinnvoll.

**Zink** ist wichtig für die Aktivität der Rezeptoren von GABA, Glycin und Glutaminsäure. Wie Magnesium ist Zink ein direkter Antagonist von N-Methyl-D-Aspartat-Rezeptoren (NMDA-Rezeptoren), was die antidepressive Aktivität erklären dürfte. Der Schweregrad einer Depression korreliert mit der Zinkkonzentration im Serum. Ein Zinkmangel kann zu depressiven Psychosen führen

**PRAXISTIPP**

**Zink- und Manganmangel** können (eigenständig) Depressionen verursachen oder eine Vitamin-C-Mangel-Depression verstärken. Häufig ist dies bei Senioren zu finden, die allein oder in Altenheimen leben, da die Mikronährstoffzufuhr oft nicht ausreichend ist.

**Eisen:** Niedrige Ferritinkonzentrationen können zu Depressionssymptomen führen, noch bevor eine Anämie auftritt. Eisen ist wichtig für die Dopaminsynthese. Ein latenter Eisenmangel kann eine aggressive Grundstimmung, aber auch schnelle Ermüdbarkeit bewirken. Symptome treten typischerweise in der Pubertät auf und werden als altersbedingt hingenommen. Auch bei menstruierenden (und eisenarmen) Frauen kann die häufig aggressive Grundstimmung durch Eisengaben positiv beeinflusst werden.

**GEFAHR**

Auch eine hohe Ferritinkonzentration kann die Stimmung negativ beeinflussen.

**Kalziummangel:** bei latentem Mangel häufig erhöhte Reizbarkeit, Schreckhaftigkeit und gesteigerte Nervenerregbarkeit.

**Jodmangel:** geistige Ausfallerscheinungen bis hin zum Kretinismus.

## 6.14 Haut und Hautanhangsorgane

Die Haut stellt die größte Kontaktfläche des Körpers dar (1,5–2 $m^2$, mit einem Gewicht von 4–11 kg). Sie ist maßgeblich an der **Thermoregulierung** beteiligt, hat **Synthesefunktionen** (Vitamin D) und stellt einen **Schutz** dar (z. B. vor Erregern). Aufgrund ihres ständigen Kontakts mit z. T. aggressiven Umwelteinflüssen sind Hautzellen enorm teilungsaktiv und werden ständig erneuert. Intakte Haut weist auf 1 $cm^2$ bis zu 4 Millionen Zellen, mehrere Meter an Blutgefäßen und Nerven sowie Hunderte von Schweiß- und Talgdrüsen auf.

**Allgemeine Empfehlungen zum Schutz der Haut**

**Ernährung:** ausgewogen, Verzicht auf Konservierungsstoffe, ausreichende Flüssigkeitszufuhr (mind. 35 ml/kg KG), Abklärung evtl. Nahrungsmittelallergien.

**Hautpflege:** ausschließlich pH-neutrale Seifen benutzen, nach dem Baden hochwertige Feuchtigkeitscremes, nie ohne Handschuhe putzen.

**Sonnenschutz:** extreme UV-Belastung meiden. Da Sonnenschutzmittel als Externa längst nicht alle UV-Strahlen abwehren und durch sie die lebenswichtige Vitamin-D-Bildung nahezu völlig zum Erliegen kommt, hat sich folgendes Sonnenschutzprogramm „von innen" bei den eigenen Patienten bewährt:

- **Coenzym $Q_{10}$** (Ubichinon): 100–200 mg (liefert den durch die Sonneneinstrahlung deutlich erhöhten Energiebedarf)
- **Selen** (organisch): 100–200 µg (schützt vor der melanomauslösenden Peroxidation durch die UV-Strahlen)
- **Vitamin D:** 2000–4000 IE (fördert vielfältige hormonelle Prozesse), bis kurz vor dem Bräunen, daher bis kurz vor Antritt der Urlaubsreise

### Stellenwert spezieller Mikronährstoffe

#### Antioxidanzien

- **Erhaltung der Hautfunktion** durch **radikalische Abfangreaktionen:** In den Milliarden sich schnell teilender Hautzellen besteht ein hoher Mikronährstoffbedarf, der durch die moderne Ernährung kaum gedeckt wird. Daher sind orthomolekulare Therapiemaßnahmen unerlässlich.
- **Schutz vor Hauterkrankungen:** Infolge von Mikronährstoffmängeln können sich Hautkrankheiten (➤ Tab. 6.10) entwickeln. Daher sind evtl. vorliegende Mangelsituationen zu behandeln. Entzündliche Hauterkrankungen (Akne, Neurodermitis, Psoriasis) lassen sich durch antioxidative Vitamine, Mineralstoffe und Spurenelemente günstig beeinflussen. Zusätzlich positiv

**Tab. 6.10** Überblick über Dermatosen aufgrund wichtiger Vitamin- und Mineralstoffmängel

| Mikronährstoff und Bedeutung für die Haut | Dermatose bei Mangel |
|---|---|
| Vitamin A (Mangel v. a. bei Leber-, Nieren- und Darmerkrankungen)<br>• Bildet Hautstruktur<br>• Steigert Wirkung immunkompetenter Hautzellen | • Follikuläre Hyperkeratosen, hyperpigmentierte Papeln<br>• Haarausfall, Xerosis (trockene Haut und Schleimhaut)<br>• Neigung zu Hautinfektionen, erhöhtes Risiko für Hautmalignome |
| Vitamin $B_1$ (Mangel v. a. bei chron. Äthylismus und durch „Pille")<br>• Dient zur Abwehr von oxidativem Stress | • Seborrhoische Dermatitis, Hautschwellung, vorzeitige Hautalterung, Perlèche (Angulus infectiosus) v. a. bei Kindern (meist kombiniert mit Candidabefall)<br>• Schleimhautblasen, Lippenentzündung |
| Vitamin $B_2$ (Mangel v. a. bei chron. Äthylismus und durch „Pille")<br>• Antioxidans und Coenzym bei Oxidations- und Reduktionsvorgängen in der Haut | • Seborrhoische Dermatitis, Konjunktivitis, Perlèche<br>• Geschwüre der Genitalschleimhaut |
| Vitamin $B_3$ (Mangel v. a. bei chron. Äthylismus und durch „Pille")<br>• Gewährleistet Elektronentransportkette in den Hautzellen | • Lichtempfindlichkeit, Hyperpigmentierung, Bläschenbildung, starke Schuppung, Pachydermie<br>• Rhagadenbildung, Zungen- und Mundhöhlenentzündung |
| Vitamin $B_6$ (Mangel v. a. bei chron. Äthylismus und durch „Pille")<br>• Coenzym in > 100 enzymatischen Reaktionen | • Seborrhoische Dermatitis, Infektionsneigung der Haut<br>• Stomatitis, Zungenentzündung, Perlèche |
| Vitamin $B_{12}$ (Mangel v. a. bei chron. Äthylismus, IF-Mangel und durch „Pille")<br>• Coenzym der Methioninsynthese | • Hyperpigmentierung, gelblich-blasse Haut, netzartige Pigmentierung der Fingernägel<br>• Zungen- und Mundhöhlenentzündungen, Schleimhautulzera |
| Folsäure (Mangel v. a. bei chron. Äthylismus, in Schwangerschaft und Stillzeit und durch „Pille")<br>• Gewährleistet Zellteilung | • Seborrhoische Dermatitis, Blässe, Hauttrockenheit, Hyperpigmentierung<br>• Haarausfall<br>• Lippen- und Zungenentzündung, Aphthen |
| Biotin (Mangel v. a. bei Candidiasis)<br>• Gewährleistet Bereitstellung von Aminosäuren in der Haut | • Exfoliative Dermatitis, erythematöse Dermatitis, Depigmentierung, charakteristische Schuppung<br>• Haarausfall, Alopezie |
| Pantothensäure (Mangel v. a. bei chron. Äthylismus und durch „Pille")<br>• Mangel steigert Infektanfälligkeit der Haut | • Pigmentierungsschwäche, Haarwuchsstörungen<br>• Verzögerte Wundheilung, Rhagaden, Zungenentzündung |
| Vitamin C (Mangel in Schwangerschaft und Stillzeit, bei Erkrankungen, bei Äthylismus und bei Rauchern)<br>• Essenziell für Kollagensynthese<br>• Antioxidans in wässriger Phase | • Hyperkeratosen, Kollagenstörungen der Haut, Hautblutung, verzögerte Wundheilung, Pruritus<br>• Zahnfleischblutungen<br>• Korkenzieherhaare |
| Vitamin D (Mangel häufig durch UV-A-Einwirkung in Solarien)<br>• Für Immunfunktion der Haut wichtig | • Differenzierungsstörungen der Keratinozyten |
| Vitamin E (genereller Mangel in der Bevölkerung)<br>• Wichtigstes fettlösliches Antioxidans der Haut | • Lipofuszinablagerungen, vorzeitiges Auftreten von Altersflecken<br>• Erhöhte Entzündungsaktivität |
| Vitamin K<br>• Antihämorrhagische Wirkung | • Großflächige Hämatome, Schleimhautblutungen |
| Carotinoide (Mangel in Schwangerschaft und Stillzeit, bei obstarmer Ernährung, bei Äthylismus)<br>• Wichtigste Antioxidanzien von Haut und Schleimhaut | • Infektanfälligkeit der Haut, Lichtempfindlichkeit, trockene Haut, Ekzeme |

**Tab. 6.10** Überblick über Dermatosen aufgrund wichtiger Vitamin- und Mineralstoffmängel *(Forts.)*

| Mikronährstoff und Bedeutung für die Haut | Dermatose bei Mangel |
|---|---|
| Flavonoide (Mangel in Schwangerschaft und Stillzeit, durch Äthylismus, bei Rauchern) | • Blutungsneigung, Ödeme |
| Eisen<br>• Stärkt Immunfunktion der Haut | • Trockene Haut, Blässe, Infektanfälligkeit, generalisierter Pruritus, Rhagadenbildung<br>• Brüchige Nägel, Haarausfall |
| Kupfer<br>• Bestandteil antioxidativ wirksamer Metalloproteine<br>• Am Pigmentstoffwechsel beteiligt | • Depigmentierung<br>• Gedrehte Haare |
| Selen (genereller Mangel bei der nordeuropäischen Bevölkerung)<br>• Wichtigstes indirektes Antioxidans der Haut (über Glutathionperoxidase) | • Infektanfälligkeit der Haut, Ekzeme, Hypopigmentierung<br>• Brüchige Nägel, dünne Haare |
| Zink (genereller Mangel in der Bevölkerung, v. a. in Schwangerschaft und Stillzeit sowie in der Menopause)<br>• Stabilisiert Membranstrukturen der Haut<br>• Essenziell für den Stoffwechsel des Bindegewebes (mit Vitamin C) | • Seborrhoische Dermatitis, follikuläre Hyperkeratose, trockene Schleimhäute, verzögerte Wundheilung, Infektanfälligkeit<br>• Haarausfall |
| Essenzielle und semiessenzielle Fettsäuren | • Trockene Haut, Ekzeme<br>• Haarausfall, brüchige Fingernägel |

wirkt sich die Normalisierung des Prostaglandinstoffwechsels durch Fettsäuren aus.
- **Schutz vor UV-Belastung:** Sonnenbrand kann Initialzündung für einen bösartigen Hauttumor sein (in den letzten Jahren zunehmende Zahl an Melanomen und Basaliomen). Daher sollte zusätzlich zu hautschützenden Maßnahmen die Konzentration der Antioxidanzien erhöht werden.

Speziell für **Pycnogenol®** wurde die antioxidative Wirkung gut beschrieben (➤ Abb. 6.19).

**Komplementäre Mikronährstofftherapie (Tagesdosis)**

| | |
|---|---|
| Basissupplement (➤ Kap. 1.3.1) | |
| Vitamin C | 1.000–2.000 mg |
| Vitamin D | 2.000–4.000 IE |
| Vitamin E | 200–300 IE |
| Carotinoide mit mind. | 40 mg β-Carotin |
| Pycnogenol® | 40–80 mg |
| Coenzym $Q_{10}$ (Ubichinon) | 100–200 mg |
| Selen (organisch) | 100–200 µg |
| Zink | 20–40 mg |
| Omega-3-Fettsäuren | 2.000–4.000 mg |

Die Mikronährstofftherapie ist auch geeignet, vorzeitige Hautalterung (besonders bei Rauchern), Falten und Altersflecken zu vermeiden.

## Dermatosen durch Vitamin- und Mineralstoffmangel

Dermatosen aufgrund manifester Vitamin- oder Mineralstoffmängel treten selten auf. Marginale Mängel können Dermatosen in abgemilderter Form verursachen (➤ Tab. 6.10).

### 6.14.1 Akne

*Multifaktorielle entzündliche Erkrankung des Haarfollikel-Talgdrüsen-Komplexes, tritt v. a. in der Pubertät auf. Spontanabheilung bis zum 25. Lebensjahr ist die Regel. Ursachen: genetische Disposition, immunologische Störungen, akneprovozierende Stoffe und Medikamente, Talgdrüsenüberfunktion (Seborrhö) durch Androgene. Durch bakterielle Lipasen entstehen komedogen und inflammatorisch wirkende Fettsäuren.*

Nahezu 80 % der Jugendlichen leiden unter Akne. Speziell in der Pubertät haben sie einen hohen Mikro-

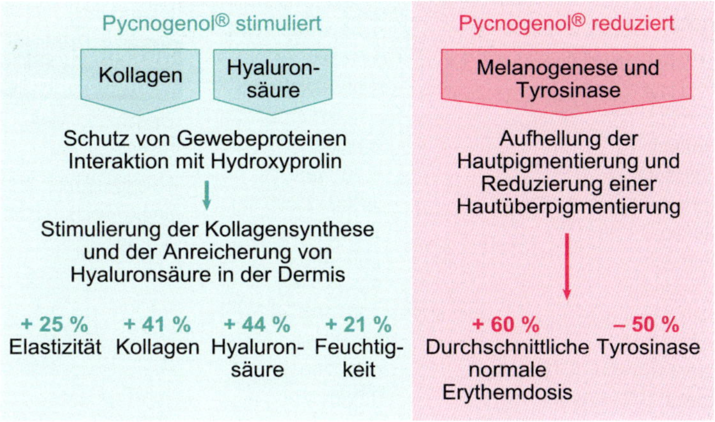


**Abb. 6.19** Wirkung von Pycnogenol® auf die Haut. (Nach www.pycnogenol.com; [L141])

nährstoffbedarf und ernähren sich gleichzeitig eher einseitig und mikronährstoffarm. Hinzu kommt der Konsum von in diesem Alter besonders kritisch zu bewertenden Genussnoxen (Alkohol, Nikotin).

### Relevante Mikronährstoffe

Bei manifester Akne steht die Gabe von Vitamin A im Vordergrund. Allerdings ist es als Monotherapie weit weniger wirksam und sollte daher mit anderen Mikronährstoffen kombiniert werden.

**Komplementäre Mikronährstofftherapie (Tagesdosis)**

| | |
|---|---|
| Basissupplement (➤ Kap. 1.3.1) | |
| Vitamin A | 5.000–10.000 IE |
| Vitamin-B-Komplex mit | |
| • Vitamin $B_6$ | 40 mg |
| • Folsäure | 1.200 µg |
| Vitamin C | 1.000–3.000 mg |
| Vitamin D | 2.000–4.000 IE |
| Vitamin E | 400–600 IE |
| Pycnogenol® | 80–160 mg |
| Selen (organisch) | 100–200 µg |
| Zink | 40–60 mg |
| Gamma-Linolensäure | 320–480 mg |
| Omega-3-Fettsäuren | 2.000–4.000 mg |

Zusätzlich nach Bedarf Kalzium, Magnesium, Eisen, Pantothensäure. Ergänzend zur komplementären Mikronährstofftherapie sollte zur Prophylaxe weitgehend auf Fertignahrung und sog. Softdrinks verzichtet werden.

## 6.14.2 Psoriasis (Schuppenflechte)

*Chronische, schubweise verlaufende, entzündliche, erythemato-squamöse Hauterkrankung mit Hyperproliferation der Epidermis (Hyperkeratose). Genetische Disposition.*

Die Schübe können durch Operationen, Stress, Infektionskrankheiten und viele andere Faktoren ausgelöst werden. Zur Reduzierung oder Vermeidung der Schübe trägt neben Prophylaxemaßnahmen (Zufuhr relevanter Mikronährstoffe) die zusätzliche Einnahme von Gamma-Linolensäure (100–200 mg/Tag) bei.

### Relevante Mikronährstoffe

Im Vordergrund steht die Gabe von Vitamin A, Vitamin-B-Komplex, Zink sowie Omega-3- und -6-Fettsäuren. Eine Besserung der Beschwerden ist nicht vor Ablauf von 3 Monaten zu erwarten.

| Komplementäre Mikronährstofftherapie (Tagesdosis) | |
|---|---|
| Basissupplement (➤ Kap. 1.3.1) | |
| Vitamin A | 5.000–20.000 IE |
| Vitamin-B-Komplex mit | |
| • Vitamin $B_6$ | 40 mg |
| • Folsäure | 1.200 µg |
| Vitamin C | 1.000–2.000 mg |
| Vitamin D | 2.000–4.000 IE |
| Vitamin E | 200–400 IE |
| Pycnogenol® | 80–160 mg |
| Selen (organisch) | 100–200 µg |
| Zink | 20–40 mg |
| Gamma-Linolensäure | 100–200 mg |
| Omega-3-Fettsäuren | 2.000–3.000 mg |

Zusätzlich weitere Mikronährstoffe nach Bedarf bei ungenügender Eigensynthese.

## 6.14.3 Neurodermitis (atopische Dermatitis, endogenes Ekzem)

*Chronische oder chronisch-rezidivierende, entzündliche, ekzematöse Hauterkrankung mit Sebostase und einer gegenüber der Norm erniedrigten Juckreizschwelle. Erbliche Prädisposition. Endogene Hyperreagibilität des Immunsystems mit abnorm erhöhter Bildung von humoralen Antikörpern (IgE), durch Umweltfaktoren (Klima, Nahrung) und psychische Faktoren beeinflussbar. Häufig kombiniert mit einer Neigung zu Rhinitis allergica und allergischem Asthma bronchiale.*

In der Haut von Neurodermitikern finden sich wesentlich mehr IgE-affine Zellen vom Langerhans-Typ als bei Gesunden. Die Ekzeme sind sehr häufig mit Nahrungsmittelallergien (z. B. gegen Eier, Kuhmilch und Nickel) assoziiert, treten aber oft erst auf, wenn körperlicher oder seelischer Stress als Cofaktor hinzukommt. Deshalb ist auf strikte Meidung der Allergene zu achten (➤ Tab. 6.11).

**Tab. 6.11** Nickelreiche Nahrungsmittel (modifiziert nach [122])

| Nickelreiche Nahrungsmittel | Spezifikation |
|---|---|
| Fleisch und Meerestiere | Fischkonserven, Heringe, Muscheln, Shrimps |
| Milchprodukte | Edamer Käse |
| Pflanzliche Nahrungsmittel | Ananas, Backpflaumen, Blattsalate, Bohnensprossen, Erdnüsse, Feigen, Grünkohl, Haselnüsse, kleie- und faserreiche Nahrungsmittel, Lauch, Mandeln, Obstkonserven, Sojaprodukte, Sonnenblumenkerne, Spinat |
| Sonstige Nahrungsmittel | Backpulver, Lakritze, schokoladen- und kakaohaltige Produkte, Kaffee |

### Relevante Mikronährstoffe

Bei atopischem Ekzem werden verstärkt Entzündungsmediatoren freigesetzt, weil es aufgrund eines Enzymdefekts zu einem starken Abfall der Gamma-Linolensäure kommt; sie kann daher auch höher (als unten angegeben) dosiert werden. Magnesium hilft hier, die Zellwände zu stabilisieren.

Im Vordergrund der komplementären Therapie steht eine ausgewogene Mikronährstoffsupplementierung. Einzelgaben von Mikronährstoffen sind nicht wirksam.

| Komplementäre Mikronährstofftherapie (Tagesdosis) | |
|---|---|
| Basissupplement (➤ Kap. 1.3.1) | |
| Vitamin A | 5.000–20.000 IE |
| Vitamin-B-Komplex mit mind. | 800 µg Folsäure |
| Vitamin C | 1.000–2000 mg |
| Vitamin D | 2000–4000 IE |
| Vitamin E | 200–400 IE |
| Pycnogenol® | 80–160 mg |
| Magnesium | 200–400 mg |
| Selen (organisch) | 100–200 µg |
| Zink | 20–40 mg |
| Gamma-Linolensäure | 320–480 mg |
| Omega-3-Fettsäuren | 2.000–4.000 mg |

## 6.14.4 Urtikaria (Nesselsucht)

*Akut oder chronisch-rezidivierend (≥ 6 Wochen) auftretende, exanthematische oder lokalisierte, flüchtige, stark juckende Quaddeln (Ödeme im oberen Korium). Fast ausnahmslos durch Histamin vermittelt. Ursache: meist unklar, ggf. allergisch (Nahrungsmittel, Insektenstiche, Medikamente etc.), infekt- oder pseudoallergisch (v. a. durch ASS, NSAR). Weitere Ursachen: mechanische Irritationen, psychischer Druck, lokale und systemische Infektionen.*

### Relevante Mikronährstoffe

Im Vordergrund steht die Gabe antiallergisch wirksamer Mikronährstoffe wie Magnesium (Mastzellstabilisator), Vitamin C (beschleunigt Rückgang der Symptome) und Kalzium sowie der antioxidativ wirkenden Nährstoffe.

| **Komplementäre Mikronährstofftherapie (Tagesdosis)** | |
|---|---|
| Vitamin-B-Komplex mit mind. | 1.200 µg Folsäure |
| Vitamin C | 1.000–2.000 mg |
| Vitamin D | 2.000–4.000 IE |
| Vitamin E | 200–400 IE |
| Carotinoide mit mind. | 20 mg β-Carotin |
| Pycnogenol® | 80–160 mg |
| Magnesium | 200–400 mg |
| Selen (organisch) | 100–200 µg |
| Zink | 10–20 mg |
| Gamma-Linolensäure | 320–480 mg |
| Omega-3-Fettsäuren | 2.000–4.000 mg |

## 6.14.5 Alopezie

*Haarausfall ist erst pathologisch bei Verlust von mehr als 100 Haaren täglich. Diffuser Haarausfall kann toxisch (z. B. Thallium, Arsen), medikamentös (z. B. Zytostatika, Antikoagulanzien, Thyreostaktika, Betablocker), stoffwechselbedingt (Hyper-/Hypothyreose, Eisen-, Eiweißmangel) sein oder infektiöse Ursachen haben (z. B. hochfieberhafte Infekte). Kreisrunder Haarausfall mit schubartigem Verlauf ist relativ häufig (Ursache unbekannt).*

**PRAXISTIPP**

Trotz Behandlung der jeweiligen Grunderkrankung bleibt Haarausfall über Jahre oder lebenslang bestehen.

### Relevante Mikronährstoffe

Bei Alopezie kommt ein komplexes Mikronährstoffprogramm zum Einsatz, da jeder Mensch unterschiedlich auf die verschiedenen Mikronährstoffe reagiert. Am besten sprechen Alopezien mit biochemischem Hintergrund (z. B. durch Chemotherapie) darauf an. Psychogene Alopezien lassen sich dagegen kaum durch Mikronährstoffe beeinflussen. Die folgende Empfehlung sollte nicht als „Haarwuchsmittel" missverstanden werden.

| **Komplementäre Mikronährstofftherapie (Tagesdosis)** | |
|---|---|
| Biotin | 100–200 µg |
| Pantothensäure | 10–20 mg |
| Folsäure | mind. 800 µg |
| Vitamin C | 500–1.000 mg |
| Vitamin E | 100–200 IE |
| Pycnogenol® | 80–160 mg |
| Selen (organisch) | 100–200 µg |
| Zink | 20–40 mg |
| Gamma-Linolensäure | 640–920 mg |
| Omega-3-Fettsäuren | 2.000–4.000 mg |
| L-Cystein | 1.000 mg |

## 6.14.6 Nagelveränderungen

*Nägel dienen als Schutz der Finger- und Zehenspitzen. Sie bestehen zum Großteil aus schwefelhaltigem Keratin und wachsen pro Woche um 0,5–1,5 mm. Nagelveränderungen treten im Rahmen von Haut- und Systemerkrankungen, aber auch isoliert auf. Beurteilt werden Form (z. B. Uhrglasnägel, konvexe, konkave Nägel), Verfärbungen sowie Veränderungen der Matrix* (➤ Tab. 6.12).

Die Therapie richtet sich nach der Grundkrankheit. Länger bestehende Nagelverfärbungen müssen dermatologisch begutachtet werden, um hochaggressive Melanome nicht zu übersehen.

### Relevante Mikronährstoffe

Das dargestellte Schema eignet sich auch zur Prophylaxe (Gesunderhaltung der Nägel). Brüchige Fingernägel stellen für viele Patienten (v. a. Frauen) ein großes Problem dar.

**Tab. 6.12** Nagelveränderungen und Ursachen (modifiziert nach [1023])

| Nagelveränderungen | Ursache |
|---|---|
| Tüpfelnägel | Psoriasis |
| Uhrglasnägel, Trommelschlegelfinger | Erkrankungen von Herz, Lunge, Leber, Schilddrüse, Intestinum sowie Malignome |
| Brüchigkeit | Eisen- und Biotinmangel, Vitamin-A-Überdosierung, Hyperparathyreoidismus |
| Querfurchung | Zinkmangel, Zytostatika, Tetrazykline, systemische Infektionen |
| Weiße Querstreifen | Arsen- und Thalliumintoxikation |
| Weißverfärbung der Nägel | Psoriasis, Leberzirrhose, Hypoalbuminämie |
| Gelbverfärbung der Nägel | Zigaretten, Ikterus, Tetrazykline |
| Blauverfärbung der Nägel | Morbus Wilson |
| Schwarzbraune Nägel | Vitamin-$B_{12}$-Mangel, Hämochromatose, Morbus Cushing, Morbus Addison |
| Sonstige Farbveränderungen | Intoxikationen mit Silbernitrat, Kaliumpermanganat, Gold, Arsen; Zytostatika, ACTH |

| Komplementäre Mikronährstofftherapie (Tagesdosis) | |
|---|---|
| Biotin | 800 µg |
| Vitamin-B-Komplex (mit Folsäure) | 400–800 µg |
| Vitamin C | 1.000–2.000 mg |
| Vitamin D | 2.000–4.000 IE |
| Pycnogenol® | 80–160 mg |
| Coenzym $Q_{10}$ (Ubichinon) | 100–200 mg |
| Magnesium | 200–400 mg |
| Omega-3-Fettsäuren | 2.000–4.000 mg |
| L-Cystein | 30–60 mg |

# 6.15 Erkrankungen des Auges

Das Auge ist eines der wichtigsten Sinnesorgane. Seine Funktion hängt speziell von Vitamin A ab, doch auch andere Mikronährstoffe beeinflussen den komplizierten Sehvorgang (z. B. B-Vitamine, Vitamine D und K).

## Stellenwert spezieller Mikronährstoffe

Komplementäre orthomolekulare Therapiemaßnahmen können die konservative Therapie wesentlich verbessern und haben vor allem zur Prophylaxe des Altersstars einen hohen Stellenwert.

### Vitamin A

Der für die Adaptation der Netzhaut bei Dämmerung oder Dunkelheit wichtige Sehpurpur (Rhodopsin) wird aus dem Protein Opsin und einem Vitamin-A-Aldehyd gebildet (➤ Kap. 2.2.1). Rhodopsin wird durch Lichteinfall verbraucht und muss ständig nachsynthetisiert werden.

**Mangelsymptome:** Bei Vitamin-A-Mangel entwickelt sich **Nachtblindheit** (Hemeralopie; wird bei Erwachsenen häufig nicht erkannt). Bei Verdacht sollten eine Adaptometrie durchgeführt und bei Funktionsstörungen Vitamin A oder sein Provitamin β-Carotin substituiert werden. Im **Kindesalter** sind Vitamin-A-Mangelsymptome im Bereich der Schleimhäute und im Auge wesentlich ausgeprägter als bei Erwachsenen. Andere Ursachen für Nachtblindheit:

- Morbus Oguchi (autosomal-rezessive Nachtblindheit)
- Retinopathia pigmentosa (autosomal-rezessiv vererbte, degenerative Papillenatrophie)
- Unterwertigkeit des Stäbchenapparats
- Hemeralopia idiopathica congenita (Farbsinnstörung)

**Therapie:** Vordringlich Lokalbehandlung. Daneben systemische Therapie, die aber nur zu Beginn der Symptomatik sinnvoll ist. Eine beginnende Keratomalazie ist nicht mehr beeinflussbar.

### B-Vitamine

**Vitamin $B_1$ (Thiamin):**

- **Mangelsymptome:** Beriberi, die typische Vitamin-B1-Mangelerkrankung, führt ebenfalls zu
  - Beeinträchtigung des Sehvermögens: Verschlechterung durch zentrale Gesichtsfeldausfälle (Zentralskotome) bei beginnender Optikusatrophie, Farberkennungsstörungen
  - Augenmuskeldysfunktionen (paralytischer Strabismus)
  - Entzündungen: der oberflächlichen Hornhaut (Keratitis superficialis), der Bindehaut am Lidrand (Blepharokonjunktivitis)

   - Glaukom (Grüner Star)
- **Therapie:** neben der üblichen augenärztlichen Behandlung Vitaminsubstituierung (bevorzugt Vitamin-B-Komplex)

**Vitamin $B_2$ (Riboflavin):**
- **Mangelsymptome:**
   - Sehstörungen, Photophobie, Brennen der Augen, Fremdkörpergefühl, verminderte Tränenproduktion
   - Entzündungen (Blepharokonjunktivitis, Keratitis superficialis punctata oder filiformis)
   - Hornhaut: Ulkus, Epitheldefekte (Erosio corneae), Vaskularisation (auch durch festhaftende weiche Kontaktlinsen möglich)
   - Linsentrübung, Makulablutung, Papillenödem
   - Augenmuskelstörungen
- **Therapie:** zusätzlich zur augenärztlichen Behandlung unbedingt Riboflavinsubstituierung (möglichst im Komplex mit anderen B-Vitaminen)

**Vitamin $B_6$ (Pyridoxin):**
- **Mangelsymptome:** Pellagra-ähnliches Krankheitsbild betrifft auch Hautpartien um die Augen. Lidrandentzündungen (Blepharitis angularis) vor allem in den Lidwinkeln und Störungen des Augenmuskeltonus
- **Therapie:** ausreichende Pyridoxinsubstituierung (5–10 mg) möglichst im Vitamin-B-Komplex

**Vitamin $B_{12}$ (Cobalamin):**
- **Mangelsymptome:** Optikusneuropathie mit Sehstörungen, später Optikusatrophie
- **Therapie:** physiologische Vitamin-$B_{12}$-Substituierung möglichst im Vitamin-B-Komplex

**Niacin (Vitamin $B_3$):**
- **Mangelsymptome:** Hyperämie mit Vasodilatation der Lid- und Augapfelbindehaut, Keratoconjunctivitis sicca, Erythem der Lider, Sehverschlechterung durch zentrale Gesichtsfeldausfälle (Zentralskotome), Netzhautblutungen
- **Therapie:** Behandlung mit Niacin unter augenärztlicher Kontrolle

**GEFAHR**

Eine Überdosierung kann eine zystoide Makulopathie auslösen.

**Pantothensäure (Vitamin $B_5$):**
- **Mangelsymptome:** Beeinträchtigung des Sehvermögens durch zentrale Gesichtsfeldausfälle (Zentralskotome) bei retrobulbärer Neuritis oder Neuropathie; Sehnerv zunächst ohne Symptome, später primäre Optikusatrophie
- **Therapie:** systemische Vitaminsubstituierung und schnellstmögliche Therapie der retrobulbären Neuritis

### Weitere Vitamine

**Vitamin D:**
- **Mangelsymptome:** Bei Vitamin-D-Mangel im Kindesalter entwickeln sich neben rachitischen Skelettsymptomen (infolge von Kalzium-Phosphat-Stoffwechselstörungen) auch typische Augensymptome: lamelläre Trübungen der Linse, z. B. Tetaniekatarakt (vermutlich durch verminderte Kalziumresorption).
- **Therapie:** Linsentrübungen sind medikamentös nicht beeinflussbar, evtl. ist eine Operation sinnvoll.

**Vitamin K:**
- **Mangelsymptome:** Blutungen am Auge, verursacht durch Gerinnungsstörungen bei Vitamin-K-Mangel. Da Fettresorption erst am 4. Tag nach der Geburt möglich ist, sind auch bei **Neugeborenen** Mangelsymptome am Auge zu beobachten. Neugeborene neigen – wahrscheinlich weil zu wenig Prothrombin und Faktor VII gebildet werden – zu Hämorrhagien. Die Blutungen manifestieren sich an Lid, Bindehaut, Orbita, Vorderkammer, Retina, Nervus opticus und Glaskörper.
- **Therapie:** Vitamin-K-Prophylaxe nach der Geburt.

**Vitamin C:**
- **Mangelsymptome:** Bei starkem Mangel entwickelt sich eine erhöhte Gefäßdurchlässigkeit: Blutungen in Lider, Bindehaut (Hyposphagma), Netzhaut und Orbita; zusätzlich evtl. Exophthalmus, Thrombosen der Zentral- oder Astvenen, Hornhautgeschwüre, Augenmuskellähmungen.
- **Therapie:** ausreichende Substituierung mit Vitamin C (1.000–2.000 mg/Tag).

## 6.15.1 Katarakt (grauer Star)

*Der Graue Star (Katarakt) ist die häufigste Erkrankung des Auges. Es kommt zur Trübung der Augenlinse mit Sehverlust bis hin zur Erblindung. Man unterscheidet das seltenere angeborene (erblich, pränatele Infektio-*

*nen, z. B. Röteln, Toxoplasmose) Katarakt vom Altersstar (Cataracta senilis) als häufigste Form. Zumeist ist der „Cortisonstar" unter Glucocorticoidmedikation, Cataracta traumatica nach Augenverletzungen oder als Begleiterscheinungen bei Allgemeinerkrankungen (z. B. Diabetes mellitus, Dialyse) ursächlich. Die Symptome sind: unscharfes Sehen wie durch einen „grauen Nebel", Farben und Konturen verschwimmen, evtl. Doppelbilder, Blendungserscheinungen bei Tageslicht. Sehstörungen nehmen allmählich zu und schränken den Erkrankten schließlich in allen Aktivitäten erheblich ein.*

Der Linsentrübung liegt ein Missverhältnis zwischen Oxidanzien und Antioxidanzien zugrunde. Da die Augenlinse zu fast 100 % aus langlebigen Eiweißen besteht, bewirkt oxidativer Stress Strukturveränderungen an der Linse, die letztlich im Alter zu einer Linsentrübung führen. Das Erkrankungsrisiko steigt, wenn weitere Cofaktoren wie inhalatives Rauchen etc. vorliegen und den oxidativen Stress steigern.

## Relevante Mikronährstoffe

Ein bestehender Katarakt lässt sich mit Mikronährstoffen nicht behandeln. Maßnahmen der Prophylaxe verhindern jedoch das Fortschreiten der Erkrankung.

Eine konsequente Mikronährstoffzufuhr könnte die Inzidenz dieser Krankheit, die weltweit immer noch am häufigsten zur Erblindung führt, um über 80 % reduzieren. Eine besondere Rolle spielt das Vitamin C, welches aufgrund des hohen Bedarfs in der Netzhaut 30fach höher konzentriert ist als in den angrenzenden Geweben. Zur Prophylaxe eignen sich folgende Therapieempfehlungen:

| **Komplementäre Mikronährstofftherapie (Tagesdosis)** | |
|---|---|
| Vitamin C | 1.000–2.000 mg |
| Vitamin D | 2.000–4.000 IE |
| Vitamin E | 200–400 IE |
| Carotinoide mit β-Carotin mind. | 40 mg |
| Pycnogenol® | 80–160 mg |
| Coenzym $Q_{10}$ (Ubichinon) | 100–200 mg |
| Selen (organisch) | 200–400 µg |

Zusätzlich je nach Bedarf Vitamin-B-Komplex.

**STUDIEN**

Die Bedeutung der Mikronährstoff-Optimierung wurde durch mehrere Studien (➤ Tab. 6.13) nachgewiesen.

**Tab. 6.13** Veränderung der Inzidenz des Katarakts bei Vitaminsubstituierung (modifiziert nach [823])

| Abnahme der Katarakthäufigkeit | Ergänzung | Anzahl Teilnehmer | Ref. |
|---|---|---|---|
| 50 % | Vitamin C 300–600 mg/Tag | 350 | 1 |
| 40 % | Vitamin C 500 mg/Tag | 1.380 | 2 |
| 45 % | Vitamin C 200 mg/Tag | 50.800 | 3 |
| 44 % | Multivitamine + Vitamin C | 3.590 | 4 |
| 40 % | Multivitamine + Vitamin C | 17.400 | 5 |
| 30 % | Multivitamine + Vitamin C | 4.300 | 6 |
| 80 % über 10 Jahre | Vitamin C | 247 | 7 |

Referenzen: **1:** Robertson JM, Donner AP, Trevithick JR. Vitamin E intake and risk of cataracts in humans. Ann N Y Acad Sci. 1989; 570: 372–382. **2:** Leske MC et al. The Lens Opacities Case-Control Study. Risk factors for cataract. Arch Ophthalmol. 1991; 105: 831–836. **3:** Hankinson SE et al. Nutrient intake and cataract extraction in women: a prospective study. BMJ. 1992; 305(6849): 335–339. **4.** Sperduto RD et al. The Linxian cataract studies. Two nutrition intervention trials. Arch Ophthalmol. 1993; 111(9): 1246–1253. **5:** Seddon JM et al. Dietary carotenoids, vitamins A, C, and E, and advanced age-related macular degeneration. Eye Disease Case-Control Study Group. JAMA. 1994; 272(18): 1413–1420. Erratum in: JAMA 1995; 273(8): 622. **6:** Leske MC et al. Antioxidant vitamins and nuclear opacities: the longitudinal study of cataract. Ophthalmology. 1998; 105(5): 831–836. **7:** Jacques PF et al. Long-term vitamin C supplement use and prevalence of early age-related lens opacities. Am J Clin Nutr. 1997; 66(4): 911–916.

### 6.15.2 Makuladegeneration (AMD)

*Bei der (altersbedingten) Makuladegeneration handelt es sich um pathologische Veränderungen der für Giftwirkungen und für trophische und sonstige Störungen besonders anfälligen Macula lutea. Darüber hinaus findet sich die AMD als senile atrophische „Makularetinitis" infolge Sklerose der Lamina choroidocapillaris der Netzhaut. Mit Entartung v. a. der Zapfen und Schädigung auch des örtlichen Pigmentepithels, kleinen Blutungen, Pigmentverschiebung (Aufhellungsherde und größere Flecken), zentralem Gesichtsfeldausfall und Metamorphopsie ist zu rechnen. Neuerdings findet sich die AMD auch bei jüngeren Menschen als „Laser-Disco-Makula" infolge Schädigung durch Laser-Einsatz in Diskotheken.*

Die Makula (gelber Fleck) ist der Ort des schärfsten Sehens im Auge. An keiner anderen Stelle im menschlichen Körper sind mehr Antioxidanzien im Verhältnis zur Fläche eingelagert als hier. Ein ausreichender Schutz der Makula mittels Antioxidanzien kann die Makuladegeneration vermeiden und die Sehkraft bis ins hohe Alter erhalten.

#### Relevante Mikronährstoffe

Besondere Aktivität zeigen die Carotinoide Lutein und Zeaxanthin.

Zur Begleitung der augenärztlichen Behandlung sind folgende Nährstoffe zu substituieren:

| Komplementäre Mikronährstofftherapie (Tagesdosis) | |
|---|---|
| Vitamin C | 1.000–2.000 mg |
| Vitamin D | 2.000–4.000 IE |
| Vitamin E | 200–400 IE |
| Carotinoide mit mind. | |
| • Lutein | 20–40 mg |
| • Zeaxanthin | 20–40 mg |
| Pycnogenol® | 80–160 mg |
| Coenzym $Q_{10}$ (Ubichinon) | 100–200 mg |
| Magnesium | 200–400 mg |
| Selen (organisch) | 100–200 µg |

Zusätzlich je nach Bedarf Vitamin-B-Komplex.

**STUDIEN**

Studien bestätigen den Wert der Prophylaxe (➤ Tab. 6.14).

## 6.16 Gynäkologische Erkrankungen

### 6.16.1 Prämenstruelles Syndrom (PMS)

*Meist nach dem 35. Lebensjahr auftretender Beschwerdekomplex in der 2. Zyklushälfte. Ätiologie nicht geklärt, evtl. Zusammenwirken hormoneller Dysbalancen und psychischer/psychosozialer Faktoren, die Beschwerden verstärken können. Symptome: Stimmungslabilität (depressive Verstimmung, Gefühl der Hoffnungslosigkeit, starke Angst und Anspannung, plötzliche Traurigkeit oder Reizbarkeit), Konzentrationsschwierigkeiten,*

**Tab. 6.14** Abnahme der AMD-Häufigkeit nach Supplementierung mit Mikronährstoffen (nach [823])

| AMD-Häufigkeit | Ergänzung | Anzahl Teilnehmer | Ref. |
|---|---|---|---|
| – 45 % | Vitamin C | 226 | 1 |
| – 40 % | Vitamin C | 390 | 2 |
| – 35 % | Vitamin C | 876 | 3 |

Referenzen: **1:** West S et al. Are Antioxidants or Supplements Protective for Age-Related Macular Degeneration? Arch Ophthalmol. 1994; 112(2): 222–227. **2:** Eye Disease Case-Control Study Group. Antioxidant status and neovascular age-related macular degeneration. Arch Ophthalmol. 1993; 111(1): 104–109. Erratum in: Arch Ophthalmol 1993; 111(9): 1228; 111(10):1366; 111(11): 1499. **3:** Seddon JM et al. Dietary carotenoids, vitamins A, C, and E, and advanced age-related macular degeneration. Eye Disease Case-Control Study Group. JAMA. 1994; 272(18): 1413–1420. Erratum in: JAMA 1995; 273(8): 622.

*Lethargie, generalisierte Ödemneigung, schmerzhaftes Brustspannen, Cephalgien, Gelenk- und/oder Muskelschmerzen, Mastodynie.*

Vor allem Frauen, die orale Kontrazeption einnehmen oder mittels Spirale verhüten, klagen oft über Dauerbeschwerden, die sich nach dem Eisprung verstärken und mit Beginn der Regelblutung wieder schwächer werden.

Frauen mit PMS weisen häufig von der Norm abweichende Hormonspiegel auf:

- Prolactinspiegel (↑)
- Plasma-Östrogenspiegel (↑)
- Plasma-Progesteronspiegel 5–10 Tage vor Einsetzen der Regelblutung (↓)
- SHGB-Spiegel (↑)
- FSH-Spiegel 6–9 Tage vor Einsetzen der Regelblutung (↑)
- Mäßig erhöhter Aldosteronspiegel 2–8 Tage vor Einsetzen der Regelblutung
- Neigung zur Hypothyreose

Aufgrund der vielfältigen Symptome wird das PMS weiter unterteilt (➤ Tab. 6.15).

## Relevante Mikronährstoffe

Auch wenn die hormonelle Dysbalance ein PMS auslöst, darf nicht übersehen werden, dass viele Hormone in ihrer Bildung mikronährstoffabhängig sind. So führt z. B. Vitamin-$B_6$-Mangel zu Störungen im Serotonin- und Dopaminstoffwechsel und verursacht darüber hinaus Leberfunktionsstörungen, die mit einem unzureichenden Abbau und einer mangelnden Ausscheidung der Sexualhormone einhergehen. Zudem unterstützt das Ernährungsverhalten von PMS-Patientinnen den Vitamin-B-Mangel.

**STUDIEN**

Eine Untersuchung zeigte, dass die Ernährung von Frauen mit PMS gegenüber symptomlosen Frauen

- 62 % mehr verzehrte raffinierte Kohlenhydrate,
- 75 % mehr verzehrte raffinierte Zucker,
- 79 % mehr verzehrte Milchprodukte,
- 78 % mehr Natrium,
- 53 % weniger Eisen,
- 77 % weniger Mangan und
- 52 % weniger Zink enthielt

Patientinnen mit PMS hatten deutlich weniger B-Vitamine im Serum als symptomlose Frauen [2].

**Tab. 6.15** Einteilung des PMS (modifiziert nach [542, 1067, 1431])

| Untergruppe | Symptome | Mechanismus | Prävalenz |
|---|---|---|---|
| PMS-A (Anxiety = Angst) | Angst, Reizbarkeit, Unruhe, Stimmungsschwankungen | Östrogen (↑), Progesteron (↓) | 80 % |
| PMS-H (Hyperhydratisierung = Wassereinlagerung) | Ödembildung (Wassereinlagerungen), Gewichtszunahme und zyklusabhängige Spannungsgefühle der Brüste bzw. Brustschmerzen (Mastodynie) | Aldosteron (↑), SHGB (↑) | 60 % |
| PMS-C (Craving = Verlangen, Sucht) | Appetit, Heißhunger, Kopfschmerz, Müdigkeit, Schwindel, Ohnmacht, Herzklopfen, Akne | Kohlenhydrattoleranz (↑), Progesteron (↓), Prostaglandine ($E_1$) (↓) | 40 % |
| PMS-D (Depression) | Depression, Weinen, Vergesslichkeit, Verwirrtheit, Schlafstörungen | Östrogen (↓), Progesteron (↑), Adrenale Androgene (↑), Neurotransmitter im ZNS (↓) | 20 % |
| PMS-O (Other = Sonstiges) | Die Leitsymptome entsprechen keinem der oben aufgeführten Typen. | Variabel | 30 % |
| PMS-T (Total Overall Symptoms = Gesamtsymptome) | Es treten verschiedene Symptome aus mehreren Gruppen auf. | Variabel | 40 % |

**Vitamin $B_6$** Durch die folgenden Wirkungen greift Vitamin $B_6$ in das Kausalgeschehen des PMS ein:
- Synthese verschiedener Neurotransmitter wie Serotonin und Dopamin
- Umwandlung von Linol in Gamma-Linolensäure
- Beschleunigung des hepatischen Östrogenabbaus

**Magnesium** Östrogen fördert die Magnesiumaufnahme in Weichteile und Knochen. Da bei manchen PMS-Patientinnen hohe Östrogenspiegel auftreten, kann – bei gleichzeitigen, weit verbreiteten suboptimalen Magnesiumspiegeln – ein intrazellulärer Mangel auftreten. Es werden 4 Magnesiummangelzustände unterschieden: zerebrale Form, viszerale Form, muskulär-tetanische Form, vaskulär-stenokardische Form [608].

Manche Autoren bringen die während der Lutealphase auftretenden Migräneanfälle mit einem intrazellulären Magnesiummangel der glatten Muskelzellen zerebraler Gefäße in Verbindung, der die mirgäneauslösenden Gefäßspasmen verursacht. Patientinnen mit dieser Konstellation profitieren daher von einer Magnesiumsubstituierung (Abnahme der Schmerzen, Wassereinlagerung und der Angstzustände).

**PRAXISTIPP**

Magnesium hat sich auch für die Schmerzreduzierung bei Menstruationsbeschwerden bewährt. Grundsätzlich sollte die Magnesiumsubstituierung in ein orthomolekulares Therapieregime eingebettet sein.

**Kalzium** Störungen der Kalizumhomöostase sind mit ähnlichen affektiven Symptomen verbunden (Hypokalzämie: schnelle Ermüdbarkeit, Gereiztheit und nicht selten Schlafstörungen), wie sie auch bei PMS-Patientinnen auftreten. Da Veränderungen des Östrogenspiegels mit Änderungen des Kalziumspiegels einhergehen und Veränderungen der Östrogenkonzentration über einen Kalziummangel klinisch auffällig werden, muss auf eine ausreichende Zufuhr von Kalzium geachtet werden. Dies umso mehr, als die Kalziumversorgung in Deutschland auf einem sehr niedrigen Niveau ist und speziell gebärfähige Frauen die geforderten 1.000 mg/Tag nur selten erreichen, können.

**STUDIEN**

In mehreren Studien wurden bei einer Einnahme von täglich 1.200 mg Kalzium folgende Ergebnisse erzielt:
- 75 % der Frauen profitierten von der Kalziumgabe.
- Nach 3–4 Monaten nahm die Schwere der Symptomatik um bis zu 50 % ab.
- Je länger die Kalziumzufuhr anhielt, desto weniger wurden die Beschwerden.
- Kalzium konnte eine Vielzahl von Symptomen lindern, v. a. Wassereinlagerung, Schmerzen und depressive Verstimmung.

### Ernährungsempfehlung bei PMS

Folgende Grundsätze sollten möglichst konsequent eingehalten werden:
- Arachidonsäurearme, vollwertige Kost reduziert die entzündungsfördernden Prostaglandine.
- Der Kohlenhydratanteil sollte bei circa 50 % liegen.
- Wegen der häufig auftretenden Obstipationen sollte die Nahrung ballaststoffreich sein.
- Beim Auftreten von Wassereinlagerung sollte die Nahrung kochsalzarm sein. Der Konsum von Kaffee, Tee, Cola und Kakao sollte eingeschränkt werden.

**Komplementäre Mikronährstofftherapie (Tagesdosis)**

| | |
|---|---|
| Basissupplement (➤ Kap. 1.3.1) | |
| Vitamin-B-Komplex mit mind. | |
| Folsäure | 800–1.200 µg |
| Pyridoxin | 40 mg |
| Vitamin C | 1.000–2.000 mg |
| Vitamin D | 2000–4.000 IE |
| Vitamin E | 200–400 IE |
| Carotinoide mit mind. | 40 mg β-Carotin |
| Pycnogenol® | 50–200 mg |
| Coenzym $Q_{10}$ (Ubichinon) | 100–200 mg |
| Magnesium | 400–600 mg |
| Selen (organisch) | 100–200 µg |
| Zink | 20–40 mg |
| Omega-3-Fettsäuren | 1.000–2.000 mg |
| Linolsäure | 500–1.000 mg |

Zusätzlich je nach Bedarf weitere Nährstoffe.

### 6.16.2 Klimakterium

➤ Kap. 5.8.6

### 6.16.3 Zervikale Neoplasie, Zervixkarzinom

*Das invasive Zervixkarzinom entsteht meist auf dem Boden einer HPV-Infektion (humaner Papillomavirus). Häufigkeit: in den USA und Europa dritthäufigster weiblicher Tumor, in Entwicklungsländern dritthäufigste Tumor-Todesursache. Die mittlerweile mögliche HPV-Impfung schützt zuverlässig vor dem Entstehen eines Zervixkarzinoms.*

#### Relevante Mikronährstoffe

**Vitamin A:**

- Im dysplastischen Zervixepithel wurden signifikant niedrigere lokale Vitamin-A-Gewebsspiegel gefunden als im gesunden.
- Retinol senkt den mitogenen Stimulus von IGF-1.
- Retinsäure kann die Expression von EGF-R in HPV-16-transfizierten Zellen verhindern, die Wachstumssteigerung fällt deutlich schwächer aus.

**Carotinoide:**

- Patientinnen mit zervikalen Dysplasien haben meist niedrigere Carotinoid-Serumspiegel.
- Hohe Spiegel von α-Carotin und Lycopin korrelieren mit einem niedrigen Risiko einer zervikalen Dysplasie.

**Vitamin C:**

- Vitamin C scheint, wie auch bei anderen Tumorarten, beim Zervixkarzinom eine protektive Wirkung zu haben, wahrscheinlich durch seine Redoxfunktion und antioxidative Wirkung
- Im Serum von Patientinnen mit zervikaler Dysplasie wurden niedrige Vitamin-C-Spiegel gefunden.

### 6.16.4 Mammakarzinom

Brustkrebs nimmt in den letzten Jahren deutlich zu. 10–15 % der Erkrankungen sind genetisch determiniert, in den übrigen Fällen werden die Ernährung (Übergewicht, Fettzufuhr, Alkohol) und Umwelteinflüsse verantwortlich gemacht.

#### Relevante Mikronährstoffe

**Antioxidanzien:** Studien mit einzelnen Nährstoffen haben nicht den gleichen positiven Effekt gezeigt wie eine gesunde Ernährung. Dieser Effekt ist aus orthomolekularer Sicht logisch, da die Vernetzung und synergistische Wirkungen fehlen.

**Ballaststoffe:** Die niedrige Ballaststoffzufuhr wird für eine Zunahme der Brustkrebshäufigkeit mitverantwortlich gemacht. Dies liegt an der Tatsache, dass Ballaststoffe den Östrogenspiegel senken und die Hyperinsulinämie (mitverantwortlich für Brustkrebsentstehung, erhöht den Spiegel an freiem Östrogen) verbessern.

**Phytoöstrogene:** In Ländern mit hohem Verzehr an Soja, das Phytoöstrogene enthält, ist die Brustkrebsrate deutlich niedriger als in westlichen Nationen. Genistein u. a. Phytoöstrogene können das Wachstum menschlicher Brustkrebszelllinien in vitro hemmen.

# Literaturverzeichnis


1. Abdolahi M et al. The synergistic effects of ω-3 fatty acids and nano-curcumin supplementation on tumor necrosis factor (TNF)-α gene expression and serum level in migraine patients. Immunogenetics. 2017; 69(6): 371–378.
2. Abraham GE. Nutrition and the premenstrual tension syndromes. J Appl Nutr. 1984; 36: 103–117.
3. Abrams SA et al. Calcium and magnesium balance in 9–14-y-old children. Am J Clin Nutr. 1997; 66(5): 1172–1177.
4. Adlercreutz H. Phytoestrogens and breast cancer. J Steroid Biochem Mol Biol. 2002; 83: 113–118.
5. Adlercreutz H, Mazur W. Phyto-oestrogens and western diseases. Ann Med. 1997; 29: 95–120.
6. Adlercreutz H et al. Inhibition of human aromatase by mammalian lignans and isoflavonoid phyto-oestrogens. J Steroid Biochem Mol Biol. 1993; 44: 147–153.
7. Adolf T et al. Lebensmittel- und Nährstoffaufnahme in der Bundesrepublik Deutschland (Oktober 1985 bis Januar 1989). Ergänzungsband zum Ernährungsbericht 1992 auf Basis der Nationalen Verzehrsstudie. In: Kübler W et al. (Hrsg.). VERA-Schriftenreihe, Band XII. Niederkleen: Fleck, 1994.
8. Adorini L et al. Dendritic cells as key targets for immunomodulation by Vitamin D receptor ligands. J Steroid Biochem Mol Biol. 2004; 89–90(1–5): 437–441.
9. Agarwal R, Afzalpurkar R, Fordtran JS. Pathophysiology of potassium absorption and secretion by the human intestine. Gastroenterology. 1994; 107(2): 548–571.
10. Agarwal A et al. Lycopene content of tomato products. Its stability, bioavailability, and in vivo antioxidant properties. J Med Food. 2001; 4(1): 9–15.
11. Aghajafari F et al. Association between maternal serum 25-hydroxyvitamin D level and pregnancy and neonatal outcomes: systematic review and meta-analysis of observational studies. BMJ. 2013; 346:f1169, doi: 10.1136/bmj. f1169.
12. Aghazadeh-Habashi A, Jamali F. The glucosamine controversy; a pharmacokinetic issue. J Pharm Pharm Sci. 2011; 14(2): 264–273.
13. Aiken SP, Horn NM, Saunders NR. Effects of amino acids on zinc transport in rat erythrocytes. J Physiol. 1992; 445: 69–80.
14. Aizman R, Grahnquist L, Celsi G. Potassium homeostasis: ontogenic aspects. Acta Paediatr. 1998; 87(6): 609–617.
15. Akintoye E et al. Fish oil and perioperative bleeding. Circ Cardiovasc Qual Outcomes. 2018; 11(11):e004584, doi: 10.1161/Circoutcomes.118.004584.
16. Alehagen U et al. Cardiovascular mortality and N-terminal-proBNP reduced after combined selenium and coenzyme Q10 supplementation: a 5-year prospective randomized double-blind placebo-controlled trial among elderly Swedish citizens. Int J Cardiol. 2013; 167(5): 1860–1866.
17. AlEssa HB et al. Carbohydrate quality and quantity and risk of type 2 diabetes in US women. Am J Clin Nutr. 2015; 102(6): 1543–1553.
18. Alfthan O et al. Tigason (etretinate) in prevention of recurrence of superficial bladder tumors. A double-blind clinical trial. Eur Urol. 1983; 9(1): 6–9
19. Alicke M et al. Adolescent health in rural Ghana: a cross-sectional study on the co-occurrence of infectious diseases, malnutrition and cardio-metabolic risk factors. PLoS One. 2017; 12(7):e0180436, doi: 10.1371/journal.pone.0180436.
20. Allen JI et al. Alterations in human natural killer cell activity and monocyte cytotoxicity induced by zinc deficiency. J Lab Clin Med. 1983; 102(4): 577–589.
21. Alvares O et al. The effect of subclinical ascorbate deficiency on periodontal health in nonhuman primates. J Periodontal Res. 1981; 16(6): 628–636.
22. Alzaim M, Wood RJ. Vitamin D and gestational diabetes mellitus. Nutr Rev. 2013; 71(3): 158–167.
23. Amer M, Qayyum R. Relation between serum 25-hydroxyvitamin D and C-reactive protein in asymptomatic adults (from the continuous National Health and Nutrition Examination Survey 2001 to 2006). Am J Cardiol. 2012; 109(2): 226–230.
24. Andermann G, Dietz M. The bioavailability and pharmacokinetics of three zinc salts: zinc pantothenate, zinc sulfate and zinc orotate. Eur J Drug Metab Pharmacokinet. 1982; 7(3): 233–239.
25. Anderson JW et al. Health benefits of dietary fiber. Nutr Rev. 2009; 67(4): 188–205.
26. Anderson MG et al. Expression of VDR and CYP24A1 mRNA in human tumors. Cancer Chemother Pharmacol. 2006; 57: 234–240.
27. Anderson PH et al. Determinants of circulating 1,25-dihydroxyvitamin D3 levels: the role of renal synthesis and catabolism of vitamin D. J Steroid Biochem Mol Biol. 2004; 89–90(1–5): 111–113.
28. Andreone P, Gramonzi A, Bernardi M. Vitamin E for chronic hepatitis B. Ann Intern Med. 1998; 128(2): 156–157.
29. Angelillo-Scherrer A et al. Deficiency or inhibition of Gas6 causes platelet dysfunction and protects mice against thrombosis. Nat Med. 2001; 7(2): 215–221.
30. Angelillo-Scherrer A et al. Role of Gas6 in erythropoiesis and anemia in mice. J Clin Invest. 2008; 118(2): 583–596.
31. Apitz-Castro R et al. Ajoene, the antiplatelet principle of garlic, synergistically potentiates the antiaggregatory action of prostacyclin, forskolin, indomethacin and dypiridamole on human platelets. Thromb Res. 1986; 42(3): 303–311.
32. Appleby P et al. Comparative fracture risk in vegetarians and nonvegetarians in EPIC-Oxford. Eur J Clin Nutr. 2007; 61(12): 1400–1406.

33. Aquaron R et al. Bioavailability of seaweed iodine in human beings. Cell Mol Biol (Noisy-le-grand). 2002; 48(5): 563–569.
34. Arab-Kohlmeier L. Ernährungsabhängige Krankheiten und ihre Kosten. Schriftenreihe des Bundesministeriums für Gesundheit. 1993; Band 27.
35. Araghi-Niknam M et al. Pine bark extract reduces platelet aggregation. Integr Med. 2000; 2(2): 73–77.
36. Armstrong B, Doll R. Environmental factors and cancer incidence and mortality in different countries, with special reference to dietary practices. Int J Cancer. 1975; 15(4): 617–631.
37. Armstrong VW et al. The association between serum Lp(a) concentrations and angiographically assessed coronary atherosclerosis. Dependence on serum LDL levels. Atherosclerosis. 1986; 62(3): 249–257.
38. Arnett TR. Acidosis, hypoxia and bone. Arch Biochem Biophys. 2010; 503(1): 103–109.
39. Aronson WJ et al. Phase II prospective randomized trial of a low-fat diet with fish oil supplementation in men undergoing radical prostatectomy. Cancer Prev Res (Phila). 2011; 4(12): 2062–2071.
40. Arora E, Singh H, Gupta YK. Impact of antiepileptic drugs on bone health: need for monitoring, treatment, and prevention strategies. J Fam Med Prim Care. 2016; 5: 248–253.
41. Arthington JD et al. Effect of ammonium sulfate fertilization on bahiagrass quality and copper metabolism in grazing beef cattle. J Anim Sci. 2002; 80(10): 2507–2512.
42. Arthur JR, Beckett GJ, Mitchell JH. The interactions between selenium and iodine deficiencies in man and animals. Nutr Res Rev. 1999; 12(1): 55–73.
43. Arzneibüro der Bundesvereinigung Deutscher Apothekerverbände (ABDA) (Hrsg.). Pharmazeutische Stoffliste. Frankfurt/Main: Werbe- u. Vertriebsges. Dt. Apotheker, 1989.
44. Arzneimittelkommission der deutschen Ärzteschaft. 30.11.2017 – Hyperkalzämie durch Überdosierung mit Vitamin D. Drug Safety Mail 2017-42.
45. Ärzte Zeitung. Hashimoto: Liegt es an Kupfer und Selen? Ärzte Zeitung, 22. Januar 2018, https://www.aerztezeitung.de/Medizin/Liegt-es-an-Kupfer-und-Selen-223846.html. [Letzter Zugriff: 28.11.2021]
46. Ärzteblatt. Zink als Ursache der altersbedingten Makuladegeneration? Ärzteblatt, 29. August 2007, https://www.aerzteblatt.de/nachrichten/29633/Zink-als-Ursache-der-altersbedingten-Makuladegeneration. [Letzter Zugriff: 28.11.2021]
47. Ärzteblatt. Antibiotika in Veterinär- und Humanmedizin erhöhen Resistenzrisiko. Ärzteblatt, 31. Juli 2017, https://www.aerzteblatt.de/nachrichten/77298/Antibiotika-in-Veterinaer-und-Humanmedizin-erhoehen-Resistenzrisiko. [Letzter Zugriff: 28.11.2021]
48. Ascherio A et al. Dietary iron intake and risk of coronary disease among men. Circulation. 1994; 89(3): 969–974.
49. Aschner JL, Aschner M. Nutritional aspects of manganese homeostasis. Mol Aspects Med. 2005; 26(4–5): 353–362.
50. Asemi Z, Karamali M, Esmaillzadeh A. Effects of calcium-vitamin D co-supplementation on glycaemic control, inflammation and oxidative stress in gestational diabetes: a randomised placebo-controlled trial. Diabetologia. 2014; 57(9): 1798–1806.
51. Asemi Z et al. Effects of vitamin D supplementation on glucose metabolism, lipid concentrations, inflammation, and oxidative stress in gestational diabetes: a double-blind randomized controlled clinical trial. Am J Clin Nutr. 2013; 98: 1425–1432.
52. Aue K. Fluor macht Knochen und Zähne hart. Basiswissen Ernährung (Teil 18). DAZ. 2007; 41:80, 10. Oktober 2007.
53. Aue K. Ernährung aktuell. Vitamin C – als Antioxidans unverzichtbar. DAZ. 2008; 6:78, 7. Februar 2008.
54. Aune D et al. Dietary fibre, whole grains, and risk of colorectal cancer: systematic review and dose-response meta-analysis of prospective studies. BMJ. 2011; 343:d6617, doi: 10.1136/bmj.d6617.
55. Awad AB et al. Peanuts as a source of beta-sitosterol, a sterol with anticancer properties. Nutr Cancer 2000; 36(2): 238–241.
56. Bachevalier J, Joyal C, Botez MI. Blood thiamine and blood folate levels. A comparative study in control, alcoholic and folate-deficient subjects. Int J Vitam Nutr Res. 1981; 51(3): 205–210.
57. Bächli E, Fehr J. Diagnose eines Vitamin B12-Mangels – nur scheinbar ein Kinderspiel. Schweiz Med Wochenschr. 1999; 129: 861–872.
58. Back SA et al. Hyaluronan accumulates in demyelinated lesions and inhibits oligodendrocyte progenitor maturation (Abstract). Nat Med. 2005; 11(9): 966–972.
59. Bader HJ, Birkholz E. Chitin – Ein wertvolles Polysaccharid aus Krabbenpanzern. PdN-Chemie. 1996; 45(6): 24–30.
60. Baek JH et al. The link between serum vitamin D level, sensitization to food allergens, and the severity of atopic dermatitis in infancy. The Journal of pediatrics. 2014; 165(4):849–854.e1, doi: 10.1016/j.jpeds.2014.06.058.
61. Bagchi D. Oxygen free radical scavenging abilities of vitamins C, E, B-carotene, pycnogenol, grape seed proanthocyanidin extract, astaxanthin and BioAstin in vitro. On file at Cyanotech Corporation. 2001.
62. Bailey DG et al. Grapefruit-felodipine interaction: effect of unprocessed fruit and probable active ingredients. Clin Pharmacol Ther. 2000; 68: 468–747.
63. Baker H, Frank O. Absorption, utilization and clinical effectiveness of allithiamines compared to water-soluble thiamines. J Nutr Sci Vitaminol (Tokyo). 1976; 22(Suppl): 63–68.
64. Bakhsh R, Chughtai M I. Influence of garlic on serum cholesterol, serum trigycerides, serum total lipids, and serum glucose in human subjects. Nahrung. 1984; 28: 159–163.
65. Ballard TD et al. Biotinidase catalyzes debiotinylation of histones. Eur J Nutr. 2002; 41(2): 78–84.
66. Ballinger AB, Clark ML. L-phenylalanine releases cholecystokinin (CCK) and is associated with reduced food intake in humans: evidence for a physiological role of CCK in control of eating. Metabolism. 1994; 43(6): 735–738.
67. Banakar MC et al. 1α,25-Dihydroxyvitamin D3 prevents DNA damage and restores antioxidant enzymes in rat hepatocarcinogenesis induced by diethylnitrosamine

and promoted by phenobarbital. World J Gastroenterol. 2004; 10: 1268–1275.
68. Banerjee P, Chatterjee M. Antiproliferative role of vitamin D and its analogs – a brief overview. Mol Cell Biochem. 2003; 253: 247–254.
69. Bao BY, Yao J, Lee YF. 1α,25-Dihydroxyvitamin D3 suppresses interleukin-8-mediated prostate cancer cell angiogenesis. Carcinogenesis. 2006; 27(9): 1883–1893.
70. Bao BY et al. Protective role of 1α,25-dihydroxyvitamin D3 against oxidative stress in nonmalignant human prostate epithelial cells. Int J Cancer. 2008; 122: 2699–2706.
71. Barceló-Coblijn G, Murphy EJ. Alpha-linolenic acid and its conversion to longer chain n-3 fatty acids: Benefits for human health and a role in maintaining tissue n-3 fatty acid levels. Prog Lipid Res. 2009; 48(6): 355–374.
72. Barlow PG et al. Antiviral activity and increased host defense against influenza infection elicited by the human cathelicidin LL-37. PLoS ONE. 2011; 6(10):e25333, doi: 10.1371/journal.pone.0025333.
73. Barthel HR, Scharla SH. Mehr als nur Knochenschutz – Vitamin D zur Prävention von Stürzen, Krebs, Bluthochdruck und Autoimmunerkrankungen. Dtsch Med Wochenschr. 2003; 128(9): 440–446.
74. Bassett ML. Haemochromatosis: iron still matters. Intern Med J. 2001; 31(4): 237–242.
75. Bässler KH et al. Vitamin-Lexikon für Ärzte, Apotheker und Ernährungswissenschaftler. 3. A. München, Jena: Urban & Fischer, 2002.
76. Basu P et al. A randomised open label clinical trial with oral alpha lipoic acid and vitamin E in non-alcoholic fatty liver disease. Am J Gastroenterol. 2009; 104: S124–S125.
77. Baten A et al. Inositol-phosphate-induced enhancement of natural killer cell activity correlates with tumor suppression carcinogenesis. 1989; 10(9): 1595–1598.
78. Bates CJ. Human riboflavin requirements, and metabolic consequences of deficiency in man and animals. World Rev Nutr Diet. 1987; 50: 215–265.
79. Bates CJ, Mandal AR, Cole TJ. H.D.L. cholesterol and vitamin-C status. Lancet. 1977; 2(8038):611, doi: 10.1016/s0140-6736(77)91461-1.
80. Bates DW et al. Prevalence of fatigue and chronic fatigue syndrome in a primary care practice. Arch Intern Med. 1993; 153(24): 2759–2765.
81. Baturay N, Kennedy AR. Pyrene acts as a cocarcinogen, with the carcinogen benzo[a]pyrene, beta-propiolactone and radiation, in the induction of malignant transformation of cultured mouse fibroblasts: soybean extract containing the Bowman-Birk inhibitor acts as an anticarcinogen. Cell Biol Toxicol. 1986; 2: 21–32.
82. Baxendale S. Seeing the light? Seizures and sunlight. Epilepsy Res. 2009; 84: 72–76.
83. Baxendale SA. Light therapy as a treatment for epilepsy. Med Hypotheses. 2011; 76: 661–664.
84. Baxter GJ et al. Salicylic acid in soups prepared from organically and non-organically grown vegetables. Eur J Nutr. 2001; 40(6): 289–292.
85. Bayer W, Schmidt KH. Vitamine in Prävention und Therapie. Stuttgart: Hippokrates, 1991.
86. Beatty S et al. The role of oxidative stress in the pathogenesis of age-related macular degeneration. Surv Ophthalmol. 2000; 45(2): 115–134.
87. Bechthold A et al. Beurteilung der Vitaminversorgung in Deutschland. Teil 1: Daten zur Vitaminzufuhr. DGE-Stellungnahme 06/2012. Ernähr Umsch. 2012; 59: 324–336.
88. Bechthold A et al. Beurteilung der Vitaminversorgung in Deutschland. Teil 2: Kritische Vitamine und Vitaminzufuhr in besonderen Lebenssituationen. DGE-Stellungnahme 07/2012. Ernähr Umsch. 2012; 59: 396–401.
89. Beck V, Rohr U, Jungbauer A. Phytoestrogens derived from red clover: an alternative to estrogen replacement therapy? J Steroid Biochem Mol Biol. 2005; 94(5): 499–518.
90. Beck V et al. Comparison of hormonal activity (estrogen, androgen and progestin) of standardized plant extracts for large scale use in hormone replacement therapy. J Steroid Biochem Mol Biol. 2003; 84(2–3): 259–268.
91. Becker B. Metabolisches Syndrom und seine Folgeerkrankungen. Zink in der Prävention des diabetischen Fußes. Naturheilpraxis. 1999; (10): 1566–1569.
92. Belcaro G et al. Prevention of venous thrombosis and thrombophlebitis in long-haul flights with Pycnogenol®. Clin Appl Thromb Hemost. 2004; 10(4): 373–377.
93. Belcaro G et al. Venous ulcers: microcirculatory improvement and faster healing with local use of Pycnogenol®. Angiology. 2005; 56(6): 699–705.
94. Belcaro G et al. Diabetic ulcers: microcirculatory improvement and faster healing with pycnogenol. Clin Appl Thromb Hemost. 2006;12(3): 318–323.
95. Belcaro G et al. Treatment of osteoarthritis with Pycnogenol. The SVOS (San Valentino Osteo-arthrosis Study): evaluation of signs, symptoms, physical performance and vascular aspects. Phytother Res. 2008; 22(4): 518–523.
96. Belcaro G et al. Investigation of Pycnogenol® in combination with coenzymeQ10 in heart failure patients (NYHA II/III). Panminerva Med. 2010; 52(2 Suppl 1): 21–25.
97. Belcaro G et al. The common cold winter study: effects of Pycnogenol® on signs, symptoms, complications and costs. Otorinolaringologia. 2013; 63(3): 151–161.
98. Belcaro G et al. A controlled study shows daily intake of 50 mg of French Pine Bark Extract (Pycnogenol®) lowers plasma reactive oxygen metabolites in healthy smokers. Minerva Med. 2013; 104(4): 439–446.
99. Belcaro G et al. Pycnogenol® improves cognitive function, attention, mental performance and specific professional skills in healthy professionals aged 35–55. J Neurosurg Sci. 2014; 58(4): 239–248.
100. Belguendouz L, Fremont L, Linard A. Resveratrol inhibits metal ion-dependent and independent peroxidation of porcine low-density lipoproteins. Biochem Pharmacol. 1997; 53(9): 1347–1355.
101. Belko AZ et al. Effects of exercise on riboflavin requirements of young women. Am J Clin Nutr. 1983; 37(4): 509–517.
102. Ben-Dor A et al. Effects of acyclo-retinoic acid and lycopene on activation of the retinoic acid receptor and proliferation of mammary cancer cells. Arch Biochem Biophys. 2001; 391(2): 295–302.

103. Berendschot TT, Goldbohm RA, Klopping WA. Influence of lutein supplementation on macular pigment, assessed with two objective techniques. Invest Ophthalmol Vis Sci. 2000; 41(11): 3322–3326.
104. Bergman P et al. Vitamin D and respiratory tract infections: a systematic review and metaanalysis of randomized controlled trials. PLoS One. 2013; 8(6):e65835, doi: 10.1371/journal.pone.0065835.
105. Berridge MJ. Vitamin D and depression: cellular and regulatory mechanisms. Pharmacol Rev. 2017; 69: 80–92.
106. Bertelsmann-Stiftung (Hrsg.). Mineralstoffe und Spurenelemente. Leitfaden für die ärztliche Praxis. Gütersloh: Bertelsmann Stiftung, 1992. **a)** S. 30.
107. Bertram JS. Carotenoids and gene regulation. Nutr Rev. 1999; 57(6): 182–191.
108. Bertram JS, Bortkiewicz H. Dietary carotenoids inhibit neoplastic transformation and modulate gene expression in mouse and human cells. Am J Clin Nutr. 1995; 62(Suppl 6): 1327S–1336S.
109. Best KP et al. Omega-3 long-chain PUFA intake during pregnancy and allergic disease outcomes in the offspring: a systematic review and meta-analysis of observational studies and randomized controlled trials. Am J Clin Nutr. 2016; 103(1): 128–143.
110. Beutner S et al. Quantitative assessment of antioxidant properties of natural colorants and phytochemicals: carotenoids, flavonoids, phenols and indigoids. The role of β-carotene in antioxidant functions. J Sci Food Agr. 2000; 81(6): 559–568.
111. Beydoun MA et al. ω-3 fatty acid intakes are inversely related to elevated depressive symptoms among United States women. J Nutr. 2013; 143(11): 1743–1752.
112. Beyer D. Stellenwert des essenziellen Spurenelementes Zink in der Diabetestherapie. Gesundes Leben. 2001; 78(3): 26–29.
113. Bhagwat S, Haytowitz DB, Holden JM. USDA Database for the Flavonoid Content of Selected Foods. Release 3.1, December 2013. Slightly revised, May 2014.
114. Bhatia V, Falzon M. Restoration of the anti-proliferative and anti-migratory effects of 1,25-dihydroxyvitamin D by silibinin in vitamin D-resistant colon cancer cells. Cancer Lett. 2015; 362: 199–207.
115. Bianco AC et al. Biochemistry, cellular and molecular biology, and physiological roles of the iodothyronine selenodeiodinases. Endocrine Reviews. 2002; 23(1): 38–89.
116. Biesalski HK. Vitamin D recommendations – beyond deficiency. Ann Nutr Metab. 2011; 59(1): 10–16.
117. Biesalski HK. Vitamine, Spurenelemente und Minerale. Indikation, Diagnostik, Therapie. Stuttgart: Thieme, 2019.
118. Biesalski HK. Vitamin D deficiency and co-morbidities in COVID-19 patients – A fatal relationship? Nutr Food Sci J. 2020; 20: 10–21.
119. Biesalski HK, Bischoff SC, Puchstein C. Ernährungsmedizin. Nach dem Curriculum Ernährungsmedizin der Bundesärztekammer. 4. A. Stuttgart: Thieme, 2010.
120. Biesalski HK, Grimm P. Taschenatlas der Ernährung. Stuttgart: Thieme, 1999. **a)** S. 142–145, **b)** S. 180–183.
121. Biesalski HK, Grimm P. Taschenatlas der Ernährung. Stuttgart: Thieme, 2001.
122. Biesalski HK, Köhrle J, Schümann K. Vitamine, Spurenelemente und Mineralstoffe. Prävention und Therapie mit Mikronährstoffen. Stuttgart/New York: Thieme, 2002. **a)** S. 14–18, 57–65, 274; **b)** S. 21–33; **c)** S. 29–31, 124–132; **d)** S. 41–49; **e)** S. 41–56; **f)** S. 47, 353, 409; **g)** S. 70–74; **h)** S. 80–85, 450–454; **i)** S. 104–110; **j)** S. 111–116; **k)** S. 137–147; **l)** S. 147–150; **m)** S. 172–182.
123. Biesalski HK et al. Ernährungsmedizin. 2. A. Stuttgart: Thieme, 1999. **a)** S. 111–114; **b)** S. 111–158; **c)** S. 122–126; **d)** S. 125–126, 167–169; **e)** S. 129; **f)** S. 138–141; **g)** S. 143–147; **h)** S. 161–162; **i)** S. 175–177; **j)** S. 177–178; **k)** S. 178–179.
124. Biesalski HK et al. Ernährungsmedizin. Nach dem Curriculum Ernährungsmedizin der Bundesärztekammer. 3. A. Stuttgart: Thieme, 2004. **a)** S. 586.
125. Bikle DD. Nonclassic actions of vitamin D. J Clin Endocrinol Metab. 2009; 94(1): 26–34.
126. Bikle DD. Vitamin D and bone. Curr Osteoporos Rep. 2012; 10: 151–159.
127. Bikle DD et al. Assessment of the free fraction of 25-hydroxyvitamin D in serum and its regulation by albumin and the vitamin D-binding protein. J Clin Endocrinol Metab. 1986; 63: 954–959.
128. Bikle DD et al. Tumor necrosis factor-alpha regulation of 1,25-dihydroxyvitamin D production by human keratinocytes. Endocrinology. 1991; 129(1): 33–38.
129. Bilharz C. Standhaft bleiben – Erektile Dysfunktion: Man(n) kann etwas dagegen tun. DAZ. 2014; 28:34, 10. Juli 2014.
130. Billigmann P, Siebrecht S. Physiologie des L-Carnitins und seine Bedeutung für Sportler. 1. A. Hannover: Schlütersche Verlagsges., 2004; S.143.
131. Binkley N, Sempos CT, for the Vitamin D Standardization Program (VDSP). Standardizing vitamin D assays: the way forward. J Bone Miner Res. 2014; 29(8): 1709–1714.
132. Bird AR et al. Resistant starch, large bowel fermentation and a broader perspective of prebiotics and probiotics. Benef Microbes. 2010; 1(4): 423–431.
133. Birt DF. Effects of the intake of selected vitamins and minerals on cancer prevention. Magnesium. 1989; 8(1): 17–30.
134. Bisgaard H et al. Fish oil-derived fatty acids in pregnancy and wheeze and asthma in offspring. N Engl J Med. 2016; 375(26): 2530–2539.
135. Bjørklund G et al. A review on coordination properties of thiol-containing chelating agents towards mercury, cadmium, and lead. Molecules. 2019; 24(18):3247, doi: 10.3390/molecules24183247
136. Blakely SR et al. Bioavailability of carotenoids in tomato paste and dried spinach and their interactions with canthaxanthin. FASEB J. 1994; 8: 192.
137. Blatt T et al. Modulation des oxidativen Stresses in der humanen Altershaut. Z Gerontol Geriat. 1999; 32 (2): 83–88.
138. Blazso G et al. Pycnogenol® accelerates wound healing and reduces scar formation. Phytother Res. 2004; 18: 579–581.
139. Bloch MH, Qawasmi A. Omega-3 fatty acid supplementation for the treatment of children with attention-deficit/hyperactivity disorder symptomatology: systematic review and meta-analysis. J Am Acad Child Adolesc Psychiatry. 2011; 50(10): 991–1000.

140. Block G. Vitamin C and cancer prevention: the epidemiologic evidence. Am J Clin Nutr. 1991; 53(Suppl 1): 270S–282S
141. Block G. Vitamin C and reduced mortality. Epidemiology. 1992; 3: 189–191.
142. Block G, Patterson B, Subar A. Fruit, vegetable, and cancer prevention: a review of the epidemiological evidence. Nutr Cancer. 1992; 19: 1–29.
143. Blot WJ et al. Nutritional intervention trails in Linxian, China: supplementation with specific vitamin/mineral combinations, cancer incidence and specific mortality in the general population (Linxian-Studie). J Natl Cancer Inst. 1993; 85: 1483–1492.
144. Blum K-U, Thomas L. Experimentelle Untersuchungen über ein fettlösliches Thiaminderivat (Deacethiamin). Pharmacol Clin. 1970; 2: 177–181.
145. Boero R, Pignataro A, Quarello F. Salt intake and kidney disease. J Nephrol. 2002; 15(3): 225–229.
146. Bognar A. Vitaminverluste bei der Lagerung und Zubereitung von Lebensmitteln. Teil 1–3. Ernährung/Nutrition. 1995; 19: 411–416, 478–483, 551–554.
147. Böhm H. Das Französische Paradoxon – Gesundheit durch Phenole des Weins? Ernähr Umsch. 2000; 47: 44–49, 92–100.
148. Böhm F, Trinkler JH, Truscott TG. Carotenoids protect against cell membrane damage by the nitrogen dioxide radical. Nature Med. 1995; 1: 98–99.
149. Bone RA et al. Stereochemistry of the human macular carotenoids. Invest Ophthalmol Vis Sci. 1993; 34(6): 2033–2040.
150. Bone RA et al. Distribution of lutein and zeaxanthin stereoisomers in the human retina. Exp Eye Res. 1997; 64(2): 211–218.
151. Bone RA et al. Macular pigment in donor eyes with and without AMD: a case-control study. Invest Ophthalmol Vis Sci. 2001; 42(1): 235–240.
152. Bonjour JP. Vitamins and Alcoholism. IV.Thiamin. Int J Nutr Res. 1980; 50: 321–338.
153. Bonnet N, Garnero P, Ferrari S. Periostin action in bone. Mol Cell Endocrinol. 2016; 432: 75–82.
154. Booth AA, Khalifah RG, Hudson BG. Thiamine pyrophosphate and pyridoxamine inhibit the formation of antigenic advanced glycation end-products: comparison with aminoguanidine. Biochem Biophys Res Commun. 1996; 220(1): 113–119.
155. Booth SL et al. Effect of vitamin E supplementation on vitamin K status in adults with normal coagulation status. Am J Clin Nutr. 2004; 80(1): 143–148.
156. Bootman MD et al. Calcium signalling – an overview. Semin Cell Dev Biol. 2001; 12(1): 3–10.
157. Borgel D et al. Elevated growth-arrest-specific protein 6 plasma levels in patients with severe sepsis. Crit Care Med. 2006; 34(1): 219–222.
158. Borges MC, Martini LA, Rogero MM. Current perspectives on vitamin D, immune system, and chronic diseases. Nutrition. 2011; 27(4): 399–404.
159. Borghi L et al. Comparison of two diets for the prevention of recurrent stones in idiopathic hypercalciuria. N Engl J Med. 2002; 346(2): 77–84.
160. Bottiglieri T et al. Homocysteine, folate, methylation, and monoamine metabolism in depression. J Neurol Neurosurg Psychiatry. 2000; 69(2): 228–232.
161. Bowman AB et al. Role of manganese in neurodegenerative diseases. J Trace Elem Med Biol. 2011; 25(4): 191–203.
162. Bowtell JL et al. Effect of oral glutamine on whole body carbohydrate storage during recovery from exhaustive exercise. J Appl Physiol. 1999; 86(6): 1770–1777.
163. BPI. Fachinformationen des Bundesverbandes der Pharmazeutischen Industrie (Stand Mai 2000).
164. Braam LA et al. Beneficial effects of vitamins D and K on the elastic properties of the vessel wall in postmenopausal women: a follow-up study. Thromb Haemost. 2004; 91(2): 373–380.
165. Branscheidt M. Der Einfluss von Vitamin D auf das angeborene Immunsystem. Dissertation. Univ. Marburg. 2013.
166. Branscheidt M et al. Vitamin D moduliert die angeborene Immunreaktion von Monozyten/Makrophagen. Pneumologie. 2009; 63:A44, doi: 10.1055/s-0029-1202442.
167. Brasky TM, White E, Chen CL. Long-term, supplemental, one-carbon metabolism-related vitamin B use in relation to lung cancer risk in the Vitamins and Lifestyle (VITAL) Cohort. J Clin Oncol. 2017; 35(30): 3440–3448.
168. Brass EP, Stabler SP. Carnitine metabolism in the vitamin B12-deficient rat. Biochem J. 1988; 255(1): 153–159.
169. Braun AB et al. Low serum 25-hydroxyvitamin D at critical care initiation is associated with increased mortality. Crit Care Med. 2012; 40(1): 63–72.
170. Braunwald E et al. Harrisons Innere Medizin 2 (Dietel M, Dudenhausen J, Suttorp N [Hrsg.]). 15. A. Berlin: ABW Wissenschaftsverlag, 2003; Kap. 345: 2459–2462.
171. Brewer LD et al. Vitamin D hormone confers neuroprotection in parallel with downregulation of L-type calcium channel expression in hippocampal neurons. J Neurosci Off J Soc Neurosci. 2001; 21: 98–108.
172. Brewer LD et al. Chronic 1alpha,25-(OH)2 vitamin D3 treatment reduces $Ca^{2+}$-mediated hippocampal biomarkers of aging. Cell Calcium. 2006; 40: 277–286.
173. Britton G. Structure and properties of carotenoids in relation to function. FASEB J. 1995; 9(15): 1551–1558.
174. Bro-Rasmussen F. The riboflavin requirement of animals and man and associated metabolic relations. II. Relation of requirement to the metabolism of protein and energy. Nutr Abstr Rev. 1958; 28(2): 369–386.
175. Brockert S. Vital. 1985; 3: 63 ff.
176. Bronner F. Intestinal calcium absorption: mechanisms and applications. J Nutr. 1987; 117(8): 1347–1352.
177. Bronner F. Mechanisms of intestinal calcium absorption. J Cell Biochem. 2003; 88: 387–393.
178. Bronner WE, Beecher GR. Extraction and measurement of prominent flavonoids in orange and grapefruit juice concentrates. J Chromatogr A. 1995; 705: 247–256.
179. Brown EM. Physiology of calcium metabolism. In: Becker KL et al. (eds.). Principles and practice of endocrinology and metabolism. 2nd ed. Philadelphia: Lippincott, 1995; p. 437–447.

180. Brown EM. Physiology and pathophysiology of the extracellular calcium-sensing receptor. Am J Med. 1999; 106(2): 238–253.
181. Brown EM, Chen CJ. Calcium, magnesium and the control of PTH secretion. Bone Miner. 1989; 5(3): 249–257.
182. Brown L et al. A prospective study of carotenoid intake and risk of cataract extraction in US men. Am J Clin Nutr. 1999; 70(4): 517–524.
183. Bro⊠yna AA et al. Expression of vitamin D receptor (VDR) decreases during progression of pigmented skin lesions. Hum Pathol. 2011; 42: 618–631.
184. Brubacher G. Wissenschaftliche Grundlagen von Bedarfszahlen. VitaMinSpur. 1993; 8: 18–23.
185. Brunner JS et al. Environmental arginine controls multinuclear giant cell metabolism and formation. Nat Commun. 2020; 11(1):431. doi: 10.1038/s41467-020-14285-1.
186. Bruns H et al. Vitamin D-dependent induction of cathelicidin in human macrophages results in cytotoxicity against high-grade B cell lymphoma. Sci Transl Med. 2015; 7(782):282ra47, doi: 10.1126/scitranslmed.aaa3230.
187. Büchau AS et al. The host defense peptide cathelicidin is required for NK cell-mediated suppression of tumor growth. J Immunol. 2010; 184: 369–378.
188. Buddecke E. Grundriss der Biochemie. 6. A. Berlin, New York: De Gruyter, 1980; S. 307–308.
189. Bundesgesundheitsamt (BGA). Monographie: Orotsäure. Bundesanzeiger vom 10. Juni 1989; 106.
190. Bundesgesundheitsamt (BGA): Bekanntmachung über die Zulassung und Registrierung von Arzneimitteln (Aufbereitungsmonographien für den humanmed. Bereich): D-Glucosamin. Bundesanzeiger vom 31. Januar 1992, Nr. 44(104): 45–50.
191. Bundesgesundheitsamt (BGA). Monographie: Vitamin C. Bundesanzeiger vom 29. Oktober 1992.
192. Bundesgesundheitsamt (BGA). Monographie für den humanmedizinischen Bereich, Kommission B5 vom 13.12.1993. Monographie: Kupfer. Bundesanzeiger vom 25. Februar 1994, Nr. 39: 1790–1791.
193. Bundesinstitut für Arzneimittel und Medizinprodukte (BfArM). Musterfachinformation: Thiaminchlorid. 1999; Nr. Fi3800fz.rtf, Stand: 6. Juli 1999.
194. Bundesinstitut für Arzneimittel und Medizinprodukte (BfArM). Gemeinsame Expertenkommission zur Einstufung von Stoffen. Stellungnahme zu Vitamin-D-haltigen Produkten (01/2016). Revision 1.1 (2017).
195. Bundesinstitut für Arzneimittel und Medizinprodukte (BfArM). Wichtige Arzneimittelinformation: Risiko falscher Ergebnisse von Laboruntersuchungen durch Biotininterferenzen. Mai 2019.
196. Bundesinstitut für gesundheitlichen Verbraucherschutz und Veterinärmedizin (BgVV). BgVV rät zur Vorsicht beim Verzehr von Lakritz! bgvv-Pressedienst. 1999; 2.
197. Bundesinstitut für Risikobewertung (BfR). Zusatz von Borsäure oder Borax in Nahrungsergänzungsmitteln. Berlin: BfR, 2006; Gesundheitliche Bewertung Nr. 005/2006 vom 16. November 2005.
198. Bundesinstitut für Risikobewertung (BfR): Glucosamin in Nahrungsergänzungsmitteln: Riskant auch für Patienten, die Cumarin-Antikoagulanzien einnehmen – Europäische Behörde für Lebensmittelsicherheit bestätigt Risikobewertung des BfR. Presseinformationen 07/2012.
199. Bundesinstitut für Risikobewertung (BfR): Glucosaminhaltige Nahrungsergänzungsmittel können ein Gesundheitsrisiko für Patienten darstellen, die Cumarin-Antikoagulantien als Blutgerinnungshemmer einnehmen. Stellungnahme Nr. 004/2010, ergänzt am 21. Januar 2013.
200. Bundesinstitut für Risikobewertung (BfR): Verwendung von Chondroitinsulfat in Nahrungsergänzungsmitteln. Aktualisierte Stellungnahme Nr. 040/2018 vom 7. Dezember 2018.
201. Burgerstein L, Zimmermann M (Bearb.). Burgersteins Handbuch Nährstoffe. Vorbeugen und heilen durch ausgewogene Ernährung. Heidelberg: Haug, 2001.
202. Burgerstein L, Schurgast H, Zimmermann M. Burgersteins Handbuch Nährstoffe. Prävention und Therapie. Heidelberg: Haug, 1997.
203. Burgess E et al. Lifestyle modifications to prevent and control hypertension. 6. Recommendations on potassium, magnesium and calcium. CMAJ. 1999; 160(Suppl 9): S35–S45.
204. Bürgi H, Schaffner TH, Seiler JP. The toxicology of iodate: a review of the literature. Thyroid. 2001; 11(5): 449–456.
205. Burr ML et al. Effects of changes in fat, fish, and fibre intakes on death and myocardial reinfarction: Diet and reinfarction trial (DART). Lancet. 1989; 334(8666): 757–761.
206. Burtis WJ et al. Dietary hypercalciuria in patients with calcium oxalate kidney stones. Am J Clin Nutr. 1994; 60(3): 424–429.
207. Burton JM et al. A phase I/II dose-escalation trial of vitamin D3 and calcium in multiple sclerosis. Neurology. 2010; 74: 1852–1859.
208. Bushinsky DA. Acid-base imbalance and the skeleton. Eur J Nutr. 2001; 40(5): 238–244.
209. Butterworth RF. Neurotransmitter function in thiamine-deficiency encephalopathy. Neurochem Int. 1982; 4(6): 449–464.
210. Butterworth RF. Thiamin malnutrition and brain development. Curr Top Nutr Dis. 1987; 16: 287–304.
211. Butterworth RF. Thiamin deficiency and brain disorders. Nutr Res Rev. 2003; 16(2): 277–284.
212. Caccia S et al. Unexpected similarity of intestinal sugar absorption by SGLT1 and apical GLUT2 in an insect (Aphidius ervi, Hymenoptera) and mammals. Am J Physiol Regul Integr Comp Physiol. 2007; 292(6): R2284–R2291.
213. Callaway J et al. Efficacy of dietary hempseed oil in patients with atopic dermatitis. J Dermatolog Treat. 2005; 16(2): 87–94.
214. Calvello R et al. Vitamin D treatment attenuates neuroinflammation and dopaminergic neurodegeneration in an animal model of parkinson's disease, shifting M1 to M2 microglia responses. J Neuroimmune Pharmacol. 2017; 12: 327–339.
215. Cannell JJ. Autism and vitamin D. Med Hypotheses. 2008; 70: 750–759.

216. Cannell JJ, Grant WB. What is the role of vitamin D in autism? Dermatoendocrinol. 2013; 5: 199–204.
217. Cannell JJ et al. Cod liver oil, vitamin A toxicity, frequent respiratory infections, and the vitamin D deficiency epidemic. Ann Otol Rhinol Laryngol. 2008; 117(11): 864–870.
218. Canner PL et al. Fifteen year mortality in Coronary Drug Project patients: long-term benefit with niacin. J Am Coll Cardiol. 1986; 8(6): 1245–1255.
219. Cantorna MT. Vitamin D and its role in immuno logy: multiple sclerosis, and inflammatory bowel disease. Prog Biophys Mol Biol. 2006; 92(1): 60–64.
220. Cantorna MT, Yu S, Bruce D. The paradoxical effects of vitamin D on type 1 mediated immunity. Mol Aspects Med. 2008; 29(6): 369–375.
221. Cantorna MT, Zhao J, Yang L. Symposium 3: Vitamin D and immune function: from pregnancy to adolescence: vitamin D, invariant natural killer T-cells and experimental autoimmune disease. Proc Nutr Soc. 2012; 71(1): 62–66.
222. Cantorna MT et al. Vitamin D and 1,25(OH)2D regulation of T cells. Nutrients. 2015; 7(4): 3011–3021.
223. Carmel R. Current concepts in cobalamin deficiency. Annu Rev Med. 2000; 51: 357–375.
224. Carroll MF, Schade DS. A practical approach to hypercalcemia. Am Fam Physician. 2003; 67(9): 1959–1966.
225. Carter GD et al. How accurate are assays for 25-hydroxyvitamin D? Data from the international vitamin D external quality assessment scheme. Clin Chem. 2004; 50(11): 2195–2197.
226. Cashman KD et al. Vitamin D deficiency in Europe: pandemic? Am J Clin Nutr. 2016; 103(4): 1033–1044.
227. Casperson SL et al. Leucine supplementation chronically improves muscle protein synthesis in older adults consuming the RDA for protein. Clin Nutr. 2012; 31(4): 512–519.
228. Cassidy A, Griffin B. Phyto-oestrogens: a potential role in the prevention of CHD? Proc Nutr Soc. 1999; 58: 193–199.
229. Cathébras PJ et al. Fatigue in primary care: prevalence, psychiatric comorbidity, illness behavior, and outcome. J Gen Intern Med. 1992; 7(3): 276–286.
230. Cederberg H et al. Increased risk of diabetes with statin treatment is associated with impaired insulin sensitivity and insulin secretion: a 6 year follow-up study of the METSIM cohort. Diabetologia. 2015; 58(5): 1109–1117.
231. Cesarone MR et al. Comparison of Pycnogenol® and Daflon® in treating chronic venous insufficiency: a prospective, controlled study. Clin Appl Thromb Hemost. 2006; 12(2): 205–212.
232. Chandra RK. Effect of vitamin and trace-element supplementation on immune responses and infection in elderly subjects. Lancet. 1992; 340(8828): 1124–1127.
233. Chang JC, van der Hoeven LH, Haddox CH. Glutathione reductase in the red blood cells. Ann Clin Lab Sci. 1978; 8(1): 23–29.
234. Chang WC, Hou FL. Inhibition of platelet aggregation and arachidonate metabolism in platelets by procyanidins. Prostaglandins Leukot Essent Fatty Acids. 1989; 38: 181–188.
235. Chapman RW et al. Hepatic iron stores and markers of iron overload in alcoholics and patients with idiopathic hemochromatosis. Dig Dis Sci. 1982; 27(10): 909–916.
236. Charles P et al. Dermal, intestinal, and renal obligatory losses of calcium: relation to skeletal calcium loss. Am J Clin Nutr. 1991; 54(Suppl 1): 266S–273S.
237. Chasan-Taber L et al. A prospective study of carotenoid and vitamin A intakes and risk of cataract extraction in US women. Am J Clin Nutr. 1999; 70(4): 509–516.
238. Chasse GA et al. An ab initio computational study on selected lycopene isomers. J Mol Struct. THEOCHEM. 2001; 571(1–3): 27–37.
239. Chen G et al. CYP24A1 is an independent prognostic marker of survival in patients with lung adenocarcinoma. Clin Cancer Res. 2011; 17(4): 817–826.
240. Chen J et al. Effect of oral administration of high-dose nitric oxide donor L-arginine in men with organic erectile dysfunction: results of a double-blind, randomized, placebo-controlled study. BJU Int. 1999; 83(3): 269–273.
241. Chen S, Kao YC, Laughton CA. Binding characteristics of aromatase inhibitors and phytoestrogens to human aromatase. J Steroid Biochem Mol Biol. 1997; 61: 107–115.
242. Cheraskin E, Ringsdorf WM jr. A relationship between vitamin C intake and electrocardiography. J Electrocardiol. 1979; 12: 441
243. Chew B et al. Line L. Astaxanthin stimulates immune response in humans in a double blind study. Presented at the Supply Side West International Trade Show and Conference, October 1–3, 2003.
244. Chida M et al. In vitro testing of antioxidants and biochemical end-points in bovine retinal tissue. Ophthalmic Res. 1999; 31(6): 407–415.
245. Chiu C-Y et al. Low cord blood vitamin D levels are associated with increased milk sensitization in early childhood. Pediatr Allergy Immunol. 2015; 25: 767–772.
246. Choi HK, Gao X, Curhan G. Vitamin C intake and the risk of gout in men: a prospective study. Arch Intern Med. 2009; 169(5): 502–507.
247. Choi YH, Yan GH. Pycnogenol® inhibits immunglobulin E-mediated allergic response in mast cells. Phytother Res. 2009; 23: 1691–1695.
248. Chopra M et al. Influence of increased fruit and vegetable intake on plasma and lipoprotein carotenoids and LDL oxidation in smokers and nonsmokers. Clin Chem. 2000; 46(11): 1818–1829.
249. Christiansen C, Rødbro P, Lund M. Incidence of anticonvulsant osteomalacia and effect of vitamin D: controlled therapeutic trial. Br Med J. 1973; 4: 695–701.
250. Christiansen C, Rødbro P, Sjö O. "Anticonvulsant Action" of vitamin D in epileptic patients? A controlled pilot study. Br Med J. 1974; 2: 258–259.
251. Chung HY, Rasmussen HM, Johnson EJ. Lutein bioavailability is higher from lutein-enriched eggs than from supplements and spinach in men. J Nutr. 2004; 134(8): 1887–1893.
252. Chung I et al. Role of VDR in anti-proliferative effects of calcitriol in tumor-derived endothelial cells and tumor angiogenesis in vivo. Cancer Res. 2009; 69: 967–975.
253. Church JP et al. Relationships among dietary constituents and specific serum clinical components of

subjects eating self-selected diets. Am J Clin Nutr. 1984; 40(Suppl 6): 1338–1344.
254. Chyou PH, Nomura AM, Stemmermann GN. A prospective study of diet, smoking, and lower urinary tract cancer. Ann Epidemiol. 1993; 3(3): 211–216.
255. Chytil F. The lungs and vitamin A. Amer J Physiol. 1992; 262: L517–L527.
256. Cieslak K et al. Low vitamin D levels predict clinical features of schizophrenia. Schizophr Res. 2014; 159(2–3): 543–545.
257. Clark BA, Brown RS. Potassium homeostasis and hyperkalemic syndromes. Endocrinol Metab Clin North Am. 1995; 24(3): 573–591.
258. Classen HG, Bubeck J. Synergismus von Calcium und Magnesium. DAZ. 2002; 49:119, 1. Dezember 2002.
259. Clegg DO et al. Glucosamine, chondroitin sulfate, and the two in combination for painful knee osteoarthritis. N Engl J Med. 2006; 354(8): 795–808.
260. Cockayne S et al. Vitamin K and the prevention of fractures: systematic review and meta-analysis of randomized controlled trials. Arch Intern Med. 2006; 166(12): 1256–1261.
261. Cohen-Lahav M et al. Vitamin D decreases NFkappaB activity by increasing IkappaBalpha levels. Nephrol Dial Transplant. 2006; 21(4): 889–897.
262. Colditz GA, Hankinson SE. The Nurses' Health Study: lifestyle and health among women. Nat Rev Cancer. 2005; 5(5): 388–396.
263. Combs GF. The vitamins: fundamental aspects in nutrition and health. San Diego: Academic Press, 1992.
264. Comhaire FH, Mahmoud A. The role of food supplements in the treatment of the infertile man. Reprod Biomed Online. 2003; 7(4): 385–391.
265. Comhaire FH et al. Combined conventional/antioxidant "Astaxanthin" treatment for male infertility: a double blind, randomized trial. Asian J Androl. 2005; 7(3): 257–262.
266. Condò M et al. Riboflavin prophylaxis in pediatric and adolescent migraine. J Headache Pain. 2009; 10(5): 361–365.
267. Conly JM, Stein K. The production of menaquinones (vitamin K2) by intestinal bacteria and their role in maintaining coagulation homeostasis. Prog Food Nutr Sci. 1992; 16(4): 307–343.
268. Connett JE et al. Relationship between carotenoids and cancer: the multiple risk factor intervention trial (MRFIT) study. Cancer. 1989; 64(1): 126–134.
269. Constantinou A et al. Flavonoids as DNA topoisomerase antagonists and poisons: structure-activity relationships. J Nat Prod. 1995; 58(2): 217–225.
270. Conte D et al. Iron-related indexes in chronic alcoholics. Effect of alcohol withdrawal. Ital J Gastroenterol Hepatol. 1998; 30(5): 534–538.
271. Cook NR et al. Effects of beta-carotene supplementation on cancer incidence by baseline characteristics in the Physicians' Health Study (United States). Cancer Causes Control. 2000; 11(7): 617–626.
272. Coors U, Montag A. Untersuchungen zur Stabilität des Tocopherolgehaltes pflanzlicher Öle. Fat Sci Technol. 1988; 90: 129–138.
273. Corrao G et al. Alcohol and coronary heart disease: a meta-analysis. Addiction. 2000; 95(10): 1505–1523.
274. Correa P. Epidemiological correlations between diet and cancer frequency. Cancer Res. 1981; 41(9): 3685–3690.
275. Cortez MA, Burnham WM, Hwang PA. Infantile spasms: seasonal onset differences and zeitgebers. Pediatr Neurol. 1997; 16: 220–224.
276. Coruzzi P et al. Potassium depletion and salt sensitivity in essential hypertension. J Clin Endocrinol Metab. 2001; 86(6): 2857–2862.
277. Cossins E, Lee R, Packer L. ESR studies of vitamin C regeneration, order of reactivity of natural source phytochemical preparations. Biochem Mol Biol Int. 1998; 45: 583–597.
278. Covault J et al. Association of a long-chain fatty acid-CoA ligase 4 gene polymorphism with depression and with enhanced niacin-induced dermal erythema. Am J Med Genet B Neuropsychiatr Genet. 2004; 127B(1): 42–47.
279. Coxam V. Current data with inulin-type fructans and calcium, targeting bone health in adults. J Nutr. 2007; 137(Suppl 11): 2527S–2533S.
280. Cranenburg EC, Schurgers LJ, Vermeer C. Vitamin K: the coagulation vitamin that became omnipotent. Thromb Haemost. 2007; 98(1): 120–125.
281. Crosier MD et al. Matrix Gla protein polymorphisms are associated with coronary artery calcification in men. J Nutr Sci Vitaminol (Tokyo). 2009; 55(1): 59–65.
282. Cui X et al. Maternal vitamin D deficiency alters the expression of genes involved in dopamine specification in the developing rat mesencephalon. Neurosci Lett. 2010; 486: 220–223.
283. Cui X et al. The vitamin D receptor in dopamine neurons: its presence in human substantia nigra and its ontogenesis in rat midbrain. Neuroscience. 2013; 236: 77–87.
284. Cui Y et al. Dietary boron intake and prostate cancer risk. Oncol Rep. 2004; 11(4): 887–892.
285. Curtay JP. La Nutritherapie. Bases Scientifiques et Pratique Medicale. Paris: Editions Boirons, 1995; p. 54–55.
286. Cutillas-Marco E et al. Vitamin D status and hypercholesterolemia in Spanish general population. Dermatoendocrinol. 2013; 5(3): 358–362.
287. Czeizel AE, Dudás I. Prevention of the first occurrence of neural-tube defects by periconceptional vitamin supplementation. N Engl J Med. 1992; 327(26): 1832–1835.
288. Dagnelie G, Zorge LS, McDonald TM. Lutein improves visual function in some patients with retinal degeneration: a pilot study via the Internet. Optometry. 2000; 71(3): 147–164.
289. Dagnelie PC, van Staveren WA, van den Berg H. Vitamin B-12 from algae appears not to be bioavailable. Am J Clin Nutr. 1991; 53(3): 695–697.
290. Dai W et al. Molecular cloning of a novel receptor tyrosine kinase, tif, highly expressed in human ovary and testis. Oncogene. 1994; 9(3): 975–979.
291. Dali-Youcef N, Andrès E. An update on cobalamin deficiency in adults. QJM. 2009; 102(1): 17–28.
292. DAP DeutschesApothekenPortal. https://www.deutschesapothekenportal.de/rezept-retax/dap-retax-

arbeitshilfen/otc-arzneimittel/arzneimittel-vs-nem/. [Letzter Zugriff: 28.11.2021]
293. Das A jr, Hammad TA. Efficacy of a combination of FCHG49 glucosamine hydrochloride, TRH122 low molecular weight sodium chondroitin sulfate and manganese ascorbate in the management of knee osteoarthritis. Osteoarthritis Cartilage. 2000; 8(5): 343–350.
294. Davey GK et al. EPIC-Oxford: lifestyle characteristics and nutrient intakes in a cohort of 33 883 meat-eaters and 31 546 non meat-eaters in the UK. Public Health Nutr. 2003; 6(3): 259–269.
295. Davidson JR et al. Effectiveness of chromium in atypical depression: a placebo-controlled trial. Biol Psychiatry. 2003; 53(3): 261–264.
296. Davies G et al. A systematic review and meta-analysis of Northern Hemisphere season of birth studies in schizophrenia. Schizophr Bull. 2003; 29: 587–593.
297. Davis CD, Greger JL. Longitudinal changes of manganese-dependent superoxide dismutase and other indexes of manganese and iron status in women. Am J Clin Nutr. 1992; 55(3): 747–752.
298. Davis JM. Methylcyclopentadienyl manganese tricarbonyl: health risk uncertainties and research directions. Environ Health Perspect. 1998; 106(Suppl 1): 191–201.
299. Dawson-Hughes B. Calcium supplementation and bone loss: a review of controlled clinical trials. Am J Clin Nutr. 1991; 54(1 Suppl): 274S–280S.
300. De Carvalho GB et al. Zinc's role in the glycemic control of patients with type 2 diabetes: a systematic review. Biometals. 2017; 30(2): 151–162.
301. De Flora S, Ramel C. Mechanisms of inhibitors of mutagenesis and carcinogenesis – Classification and overview. Mutat Res. 1988; 202: 285–306.
302. De Luca LM et al. Vitamin A in epithelial differentiation and skin carcinogenesis. Nutr Rev. 1994; 52(2): S45–S52.
303. De Vita F et al. Relationship between vitamin D and inflammatory markers in older individuals. Age (Dordr). 2014; 36(4):9694, doi: 10.1007/s11357-014-9694-4.
304. De Vrese M, Schrezenmeir J. Pro- und Präbiotika – Stand der Diskussion. Ernähr Umsch. 1998; 45 (Sonderheft): S79–S89.
305. Delclos KB et al. Effects of dietary genistein exposure during development on male and female CD (Sprague-Dawley) rats. Reprod Toxicol. 2001; 15(6): 647–663.
306. DeLuca HF. Overview of general physiologic features and functions of vitamin D. Am J Clin Nutr. 2004; 80(6 Suppl): 1689S–1696S.
307. Deng X et al. Magnesium, vitamin D status and mortality: results from US National Health and Nutrition Examination Survey (NHANES) 2001 to 2006 and NHANES III. BMC Medicine. 2013; 11:187, doi: 10.1186/1741-7015-11-187.
308. DerStandard.at. Vitamin D: Viele Menschen unterversorgt. 25. April 2016. https://www.derstandard.at/story/2000035694020/vitamin-dviele-menschen-unterversorgt. [Letzter Zugriff: 28.11.2021]
309. Deutsche Apotheker Zeitung (Hrsg.). Chrom – Funktionen, Bioverfügbarkeit und Versorgung. DAZ. 2006; 11:72, 12. März 2006.
310. Deutsche Apotheker Zeitung (Hrsg.). Mit Interaktionen und Nebenwirkungen richtig umgehen (Interpharm 2010). DAZ. 2010; 12: 56, 25. März 2010.
311. Deutsches Ärzteblatt. Darmkrebs: Ballaststoffreiche Ernährung verbessert Überlebenschance. Dtsch Ärztebl. 7. November 2017. https://www.aerzteblatt.de/nachrichten/83290/Darmkrebs-Ballaststoffreiche-Ernaehrung-verbessert-Ueberlebenschance. [Letzter Zugriff: 28.11.2021]
312. Deutsche Krebshilfe e.V. Zellgifte im Schlepptau eines Vitamins. Dr. med. Eva M. Kalbheim, Pressestelle, 25. März 2008. https://idw-online.de/de/news252087. [Letzter Zugriff: 28.11.2021]
313. Devaraj S et al. Supplementation with a pine bark extract rich in polyphenols increases plasma antioxidant capacity and alters the plasma lipoprotein profile. Lipids. 2002 Oct; 37(10): 931–934.
314. Devereux G et al. Maternal vitamin D intake during pregnancy and early childhood wheezing. Am J Clin Nutr. 2007; 85(3): 853–859.
315. DGE. Empfehlungen für die Nährstoffzufuhr. Frankfurt/Main: Umschau, 1986.
316. DGE. Empfehlungen für die Nährstoffzufuhr. 1988.
317. DGE. Empfehlungen für die Nährstoffzufuhr. Frankfurt/Main: Umschau, 1991.
318. DGE. Empfehlungen für die Nährstoffzufuhr. Frankfurt/Main: Umschau, 1996.
319. DGE. Presseinformation: DGE aktuell 23/2020 vom 17. November 2020. https://www.dge.de/presse/pm/neue-d-a-ch-referenzwerte-fuer-die-vitamin-a-zufuhr/. [Letzter Zugriff: 28.11.2021]
320. DGE (Hrsg.). Ernährungsbericht 2004. Bonn, 2004.
321. DGE, ÖGE, SGE, SVE (Hrsg.). Referenzwerte für die Nährstoffzufuhr. 1. A. Neustadt: Umschau, 2000. **a)** S. 137–144; **b)** S. 185–190.
322. DGE, ÖGE, SGE, SVE (Hrsg.). Referenzwerte für die Nährstoffzufuhr. 1. A., 3. korr. Nachdruck. Neustadt: Umschau, 2008.
323. DGE, ÖGE, SGE, SVE (Hrsg.). Referenzwerte für die Nährstoffzufuhr. 1. A., 5. korr. Nachdruck. Neustadt: Umschau, 2013.
324. Di Mascio P, Kaiser SP, Sies H. Lycopene as the most efficient biological carotenoid singlet oxygen quencher. Arch Biochem Biophys. 1989; 274(2): 532–538.
325. Dietl H, Ohlenschläger G. Handbuch der orthomolekularen Medizin. 2. A. Heidelberg: Haug, 1999.
326. Ding H et al. Unrecognized vitamin D3 deficiency is common in Parkinson disease. Neurology. 2013; 81(17): 1531–1537.
327. Dittrich K, Becker U. Bioaktive Substanzen: Kleinste Mengen wirken. UGB-Forum. 1999; 1: 6–9.
328. Divi RL, Chang HC, Doerge DR. Anti-thyroid isoflavones from soybean: isolation, characterization, and mechanisms of action. Biochem Pharmacol. 1997; 54(10): 1087–1096.
329. Diwaker D, Mishra KP, Ganju L. Potential roles of protein disulphide isomerase in viral infections. Acta Virol. 2013; 57(3): 293–304.
330. Djukic M et al. Frequency of dementia syndromes with a potentially treatable cause in geriatric in-patients:

Analysis of a 1-year interval. Eur Arch Psychiatry Clin Neurosci. 2015; 265(5): 429–438.
331. Doğan Bulut S et al. The relationship between symptom severity and low vitamin D levels in patients with schizophrenia. PloS One. 2016; 11:e0165284, doi: 10.1371/journal.pone.0165284.
332. Döll M. Arthrose – endlich schmerzfrei durch Biostoffe. 3. A. München: Goldmann, 2007; S. 131 ff.
333. Domke A et al. (Hrsg.). Verwendung von Vitaminen in Lebensmitteln – Toxikologische und ernährungsphysiologische Aspekte. Teil I. Berlin: Bundesinstitut für Risikobewertung, 2004; BfR-Wissenschaft 03/2004.
334. Domke A et al. (Hrsg.). Verwendung von Mineralstoffen in Lebensmitteln – Toxikologische und ernährungsphysiologische Aspekte. Teil II. Berlin: Bundesinstitut für Risikobewertung, 2004; BfR-Wissenschaft 04/2004. **a)** S. 93–110, 127–151; **b)** S. 279–291.
335. Dong JY et al. Effect of probiotic fermented milk on blood pressure: a meta-analysis of randomised controlled trials. Br J Nutr. 2013; 110(7): 1188–1194.
336. Donner S. Probiotika: Wirkung fraglich. UGB-Forum. 2007; 2: 100–101.
337. Dourson M et al. Boron tolerable intake: re-evaluation of toxicokinetics for data-derived uncertainty factors. Biol Trace Elem Res. 1998; 66(1–3): 453–463.
338. Dr. Schweikhart Verlag (Hrsg.). Vitamin B12 und Algen: Spirulina, Chlorella und Nori. Vitaminb12.de, Verein zur Förderung ganzheitlicher Gesundheit, https://www.vitaminb12.de/algen/. [Letzter Zugriff: 28.11.2021]
339. Duffy SJ et al. Treatment of hypertension with ascorbic acid. Lancet. 1999; 354(9195): 2048–2049.
340. Duisterwinkel FJ et al. Bioavailability of orally administered zinc, using Taurizine. Pharm Weekbl Sci. 1986; 8(1): 85–88.
341. Dunn SE, Leblanc GA. Hypocholesterinemic properties of plant indoles – Inhibition of acyl-CoA:cholesterol acyltransferase activity and reduction of serum LDL/VLDL cholesterol levels by glucobrassicin derivates. Biochem Pharmacol. 1994; 47: 359–364.
342. Dursun E, Gezen-Ak D, Yilmazer S. A novel perspective for Alzheimer's disease: vitamin D receptor suppression by amyloid-β and preventing the amyloid-β induced alterations by vitamin D in cortical neurons. J Alzheimers Dis. 2011; 23: 207–219.
343. Dvoráková M et al. Urinary catecholamines in children with ADHD, modulation by a polyphenolic extract from pine bark (Pycnogenol®). Nutr Neurosci. 2007; 10(3–4): 151–157.
344. Eaton SB et al. An evolutionary perspective enhances understanding of human nutritional requirements. J Nutr. 1996; 126(6): 1732–1740.
345. Eberhardt MV, Lee CY, Liu RH. Antioxidant activity of fresh apples. Nature. 2000; 405(6789): 903–904.
346. Ebermann R, Elmadfa I. Lehrbuch Lebensmittelchemie und Ernährung. Wien: Springer, 2007.
347. Eisenbrand G, Meyer AH, Schreier P. RÖMPP Lexikon Lebensmittelchemie. 2. A. Stuttgart: Thieme. 2006; S. 381–383.
348. Eissenstat BR, Wyse BW, Hansen RG. Pantothenic acid status of adolescents. Am J Clin Nutr. 1986; 44(6): 931–937.
349. El Abdaimi K et al. The vitamin D analogue EB 1089 prevents skeletal metastasis and prolongs survival time in nude mice transplanted with human breast cancer cells. Cancer Res. 2000; 60(16): 4412–4418.
350. El Asmar MS, Naoum JJ, Arbid EJ. Vitamin K dependent proteins and the role of vitamin K2 in the modulation of vascular calcification: a review. Oman Med J. 2014; 29(3): 172–177.
351. Elmadfa I, Leitzmann C. Ernährung des Menschen. 2. A. Stuttgart: Eugen Ulmer, 1988.
352. Elmadfa I, Leitzmann C. Ernährung des Menschen. 4. A. Stuttgart: Eugen Ulmer, 2004. **a)** S. 252–254; **b)** S. 259–262; **c)** S. 279–281; **d)** S. 305–317; **e)** S. 366–374; **f)** S. 374–380.
353. Elmadfa I et al. 1. Wiener Ernährungsbericht. Dokumentation des WHO-Projekts: „Wien – gesunde Stadt", Vol. 7. Wien, 1994.
354. Elmadfa I et al. Österreichischer Ernährungsbericht 1998, Inst. der Ernährungswiss. der Univ. Wien, 1998.
355. Elmadfa I et al. Zinc intake and status in Austria in the light of different reference values. Int J Vitam Nutr Res. 2017; 87(3–4): 169–178.
356. Eng S et al. Kardiovaskuläre Effekte von Fischöl. Zeitschr ärztliche Fortbildung. 1992; 86: 547.
357. Englert H, Siebert S. Vegane Ernährung. Bern: Haupt/UTB, 2016.
358. Englyst HN, Kingman SM, Cummings JH. Classification and measurement of nutritionally important starch fractions. Eur J Clin Nutr. 1992; 46(Suppl 2): S33–S50.
359. Enseleit F et al. Effects of Pycnogenol® on endothelial function in patients with stable coronary artery disease: a double-blind, randomized, placebo-controlled, cross-over study. Eur Heart J. 2012; 33(13): 1589–1597.
360. Ensminger AH et al. The Concise Encyclopedia of Foods and Nutrition. Potassium. Boca Raton: CRC Press, 1995; p. 865–866.
361. Enstrom JE, Kanim LE, Klein MA. Vitamin C intake and mortality among a sample of the United States population. Epidemiology. 1992; 3(3): 194–202.
362. Erkkola M et al. Maternal vitamin D intake during pregnancy is inversely associated with asthma and allergic rhinitis in 5-year-old children. Clin Exp Allergy. 2009; 39(6): 875–882.
363. Ernst E. Can allium vegetables prevent cancer? Phytomed. 1997; 4(1): 79–83.
364. Errichi BM et al. Prevention of post thrombotic syndrome with Pycnogenol® in a twelve month study. Panminerva Med. 2011; 53 (3 Suppl 1): 21–27.
365. Errichi S et al. Supplementation with Pycnogenol® improves signs and symptoms of menopausal transition. Panminerva Med. 2011; 53(3 Suppl 1): 65–70.
366. Ershov YV, Dmitrovskii AA, Bykhovskii VY. Characterization of the interaction of β-carotene-15,15'-dioxygenase from rabbit small intestine with lycopene, 15,15'-dehydro-β-carotene, lutein, and astaxanthine. Biochem Russ. 1993; 58(5): 483–487.
367. Ettle T, Schümann K. Kupfer steckt in vielen Enzymen. Pharmazeutische Zeitung. 2005; 01/2005.
368. Europäische Union. Final report summary – ODIN ((()) Food-based solutions for optimal vitamin D nutrition

and health through the life cycle. (Letzte Aktualisierung: 25. Juli 2018, AZ 237933). CORDIS Forschungsergebnisse der EU.
369. European Food Safety Authority (EFSA): Use of lycopene as a food colour – Scientific Opinion of the Panel on Food Additives, Flavourings, Processing Aids and Materials in Contact with Food. EFSA Journal. 2008; 6(4):674, doi: 10.2903/j.efsa.2008.674.
370. European Food Safety Authority (EFSA) Scientific Committee on Food (SCF) and Scientific Panel on Dietetic Products, Nutrition and Allergies (NDA). Tolerable Upper Intake Levels for Vitamins and Minerals. EFSA, 2006.
371. European Food Safety Authority (EFSA) Panel on Dietetic Products, Nutrition and Allergies (NDA). Scientific Opinion on the tolerable upper intake level of calcium. EFSA Journal. 2012; 10(7):2814, doi: 10.2903/j.efsa.2012.281.
372. European Food Safety Authority (EFSA) Panel on Dietetic Products, Nutrition and Allergies (NDA). Statement on the safety of synthetic zeaxanthin as an ingredient in food supplements. EFSA Journal. 2012; 10(10):2891, doi: 10.2903/j.efsa.2012.2891.
373. European Food Safety Authority (EFSA) Panel on Food Additives and Nutrient Sources Added to Food (ANS). Opinion of the Scientific Panel on food additives, flavourings, processing aids and materials in contact with food (AFC) related to Calcium L-Methylfolate. EFSA Journal. 2004; 2(11):135, doi: 10.2903/j.efsa.2004.135.
374. European Food Safety Authority (EFSA) Panel on Food Additives and Nutrient Sources added to Food (ANS). Scientific Opinion on the re-evaluation of lutein preparations other than lutein with high concentrations of total saponified carotenoids at levels of at least 80 %. EFSA Journal. 2011; 9(5):2144, doi: 10.2903/j.efsa.2011.2144.
375. European Food Safety Authority (EFSA) Panel on Food Additives and Nutrient Sources added to Food (ANS). Scientific Opinion on the Tolerable Upper Intake Level of vitamin D. EFSA Journal. 2012; 10(7):2813, doi: 10.2903/j.efsa.2012.2813.
376. European Food Safety Authority (EFSA) Panel on Food Additives and Nutrient Sources added to Food (ANS). Scientific Opinion on Chromoprecise® cellular bound chromium yeast added for nutritional purposes as a source of chromium in food supplements and the bioavailability of chromium from this source. EFSA Journal. 2012; 10(11):2951, doi: 10.2903/j.efsa.2012.2951.
377. European Food Safety Authority (EFSA) Panel on Food Additives and Nutrient Sources added to Food (ANS). Safety of astaxanthin for its use as a novel food in food supplements. EFSA Journal. 2020; 18(2):5993, doi: 10.2903/j.efsa.2020.5993.
378. Eyles DW et al. Distribution of the vitamin D receptor and 1-alpha-hydroxylase in human brain. J Chem Neuroanat. 2005; 29: 21–30.
379. Fachgesellschaft für Ernährungstherapie und Prävention (FETeV). Kupfer – Ernährungstherapeutische Aspekte (14. Oktober 2021). Frankfurt am Main; https://fet-ev.eu/kupfer/. [Letzter Zugriff: 28.11.2021]
380. Fachgesellschaft für Ernährungstherapie und Prävention (FETeV). Ballaststoffe (Nahrungsfasern) – Ernährungstherapeutische Aspekte (13. Oktober 2021). Frankfurt am Main; https://fet-ev.eu/ballaststoffe/. [Letzter Zugriff: 28.11.2021]
381. Failla ML, Johnson MA, Prohaska JR. Copper. In: Bowman BA, Russel RM (eds.). Present Knowledge in Nutrition. 8th ed. Washington DC: ILSI Press, 2001; p. 373–383.
382. Fairweather-Tait SJ et al. Selenium in human health and disease. Antioxid Redox Signal. 2011; 14(7): 1337–1383.
383. Fantl WJ, Johnson DE, Williams LT. Signalling by receptor tyrosine kinases. Annu Rev Biochem. 1993; 62: 453–481.
384. Fardellone P et al. Comparative efficacy and safety study of two chondroitin sulfate preparations from different origin (avian and bovine) in symptomatic osteoarthritis of the knee. Open Rheumatol J. 2013; 7: 1–12.
385. Farid R et al. Pycnogenol supplementation reduces pain and stiffness and improves physical function in adults with knee osteoarthritis. Nutr Res. 2007; 27(11): 692–697.
386. Faridi KF et al. Serum vitamin D and change in lipid levels over 5 y: the atherosclerosis risk in communities study. Nutrition. 2017; 38: 85–93.
387. Farvid MS et al. Dietary fiber intake in young adults and breast cancer risk. Pediatrics. 2016; 137(3):e20151226, doi: 10.1542/peds.2015-1226.
388. Felchner C. Vitamin C. NetDoktor. https://www.netdoktor.de/laborwerte/vitamin-c/ (27. September 2019). [Letzter Zugriff: 28.11.2021]
389. Fennema OR. Food Chemistry. 3rd ed. New York: Marcel Dekker, 1996.
390. Fenwick GR et al. Saponins. In: D'Mello F, Duffus CM, Duffus JH (eds.). Toxic Substances in Crop Plants. Cambridge: The Royal Society of Chemistry, 1991; p. 285–327.
391. Ferland G. The vitamin K-dependent proteins: an update. Nutr Rev. 1998; 56(8): 223–230.
392. Fernandes CF, Chandan RC, Shahani KM. Fermented diary products and health. In: Wood BJB (ed.). The lactic acid bacteria in health and disease. London: Elsevier, 1992; p. 297–339.
393. Fernandes CG et al. Experimental evidence that methylmalonic acid provokes oxidative damage and compromises antioxidant defenses in nerve terminal and striatum of young rats. Cell Mol Neurobiol. 2011; 31(5): 775–785.
394. Fernández-Vega B et al. Coenzyme Q10 treatment improved visual field after homonymous quadrantanopia caused by occipital lobe infarction. Am J Ophthalmol Case Rep. 2018; 13: 70–75.
395. Fessler B. Altersbezogene Makuladegeneration – Mit photodynamischer Therapie gegen den Sehverlust. DAZ. 2000; 42: 4824–4825.
396. Feuille EJ, Nowak-W⊠grzyn AH. Vitamin D insufficiency is associated with challenge-proven food allergy in infants. Pediatrics. 2013; 132(Suppl 1): S7–S8.
397. FH Erfurt. Bioaktive Substanzen im Gemüse. Projekt der Studienrichtung Gartenbau.
398. Fiebeler A et al. Growth arrest specific protein 6/Axl signaling in human inflammatory renal diseases. Am J Kidney Dis. 2004; 43(2): 286–295.

399. Fine KD et al. Intestinal absorption of magnesium from food and supplements. J Clin Invest. 1991; 88(2): 396–402.
400. Finley EB, Cerklewski FL. Influence of ascorbic acid supplementation on copper status in young adult men. Am J Clin Nutr. 1983; 37(4): 553–556.
401. Fitsanakis VA et al. Manganese (Mn) and iron (Fe): interdependency of transport and regulation. Neurotox Res. 2010; 18(2): 124–131.
402. Fleet JC, Wood RJ: Specific 1,25-(OH)2-D3 mediated regulation of transcellular calcium transport in Caco-2 cells. Am J Physiol. 1999; 276(4): G958–G964.
403. Fleet JC et al. Vitamin D and cancer: a review of molecular mechanisms. Biochem J. 2012; 441(1): 61–76.
404. Flexner C. HIV-protease inhibitors. N Engl J Med. 1998; 338(18): 1281–1292.
405. Fluhrer R, Hampe W (Hrsg.). Biochemie und Molekularbiologie hoch2. 1. A. München: Elsevier, Urban & Fischer; 2020; S. 364.
406. FOCUS Online. Vitamin D: Grenzwerte des Vitamins. Aktualisiert am Sonntag, 6. März 2016, https://www.focus.de/gesundheit/ernaehrung/gesundessen/tid-17499/vitamin-d-grenzwerte-des-vitamins_aid_488149.html. [Letzter Zugriff: 28.11.2021]
407. FOCUS Online. Forschungssensation: Grippe, Feinstaub und Bauchfett verstopfen Arterien. 17. Januar 2017, https://www.focus.de/gesundheit/ratgeber/herz/risiko/neue-theorie-zur-arterienverkalkung-herzchirurg-warnt-entzuendungen-sind-groesster-risikofaktor-fuer-arteriosklerose_id_6506363.html. [Letzter Zugriff: 28.11.2021]
408. FOCUS Online. Schwermetalle im Körper: Was Sie darüber wissen sollten. 9. Mai 2019, https://praxistipps.focus.de/schwermetalle-im-koerper-was-sie-darueber-wissen-sollten_110654. [Letzter Zugriff: 28.11.2021]
409. Fontella FU et al. Propionic and L-methylmalonic acids induce oxidative stress in brain of young rats. Neuroreport. 2000; 11(3): 541–544.
410. Food and Drug Administration (FDA). Food Labeling; Nutrient Content Claims: Definition for "High Potency" and definition of "Antioxidant" for use in nutrient content claims for dietary supplements and conventional foods. Docket no. 95N–0347. Fed Regist. 1997; 62(184): 49868–49881.
411. Food Standards Agency. Expert Group on Vitamins and Minerals. Review of Thiamin. EVM/00/14/P. Technical report. UK Food Standards Agency, 2000.
412. Food Standards Agency. Expert Group on Vitamins and Minerals. Review of Molybdenum. UK Food Standards Agency, 2003.
413. Food Standards Agency. Expert Group on Vitamins and Minerals. Safe upper levels for vitamins and minerals. UK Food Standards Agency, 2003.
414. Fordham IM, Clevidence B, Zimmerman RH. Fruit of autumn olive: a rich source of lycopene. HortScience. 2001; 36: 1136–1137.
415. Formica JV, Regelson W. Review of the biology of quercetin and related bioflavonoids. Food Chem Toxic. 1995; 33: 1061–1080.
416. Forschung im Dienste der Gesundheit (Hrsg.). Die Nationale Verzehrsstudie: Ergebnisse der Basisauswertung. Bremerhaven: Wirtschaftsverl. NW, 1992.
417. Forum Bio- und Gentechnologie e.V. (Hrsg.). Goldener Reis mit mehr Vitamin A: Eine unendliche Geschichte. https://www.transgen.de/forschung/428.goldener-reis-vitamin-augenerkrankungen.html. [Letzter Zugriff: 28.11.2021]
418. Foundation OrthoKnowledge. Vitamin K vielseitiger als bisher gedacht. https://www.orthoknowledge.eu/forschung/vitamin-k-vielseitiger-als-bisher-gedacht. [Letzter Zugriff: 28.11.2021]
419. Fraga CG, Oteiza PI. Iron toxicity and antioxidant nutrients. Toxicology. 2002; 180(1): 23–32.
420. Frei B, Higdon JV. Antioxidant activity of tea polyphenols in vivo: evidence from animal studies. J Nutr. 2003; 133(10): 3275S–3284S.
421. Friedman M. Dietary impact of food processing. Ann Rev Nutr. 1992; 12: 119–137.
422. Friedrich W. Handbuch der Vitamine. München, Urban & Schwarzenberg, 1987.
423. Fuchs N. Mit Nährstoffen heilen. Eine Einführung in die komplexe orthomolekulare Nährstoff-Therapie. Köln: Reglin, 1999.
424. Fuhrman B, Elis A, Aviram M. Hypocholesterolemic effect of lycopene and beta-carotene is related to suppression of cholesterol synthesis and augmentation of LDL receptor activity in macrophages. Biochem Biophys Res Comm. 1997; 233: 658–662.
425. Fuhrman B et al. Tomato lycopene and beta-carotene inhibit low density lipoprotein oxidation and this effect depends on the lipoprotein vitamin E content. Nutr Metab Cardiovasc Dis. 1997; 7: 433–443.
426. Fuhrman B et al. Lycopene synergistically inhibits LDL oxidation with vitamin E, glabridin, rosmarinic acid, carnosic acid, or garlic. Antiox Redox Signal. 2000; 2/3: 491–506.
427. Fukuda S et al. Ubiquinol-10 supplementation improves autonomic nervous function and cognitive function in chronic fatigue syndrome. Biofactors. 2016; 42(4): 431–440.
428. Gale CR et al. Vitamin C and risk of death from stroke and coronary heart disease in cohort of elderly people. BMJ. 1995; 310(6994): 1563–1566.
429. Ganji V et al. Serum vitamin D concentrations are related to depression in young adult US population: The Third National Health and Nutrition Examination Survey. Int Arch Med. 2010; 3:29, doi: 10.1186/1755-7682-3-29.
430. Gao S et al. Amino acid facilitates absorption of copper in the Caco-2 cell culture model. Life Sci. 2014; 109(1): 50–56.
431. Garcion E et al. New clues about vitamin D functions in the nervous system. Trends Endocrinol Metab. 2002; 13: 100–105.
432. Garg AN, Anderson JJB: Phosphorus. In: Caballero B, Finglas P, Toldrá F (eds.). Encyclopedia of Food Sciences and Nutrition. 2nd ed. Oxford: Elsevier Science, 2003; p. 4532–4546.
433. Garland CF et al. Meta-analysis of all-cause mortality according to serum 25-hydroxyvitamin D. Am J Public Health. 2014; 104(8):e43–50, doi: 10.2105/AJPH.2014.302034.
434. Gärtner R. Tetanie. Der Internist. 2003; 44(10): 1237–1242.

435. Gassmann B. Knoblauch – Lebensmittel und Modedroge? Ernähr Umsch. 1992; 39: 415–418, 444–449.
436. Gassmann B. Vitamin E. Ernähr Umsch. 1997; 44: 63–64.
437. Gassmann B et al. Vitamin E-Stoffwechsel und -Bedarf. Ernähr Umsch. 1995; 42: 80–87.
438. Gaziano JM et al. Discrimination in absorption or transport of beta-carotene isomers after oral supplementation with either all-trans- or 9-cis-beta-carotene. Am J Clin Nutr. 1995; 61(6): 1248–1252.
439. Gebhardt A, Kluthe R. Chemische Qualitätssicherung der Krankenhauskost unter der besonderen Berücksichtigung von Mineralstoffen und Spurenelementen. Akt. Ernähr. Med. 1993; 18: 296–304.
440. Gehrke S, Stremmel W. Störung der Eisenspeicherung durch Alkoholabusus: Wann sollte ein Hämochromatose-Gentest erfolgen? Dtsch Ärztebl. 2004; 101(42): A 2817–2818.
441. Gehrke SG et al. Hemochromatosis and transferrin receptor gene polymorphisms in chronic hepatitis C: impact on iron status, liver injury and HCV genotype. J Mol Med (Berl). 2003; 81(12): 780–787.
442. Geldmeyer-Hilt K et al. 1,25-Dihydroxyvitamin D3 impairs NF-κB activation in human naïve B cells. Biochem Biophys Res Commun. 2011; 407(4): 699–702.
443. Geleijnse JM, Kok FJ, Grobbee DE. Blood pressure response to changes in sodium and potassium intake: a metaregression analysis of randomised trials. J Hum Hypertens. 2003; 17(7): 471–480.
444. Gershagen S, Fernlund P, Lundwall A. A cDNA coding for human sex hormone binding globulin: homology to vitamin K-dependent protein S. FEBS Lett. 1987; 220(1): 129–135.
445. Gerster H. Anticarcinogenic effect of common carotenoids. Int J Vit Nutr Res. 1993; 63: 93–121.
446. Gey KF, Brubacher GB, Stähelin HB. Plasma levels of antioxidant vitamins in relation to ischemic heart disease and cancer. Am J Clin Nutr. 1987; 45(5 Suppl): 1368–1377.
447. Gey KF, Stähelin HB, Eichholzer M. Poor plasma status of carotene and vitamin C is associated with higher mortality from ischemic heart disease and stroke: Basel Prospective Study. Clin Investig. 1993; 71(1): 3–6.
448. Ghosh AK, Joshi SR. Disorders of calcium, phosphorus and magnesium metabolism. J Assoc Physicians India. 2008; 56: 613–621.
449. Giampietro PG et al. Soy protein formulas in children: no hormonal effects in long-term feeding. J Pediatr Endocrinol Metab, 2004; 17(2): 191–196.
450. Gibot S et al. Growth arrest-specific protein 6 plasma concentrations during septic shock. Crit Care. 2007; 11(1):R8, doi: 10.1186/cc5158.
451. Gibson CC et al. Dietary Vitamin D and its metabolites non-genomically stabilize the endothelium. PloS one. 2015; 10(10):e0140370, doi: 10.1371/journal.pone.0140370.
452. Gilligan MA. Metformin and vitamin B12 deficiency. Arch Intern Med. 2002; 162(4): 484–485.
453. Gillman MW et al. Margarine intake and subsequent coronary heart disease in men. Epidemiology. 1997; 8(2): 144–149.
454. Ginde AA, Camargo CA jr, Shapiro NI. Vitamin D insufficiency and sepsis severity in emergency department patients with suspected infection. Acad Emerg Med. 2011; 18(5): 551–554.
455. Ginde AA, Mansbach JM, Camargo CA jr. Association between serum 25-hydroxyvitamin D level and upper respiratory tract infection in the Third National Health and Nutrition Examination Survey. Arch Intern Med. 2009; 169(4): 384–390.
456. Ginter E, Zloch Z. Influence of vitamin C status on the metabolic rate of a single dose of ethanol-1-(14)C in guinea pigs. Physiol Res. 1999; 48(5): 369–373.
457. Giovannucci E. Tomatoes, tomato-based products, lycopene, and cancer: review of the epidemiologic literature. J Natl Cancer Inst. 1999; 91(4): 317–331.
458. Giovannucci E et al. Intake of carotenoids and retinol in relation to risk of prostate cancer. J Natl Cancer Inst. 1995; 87(23): 1767–1776.
459. Giovannucci E et al. Multivitamin use, folate, and colon cancer in women in the Nurses' Health Study. Ann Intern Med. 1998; 129(7): 517–524.
460. Giovannucci E et al. 25-hydroxyvitamin D and risk of myocardial infarction in men: a prospective study. Arch Intern Med. 2008; 168(11): 1174–1180.
461. Gloth FM 3rd, Alam W, Hollis B. Vitamin D vs broad spectrum phototherapy in the treatment of seasonal affective disorder. J Nutr Health Aging. 1999; 3(1): 5–7.
462. Gniadecki R. Effects of 1,25-dihydroxyvitamin D3 and its 20-epi analogues (MC 1288, MC 1301, KH 1060), on clonal keratinocyte growth: evidence for differentiation of keratinocyte stem cells and analysis of the modulatory effects of cytokines. Br J Pharmacol. 1997; 120(6): 1119–1127.
463. Golf, S. Pharmakokinetik und Bioverfügbarkeit von Magnesium-Verbindungen. Pharmazeutische Zeitung. 2006; 11/2006.
464. Gollnick HPM et al. Systemic Beta-carotene plus topical UV-sunscreen are an optimal protection against harmful effects of natural UV sun light: the results of the Berlin-Eilath study. Eur J Dermatol. 1996: 6(3); 200–205.
465. Gonzalez A et al. Boron intake and prostate cancer risk. Cancer Causes Control. 2007; 18(10): 1131–1140.
466. Goodenough DA, Goliger JA, Paul DL. Connexins, connexons, and intercellular communication. Annu Rev Biochem. 1996; 65: 475–502.
467. Goruppi S, Ruaro E, Schneider C, Gas6, the ligand of Axl tyrosine kinase receptor, has mitogenic and survival activities for serum starved NIH3T3 fibroblasts. Oncogene, 1996. 12(3): p. 471–80.
468. Gould MN. Cancer chemoprevention and therapy by monoterpenes. Environ Health Perspect. 1997; 105(Suppl 4): 977–979.
469. Gouveia J et al. Degree of bronchial metaplasia in heavy smokers and its regression after treatment with a retinoid. Lancet. 1982; 1(8274): 710–712.
470. Gradelet S et al. Effects of canthaxanthin, astaxanthin, lycopene and lutein on liver xenobiotic-metabolizing enzymes in the rat. Xenobiotica. 1996; 26(1): 49–63.
471. Gradelet S et al. Dietary carotenoids inhibit aflatoxin B1-induced liver preneoplastic foci and DNA damage in

the rat: role of the modulation of aflatoxin B1 metabolism. Carcinogenesis. 1998; 19(3): 403–411.
472. Graf E, Eaton JW. Suppression of colonic cancer by dietary phytic acid. Nutr Cancer. 1993; 19: 11–19.
473. Graham DK et al. Cloning and mRNA expression analysis of a novel human protooncogene, c-mer. Cell Growth Differ. 1994; 5(6): 647–657.
474. Gramer G et al. Newborn screening for vitamin $B_{12}$ deficiency in Germany – strategies, results, and public health implications. J Pediatr. 2020; 216:165–172.e4, doi: 10.1016/j.jpeds.2019.07.052
475. Grant WB. Ecological studies of the UVB-vitamin D-cancer hypothesis. Anticancer Res. 2012; 32: 223–236.
476. Grant WB, Cannell JJ. Autism prevalence in the United States with respect to solar UV-B doses. Dermatoendocrinol. 2013; 5: 159–164.
477. Greenwald P, Lanza E, Eddy GA. Dietary fiber in the reduction of colon cancer risk. J Am Diet Assoc. 1987; 87(9): 1178–1188.
478. Greger JL. Nondigestible carbohydrates and mineral bioavailability. J Nutr. 1999; 129(Suppl 7): 1434S–1435S.
479. Gregory JF 3rd. Bioavailability of vitamin B-6. Eur J Clin Nutr. 1997; 51(Suppl 1): S43–S48.
480. Griffith M. Methods of Tissue Engineering. Academic Press, 2002.
481. Grimm MOW et al. Vitamin D and its analogues decrease amyloid-β (Aβ) formation and increase Aβ-degradation. Int J Mol Sci. 2017; 18(12):2764, doi: 10.3390/ijms18122764.
482. Grimm T et al. Inhibition of NF-κB activation and MMP-9 secretion by plasma of human volunteers after ingestion of maritime pine bark extract (Pycnogenol®). J Inflammation. 2006; 3:1, doi: 10.1186/1476-9255-3-1.
483. Gröber U. Folsäuremangel. DAZ. 2003; 40:55, 28. September 2003.
484. Gröber U. Arzneimittel und Mikronährstoffe – Medikationsorientierte Supplementierung. 1. A. Stuttgart: Wissenschaftliche Verlagsges., 2007.
485. Gröber U. Orthomolekulare Medizin: Ein Leitfaden für Apotheker und Ärzte. 2 A. Stuttgart: Wissenschaftliche Verlagsges., 2008.
486. Gröber U. Vitamin B2 zur Prophylaxe von Migräneattacken. DAZ. 2009; 48:94, 26. November 2009.
487. Gröber U. Vitamin D3 und Arzneimittel. DAZ. 2011; 12:92, 24. März 2011.
488. Gröber U. Mikronährstoffe: Metabolic Tuning – Prävention – Therapie. 3. A. Stuttgart: Wissenschaftliche Verlagsges., 2011.
489. Gröber U. Interaktionen – Arzneimittel und Mikronährstoffe. 2. A. Stuttgart: Wissenschaftliche Verlagsges., 2015.
490. Gröber U. Vitamin D und Regulation der Hepcidin-Ferroportin-Achse. Zs Orthomol Med. 2015; 4(04): 28–29.
491. Gröber U, Kisters K. Diabetes und Vitamin D. DAZ. 2012; 31:52, 2. August 2012.
492. Gröber U, Kisters K. Ein altes Vitamin in neuem Licht – Vitamin K wichtig für Blutgerinnung und Knochen. DAZ. 2014; 21:56, 22. Mai 2014.
493. Gröber U, Kisters K. Das Ultraspurenelement Bor. Zs Orthomol Med. 2015; 4: 9–15.
494. Gröber U, Kisters K. Arzneimittel als Mikronährstoff-Räuber. 2. A. Stuttgart: Wissenschaftliche Verlagsges., 2017; S. 55–65, https://www.media.dav-medien.de/sample/9783804736252_p.pdf. [Letzter Zugriff: 28.11.2021]
495. Gröber U, Kisters K, Schmidt J. Mikronährstoffe in der Diabetologie – Komplementäre Medizin: Update 2014. Med Monatsschr Pharm. 2014; 37(8): 284–292.
496. Gross P, Pistrosch F. Keine Seltenheit unter gängiger Medikamentenkombination: Wie klinisch relevante Hyperkaliämien erkennen und behandeln. CardioVasc. 2003; 6: 32–36.
497. Grotewold E. The science of flavonoids. Springer, 2005.
498. Gruenwald J et al. Effect of glucosamine sulfate with or without omega-3 fatty acids in patients with osteoarthritis. Adv Ther. 2009; 26(9): 858–871.
499. Grundy SM et al. Influence of nicotinic acid on metabolism of cholesterol and triglycerides in man. J Lipid Res. 1981; 22(1): 24–36.
500. Grunewald RW. Wasser und Mengenelemente. 4.2 Natrium. In: Schauder P, Ollenschläger G (Hrsg.). Ernährungsmedizin: Prävention und Therapie. 2. A. München: Urban & Fischer, 2003.
501. Grünwald J, Jänicke C, Freder J. Lycopin: Eine neue Wunderwaffe gegen Zivilisationskrankheiten? DAZ. 2002; 142(8): 48–65.
502. Gubler CJ. Thiamin. In: Machlin LJ (ed.). Handbook of Vitamins. 2nd ed. New York: Marcel Dekker, 1991; p. 33–40.
503. Guerrero-Romero F et al. Hypomagnesaemia and risk for metabolic glucose disorders: a 10-year follow-up study. Eur J Clin Invest. 2008; 38(6): 389–396.
504. Guillebaud J et al. Menstrual blood-loss with intrauterine devices. Lancet. 1976; 1(7956): 387–390.
505. Gundberg CM, Lian JB, Booth SL. Vitamin K-dependent carboxylation of osteocalcin: friend or foe? Adv Nutr. 2012; 3(2): 149–157.
506. Gunness P, Gidley MJ. Mechanisms underlying the cholesterol-lowering properties of soluble dietary fibre polysaccharides. Food Funct. 2010; 1(2): 149–155.
507. Guo LQ et al. Role of furanocoumarin derivatives on grapefruit juice-mediated inhibition of human CYP3A activity. Drug Metab Dispos. 2000; 28: 766–771.
508. Haas RH. Thiamin and the brain. Ann Rev Nutr. 1988; 8: 483.
509. Hackett A, Nathan I, Burgess L. Is a vegetarian diet adequate for children? Nutr Health. 1998; 12(3): 189–195.
510. Hadji P et al. The epidemiology of osteoporosis – Bone Evaluation Study (BEST): an analysis of routine health insurance data. Dtsch Arztebl Int. 2013; 110(4): 52–57.
511. Haenszel W et al. Stomach cancer among Japanese in Hawaii. J Natl Cancer Inst. 1972; 49(4): 969–988.
512. Hahn A. Nahrungsergänzungsmittel. Stuttgart: Wissenschaftliche Verlagsges., 2001. **a)** S. 115–119; **b)** S. 129–132; **c)** S. 148–154; **d)** S. 165–167; **e)** S. 170–173; **f)** S. 180–182.
513. Hahn A, Ströhle A, Wolters M. Ernährung: Physiologische Grundlagen, Prävention, Therapie. 2. A. Stuttgart: Wissenschaftliche Verlagsges., 2006. **a)** S. 98–101; **b)** S. 112–113; **c)** S. 151–153; **d)** S. 153–156.
514. Hahn A, Ströhle A, Wolters M. Ernährung: Physiologische Grundlagen, Prävention, Therapie. 3. A. Stuttgart: Wissenschaftliche Verlagsges., 2016.

515. Hallberg L, Hulthén L. Prediction of dietary iron absorption: an algorithm for calculating absorption and bioavailability of dietary iron. Am J Clin Nutr. 2000; 71(5): 1147–1160.
516. Halliwell B, Gutteridge JMC. Free radicals in biology and medicine. 3rd ed. New York, Oxford University Press, 1999.
517. Hammes WP, Haller D. Wie sinnvoll ist die Anwendung von Probiotika in Fleischwaren? Fleischwirtschaft. 1998; 78/4: 301–306.
518. Hammond BR, Wooten BR, Snodderly DM. Density of the human crystalline lens is related to the macular pigment carotenoids, lutein and zeaxanthin. Optom Vis Sci. 1997; 74(7): 499–504.
519. Hampel R et al. Strumaprävalenz in Deutschland größer als bisher angenommen. Med Klinik. 1996; 90: 324–329.
520. Hanck A. Arzneimitteltherapie heute. Spektrum Vitamine, Band 42. Zug: Aesopus, 1986.
521. Handelman GJ et al. Human adipose alpha-tocopherol and gamma-tocopherol kinetics during and after 1 y of alpha-tocopherol supplementation. Am J Clin Nutr. 1994; 59(5): 1025–1032.
522. Hankinson SE et al. Nutrient intake and cataract extraction in women: a prospective study. BMJ. 1992; 305(6849): 335–339.
523. Hansdottir S et al. Vitamin D decreases respiratory syncytial virus induction of NF-kappaB-linked chemokines and cytokines in airway epithelium while maintaining the antiviral state. J Immunol. 2010; 184(2): 965–974.
524. Hänsel R, Sticher O. Pharmakognosie – Phytopharmazie. 9. A. Heidelberg: Springer Medizin, 2010.
525. Hapke HJ. Toxikologische und mikrobiologische Aspekte der Ernährung. In: DGE (Hrsg.). Ernährungsbericht 1988. Frankfurt, 1988; S. 71–119.
526. Harnden K, Blackwell K. Increased fiber intake decreases premenopausal breast cancer risk. Pediatrics. 2016; 137(3):e20154376, doi: 10.1542/peds.2015-4376.
527. Hartig W. (Hrsg.). Moderne Infusionstherapie – Künstliche Ernährung. 7. A. München: Zuckschwerdt, 1994. **a)** S. 15–17, 85–95.
528. Hartke K et al. (Hrsg.). Eisen(III)-chlorid-hexahydrat: Kommentar zum Europäischen Arzneibuch. Stuttgart: Wissenschaftliche Verlagsges., Eschborn: Govi-Verlag Pharmazeut. Verlag, 2002, 15. Lieferung.
529. Hasanbasic I, Rajotte I, Blostein M. The role of gamma-carboxylation in the anti-apoptotic function of Gas6. J Thromb Haemost. 2005; 3(12): 2790–2797.
530. Häschke D, Stahlmann R. Wunderwaffe Bor? Eine Nutzen-Risiko-Bewertung von Bor in Nahrungsergänzungsmitteln. DAZ. 2016; 50:54, 15. Dezember 2016.
531. Hassan R, Qureshi H, Zuberi SJ. Effect of thiamine on glucose utilization in hepatic cirrhosis. J Gastroenterol Hepatol. 1991; 6(1): 59–60.
532. Hastka J, Metzgeroth G, Gattermann N: Eisenmangel und Eisenmangelanämie. Leitlinie. Stand Dezember 2018. Onkopedia. https://www.onkopedia.com/de/onkopedia/guidelines/eisenmangel-und-eisenmangelanaemie. [Letzter Zugriff: 28.11.2021]
533. Hathcock JN, Shao A. Risk assessment for glucosamine and chondroitin sulfate. Regul Toxicol Pharmacol. 2007; 47(1): 78–83.
534. Hausmann A. DFP-Literatur: Lithiumtherapie bei bipolarer Störung. Österreichische Gesellschaft für Neuropsychopharmakologie und Biologische Psychiatrie (ÖGBP). 03/2014, https://www.oegpb.at/2014/09/03/dfp-literatur-lithiumtherapie-bei-bipolarer-stoerung. [Letzter Zugriff: 28.11.2021]
535. Haverich A. A surgeon's view on the pathogenesis of atherosclerosis. Circulation. 2017; 135(3): 205–207.
536. Haverich A, Kreipe HH. Ursachenforschung Arteriosklerose: Warum wir die KHK nicht verstehen. Dtsch Arztebl. 2016; 113(10): A–426/B–358/C–358.
537. Hayashi N et al. T-helper 1 cells stimulated with ovalbumin and IL-18 induce airway hyperresponsiveness and lung fibrosis by IFN-gamma and IL-13 production. Proc Natl Acad Sci USA. 2007; 104(37): 14765–14770.
538. He J et al. Dietary sodium intake and subsequent risk of cardiovascular disease in overweight adults. JAMA. 1999; 282(21): 2027–2034.
539. He J et al. Dietary sodium intake and incidence of congestive heart failure in overweight US men and women: First National Health and Nutrition Examination Survey Epidemiologic Follow-up Study. Arch Intern Med. 2002; 162(14): 1619–1624.
540. He Q et al. Total body potassium differs by sex and race across the adult age span. Am J Clin Nutr. 2003; 78(1): 72–77.
541. He X et al. Effect of Antiepileptic Therapy on Serum 25(OH)D3 and 24,25(OH)2D3 Levels in Epileptic Children. Ann Nutr Metab. 2016; 68: 119–127.
542. Headache Classification Committee of the International Headache Society (IHS). The International Classification of Headache Disorders, 3rd ed (ICHS-3). Cephalalgia. 2018; 38(1): 1–211.
543. Heaney RP, Armas LA. Quantifying the vitamin D economy. Nutr Rev. 2015; 73(1): 51–67.
544. Heaney RP et al. Calcium absorption varies within the reference range for serum 25-hydroxyvitamin D. J Am Coll Nutr. 2003; 22(2): 142–146.
545. Hearn JA et al. Usefulness of serum lipoprotein (a) as a predictor of restenosis after percutaneous transluminal coronary angioplasty. Am J Cardiol. 1992; 69(8): 736–739.
546. Heart Protection Study Collaborative Group. MRC/BHF Heart Protection Study of antioxidant vitamin supplementation in 20,536 high-risk individuals: a randomised placebo-controlled trial. Lancet. 2002; 360(9326): 23–33.
547. Heilmann E. Folsäuremangel: Ergebnisse einer Untersuchung an gesunden Probanden in verschiedenen Altersstufen und bei unterschiedlichen Erkrankungen. In: Pietrzik K (Hrsg.). Folsäure-Mangel. Fachgespräch am 5. Juli 1986 in Rottach-Egern. München: Zuckschwerdt, 1987.
548. Heimer KA et al. Examining the evidence for the use of vitamin C in the prophylaxis and treatment of the common cold. J Am Acad Nurse Pract. 2009; 21(5): 295–300.
549. Heinonen OP, Albanes D. The effect of vitamine E and beta carotene on the incidence of lung cancer and other cancers in male smokers. The alpha-tocopherol, beta carotene cancer prevention study group. N Engl J Med. 1994; 330(15): 1029–1035.

550. Heizmann E. Bioaktive Substanzen. In: Schmidt E, Schmidt N (Hrsg.). Leitfaden Mikronährstoffe. München: Elsevier, 2004; S. 45–94.
551. Hemarajata P, Versalovic J. Effects of probiotics on gut microbiota: mechanisms of intestinal immunomodulation and neuromodulation. Therap Adv Gastroenterol. 2013; 6(1): 39–51.
552. Hemilä H, Chalker E. Vitamin C for preventing and treating the common cold. Cochrane Database Syst Rev. 2013; 2013(1):CD000980, doi: 10.1002/14651858.CD000980.pub4.
553. Henderson LM et al. Effect of intragastric pH on the absorption of oral zinc acetate and zinc oxide in young healthy volunteers. JPEN J Parenter Enteral Nutr. 1995; 19(5): 393–397.
554. Hendler SS, Rorvik DR (eds.). PDR for Nutritional Supplements. Montvale: Medical Economics, 2001.
555. Hendrickson WK et al. Vitamin D receptor protein expression in tumor tissue and prostate cancer progression. J Clin Oncol. 2011; 29(17): 2378–2385.
556. Hennekens CH et al. Lack of effect of long-term supplementation with beta carotene on the incidence of malignant neoplasms and cardiovascular disease. N Engl J Med. 1996; 334(18): 1145–1149.
557. Henning SM, Choo JJ, Heber D. Nongallated compared with gallted flavon-3-ols in green and black tea are more bioavailable. J Nutr. 2008; 138(8): 1529S–1534S.
558. Henning SM et al. Bioavailability and antioxidant activity of tea flavanols after consumption of green tea, black tea, or a green tea extract supplement. Am J Clin Nutr. 2004; 80(6): 1558–1564.
559. Henoun Loukili N et al. Cobalamin deficiency due to non-immune atrophic gastritis in elderly patients. A report of 25 cases. J Nutr Health Aging. 2005; 9(6): 462.
560. Henry JP, Stephens PM. Caffeine as an intensifier of stress-induced hormonal and pathophysiologic changes in mice. Pharmacol Biochem Behav. 1980; 13: 719–727.
561. Herbert V, Das KC. The role of vitamin B12 and folic acid in hemato- and other cell-poiesis. Vitam Horm. 1976; 34: 1–30.
562. Herbert V, Drivas G. Spirulina and vitamin B 12. JAMA. 1982; 248(23): 3096–3097.
563. Heresco-Levy U et al. Double-blind, placebo-controlled, crossover trial of glycine adjuvant therapy for treatment-resistant schizophrenia. Br J Psychiatry. 1996; 169(5): 610–617.
564. Herrmann K. Flavonols and flavones in food plants: a review. J Food Technol. 1976; 11: 433–438.
565. Herrmann K. Übersicht über nichtessenzielle Inhaltsstoffe der Gemüsearten. Z Lebensm Unters Forsch. 1997; 165: 151–164.
566. Herrmann W. Hyperhomocysteinämie, B-Vitamin-Mangel und Gefäß- sowie neurodegenerative Erkrankungen. In: Thomas L (Hrsg.). Labor und Diagnose. Indikationen und Bewertung von Laborbefunden für die medizinische Diagnostik. Frankfurt am Main: TH-Books Verlagsges., 2008.
567. Herrmann W, Obeid R. Causes and early diagnosis of Vitamin B12 deficiency. Dtsch Ärztebl Int. 2008; 105(40): 680–685.
568. Herrmann W, Obeid R, Jouma M. Hyperhomocysteinemia and vitamin B12 deficiency are more striking in Syrians than in Germans – causes and implications. Atherosclerosis. 2003; 166(1): 143–150.
569. Herrmann W et al. Role of homocysteine, cystathionine and methylmalonic acid measurement for diagnosis of vitamin deficiency in high-aged subjects. Eur J Clin Invest. 2000; 30(12): 1083–1089.
570. Herrmann W et al. Vitamin B12 status, particularly holotranscobalamin II and methylmalonic acid concentrations, and hyperhomocysteinemia in vegetarians. Am J Clin Nutr. 2003; 78(1): 131–136.
571. Herrmann W et al. Functional vitamin B12 deficiency and determination of holotranscobalamin in populations at risk. Clin Chem Lab Med. 2003; 41(11): 1478–1488.
572. Herrmann W et al. The usefulness of holotranscobalamin in predicting vitamin B12 status in different clinical settings. Curr Drug Metab. 2005; 6(1): 47–53.
573. Hertog MG et al. Dietary antioxidant flavonoids and risk of coronary heart disease: the Zutphen Elderly Study. Lancet. 1993; 342(8878): 1007–1011.
574. Heseker H. Kupfer – Funktionen, Physiologie, Stoffwechsel, Empfehlungen und Versorgung in der Bundesrepublik Deutschland. Ernähr Umsch. 1998; 45: 215–217.
575. Heseker H et al. Food and nutrient intakes of adults in the German Federal Republic. In: Kübler W et al. (eds.). VERA-Schriftenreihe, Band 3. Niederkleen: Fleck, 1992; p. 188–189.
576. Heseker H et al. Vitaminversorgung Erwachsener in der Bundesrepublik Deutschland. In: Kübler W et al. (Hrsg.). VERA-Schriftenreihe, Band 4. Niederkleen: Fleck, 1992.
577. Heseker H et al. Ernährung älterer Menschen in stationären Einrichtungen (ErnSTES-Studie). In: DGE (Hrsg.). Ernährungsbericht 2008. Bonn, 2008; S. 157–204.
578. Hess SY et al. Iron deficiency anemia reduces thyroid peroxidase activity in rats. J Nutr. 2002; 132(7): 1951–1955.
579. Hibbeln JR. Seafood consumption, the DHA content of mothers' milk and prevalence rates of postpartum depression: a cross-national, ecological analysis. J Affect Disord. 2002; 69(1–3): 15–29.
580. Hildbrand T. Validität der Abschätzung der Jod- und Selenzufuhr anhand eines Food-Frequency-Tables und der Versorgung mit diesen beiden Spurenelementen, ermittelt durch die Jodurie und Plasmaselenwerte bei omnivor, lactovegetarisch und vegan sich ernährenden Personen. Dissertation, Univ. München, 2014.
581. Hillebrand S. Analytik von Polyphenolen in Buntsäften im Hinblick auf Saftqualität, Farbe und antioxidative Aktivität. Dissertation, Univ. Göttingen. Göttingen: Cuvillieur, 2004.
582. Hintzpeter B et al. Higher prevalence of vitamin D deficiency is associated with immigrant background among children and adolescents in Germany. J Nutr. 2008; 138(8): 1482–1490.
583. Hirai K et al. Cholesterol, phytosterol and polyunsaturated fatty acid levels in 1982 and 1957 Japanese diets. J Nutr Sci Vitaminol. 1986; 32(4): 363–372.
584. Hirata F, Axelrod J. Phospholipid methylation and biological signal transmission. Science. 1980; 209(4461): 1082–1090.

585. Hirota T et al. A new glucocorticoid receptor species: relation to induction of tryptophan dioxygenase by glucocorticoids. Endocrinology. 1985; 117(5): 1788–1795.
586. Hirscher P. Die Heilkraft von Vitamin K2. Arteriosklerose, Osteoporose und Alzheimer natürlich vorbeugen und das Leben verlängern. München: Riva, 2018.
587. Hocman G. Prevention of cancer: vegetables and plants. Comp Biochem Physiol. 1989; 93: 201–212.
588. Hodge AM et al. Glycemic index and dietary fiber and the risk of type 2 diabetes. Diabetes Care. 2004; 27(11): 2701–2706.
589. Hodgson JM et al. Soybean isoflavonoids and their metabolic products inhibit in vitro lipoprotein oxidation in serum. J Nutr Biochem. 1996; 7(12): 664–669.
590. Hoenderop JG, Nilius B, Bindels RJ. Molecular mechanism of active Ca2+ reabsorption in the distal nephron. Annu Rev Physiol. 2002; 64: 529–549.
591. Hoffmann M. Vom Lebendigen im Lebensmittel. (= Ökologische Konzepte. Nr. 92). Deukalion, 1997.
592. Hoffmann M, Wolf G, Staller B. Lebensmittelqualität und Gesundheit. (= Ökologische Konzepte. Nr. 103). Schwerin: Baerens & Fuss, 2007.
593. Hofmann L. Wechselwirkungen zwischen Nahrungs- und Arzneimitteln. Ernährung im Fokus. 2001; 1: 254–259.
594. Hofmann L. Grundlagen Update: Ascorbinsäure. Ernährung im Fokus. 2003; 3: 56–59.
595. Hofmann M. Gynäkologie – Was der Hausarzt wissen sollte. Symposium Allgemeinmedizin Refresher. Forum für medizinische Fortbildung, Stuttgart, 11.–14. Dezember 2019.
596. Hohmann C. Polyphenole – Dürftige Datenlage. Pharmazeutische Zeitung. 2010; 36/2010.
597. Holford P. The Optimum Nutrition Bible. London: Piatkus, 1997.
598. Holick MF. Vitamin D deficiency. N Engl J Med. 2007; 357(3): 266–281.
599. Holick MF. The D-lightful vitamin D for child health. JPEN J Parenter Enteral Nutr. 2012; 36(Suppl 1): 9S–19S.
600. Hollams EM et al. Vitamin D and atopy and asthma phenotypes in children: a longitudinal cohort study. Eur Respir J. 2011; 38(6): 1320–1327.
601. Holliday R. Epigenetics: a historical overview. Epigenetics. 2006; 1(2): 76–80.
602. Hollman PC et al. Absorption of dietary quercetin glycosides and quercetin in healthy ileostomy volunteers. Am J Clin Nutr. 1995; 62(6): 1276–1282.
603. Hollman PC et al. Absorption and disposition kinetics of the dietary antioxidant quercetin in man. Free Radic Biol Med. 1996; 21(5): 703–707.
604. Hollman PCH, Arts ICW. Flavonols, flavones and flavanols – nature, occurence and dietary burden. J Sci Food Agric. 2000; 80: 1081–1093.
605. Holló A et al. Correction of vitamin D deficiency improves seizure control in epilepsy: a pilot study. Epilepsy Behav. 2012; 24: 131–133.
606. Holmes-McNary M, Baldwin AS. Chemopreventive properties of trans-resveratrol are associated with inhibition of activation of the IκB kinase. Cancer Res. 2000; 60: 3477–3483.
607. Holtkamp W et al. Einfluss einer Zinksubstitution auf Lymphozytensubsets und zelluläre Immunfunktionen bei Hämodialysepatienten. Klin Wochenschr. 1991; 69(9): 392–396.
608. Holtmeier HJ. Das Magnesiummangelsyndrom. Stuttgart: Hippokrates, 1988.
609. Holzinger S et al. Molybdenum intake of adults in Germany and Mexico. Analyst. 1998; 123(3): 447–450.
610. Honkanen V et al. Serum zinc, copper and selenium in rheumatoid arthritis. J Trace Elem Electrolytes Health Dis. 1991; 5(4): 261–263.
611. Hoogendijk WJ et al. Depression is associated with decreased 25-hydroxyvitamin D and increased parathyroid hormone levels in older adults. Arch Gen Psychiatry. 2008; 65(5): 508–512.
612. Höring H: Der Einfluss von Umweltchemikalien auf die Schilddrüse. Bundesgesundhbl. 1992; 35: 194–197.
613. Horiuchi K et al. Identification and characterization of a novel protein, periostin, with restricted expression to periosteum and periodontal ligament and increased expression by transforming growth factor beta. J Bone Miner Res. 1999; 14(7): 1239–1249.
614. Hortin AE et al. Bioavailability of zinc in ground beef. J Anim Sci. 1993; 71(1): 119–123.
615. Hossain MZ et al. Enhancement of gap junctional communication by retinoids correlates with their ability to inhibit neoplastic transformation. Carcinogenesis. 1989; 10(9): 1743–1748.
616. Hosseini S et al. Pycnogenol® in the management of asthma. J Med Food. 2001; 4(4): 201–209.
617. Hosseini S et al. A randomized, doble-blind, placebo-controlled, prospective, 16 week crossover study determine the role of Pycnogenol® in modifying blood pressure in mildly hypertensive patients. Nutr Res. 2001; 21(9): 1251–1260.
618. Hötzel D. Editorium über Thiamin. Akt. Ernährung. 1988; 13: 37–42.
619. Howard JM et al. Dietary intake of cobalamin in elderly people who have abnormal serum cobalamin, methylmalonic acid and homocysteine levels. Eur J Clin Nutr. 1998; 52(8): 582–587.
620. Howe GR et al. Dietary factors and risk of breast cancer: combined analysis of 12 case-control studies. J Natl Cancer Inst. 1990; 82: 561–569.
621. Howe GR et al. Dietary intake of fiber and decreased risk of cancers of the colon and rectum: evidence from the combined analysis of 13 case-control studies. J Natl Cancer Inst. 1992; 84(24): 1887–1896.
622. Høyer-Hansen M, Nordbrandt SPS, Jäättelä M. Autophagy as a basis for the health-promoting effects of vitamin D. Trends Mol Med. 2010; 16: 295–302.
623. Hsing AW et al. Serologic precursors of cancer: retinol, carotenoids, and tocopherol and risk of prostata cancer. J Natl Cancer Inst. 1990; 82: 941–946.
624. http://physiologie.cc/IV.8.htm. [Letzter Zugriff: 28.11.2021]
625. http://www.chemgapedia.de/vsengine/glossary/de/schiff_00039sche_00032base.glos.html. [Letzter Zugriff: 28.11.2021]
626. http://www.vitalstoff-lexikon.de/. [Letzter Zugriff: 28.11.2021]
627. https://flexikon.doccheck.com/de/Serumkalzium. [Letzter Zugriff: 28.11.2021]

628. https://www.boden-fachzentrum.de/bodenqualitaet/boden-naehrstoffe/bodennaehrstoff-magnesium. [Letzter Zugriff: 28.11.2021]
629. https://www.dge.de/wissenschaft/referenzwerte/vitamin-a-b-carotin. [Letzter Zugriff: 28.11.2021]
630. https://www.dge.de/wissenschaft/weitere-publikationen/fachinformationen/sekundaere-pflanzenstoffe-und-ihre-wirkung/. [Letzter Zugriff: 28.11.2021]
631. https://www.dge.de/wissenschaft/weitere-publikationen/faqs/chlorid/. [Letzter Zugriff: 28.11.2021]
632. https://www.gelbe-liste.de/arzneimitteltherapiesicherheit/nahrungsmittel-interaktionen. [Letzter Zugriff: 28.11.2021]
633. https://www.healthandscience.eu/index.php. [Letzter Zugriff: 28.11.2021]
634. https://www.healthandscience.eu/index.php?option=-com_content&view=article&id=2906:uebergewicht-blutzucker-und-chrom&catid=20&lang=de&Itemid=316. [Letzter Zugriff: 28.11.2021]
635. https://www.hsph.harvard.edu/nutritionsource/healthy-eating-plate/translations/german/. [Letzter Zugriff: 28.11.2021]
636. https://www.qmul.ac.uk/sbcs/iupac/misc/ret.html. [Letzter Zugriff: 28.11.2021]
637. https://www.krankenkassenzentrale.de/produkt/astaxanthin. [Letzter Zugriff: 28.11.2021]
638. https://www.lungenaerzte-im-netz.de/news-archiv/meldung/article/vitamin-d-versorgung-kann-sterberisiko-bei-covid-19-mitbestimmen/ (27. Juli 2020). [Letzter Zugriff: 28.11.2021]
639. https://www.medica.de/de/News/Archiv/Molekularer_Schalter_für_Gedächtnis_und_Sucht. [Letzter Zugriff: 28.11.2021]
640. https://www.philschatz.com/anatomy-book/contents/m46558.html. [Letzter Zugriff: 28.11.2021]
641. https://www.spektrum.de/lexikon/biochemie/calcium/943. [Letzter Zugriff: 28.11.2021]
642. https://www.spektrum.de/lexikon/biologie/calcium/11611. [Letzter Zugriff: 28.11.2021]
643. https://www.steephill.com. [Letzter Zugriff: 28.11.2021]
644. https://www.toxcenter.org/artikel/Glutathionzufuhr-streng-verboten.php; Erbe von Dr. Max Daunderer. [Letzter Zugriff: 28.11.2021]
645. https://www.verbraucherzentrale.de/wissen/lebensmittel/nahrungsergaenzungsmittel/astaxanthin-fuer-den-guten-durchblick-17747 (25. Mai 2021). [Letzter Zugriff: 28.11.2021]
646. https://www.vitaminb12.de/vitamin-b12-antioxidans-entgiftung-entzuendungen/. [Letzter Zugriff: 28.11.2021]
647. https://www.vitamind.net/interviews/dr-hollis-vitamin-d-taeglich/. [Letzter Zugriff: 28.11.2021]
648. https://www.vitamind.net/naehrstoffkombinationen-kofaktoren/. [Letzter Zugriff: 28.11.2021]
649. https://www.vitamind.net/schwangerschaft/. [Letzter Zugriff: 28.11.2021]
650. https://www.vitamind.net/vitamin-d-krebs. [Letzter Zugriff: 28.11.2021]
651. https://www.vitamind.net/vitamin-d-nerven-gehirn. [Letzter Zugriff: 28.11.2021]
652. https://www.vitamind.net/vitamin-d3/stoffwechsel. [Letzter Zugriff: 28.11.2021]
653. https://www.zentrum-der-gesundheit.de/artikel/nahrungsergaenzung/astaxanthin-ia. [Letzter Zugriff: 28.11.2021]
654. Hu FB, Willett WC. Diet and coronary heart disease: findings from the Nurses' Health Study and Health Professionals' Follow-up Study. J Nutr Health Aging. 2001; 5(3): 132–138.
655. Hu FB et al. Frequent nut consumption and risk of coronary heart disease in women: prospective cohort study. BMJ. 1998; 317(7169): 1341–1345.
656. Hu YJ et al. The protective role of selenium on the toxicity of cisplatin-contained chemotherapy regimen in cancer patients. Biol Trace Elem Res. 1997; 56(3): 331–341.
657. Huang Z, Rose AH, Hoffmann PR. The role of selenium in inflammation and immunity: from molecular mechanisms to therapeutic opportunities. Antioxid Redox Signal. 2012; 16(7): 705–743.
658. Huber C. Terpene in Obst und Gemüse – Vorkommen und Bedeutung. Diplomarbeit, TU München-Weihenstephan, 1995.
659. Hui SL et al. Rates of growth and loss of bone mineral in the spine and femoral neck in white females. Osteoporos Int. 1999; 9(3): 200–205.
660. Huisingh J, Gomez GG, Matrone G. Interactions of copper, molybdenum, and sulfate in ruminant nutrition. Fed Proc. 1973; 32(8): 1921–1924.
661. Hülsmann O et al. Selen und Zink in Prävention und Therapie. DAZ. 2005; 145(11): 62–71.
662. Hume R, Weyers E. Changes in leucocyte ascorbic acid during the common cold. Scott Med J. 1973; 18(1): 3–7.
663. Hume R, Vallance BD, Muir MM. Ascorbate status and fibrinogen concentrations after cerebrovascular accident. J Clin Pathol. 1982; 35(2): 195–199.
664. Hymes J, Wolf B. Biotinidase and its roles in biotin metabolism. Clin Chim Acta. 1996; 255(1): 1–11.
665. Hyppönen E et al. Serum 25-hydroxyvitamin D and IgE – a significant but association bear relationship. Allergy. 2009; 64(4): 613–620.
666. Hyppönen E et al. Intake of vitamin D and risk of type 1 diabetes: a birth-cohort study. Lancet. 2001; 358(9292): 1500–1503.
667. Iizuka Y, Sakurai E, Hikichi N. Effects of selenium on the serum glucose and insulin levels in diabetic rats (in Japanese). Nihon Yakurigaku Zasshi. 1992; 100(2): 151–156.
668. Illingworth DR et al. Comparative effects of lovastatin and niacin in primary hypercholesterolemia: a prospective trial. Arch Intern Med. 1994; 154(14): 1586–1595.
669. Institute of Medicine (US) Committee to Review Dietary Reference Intakes for Vitamin D and Calcium/Ross AC et al. (eds.). Dietary Reference Intakes for Calcium and Vitamin D. Washington (DC): National Academies Press, 2011.
670. Institute of Medicine (US) Panel on Dietary Antioxidants and Related Compounds. Dietary Reference Intakes for Vitamin C, Vitamin E, Selenium, and Carotenoids. Washington (DC): National Academies Press, 2001.
671. Institute of Medicine (US) Panel on Micronutrients. Dietary Reference Intakes for Vitamin A, Vitamin K, Arsenic, Boron, Chromium, Copper, Iodine, Iron, Manganese, Molybdenum, Nickel, Silicon, Vanadium, and Zinc. Washington (DC): National Academies Press, 2001.

672. Institute of Medicine (US) Standing Committee on the Scientific Evaluation of Dietary Reference Intakes. Dietary Reference Intakes for Thiamin, Riboflavin, Niacin, Vitamin $B_6$, Folate, Vitamin $B_{12}$, Pantothenic Acid, Biotin, and Choline. Washington (DC): National Academies Press, 1998.
673. Institute of Medicine (US) Standing Committee on the Scientific Evaluation of Dietary Reference Intakes. Dietary Reference Intakes for Calcium, Phosphorus, Magnesium, Vitamin D, and Fluoride. Washington (DC): National Academies Press (US), 1997; p. 146–189.
674. International Coenzym Q10 Association. Papers from the third conference of the International Coenzyme Q10 Association. London, November 22–24, 2002. Biofactors. 2003; 18(1–4).
675. Ip C. Interaction of vitamin C and selenium supplementation in the modification of mammary carcinogenesis in rats. J Natl Cancer Inst. 1986; 77(1): 299–303.
676. Iso H et al. Linoleic acid, other fatty acids, and the risk of stroke. Stroke. 2002; 33(8): 2086–2093.
677. Ito S et al. 1α,25-Dihydroxyvitamin D3 enhances cerebral clearance of human amyloid-β peptide (1–40) from mouse brain across the blood-brain barrier. Fluids Barriers CNS. 2011; 8:20, doi: 10.1186/2045-8118-8-20.
678. Jacob LM, Leitzmann C, Gerhard I. Dr. Jacobs Weg des genussvollen Verzichts: Die effektivsten Maßnahmen zur Prävention und Therapie von Zivilisationskrankheiten. Heidesheim am Rhein: nutricaMEDia, 2013.
679. Jacob RA. Niacin. In: Bowman BA, Russel RM (eds.). Present Knowledge in Nutrition. 8th ed. Washington DC: ILSI Press, 2001; p. 199–206.
680. Jacob RA et al. Effect of varying ascorbic acid intakes on copper absorption and ceruloplasmin levels of young men. J Nutr. 1987; 117(12): 2109–2115.
681. Jacob RA et al. Moderate folate depletion increases plasma homocysteine and decreases lymphocyte DNA methylation in postmenopausal women. J Nutr. 1998; 128(7): 1204–1212.
682. Jacobey H et al. Gemüse als Arzneipflanze. Sekundäre Pflanzenstoffe in Gemüse mit Bedeutung für die menschliche Gesundheit. 2. Mitteilung: Gemüse aus der Familie der Brassicaceae und der Familie der Apiaceae. Ernähr Umsch. 1988; 35: 275–279.
683. Jacobi F et al. Erratum zu: Psychische Störungen in der Allgemeinbevölkerung – Studie zur Gesundheit Erwachsener in Deutschland und ihr Zusatzmodul „Psychische Gesundheit" (DEGS1-MH). Nervenarzt. 2016; 87: 88–90.
684. Jacques PF et al. Ascorbic acid, HDL, and total plasma cholesterol in the elderly. J Am Coll Nutr. 1987; 6(2): 169–174.
685. Jacques PF et al. Ascorbic acid and plasma lipids. Epidemiology. 1994; 5(1): 19–26.
686. Jäger S, Scheffler A, Schmellenkamp HP. Pharmakologie ausgewählter Terpene. Pharmazeutische Zeitung. 2006; 22/2006.
687. Jandhyala SM et al. Role of the normal gut microbiota. World J Gastroenterol. 2015; 21(29): 8787–8803.
688. Jang M et al. Cancer chemopreventive activity of resveratrol, a natural product derived from grapes. Science. 1997; 275(5297): 218–220.
689. Jarosz M et al. Effects of high dose vitamin C treatment on Helicobacter pylori infection and total vitamin C concentration in gastric juice. Eur J Cancer Prev. 1998; 7(6): 449–454.
690. Jeng L et al. Alterations in vitamin D status and antimicrobial peptide levels in patients in the intensive care unit with sepsis. J Transl Med. 2009; 7:28, doi: 10.1186/1479-5876-7-28.
691. Jogie-Brahim S, Feldman D, Oh Y. Unraveling insulin-like growth factor binding protein-3 actions in human disease. Endocr Rev. 2009; 30(5): 417–437.
692. Johansson S, Melhus H. Vitamin A antagonizes calcium response to vitamin D in man. J Bone Miner Res. 2001; 16(10): 1899–1905.
693. John S, Jerry WK. Functional food ingredients and nutraceuticals: Processing technologies. CRC Press, 2015.
694. Johnston CS, Cartee GD, Haskell BE. Effect of ascorbic acid nutriture on protein-bound hydroxyproline in guinea pig plasma. J Nutr. 1985; 115(8): 1089–1093.
695. Jones G, Strugnell SA, DeLuca HF. Current understanding of the molecular actions of vitamin D. Physiol Rev. 1998; 78(4): 1193–1231.
696. Jones JL et al. Genistein inhibits tamoxifen effects on cell proliferation and cell cycle arrest in T47D breast cancer cells. Am Surg. 2002; 68(6): 575–577.
697. Jones PA, Takai D. The role of DNA methylation in mammalian epigenetics. Science. 2001; 293(5532): 1068–1070.
698. Jopp A. Risikofaktor Vitaminmangel. Entstehung – Auswirkung – Vermeidung. Heidelberg: Haug, 2000.
699. Joshi S et al. 1,25-Dihydroxyvitamin D(3) ameliorates Th17 autoimmunity via transcriptional modulation of interleukin-17A. Mol Cell Biol. 2011; 31(17): 3653–3669.
700. Ju YH et al. Dietary genistein negates the inhibitory effect of tamoxifen on growth of estrogen-dependent human breast cancer (MCF-7) cells implanted in athymic mice. Cancer Res. 2002; 62: 2474–2477.
701. Judy WV et al. Coenzyme Q10 Facts or Fabrications. Natural Products Insider. 2007, October 22, https://www.medicatrix.be/download/ubiquinone_ubiquinol_biodisponibilite.pdf.
702. Jungbauer A, Medjakovic S. Phytoöstrogene in der Nahrung. Ernährung/Nutrition. 2005; 29(10): 406–424.
703. Kallmann B. Micronutrient intakes in laboratory animals and humans. J. Applied Nutr. 1989; 41: 23–25.
704. Kaludjerovic J, Vieth R. Relationship between vitamin D during perinatal development and health. J Midwifery Womens Health. 2010; 55(6): 550–560.
705. Kamen DL, Tangpricha V. Vitamin D and molecular actions on the immune system: modulation of innate and autoimmunity. J Mol Med (Berl). 2010; 88(5): 441–450.
706. Kanazawa I et al. Undercarboxylated osteocalcin is positively associated with free testosterone in male patients with type 2 diabetes mellitus. Osteoporos Int. 2013; 24(3): 1115–1119.

707. Kandil O, Abdullah TH, Elkadi A. Garlic and the immune system in humans: its effect on natural killer cells. Fed Proc. 1987; 46: 441.
708. Kaneki M et al. Pleiotropic actions of vitamin K: protector of bone health and beyond? Nutrition. 2006; 22(7–8): 845–852.
709. Kang KS, Che JH, Lee YS. Lack of adverse effects in the F1 offspring maternally exposed to genistein at human intake dose level. Food Chem Toxicol. 2002; 40: 43–51.
710. Kannus P. Structure of the tendon connective tissue. Scand J Med Sci Sports. 2000; 10(6): 312–320.
711. Kao YC et al. Molecular basis of the inhibition of human aromatase (estrogen synthetase) by flavone and isoflavone phytoestrogens: a site-directed mutagenesis study. Environ Health Perspect. 1998; 106(2): 85–92.
712. Kaplan KA et al. Alpha-lipoic acid protects against indomethacin-induced gastric oxidative toxicity by modulating antioxidant system. J Food Sci. 2012; 77(11): H224–H230.
713. Kappa Bioscience (ed.). Market Study: K2 Stability 2017. Vitamin K2 Stability/Label claim 2017 Report. Hamburg: Kappa Ingredients GmbH, 2017.
714. Kaptan K et al. Helicobacter pylori – is it a novel causative agent in Vitamin B12 deficiency? Arch Intern Med. 2000; 160(9): 1349–1353.
715. Karas M et al. Lycopene interferes with cell cycle progression and insulin-like growth factor 1 signaling in mammary cancer cells. Nutr Cancer. 2000; 36(1): 101–111.
716. Karmas E, Harris RS (eds.). Nutritional evaluation of food processing. 3rd ed. New York: AVI, 1988.
717. Kasper H. Ernährungsmedizin und Diätetik. 9. A. München: Urban & Fischer, Elsevier, 2000.
718. Kasper H. Ernährungsmedizin und Diätetik. 10. A. München: Urban & Fischer, Elsevier, 2004. **a)** S. 39–40; **b)** S. 49–55.
719. Katagiri M et al. Effects of astaxanthin-rich Haematococcus pluvialis extract on cognitive function: a randomised, double-blind, placebo-controlled study. J Clin Biochem Nutr. 2012; 51(2): 102–107.
720. Katsuragi N et al. Periostin as a novel factor responsible for ventricular dilation. Circulation. 2004; 110(13): 1806–1813.
721. Kawicka A, Regulska-Ilow B. Metabolic disorders and nutritional status in autoimmune thyroid diseases. Postepy Hig Med Dosw (Online). 2015; 69:80–90, doi: 10.5604/17322693.1136383.
722. Keaney JF (ed.). Oxidative stress and vascular disease. Boston: Kluwer Academic Publ., 2000.
723. Keith RE, Alt LA. Riboflavin status of female athletes consuming normal diets. Nutr Res. 1991; 11: 727–734.
724. Keller U et al. Sechster Schweizerischer Ernährungsbericht. Bern: Bundesamt für Gesundheit, 2012.
725. Kennedy AR et al. Suppression of carcinogenesis in the intestines of min mice by the soybean-derived Bowman-Birk inhibitor. Cancer Res. 1996; 56(4): 679–682.
726. Kensil CR. Saponins of vaccine adjuvants. Crit Rev Ther Drug Carr Syst. 1996; 13: 1–55.
727. Kesby JP et al. Developmental vitamin D deficiency alters dopamine turnover in neonatal rat forebrain. Neurosci Lett. 2009; 461(2): 155–158.
728. Kesby JP et al. Developmental vitamin D deficiency alters dopamine-mediated behaviors and dopamine transporter function in adult female rats. Psychopharmacology (Berl). 2010; 208(1): 159–168.
729. Keyzer JJ et al. Zinc absorption after oral administration of zinc sulfate. Pharm Weekbl Sci. 1983; 5(5): 252–253.
730. Khachik F, Bernstein PS, Garland DL. Identification of lutein and zeaxanthin oxidation products in human and monkey retinas. Invest Ophthalmol Vis Sci. 1997; 38(9): 1802–1811.
731. Khachik F et al. Effect of food preparation on qualitative and quantitative distribution of major carotenoid constituents of tomatoes and several green vegetables. J Agric Food Chem. 1992; 40(3): 390–398.
732. Khachik F et al. Identification, quantification, and relative concentrations of carotenoids and their metabolites in human milk and serum. Anal Chem. 1997; 69(10): 1873–1881.
733. Khan N, Mukhtar H. Tea and health: studies in humans. Curr Pharm Des. 2013; 19(34): 6141–6147.
734. Khan N, Afaq F, Mukhtar H. Cancer chemoprevention through dietary antioxidants: progress and promise. Antioxid Redox Signal. 2008; 10(3): 475–510.
735. Khan M et al. A pilot clinical trial of the effects of coenzyme Q10 on chronic tinnitus aurium. Otolaryngol Head Neck Surg. 2007; 136(1): 72–77.
736. Khaw KT et al. Relation between plasma ascorbic acid and mortality in men and women in EPIC-Norfolk prospective study: a prospective population study. European Prospective Investigation into Cancer and Nutrition. Lancet. 2001; 357(9257): 657–663.
737. Khoo AL et al. 1,25-Dihydroxyvitamin D3 modulates cytokine production induced by Candida albicans: impact of seasonal variation of immune responses. J Infect Dis. 2011; 203(1): 122–130.
738. Kiefer C et al. Identification and characterization of a mammalian enzyme catalyzing the asymmetric oxidative cleavage of provitamin A. J Biol Chem. 2001; 276(17): 14110–14116.
739. Kieffer F. Eisenüberladung und oxidativer Stress. Forsch. Komlementärmed. 1995; 2: 259–267.
740. Kieliszek M, Lipinski B. Pathophysiological significance of protein hydrophobic interactions: an emerging hypothesis. Med Hypotheses. 2018; 110: 15–22.
741. Kikuchi M et al. Protective effects of methylcobalamin, a vitamin B12 analog, against glutamate-induced neurotoxicity in retinal cell culture. Invest Ophthalmol Vis Sci. 1997; 38(5): 848–854.
742. Kim DJ et al. Magnesium intake in relation to systemic inflammation, insulin resistance, and the incidence of diabetes. Diabetes Care. 2010; 33(12): 2604–2610.
743. Kim J. Antibacterial activity of some essential oil components against five foodborne pathogens. J Agric Food Chem. 1995; 43: 2839–2845.
744. Kim S et al. Biological methylation of myelin basic protein: enzymology and biological significance. Int J Biochem Cell Biol. 1997; 29(5): 743–751.
745. Kim SH et al. Down-regulation of β-carotene hydroxylase increases β-carotene and total carotenoids enhancing salt stress tolerance in transgenic cultured cells of sweetpotato. Phytochemistry. 2012; 74: 69–78.

746. Kim YI. Role of folate in colon cancer development and progression. J Nutr. 2003; 133(11 Suppl 1): 3731S–3739S.
747. Kim YJ, Kang KS, Yokozawa T. The anti-melanogenic effect of pycnogenol by its anti-oxidative actions. Food Chem Toxicol. 2008; 46(7): 2466–2471.
748. Kindblom JM et al. Plasma osteocalcin is inversely related to fat mass and plasma glucose in elderly Swedish men. J Bone Miner Res. 2009; 24(5): 785–791.
749. Kinney DK et al. Relation of schizophrenia prevalence to latitude, climate, fish consumption, infant mortality, and skin color: a role for prenatal vitamin D deficiency and infections? Schizophr Bull. 2009; 35: 582–595.
750. Kipshoven C. Querschnittsstudie zur Abschätzung des Vitamin-D-Status in der Bevölkerung in Deutschland (DEVID-Studie). Dissertation, Univ. Köln, 2010.
751. Kirmani S et al. Relationship of testosterone and osteocalcin levels during growth. J Bone Miner Res. 2011; 26(9): 2212–2216.
752. Klein KO. Isoflavones, soy-based infant formulas, and relevance to endocrine function. Nutr Rev. 1998; 56: 193–204.
753. Kleuser B. Vitamin K – Vielseitiger als angenommen. Pharmazeutische Zeitung. 2018; 09/2018.
754. Klipstein-Grobusch K et al. Serum carotenoids and atherosclerosis. The Rotterdam Study. Atherosclerosis. 2000; 148: 49–56.
755. Knasmüller S (Hrsg.). Krebs und Ernährung. Stuttgart; Thieme, 2014; S. 252.
756. Ko HHT et al. A sequence symmetry analysis of the interrelationships between statins, diabetes and skin infections. Br J Clin Pharmacol. 2019; 85(11): 2559–2567.
757. Koch A. Erythrozytenmagnesium und Serummagnesium beim akuten Myokardinfarkt. Dissertation, Univ. Halle-Wittenberg, 1999; S. 1–9 https://www.webdoc.sub.gwdg.de/ebook/m/2002/pub/medizin/99H117/of_index.htm. [Letzter Zugriff: 28.11.2021]
758. Koch HP, Hahn G. Knoblauch. München: Urban & Schwarzenberg, 1988.
759. Koch R. Comparative study of Venostatin® and Pycnogenol® in chronic venous insufficiency. Phytother Res. 2002; 16: 1–5.
760. Kohama T. Nutritional supplements in clinical practice. Progr Med. 2004; 24: 1503–1510.
761. Kohama T, Herai K, Inoue M. Effect of French Maritime Pine Bark Extract on endometriosis as compared with Leuprorelin acetate. J Reprod Med. 2007; 52: 703–708.
762. Koonsvitsky BP et al. Olestra affects serum concentrations of alpha-tocopherol and carotenoids but not vitamin D or vitamin K status in free-living subjects. J Nutr. 1997; 127(Suppl 8): 1636S–1645S.
763. Kopecek M et al. Serum 25-OH vitamin D level in patients with schizophrenia spectrum disorders. Eur Psychiatry. 2017; 41:S817, doi: 10.1016/j.eurpsy.2017.01.1591.
764. Korshunov VA et al. Axl, a receptor tyrosine kinase, mediates flow-induced vascular remodeling. Circ Res. 2006; 98(11): 1446–1452.
765. Korshunov VA et al. Axl mediates vascular remodeling induced by deoxycorticosterone acetate-salt hypertension. Hypertension. 2007; 50(6): 1057–1062.
766. Kousidou OC et al. Genistein suppresses the invasive potential of human breast cancer cells through transcriptional regulation of metalloproteinases and their tissue inhibitors. Int J Oncol. 2005; 26(4): 1101–1109.
767. Krämer J, Prange A. Lebensmittel-Mikrobiologie. Stuttgart: utb, 2017.
768. Krause KH et al. Biotin status of epileptics. Ann N Y Acad Sci. 1985; 447: 297–313.
769. Krieger JN, Nyberg L Jr, Nickel JC. NIH consensus definition and classification of prostatitis. JAMA. 1999; 282(3): 236–237.
770. Krinski NJ. Carotenoid protection against oxidation. Pure & Appl. Chem. 1979; 51: 649–660.
771. Kristensen M., Jensen MG. Dietary fibres in the regulation of appetite and food intake: importance of viscosity. Appetite. 2011; 56(1): 65–70.
772. Krobot K et al. Determinants of plasma fibrinogen: relation to body weight, waist-to-hip ratio, smoking, alcohol, age, and sex. Results from the second MONICA Augsburg survey 1989–1990. Arterioscler Thromb. 1992 Jul; 12(7): 780–788.
773. Krumdieck C, Butterworth CE jr. Ascorbate – cholesterol – lecithin interactions: factors of potential importance in the pathogenesis of atherosclerosis. Am J Clin Nutr. 1974; 27(8): 866–876.
774. Kruzynska-Frejtag A et al. Periostin (an osteoblast-specific factor) is expressed within the embryonic mouse heart during valve formation. Mech Dev. 2001; 103(1–2): 183–188.
775. Kübler W, Anders HJ, Heeschen W (Hrsg.). Ergebnisse der Nationalen Verzehrsstudie (1985–1988) über die Lebensmittel- und Nährstoffaufnahme in der Bundesrepublik Deutschland. VERA-Schriftenreihe, Band XI. Niederkleen: Fleck, 1995.
776. Kucuk O et al. Phase 2 randomized clinical trial of lycopene supplementation before radical prostatectomy. Cancer Epidemiol Biomarkers Prev. 2001; 10(8): 861–868.
777. Kudlacek S et al. Assessment of vitamin D and calcium status in healthy adult Austrians. Eur J Clin Invest. 2003; 33(4): 323–331.
778. Kühn B et al. Periostin induces proliferation of differentiated cardiomyocytes and promotes cardiac repair. Nat Med. 2007; 13(8): 962–969.
779. Kuiper-Goodman T, Scott PM, Watanabe H. Risk assessment of the mycotoxin zearalenone. Regul Toxicol Pharmacol, 1987; 7(3): 253–306.
780. Kuklinski B, Lunteren I. Neue Chancen zur natürlichen Vorbeugung und Behandlung von umweltbedingten Krankheiten: Zellschutz mit Anti-Oxidantien. Bielefeld: Kamphausen, 1994.
781. Kumudha A et al. Purification, identification, and characterization of methylcobalamin from Spirulina platensis. J Agric Food Chem. 2010; 58(18): 9925–9930.
782. Kurashige M et al. Inhibition of oxidative injury of biological membranes by astaxanthin. Physiol Chem Phys Med NMR. 1990; 22(1): 27–38.
783. Kushad MM et al. Variation of glucosinolates in vegetable crops of Brassica oleracea. J Agric Food Chem. 1999; 47(4): 1541–1548.

784. Kyriazi M et al. Cancer chemopreventive effect of Pinus maritime bark extract on ultraviolet radiation and ultraviolet radiotion-7,12-dimethylbenz(a) anthracene induced skin carcinogenesis of hairless mice. Cancer Lett. 2006; 237(2): 234–241.
785. La Selva M et al. Thiamine corrects delayed replication and decreases production of lactate and advanced glycation end-products in bovine retinal and human umbilical vein endothelial cells cultured under high glucose conditions. Diabetologia. 1996; 39(11): 1263–1268.
786. Laaksi I et al. An association of serum vitamin D concentrations < 40 nmol/L with acute respiratory tract infection in young Finnish men. Am J Clin Nutr. 2007; 86(3): 714–717.
787. Laforenza U et al. Thiamine uptake in human intestinal biopsy specimens, including observations from a patient with acute thiamine deficiency. Am J Clin Nutr. 1997; 66(2): 320–326.
788. Lamers Y et al. Supplementation with [6S]-5-methyltetrahydrofolate or folic acid equally reduces plasma total homocysteine concentrations in healthy women. Am J Clin Nutr. 2004; 79(3): 473–478.
789. Lamers Y et al. Red blood cell folate concentrations increase more after supplementation with [6S]-5-methyltetrahydrofolate than with folic acid in women of childbearing age. Am J Clin Nutr. 2006; 84(1): 156–161.
790. Lamm DL et al. Megadose vitamins in bladder cancer: a double-blind clinical trial. J Urol. 1994; 151(1): 21–26.
791. Lamm S, Schönlau F, Rohdewald P. Prelox for improvement of erectile function: a review. Eur Bull Drug Res. 2003; 11(3): 29–37.
792. Lammer EJ et al. Retinoic acid Embryopathie. New Engl J Med. 1985; 313(14): 837–841.
793. Landrum JT, Bone RA. Lutein, zeaxanthin, and the macular pigment. Arch Biochem Biophys. 2001; 385(1): 28–40.
794. Landrum JT, Bone RA, Kilburn MD. The macular pigment: a possible role in protection from age-realted macular degeneration. In: Sies H. Antioxidants in Disease Mechanisms and Therapy. New York: Academic Press, 1997; p. 537–556.
795. Lapillonne A. Vitamin D deficiency during pregnancy may impair maternal and fetal outcomes. Med Hypotheses. 2010; 74(1): 71–75.
796. Lardner AL. Vitamin D and hippocampal development – the story so far. Front Mol Neurosci. 2015; 8:58, doi: 10.3389/fnmol.2015.00058.
797. Larsson CL, Johansson GK. Dietary intake and nutritional status of young vegans and omnivores in Sweden. Am J Clin Nutr. 2002; 76(1): 100–106.
798. Lau BH et al. Superiority of intralesional immunotherapy with Corynebacterium parvum and Allium sativum in control of murine transitional cell carcinoma. J Urol. 1986; 136(3): 701–705.
799. Lau BH et al. Pycnogenol® as an adjunct in the management of childhood asthma. J Asthma. 2004; 41(8): 825–832.
800. Lau EM, Woo J. Nutrition and osteoporosis. Curr Opin Rheumatol. 1998; 10(4): 368–372.
801. Lauda⊠ska H et al. Permeability of human skin to selected anions and cations – in vitro studies. Res Commun Mol Pathol Pharmacol. 2002; 112(1–4): 16–26.
802. Lauer S. Potentielle Biomarker zur Identifikation des TH2-hoch-Endotyps im Asthma bronchiale. Dissertation, Univ. Marburg, 2014.
803. Lavelli V, Peri C, Rizzolo A. Antioxidant activity of tomato products as studied by model reactions using xanthine oxidase, myeloperoxidase, and copper-induced lipid peroxidation. J Agric Food Chem. 2000; 48(5): 1442–1448.
804. Le Bail JC et al. Effects of phytoestrogens on aromatase, 3beta and 17beta-hydroxysteroid dehydrogenase activities and human breast cancer cells. Life Sci. 2000; 66(14): 1281–1291.
805. Le Goff-Klein N et al. In vitro inhibition of simvastatin metabolism, a HMG-CoA reductase inhibitor in human and rat liver by bergamottin, a component of grapefruit juice. Eur J Pharm Sci. 2003; 18(1): 31–35.
806. Ledda A et al. Benign prostatic hypertrophy: Pycnogenol® supplementation improves prostate symptoms and residual bladder volume. Minerva Med. 2018; 109(4): 280–284.
807. Lee A, Thurnham DI, Chopra M. Consumption of tomato products with olive oil but not sunflower oil increases the antioxidant activity of plasma. Free Rad Biol Med. 2000; 29(10): 1051–1055.
808. Lee J et al. Carotenoid supplementation reduces erythema in human skin after simulated solar radiation exposure. Proc Soc Exp Biol Med. 2000; 223(2): 170–174.
809. Lee NA, Reasner CA. Beneficial effect of chromium supplementation on serum triglyceride levels in NIDDM. Diabetes Care. 1994; 17(12): 1449–1452.
810. Lee SE, Park YS. Role of lipid peroxidation-derived $\alpha$, $\beta$-unsaturated aldehydes in vascular dysfunction. Oxid Med Cell Longev. 2013; 2013:629028, doi: 10.1155/2013/629028.
811. Lee YK et al. (eds.). Handbook of Probiotics. New York: John Wiley & Sons, 1999.
812. Lehmann I. „Niedrigtemperatur-Garen" mit Bakterien – Fermentierte Lebensmittel. Max-Rubner-Institut, Karlsruhe, 2018.
813. Leiner P. Ballaststoffe – Müsli gegen Brustkrebs. Ärzte Zeitung. 13. Juni 2016, https://www.aerztezeitung.de/Medizin/Muesli-essen-gegen-Brustkrebs-293985.html. [Letzter Zugriff: 3.12.21]
814. Leitzmann C et al. Ernährung in Prävention und Therapie. Stuttgart: Hippokrates, 2005. **a)** S. 34–35, 92–93; **b)** S. 46–47; **c)** S. 53, 93; **d)** S. 68–70; **e)** S. 70–73.
815. Lemire JM et al. $1\alpha$,25-Dihydroxyvitamin D3 suppresses proliferation and immunoglobulin production by normal human peripheral blood mononuclear cells. J Clin Invest. 1984; 74(2): 657–661.
816. Lemire JM et al. 1,25-Dihydroxyvitamin D3 suppresses human T helper/inducer lymphocyte activity in vitro. J Immunol. 1985; 134(5): 3032–3035.
817. Lemire JM et al. Immunosuppressive actions of 1,25-dihydroxyvitamin D3: preferential inhibition of Th1 functions. J Nutr. 1995; 125(Suppl 6): 1704S–1708S.

818. Lengyel I et al. High concentration of zinc in sub-retinal pigment epithelial deposits. Exp Eye Res. 2007; 84(4): 772–280.
819. Lephart ED, Lund TD, Horvath TL. Brain androgen and progesterone metabolizing enzymes: Biosynthesis, distribution and function. Brain Res Brain Res Rev. 2001; 37: 25–37.
820. Lephart ED et al. Phytoestrogens decrease brain calcium-binding proteins but do not alter hypothalamic androgen metabolizing enzymes in adult male rats. Brain Res. 2000; 859(1): 123–131.
821. Lequesne M et al. Guidelines for testing slow acting drugs in osteoarthritis. J Rheumatol Suppl. 1994; 41: 65–71, discussion: 72–73.
822. Leser C, Treutter D. Effects of nitrogen supply on growth, contents of phenolic compounds and pathogen (scab) resistance of apple trees. Physiol. Plant. 2005; 123: 49–56.
823. Leske MC, Chylack LT Jr, Wu SY. The Lens Opacities Case-Control Study: risk factors for cataract. Arch Ophthalmol. 1991; 109(2): 244–251.
824. Leszczyniecka M et al. Differentiation therapy of human cancer: Basic science and clinical applications. Pharmacol Ther. 2001; 90(2–3): 105–156.
825. Leumann E. Neue Störung im Vitamin-D-Metabolismus: 24-Hydroxylase-(CYP24A1)Defekt. Schweiz Med Forum. 2011; 11(50): 928–929.
826. Leutner M et al. Diagnosis of osteoporosis in statin-treated patients is dose-dependent. Ann Rheum Dis. 2019; 78(12): 1706–1711.
827. Levy JR et al. The effect of prenatal exposure to the phytoestrogen genistein on sexual differentiation in rats. Proc Soc Exp Biol Med. 1995; 208(1): 60–66.
828. Li JY et al. Nutrition intervention trials in Linxian, China: multiple vitamin/mineral supplementation, cancer incidence, and disease-specific mortality among adults with esophageal dysplasia. J Natl Cancer Inst. 1993; 85(18): 1492–1498.
829. Li X et al. Protective effects of 1-alpha-hydroxyvitamin $D_3$ on residual beta-cell function in patients with adult-onset latent autoimmune diabetes (LADA). Diabetes Metab Res Rev. 2009; 25(5): 411–416.
830. Libby P. Interleukin-1 beta as a target for atherosclerosis therapy: Biological basis of CANTOS and beyond. J Am Coll Cardiol. 2017; 70(18): 2278–2289.
831. Libby P, Ridker PM Maseri A. Inflammation and atherosclerosis. Circulation. 2002; 105(9): 1135–1143.
832. Lidbeck A et al. Lactobacilli, anticarcinogenic activities and human intestinal microflora. Eur J Cancer Prev. 1992; 1(5): 341–353.
833. Liener IE, Kakade ML. Protease inhibitors. In: Liener IE (ed.). Toxic Constituents of Plant Foodstuffs. New York: Academic Press, 1980; p. 7–71.
834. Lightwood R, Stapleton T. Idiopathic hypercalcaemia in infants. Lancet. 1953; 265: 255–256.
835. Lin X et al. Undercarboxylated osteocalcin: experimental and human evidence for a role in glucose homeostasis and muscle regulation of insulin sensitivity. Nutrients. 2018; 10(7):847, doi: 10.3390/nu10070847.
836. Ling CT, Chow BF. Effect of vitamin B12 on the levels of soluble sulfhydryl compounds in blood. J Biol Chem. 1953; 202(1): 445–456.
837. Linseisen J, Radtke J, Wolfram G. Flavonoidzufuhr Erwachsener in einem bayerischen Teilkollektiv der Nationalen Verzehrsstudie. Z Ernährungswiss. 1997; 36: 403–412.
838. Lipinski B. Can selenite be an ultimate inhibitor of EBOLA and other viral infections? Br J Med Med Res. 2015; 6(3): 319–324.
839. Lips P et al. An international comparison of serum 25-hydroxy vitamin D measurements. Osteoporos Int. 1999; 9(5): 394–397.
840. Litonjua AA. Childhood asthma may be a consequence of vitamin D deficiency. Curr Opin Allergy Clin Immunol. 2009; 9: 202–207.
841. Littaru GP, Ho L, Folkers K. Deficiency of coenzyme Q10 in human heart disease. I. Int J Vitam Nutr Res. 1972; 42(2): 291–305.
842. Liu A et al. Role of long-chain and very-long-chain polyunsaturated fatty acids in macular degenerations and dystrophies. Clin Lipidol. 2011; 6(5): 593–613.
843. Liu F, Zhang Y, Lau BHS. Pycnogenol® improves learning impaiment and memory deficit in senescence-accelerated mice. J Anti Aging Med. 1999; 2: 349–355.
844. Liu MJ et al. ZIP8 regulates host defense through zinc-mediated inhibition of NF-κB. Cell Rep. 2013; 3(2): 386–400.
845. Liu PT et al. Toll-like receptor triggering of a vitamin D-mediated human antimicrobial response. Science. 2006; 311(5768): 1770–1773.
846. Liu PT et al. Convergence of IL-1beta and VDR activation pathways in human TLR2/1-induced antimicrobial responses. PLoS One. 2009; 4(6):e5810, doi: 10.1371/journal.pone.0005810.
847. Liu PT et al. MicroRNA-21 targets the vitamin D-dependent antimicrobial pathway in leprosy. Nat Med. 2012; 18(2): 267–273.
848. Liu S et al. A prospective study of dietary glycemic load, carbohydrate intake, and risk of coronary heart disease in US women. Am J Clin Nutr. 2000; 71(6): 1455–1461.
849. Liu W, Asa SL, Ezzat S. 1α,25-Dihydroxyvitamin D3 targets PTEN-dependent fibronectin expression to restore thyroid cancer cell adhesiveness. Mol Endocrinol. 2005; 19: 2349–2357.
850. Liu X, Zhou HJ, Rohdewald P. French maritime pine bark extract Pycnogenol dose-dependently lowers glucose in type 2 diabetic patients. Diabetes Care. 2004; 27(3): 839.
851. Liu X et al. Antidiabetic effect of Pycnogenol® French maritime pine bank extract in patients with diabetes type II. Life Sci. 2004; 75(21): 2505–2513.
852. Liu X et al. Pycnogenol® French maritime pine bark extract, improves endothelial function of hypertensive patients. Life Sci. 2004; 74(7): 855–862.
853. Liu Z et al. Omega-3 fatty acids and other FFA4 agonists inhibit growth factor signaling in human prostate cancer cells. J Pharmacol Exp Ther. 2015; 352(2): 380–394.
854. Ljung K, Vahter M. Time to re-evaluate the guideline value for manganese in drinking water? Environ Health Perspect. 2007; 115(11): 1533–1538.

925. McCarty MF. Anabolic effects of insulin on bone suggest a role for chromium picolinate in preservation of bone density. Med Hypotheses. 1995; 45(3): 241–246.
926. McCarty MF. High-dose biotin, an inducer of glucokinase expression, may synergize with chromium picolinate to enable a definitive nutritional therapy for type II diabetes. Med Hypotheses. 1999; 52(5): 401–406.
927. McCauley ME et al. Vitamin A supplementation during pregnancy for maternal and newborn outcomes. Cochrane Database Syst Rev. 2015; 2015(10):CD008666, doi: 10.1002/14651858.CD008666.pub3.
928. McCloskey P et al. GAS6 mediates adhesion of cells expressing the receptor tyrosine kinase Axl. J Biol Chem. 1997; 272(37): 23285–23291.
929. McDonnell SL et al. Serum 25-Hydroxyvitamin D concentrations ≥40 ng/ml are associated with >65 % lower cancer risk: pooled analysis of randomized trial and prospective cohort study. PLoS ONE. 2016, doi: 10.1371/journal.pone.0152441.
930. McDowell LR. Minerals in animal and human nutrition. 2nd ed. Gainesville, FL: Elsevier, 2003.
931. McEwen BS, Wingfield JC. The concept of allostasis in biology and biomedicine. Horm Behav. 2003; 43(1): 2–15.
932. McGrath J et al. Vitamin D supplementation during the first year of life and risk of schizophrenia: a Finnish birth cohort study. Schizophr Res. 2004; 67(1–2): 237–245.
933. McGrath JJ et al. Neonatal vitamin D status and risk of schizophrenia: a population-based case-control study. Arch Gen Psychiatry. 2010; 67(9): 889–894.
934. McGrath JJ et al. Developmental vitamin D deficiency and risk of schizophrenia: a 10-year update. Schizophr Bull. 2010; 36: 1073–1078.
935. McHutchison JG et al. Measurement of serum hyaluronic acid in patients with chronic hepatitis C and its relationship to liver histology. Consensus Interferon Study Group. J Gastroenterol Hepatol. 2000; 15(8): 945–951.
936. McIlwain P. In: Machlin LJ (ed.). Handbook of Vitamins. 2nd ed. New York: Marcel Dekker, 1991.
937. McNeill JH, Delgatty HL, Battell ML. Insulinlike effects of sodium selenate in streptozocin-induced diabetic rats. Diabetes. 1991; 40(12): 1675–1678.
938. McRorie J et al. Effects of wheat bran and Olestra on objective measures of stool and subjective reports of GI symptoms. Am J Gastroenterol. 2000; 95(5): 1244–1252.
939. Mediaty N. Bedeutung der bakteriellen Vitamin-K-Synthese für den Gerinnungsstatus. Diplomarbeit, HAW Hamburg, 2006.
940. Medica.de. Zellmembran: Rolle bei der Entstehung chronischer Krankheiten. 11. Dezember 2019, https://www.medica.de/de/News/Archiv/Zellmembran_Rolle_bei_der_Entstehung_chronischer_Krankheiten. [Letzter Zugriff: 3.12.21]
941. Medical Research Council (MRC) Vitamin Study Research Group. Prevention of neural tube defects: results of the Medical Research Council Vitamin Study. Lancet. 1991; 338(8760): 131–137.
942. Medizinisches Labor Bremen. Laborinformation Vitamin C. https://www.mlhb.de/fileadmin/user_upload/Startseite/Service/Laborinformationen/Vitamin_C_0216.pdf. [Letzter Zugriff: 3.12.21]
943. Mei L, Mochizuki M, Hasegawa N. Pycnogenol ameliorates depression-like behavior in repeated corticosterone-induced depression mice model. Biomed Res Int. 2014; 2014:942927, doi: 10.1155/2014/942927.
944. Melaragno MG et al. Gas6 inhibits apoptosis in vascular smooth muscle: role of Axl kinase and Akt. J Mol Cell Cardiol. 2004; 37(4): 881–887.
945. Menéndez JA et al. Effects of gamma-linolenic acid and oleic acid on paclitaxel cytotoxicity in human breast cancer cells. Eur J Cancer. 2001; 37(3): 402–413.
946. Merle B, Garnero P. The multiple facets of periostin in bone metabolism. Osteoporos Int. 2012; 23(4): 1199–1212.
947. Merritt RJ, Jenks BH. Safety of soy-based infant formulas containing isoflavones: the clinical evidence. J Nutr. 2004; 134: 1220S–1224S.
948. Messias E et al. Season of birth and schizophrenia in Northeast Brazil: relationship to rainfall. J Nerv Ment Dis. 2006; 194: 870–873.
949. Messina M, Barnes S. The role of soy products in reducing risk of cancer. J Natl Cancer Inst. 1991; 83: 541–546.
950. Messina MJ. Legumes and soybeans: overview of their nutritional profiles and health effects. Am J Clin Nutr. 1999; 70: 439–450.
951. Mettlin C et al. Beta-carotene and animal fats and their relationship to prostate cancer risk: a case-control study. Cancer. 1989; 64(3): 605.
952. Metz G. Flavonoide Teil II – Trotz Resorptionsschwächen gut wirksam. Pharmazeutische Zeitung. 2000; 27/2000.
953. Metz G. Glucosinolate – Scharfmacher mit Profil. Pharmazeutische Zeitung. 2000; 44/2000.
954. Meydani SN et al. Vitamin E supplementation and in vivo immune response in healthy elderly subjects. A randomized controlled trial. JAMA. 1997; 277(17): 1380–1386.
955. Michaëlsson K et al. Serum retinol levels and the risk of fracture. N Engl J Med. 2003; 348(4): 287–294.
956. Michaëlsson K et al. Long term calcium intake and rates of all cause and cardiovascular mortality: community based prospective longitudinal cohort study. BMJ. 2013; 346:f228, doi: 10.1136/bmj.f228.
957. Michnovicz JJ, Bradlow HL. Altered estrogen metabolism and excretion in humans following consumption of indol-3-carbinol. Nutr Cancer. 1991; 16(1): 59–66.
958. Micozzi MS et al. Plasma carotenoid response to chronic intake of selected foods and β-carotene supplements in men. Am J Clin Nutr. 1992; 55(6): 1120–1125.
959. Middleton E, Kandaswami C. Effects of flavonoids on immune and inflammatory cell functions. Biochem Pharmacol. 1992; 43(6): 1167–1179.
960. Miller AL. The methylation, neurotransmitter, and antioxidant connections between folate and depression. Altern Med Rev. 2008; 13(3): 216–226.
961. Miller JW, Rogers LM, Rucker RB. Pantothenic acid. In: Bowman BA, Russel RM (eds.). Present Knowledge in Nutrition. 8th ed. Washington DC: ILSI Press, 2001; p. 253–260.

962. Miller NJ, Sampson J, Rice-Evans CA. Antioxidant activities of carotenes and xanthophylls. FEBS Lett. 1996; 384(3): 240–242.
963. Mills PK et al. Bladder cancer in a low risk population: results from the Adventist Health Study. Am J Epidemiol. 1991; 133(3): 230–239.
964. Milman N, Clausen J, Byg KE. Iron status in 268 Danish women aged 18–30 years: influence of menstruation, contraceptive method, and iron supplementation. Ann Hematol. 1998; 77(1–2): 13–19.
965. Mino Y, Oshima I. Seasonality of birth in patients with schizophrenia in Japan. Psychiatry Clin Neurosci. 2006; 60: 249–252.
966. Mirnezami M, Rahimi H. Serum zinc level in vitiligo: a case-control study. Indian J Dermatol. 2018; 63(3): 227–230.
967. Mirzakhani H et al. Vitamin D and the development of allergic disease: How important is it? Clin Exp Allergy. 2015; 45(1): 114–125.
968. Misra D et al. Matrix Gla protein polymorphism, but not concentration, is associated with radiographic hand osteo-arthritis. J Rheumatol. 2011; 38(9): 1960–1965.
969. Mittmann U. Bioverfügbarkeit von Zinkpräparaten. DAZ. 2001; 50:46, 9. Dezember 2001.
970. Miura H et al. A link between stress and depression: shifts in the balance between the kynurenine and serotonin pathways of tryptophan metabolism and the etiology and pathophysiology of depression. Stress. 2008; 11(3): 198–209.
971. Miziak B et al. The problem of osteoporosis in epileptic patients taking antiepileptic drugs. Expert Opin Drug Saf. 2014; 13(7): 935–946.
972. Mock DM, Dyken ME. Biotin catabolism is accelerated in adults receiving long-term therapy with anticonvulsants. Neurology. 1997; 49(5): 1444–1447.
973. Mock DM, Malik MI. Distribution of biotin in human plasma: Most of the biotin is not bound to protein. Am J Clin Nutr. 1992; 56(2): 427–432.
974. Mock DM, Quirk JG, Mock NI. Marginal biotin deficiency during normal pregnancy. Am J Clin Nutr. 2002; 75(2): 295–299.
975. Mock DM et al. Biotin status assessed longitudinally in pregnant women. J Nutr. 1997; 127(5): 710–716.
976. Mojarrad JS et al. Preparation of glucosamine from exoskeleton of shrimp and predicting production yield by response surface methodology. J Agric Food Chem. 2007; 55(6): 2246–2250.
977. Mokry LE et al. Vitamin D and risk of multiple sclerosis: a Mendelian randomization study. PLOS Med. 2015; 12:e1001866, doi: 10.1371/journal.pmed.1001866.
978. Mölgaard J, von Schenck H, Olsson AG. Alfalfa seeds lower low density lipoprotein cholesterol and apolipoprotein B concentrations in patients with type II hyperlipoproteinemia. Atherosclerosis. 1987; 65(1–2): 173–179.
979. Monti LD et al. Effect of a long-term oral l-arginine supplementation on glucose metabolism: a randomized, double-blind, placebo-controlled trial. Diabetes Obes Metab. 2012; 14(10): 893–900.
980. Monti LD et al. L-arginine enriched biscuits improve endothelial function and glucose metabolism: a pilot study in healthy subjects and a cross-over study in subjects with impaired glucose tolerance and metabolic syndrome. Metabolism. 2013; 62(2): 255–264.
981. Morello M et al. Vitamin D improves neurogenesis and cognition in a mouse model of Alzheimer's disease. Mol Neurobiol. 2018; 55(8): 6463–6479.
982. Morris HA, Anderson PH. Autocrine and paracrine actions of vitamin D. Clin Biochem Rev. 2010; 31(4): 129–138.
983. Morrison M. Therapeutic applications of chondroitin-4-sulfate, appraisal of biologic properties. Folia Angiol. 1977; 25: 225–232.
984. Mortensen AL, Rosenfeldt F, Filipiak KJ. Effect of coenzyme Q10 in Europeans with chronic heart failure: a sub-group analysis of the Q-SYMBIO randomized double-blind trial. Cardiol J. 2019; 26(2): 147–156.
985. Mortensen SA et al. The effect of coenzyme Q10 on morbidity and mortality in chronic heart failure: results from Q-SYMBIO: a randomized double-blind trial. JACC Heart Fail. 2014; 2(6): 641–649.
986. Mosharov E, Cranford MR, Banerjee R. The quantitatively important relationship between homocysteine metabolism and glutathione synthesis by the transsulfuration pathway and its regulation by redox changes. Biochemistry. 2000; 39(42): 13005–13011.
987. Mowat C et al. Omeprazole and dietary nitrate independently affect levels of vitamin C and nitrite in gastric juice. Gastroenterology. 1999; 116(4): 813–822.
988. Mowat C et al. Omeprazole, Helicobacter pylori status, and alterations in the intragastric milieu facilitating bacterial N-nitrosation. Gastroenterology. 2000; 119(2): 339–347.
989. Mowry EM et al. Vitamin D status predicts new brain magnetic resonance imaging activity in multiple sclerosis. Ann Neurol. 2012; 72(2): 234–240.
990. Mozaffarian D, Aro A, Willett WC. Health effects of trans-fatty acids: experimental and observational evidence. Eur J Clin Nutr. 2009; 63(Suppl 2): S5–S21.
991. MSD Sharp & Dohme GmbH (Hrsg.). MSD-Manual der Diagnostik und Therapie. 4. A. München, Wien, Baltimore: Urban und Schwarzenberg, 1988.
992. Mückter H. Nickel – Das verhexte Metall. Pharmazeutische Zeitung. 2005; 27/2005.
993. Mukhtar H et al. Ellagic acid: a potent naturally occurring inhibitor of benzo[a]pyrene metabolism and its subsequent glucuronidation, sulfation and covalent binding to DNA in cultured BALB/C mouse keratinocytes. Carcinogenesis. 1984; 5(12): 1565–1571.
994. Müller-Faßbender H, Bach GL. D-Glucosamin-Sulfat als nebenwirkungsarme Alternative zu nichtsteroidalen Antirheumatika. In: Bach GL, Stock KP (Hrsg.). Aktuelle Rheumatologie Bayreuth. Pathologie, Labor, Untersuchung, Therapie 1989. Köln: Echo, 1990; S. 109–124.
995. Müller-Faßbender H et al. Glucosamine sulfate compared to ibuprofen in osteoarthritis of the knee. Osteoarthritis Cartilage. 1994; 2(1): 61–69.
996. Muñoz X et al. Human vitamin K-dependent GAS6: gene structure, allelic variation, and association with stroke. Hum Mutat. 2004; 23(5): 506–512.
997. Murota K et al. Unique uptake and transport of isoflavone aglycones by human intestinal caco-2 cells: com-

parison of isoflavonoids and flavonoids. J Nutr. 2002; 132(7): 1956–1961.
998. Muta-Takada K et al. Coenzyme Q10 protects against oxidative stress-induced cell death and enhances the synthesis of basement membrane components in dermal and epidermal cells. Biofactors. 2009; 35(5): 435–41.
999. Muzzarelli RAA, Jeuniaux C, Gooday GW (eds.). Chitin in Nature and Technology. New York: Plenum Press, 1986.
1000. Nagaki Y et al. The supplementation effect of astaxanthin on accommodation and asthenopia. J Clin Ther Med. 2006; 22(1): 41–54.
1001. Nagamine T et al. The possible role of zinc and metallothionein in the liver on the therapeutic effect of IFN-alpha to hepatitis C patients. Biol Trace Elem Res. 1997; 58(1–2): 65–76.
1002. Nagata K et al. Identification of the product of growth arrest-specific gene 6 as a common ligand for Axl, Sky, and Mer receptor tyrosine kinases. J Biol Chem. 1996; 271(47): 30022–30027.
1003. Nagel J. Omega-3-Fettsäuren und Depression. Diplomarbeit, Medizinische Univ. Graz, 2012.
1004. Naghii MR et al. Comparative effects of daily and weekly boron supplementation on plasma steroid hormones and proinflammatory cytokines. J Trace Elem Med Biol. 2011; 25(1): 54–58.
1005. Nahrstedt A. Nutzung pflanzlicher Sekundärstoffe durch Tier und Mensch. DAZ. 1990; 130: 2155–2161.
1006. Nahum A et al. Lycopene inhibition of cell cycle progression in breast and endometrial cancer cells is associated with reduction in cyclin D levels and retention of p27Kip1 in the cyclin E-cdk2 complexes. Oncogene. 2001; 20(26): 3428–3436.
1007. Naismith DJ, Braschi A. The effect of low-dose potassium supplementation on blood pressure in apparently healthy volunteers. Br J Nutr. 2003; 90(1): 53–60.
1008. Naitoa Y et al. Prevention of diabetic nephropathy by treatment with astaxanthin in diabetic db/db mice. BioFactors. 2004; 20: 49–59.
1009. Nakagawa K et al. 1α,25-Dihydroxyvitamin D3 is a preventive factor in the metastasis of lung cancer. Carcinogenesis. 2005; 26: 429–440.
1010. Nakagawa K et al. 22-Oxa-1α,25-dihydroxyvitamin D3 inhibits metastasis and angiogenesis in lung cancer. Carcinogenesis. 2005; 26: 1044–1054.
1011. Nakanishi-Ueda T et al. Inhibitory effect of Lutein and Pycnogenol® on lipid peroxidation in porcine retinal homogenate. J Clin Biochem Nutr. 2006; 38(3): 204–210.
1012. National Research Council (US) Subcommittee. Recommended Dietary Allowances. $10^{th}$ ed. Washington (DC): National Academies Press, 1989.
1013. Naveilhan P et al. 1,25-Dihydroxyvitamin D3, an inducer of glial cell line-derived neurotrophic factor. Neuroreport. 1996; 7(13): 2171–2175.
1014. Nelson MA et al. Selenium and prostate cancer prevention. Seminars in Urologic Oncology. 1999; 17(2): 91–96.
1015. Nelson RL. Iron and colorectal cancer risk: human studies. Nutr Rev. 2001; 59(5): 140–148.
1016. Neogi T et al. Low vitamin K status is associated with osteoarthritis in the hand and knee. Arthritis Rheum. 2006; 54(4): 1255–1261.
1017. Ness AR et al. Vitamin C status and respiratory function. Eur J Clin Nutr. 1996; 50(9): 573–579.
1018. Neuman I, Nahum H, Ben-Amotz A. Reduction of exercise-induced asthma oxidative stress by lycopene, a natural antioxidant. Allergy. 2000; 55(12): 1184–1189.
1019. Neveu I et al. 1,25-Dihydroxyvitamin D3 regulates the synthesis of nerve growth factor in primary cultures of glial cells. Brain Res Mol Brain Res. 1994; 24(1–4): 70–76.
1020. Newnham RE. Essentiality of boron for healthy bones and joints. Environ Health Perspect. 1994; 102(Suppl 7): 83–85.
1021. Niedzielski P et al. Selenium species in selenium fortified dietary supplements. Food Chem. 2016; 190: 454–459.
1022. Niemeyer MI et al. Modulation of the two-pore domain acid-sensitive K+ channel TASK-2 (KCNK5) by changes in cell volume. J Biol Chem. 2001; 276(46): 43166–43174.
1023. Niestroj I. Praxis der Orthomolekularen Medizin. Stuttgart: Hippokrates, 2000. **a)** S. 170–173; **b)** S. 412–417; **c)** S. 427–429.
1024. Nigdikar SV et al. Consumption of red wine polyphenols reduces the susceptibility of low density lipoproteins to oxidation in vivo. Am J Clin Nutr. 1998; 68(2): 258–265.
1025. Nikoleit D. Carotinoide natürlichen Ursprungs: Wichtige physiologische Modulatoren, mehr als nur Provitamin A. Vita Min Spur. 1997; 12: 5–19.
1026. Nishioka K et al. Pycnogenol®, French Maritime Pine Bark Extract, augments endothelium-dependent vasodilation in humans. Hypertens Res. 2007; 30(9): 775–780.
1027. Noack W et al. Glucosamine sulfate in osteoarthritis of the knee. Osteoarthritis Cartilage. 1994; 2(1): 51–59.
1028. Nogata Y et al. Screening for inhibitory activity of citrus fruit extracts against platelet cyclooxygenase and lipoxygenase. J Agric Food Chem. 1996; 44(3): 725–729.
1029. Norman AW et al. 13th Workshop consensus for vitamin D nutritional guidelines. J Steroid Biochem Mol Biol. 2007; 103(3–5): 204–205.
1030. Norris RA et al. Periostin regulates collagen fibrillogenesis and the biomechanical properties of connective tissues. J Cell Biochem. 2007; 101(3): 695–711.
1031. Novak WK, Haslberger AG. Substantial equivalence of antinutrients and inherent plant toxins in genetically modified novel foods. Food Chem Toxic. 2000; 38(6): 473–483.
1032. O'Bryan JP et al. Axl, a transforming gene isolated from primary human myeloid leukemia cells, encodes a novel receptor tyrosine kinase. Mol Cell Biol. 1991; 11(10): 5016–5031.
1033. O'Connor JS, Bahrke MS, Tetu RG. 1988 Active Army Physical Fitness Survey. Mil Med. 1990; 155(12): 579–585.
1034. O'Dwyer PJ, Stevenson JP, Johnson SW. Clinical pharmacokinetics and administration of established platinum drugs. Drugs. 2000; 59(Suppl 4): 19–27.
1035. Oakenfull D, Potter JD. Determination of the saponin content of foods. In: Spiller GA (ed.). Handbook of Dietary Fiber in Human Nutrition. Boca Raton: CRC Press, 1986; p. 459 f.
1036. Obeid R et al. The impact of vegetarianism on some haematological parameters. Eur J Haematol. 2002; 69(5–6): 275–279.

1037. Obeid R et al. Vitamin B12 status in the elderly as judged by available biochemical markers. Clin Chem. 2004; 50(1): 238–241.
1038. Obeid R et al. Response of homocysteine, cystathionine, and methylmalonic acid to vitamin treatment in dialysis patients. Clin Chem. 2005; 51(1): 196–201.
1039. Obeid R et al. Cellular uptake of vitamin B12 in patients with chronic renal failure. Nephron Clin Pract. 2005; 99(2): c42–c48.
1040. Oh DY et al. GPR120 is an omega-3 fatty acid receptor mediating potent anti-inflammatory and insulin-sensitizing effects. Cell. 2010; 142(5): 687–698.
1041. Ohashi Y et al. Habitual intake of lactic acid bacteria and risk reduction of bladder cancer. Urol Int. 2002; 68(4): 272–280.
1042. Okunieff P, Suit HD. Toxicity, radiation sensitivity modification, and combined drug effects of ascorbic acid with misonidazole in vivo on FSaII murine fibrosarcomas. J Natl Cancer Inst. 1987; 79(2): 377–381.
1043. Oliveri B et al. Mineral and bone mass changes during pregnancy and lactation. Nutrition. 2004; 20(2): 235–240.
1044. Olmedilla B et al. Lutein in patients with cataracts and age-related macular degeneration: a long-term supplementation study. J Sci Food Agric. 2001; 81(9): 904–909.
1045. Olson JA, Krinsky NI. The colorful fascinating world of the carotenoids: important physiologic modulators. FASEB J. 1995; 9(15): 1547–1550.
1046. Olson RE. Vitamin K. In: Shils M et al. (eds.). Modern Nutrition in Health and Disease. 9th ed. Baltimore: Williams & Wilkins, 1999; p. 363–380.
1047. Omenn GS et al. Risk factors for lung cancer and for intervention effects in CARET, the Beta-Carotene and Retinol Efficacy Trial. J Natl Cancer Inst. 1996; 88(21): 1550–1559.
1048. Ong KC, Khoo HE. Insulinomimetic effects of myricetin on lipogenesis and glucose transport in rat adipocytes but not glucose transporter translocation. Biochem Pharmacol. 1996; 51(4): 423–429.
1049. Oury F et al. Endocrine regulation of male fertility by the skeleton. Cell. 2011; 144(5): 796–809.
1050. Ovesen L, Boeing H, EFCOSUM Group. The use of biomarkers in multicentric studies with particular consideration of iodine, sodium, iron, folate and vitamin D. Eur J Clin Nutr. 2002; 56(Suppl 2): S12–S17.
1051. Pace-Asciak CR et al. Wines and grape juices as modulators of platelet aggregation in healthy human subjects. Clin Chem Acta. 1996; 246(1–2): 163–182.
1052. Packer L, Weber S, Rimbach G. Molecular aspects of α-tocotrienol antioxidant action and cell signalling. J Nutr. 2001; 131(2): 369S–373S.
1053. Paganini-Hill A et al. Vitamin A, β-carotene and the risk of cancer: a prospective study. J Natl Cancer Inst. 1987; 79(3): 443–448.
1054. Palacios C, Gonzalez L. Is vitamin D deficiency a major global public health problem? J Steroid Biochem Mol Biol. 2014; 144(Pt A): 138–145.
1055. Pall ML. Cobalamin used in chronic fatigue syndrome therapy is a nitric oxide scavenger. J Chronic Fatigue Syndr. 2000; 8(2): 39–44.
1056. Pan A et al. Meta-analysis of the effects of flaxseed interventions on blood lipids. Am J Clin Nutr. 2009; 90(2): 288–297.
1057. Panasenko OM et al. Interaction of peroxynitrite with carotenoids in human low density lipoproteins. Arch Biochem Biophys. 2000; 373(1): 302–305.
1058. Panetta J, Smith LJ, Boneh A. Effect of high-dose vitamins, coenzyme Q and high-fat diet in paediatric patients with mitochondrial diseases. J Inherit Metab Dis. 2004; 27(4): 487–498.
1059. Pansu D et al. Duodenal and ileal calcium absorption in the rat and effects of vitamin D. Am J Physiol. 1983; 244(6): G695–700.
1060. Papakostas GI et al. The relationship between serum folate, vitamin B12, and homocysteine levels in major depressive disorder and the timing of improvement with fluoxetine. Int J Neuropsychopharmacol. 2005; 8(4): 523–528. Erratum in: Int J Neuropsychopharmacol. 2005; 8(4): 528.
1061. Paran E. Research results to be presented at the Sixteenth Annual Scientific Meeting of the American Society of Hypertension. San Francisco, May 15–19, 2001.
1062. Park CH, Kimler BF. Growth modulation of human leukemic, preleukemic, and myeloma progenitor cells by L-ascorbic acid. Am J Clin Nutr. 1991; 54(Suppl 6): 1241S–1246S.
1063. Parker G et al. Season of birth in schizophrenia: no latitude at the equator. Br J Psychiatry J Ment Sci. 2000; 176: 68–71.
1064. Parker J et al. Levels of vitamin D and cardiometabolic disorders: systematic review and meta-analysis. Maturitas. 2010; 65(3): 225–236.
1065. Patrick L. Mercury toxicity and antioxidants. Part 1: Role of glutathione and alpha-lipoic acid in the treatment of mercury toxicity. Altern Med Rev. 2002; 7(6): 456–471.
1066. Pavelká K et al. Glucosamine sulfate use and delay of progression of knee osteoarthritis: a 3-year, randomized, placebo-controlled, double-blind study. Arch Intern Med. 2002; 162(18): 2113–2123.
1067. Pavlovic J et al. Untangling the burden of menstrual migraine from headache day frequency: results from the 2017 Migraine in America Symptoms and Treatment (MAST) Study (S20.003). Neurology. 2018; 90(15 Suppl): S20.003.
1068. Peacock M. Calcium absorption efficiency and calcium requirements in children and adolescents. Am J Clin Nutr. 1991; 54(1 Suppl): 261S–265S.
1069. Peet M et al. Depletion of omega-3 fatty acid levels in red blood cell membranes of depressive patients. Biol Psychiatry. 1998; 43(5): 315–319.
1070. Pelletier X et al. A diet moderately enriched in phytosterols lowers plasma cholesterol concentrations in normocholesterolemic humans. Ann Nutr Metab. 1995; 39(5): 291–295.
1071. Penland JG. Dietary boron, brain function, and cognitive performance. Environ Health Perspect. 1994; 102(Suppl 7): 65–72.
1072. Penland JG. Quantitative analysis of EEG effects following experimental marginal magnesium and boron deprivation. Magnes Res. 1995; 8(4): 341–358.

1073. Penland JG. The importance of boron nutrition for brain and psychological function. Biol Trace Elem Res. 1998; 66(1–3): 299–317.
1074. Pereira MA, Ludwig DS. Dietary fiber and body-weight regulation: observations and mechanisms. Pediatr Clin North Am. 2001; 48(4): 969–980.
1075. Perez GRM et al. Antidiabetic effect of compounds isolated from plants. Phytomed. 1998; 5(1): 55–75.
1076. Peric M et al. Cathelicidine: Multifunktionelle Abwehrmoleküle der Haut. Dtsch Med Wochenschr. 2009; 134(1/02): 35–38.
1077. Perna L et al. Public health implications of standardized 25-hydroxy vitamin D levels: a decrease in the prevalence of vitamin D deficiency among older women in Germany. Prev Med. 2012; 55(3): 228–232.
1078. Perry IJ. Dietary salt intake and cerebrovascular damage. Nutr Metab Cardiovasc Dis. 2000; 10(4): 229–235.
1079. Peters A et al. Metabolites of lactic acid bacteria present in fermented foods are highly potent agonists of human hydroxycarboxylic acid receptor 3. PLoS Genet. 2019; 15(5):e1008145, doi: 10.1371/journal.pgen.1008145. Erratum in: PLoS Genet. 2019; 15(7):e1008283.
1080. Peterson CA, Heffernan ME. Serum tumor necrosis factor-alpha concentrations are negatively correlated with serum 25(OH)D concentrations in healthy women. J Inflamm (Lond). 2008; 5:10, doi: 10.1186/1476-9255-5-10.
1081. Petru E, Benedicic C. Phytoöstrogene: Potenziell ungünstige Effekte. Frauenarzt. 2004; 6: 536–541.
1082. Pezacka E, Green R, Jacobsen DW. Glutathionylcobalamin as an intermediate in the formation of cobalamin coenzymes. Biochem Biophys Res Commun. 1990; 169(2): 443–450.
1083. Phung OJ et al. Improved glucose control associated with i. v. chromium administration in two patients receiving enteral nutrition. Am J Health Syst Pharm. 2010; 67(7): 535–541.
1084. Piatti PM et al. Long-term oral L-arginine administration improves peripheral and hepatic insulin sensitivity in type 2 diabetic patients. Diabetes Care. 2001; 24(5): 875–880.
1085. Pichler B, Widhalm K. Die Bedeutung von Omega-3-Fettsäuren bei rheumatoider Arthritis. J Ernährungsmed. 2004; 6(1): 26–29 (Ausgabe Österreich), 20–24 (Ausgabe Schweiz).
1086. Pietrzik K, Brachmann S. Folat-Äquivalente – neue Definitionen sorgen für Verwirrung. Ernähr Umsch. 2001; 48: 113.
1087. Pietrzik K, Golly I, Loew D. Handbuch Vitamine – Für Prophylaxe, Beratung und Therapie. München: Urban & Fischer, 2008.
1088. Pincus JH, Solitare GB, Cooper JR. Thiamine triphosphate levels and histopathology: correlation in Leigh disease. Arch Neurol. 1976; 33(11): 759–763.
1089. Pineda MD et al. Asian breast cancer survival in the US: a comparison between Asian immigrants, US-born Asian Americans and Caucasians. Int J Epidemiol. 2001; 30(5): 976–982.
1090. Plaumann B et al. Flavonoids activate wild-type p53. Oncogene. 1996; 13(8): 1605–1614.
1091. Poel YH et al. Vitamin D and gestational diabetes: a systematic review and meta-analysis. Eur J Intern Med. 2012; 23(5): 465–469.
1092. Pongracz G. Hitzestabilität der Tocopherole. Fat Sci Technol. 1988; 90(7): 247–251.
1093. Pozuelo-Moyano B et al. A systematic review of randomized, double-blind, placebo-controlled trials examining the clinical efficacy of vitamin D in multiple sclerosis. Neuroepidemiology. 2013; 40(3): 147–153.
1094. Pozzilli P et al. Low levels of 25-hydroxyvitamin D3 and 1,25-dihydroxyvitamin D3 in patients with newly diagnosed type 1 diabetes. Horm Metab Res. 2005; 37(11): 680–683.
1095. Pravst I, Žmitek K. The coenzyme Q10 content of food supplements. J. Verbr. Lebensm. 2011; 6: 457–463.
1096. Prentice A. Vitamin D deficiency: a global perspective. Nutr Rev. 2008; 66(10 Suppl 2): S153–S164.
1097. Prentice AM, Bates CJ. A biochemical evaluation of the erythrocyte glutathione reductase (EC 1.6.4.2) test for riboflavin status: 2. Dose-response relationships in chronic marginal deficiency. Br J Nutr. 1981; 45(1): 53–65.
1098. Press RI, Geller J, Evans GW. The effect of chromium picolinate on cholesterol and apolipoprotein fractions in human subjects. West J Med. 1990; 152(1): 41–45.
1099. Preuss HG. Sodium, Chloride, and Potassium. In: Bowman BA, Russel RM (eds.). Present Knowledge in Nutrition. 8th ed. Washington DC: ILSI Press, 2001; p. 306–310.
1100. Prevention. Why top doctors take supplements. Prevention 1994 (2).
1101. Price CT, Langford JR, Liporace FA. Essential nutrients for bone health and a review of their availability in the average North American diet. Open Orthop J. 2012; 6: 143–149.
1102. Prietl B et al. Vitamin D supplementation and regulatory T cells in apparently healthy subjects: vitamin D treatment for autoimmune diseases? Isr Med Assoc J. 2010; 12(3): 136–139.
1103. Prinz-Langenohl R et al. Effect of folic acid preload on the bioequivalence of [6S]-5-methyltetrahydrofolate and folic acid in healthy volunteers (Abstract). J Inherit Metab Dis. 2003; 26(Suppl 1): 124.
1104. Procopio M, Marriott PK. Seasonality of birth in epilepsy: a Danish study. Acta Neurol Scand. 1998; 98(5): 297–301.
1105. Procopio M, Marriott PK, Davies RJE. Seasonality of birth in epilepsy: a southern hemisphere study. Seizure. 2006; 15(1): 17–21.
1106. Procopio M, Marriott PK, Williams P. Season of birth: Aetiological implications for epilepsy. Seizure. 1997; 6(2): 99–105.
1107. Pu F, Chen N, Xue S. Calcium intake, calcium homeostasis and health. Food Sci Hum Wellness. 2016; 5(1): 8–16.
1108. Pugh DM, Sharma SC, Wilson CW. Inhibitory effect of L-ascorbic acid on the yield of prostaglandin F from the guinea-pig uterine homogenates. Br J Pharmacol. 1975; 53(3): 469.
1109. Pütter M et al. Inhibition of smoking-induced platelet aggregation by aspirin and Pycnogenol®. Thromb Res. 1999; 95(4): 155–161.

1110. Qian M et al. The effects of iodine on intelligence in children: a meta-analysis of studies conducted in China. Asia Pac J Clin Nutr. 2005; 14(1): 32–42.
1111. Quinzii CM, DiMauro S, Hirano M. Human coenzyme Q10 deficiency. Neurochem Res. 2007; 32(4–5): 723–727.
1112. Quinzii CM et al. Human CoQ10 deficiencies. Biofactors. 2008; 32(1–4): 113–118.
1113. Rabenberg M, Mensink G. Vitamin D Status in Deutschland. J Health Mon. 2016; 1(2), doi: 10.17886/RKI-GBE-2016-036 Robert-Koch-Institut, Berlin.
1114. Rabenberg M, Mensink GBM. Vitamin D. In: DGE (Hrsg.). 13. Ernährungsbericht. Bonn, 2016; S. 42–47.
1115. Rabenberg M et al. Vitamin D status among adults in Germany – results from the German Health Interview and Examination Survey for Adults (DEGS 1). BMC Public Health. 2015; 15:641, doi: 10.1186/s12889-015-2016-7.
1116. Rackis JJ, Wolf WJ, Baker EC. Protease inhibitors in plant foods: content and inactivation. In: Friedman M (ed.). Nutritional and Toxicological Significance of Enzyme Inhibitors in Food. Boston, MA: Springer, 1986; p. 299–347.
1117. Radtke J, Linseisen J, Wolfram G. Phenolsäurezufuhr Erwachsener in einem bayerischen Teilkollektiv der Nationalen Verzehrsstudie. Z Ernährungswiss. 1998; 37: 190–197.
1118. Räisänen K, Erkkilä S, Ylikulju P. Magnesiumin imeytyminen voiteesta. (Absorption of Magnesium from a Lotion.) Oulu University of Applied Sciences, Finland, 2014; https://www.theseus.fi/handle/10024/82066. [Letzter Zugriff: 3.12.21]
1119. Ramanathan B et al. Cathelicidins: microbicidal activity, mechanisms of action, and roles in innate immunity. Microbes Infect. 2002; 4(3): 361–372.
1120. Ramirez J, Flowers NC. Leukocyte ascorbic acid and its relationship to coronary artery disease in man. Am J Clin Nutr. 1980; 33(10): 2079–2087.
1121. Rao AV, Agarwal S. Role of antioxidant lycopene in cancer and heart disease. J Am Coll Nutr. 2000; 19(5): 563–569.
1122. Rao AV, Rao LG. Carotenoids and human health. Pharmacol Res. 2007; 55(3): 207–216.
1123. Rasic-Milutinovic Z et al. Potential influence of selenium, copper, zinc and cadmium on L-thyroxine substitution in patients with Hashimoto thyroiditis and hypothyroidism. Exp Clin Endocrinol Diabetes. 2017; 125(2): 79–85.
1124. Rassow J et al. Duale Reihe Biochemie. 3. A. Stuttgart: Thieme, 2012.
1125. Rautalahti M et al. Seasonal variation of serum concentrations of beta-carotene and alpha-tocopherol. Am J Clin Nutr. 1993; 57(4): 551–556.
1126. Rayman MP. Food-chain selenium and human health: emphasis on intake. Br J Nutr. 2008; 100(2): 254–268.
1127. Re R et al. Isomerization of lycopene in the gastric milieu. Biochem Biophys Res Commun. 2001; 281(2): 576–581.
1128. Rea R, Thompson LU, Jenkins D. Lectins in foods and their relation to starch digestibility. Nutr Res. 1985; 5(9): 919–929.
1129. Reginster JY et al. Long-term effects of glucosamine sulphate on osteoarthritis progression: a randomised, placebo-controlled clinical trial. Lancet. 2001; 357(9252): 251–256.
1130. Regland B, Gottfries CG, Oreland L. Vitamin B12-induced reduction of platelet monoamine oxidase activity in patients with dementia and pernicious anaemia. Eur Arch Psychiatry Clin Neurosci. 1991; 240(4–5): 288–291.
1131. Reichelt A et al. Efficacy and safety of intramuscular glucosamine sulfate in osteoarthritis of the knee. A randomised, placebo-controlled, double-blind study. Arzneimittelforsch. 1994; 44(1): 75–80.
1132. Reichrath J, Saternus R, Vogt T. Endocrine actions of vitamin D in skin: relevance for photocarcinogenesis of non-melanoma skin cancer, and beyond. Mol Cell Endocrinol. 2017; 453: 96–102.
1133. Reinli K, Block G. Phytoestrogen content of foods – a compendium of literature values. Nutr Cancer. 1996; 26(2): 123–148.
1134. Renaud S et al. Cretan Mediterranean diet for prevention of coronary heart disease. Am J Clin Nutr. 1995; 61(6 Suppl): 1360S–1367S.
1135. Reuter S et al. Oxidative stress, inflammation, and cancer: How are they linked? Free Radic Biol Med. 2010; 49(11): 1603–1616.
1136. Riccio P, Rossano R. Diet, gut microbiota, and vitamins D + A in multiple sclerosis. Neurotherapeutics. 2018; 15(1): 75–91.
1137. Richard E et al. Genetic and cellular studies of oxidative stress in methylmalonic aciduria (MMA) cobalamin deficiency type C (cblC) with homocystinuria (MMACHC). Hum Mutat. 2009; 30(11): 1558–1566.
1138. Richer S et al. Double-masked, placebo-controlled, randomized trial of lutein and antioxidant supplementation in the intervention of atrophic age-related macular degeneration: the Veterans LAST study. Optometry. 2004; 75(4): 216–230.
1139. Richy F et al. Structural and symptomatic efficacy of glucosamine and chondroitin in knee osteoarthritis: a comprehensive meta-analysis. Arch Intern Med. 2003; 163(13): 1514–1522.
1140. Riddle RC, Clemens TL. Bone cell bioenergetics and skeletal energy homeostasis. Physiol Rev. 2017; 97(2): 667–698.
1141. Riegger C. Aktuelle Aspekte der Antioxidantien-Forschung: Beta-Carotin – Der Wirkstoff für eine Krebsprophylaxe der Zukunft. evi dialog. 1989: 10: 4–5.
1142. Riegler H et al. Crystal structure and functional characterization of a glucosamine-6-phosphate N-acetyltransferase from Arabidopsis thaliana. Biochem J. 2012; 443(2): 427–437.
1143. Rihn B et al. From ancient remedies to modern therapeutics: Pine bark uses in skin disorders revisited. Phytother Res. 2001; 15(1): 76–78.
1144. Rimm EB et al. Vitamin E consumption and the risk of coronary heart disease in men. New Eng J Med. 1993; 328(20): 1450–1456.

1145. Rimmelzwaan LM et al. Systematic Review of the Relationship between Vitamin D and Parkinson's Disease. J Park Dis. 2016; 6(1): 29–37.
1146. Robenek H, Poeggler B. Therapeutische Anwendung von L-Arginin. OM – Zs Orthomol Med. 2013; 3: 21–23.
1147. Roberts D et al. Effects of chronic dietary exposure to genistein, a phytoestrogen, during various stages of development on reproductive hormones and spermatogenesis in rats. Endocrine. 2000; 13(3): 281–286.
1148. Robertson JM, Donner AP, Trevithick JR. Vitamin E intake and risk of cataracts in humans. Ann N Y Acad Sci. 1989; 570: 372–382.
1149. Rocha Filho EA et al. Essential fatty acids for premenstrual syndrome and their effect on prolactin and total cholesterol levels: a andomized, double blind, placebo-controlled study. Reprod Health. 2011; 8:2, doi: 10.1186/1742-4755-8-2.
1150. Rogacka D et al. Expression of GFAT1 and OGT in podocytes: transport of glucosamine and the implications for glucose uptake into these cells. J Cell Physiol. 2010; 225(2): 577–584.
1151. Rohdewald P, Passwater R. Das Phänomen Pycnogenol® – Ein vielseitiges pflanzliches Nahrungsergänzungsmittel – Die Bedeutung von Pycnogenol® für die Gesundheit. Ponte Press, 2017. **a)** S. 97; **b)** S. 125; **c)** S. 146.
1152. Rokkas T et al. Relationship of Helicobacter pylori CagA(+) status to gastric juice vitamin C levels. Eur J Clin Invest. 1999; 29(1): 56–62.
1153. Romano C et al. Usefulness of omega-3 fatty acid supplementation in addition to mesalazine in maintaining remission in pediatric Crohn's disease: a double-blind, randomized, placebo-controlled study. World J Gastroenterol. 2005; 11(45): 7118–7121.
1154. Rooney JP. The role of thiols, dithiols, nutritional factors and interacting ligands in the toxicology of mercury. Toxicology. 2007; 234(3): 145–156.
1155. Rosa EAS, Heaney RK. The effect of cooking and processing on the glucosinolate content: studies on four varieties of Portuguese cabbage and hybrid white cabbage. J Sci Food Agric. 1993; 62(3): 259–265.
1156. Rosanoff A, Weaver CM, Rude RK. Suboptimal magnesium status in the United States: Are the health consequences underestimated? Nutr Rev. 2012; 70(3): 153–164.
1157. Rosato MT, Schneider SH, Shapses SA. Bone turnover and insulin-like growth factor I levels increase after improved glycemic control in noninsulin-dependent diabetes mellitus. Calcif Tissue Int. 1998; 63(2): 107–111.
1158. Roseff SJ. Improvement in sperm quality and function with French maritime pine tree extract. J Reprod Med. 2002; 47(10): 821–824.
1159. Rosenthal JM et al. Dose-ranging study of lutein supplementation in persons aged 60 years or older. Invest Ophthalmol Vis Sci. 2006; 47(12): 5227–5233.
1160. Roth DE. Maternal postpartum high-dose vitamin D3 supplementation (6400 IU/day) or conventional infant vitamin D3 supplementation (400 IU/day) lead to similar vitamin D status of healthy exclusively/fully breastfeeding infants by 7 months of age. Evid Based Med. 2016; 21(2):75, doi: 10.1136/ebmed-2015-110354.
1161. Roth JA, Garrick MD. Iron interactions and other biological reactions mediating the physiological and toxic actions of manganese. Biochem Pharmacol. 2003; 66(1): 1–13.
1162. Rothers J et al. Cord blood 25-hydroxyvitamin D levels are associated with aeroallergen sensitization in children from Tucson, Arizona. J Allergy Clin Immunol. 2011;128(5):1093–1099.e5, doi: 10.1016/j.jaci.2011.07.015.
1163. Rowland I et al. Bioavailability of phyto-oestrogens. Br J Nutr. 2003; 89(Suppl 1): S45–58.
1164. Rühmann S et al. Relationship between growth, secondary metabolism, and resistance of apple. Plant Biol. 2002; 4: 137–143.
1165. Ruiz RG et al. Effect of soaking and cooking on the saponin content and composition of chickpeas (Cicer arietinum) and lentils (Lens culinaris). J Agric Food Chem. 1996; 44(6): 1526–1530.
1166. Russel RM. The vitamin A spectrum: from deficiency to toxicity. Am J Clin Nutr. 2000; 71(4): 878–884.
1167. Rust P, Hasenegger V, König J (Hrsg.). Österreichischer Ernährungsbericht 2017. Department für Ernährungswissenschaften der Univ. Wien, Bundesministerium für Gesundheit und Frauen, Wien, 2017.
1168. Ryan MP. Interrelationships of magnesium and potassium homeostasis. Miner Electrolyte Metab. 1993; 19(4–5): 290–295.
1169. Ryo-won C et al. The long term effects of soy-based formula on isoflavone concentration of plasma and urine, and growth and recognition development at 10 and 20 months old infants. Asia Pac J Clin Nutr. 2004; 13(Supp 1): S123.
1170. Sacoman JL, Hollingsworth RI. Synthesis and evaluation of an N-acetylglucosamine biosynthesis inhibitor. Carbohydr Res. 2011; 346(14): 2294–2299.
1171. Sadeghi K et al. Vitamin D3 down-regulates monocyte TLR expression and triggers hyporesponsiveness to pathogen-associated molecular patterns. Eur J Immunol. 2006; 36(2): 361–370.
1172. Saha S et al. The incidence and prevalence of schizophrenia varies with latitude. Acta Psychiatr Scand. 2006; 114(1): 36–39.
1173. Sahebkar A et al. Statin therapy and plasma cortisol concentrations: a systematic review and meta-analysis of randomized placebo-controlled trials. Pharmacol Res. 2016; 103: 17–25.
1174. Said HM et al. Biotin uptake by human colonic epithelial NCM460 cells: a carrier-mediated process shared with pantothenic acid. Am J Physiol. 1998; 275(5): C1365–C1371.
1175. Sakanaka S et al. Inhibitory effects of green tea polyphenols on growth and cellular adherence on an oral bacterium, Porphyromonas gingivalis. Biosci Biotech Biochem. 1996; 60(5): 745–749.
1176. Saklar S et al. Effects of different brewing conditions on catechin content and sensory acceptance in Turkish green tea infusions. J Food Sci Technol. 2015; 52(10): 6639–6646.
1177. Sakr Y et al. Time course and relationship between plasma selenium concentrations, systemic inflammatory

response, sepsis, and multiorgan failure. Br J Anaesth. 2007; 98(6): 775–784.
1178. Salami M et al. Hippocampal long term potentiation in rats under different regimens of vitamin D: an in vivo study. Neurosci Lett. 2012; 509(1): 56–59.
1179. Salavert J et al. Association between vitamin D status and schizophrenia: a first psychotic episode study. J Nerv Ment Dis. 2017; 205(5): 409–412.
1180. Salazar JC et al. Activation of human monocytes by live Borrelia burgdorferi generates TLR2-dependent and -independent responses which include induction of IFN-beta. PLoS Pathog. 2009; 5(5):e1000444, doi: 10.1371/journal.ppat.1000444.
1181. Salminen S, Isolauri E, Salminen E. Clinical uses of probiotics for stabilizing the gut mucosal barrier: successful strains and future challenges. Anton Leeuwenhoek Int J Gen M. 1996; 70(2–4): 347–358.
1182. Saloniemi H et al. Phytoestrogen content and estrogenic effect of legume fodder. Proc Soc Exp Biol Med. 1995; 208(1): 13–17.
1183. Sanchez-Martinez R et al. The retinoid X receptor ligand restores defective signaling by the vitamin D receptor. EMBO Rep. 2006; 7(10): 1030–1034.
1184. Sánchez-Martínez R et al. Vitamin D-dependent recruitment of corepressors to vitamin D/retinoid X receptor heterodimers. Mol Cell Biol. 2008; 28(11): 3817–3829.
1185. Sanders TH, McMichael RW jr, Hendrix KW. Occurrence of resveratrol in edible peanuts. J Agric Food Chem. 2000; 48(4): 1243–1246.
1186. Sándor PS et al. Efficacy of coenzyme Q10 in migraine prophylaxis: a randomized controlled trial. Neurology. 2005; 64(4): 713–715.
1187. Sanghvi A et al. Inhibition of rat liver cholesterol 7α-hydroxylase acyl-Coa: cholesterol acyltransferase activities by enterodiol and enterolactone. In: Kritchevsky D, Paoletti R, Holmes WL (eds.). Proceedings of the Symposium on Drugs Affecting Lipid Metabolism. New York: Plenum Press, 1984; p. 450.
1188. Santoro N, Epperson CN, Mathews SB. Menopausal symptoms and their management. Endocrinol Metab Clin North Am. 2015; 44(3): 497–515.
1189. Santti R et al. Phytoestrogens: potential endocrine disruptors in males. Toxicol Ind Health. 1998; 14(1–2): 223–237.
1190. Sato T, Schurgers LJ, Uenishi K. Comparison of menaquinone-4 and menaquinone-7 bioavailability in healthy women. Nutr J. 2012; 11:93, doi: 10.1186/1475-2891-11-93.
1191. Sauberlich HE. Laboratory tests for the assessment of nutritional status (Modern Nutrition Series). 2nd ed. Cleveland: CRC Press, 1999.
1192. Sauberlich HE et al. Thiamin requirement of the adult human. Am J Clin Nutr. 1979; 32(11): 2237–2248.
1193. Saupe J, Shearer MJ, Kohlmeier M. Phylloquinone transport and its influence on gamma-carboxyglutamate residues of osteocalcin in patients on maintenance hemodialysis. Am J Clin Nutr. 1993; 58(2): 204–208.
1194. Saxena SP, Israels ED, Israels LG. Novel vitamin K-dependent pathways regulating cell survival. Apoptosis. 2001; 6(1–2): 57–568.
1195. Scarlata S, Miksicek R. Binding properties of coumestrol to expressed human estrogen receptor. Mol Cell Endocrinol. 1995; 115(1): 65–72.
1196. Scharer CD et al. Global DNA methylation remodeling accompanies CD8 T cell effector function. J Immunol. 2013; 191(6): 3419–3429.
1197. Schauber J, Ruzicka T, Rupec RA. Cathelicidin LL-37 – Ein zentraler Faktor in der Pathogenese entzündlicher Dermatosen? Hautarzt. 2008; 59(1): 72–74.
1198. Schauber J et al. Injury enhances TLR2 function and antimicrobial peptide expression through a vitamin D-dependent mechanism. J Clin Invest. 2007; 117(3): 803–811.
1199. Schek A. Sekundäre Pflanzenstoffe. Leistungssport, 5/2002.
1200. Schenk BE et al. Atrophic gastritis during long-term omeprazole therapy affects serum vitamin B12 levels. Aliment Pharmacol Ther. 1999; 13(10): 1343–1346.
1201. Schettler T. In: Biesalski HK, Köhrle J, Schümann K. Vitamine, Spurenelemente und Mineralstoffe. Prävention und Therapie mit Mikronährstoffen. Stuttgart/New York: Thieme, 2002.
1202. Schilling S. Epidemic vitamin D deficiency among patients in an elderly care rehabilitation facility. Dtsch Arztebl Int. 2012; 109(3): 33–38.
1203. Schimatschek HF, Rempis R. Prevalence of hypomagnesemia in an unselected German population of 16,000 individuals. Magnes Res. 2001; 14(4): 283–290.
1204. Schlebusch L et al. A double-blind, placebo-controlled, double-centre study of the effects of an oral multivitamin-mineral combination on stress. S Afr Med J. 2000; 90(12): 1216–1223.
1205. Schleithoff SS et al. Vitamin D supplementation improves cytokine profiles in patients with congestive heart failure: a double-blind, randomized, placebo-controlled trial. Am J Clin Nutr. 2006; 3(4): 754–759.
1206. Schlesier K et al. Unterschiede im protektiven Potenzial von Grün- und Schwarztee. Ernährung im Fokus. 2002; 2(1): 2–4.
1207. Schlierf G, Volkert D, Oster P. Mangelernährung geriatrischer Patienten. In: DGE (Hrsg.). Ernährungsbericht 1996. Frankfurt a.M., 1996; S. 233–250.
1208. Schlierf G et al. Fehlernährung bei geriatrischen Patienten: Die Bethanien-Ernährungsstudie (BEST). Z Gerontol. 1989; 22: 2–5.
1209. Schlingmann KP et al. Mutations in CYP24A1 and idiopathic infantile hypercalcemia. N Engl J Med. 2011; 365(5): 410–421.
1210. Schmiedel V. ω-3-Fettsäuren in der Ernährungsmedizin. Zs Orthomol Med. 2018; 16(2): 19–22.
1211. Schoenen J, Jacquy J, Lenaerts M. Effectiveness of high-dose riboflavin in migraine prophylaxis. A randomized controlled trial. Neurology. 1998; 50(2): 466–470.
1212. Scholz-Ahrens KE, Schrezenmeir J. Inulin and oligofructose and mineral metabolism: the evidence from animal trials. J Nutr. 2007; 137(Suppl 11): 2513S–2523S. Review. PubMed PMID: 17951495.
1213. Schönau E. The peak bone mass concept: Is it still relevant? Pediatr Nephrol. 2004; 19(8): 825–831.

1214. Schönlau F, Rohdewald P. Pycnogenol® for diabetic retinopathy: a review. Int Ophthalmol. 2002; 24(3): 161–171.
1215. Schormüller J. Lehrbuch der Lebensmittelchemie. Berlin, Heidelberg: Springer, 1974.
1216. Schorr-Neufing U. Ursachen der Salzsensitivität – Stand der Forschung. Ernähr. Umsch. 2000; 47: 109–111.
1217. Schrauzer GN. Selen – Neue Entwicklungen aus Biologie, Biochemie und Medizin. Heidelberg: Haug, 1997.
1218. Schrauzer GN et al. Selenium in the blood of Japanese and American women with and without breast cancer and fibrocystic disease. Jpn J Cancer Res. 1985; 76(5): 374–377.
1219. Schröder H. Störungen des Eisenstoffwechsels und Eisenpräparate zur Substitution. Pharmazeutische Zeitung. 1994; 139: 9–13.
1220. Schultz M et al. Novel urinary metabolite of alpha-tocopherol, 2,5,7,8-tetramethyl-2(2'-carboxyethyl)-6-hydroxychroman, as an indicator of an adequate vitamin E supply? Am J Clin Nutr. 1995; 62(6 Suppl): 1527S–1534S.
1221. Schulze M, Krahl N, Schulz M. Dem Tumorkiller auf der Spur? UGB-Forum. 2001; 4/01: 180–182.
1222. Schünke G, Kuhlmann D, Lau W. Arbeitsbuch Orthomolekulare Medizin. Vitamine, Mineralstoffe, Spurenelemente. Stuttgart: Hippokrates, 1997.
1223. Schurgers LJ, Vermeer C. Determination of phylloquinone and menaquinones in food: effect of food matrix on circulating vitamin K concentrations. Haemostasis. 2000; 30(6): 298–307.
1224. Schurgers LJ et al. Novel conformation-specific antibodies against matrix gamma-carboxyglutamic acid (Gla) protein: undercarboxylated matrix gla protein as marker for vascular calcification. Arterioscler Thromb Vasc Biol. 2005; 25(8): 1629–1633.
1225. Schurgers LJ et al. Regression of warfarin-induced medial elastocalcinosis by high intake of vitamin K in rats. Blood. 2007; 109(7): 2823–2831.
1226. Schurgers LJ et al. Vitamin K-containing dietary supplements: comparison of synthetic vitamin K1 and natto-derived menaquinone-7. Blood. 2007; 109(8): 3279–3283.
1227. Schwartz AR et al. Evaluation of the efficacy of ascorbic acid in prophylaxis of induced rhinovirus 44 infection in man. J Infect Dis. 1973; 128(4): 500–505.
1228. Schwarz FJ, Kirchgessner M. Zum Einfluß organischer Liganden auf die Zn-Absorption in vitro. Z Tierphysiol Tierernährg Futtermittelkde 1975; 35: 257–266.
1229. Schwedt G. Die Familie der K-Vitamine. DAZ. 2007; 15:85, 11. April 2007.
1230. Schweikert-Wehner P. Gefährlicher Natriummangel. Pharmazeutische Zeitung. 2016; 26/2016.
1231. Schwetz V, Obermayer-Pietsch B. Ein Hormon stellt sich vor: Osteocalcin. J Klin Endokrinol Stoffw. 2013; 6(2): 37–38.
1232. Seed M et al. Relation of serum lipoprotein(a) concentration and apolipoprotein(a) phenotype to coronary heart disease in patients with familial hypercholesterolemia. N Engl J Med. 1990; 322(21): 1494–1499.
1233. Selhub J et al. Serum total homocysteine concentrations in the third National Health and Nutrition Examination Survey (1991–1994): population reference ranges and contribution of vitamin status to high serum concentrations. Ann Intern Med. 1999; 131(5): 331–339.
1234. Sempos CT et al. Vitamin D status as an international issue: national surveys and the problem of standardization. Scand J Clin Lab Invest Suppl. 2012; 243: 32–40.
1235. Senftleber NK et al. Marine oil supplements for arthritis pain: a systematic review and meta-analysis of randomized trials. Nutrients. 2017; 9(1):42, doi: 10.3390/nu9010042.
1236. Senter SD, Horvat RJ, Forbus WR. Comparative GLC-MS analysis of phenolic acids of selected tree nuts. J Food Sci. 1983; 48(3): 798–799, 824.
1237. Setchell KD et al. Bioavailability of pure isoflavones in healthy humans and analysis of commercial soy isoflavone supplements. J Nutr. 2001; 131(4 Suppl): 1362S–1375S.
1238. Setnikar I, Giacchetti C, Zanolo G. Pharmacokinetics of glucosamine in the dog and in man. Arzneimittelforsch. 1986; 36(4): 729–735.
1239. Setnikar I et al. Pharmacokinetics of glucosamine in man. Arzneimittelforschung. 1993; 43(10): 1109–1113
1240. Shahab-Osterloh S. Sehnen- und Ligamentbildung durch mesenchymale Stammzellen. Dissertation, TU Braunschweig, 2008.
1241. Shao A, Hathcock JN. Risk assessment for the carotenoids lutein and lycopene. Regul Toxicol Pharmacol. 2006; 45(3): 289–298.
1242. Shapiro JA et al. Diet and rheumatoid arthritis in women: a possible protective effect of fish consumption. Epidemiology. 1996; 7(3): 256–263.
1243. Sharma SC, Sharma S, Gulati OP. Pycnogenol® inhibits the release of histamine from mast cells. Phytother Res. 2003; 17(1): 66–69.
1244. Sharoni Y, Danilenko M, Levy J. Molecular mechanisms for the anticancer activity of the carotenoid lycopene. Drug Dev Res. 2000; 50(3–4): 448–456.
1245. Shearer MJ, Fu X, Booth SL. Vitamin K nutrition, metabolism, and requirements: current concepts and future research. Adv Nutr. 2012; 3(2): 182–195.
1246. Shekelle RB. Re: "The effect of dietary cholesterol and fat on the risk of lung cancer in Hawaii". Am J Epidemiol. 1990; 131 (3): 575–577.
1247. Shen MR et al. The KCL cotransporter isoform KCC3 can play an important role in cell growth regulation. Proc Natl Acad Sci USA. 2001; 98(25): 14714–14719.
1248. Sheng HW. Sodium, chloride and potassium. In: Stipanuk M (ed.). Biochemical and Physiological Aspects of Human Nutrition. Philadelphia: Saunders, 2000; p. 686–710.
1249. Sheng K et al. Association of Matrix Gla protein gene (rs1800801, rs1800802, rs4236) polymorphism with vascular calcification and atherosclerotic disease: a meta-analysis. Sci Rep. 2017; 7(1):8713, doi: 10.1038/s41598-017-09328-5.
1250. Shibutani Y et al. Plasma and erythrocyte magnesium concentrations in thyroid disease: relation to thyroid function and the duration of illness. Jpn J Med. 1989; 28(4): 496–502.

1251. Shils ME. Magnesium. In: O'Dell BL, Sunde RA (eds.). Handbook of Nutritionally Essential Mineral Elements. New York: Marcel Dekker, 1997; p. 117–152.
1252. Shimazaki M et al. Periostin is essential for cardiac healing after acute myocardial infarction. J Exp Med. 2008; 205(2): 295–303.
1253. Shimidzu N, Goto M, Miki W. Carotenoids as singlet oxygen quenchers in marine organisms. Fisheries Science. 1996; 62(1): 134–137.
1254. Shimpo K et al. Ascorbic acid and adriamycin toxicity. Am J Clin Nutr. 1991; 54(6 Suppl): 1298S–1301S.
1255. Shin JS et al. Vitamin D effects on pregnancy and the placenta. Placenta. 2010; 31(12): 1027–1034.
1256. Shinwell ED, Gorodischer R. Totally vegetarian diets and infant nutrition. Pediatrics. 1982; 70(4): 582–586.
1257. Shiratori K et al. Effects of astaxanthin on accommodation and asthenopia – efficacy identification study in healthy volunteers. J Clin Ther Med. 2005; 21(6): 637–650.
1258. Shornikova AV et al. Lactobacillus reuteri as a therapeutic agent in acute diarrhea in young children. J Pediatr Gastroenterol Nutr. 1997; 24(4): 300–404.
1259. Shuler FD et al. Antibiotic-like actions of vitamin D. W V Med J. 2013; 109(1): 22–25.
1260. Siani A et al. Increasing the dietary potassium intake reduces the need for antihypertensive medication. Ann Intern Med. 1991; 115(10): 753–759.
1261. Sido B et al. Impairment of intestinal glutathione synthesis in patients with inflammatory bowel disease. Gut. 1998; 42(4): 485–492.
1262. Siegel BV. Enhanced interferon response to murine leukemia virus by ascorbic acid. Infect Immun. 1974; 10(2): 409–410.
1263. Sies H. Biochemistry of oxidative stress. Angew Chem Int Ed Engl. 1986; 25(12): 1058–1071.
1264. Sies H, Stahl W, Sundquist AR. Antioxidant functions of vitamins: vitamins E and C, beta-carotene, and other carotenoids. Ann N Y Acad Sci. 1992; 669: 7–20.
1265. Silber BY, Schmitt JA. Effects of tryptophan loading on human cognition, mood, and sleep. Neurosci Biobehav Rev. 2010; 34(3): 387–407.
1266. Sime S, Reeve VE. Protection from inflammation, immunosuppression and carcinogenesis induced by UV radiation in mice by topical Pycnogenol®. Photochem Photobiol. 2004; 79(2): 193–198.
1267. Simon JA. Vitamin C and cardiovascular disease: a review. J Am Coll Nutr. 1992; 11(2): 107–125.
1268. Simoncini T et al. Activation of nitric oxide synthesis in human endothelial cells by red clover extracts. Menopause. 2005; 12(1): 69–77.
1269. Singh JA et al. Chondroitin for osteoarthritis. Cochrane Database Syst Rev. 2015; 1:CD005614, doi: 10.1002/14651858.CD005614.pub2.
1270. Singleton CK, Martin PR. Molecular effects of thiamine deficiency. Curr Mol Med. 2001; 2: 197–207.
1271. Sipponen P et al. Prevalence of low vitamin B12 and high homocysteine in serum in an elderly male population: Association with atrophic gastritis and Helicobacter pylori infection. Scand J Gastroenterol. 2003; 38(12): 1209–1216.
1272. Sivonová M et al. The combined effect of Pycnogenol® with ascorbic acid and Trolox on the oxidation of lipids and proteins. Gen Physiol Biophys. 2006; 25(4): 379–396.
1273. Sloka S et al. A quantitative analysis of suspected environmental causes of MS. Can J Neurol Sci. 2011; 38(1): 98–105.
1274. Smasal V, Golly I, Reinke C. Der Einfluss der körperlichen Leistung auf den Vitaminstatus. VitaMinSpur. 1995; 10: 137–142.
1275. Smith AH, Waller KD. Serum beta-carotene in persons with cancer and their immediate families. Am J Epidemiol. 1991; 133(7): 661–671.
1276. Smolders J et al. Association of vitamin D metabolite levels with relapse rate and disability in multiple sclerosis. Mult Scler J. 2008; 14(9): 1220–1224.
1277. Sobota AE. Inhibition of bacterial adherence by cranberry juice: potential use for the treatment of urinary tract infections. J Urol. 1984; 131(5): 1013–1016.
1278. Soeken KL. Selected CAM therapies for arthritis-related pain: the evidence from systematic reviews. Clin J Pain. 2004; 20(1): 13–18.
1279. Soilu-Hänninen M et al. A randomised, double blind, placebo controlled trial with vitamin D3 as an add on treatment to interferon β-1b in patients with multiple sclerosis. J Neurol Neurosurg Psychiatry. 2012; 83(5): 565–571.
1280. Sokoła-Wysoczańska E et al. Polyunsaturated fatty acids and their potential therapeutic role in cardiovascular system disorders – A review. Nutrients. 2018; 10(10):1561, doi: 10.3390/nu10101561.
1281. Soleas GJ, Diamandis EP, Goldberg DM. Resveratrol: a molecule whose time has come? And gone? Clin Biochem. 1997; 30(2): 91–113.
1282. Solomons NW. Vitamin A and carotenoids. In: Bowman BA, Russel RM (eds.). Present Knowledge in Nutrition. 8th ed. Washington DC: ILSI Press, 2001.
1283. Sones K, Heaney RK, Fenwick GR. An estimate of the mean daily intake of glucosinolates from cruciferous vegetables in the U.K. J Sci Food Agric. 1984; 35(6): 712–720.
1284. Sonestedt E et al. Dairy products and its association with incidence of cardiovascular disease: the Malmö diet and cancer cohort. Eur J Epidemiol. 2011; 26(8): 609–618.
1285. Song MK et al. Effects of bovine prostate powder on zinc, glucose, and insulin metabolism in old patients with non-insulin-dependent diabetes mellitus. Metabolism. 1998; 47(1): 39–43.
1286. Song Q, Singleton CK. Mitochondria from cultured cells derived from normal and thiamine-responsive megaloblastic anemia individuals efficiently import thiamine diphosphate. BMC Biochem. 2002; 3:8, doi: 10.1186/1471-2091-3-8.
1287. Sonnenberg J et al. 1,25-Dihydroxyvitamin D3 treatment results in increased choline acetyltransferase activity in specific brain nuclei. Endocrinology. 1986; 118: 1433–1439.
1288. Souccar T, Curtay JP. Le nouveau guide des vitamines. Paris: Edition Seuil, 1996. **a)** S. 11–12.

1289. Souci SW, Fachmann W, Kraut H. Die Zusammensetzung der Lebensmittel – Nährwert-Tabellen. 7. A. Stuttgart: MedPharm Scientific Publ., 2008.
1290. Souci SW, Fachmann W, Kraut H. Die Zusammensetzung der Lebensmittel – Nährwert-Tabellen. 8. A. Stuttgart: Wissenschaftliche Verlagsges., 2016.
1291. Sousa-Lima I et al. Methylsulfonylmethane (MSM), an organosulfur compound, is effective against obesity-induced metabolic disorders in mice. Metabolism. 2016; 65(10): 1508–1521.
1292. Spellberg B, Edwards JE jr. Type 1/Type 2 immunity in infectious diseases. Clin Infect Dis. 2001; 32(1): 76–102.
1293. Sperduto RD et al. The Linxian cataract studies: two nutrition intervention trials. Arch Ophthalmol. 1993; 111(9): 1246–1253.
1294. Spiesman IG. Massive doses of vitamins A and D in the prevention of the common cold. Arch Otolaryngol Head Neck Surg. 1941; 34(4): 787–791.
1295. Spinks EA, Fenwick GR. The determination of glycyrrhicin in selected UK liquorice products. Food Add Contam. 1990; 7(6): 769–768.
1296. Spiro A, Buttriss JL. Vitamin D: an overview of vitamin D status and intake in Europe. Nutr Bull. 2014; 39(4): 322–350.
1297. Spitzweg C, Heufelder AE. Der Natrium-Jodid-Symporter der Schilddrüse – Entdeckung, Charakterisierung, klinische Relevanz und Perspektiven. Dtsch Med Wochenschr. 1999; 124(37): 1077–1084.
1298. St. Clair WH et al. Suppression of dimethylhydrazine-induced carcinogenesis in mice by dietary addition of the Bowman-Birk protease inhibitor. Cancer Res. 1990; 50(3): 580–586.
1299. Staal W. Autism, vitamin D and early brain development. Hum Genet Embryol. 2016; 6: 1–3.
1300. Stadtman ER et al. The role of biotin and vitamin B12 coenzyme in propionate metabolism. Biochem Biophys Res Commun. 1960; 2: 1–7.
1301. Stähelin HB et al. Karzinom-Mortalität und Ernährung – Resultate der prospektiven Basler Studie. Der praktische Arzt. 1983; 37: 1625–1643.
1302. Stähelin HB et al. Beta-Carotene and cancer prevention: the Basel study. Am J Clin Nutr. 1991; 53(1 Suppl): 265S–269S.
1303. Stahl A, Heseker H. Niacin: Physiologie, Vorkommen, Analytik, Referenzwerte und Versorgung in Deutschland. Ernähr Umsch. 2008; 12: 744–749.
1304. Stahl A, Heseker H. Vitamin C: Physiologie, Vorkommen, Analytik, Referenzwerte und Versorgung in Deutschland. Ernähr Umsch. 2010; 3: 134–140.
1305. Stahl W, Sies H. Uptake of lycopene and its geometrical isomers is greater from heat-processed than from unprocessed tomato juice in humans. J Nutr. 1992; 122(11): 2161–2166.
1306. Stahl W et al. Cis-trans isomers of lycopene and beta-carotene in human serum and tissues. Arch Biochem Biophys. 1992; 294(1): 173–177.
1307. Stahl W et al. Biological activities of natural and synthetic carotenoids: induction of gap junctional communication and singlet oxygen quenching. Carcinogenesis. 1997; 18(1): 89–92.
1308. Stahl W et al. Carotenoids and carotenoids plus vitamin E protect against ultraviolet light-induced erythema in humans. Am J Clin Nutr. 2000; 71(3): 795–798.
1309. Stanislavov R, Nikolova V. Treatment of erectile dysfunction with Pycnogenol® and L-Arginine. J Sex Marital Ther. 2003; 29(3): 207–213.
1310. Stanislavov R, Nikolova V, Rohdewald P. Improvement of erectile function with Prelox: a randomized, double-blind, placebo-controlled, crossover trial. Int J Impot Res. 2008; 20(2): 173–180.
1311. Stanton LW et al. Altered patterns of gene expression in response to myocardial infarction. Circ Res. 2000; 86(9): 939–945.
1312. Statistisches Zentralamt Wien. Ernährungsbilanz 1993/94. Wien, 1995.
1313. Staub B, Gallmann N. Folsäure. Pharmakritik. 1996; 18(4): 13–16.
1314. Steineck G, Norell SE, Feychting M. Diet, tobacco and urothelial cancer. A 14-year follow-up of 16,477 subjects. Acta Oncol. 1988; 27(4): 323–327.
1315. Steinmetz KA, Potter JD. Vegetables, fruit, and cancer. I. Epidemiology/II. Mechanisms. Cancer Causes Control. 1991; 2(5): 325–357/2(6): 427–442.
1316. Steinmetz KA, Potter JD. Vegetables, fruit, and cancer prevention: a review. J Am Diet Assoc. 1996; 96(10): 1027–1039.
1317. Stenhoff J, Dahlbäck B, Hafizi S. Vitamin K-dependent Gas6 activates ERK kinase and stimulates growth of cardiac fibroblasts. Biochem Biophys Res Commun. 2004; 319(3): 871–878.
1318. Stevens RG et al. Moderate elevation of body iron level and increased risk of cancer occurrence and death. Int J Cancer. 1994; 56(3): 364–369.
1319. Stich HF et al. Remission of precancerous lesions in the oral cavity of tobacco chewers and maintenance of the protective effect of beta-carotene or vitamin A. Am J Clin Nutr. 1991; 53(1 Suppl): 298S–304S.
1320. Stoewsand GS. Bioactive organosulfur phytochemicals in Brassica oleracea vegetables – a review. Food Chem Toxicol. 1995; 33(6): 537–543.
1321. Stofft E et al. Morphological changes in the tracheal epithelium of guinea pigs in conditions of „acute" vitamin A deficiency. Int J Vitam Nutr Res. 1992; 62: 143–142.
1322. Striker LJ et al. The contribution of glomerular mesangial cells to progressive glomerulosclerosis. Semin Nephrol. 1989; 9(4): 318–328.
1323. Ströhle A, Wolters M, Hahn A. Gesundheitliche Effekte von Ballaststoffen: Ein Update, Teil 1 – Von der Struktur zur Funktion. DAZ. 2012; 31:40, 2. August 2012.
1324. Ströhle A, Wolters M, Hahn A. Präventives Potenzial von Ballaststoffen – Ernährungsphysiologie und Epidemiologie. Aktuelle Ernährungsmed. 2018; 43(03): 179–200.
1325. Stuard S et al. Kidney function in metabolic syndrome may be improved with Pycnogenol®. Panminerva Med. 2010; 52(2 Suppl 1): 27–32.
1326. Stubbs G, Henley K, Green J. Autism: will vitamin D supplementation during pregnancy and early childhood reduce the recurrence rate of autism in newborn siblings? Med Hypotheses. 2016; 88: 74–78.

1327. Studer UE et al. Adjuvant treatment with a vitamin A analogue (etretinate) after transurethral resection of superficial bladder tumors: final analysis of a prospective, randomized multicenter trial in Switzerland. Eur Urol. 1995; 28(4): 284–290.
1328. Stühlinger HG. Magnesium und Kalium in der Notfallmedizin. J Miner Stoffwechs. 2003; 10(Suppl 1): 8–17.
1329. Stuhlsatz HW. Zur Struktur der Proteoglykane aus hyalinem Knorpel und der Zwischenwirbelscheibe. In: Dettmer N, Lindner J (Hrsg.). Zell- und Gewebskulturmodelle in der Pathobiochemie der Bindegewebserkrankungen. Basel: PCS, 1987; S. 75–77.
1330. Stumpf WE, O'Brien LP. 1,25(OH)2 vitamin D3 sites of action in the brain: an autoradiographic study. Histochemistry. 1987; 87(5): 393–406.
1331. Su KP. Biological mechanism of antidepressant effect of omega-3 fatty acids: How does fish oil act as a 'mind-body interface'? Neurosignals. 2009; 17(2): 144–152.
1332. Su KP. Mind-body interface: the role of n-3 fatty acids in psychoneuroimmunology, somatic presentation, and medical illness comorbidity of depression. Asia Pac J Clin Nutr. 2008; 17(Suppl 1): 151–157.
1333. Suarez-Moreira E et al. Vitamin B(12) and redox homeostasis: Cob(II)alamin reacts with superoxide at rates approaching superoxide dismutase (SOD). J Am Chem Soc. 2009; 131(42): 15078–15079.
1334. Sugino T et al. L-ornithine supplementation attenuates physical fatigue in healthy volunteers by modulating lipid and amino acid metabolism. Nutr Res. 2008; 28(11): 738–743.
1335. Sullivan JF, Jetton MM, Burch RE. A zinc tolerance test. J Lab Clin Med. 1979; 93(3): 485–492.
1336. Sullivan JL. Iron and the sex difference in heart disease risk. Lancet. 1981; 1(8233): 1293–1294.
1337. Sullivan JL. Iron versus cholesterol – perspectives on the iron and heart disease debate. J Clin Epidemiol. 1996; 49(12): 1345–1352.
1338. Sun J et al. Heavy metal level in human semen with different fertility: a meta-analysis. Biol Trace Elem Res. 2017; 176(1): 27–36.
1339. SungHee Kole A et al. A case of Kombucha tea toxicity. J Intensive Care Med. 2009; 24(3): 205–207.
1340. Suter PM. Potassium and hypertension. Nutr Rev. 1998; 56(5): 151–153.
1341. Suter PM. Checkliste Ernährung. 3. A. Stuttgart: Thieme, 2008.
1342. Suter PM, Sierro C, Vetter W. Nutritional factors in the control of blood pressure and hypertension. Nutr Clin Care. 2002; 5(1): 9–19.
1343. Svensson D et al. Vitamin D-induced up-regulation of human keratinocyte cathelicidin anti-microbial peptide expression involves retinoid X receptor $\alpha$. Cell Tissue Res. 2016; 366(2): 353–362.
1344. Szökeová E et al. Ovplyvnenie aktívneho transportu jódu nitrátmi [Effect of nitrates on active transport of iodine]. Vnitr Lek. 2001; 47(11): 768–771.
1345. Taghizadeh M et al. Vitamin D supplementation restores suppressed synaptic plasticity in Alzheimer's disease. Nutr Neurosci. 2014; 17(4): 172–177.
1346. Takayama G et al. Periostin: a novel component of subepithelial fibrosis of bronchial asthma downstream of IL-4 and IL-13 signals. J Allergy Clin Immunol. 2006; 118(1): 98–104.
1347. Takeshita S et al. Osteoblast-specific factor 2: cloning of a putative bone adhesion protein with homology with the insect protein fasciclin I. Biochem J. 1993; 294(Pt 1): 271–278.
1348. Tallkvist J, Bowlus CL, Lönnerdal B. Functional and molecular responses of human intestinal Caco-2 cells to iron treatment. Am J Clin Nutr. 2000; 72(3): 770–775.
1349. Teegarden D et al. Peak bone mass in young women. J Bone Miner Res. 1995; 10(5): 711–715.
1350. Tekes K et al. Transgenerational hormonal imprinting caused by vitamin A and vitamin D treatment of newborn rats: Alterations in the biogenic amine contents of the adult brain. Brain Dev. 2009; 31(9): 666–670.
1351. Tempesta E, Janiri L, Pirrongelli C. Stereospecific effects of acetylcarnitine on the spontaneous activity of brainstem neurones and their responses to acetylcholine and serotonin. Neuropharmacology. 1985; 24(1): 43–50.
1352. Ternes W et al. (Hrsg.). Lexikon der Lebensmittel und der Lebensmittelchemie. 4. A. Stuttgart: Wissenschaftliche Verlagsges., 2006.
1353. Thakur K, Tomar SK, De S. Lactic acid bacteria as a cell factory for riboflavin production. Microb Biotechnol. 2016; 9(4): 441–451.
1354. Theuer S. Die Rolle von growth arrest specific protein 6 im Aldosteron induzierten Endorganschaden. Dissertation, Med. Fakultät Charité Berlin, 2013.
1355. Theuwissen E, Mensink R. Water-soluble dietary fibers and cardiovascular disease. Physiol Behav. 2008; 94(2): 285–292.
1356. Theuwissen E, Magdeleyns EJ, Braam LA. Vitamin K-status in healthy volunteers. Food Funct. 2014; 5(2): 229–234.
1357. Thierfelder W et al. Biochemische Messparameter im Kinder- und Jugendgesundheitssurvey (KiGGS). Bundesgesundhbl Gesundheitsforsch Gesundheitsschutz. 2007; 50(5–6): 757–770.
1358. Thompson LU. Potential health benefits and problems associated with antinutrients in foods. Food Res Internat. 1993; 26(2): 131–149.
1359. Thompson LU, Button CL, Jenkins DJ. Phytic acid and calcium affect the in vitro rate of navy bean starch digestion and blood glucose response in humans. Am J Clin Nutr. 1987; 46(3): 467–473.
1360. Thomson AD, Leevy CM. Observations on the mechanism of thiamine hydrochloride absorption in man. Clin Sci. 1972; 43(2): 153–163.
1361. Thonar EJMA, Kuettner KE. Biochemical basis of age-related changes in proteoglycans. In: White TN, Mecham RP (eds.). Biology of proteoglycans. Orlando: Academic Press, 1987; p. 211–246.
1362. Thonar EJMA, Bjornsson S, Kuettner KE. Age-related changes in cartilage proteoglycans. In: Kuettner KE, Schleyerbach R, Hascall VC (eds.). Articular cartilage biochemistry. Workshop Conference Hoechst-Werk Albert. New York: Raven Press, 1986; p. 273–287.

1363. Thorp JA et al. Current concepts and controversies in the use of vitamin K. Drugs. 1995; 49(3): 376–387.
1364. Tikkanen MJ et al. Effect of soybean phytoestrogen intake on low density lipoprotein oxidation resistance. Proc Natl Acad Sci. 1998; 95(6): 3106–3110.
1365. Till U et al. Decrease of carotid intima-media thickness in patients at risk to cerebral ischemia after supplementation with folic acid, Vitamins B6 and B12. Atherosclerosis. 2005; 181(1): 131–135.
1366. Tiroler Tageszeitung. Vitamin-D-Mangel: Sonnetanken ist zu wenig. 24. August 2018. https://www.tt.com/artikel/14715654/vitamin-d-mangel-sonnetanken-ist-zu-wenig. [Letzter Zugriff: 2.12.21]
1367. Tjwa M et al. Gas6 promotes inflammation by enhancing interactions between endothelial cells, platelets, and leukocytes. Blood. 2008; 111(8): 4096–4105.
1368. Tolmunen et al. Association between depressive symptoms and serum concentrations of homocysteine in men: a population study. Am J Clin Nutr. 2004; 80(6): 1574–1578.
1369. Tolonen M et al. Vitamin B6 status of Finnish elderly: comparison with Dutch younger adults and elderly – The effect of supplementation. Int J Vitam Nutr Res. 1988; 58(1): 73–77.
1370. Tominaga K. Cosmetic benefits of astaxanthin on humans subjects. Acta Biochim Pol. 2012; 59(1): 43–47.
1371. Topping DL, Clifton PM. Short-chain fatty acids and human colonic function: roles of resistant starch and nonstarch polysaccharides. Physiol Rev. 2001; 81(3): 1031–1064.
1372. Torrey EF et al. Seasonality of births in schizophrenia and bipolar disorder: a review of the literature. Schizophr Res. 1997; 28(1): 1–38.
1373. Torrey EF et al. Seasonal birth patterns of neurological disorders. Neuroepidemiology. 2000; 19(4): 177–185.
1374. Towheed TE et al. Glucosamine therapy for treating osteoarthritis. Cochrane Database Syst Rev. 2005; 2:CD002946, doi: 10.1002/14651858.CD002946.pub2.
1375. Tran K, Proulx PR, Chan AC. Vitamin E suppresses diacylglycerol (DAG) level in thrombin-stimulated endothelial cells through an increase of DAG kinase activity. Biochim Biophys Acta. 1994; 1212(2): 193–202.
1376. Trebatická J et al. Treatment of ADHD with French maritime pine bark extract, Pycnogenol®. Eur Child Adolesc Psychiatry. 2006; 15(6): 329–335.
1377. Trepel F. Dietary fibre: more than a matter of dietetics. I. Compounds, properties, physiological effects. Wien Klin Wochenschr. 2004; 116(14): 465–476.
1378. Trichopoulos D et al. Diet and cancer of the stomach: a case-control study in Greece. Int J Cancer. 1985; 36(3): 291–297.
1379. Trock B, Lanza E, Greenwald P. Dietary fiber, vegetables, and colon cancer: critical review and meta-analyses of the epidemiologic evidence. J Natl Cancer Inst. 1990; 82(8): 650–661.
1380. Tschesche R, Wulff G. Über die antimikrobielle Wirksamkeit von Saponinen. Z Naturforschg. 1965; 20: 543–546.
1381. Turner AM et al. Circulating DBP level and prognosis in operated lung cancer: an exploration of pathophysiology. Eur Respir J. 2013; 41(2): 410–416.
1382. Turnlund JR. Human whole-body copper metabolism. Am J Clin Nutr. 1998; 67(Suppl 5): 960S–964S.
1383. Turnlund JR, Keyes WR, Peiffer GL. Molybdenum absorption, excretion, and retention studied with stable isotopes in young men at five intakes of dietary molybdenum. Am J Clin Nutr. 1995; 62(4): 790–796.
1384. Turujman SA et al. Rapid liquid chromatographic method to distinguish wild salmon from aquacultured salmon fed synthetic astaxanthin. J AOAC Int. 1997; 80(3): 622–632.
1385. Tyson JE et al. Vitamin A supplementation for extremely-low-birth-weight infants – National Institute of Child Health and Human Development Neonatal Research Network. N Engl J Med. 1999; 340(25): 1962–1968.
1386. Uauy R, Olivares M, Gonzalez M. Essentiality of copper in humans. Am J Clin Nutr. 1998; 67(5 Suppl): 952S–959S.
1387. Uauy R et al. WHO Scientific Update on trans fatty acids: summary and conclusions. Eur J Clin Nutr. 2009; 63(Suppl 2): S68–S75.
1388. Uchiyama K et al. Astaxanthin protects b-cells against glucose toxicity in diabetic db/db mice. Redox Report. 2002; 7(5): 290–293.
1389. Uebelhart D et al. Intermittent treatment of knee osteoarthritis with oral chondroitin sulfate: a one-year, randomized, double-blind, multicenter study versus placebo. Osteoarthritis Cartilage. 2004; 12(4): 269–276.
1390. UK Department of Health. Expert Group on Vitamins and Minerals: review of Zinc. Covering Note to EVM/99/18/P. 1999; 1–45.
1391. Uldry M, Thorens B. The SLC2 family of facilitated hexose and polyol transporters. Pflugers Arch. 2004; 447(5): 480–489.
1392. Umweltbundesamt. Nickel: Stellungnahme der Kommission „Human-Biomonitoring" des Umweltbundesamtes. Bundesgesundhbl Gesundheitsforsch Gesundheitsschutz. 2001; 44(12): 1243–1248.
1393. Universität des Saarlandes. Forscher untersuchen Rolle der Zellmembran bei der Entstehung chronischer Krankheiten. 10. Dezember 2019, https://www.uni-saarland.de/universitaet/aktuell/artikel/nr/21372.html. [Letzter Zugriff: 2.12.21]
1394. US-Department of Agriculture. Food Technology. 1981; 35(9).
1395. US-Department of Agriculture. National Food Consumption Survey 1977–78, Preliminary Report No. 2. Washington DC: USDA, 1986.
1396. Van den Berg H, Brandson L, Sinkeldam BJ. Vitamin B12 content and bioavailability of spirulina and nori in rats. J Nutr Biochem. 1991; 2(6): 314–318.
1397. Van der Kuy PH et al. Hydroxocobalamin, a nitric oxide scavenger, in the prophylaxis of migraine: an open pilot study. Cephalalgia. 2002; 22(7): 513–519.
1398. Van der Sluis AA, Dekker M, Jongen WM. Flavonoids as bioactive components in apple products. Cancer Lett. 1997; 114(1–2): 107–108.
1399. Van Dokkum W. The intake of selected minerals and trace elements in European countries. Nutr Res Rev. 1995; 8(1): 271–302.

1400. Van het Hof KH et al. Dietary factors that affect the bioavailability of carotenoids. J Nutr. 2000; 130(3): 503–506.
1401. Van Maanen JM et al. Consumption of drinking water with high nitrate levels causes hypertrophy of the thyroid. Toxicol Lett. 1994; 72(1–3): 365–374.
1402. Van Summeren M et al. Pronounced elevation of undercarboxylated osteocalcin in healthy children. Pediatr Res. 2007; 61(3): 366–370.
1403. Vance DE. Phospholipid methylation in mammals: from biochemistry to physiological function. Biochim Biophys Acta. 2014; 1838(6): 1477–1487.
1404. Vanderlelie J, Perkins AV. Selenium and preeclampsia: a global perspective. Pregnancy Hypertens. 2011; 1(3–4): 213–224.
1405. Varma SD et al. Oxidative stress on lens and cataract formation: role of light and oxygen. Curr Eye Res. 1984; 3(1): 35–57.
1406. Vecchia CL, Negri E. Nutrition and bladder cancer. Cancer Causes Control. 1996; 7(1): 95–100.
1407. Veldman CM, Cantorna MT, DeLuca HF. Expression of 1,25-dihydroxyvitamin D(3) receptor in the immune system. Arch Biochem Biophys. 2000; 374(2): 334–338.
1408. Verhoeven DT et al.A review of mechanisms underlying anticarcinogenicity by brassica vegetables. Chem Biol Interact. 1997; 103(2): 79–129.
1409. Vermeer C. Vitamin K: the effect on health beyond coagulation – an overview. Food Nutr Res. 2012; 56, doi: 10.3402/fnr.v56i0.5329.
1410. Vermeer C et al. Beyond deficiency: potential benefits of increased intakes of vitamin K for bone and vascular health. Eur J Nutr. 2004; 43(6): 325–335.
1411. Veronese N et al. Acetyl-L-carnitine supplementation and the treatment of depressive symptoms: a systematic review and meta-analysis. Psychosom Med. 2018; 80(2): 154–159.
1412. Vetter T, Lohse MJ. Magnesium and the parathyroid. Curr Opin Nephrol Hypertens. 2002; 11(4): 403–410.
1413. Via medici, Thieme: Biochemie des Menschen – Lipolyse und β-Oxidation. https://viamedici.thieme.de/lernmodul/548734/subject/biochemie/lipide/stoffwechsel/lipolyse+und+%CE%B2-oxidation. [Letzter Zugriff: 2.12.21]
1414. Viktorinova A et al. Changed plasma levels of zinc and copper to zinc ratio and their possible associations with parent- and teacher-rated symptoms in children with attention-deficit hyperactivity disorder. Biol Trace Elem Res. 2016; 169(1): 1–7.
1415. Vincent JB. The biochemistry of chromium. J Nutr. 2000; 130(4): 715–718.
1416. Vincent JB. Quest for the molecular mechanism of chromium action and its relationship to diabetes. Nutr Rev. 2000; 58(3): 67–72.
1417. Vincent R et al. Effect of bran particle size on gastric emptying and small bowel transit in humans: a scintigraphic study. Gut. 1995; 37(2): 216–219.
1418. Vinciguerra G et al. Cramps and muscular pain: prevention with Pycnogenol® in normal subjects, venous patients, athletes, claudicants and in diabetic microangiopathy. Angiology. 2006; 57(3): 331–339.
1419. Vinciguerra G et al. Evaluation of the effects of supplementation with Pycnogenol® on fitness in normal subjects with the Army Physical Fitness Test and in performances of athletes in the 100-minute triathlon. J Sports Med Phys Fitness. 2013; 53(6): 644–654.
1420. Virgili F, Kim D, Packer L. Procyanidins extracted from pine bark protect α-tocopherol in ECV 304 endothelial cells challenged by activated RAW 264.7 macrophages: role of nitric oxide peroxynitrite. FEBS Lett. 1998; 431(3): 315–318.
1421. Voelker R. Quick uptakes… Antioxidants and asthma. JAMA. 1997; 277(24): 1926.
1422. Voigt W, Dietrich A, Schmoll HJ. Cisplatin und seine Analoga: Übersicht über den Entwicklungsstatus und klinischen Einsatz. Pharmazie in unserer Zeit. 2006; 35(2): 134–143.
1423. Volkert D. Untersuchungen zur Ernährungssituation geriatrischer Patienten. Formen, Häufigkeiten und mögliche Ursachen der Mangelernährung. Dissertation, Univ. Hohenheim, 1990.
1424. Volkert D et al. Malnutrition in geriatric patients: Diagnostic and prognostic significance of nutritional parameters. Ann Nutr Metab. 1992; 36(2): 97–112.
1425. Von Essen MR et al. Vitamin D controls T cell antigen receptor signaling and activation of human T cells. Nat Immunol. 2010; 11(4): 344–349.
1426. Von Muralt A. Thiamine and peripheral neurophysiology. Vitam Horm. 1947; 5: 93–118.
1427. Wabitsch M, Koletzko B, Moß A. Vitamin-D-Versorgung im Säuglings-, Kindes- und Jugendalter. Monatsschr Kinderheilkd. 2011; 159: 766–774.
1428. Wagner KH, Kamal-Eldin A, Elmadfa I. Gamma-tocopherol – an underestimated vitamin? Ann Nutr Metab. 2004; 48(3): 169–188.
1429. Wagstaff LR et al. Statin-associated memory loss: Analysis of 60 case reports and review of the literature. Pharmacotherapy. 2003; 23(7): 871–880.
1430. Waldmann A et al. Dietary intakes and lifestyle factors of a vegan population in Germany: results from the German Vegan Study. Eur J Clin Nutr. 2003; 57(8): 947–955.
1431. Walker AF et al. Magnesium supplementation alleviates premenstrual symptoms of fluid retention. J Womens Health. 1998; 7(9): 1157–1165.
1432. Wang J et al. Vitamin D and sunlight exposure in newly-diagnosed Parkinson disease. Nutrients. 2016; 8:142, doi: 10.3390/nu8030142.
1433. Wang K et al. Severely low serum magnesium is associated with increased risks of positive anti-thyroglobulin antibody and hypothyroidism: a cross-sectional study. Sci Rep. 2018; 8(1):9904, doi: 10.1038/s41598-018-28362-5.
1434. Wang L et al. Vitamin D from different sources is inversely associated with Parkinson disease. Mov Disord Off J Mov Disord Soc. 2015; 30(4): 560–566.
1435. Wang TJ et al. Vitamin D deficiency and risk of cardiovascular disease. Circulation. 2008; 117(4): 503–511.
1436. Wangemann M, Leitzmann C, Golf S. Allergien und Magnesium – Wie man dem Heuschnupfen an den Kragen gehen kann. Der Naturarzt. 1995; 2: 21–23.

1437. Wapnir RA. Copper absorption and bioavailability. Am J Clin Nutr. 1998; 67(Suppl 5): 1054S–1060S.
1438. Wapnir RA et al. Absorption of zinc by the rat ileum: effects of histidine and other low-molecular-weight ligands. J Nutr. 1983; 113(7): 1346–1354.
1439. Wasielewski S. Arzneimittel und Therapie: Antiretrovirale Chemotherapie: HIV-Proteasehemmer. DAZ. 1998; 39:42, 20. September 1998.
1440. Wassmer M. Milchsäure in Lebensmitteln und ihre Bedeutung für die menschliche Ernährung. Schweizer Eidgenossenschaft. ALP science. 2006; 505.
1441. Watanabe F et al. Pseudovitamin B(12) is the predominant cobamide of an algal health food, spirulina tablets. J Agric Food Chem. 1999; 47(11): 4736–4741.
1442. Watson RR. Pycnogenol® and cardiovascular health. Evid Based Integrative Med. 2003; 1: 27–32.
1443. Watzl B. Gesundheitliche Bedeutung sekundärer Pflanzenstoffe. In: DGE (Hrsg.). Ernährungsbericht 1996. Frankfurt, 1996; S. 217–232.
1444. Watzl B. Sulfide. Ernährungs-Umschau. 6. Dezember 2002.
1445. Watzl B. Einfluss sekundärer Pflanzenstoffe auf die Gesundheit. In: DGE (Hrsg.). Ernährungsbericht 2008. Bonn, 2008; S 335–379.
1446. Watzl B. Einfluss sekundärer Pflanzenstoffe auf die Gesundheit. In: DGE (Hrsg.). 12. Ernährungsbericht 2012. Bonn, 2012. **a)** S. 355–374.
1447. Watzl B, Bub A. Carotinoide. Ernähr Umsch. 2001; 48: 71–74.
1448. Watzl B, Leitzmann C. Bioaktive Substanzen in Lebensmitteln. 2. A. Stuttgart: Hippokrates, 1999. **a)** S. 254.
1449. Watzl B, Rechkemmer G. Flavonoide. Ernähr Umsch. 2001; 48(12): 498.
1450. Watzl B, Rechkemmer G. Einfluss sekundärer Pflanzenstoffe auf die Gesundheit. In: DGE (Hrsg.). Ernährungsbericht 2004. Bonn, 2004; S. 325–346.
1451. Weaver CM. Calcium. In: Bowman BA, Russel RM (eds.). Present Knowledge in Nutrition. 8th ed. Washington DC: ILSI Press, 2001; p. 273–280.
1452. Weber KS et al. Brain aromatase and salphareductase, regulatory behaviors and testosterone levels in adult rats on phytoestrogen diets. Proc Soc Exp Biol Med. 1999; 221(2): 131–135.
1453. Wedekind KJ, Baker DH. Zinc bioavailability in feed-grade sources of zinc. J Anim Sci. 1990; 68(3): 684–689.
1454. Wedekind KJ, Hortin AE, Baker DH. Methodology for assessing zinc bioavailability: efficacy estimates for zinc-methionine, zinc sulfate, and zinc oxide. J Anim Sci. 1992; 70(1): 178–87.
1455. Wei H, Cai Q, Rahn RO. Inhibition of UV light- and Fenton reaction-induced oxidative DNA damage by the soybean isoflavone genistein. Carcinogenesis. 1996; 17(1): 73–77.
1456. Wei SQ et al. Maternal vitamin D status and adverse pregnancy outcomes: a systematic review and meta-analysis. J Matern Fetal Neonatal Med. 2013; 26(9): 889–899.
1457. Weihrauch JL, Gardner JM. Sterol content of foods of plant origin. J Am Diet Assoc. 1978; 73(1): 39–47.
1458. Weiss RF. Neues vom Knoblauch. Ärzteztschr f Naturheilverf. 1986; 27: 206–210.
1459. Weisse K et al. Maternal and newborn vitamin D status and its impact on food allergy development in the German LINA cohort study. Allergy. 2013; 68(2): 220–228.
1460. Wenzel KG. Spurenelemente: Ihre theoretische und praktische Bedeutung in der Medizin einschließlich Laboruntersuchungen wie Haarmineralanalyse. 2. A. BookOnDemand-vabaduse, 2009; S. Fe1–Fe3.
1461. West CE. Meeting requirements for vitamin A. Nutr Rev. 2000; 58(11): 341–345.
1462. Weststrate JA, Meijer GW. Plant sterol-enriched margarines and reduction of plasma total and LDL-cholesterol concentrations in normocholesterolaemic and mildly hypercholesterolaemic subjects. Eur J Clin Nutr. 1998; 52(2): 334–343.
1463. Whatham A et al. Vitamin- und Mineralstoffmangel in den Industrieländern und ihre Auswirkungen auf Auge und Sehvermögen. Ophthal Physiol Optics. 2008; 28(1), 1–12.
1464. Whelton PK et al. Effects of oral potassium on blood pressure: meta-analysis of randomized controlled clinical trials. JAMA. 1997; 277(20): 1624–1632.
1465. White LR et al. Brain aging and midlife tofu consumption. J Am Coll Nutr. 2000; 19(2): 242–255.
1466. Whiting SJ et al. Effects of excess protein, sodium and potassium on acute and chronic urinary calcium excretion in young women. Nutr Res. 1998; 18(3): 475–487.
1467. Widmer V, Stute P. Postmenopausale Hormontherapie und Kognition. Gynäkologische Endokrinologie. 2015; 13: 64–68.
1468. Wierzejska R. Tea and health – a review of current state of knowledge. Przegl Epidemiol. 2014; 68(3): 501–506, 595–599.
1469. Wilkins CH et al. Vitamin D deficiency is associated with low mood and worse cognitive performance in older adults. Am J Geriatr Psychiatry. 2006; 14(12): 1032–1040.
1470. Williams RR, Cline JK. Synthesis of vitamin B1. J Am Chem Soc. 1936; 58 (8): 1504–1505.
1471. Willis GC. The reversibility of atherosclerosis. Can Med Assoc J. 1957; 77(2): 106–108.
1472. Wilmore JH, Costill DL. Physiology of Sport and Exercise. 2nd ed. Champaign IL: Human Kinetics, 1999.
1473. Wiltrout RH, Hornung RL. Natural products as antitumor agents: direct versus indirect mechanisms of activity of flavonoids. J Natl Cancer Inst. 1988; 80(4): 220–222.
1474. Winterhalter P, Rouseff R. Carotenoid-derived aroma compounds. ACS Symp Series. Washington: ACS, 2002.
1475. Witorsch RJ. Low-dose in utero effects of xenoestrogens in mice and their relevance to humans: an analytical review of the literature. Food Chem Toxicol. 2002; 40(7): 905–912.
1476. Wjst M. Is vitamin D supplementation responsible for the allergy pandemic? Curr Opin Allergy Clin Immunol. 2012; 12(3): 257–262.
1477. Wolbach SB, Howe PR. Tissue changes following deprivation of fat soluble A Vitamin. J Exp Med. 1925; 42(6): 753–777.

1478. Wollowski I, Rechkemmer G, Pool-Zobel BL. Protective role of probiotics and prebiotics in colon cancer. Am J Clin Nutr. 2001; 73(Suppl 2): 451S–455S.
1479. Wood B et al. A study of partial thiamin restriction in human volunteers. Am J Clin Nutr. 1980; 33(4): 848–861.
1480. World Health Organization (WHO). Global Initiative for the Elimination of Avoidable Blindness: Action plan 2006–2011. WHO, Genf, 2007.
1481. Wright EM, Turk E. The sodium/glucose cotransport family SLC5. Pflugers Arch. 2004; 447(5): 510–518.
1482. Wu T et al. Serum iron, copper and zinc concentrations and risk of cancer mortality in US adults. Ann Epidemiol. 2004; 14(3): 195–201.
1483. Wuebbens MM et al. Insights into molybdenum cofactor deficiency provided by the crystal structure of the molybdenum cofactor biosynthesis protein MoaC. Structure. 2000; 8(7): 709–718.
1484. Wuertz C et al. Cross-sectional study of factors that influence the 25-hydroxyvitamin D status in pregnant women and in cord blood in Germany. Br J Nutr. 2013; 110(10): 1895–1902.
1485. Wülker A. Es ist kurz vor $B_{12}$. Was Sie über den Vitaminmangel wissen sollten. Medical Tribune. 20. September 2019.
1486. Xing N et al. Quercetin inhibits the expression and function of the androgen receptor in LNCaP prostate cancer cells. Carcinogenesis. 2001; 22(3): 409–414.
1487. Xu X et al. Bioavailability of soybean isoflavones depends upon gut microflora in women. J Nutr. 1995; 125(9): 2307–2315.
1488. Xu Y et al. Using a cDNA microarray to study cellular gene expression altered by Mycobacterium tuberculosis. Chin Med J (Engl). 2003; 116(7): 1070–1073.
1489. Xu Z et al. Coenzyme Q10 improves lipid metabolism and ameliorates obesity by regulating CaMKII-mediated PDE4 inhibition. Sci Rep. 2017; 7(1):8253, doi: 10.1038/s41598-017-08899-7.
1490. Yamaguchi M, Weitzmann MN. Vitamin K2 stimulates osteoblastogenesis and suppresses osteoclastogenesis by suppressing NF-κB activation. Int J Mol Med. 2011; 27(1): 3–14.
1491. Yamashita E. Cosmetic benefit of dietary supplements containing astaxanthin and tocotrienol on human skin. Food Style. 2002; 21 6(6): 112–117.
1492. Yanagita M. The role of the vitamin K-dependent growth factor Gas6 in glomerular pathophysiology. Curr Opin Nephrol Hypertens. 2004; 13(4): 465–470.
1493. Yanagita M et al. Mechanism of inhibitory effect of warfarin on mesangial cell proliferation. J Am Soc Nephrol. 1999; 10(12): 2503–2509.
1494. Yanagita M et al. Gas6 regulates mesangial cell proliferation through Axl in experimental glomerulonephritis. Am J Pathol. 2001; 158(4): 1423–1432.
1495. Yang HM et al. A randomised, double-blind, placebo-controlled trial on the effect of pycnogenol on the climacteric syndrome in peri-menopausal women. Acta Obstet Gynecol Scand. 2007; 86(8): 978–985.
1496. Yee SW, Campbell MJ, Simons C. Inhibition of vitamin D3 metabolism enhances VDR signalling in androgen-independent prostate cancer cells. J Steroid Biochem Mol Biol. 2006; 98(4–5): 228–235.
1497. Yeh SL, Hu ML. Induction of oxidative DNA damage in human foreskin fibroblast Hs68 cells by oxidized beta-carotene and lycopene. Free Radic Res. 2001; 35(2): 203–213.
1498. Yeum KJ, Russell RM. Carotenoid bioavailability and bioconversion. Annu Rev Nutr. 2002; 22: 483–504.
1499. Yi P et al. Increase in plasma homocysteine associated with parallel increases in plasma S-adenosylhomocysteine and lymphocyte DNA hypomethylation. J Biol Chem. 2000; 275(38): 29318–29323.
1500. Yin JL et al. Expression of growth arrest-specific gene 6 and its receptors in a rat model of chronic renal transplant rejection. Transplantation. 2002; 73(4): 657–660.
1501. Yin JL et al. Expression of growth arrest-specific gene 6 and its receptors in dysfunctional human renal allografts. Transpl Int. 2003; 16(9): 681–688.
1502. Yip I, Heber D, Aronson W. Nutrition and prostata cancer. Urol Clin North Am. 1999; 26(2): 403–411.
1503. Yip R. Iron, Chapter 30. In: Bowman BA, Russell RM (eds.). Present Knowledge in Nutrition. 8th ed. Washington DC: ILSI Press, 2001; p. 311–328.
1504. Yoshiba N et al. Association of TIMP-2 with extracellular matrix exposed to mechanical stress and its co-distribution with periostin during mouse mandible development. Cell Tissue Res. 2007; 330(1): 133–145.
1505. Yoshida O et al. [Prophylactic effect of etretinate on the recurrence of superficial bladder tumors: results of a randomized control study]. Hinyokika Kiyo. 1986; 32(9): 1349–1358. Japanese.
1506. Yoshihara T et al. Effect of a combination of astaxanthin supplementation, heat stress, and intermittent reloading on satellite cells during disuse muscle atrophy. J Zhejiang Univ Sci B. 2018; 19(11): 844–852.
1507. You WC et al. Allium vegetables and reduced risk of stomach cancer. J Natl Cancer Inst. 1989; 81(2): 162–164.
1508. Young AJ, Lowe GM. Antioxidant and prooxidant properties of carotenoids. Arch Biochem Biophys. 2001; 385(1): 20–27.
1509. Young DB, Lin H, McCabe RD. Potassium's cardiovascular protective mechanisms. Am J Physiol. 1995; 268(4): R825–R837.
1510. Yu J et al. Vitamin D3-enriched diet correlates with a decrease of amyloid plaques in the brain of AβPP transgenic mice. J Alzheimers Dis. 2011; 25(2): 295–307.
1511. Yudoh K, Matsuno H, Kimura T. 1alpha,25-Dihydroxyvitamin D3 inhibits in vitro invasiveness through the extracellular matrix and in vivo pulmonary metastasis of B16 mouse melanoma. J Lab Clin Med. 1999; 133(2): 120–128.
1512. Yuyama N et al. Analysis of novel disease-related genes in bronchial asthma. Cytokine. 2002; 19(6): 287–296.
1513. Zahed N-S, Ghassami M, Nikbakht H. Effects of coenzyme Q10 supplementation on C-reactive protein and homocysteine as the inflammatory markers in hemodialysis patients: a randomized clinical trial. J Nephropathol. 2016; 5(1): 38–43.
1514. Zakharyan RA, Aposhian HV. Arsenite methylation by methylvitamin B12 and glutathione does not require

an enzyme. Toxicol Appl Pharmacol. 1999; 154(3): 287–291.
1515. Zaky EA et al. Prevalence of autism spectrum disorders in vitamin D deficient or insufficient rickets. Int J Sci Res. 2015; 4(6): 1365–1373.
1516. Zempleni J, Mock DM. Bioavailability of biotin given orally to humans in pharmacologic doses. Am J Clin Nutr. 1999; 69(3): 504–508.
1517. Zempleni J, Trusty TA, Mock DM. Lipoic acid reduces the activities of biotin-dependent carboxylases in rat liver. J Nutr. 1997; 127(9): 1776–1781.
1518. Zeuthen P et al. Thermal processing and quality of foods – Nutrients considered to be Worthy of Examination in Processed Food. London, New York: Elsevier Appl. Sci. Pub., 1983.
1519. Zhang C et al. Maternal plasma 25-hydroxyvitamin D concentrations and the risk for gestational diabetes mellitus. PLoS ONE. 2008; 3(11):e3753, doi: 10.1371/journal.pone.0003753.
1520. Zhang LX, Cooney RV, Bertram JS. Carotenoids up-regulate connexin43 gene expression independent of their provitamin A of antioxidant properties. Cancer Res. 1992; 52(20): 5707–5712.
1521. Zhang Q et al. CYP24 inhibition preserves 1α,25-dihydroxyvitamin D3 anti-proliferative signaling in lung cancer cells. Mol Cell Endocrinol. 2012; 355(1): 153–161.
1522. Zhang Y et al. Anticarcinogenic activities of sulforaphane and structurally related synthetic norbornyl isothiocyanates. Proc Natl Acad Sci. 1994; 91(8): 3147–3150.
1523. Zhang Z, Gregory JF 3rd, McCormick DB. Pyridoxine-5'-beta-D-glucoside competitively inhibits uptake of vitamin B-6 into isolated rat liver cells. J Nutr. 1993; 123(1): 85–89.
1524. Zhang ZW et al. Gastric alpha-tocopherol and beta-carotene concentrations in association with Helicobacter pylori infection. Eur J Gastroenterol Hepatol. 2000; 12(5): 497–503.
1525. Zhang ZW et al. The relation between gastric vitamin C concentrations, mucosal histology, and CagA seropositivity in the human stomach. Gut. 1998; 43(3): 322–326.
1526. Zheng JS et al. Intake of fish and marine n-3 polyunsaturated fatty acids and risk of breast cancer: meta-analysis of data from 21 independent prospective cohort studies. BMJ. 2013; 346:f3706, doi: 10.1136/bmj.f3706.
1527. Zibadi S et al. Reduction of cardiovascular risk factors in subjects with type 2 diabetes by Pycnogenol® supplementation. Nutr Res. 2008; 28(5): 315–320.
1528. Ziegler D et al. Treatment of symptomatic diabetic peripheral neuropathy with the anti-oxidant alpha-lipoic acid: a 3-week multicentre randomized controlled trial (ALADIN Study). Diabetologia. 1995; 38(12): 1425–1433.
1529. Ziegler RG. A review of epidemiologic evidence that carotenoids reduce the risk of cancer. J Nutr. 1989; 119(1): 116–122.
1530. Zierz S (Hrsg.). Muskelerkrankungen – 9.2 Glykogenosen. 4. A. Stuttgart: Thieme, 2014; doi: 10.1055/b-002-96293.
1531. Zimmermann MB et al. Vitamin A supplementation in iodine-deficient African children decreases thyrotropin stimulation of the thyroid and reduces the goiter rate. Am J Clin Nutr. 2007; 86(4): 1040–1044.
1532. Zorgniotti AW, Lizza EF. Effect of large doses of the nitric oxide precursor, L-arginine, on erectile dysfunction. Int J Impot Res. 1994; 6(1): 33–35.
1533. Souêtre E et al. Circadian rhythms in depression and recovery: evidence for blunted amplitude as the main chronobiological abnormality. Psychiatry Res. 1989; 28(3): 263–278.

# Register

**B**

## C



## D

## Q



## R